Praxis der Zahnheilkunde
Band 4

Praxis der Zahnheilkunde

Begründet von
D. Haunfelder, L. Hupfauf, W. Ketterl und G. Schmuth

Herausgegeben von
P. Diedrich, Aachen, D. Heidemann, Frankfurt,
H.-H. Horch, München, und
B. Koeck, Bonn

Band 1	Zahnärztliche Untersuchung und Prophylaxe
Band 2	Kariologie und Füllungstherapie
Band 3	Endodontie
Band 4	Parodontologie
Band 5	Kronen- und Brückenprothetik
Band 6	Teilprothetik
Band 7	Totalprothetik
Band 8	Funktionsstörungen des Kauorgans
Band 9	Zahnärztliche Chirurgie
Band 10/I	Mund-Kiefer-Gesichtschirurgie I
Band 10/II	Mund-Kiefer-Gesichtschirurgie II
Band 11/I	Kieferorthopädie I – Orofaziale Entwicklung und Diagnostik
Band 11/II	Kieferorthopädie II – Therapie
Band 12	Kieferorthopädie III – Interdisziplinäre Aufgaben
Band 13	Implantologie (Koeck/Wagner)
Band 14	Kinderzahnheilkunde (Einwag/Pieper)

Parodontologie

Herausgegeben von
D. Heidemann

Mit Beiträgen von
R. Borchard, P. Diedrich, P. Eickholz, B. Ehmke, T. Flemmig, U. Fritz, H. Günay, G. Hillmann, T. Hoffmann, M. Y. Kim, B. M. Kleber, H.-Ch. Lauer, A. Manolakis, K. Merte, J. Meyle, G.-H. Nentwig, P. Ottl, H.-C. Plagmann, P. Raetzke, P. Ratka-Krüger, G. Romanos, B. Schacher, A. Sculean, P. M. Weigl

Mit 58 Zeichnungen
und
654 Fotos

4. Auflage

ELSEVIER
URBAN & FISCHER

URBAN & FISCHER München

Zuschriften und Kritik an:

Elsevier GmbH, Urban & Fischer Verlag, Lektorat für Zahnmedizin,
Hackerbrücke 6, 80335 München
e-mail: zahnmedizin@elsevier.de

Wichtiger Hinweis für den Benutzer

Die Erkenntnisse in der Medizin unterliegen laufendem Wandel durch Forschung und klinische Erfahrungen. Herausgeber und Autoren dieses Werkes haben große Sorgfalt darauf verwendet, dass die in diesem Werk gemachten therapeutischen Angaben (insbesondere hinsichtlich Indikation, Dosierung und unerwünschten Wirkungen) dem derzeitigen Wissensstand entsprechen. Das entbindet den Nutzer dieses Werkes aber nicht von der Verpflichtung, anhand der Beipackzettel zu verschreibender Präparate zu überprüfen, ob die dort gemachten Angaben von denen in diesem Buch abweichen und seine Verordnung in eigener Verantwortung zu treffen.

Bibliografische Information Der Deutschen Bibliothek
Die Deutsche Bibliothek verzeichnet diese Publikation in der Deutschen Nationalbibliografie; detaillierte bibliografische Daten sind im Internet über http://www.dnb.de abrufbar.

Um den Textfluss nicht zu stören, wurde bei Patienten und Berufsbezeichnungen die grammatikalisch maskuline Form gewählt. Selbstverständlich sind in diesen Fällen immer Frauen und Männer gemeint.

Programmleitung: Hans Reuter, München
Planung: Dr. Beatrix Naton, München, N. Neines, München
Lektorat: Ulrike Kriegel, München
Redaktion: W. Mayr, München, Ulrike Kriegel, München
Produktion: Renate Hausdorf, München
Gesamtherstellung: Kösel, Krugzell
Zeichnungen: Henriette Rintelen, Velbert
Umschlaggestaltung: Spiesz-Design, Neu-Ulm
ISBN 978-3-437-31318-9

Aktuelle Informationen finden Sie im Internet unter
www.elsevier.com und www.elsevier.de

Geleitwort

Die Praxis der Zahnheilkunde erscheint nun in der 4. Auflage. Die Reihe aus 15 Bänden hat sich im Verlauf der letzten 30 Jahre als Standardwerk in der Zahn-, Mund- und Kieferheilkunde etabliert. Die grünen Bände waren und sind als Begleiter für die in der Praxis tätigen Zahnärzte, Kieferorthopäden und Kieferchirurgen konzipiert worden. Die laufende Aktualisierung der einzelnen Bände über die Gesamtauflage bietet die Möglichkeit, auf die aktuellen Veränderungen in jedem Teilgebiete zu reagieren.

Mehr denn je gilt es zu betonen, dass die Zahn-, Mund- und Kieferheilkunde ein Teilgebiet der Medizin darstellt. Der Leser wird diese Bezüge in allen Bänden wiederfinden. Die Diskussionen der letzten Jahre haben deutlich gemacht, dass die ärztliche Seite unserer Tätigkeit auch im direkten Bezug zum Patienten deutlich mehr gefordert wird.

Spezialisierung gewinnt innerhalb unseres Fachgebietes immer mehr an Bedeutung, was auf der einen Seite mit Beifall, auf der anderen Seite kritisch beobachtet wird. Diese Tendenz weist aber auch darauf hin, wie rasch die Entwicklung und Perfektionierung von Teilgebieten voranschreitet. Dies muss die Pfeiler der Zahnheilkunde Kieferorthopädie, Zahnerhaltung, Zahnärztliche Prothetik und Mund-, Kiefer- und Gesichtschirurgie nicht in Frage stellen, vielmehr sollte ihre Basis dadurch gestärkt werden.

Mit der 4. Auflage hat die Praxis der Zahnheilkunde die Schwelle zum Jahr 2000 überschritten. In neuem Outfit begleitet sie weiterhin die Zahnärzte- und Ärzteschaft in ihren Aufgaben. Werden sich diese im neuen Jahrhundert vom derzeitigen Bild erheblich unterscheiden?

- Die Basis der Zahn-, Mund- und Kieferheilkunde muss eine biologisch und medizinisch orientierte Wissenschaft bleiben. Bei allem – uns täglich begleitenden – technischen Fortschritt ist das Umfeld, in dem wir uns bewegen, der kranke Mensch.
- Schwerpunkte der Tätigkeit sind immer deutlicher präventiv orientierte Maßnahmen, aus dem Wissen heraus, dass wir damit dem Patienten besser dienen.
- Schwerpunkte sind aber auf lange Zeit auch weiterhin restaurative Tätigkeiten, um der Situation der verschobenen Alterspyramide gerecht zu werden. Beim älteren Patienten gilt es, bereits vorhandene Versorgungen zu erhalten oder sie, den dauernden Veränderungen folgend, anzupassen oder zu erneuern.
- Welche Rolle der Gesichtsschädel, die Mundhöhle insgesamt, die Zähne in Funktion und Ästhetik sowie die zu verwendenden Hilfsmittel spielen, um Gesundheit zu erhalten, haben die letzten Jahre überdeutlich gezeigt. Gesundheit im Mund wird zunehmend mit Gesundheit des ganzen Menschen verknüpft. Dies hat Einfluss auf das Grundlagenwissen, die Diagnosen und Therapie.

Ebendiese Grundlagen sowie die diagnostischen und therapeutischen Leitlinien will die Praxis der Zahnheilkunde vermitteln helfen. Eine große Anzahl von Autoren wird wie in früheren Auflagen ihr Fachwissen einbringen und mit umfangreichem Bildmaterial verdeutlichen. Fast alle deutschen Universitäten sind an dieser Aufgabe beteiligt.

Der Verlag hat in seiner großen Erfahrung mit dieser Buchreihe besonderen Dank verdient, insbesondere Frau Dr. Beatrix Naton, Frau Renate Hausdorf und Frau Henriette Rintelen.

Univ.-Prof. Dr. Dr. P. Diedrich
Univ.-Prof. Dr. D. Heidemann
Univ.-Prof. Dr. Dr. Dr. h.c. H.-H. Horch
Univ.-Prof. Dr. B. Koeck

Vorwort

Die Parodontologie ist eines der jüngsten Teilgebiete der Zahn-, Mund- und Kieferheilkunde. Hohe Teilnehmerzahlen bei Kongressen der Deutschen und der Europäischen Gesellschaft für Parodontologie sowie bei Fortbildungsveranstaltungen weisen nach, wie groß das Interesse der Zahnärzte auf diesem Gebiet ist und dies seit Jahren in konstantem Maße.

Die Parodontologie wird einem zentralen Anspruch modernen zahnmedizinischen Denkens gerecht: einer präventionsorientierten Zahnheilkunde. Dies ist im gesamten Band zu spüren.

Ebenso bedeutend für den Erfolg der Therapie ist jedoch auch gerade hier die Mitarbeit der Patienten, die es zu wecken gilt (siehe auch im neukonzipierten Band 1 dieser Reihe) und die es bei entsprechendem Erfolg auch erst dann zulässt, den ganzen Fächer therapeutischer Möglichkeiten zu öffnen.

Heute ist keine systematische, geplante Versorgung mehr ohne parodontale Vorbehandlung denkbar, ob diese auf zahnerhaltendem oder prothetischem Sektor erfolgt. Parodontologische Gesichtspunkte werden heute auch bei chirurgischer und kieferorthopädischer Behandlung berücksichtigt.

Wie in allen anderen Gebieten der Zahnheilkunde ist die Weiterentwicklung fast als hektisch zu beschreiben. Entsprechend diesem Anspruch ist auch die Autorenschaft dieses Bandes deutlich verjüngt.

Die 4. Auflage der „Parodontologie" berücksichtigt wichtige weitere Entwicklungen auf dem diagnostischen Sektor, der Antibiose, insbesondere auch der Keimbestimmung und der Nomenklatur. Neuerungen sind natürlich auch in den Berührungsgebieten mit der Implantologie und den anderen Nachbarfächern eingearbeitet. Die 4. Auflage soll gesicherte wissenschaftliche Erkenntnisse weitergeben, sie sind als evidenzbasiert anzusehen, ohne die praktisch umsetzbaren Tipps und Ratschläge zu vernachlässigen.

Diesem Band wünsche ich denselben Erfolg, den er in der vergangenen Auflage hatte. Er möge dazu beitragen, die Parodontologie noch mehr zum unverzichtbaren Bestandteil jeder umfassenden zahnärztlichen Behandlung zu machen.

Frankfurt im Januar 2005
D. HEIDEMANN

Inhalt

Autorenverzeichnis

DR. RAPHAEL BORCHARD
Hoyastr. 1
48147 Münster

PROF. DR. DR. PETER DIEDRICH
Klinik für Kieferorthopädie der RWTH
Pauwelsstraße
52074 Aachen

PD DR. MED. DENT. PETER EICKHOLZ
Poliklinik für Parodontologie
Zentrum für Zahn-, Mund- und Kieferheilkunde des Klinikums der Johann-Wolfgang-Goethe-Universität
Theodor-Stern-Kai 7
60590 Frankfurt

DR. BENJAMIN EHMKE
Poliklinik für Parodontologie
Universitätsklinikum Münster
Waldeyerstraße 30
48149 Münster

PROFESSOR DR. TH. FLEMMIG
Poliklinik für Parodontologie
Universitätsklinikum Münster
Waldeyerstraße 30
48149 Münster

PD DR. MED. DENT. ULRIKE FRITZ
Klinikum RWTH Aachen
Pauwelsstraße 30
52074 Aachen

PROF. DR. HÜSAMETTIN GÜNAY
Medizinische Hochschule Hannover
Poliklinik für Zahnerhaltung
und Parodontologie
Carl-Neuberg-Str. 8
30625 Hannover

PROF. DR. GEORGE HILLMANN
Lärargatan 5
64093 Hede
Schweden

PROF. DR. MED. DENT. THOMAS HOFFMANN
Poliklinik für Zahnerhaltung
Universitätsklinikum Carl Gustav Carus
Fetscherstraße 74
01307 Dresden

MIN YOUNG KIM
Medizinische Hochschule Hannover
Poliklinik für Zahnerhaltung
und Parodontologie
Carl-Neuberg-Str. 8
30625 Hannover

PROF. DR. BERND MICHAEL KLEBER
Univ.-Klinikum Charité
Zentrum für Zahnmedizin
Abt. für Parodontologie und Synoptische Zahnmedizin
10098 Berlin

PROF. DR. MED. DENT.
HANS-CHRISTOPH LAUER
Zentrum für ZMK (Carolinum)
Zahnärztliche Prothetik
Theodor-Stern-Kai 7
60596 Frankfurt

DR. ALEXANDROS MANOLAKIS
Abteilung Poliklinik für Zahnerhaltung und Parodontologie
Universitätsklinik für Zahn-, Mund- und Kieferheilkunde
Klinikum der Albert-Ludwigs-Universität
Hugstetterstr. 55
79106 Freiburg i. Br.

PROF. DR. MED. DENT. KNUT MERTE
Zentrum für ZMK-Heilkunde
Poliklinik für Konservierende
Zahnheilkunde und Parodontologie
Nürnberger Str. 57
04103 Leipzig

PROF. DR. JÖRG MEYLE
Zentrum für ZMK
Poliklinik für Parodontologie
Schlangenzahl 14
35392 Gießen

PROF. DR. GEORG-H. NENTWIG
Zentrum der Zahn-, Mund- und Kiefer-heilkunde der Universität (Carolinum)
Poliklinik für Zahnärztliche
Chirurgie und Implantologie
Theodor-Stern-Kai 7
60590 Frankfurt

DR. PETER OTTL
Zentrum für ZMK (Carolinum)
Zahnärztliche Prothetik
Theodor-Stern-Kai 7
60596 Frankfurt/Main

PROF. DR. HANS-CHRISTIAN PLAGMANN
Zentrum Zahn-, Mund- und
Kieferheilkunde der Universität
Abt. Zahnerhaltung
Arnold-Heller-Str.
24105 Kiel

PROF. DR. PETER RAETZKE
Zentrum für ZMK (Carolinum)
Poliklinik für Parodontologie
Theodor-Stern-Kai 7
60590 Frankfurt/Main

PROF. DR. PETRA RATKA-KRÜGER
Abt. Poliklinik für Zahnerhaltung
und Parodontologie
Universitätsklinik für Zahn-, Mund-
und Kieferheilkunde
Klinikum der Albert-Ludwigs-Universität
Hugstetterstr. 55
79106 Freiburg i. Br.

PROF. DR. GEORGIOS ROMANOS
Dept. of Implant Dentristry
College of Dentistry
New York University
345 East 24th Street
10010 New York (NY, USA)

DR. BEATE SCHACHER
Poliklinik für Parodontologie
Zentrum der Zahn-, Mund-
und Kieferheilkunde (Carolinum)
der Universität Frankfurt
Theodor-Stern-Kai 7
60590 Frankfurt

PD DR. DR. ANTON SCULEAN
Klinikum für Zahnerhaltung
und Parodontologie der
Johannes Gutenberg-Universität Mainz
Augustusplatz 2
55131 Mainz

PD DR. PAUL MARTIN WEIGL
Poliklinik für Zahnärztliche Prothetik
J. W. Goethe-Universität
Frankfurt am Main
Theodor-Stern-Kai 7, Haus 29
60590 Frankfurt/Main

1 Nomenklatur und Klassifikation

von THOMAS HOFFMANN

Inhaltsübersicht

1.1 Begriffsbestimmung

Der Begriff **„Parodontium“** (Parodont) entstammt ebenso wie „Periodontium“ (Periodont) dem Griechischen, wobei para „neben“, peri „um, herum“ und odus „Zahn“ bedeutet und zusammenfassend als **„das den Zahn umgebende Gewebe“** interpretiert werden kann.

Davon ausgehend ist unter **„Parodontologie“** (Periodontologie) die **Lehre** (logos) von eben diesen Strukturen und unter **„Parodontie“** (Periodontie) die **Klinik** (vergleichbar der Endodontie) zu verstehen. Das heißt, dass die Behandlung parodontaler Erkrankungen semantisch richtig als parodontische oder parodontale, nicht aber als parodontologische zu bezeichnen ist (wenngleich der Qualität der Maßnahmen die Priorität gegenüber ihrer Bezeichnung zukommt).

1.2 Historischer Abriss

Die historische Analyse zeigt, dass der Weg zu einer einheitlichen Nomenklatur und Klassifikation in der Parodontologie einer vieler kontroverser Diskussionen und Begriffsschöpfungen war, der in den verschiedenen Publikationen zum Teil uneinheitlich wiedergegeben wird.

Dabei basierten und basieren die Klassifikationen auf klinischen Beobachtungen, Erkenntnissen zur Pathologie und Ergebnissen aktueller Ätiologie- und Pathogeneseforschung und „-philosophien“ und spiegeln somit die Entwicklung einschließlich der Irrwege wider.

Als bedeutende Fachvertreter, die sich um Nomenklatur und Klassifikation verdient gemacht haben, seien beispielhaft und ohne Anspruch auf Vollständigkeit Fauchard, Witzel, Riggs, Miller, Black, Nesmejanow, Siegmund, Weski, Gottlieb, Orban, Häupl und Lang, Parma, Page und Schroeder und Armitage aufgeführt.

Der älteste Hinwies auf eine Parodontalerkrankung stammt aus dem ersten Jahrhundert nach Christus von Cornelius Celsus und geht demzufolge nicht auf Fauchard, der eine erste detaillierte Darstellung der Krankheitssymptome gab, zurück [28, 38, 81].

Die Bezeichnung „Alveolarpyorrhoe“ schuf Toirac („Pyorrhée interalvéolodentaire“) 1823 [73]. Interessanterweise gelangte dieser Begriff von Deutschland aus durch Rehwinkel, einem nach der gescheiterten Revolution 1848 emigrierten Zahnarzt, nach Amerika [63], wo er längere Zeit als in Deutschland Bestand hatte.

Weski [100, 101] gilt mit der Prägung des Terminus „Paradentium“ als der Wegbereiter des Verständnisses des Zahnhalteapparats als funktionelle Einheit. Allerdings hatten bereits Anfang des 20. Jahrhunderts Siegmund, Nesmejanow, Wiessner u.a. auf diesen funktionellen Zusammenhang hingewiesen, und es existierten Begriffe wie Parodontium, Amphodontorgan und das von Weski geprägte Organum dentale [28, 49, 81].

Ebenfalls auf Weski geht die 1931 von der FDI akzeptierte und empfohlene Krankheitsbezeichnung „Paradentose“ zurück [29, 102, 103], die 1937 von der ARPA Internationale in „Paradentiumpathien“ und 1939 in „Paradentopathien“, was einem Vorschlag von Palazzi aus dem Jahr 1924 entsprach, umbenannt wurde [76].

Die in der Parodontologie/Parodontie gebräuchlichen Bezeichnungen sind umfassend bei Schroeder [84] dargestellt. Die Tabellen 1 bis 3 geben in Anlehnung an die aktuellen Publikationen wie **Glossary of Periodontal Terms** [4], **Terminologica anatomica** [27] oder von **Schroeder** [84] einen zusammenfassenden Überblick.

Übersichten unterschiedlichen Umfangs zur Entwicklung der Nomenklaturen und Klassifikationen in der Parodontologie/Parodontie finden sich bei Plathner und Schneider [81], Bertzbach [14], Fesseler [28] und Armitage [9].

Die drei hauptsächlichen **Entwicklungsetappen** sind in Tabelle 4 zusammengefasst. In dieser Entwicklung wird deutlich, dass der Wissenszuwachs zur Infragestellung existierender Systeme und im Endergebnis der Diskussionen zu deren Erneuerung führte. Das heißt, dass die neuen Klassifikationen stets auf den Elementen vorausgegangener aufbauten bzw. valide eingestufte Anteile übernahmen und nicht mehr haltbare eliminierten.

1.2.1 Erste Etappe

Die frühen Klassifikationen basierten auf klinischen Beobachtungen. Als Erkrankungsursachen wurden lokale Faktoren [16, 40, 64, 82, 94, 108], systemische Faktoren [26, 66, 79] oder deren Kombination [64, 78, 94] diskutiert. Aufgrund fehlender wissenschaftlicher Erkenntnisse zur Ätiologie entstanden in dieser Zeit (ca. 1870 bis 1920) Bezeichnungen wie Alveolarpyorrhö, Alveolaratrophie, Alveoloklasie, chronische eitrige marginale Paradentitis, eitrige Alveolarkaries, infektive Alveoloklasie, senile Alveolaratrophie, eitrige Spirochätosis, Zahnfleischskorbut, biodynamische Exodontie, Gingivitis calcia, diabetische Pyorrhö sowie Maladie de Fauchard, Riggs-Disease, Jourdainsche Krankheit

Tabelle 1 Bestandteile des Zahnhalteapparates.

Deutsche Bezeichnung	Glossary of periodontal terms [4]	Terminologia anatomica (lateinisch) [27]	Terminologia anatomica (englisch) [27]	Nomenklatur nach SCHROEDER [84]	Begriffsbestimmung in Anlehnung an AAP [4] und SCHROEDER [84]
Parodont (Zahnhalteapparat)	Periodontium	Periodontium	Periodontium (periodontal membrane)	Periodontium	Kombination verschiedener Gewebe, die der Verankerung der Zähne und Bedeckung oraler Strukturen dienen und entwicklungsgeschichtlich, topografisch und funktionell miteinander verknüpft sind (Gingiva, alveoläre Mukosa, Zement, Ligament, Alveolarknochen)
Gingiva	Gingiva	Gingiva (Periodontium protectionis)	Gingiva (Gum)	Gingiva	Von keratinisiertem Epithel bedecktes Bindegewebe, das den Zahn direkt umgibt und an die ligamentären und mukosalen Gewebe angrenzt
Parodontales Ligament (periodontal ligament) (Desmodont)	Periodontal ligament (archaic: periodontal membrane)	Periodontium insertionis (Desmodontium)	Inserting per odontium (desmodentium)	Periodontal ligament (periodontal membrane, Desmodont)	Die Zahnwurzel umgebendes, vom Zement zum Alveolarknochen ziehendes Bindegewebe, das den Zahn beweglich in der Alveole befestigt
Faser (ligamentäre Faser)	fiber		periodontal fibre	periodontal fiber bundles	Kollagenfasern oder elastische Bindegewebsfasern, die Faserbündel bilden und im Wurzelzement sowie Alveolarknochen inserieren. Fünf Gruppen lassen sich unterscheiden:
– zementoalveoläre Fasern	– alveolar crest fibers				– Faserbündel, die vom supraalveolären Wurzelzement nach apikal und lateral ziehen
– apikale Fasern	– apical fibers				– Ziehen radiär um die Wurzelspitze
– horizontale Fasern	– horizontal fibers				– Faserbündel, die im rechten Winkel zur Zahnachse verlaufen
– interradikuläre Fasern	– interradicular fibers				– Umziehen das interradikuläre Knochenseptum mehrwurzeliger Zähne
– schräg verlaufende Fasern	– oblique fibers				– Stellen die zahlenmäßig größte Gruppe der Faserbündel dar und verlaufen vom Wurzelzement ausgehend in koronaler Richtung

Tabelle 1 Bestandteile des Zahnhalteapparates. *Fortsetzung*

Deutsche Bezeichnung	Glossary of periodontal terms [4]	Terminologia anatomica (lateinisch) [27]	Terminologia anatomica (englisch) [27]	Nomenklatur nach Schroeder [84]	Begriffsbestimmung in Anlehnung an AAP [4] und Schroeder [84]
Wurzelzement	Cementum	Cementum	Cement, Cementum	Cementum	Dünnes, mineralisiertes Gewebe ektomesenchymaler Herkunft, das die Zahnwurzel bedeckt und in dem kollagene Fasern inserieren; morphologisch zu unterscheiden:
– azellular-afibrilläres Zement	– acellular			– acellular afibrillar	– azellular-afibrilläres Zement
– azelluläres Fremdfaserzement				– acellular extrinsic fiber	– azelluläres Fremdfaserzement
– zelluläres Eigenfaserzement	– cellular			– cellular intrinsic fiber	– zelluläres Eigenfaserzement
– zelluläres Gemischtfaserzement				– cellular mixed stratified	– zelluläres Gemischtfaserzement
Alveolarknochen	Alveolar bone proper (Lamina dura, Cribriform plate)			Alveolar bone proper (Lamina dura, Cribriform plate)	Die einstrahlenden ligamentären Faserbündel aufnehmende, perforierte Knochenplatte (Alveolenwand)
Interdentales Septum	interdental septum			interdental bone	Teil des Alveolarfortsatzes zwischen zwei benachbarten Zähnen

Tabelle 2 Bestandteile der Gingiva.

Deutsche Bezeichnung	Glossary of periodontal terms [4]	Nomenklatur nach Schroeder [84]	Begriffsbestimmung
Befestigte Gingiva	attached gingiva		Derber, straffer, getüpfelter Teil der Gingiva, der fest mit dem darunter liegenden Periost, Knochen und Zahn verbunden ist
Freie Gingiva	free gingiva		Anteil der Gingiva, der den Zahn umgibt und nicht direkt an der Zahnoberfläche befestigt ist
Marginale Gingiva	marginal gingiva		Koronaler Teil der Gingiva; bezieht sich auf jenen Anteil der „freien“ Gingiva, der eine Begrenzung des gingivalen Sulkus beim Gesunden bildet

Tabelle 2 Bestandteile der Gingiva. *Fortsetzung*

Deutsche Bezeichnung	Glossary of periodontal terms [4]	Nomenklatur nach SCHROEDER [84]	Begriffsbestimmung
Papilläre Gingiva	papillary gingiva	interdental gingiva	Den Interdental-/Interproximalraum zwischen benachbarten Zähnen ausfüllende Gingiva
Interpapillärer Sattel	gingival col	interdental col	Sattelförmige Einsenkung zwischen bukkaler und oraler Papille apikal des Kontaktpunktes zweier benachbarter Zähne
Orales Gingivaepithel	oral epithelium*	oral gingival epithelium	Epithelbedeckung der intraoralen Oberflächen; bis in den Gingivasulkus reichend, an dessen Basis es die Verbindung zum Zahn (epitheliale Integrität) aufrechterhält*
Epitheliale Verbindung	epithelial attachment	epithelial attachment	Biologischer Mechanismus der Verbindung von Epithelzellen mit der Zahnoberfläche (morphologische Komponenten: Halbdesmosomen und innere Basallamina)
Sulkusepithel	crevicular epithelium (sulcular epithelium)	sulcular epithelium (crevicular epithelium)	Nichtkeratinisiertes Epithel des Gingivasulkus
Verbindungsepithel (Saumepithel)	junctional epithelium	junctional epithelium	Ein- oder mehrschichtiges, nichtkeratinisiertes Epithel, das an der Basis des Gingivasulkus an der Zahnoberfläche haftet (epitheliales Attachment)
Gingivale Fasern (supraalveoläre Fasern)	gingival fibers	supraalveolar fiber apparatus	Gesamtheit der gingivalen Faserbündel, welche in die supraalveoläre Wurzeloberfläche inserieren, die Zähne ringförmig umschließen und verbinden und die gingivalen Gewebe an der zervikalen Wurzeloberfläche und am Alveolarfortsatz befestigen
– alveologingivale Fasern	– alveogingival fibers		– Faserbündel, die im Alveolarknochenkamm inserierend nach koronal verlaufen und in die Lamina propria der freien und befestigten Gingiva einstrahlen
– zirkuläre Fasern	– circular fibers		– Faserbündel, die den Zahn ringförmig umfassen
– dentogingivale Fasern	– dentogingival fibers		– Faserbündel, die vom zervikalen Zement radiär in die Lamina propria der freien und befestigten Gingiva einstrahlen
– dentoperiostale Fasern	– dentoperiostal fibers		– Faserbündel, die vom Zement über das Periost der äußeren kortikalen Platten des Alveolarfortsatzes ziehen, wo sie in den Alveolarfortsatz oder in die Muskulatur des Vestibulum inserieren
– transseptale Fasern	– transseptal fibers		– Faserbündel, die vom supraalveolären Zement eines Zahns über das interdentale Knochenseptum in das supraalveoläre Zement des Nachbarzahns ziehen

* Dieser Begriff wird im Glossary of periodontal terms als Überbegriff, nicht aber als solcher von SCHROEDER verwendet.

Tabelle 3 Synopsis ausgewählter Begriffe physiologischer Strukturen und pathologischer Veränderungen.

Deutsche Bezeichnung	Glossary of periodontal terms [4]	Terminologia anatomica (lateinisch) [27]	Terminologia anatomica (englisch) [27]	Nomenklatur nach SCHROEDER [84]	Begriffsbestimmung
Zahnfleischrand	gingival margin	margo gingivalis	gingival margin	gingival margin	Koronalster Teil der Gingiva
Gingivalsulkus	gingival sulcus (gingival crevice)	sulcus gingivalis	gingival sulcus (gingival groove)	gingival sulcus (crevice)	Flache Furche zwischen marginaler Gingiva und Schmelz oder Zement
Parodontalspalt	periodontal space				Raum zwischen Zahnwurzel und Alveolarknochen, in dem sich das Periodontalligament erstreckt (radiografisch)
„Tasche"	pocket			pocket – histopathological – clinical	Pathologisch veränderte und vertiefte Zahnfleischfurche Histopathologisch: pathologisch alterierter Sulkus mit variabler Lateral- und Apikalmigration des Verbindungsepithels und dessen Umwandlung in Taschenepithel Klinisch: sondierbare Distanz vom Zahnfleischrand überschreitet 3 mm
Zahnfleischtasche	gingival pocket			gingival pocket	Pathologisch vertiefter Gingivasulkus ohne Verlust ligamentärer und knöcherner Struktur (meist für Pseudotasche gebraucht)
Parodontale Tasche (Zahnfleischtasche)	periodontal pocket			periodontal pocket	Pathologischer Spalt zwischen Zahn und Sulkusepithel mit apikaler Begrenzung durch Verbindungsepithel. Abnorme apikale Ausdehnung des Gingivasulkus durch Apikalmigration des Verbindungsepithels und dessen Umwandlung in Taschenepithel sowie Verlust knöcherner und ligamentärer Strukturen
Supraalveoläre Tasche	suprabony pocket				Parodontale Tasche mit supraalveolärer Basis (horizontaler Knochenabbau)
Intraalveoläre Tasche	intrabony pocket				Parodontale Tasche mit Ausdehnung in einen intraalveolären parodontalen Defekt
Pseudotasche	pseudopocket				Vertiefter Gingivalsulkus durch Volumenzunahme der Gingiva ohne Apikalmigration des Verbindungsepithels

Tabelle 3 Synopsis ausgewählter Begriffe physiologischer Strukturen und pathologischer Veränderungen. *Fortsetzung*

Deutsche Bezeichnung	Glossary of periodontal terms [4]	Terminologia anatomica (lateinisch) [27]	Terminologia anatomica (englisch) [27]	Nomenklatur nach Schroeder [84]	Begriffsbestimmung
Parodontale Knochendefekte	periodontal bony defects				Veränderungen der Knochenmorphologie
– kreis-/schüssel-förmig	– circumferential defect				Ein (weiter) vertikaler Defekt, der mehr als eine Zahnfläche umfasst, z.B. die mesiale und linguale
– Krater	– crater				Weit geöffneter oder schmaler Defekt des interalveolären Knochens in unmittelbarer Nähe der Wurzeln. Die bukkalen/oralen Wände des Kraters können in ungleicher Höhe verlaufen. Einteilung in ein-, zwei-, dreiwandige Begrenzung
– trichterförmig	– funnel-shaped-defect				Intraalveolärer Defekt, der eine oder mehrere Flächen des Knochens umfasst (grabenförmig)
– Furkations-beteiligung	– furcation invasion (class I, II, III)				Knochenverlust im Furkationsbereich eines mehrwurzeligen Zahnes. Einteilung in Grade I bis III (<3 mm, >3 mm horizontal jedoch nicht durchgängig, durchgängig sondierbar)
– hemiseptaler Defekt	– hemiseptal defect				Vertikaler Defekt an benachbarten Wurzeln, wobei eine Hälfte des Septums an einem Zahn erhalten bleibt
– intraossärer Defekt (infraossärer Defekt)	– intrabony defect (infrabony defect)				Defekt, der von zwei oder drei Knochenwänden oder einer Kombination dieser umgeben ist

Tabelle 4 Entwicklungsetappen der Klassifikationssysteme (modifiziert nach ARMITAGE [9]).

Zeitraum	1870–1920	1920–1970	1970–heute
Konzepte	Klinische Beschreibung	Klassische Patho(histo)logie	Infektiöse Ätiologie
Vertreter	BLACK [15] DUNBAR [26] HARLAN [40] MILLER [64] MILLS [66] PATTERSON [78] PEIRCE [79] REHWINKEL [82] TALBOT [94] YOUNGER [108]	BECKS [13] FISH [30] GOLDMAN [33] GOTTLIEB [35] HARNDT [41] HÄUPL und LANG [43] HINE [44] KANTOROWICZ [47] KRANZ [50] MCCALL [60] ORBAN [71, 72] PARMA [77] SIEGMUND [89] SIMONTON [91] THOMA und GOLDMAN [95] WESKI [102–105]	AAP [2] ARMITAGE [7, 8] ATTSTRÖM [10] BLIEDEN [17] CIANCIOLA et al. [20] DGP [21–23] FLEMMIG [31] HALLMON [39] HOLMSTRUP [46] KINANE [48] LANG et al. [52] LAVINE et al. [53] LINDHE et al. [54] LÖE et al. [56] MARIOTTI [59] MENG [61, 62] NEWMAN [68, 69] NOVAK [70] PAGE und SCHROEDER [74] PINI PRATO [80] ROWLAND [83] TONETTI und MOMBELLI [97] VAN DER VELDEN [98]

u. a. [76]. Darüber hinaus existierten bis in die 30er Jahre des 20. Jahrhunderts über 350 Theorien zur Alveolarpyorrhö [13] und mehr als 150 Klassifikationen [76].

Als Beispiel der damaligen Klassifikationen ist jene von BLACK [15] in Tabelle 5 aufgeführt.

1.2.2 Zweite Etappe

Die zweite Periode der Entwicklung war von den Ergebnissen histologischer Studien aus den ersten 30 Jahren des 20. Jahrhunderts und deren ätiologischer Interpretation geprägt. Dabei dominierten die Arbeiten der Wiener Schule (GOTTLIEB und ORBAN).

Wenngleich der „Nomenklaturstreit" zwischen GOTTLIEB und WESKI zu Gunsten WESKIS in der Ablösung des Begriffs Alveolarpyorrhö bzw. Paradentalpyorrhö durch Paradentose endete und 1932 der als „Züricher Tafel" (Abb. 1) bekannt gewordene Klassifikationsvorschlag von WESKI durch die ARPA Internationale angenommen wurde [67], setzte sich späterhin, basierend auf den Arbeiten Gottliebs zu den Veränderungen des Wurzelzements (Zementopathie) [34–37], die Differenzierung parodontaler Erkrankungen in entzündliche und nicht entzündliche oder degenerative/dystrophische Formen durch. Dies spiegelt sich sowohl in den amerikanischen als auch in den von der FDI und später von der ARPA empfohlenen europäischen Klassifikationen wider (Tab. 6 und 7).

Tabelle 5 Klassifikationsschema von BLACK 1886 [15].

constitutional gingivitis	calcic inflammation of the peridental membrane
a painful form of gingivitis	phagendenic pericementitis
simple gingivitis	

Anzumerken gilt es, dass bereits 1927 HÄUPL und LANG [43] anhand ihrer histologischen Untersuchungsergebnisse auf die entzündliche Genese der Zahnbetterkrankungen hinwiesen und „Paradentitis" anstelle von „Paradentose" bevorzugten.

In Amerika wurde in den 60er-Jahren die Existenz der nicht entzündlichen Form kritisch hinterfragt. Seit 1977 (World Workshop in Periodontics) ist sie in den international gebräuchlichen Klassifikationen [2, 9, 10] mit Ausnahme der deutschen [21] nicht mehr enthalten.

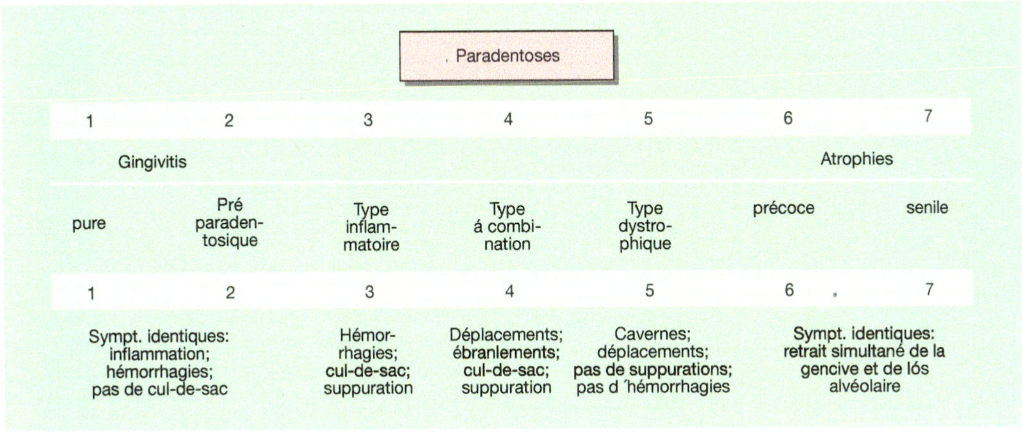

Abb. 1 „Züricher Tafel" (aus MUTSCHELKNAUSS [67]).

Tabelle 6 Klassifikation der FDI 1931 (aus FISCHER und HEYDEN [29]).

1.	Gingivitis marginalis suppurativa
2.	Paradentose Paradentitis profonda suppurativa simplex Dystrophia diffusa Paradentitis distrophicans complicata
3.	Atrophia alveolaris praecox et senilis

Tabelle 7 Klassifikation der ARPA Internationale 1951 (aus FISCHER UND HEYDEN [29]).

I.	Paradentopathia inflammata Paradentopathia inflammata superficialis (Gingivitis) Paradentopathia inflammata profonda (Paradentitis)
II.	Paradentopathia dystrophica (Paradentosis)
III.	Paradentopathia mixta Paradentitis dystrophicans s. paradentotica Paradentosis inflammatoria s. paradentitica
IV.	Paradentopathia neoplastica (Paradentoma)

1.2.3 Dritte Etappe

Das klassische experimentelle Gingivitismodell [56] sowie die Erkenntnisse zur infektiösen Ätiologie der Parodontitis [68, 69] und der Nachweis gestörter Chemotaxis der Neutrophilen bei juveniler Parodontitis [20, 53] in den späten 70er Jahren des vorigen Jahrhunderts leiteten die dritte Etappe ein.

Dieses Infektions-Wirts-Paradigma geht in seinem Ursprung eigentlich auf die Beschreibung der Ätiologie der Alveolarpyorrhö durch MILLER [64] zurück. Er machte „prädisponierende Faktoren", „lokale Irritationen" und „Bakterien" für deren Entstehung verantwortlich und ging bereits von einer unspezifischen Infektion aus.

Die 1989 von der AAP empfohlene Klassifikation entstand in Anlehnung an PAGE und SCHROEDER [74] sowie an die AAP [2] und umfasste fünf Formen destruktiver parodontaler Erkrankungen (adult periodontitis, early onset periodontitis, periodontitis associated with systemic diseases, necrotizing ulcerative periodontitis, refractory periodontitis).

Grundlage dieser Klassifikation waren die Infektion, das Patientenalter und die Erkrankungsprogression. Weiterhin fanden die Wirts- und die Therapiereaktivität (refraktär) Berücksichtigung [9].

Auf dem 1st European Workshop in Periodontology 1993 wurde vorgeschlagen, die fünf Kategorien der amerikanischen Klassifikation auf drei (early onset periodontitis, adult periodontits und necroticing periodontitis) zu reduzieren [10].

Die Schwachpunkte beider Klassifikationen bestanden in [9]:

- Überschneidungen zwischen den Kategorien
- nicht immer sicher einer Kategorie zuzuordnenden Krankheitsformen
- großer Heterogenität in der Gruppe der „refraktären" und „präpubertären Parodontitis"
- Gemeinsamkeiten in Mikrobiologie und Wirtsreaktivität verschiedener Parodontitisformen

- der Alterszuordnung des Erkrankungsbeginns
- der Bestimmung der Erkrankungsprogression
- der Nichtberücksichtigung gingivaler Erkrankungen.

1.3 Aktuelle Klassifikation

Diese Situation ließ die AAP 1997 ein Komitee zur Planung und Organisation eines internationalen Workshops für die Erarbeitung einer aktuellen Klassifizierung der parodontalen Erkrankungen einberufen.

Er fand als **International Workshop for a Classification of Periodontal Diseases and Conditions** vom 30.10. bis 2.11.1999 in Oak Brook (Illinois, USA) statt, und als Ergebnis wurde das aktuelle Klassifizierungsschema parodontaler Erkrankungen vorgestellt [8].

Die Veränderungen gegenüber dem bisherigen System umfassen im Wesentlichen:

- Neuaufnahme der Kategorie „Gingivale Erkrankungen"
- Ersatz des Begriffs „Adulte Parodontitis" durch „Chronische Parodontitis"
- Ersatz des Begriffs „Früh beginnende (Early Onset) Parodontitis" durch „Aggressive Parodontitis"
- Wegfall der „Refraktären Parodontitis" als eigene Kategorie
- umfassende Untersetzung der Kategorie „Parodontitis als Manifestation systemischer Erkrankungen"
- Ersatz der Kategorie „Nekrotisierende ulzerierende Parodontitis" durch „Nekrotisierende Parodontalerkrankungen"
- Ergänzung der Kategorie „Parodontalabszesse"
- Ergänzung der Kategorie „Parodontitis im Zusammenhang mit endodontalen Läsionen"
- Ergänzung der Kategorie „Entwicklungsbedingte oder erworbene Deformationen und Zustände".

Darüber hinaus zieht die Verwendung dieser Klassifikation in Deutschland den Wegfall des Adjektivs „marginal" nach sich, sodass zukünftig eine **Parodontitis** (bisher marginale Parodontitis) von einer **apikalen Parodontitis** abzugrenzen ist.

Daraus resultiert die in den folgenden Abbildungen und Tabellen zusammengefasste aktuelle Klassifikation parodontaler Erkrankungen, wie sie von der Deutschen Gesellschaft für Parodontologie [23] für Deutschland empfohlen wurde.

I. Gingivale Erkrankungen
II. Chronische Parodontitis
III. Aggressive Parodontitis
IV. Parodontitis als Manifestation einer Systemerkrankung
V. Nekrotisierende Parodontalerkrankungen
VI. Abszesse des Parodonts
VII. Parodontitis im Zusammenhang mit endodontalen Läsionen
VIII. Entwicklungsbedingte oder erworbene Deformationen und Zustände

Darüber hinaus sind diese acht Kategorien durch Spezifizierungen weiter unterteilt.

1.3.1 Gingivale Erkrankungen

Die Gingivitis ist nicht als einzelne Erkrankung, sondern als ein Spektrum von Erkrankungen (gingivale Erkrankungen), die das Endergebnis des Ablaufs verschiedener pathologischer Prozesse an der Gingiva repräsentieren, zu verstehen (Abb. 2).

Der Begriff der Gingivitis fand bisher dann Verwendung, wenn eine gingivale Entzündung, jedoch kein Attachmentverlust vorlag. Eine Gingivitis kann jedoch durchaus nach erlittenem Attachmentverlust, aber mittlerweile stabilem Parodont (erfolgreiche Parodontitistherapie) auftreten. Falls der Kliniker dem Rechnung tragen und die Diagnose **„Gingivitis bei reduziertem, aber stabilem Parodont"** stellen möchte, muss longitudinal nachgewiesen sein, dass sich kein (weiterer) Attachmentverlust ereignete [59]. Diese Diagnose ist demzufolge erst im Rahmen der Nachsorge (frühestens sechs Monate nach Therapie) zu stellen.

Plaqueinduzierte gingivale Erkrankungen

Diese stellen epidemiologisch und klinisch den Hauptanteil. Sie werden unterteilt in (Abb. 3):

a) plaqueinduzierte Gingivitis (mit und ohne lokal modifizierende Faktoren)
b) plaqueinduzierte Gingivitis, durch **systemische** Faktoren modifiziert
c) plaqueinduzierte Gingivitis, durch **Arzneimittel** modifiziert
d) plaqueinduzierte Gingivitis, durch **Mangelernährung** modifiziert.

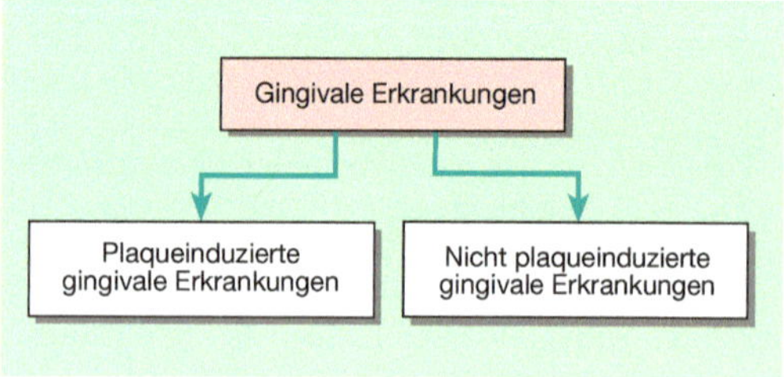

Abb. 2 Grobdifferenzierung gingivaler Erkrankungen.

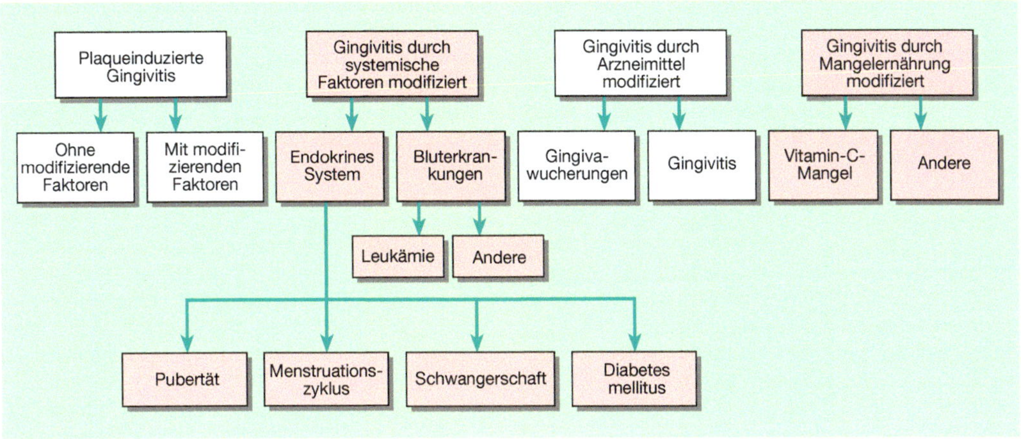

Abb. 3 Differenzierung plaqueinduzierter gingivaler Erkrankungen.

Die plaqueinduzierte Gingivitis ist als klinisches Resultat der immunoinflammatorischen Reaktionsabläufe im subepithelialen Bindegewebe auf die bakterielle Infektion zu verstehen. Sie umfasst akute und chronische Entzündungszeichen, kann lokalisiert an wenigen Zähnen oder generalisiert auftreten und ist durch hohe intra- und interindividuelle Variabilität ihres klinischen Bildes charakterisiert (Abb. 4).

Als **systemisch modifizierende** Faktoren, die entsprechende Entzündungsformen auf der Basis einer plaqueinduzierten Gingivitis hervorrufen, sind Folgende zu berücksichtigen:

1. Endokrines System
1.1 Pubertät
1.2 Menstruationszyklus
1.3 Schwangerschaft (Gingivitis, pyogenes Granulom)
1.4 Diabetes mellitus

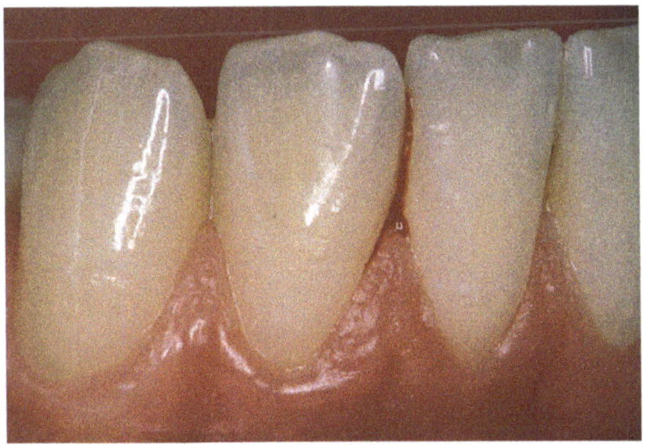

Abb. 4 Plaqueinduzierte Gingivitis.

2. Bluterkrankungen
2.1 Leukämie
2.2 Andere

Unter dem Begriff **endokrines System** zusammengefasst sind zum einen eine erhöhte Reaktivität des subepithelialen Bindegewebes auf die Infektion unter dem Einfluss veränderter Sexualhormonspiegel (Androgene, Östrogene, Progesteron) bei physiologischen Entwicklungsstadien (Biorhythmik) des Menschen (Pubertät, Schwangerschaft, Menstruationszyklus) und zum anderen die pathogenetischen Interaktionen bei Diabetes mellitus [59].

Durch die ausgeprägte Erhöhung der Steroidhormonspiegel während der Phase der **Pubertät** kann die immunoinflammatorische Antwort auf die bakterielle Plaque überschießend ausfallen. Das führt bereits bei nur sehr geringer Plaquemenge zu klinisch sichtbarer Gingivaentzündung [59, 93]. Darüber hinaus wurde ein vermehrtes Auftreten von Prevotella intermedia, Prevotella nigrescens und Capnocytophaga beobachtet. Nach der Pubertät erfolgt eine spontane Rückbildung der Entzündungszeichen.

Nicht alle **Schwangeren** reagieren mit erhöhter Entzündungsneigung, sondern die Prävalenz liegt zwischen 30 und 75 %. Auch hierbei kann es, vergleichbar der Pubertät, zu verstärkter Entzündungsreaktivität bei ähnlichem Keimspektrum kommen [55]. Mitunter bilden sich lokalisiert granulomatöse Gingivaveränderungen mit Neigung zur Spontanblutung oder auch ein „schwangerschaftsassoziiertes pyogenes Granulom". Letzteres tritt bei ca. 0,5 bis 5 % der Schwangeren auf und ist eine schmerzfreie, granulomatöse (gefäßreiche), gestielt oder breitbasig der Interdentalpapille, seltener dem Margo gingivae aufsitzende Wucherung mit blumenkohlartiger Oberfläche, die sich spontan post partum zurückbildet [90].

Menstruationszyklusbedingte, klinisch sichtbare entzündliche Gingivaveränderungen treten, wenn überhaupt, vornehmlich bei Hormonimbalance und/oder -überproduktion auf. Beschrieben sind ödematöse Veränderungen und Rötungen des Zahnfleischs, Anstieg der Fließrate der Sulkusflüssigkeit (bei ca. 75 % der untersuchten Frauen) und geringe Zunahme der Zahnbeweglichkeit. Die klinischen Entzündungszeichen der Gingiva erreichen kurz vor Beginn der Mensis ihre deutlichste Ausprägung [59].

Eine erhöhte gingivale Entzündungsreaktion auf die bakterielle Plaque ist neben erhöhtem Parodontitisrisiko vorwiegend für den unkontrollierten oder schlecht eingestellten juvenilen **Diabetes** (Typ I) beschrieben, während der Typ II eine Bedeutung als Risikofaktor für die Parodontitis besitzt. Es wurde beobachtet, dass bei gleicher Plaquemenge Diabetiker ausgeprägtere Gingivitiden entwickeln können als Nichtdiabetiker [3].

Zur Gruppe **„durch Bluterkrankungen modifiziert"** zählen vor allem die Erkrankungen des weißen Blutbilds (Leukämie, Agranulozytose) und mitunter Thrombozytopathien.

Am häufigsten beschrieben sind Gingivaveränderungen bei **akuten Leukämien.** Erhöhte Blutungsneigung, Schwellungen der Gingiva, hochrote bis livide Verfärbungen und entzündliche Hyperplasien charakterisieren das klinische Bild [25]. Mitunter werden auch ulzerative Veränderungen angetroffen. Die **Therapieresistenz** muss für den Zahnarzt Anlass sein, gemeinsam mit dem Hausarzt eine umgehende Differenzialdiagnostik einzuleiten. Unter diesem Vorgehen werden ca. 17 % der akuten und 4 % der chronischen Leukämien, die als erste Symptome diese oralen Veränderungen aufweisen, erkannt [58]. Eine Reduzierung der Thrombozytenzahlen zieht, wie auch andere Gerinnungsstörungen, eine erhöhte Blutungstendenz der Gingiva bei ansonsten blasser Farbe nach sich.

Durch **Arzneimittel modifizierte** gingivale Erkrankungen umfassen:

1. Arzneimittelbeeinflusste **Gingivawucherungen** (Kalziumkanalblocker, Ciclosporin, Hydantoin)
2. Arzneimittelbeeinflusste **Gingivitis** (orale Kontrazeptiva, andere Arzneimittel).

Die durch Arzneimittel modifizierten Veränderungen der Gingiva stellen sich klinisch einerseits als **Gingivahyperplasien** und andererseits als verstärkte **Gingivitis** dar. Hyperplastische Gingivaveränderungen können unter Medikation von Antikonvulsiva (Phenytoin; Abb. 5) bei Epilepsieleiden, Immunsuppressiva (Ciclosporin A) nach Organtransplantation und Kalziumkanalblockern (Nifedipin) bei Hypertonie und Arrhythmie entstehen [88].

Auftreten und klinisches Bild weisen eine hohe intra- und interindividuelle Variabilität auf und sind zusätzlich von anderen Faktoren (z. B. genetische Prädisposition) abhängig. Auch hier beträgt die Frequenz nicht 100 %, sondern im Mittel 50 % für Phenytoin und 20 bis 30 % für Nifedipin bzw. Ciclosporin A [6]. Dabei wurde in neueren, klinisch kontrollierten Studien vor allem für Phenytoin eine Abhängigkeit vom Mundhygienestatus (wobei häufig die Mundhygienefähigkeit durch die Hyperplasien eingeschränkt ist) der Patienten ermittelt [107].

Jüngere Patientengruppen zeigen eine höhere Prävalenz. Die anteriore Region ist häufiger befallen, die Hyperplasien nehmen ihren Ausgang an den vestibulären Papillen und werden häufig erstmals nach ca. dreimonatiger Medikamenteneinnahme beobachtet. Eine weitere Medikamentengruppe, die die gingivale Reaktionsantwort modifizieren kann, stellen die **Kontrazeptiva** dar. Während die meisten Untersuchungen zu deren Einfluss auf die Gingivitispathogenese auf die 1970er Jahre zurückgehen und damit die höheren Steroidhormontiter betreffen, liegen zu den niedriger dosierten moderneren Präparaten weniger Aussagen vor.

Bei **Mangelernährung** werden berücksichtigt:

1. Vitamin-C-Mangel
2. Andere Mangelernährungszustände.

Mangelernährung kann zu reduzierter Immunabwehr und demzufolge erhöhtem Infektionsrisiko führen.

Die älteste beschriebene Mangelerkrankung, der **Vitamin-C-Mangel** – auch als Skorbut oder Scharbock bezeichnet – ist vor allem aus Dokumentationen früher Seefahrten bekannt. Sie geht einher mit

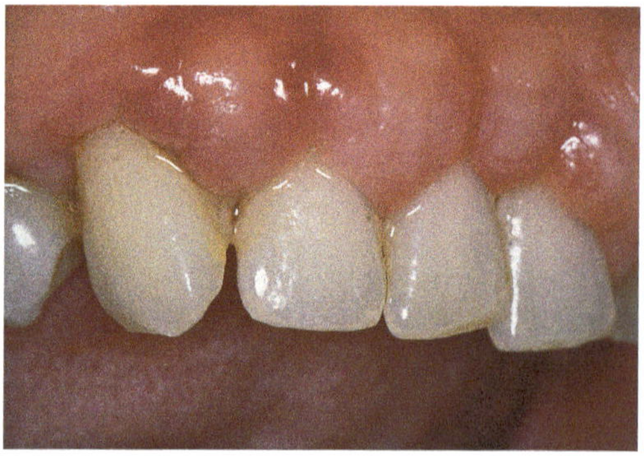

Abb. 5 Hyperplastische Gingivitis bei Hydantoinmedikation.

akuten Entzündungsreaktionen (hochrote, spontan blutende Gingiva) und erhöhter Zahnbeweglichkeit bis zum Zahnverlust, ist jedoch heute in der industrialisierten Welt bedeutungslos.

Als weitere Form ist die **Pellagra** aufzuführen. Andere Formen der Mangelernährung sind assoziiert mit **chronischem Alkoholismus** und **Anorexia nervosa.**

Definitionen:
- **Gingivale Erkrankungen:** an der Gingiva lokalisiertes Auftreten sichtbarer Zeichen oder Symptome verschiedener Erkrankungen
- **Plaqueinduzierte Gingivitis:** durch die bakterielle Plaque ausgelöste Entzündung der Gingiva
- **Lokale Faktoren:** eine lokale Situation, die die Entstehung der Erkrankung beeinflussen kann (z. B. überstehende Füllung)
- **Pubertätsassoziierte Gingivitis:** hormonell verstärkte Entzündungsreaktion der Gingiva auf die bakterielle Plaque während der zirkumpubertären Phase
- **Menstruationszyklusassoziierte Gingivitis:** hormonell verstärkte Entzündungsreaktion der Gingiva auf die bakterielle Plaque unmittelbar vor der Ovulation
- **Schwangerschaftsassoziierte Gingivitis:** hormonell verstärkte Entzündungsreaktion der Gingiva auf die bakterielle Plaque, gewöhnlich während des zweiten und dritten Trimenons der Schwangerschaft
- **Schwangerschaftsassoziierte Gingivavergrößerung:** durch die dentale Plaque und die hormonellen Umstellungen während der Schwangerschaft verursachte, lokalisierte, schmerzlose, protuberante, exophytische Gingivavergrößerung, die breitbasig oder stielartig mit der marginalen, häufiger papillären Gingiva verbunden ist
- **Diabetesassoziierte Gingivitis:** Entzündungsreaktion der Gingiva auf die bakterielle Plaque, verstärkt (verschlimmert) durch schlecht kontrollierte Blutglukosespiegel
- Mit **Bluterkrankungen assoziierte Gingivitis:** Gingivitis, die mit abnormer Funktion oder Anzahl von Blutzellen assoziiert ist
- **Leukämieassoziierte Gingivitis:** verstärkte Entzündungsreaktion der Gingiva auf die bakterielle Plaque mit erhöhter Blutung und Gewebezunahme infolge einer Leukämie
- **Arzneimittelbeeinflusste Gingivitis:** durch Arzneimittel verstärkte Entzündungsreaktion der Gingiva auf die bakterielle Plaque
- **Arzneimittelbeeinflusste Gingivawucherungen:** Gingivavergrößerungen, die partiell oder vollständig aus systemischer Medikation resultieren
- **Kontrazeptivaassoziierte Gingivitis:** verstärkte Entzündungsreaktion der Gingiva auf die bakterielle Plaque durch Einnahme oraler Kontrazeptiva
- **Vitamin-C-Mangel-Gingivitis:** Entzündungsreaktion der Gingiva auf die bakterielle Plaque, verstärkt (verschlimmert) durch chronisch niedrigen Ascorbinsäurespiegel.

In Tabelle 8 sind die Gingivitisformen mit ihren typischen Merkmalen zusammenfassend dargestellt.

Nichtplaqueinduzierte gingivale Erkrankungen

Einige Gingivaerkrankungen werden primär nicht durch die Mischflora der bakteriellen Plaque verursacht. In diesen Fällen spielen andere ätiologische Faktoren wie spezifische Infektionen, dermatologische Erkrankungen, allergische Reaktionen, genetische oder traumatogene Faktoren eine Rolle, die zu charakteristischen klinischen Bildern führen. Die klassischen Gingivitiszeichen treten häufig nur sekundär in Erscheinung.

Bei den nichtplaqueinduzierten gingivalen Erkrankungen werden unterschieden (Abb. 6):

1. Spezifische **bakterielle Infektionen** (Tab. 9)
1.1 Neisseria-gonorrhoeae-assoziierte Läsionen
1.2 Treponema-pallidum-assoziierte Läsionen
1.3 Streptokokken-assoziierte Läsionen
1.4 Andere.

Gingivitiden und Stomatitiden **spezifisch bakteriellen Ursprungs** treten (sehr selten) dann auf, wenn nicht zur normalen Plaqueflora gehörende Spezies die primären Mechanismen der Wirtsabwehr überwinden. Als Pathogene spielen **Neisseria gonorrhoeae (Ng), Treponema pallidum (Tp), β-hämolysierende Streptokokken (βS)** oder andere Bakterien eine Rolle. Das klinische Bild reicht vom symptomlosen Enanthem (Ng) über schmerzhafte hochrote Ulzerationen oder nicht ulzerierte, stark entzündete Gingivaregionen bis zu Ulcus durum (Tp, Primäraffekt), Plaque muqueuses (Tp, sekundäre Lues) oder Gummen am harten und weichen Gaumen (Tp, tertiäre Lues). Allgemeine Begleitsymptome (Lymphadenitis) sind fakultativ [46]:

2. **Virale Infektionen,** vorwiegend die Herpesinfektionen (Tab. 10, 11)
2.1 Primäre Gingivostomatitis herpetica
2.2 Rezidivierender oraler Herpes
2.3 Varicella-zoster-Infektionen
2.4 Andere.

Tabelle 8 Zusammenfassende Charakteristik der plaqueinduzierten gingivalen Erkrankungen.

	Rein plaque-bedingt	Plaquebe-dingt bei reduziertem Parodont	Pubertäts-assoziiert	Mit dem Menstrua-tionszyklus assoziiert	Mit Gravidität assoziiert	Pyogenes Granulom (Gravidität)	Medika-menten beeinflusst	Mit Kontra-zeptiva assoziiert	Mit Diabetes mellitus assoziiert	Leukämie-assoziiert
Plaque vorhanden	X	X	X	X	X	X	X	X	X	nicht obligat
Beginn am marginalen Saum	X	X								
Farbveränderung	X	X	X		X		X	X	X	X
Konturveränderung	X	X	X (hyperplast)		X		X (hyperplast)	X (hyperplast)	X	X (hyperplast)
Veränderung der Sulkustemperatur	X	X								
Erhöhte SFFR	X	X	X		X		X	X	X	
Blutung nach Provokation	X	X	X		X		X	X	X	X
Kein Attachment-verlust	X		X	X	X		X		X	
Kein Knochen-verlust	X		X	X	X				X	
Histologische Veränderungen	X	X			X					
Reversibel bei Plaquekontrolle	X	X					reduziert		reduziert	reduziert
Attachment- und Knochenverlust		X								
Verstärkte Entzün-dungsantwort			X		X	X	X	X	X	in Abhängig-keit von Plaque
Reversibel nach Pubertät			X							

Tabelle 8 Zusammenfassende Charakteristik der plaqueinduzierten gingivalen Erkrankungen. *Fortsetzung*

	Rein plaque-bedingt	Plaquebedingt bei reduziertem Parodont	Pubertäts-assoziiert	Mit dem Menstruationszyklus assoziiert	Mit Gravidität assoziiert	Pyogenes Granulom (Gravidität)	Medikamenten beeinflusst	Mit Kontrazeptiva assoziiert	Mit Diabetes mellitus assoziiert	Leukämie-assoziiert
Entzündungsantwort in Abhängigkeit vom Menstruationszyklus				X						
Ausbruch bei Schwangerschaft					X	X				
Reversibel nach Entbindung					X					
Gestielte oder ungestielte Hyperplasie						X	X (v. a. papillär)			X v. a. papillär
Besondere Prädilektionsstellen						X (maxillär)	X (anterior)			
Gebunden an bestimmte Medikamente							X	X (Kontrazeptiva)		
Abhängig von bestimmten Erkrankungen									X (Diabeteskontrolle)	X (akute Leukämie)

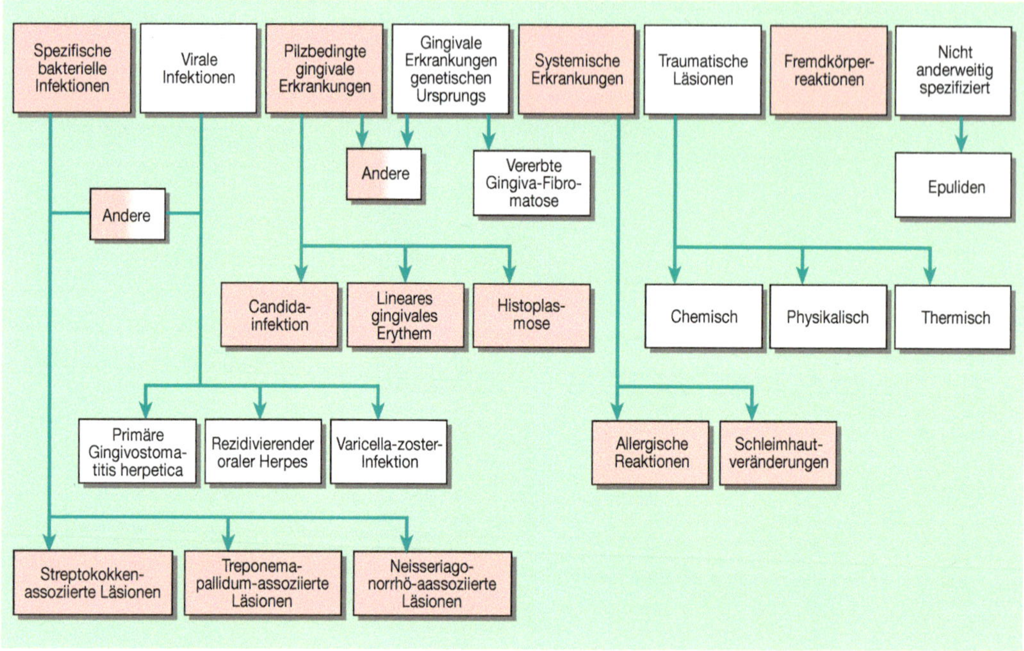

Abb. 6 Differenzierung nichtplaqueinduzierter gingivaler Erkrankungen.

Tabelle 9 Bakterielle Infektionen mit Beteiligung von Gingiva und/oder oraler Schleimhaut (aus HOFFMANN und NOACK [45]).

Infektionserkrankung	Bakterielle Erreger
Actinomycose	Actinomyces israelii Actinomyces viscosus Actinomyces odontolyticus Actinomyces naeslundii
Bazilläre Angiomatose	Bartonella qintana Bartonella henselae
Gonorrhö	Neisseria gonorrhoeae
Mykobakterien-infektionen	
Tuberkulose	Mycobacterium tuberculosis
Lepra	Mycobacterium leprae
andere	Mycobacterium avium und intracellulare Mycobacterium bovis Mycobacterium chelonae Mycobacterium kansasii
Streptokokken-stomatitis	Hämolysierende Streptococci

Die Erkrankungen der Gingiva **viralen Ursprungs** werden vorwiegend durch Herpesviren (Herpes-simplex-Virus und Varicella-zoster-Virus, seltener Epstein-Barr-Virus, humanes Zytomegalievirus) verursacht.

Die **Gingivostomatitis herpetica** (Abb. 7) bei Kindern und Jugendlichen ist Ausdruck der klassischen initialen Manifestation der Infektion mit dem Herpes-simplex-Virus Typ 1. Sie ist charakterisiert durch eine schmerzhafte, akute Gingivitis mit Ulzera, Ödemen, Bläschenbildung und fibrinbedeckten Erosionen [86]. Andere Bereiche der Mundschleimhaut können ebenfalls betroffen sein. Fieber und Lymphknotenschwellung werden als Allgemeinsymptome angetroffen. Bei 20 bis 40 % der Patienten tritt eine Reaktivierung des Virus durch Trauma, ultraviolettes Licht, Fieber oder Stress auf, die sich in den meisten Fällen als Herpes labialis manifestiert oder intraoral als kleine schmerzhafte Bläschen oder Ulzera (rezidivierender Herpes) an der befestigten Gingiva erscheint [87].

Die Erstinfektion mit dem **Varicella-zoster-Virus** äußert sich als Varizellen, eine spätere Reaktivierung des Virus als Herpes zoster. Bei beiden klinischen Erkrankungsformen kann eine Beteiligung der Gingiva vorliegen. Typisch für die Erstinfektion sind dabei

Tabelle 10 Virale Infektionen mit Beteiligung von Gingiva und/oder oraler Schleimhaut (aus HOFFMANN und NOACK [45]).

Infektionserkrankung	Viraler Erreger
Masern	Masernvirus (Paramyxovirus)
Mumps	Mumpsvirus (Paramyxovirus)
Hand-, Fuß- und Mundkrankheit	Coxsackievirus
Herpangina	
Verruca vulgaris	Humanes Papillomavirus
Condyloma acuminatum	
Primäre Gingivostomatitis herpetica	Herpes-simplex-Virus (HSV) Typ 1 oder 2
Rezidivierender intraoraler Herpes	
Rezidivierender Herpes labialis	
Varicellen	Varicella-zoster-Virus
Herpes zoster	
Infektiöse Mononukleose	Epstein-Barr-Virus
Haar-Leukoplakie	
Zytomegalie	Humanes Cytomegalovirus
Kaposi-Sarkom	Herpesvirus

kleine Ulzerationen an der Zunge, dem Gaumen und der Gingiva, wohingegen bei späterer Reaktivierung das Virus sich entlang sensorischer Nervenaxons ausbreitet und stark schmerzende Läsionen unilateral im Bereich der infizierten Nervenbahnen (z.B. N. trigeminus) verursacht. Diese Läsionen beginnen meist als Bläschen, die rasch aufbrechen und zu größeren, fibrinbedeckten Ulzera zusammenfließen [46, 85]. Bei abwehrgeschwächten Patienten (HIV, maligne Lymphome) kann die Zosterinfektion zu schweren Gewebedestruktionen mit Zahnverlust und Alveolarknochennekrosen führen.

Das **Epstein-Barr-Virus** ist der Erreger der infektiösen Mononukleose. Bei Auftreten einer haarigen Leukoplakie des lateralen Zungenrands ist an eine HIV-Infektion zu denken.

Humanes Zytomegalievirus kann u.U. mit der Ausbildung nekrotisierender ulzerierender Parodontalerkrankungen assoziiert sein.

Neben dem Auftreten viral bedingter Gingivitiden sind für eine Reihe von Virusinfektionen entzündliche Läsionen an der gesamten oralen Schleimhaut möglich. Dazu gehören neben den beschriebenen Viren auch die Masern- und Mumpserreger, die Coxsackieviren, humane Papillomaviren sowie Erreger des Kaposi-Sarkoms.

Tabelle 11 Klassifikation oraler, HIV-assoziierter Läsionen (nach BORNSTEIN et al. [18]).

Gruppe 1: Eng mit einer HIV-Infektion assoziierte Läsionen	Gruppe 2: Nicht regelmäßig mit einer HIV-Infektion assoziierte Läsionen	Gruppe 3: Läsionen, die zum Teil zusammen mit einer HIV-Infektion gesehen werden
Candidiasis	Bakterielle Infektion	Bakterielle Infektion
Erythematöse Form Pseudomembranöse Form Haarleukoplakie Kaposi-Sarkom	Mycobacterium avium-intracellulare Mycobacterium tuberculosis Melanotische Hyperpigmentation Nekrotisierende Stomatitis	Actinomyces israelii Klebsiella pneumoniae etc. Katzenkratzkrankheit Arzneimittelreaktionen (z.B. Erythema multiforma, Ulzerationen etc.) bakterielle Angiomatose
Non-Hodgkin-Lymphome	Speicheldrüsenerkrankungen	
Parodontale Erkrankungen	thrombozytopenische Purpura	Pilzinfektionen (außer Candidiasis)
Lineares Gingiva-Erythem Nekrotisierende Gingivitis (NUG) Nekrotisierende Parodontitis (NUP)		Cryptococcus neoformans Histoplasma capsulatum etc.
	Virale Infektionen	Neurologische Symptome wie z.B. eine Trigeminusneuralgie
	Herpes-simplex-Virus (HSV) Humanes Papillomavirus (HPV) Varizellen-zoster-Virus (VZV)	
		Chronisch-rezidivierende Aphthen Virale Infektionen z.B. durch Zytomegalievirus

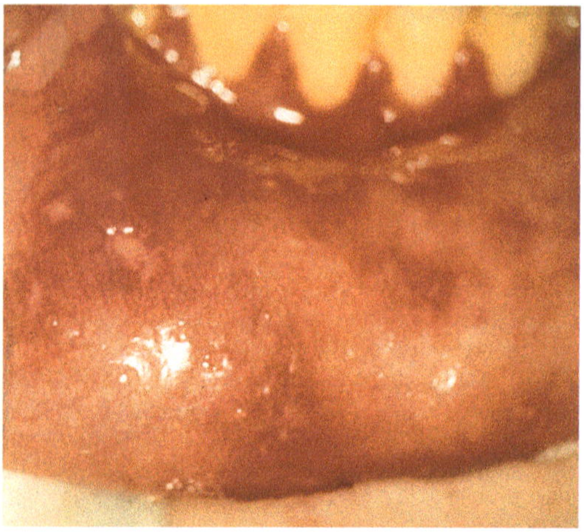

Abb. 7 Primäre Gingivostomatitis herpetica.

Tabelle 13 Klassifikation der oralen Candidiasis (nach BORNSTEIN et al. [18]).

Primäre Form	Sekundäre Form
Akut – pseudomembranös – erythematös	Orale bzw. periorale Läsionen bei Systemmykosen
Chronisch – pseudomembranös – erythematös – plaqueähnlich – nodulär	
Candidaassoziierte Läsionen – Prothesenstomatitis – Cheilitis angularis (Perléche) – Glossitis rhombica mediana	

3. **Pilzbedingte gingivale Erkrankungen** (Tab. 12 und 13)
3.1 Candidainfektionen
3.2 Lineares gingivales Erythem
3.3 Histoplasmose
3.4 Andere.

Einem erhöhten Risiko für **Pilzinfektionen** mit Beteiligung der Gingiva sind Patienten mit geschwächter Immunantwort (Immunsuppressiva, Glukokortikosteroide) sowie unter antibiotischer bzw. antineoplastischer Medikation ausgesetzt. Candidosen und Histoplasmose stellen neben vereinzelten anderen die Hauptinfektionen dar. Unterschiedliche Candidaarten konnten an der Mundschleimhaut und Gingiva isoliert werden, wichtigster Vertreter ist **Candida albicans** [87]. Candidosen sind opportunistische Infektionen.

Tabelle 12 Mykotische Infektionen mit Beteiligung von Gingiva und/oder oraler Schleimhaut (aus HOFFMANN und NOACK [45]).

Mykose	Erreger
Candidiasis	Candida albicans
Aspergillosis	Aspergillus fumigatus
Histoplasmosis	Histoplasma capsulatum
Blastomycosis	Blastomyces dermatitidis
Paracoccidiomycosis	Paracoccidioides brasiliensis
Mucormycosis	Mucorales
Cryptococcosis	Cryptococcus neoformans
Fusariosis	Fusarium moniliforme
Geotrichosis	Geotrichum candidum
Trichsporonosis	Trichsporon capitum
Sporotrichosis	Sporothrix schenckii
Coccidioidomycosis	Coccidioides immiti

Die **akute Candidiasis** tritt als pseudomembranöse (weißliche, flächige oder gestippelte abwischbare Beläge) oder diffuse erythematöse, die **chronische Candidiasis** als hyperplastische oder noduläre Form auf.

So genannte candidaassoziierte Prothesenstomatitiden und anguläre Cheilitiden werden überwiegend in der älteren Population angetroffen.

Eine **sekundäre orale Candidiasis** kann Hinweis auf systemische Erkrankungen (Diabetes mellitus, HIV-Infektion) sein.

Orale Läsionen, ausgelöst durch **Histoplasma capsulatum**, sind hauptsächlich im Zusammenhang mit akuter oder chronischer pulmonarer Histoplasmosis anzutreffen. Schmerzhafte, häufig ulzerierte Knötchenbildungen sind hierfür charakteristisch [57].

4. Gingivale Erkrankungen **genetischen Ursprungs**
4.1 Vererbte Gingivafibromatose
4.2 Andere.

Die hereditäre Gingivafibromatose (Abb. 8) tritt isoliert oder als Symptom bei genetischen Syndromen auf. Typisch sind weitgehend generalisierte Gingivahyperplasien unterschiedlicher Ausprägung. Eine autosomal-dominante Vererbung wird vermutet. Die teilweise enormen Gingivaverdickungen führen zu Pseudotaschenbildung, die die Hygienefähigkeit stark beeinträchtigt, sodass sekundäre plaquebe-

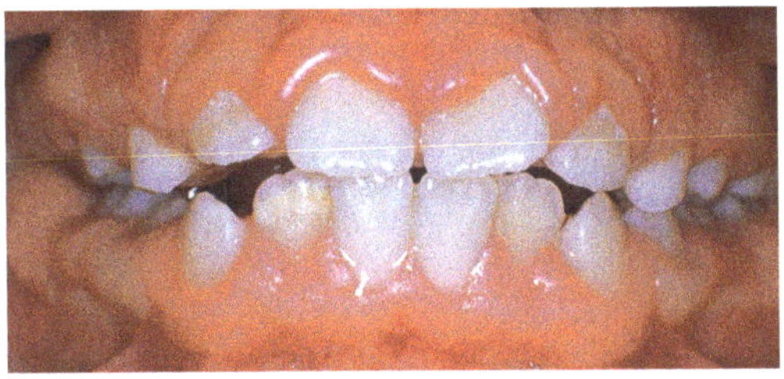

Abb. 8 Hereditäre Gingivafibromatose.

dingte Entzündungen oft zum klinischen Erscheinungsbild gehören.

5. **Systemische Erkrankungen/Veränderungen,** die sich an der Gingiva manifestieren
5.1 Schleimhautveränderungen
5.1.1 Lichen planus (Tab. 14)
5.1.2 Pemphigoid
5.1.3 Pemphigus vulgaris
5.1.4 Erythema multifomis
5.1.5 Lupus erythematodes
5.1.6 Arzneimittelinduziert
5.1.7 Andere
5.2 Allergische Reaktionen
5.2.1 Allergische Reaktionen mit Materialien der restaurativen Zahnheilkunde
- Edelmetalle
- Quecksilber
- Nickel
- Acryl
- Andere

5.2.2 Allergische Reaktionen im Zusammenhang mit Inhaltsstoffen von
- Arzneimitteln
- Zahnpasten
- Mundspüllösungen, Mundwassern
- Anderen

5.2.3 Allergische Reaktionen mit Zusatzstoffen in
- Nahrungs- und Genussmitteln
- Getränken
- Kaugummi
- Anderen.

Tabelle 14 Klinische Einteilung des oralen Lichen planus (nach Sulzer et al. [92]).

Typ	Klinik
Retikulär	weißlich, netzartige Streifung (sog. Wickham-Streifen)
Papulär	kleine, weiße Papeln
Plaqueähnlich	flächenhafte, belagähnliche Areale mit weißlicher Färbung
Atrophisch	weißliche Läsionen, kombiniert mit diffus rötlichen Arealen
Ulzerativ	Ulzerationen und gerötete Areale, oft mit Fibrinbelägen
Bullös	tritt fast nur erosiv in Erscheinung, da selten intakte Blasen zu erkennen sind

Zu den gingivalen Manifestationen **systemischer Erkrankungen** zählen hauptsächlich gingivale Veränderungen in Form von desquamativen, vesikulären, bullösen oder ulzerösen Läsionen im Rahmen dermatologischer Erkrankungen. Lichen planus (Abb. 9), Pemphigoid, Pemphigus vulgaris, Erythema multiforme oder Lupus erythematodes sind die Hauptvertreter [46].

Auch **allergische** und **toxische** Reaktionen der Gingiva werden unter „systemischen Bedingungen" zusammengefasst.

6. **Traumatische Läsionen**
6.1 Chemisch
6.2 Physikalisch (Abb. 10)
6.3 Thermisch.
7. **Fremdkörperreaktionen**
8. **Nicht anderweitig spezifiziert** (Abb. 11).

Definitionen:
- **Gingivale Erkrankungen spezifischen bakteriellen Ursprungs:** Veränderungen der Gingiva durch exogene bakterielle Infektion mit anderen als den üblichen Plaquemikroorganismen
- **Gingivale Erkrankungen viralen Ursprungs:** akute Manifestation viraler Infektionen der oralen Mukosa, charakterisiert durch Rötung und multiple, leicht aufplatzende Vesikel, die ulzerieren und auf die Gingiva übergreifen. Diese Infektionen können mit Fieber, reduziertem Allgemeinbefinden und regionaler Lymphadenitis einhergehen.

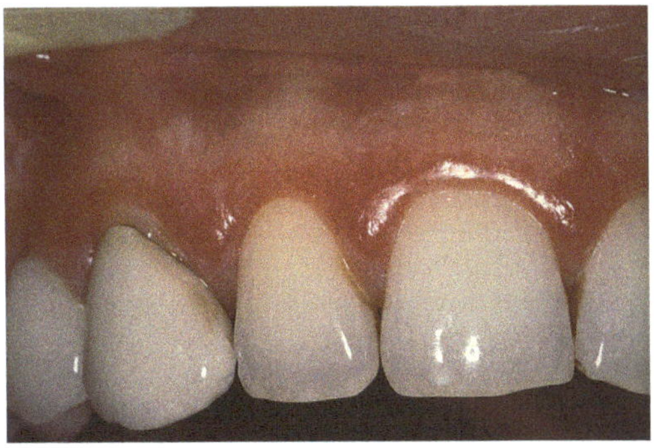

Abb. 9 Lichenoid.

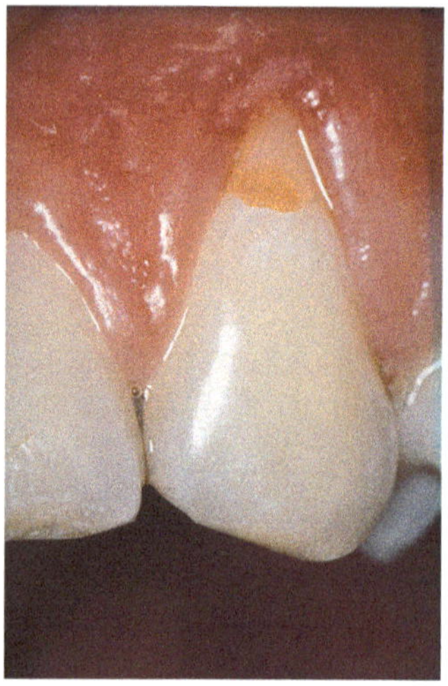

Abb. 10 Traumatische Gingivaläsion.

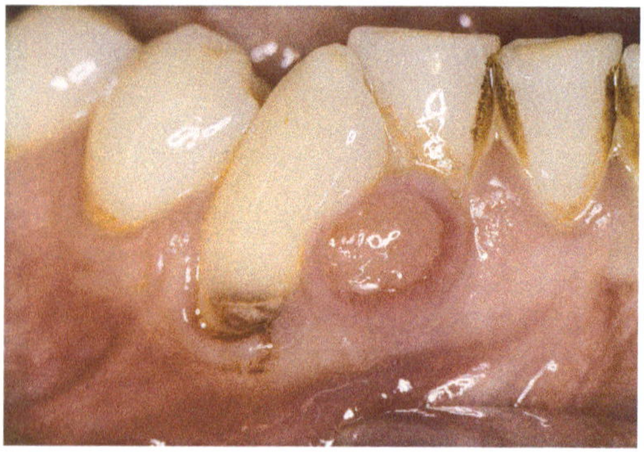

Abb. 11 Epulis.

- **Pilzbedingte gingivale Erkrankungen:** gingivale Manifestation fungaler Infektionen mit weißen, geröteten oder ulzerativen Läsionen in Verbindung mit verschiedenen prädisponierenden Faktoren (z. B. HIV)
- **Lineares Gingivaerythem:** gingivale Manifestation von Immunsuppression, die durch umschriebene lineare bandförmige Rötung der freien Gingiva charakterisiert ist. Die Läsion reagiert nur eingeschränkt auf Plaqueentfernung
- **Hereditäre Gingivafibromatose:** genetisch bedingte fibröse Gingivavergrößerung
- **Gingivale Manifestationen von Schleimhautveränderungen:** orale Manifestationen von Haut- oder Schleimhauterkrankungen, die als Erosionen, Vesikel, bullöse, ulzerative oder desquamative Läsionen auftreten und mit Rötung, weißen oder streifenförmigen Veränderungen kombiniert sein können
- **Gingivale Manifestationen allergischer Reaktionen:** klinische gingivale Manifestationen der sofortigen oder verzögerten hyperergen Reaktion
- **Traumatische Läsionen** werden differenziert in selbst zugefügte, versehentliche oder iatrogene Verletzungen, die als lokalisierte Rezessionen, Abrasionen, Lazerationen, Ulzerationen und Verbrennungen auftreten und mit Ödem, Rötung, weißlichen Veränderungen oder einer Kombination dieser klinischen Merkmale einhergehen können.
- **Chemische Traumata** können durch lokale Applikation von verschiedenen Chemikalien wie Aspirin, Kokain, Pyrophosphaten, Detergenzien, Kautabak, Betelnuss und zur Bleichung eingesetzten Agenzien bedingt sein.
- **Physikalisch-mechanische Traumata** können unbeabsichtigt oder als Ergebnis falscher Putztechnik sowie inadäquater Restaurationen, Prothesen und orthodontischer Therapiemittel entstehen.
- **Fremdkörperreaktionen** imponieren als akute oder chronische gingivale Entzündungen in Verbindung mit dem Fremdkörper. In einigen Fällen treten Fremdkörpertätowierungen, Suppuration sowie Rötung oder weißliche Veränderungen der Gingiva auf.
- Unter **nicht anderweitig spezifiziert** werden u. a. die **Epuliden** eingeordnet. Sie stellen gutartige, der Gingiva aufsitzende Tumoren dar, die als reaktive Neubildungen der Zellen des Parodonts aufzufassen sind. Histologisch werden verschiedene Formen differenziert, von denen die Folgenden am häufigsten auftreten:
  - **Epulis granulomatosa:** Histologisch stellt sich ein lockeres, stark durchblutetes Granulationsgewebe mit Entzündungszellinfiltrat dar.
  - **Epulis gigantocellularis:** Klinisch ähnelt diese Epulis der granulomatösen Form. Im histologischen Bild ist das Auftreten mehrkerniger Riesenzellen im entzündlichen Infiltrat typisch.
  - **Epulis fibromatosa:** Lokale derbe, fibröse Verdickungen der Gingiva imponieren bei dieser Form, die histologisch nicht von Fibromen in anderen Gebieten der Mundhöhle zu unterscheiden sind.

1.3.2 Chronische Parodontitis

Die chronische Parodontitis ist eine Infektionserkrankung, die zu Entzündung des Zahnhalteapparates sowie progressivem Attachment- und Knochenverlust führt. Sie ist durch Bildung von Zahnfleischtaschen und/oder Gingivarezessionen gekennzeichnet und stellt die am meisten vorkommende Parodontitisform dar. Die chronische Parodontitis kann in jedem Lebensalter entstehen, wobei sie am häufigsten im Erwachsenenalter auftritt. Prävalenz und Schwere nehmen mit dem Alter zu. Während die bakterielle Plaque als ätiologischer Faktor fungiert, ist die Pathogenese (und damit die Progression) durch die Wirtsreaktivität determiniert [31]. Die Erkrankungsprogression wird durch wiederholte klinische Diagnostik festgestellt.

Die chronische Parodontitis kann nach Ausmaß und Schwere, wie in Abbildung 12 dargestellt, unterteilt werden. Ihre **Charakteristika** sind (Abb. 13 bis 15):

- Auftreten überwiegend bei Erwachsenen
- Destruktion steht mit lokalen Reizfaktoren in Zusammenhang
- Plaquezusammensetzung ist variabel
- subgingivaler Zahnstein häufig vorhanden
- vorwiegend langsame Progression
- Aktivitätsschübe können vorkommen.

Als **Risikoindikatoren/-faktoren** müssen Berücksichtigung finden:

- Systemerkrankungen wie Diabetes mellitus oder HIV-Infektion
- Tabakrauchen
- Osteoporose
- emotionaler Stress
- keimspezifische Merkmale
- abgelaufene Parodontitisprogression
- sozioökonomische Faktoren
- lokale zahnspezifische Faktoren, insbesondere auch iatrogener Art.

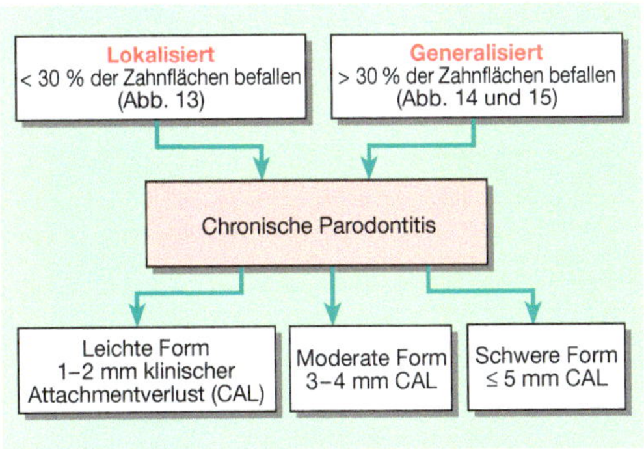

Abb. 12 Differenzierungsmöglichkeit der chronischen Parodontitis.

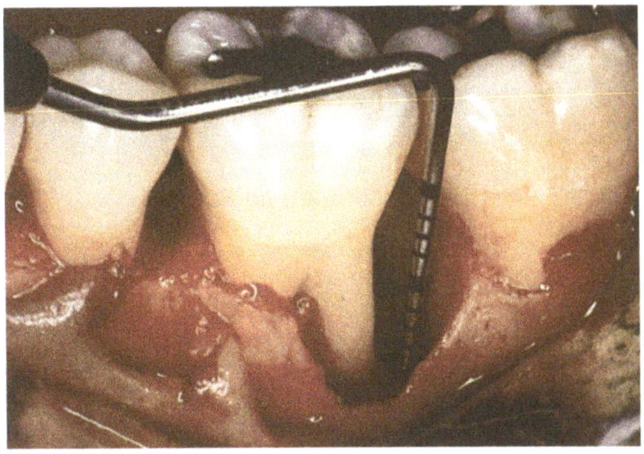

Abb. 13 Lokalisierte chronische Parodontitis (schüsselförmiger intraossärer Knochendefekt distal 46).

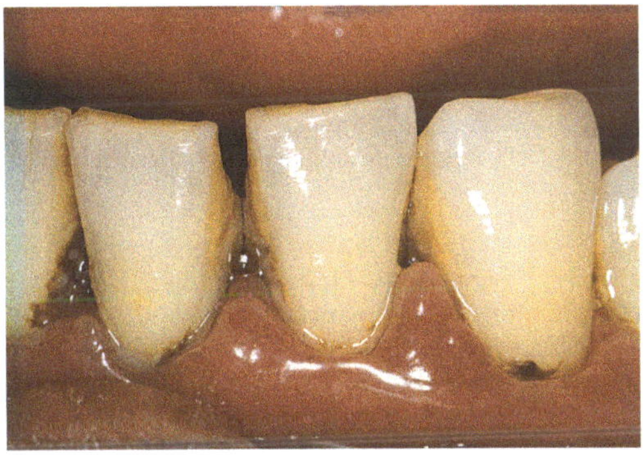

Abb. 14 Generalisierte chronische Parodontitis.

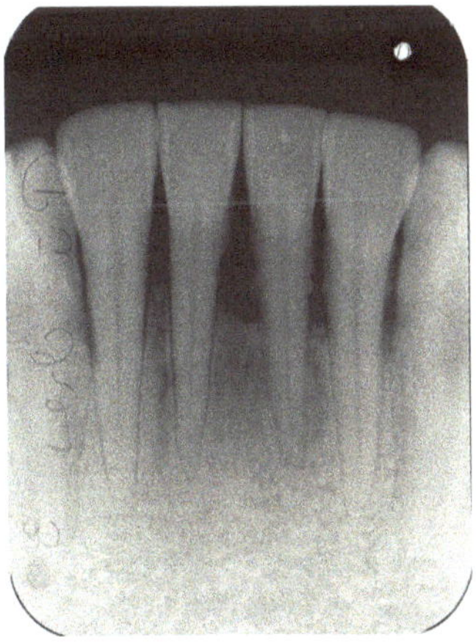

Abb. 15 Radiografischer Befund der UK-Schneidezahnregion mit subgingivalem Zahnstein und horizontalem Knochenabbau bei generalisierter chronischer Parodontitis.

1.3.3 Aggressive Parodontitis

Die aggressive Parodontitis stellt eine Krankheitsform mit überwiegend klar erkennbaren klinischen Merkmalen und speziellen Befunden hinsichtlich der Wirt-Bakterien-Interaktion dar.

Folgende **Hauptmerkmale** sind zu beachten [97]:

- Patient ist klinisch gesund
- rasch fortschreitende Gewebedestruktion
- auffällige familiäre Häufung.

Als nicht durchgängig zu beobachtende Merkmale bestehen:

- Missverhältnis zwischen der Menge an bakteriellen Ablagerungen und dem Ausmaß der Gewebedestruktion
- erhöhte Zahlen von Actinobacillus actinomycetem comitans; in gewissen Populationen von Porphyromonas gingivalis
- abnormale Phagozytenfunktion
- hyperresponsiver Makrophagenphänotyp mit erhöhter Produktion von PGE_2 und IL-1β
- Gewebedestruktion kann selbstlimitierend sein.

Um die eindeutige Diagnose zu stellen, müssen nicht alle Charakteristika gemeinsam vorkommen. Nicht in jedem Fall wird eine mikrobiologische Diagnostik (die zwar hilfreich ist) auch notwendig.

Für die beiden Befallsformen, die **lokalisierte** und die **generalisierte aggressive Parodontitis**, gelten die in Abbildung 16 dargestellten pathognomischen Unterscheidungen (Abb. 17 und 18). Die für die chronische Parodontitis oben beschriebenen Risikoindikatoren/-faktoren sind gleichermaßen von Bedeutung.

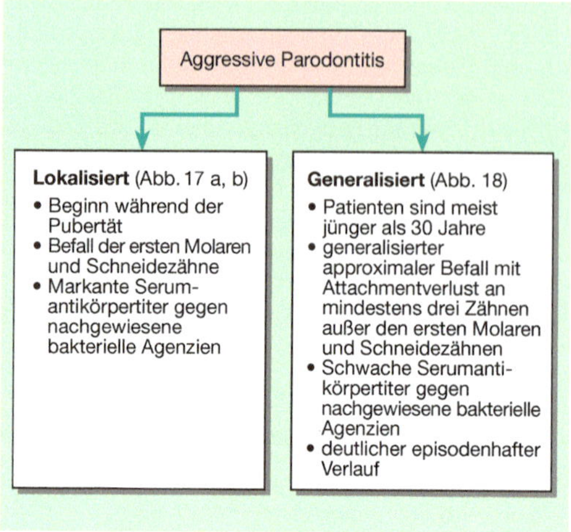

Abb. 16 Differenzierungsmöglichkeiten der aggressiven Parodontitis.

1.3.4 Parodontitis als Manifestation von Systemerkrankungen

Unter dieser Kategorie finden verschiedene Allgemeinerkrankungen Berücksichtigung, die über die Beeinflussung der Wirtsreaktivität (Bluterkrankungen mit Reduzierung der Abwehr, Störungen des Bindegewebsmetabolismus) das individuelle Parodontitisrisiko erhöhen [48], nicht aber zu einer spezifischen Parodontitis (häufig jedoch zu einer aggressiven) führen (Abb. 19).

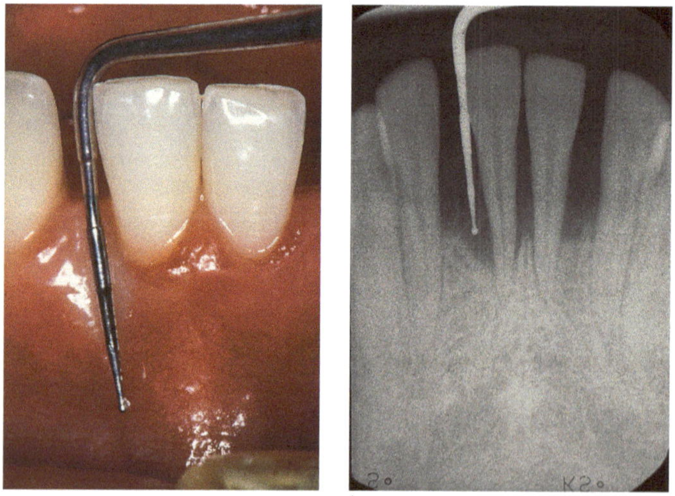

a b

Abb. 17a und b Lokalisierte aggressive Parodontitis.
a) Klinischer und
b) radiografischer Befund der UK-Schneidezahnregion.

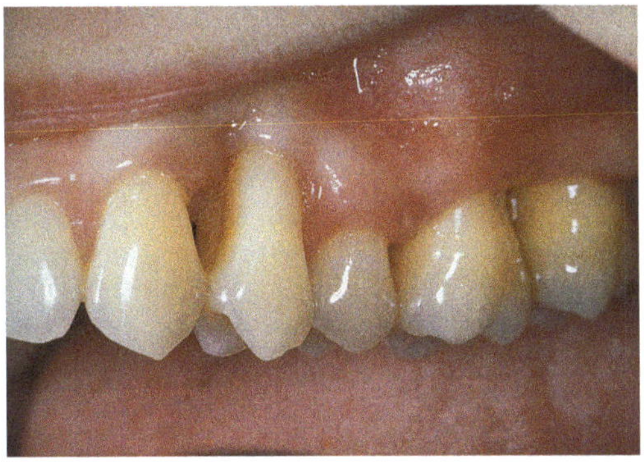

Abb. 18 Generalisierte aggressive Parodontitis einer 28-jährigen Patientin.

Definitionen

Hämatologische Störungen: Die polymorphkernigen Leukozyten (PMNL) spielen eine wesentliche Rolle bei der unspezifischen Parodontitis, sind aber auch für die Gewebedestruktion mitverantwortlich, was die Ergebnisse zahlreicher Studien bezüglich Parodontitis bei hämatologischen Erkrankungen untermauern [48, 106]. Chemotaxis, Phagozytosefähigkeit und die Beseitigung von phagozytierten Mikroorganismen und deren Produkten sind Voraussetzung für diese Abwehrfunktion. Qualitative und quantitative Veränderungen der PMNL führen zu schwerer parodontaler Gewebedestruktion. Bei quantitativen Defekten sind in der Regel alle Zähne betroffen, wohingegen qualitative Veränderungen meist nur zum Parodontitisbefall bestimmter Zähne führen [48].

Erworbene Neutropenie: Neutropeniepatienten leiden an verschiedenen parodontalen Manifestationen. Bei der malignen Form treten Ulzerationen und Nekrosen verbunden mit Blutung der Gingiva auf. Teilweise ist auch die „attached" Gingiva betroffen. Die zyklische, chronische und familiäre benigne Neutropenie ist mit tiefen Taschen und generalisiertem Knochenabbau vergesellschaftet [11]. Gelegentlich tritt Knochenabbau schon im Milchgebiss auf [51]. Die familiäre benigne Form geht nicht in allen Fällen zwangsläufig mit schweren Infektionen und Parodontitis einher.

Leukämie: Parodontale Läsionen treten vor allem bei akuten Formen auf. In 36 % der akuten und 10 % der chronischen Fälle wurden Gingivahyperplasien beobachtet [58]. Gingivaschwellungen aufgrund leukämischer Infiltrate kommen besonders bei akuter monozytärer Leukämie, aber auch bei anderen Formen vor. Die gingivale Blutung als ebenfalls häufiges Symptom der akuten und chronischen Erkrankungsform kann mit einer Thrombozytopenie in Zusammenhang stehen (Abb. 20).

Andere Blutkrankheiten: Erkrankungen der roten Blutkörperchen bzw. der Blutplättchen sowie Gerinnungsstörungen können die Behandlung parodontaler Erkrankungen beeinflussen. Für eine erhöhte Parodontitisanfälligkeit existiert keine Evidenz.

Genetische Störungen: Sie manifestieren sich in der frühen Kindheit und ihre parodontale Manifestation ähnelt der einer aggressiven Parodontitis. Es ist zu beachten, dass die Anfälligkeit für eine chronische oder adulte Parodontitis selbst genetisch determiniert sein kann. Diese Anfälligkeit scheint allerdings ein multigenetisches Geschehen zu sein und stark

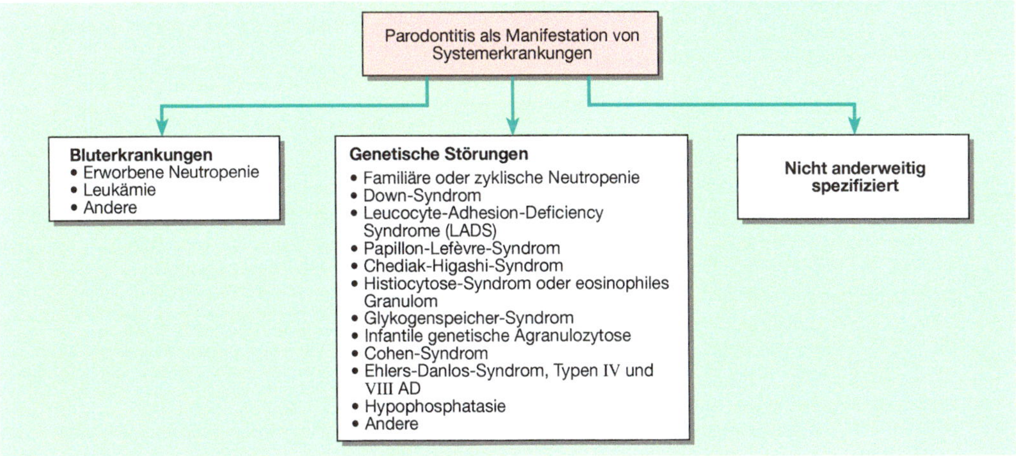

Abb. 19 Assoziation von Systemerkrankungen und Parodontitis.

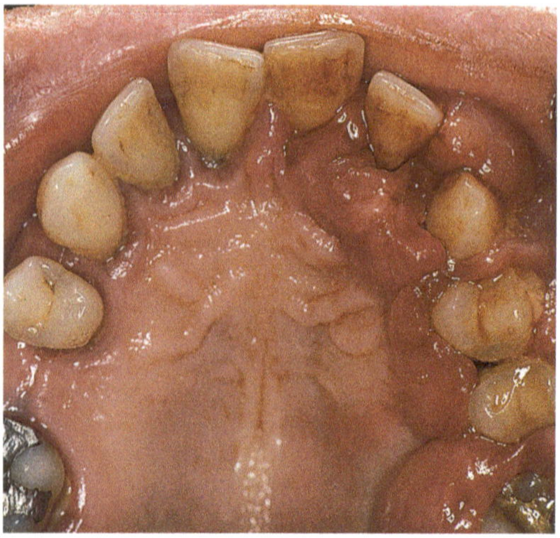

Abb. 20 Aggressive Parodontitis bei Non-Hodgkin-Lymphom.

von Umwelteinflüssen wie Rauchen oder der Plaquemenge abzuhängen [48].

Down-Syndrom: Es geht in den meisten Fällen mit schweren Formen der aggressiven Parodontitiden einher, beginnt im Milchgebiss und tritt dann auch bei der bleibenden Dentition auf. 36 % der unter 6-Jährigen sind betroffen [19]. Verschiedene Querschnittsuntersuchungen gaben eine noch höhere Prävalenz bei älteren Kindern an. Longitudinale Untersuchungen zeigten einen äußerst rapiden Verlauf (bis zum völligen Zahnverlust neun Jahre nach Ausbruch der Parodontitis). Am häufigsten sind die zweiten Molaren und die Schneidezähne betroffen. Die unteren Schneidezähne haben häufig sehr kurze Wurzeln, was in Kombination mit der raschen parodontalen Destruktion zu frühzeitigem Verlust dieser Zähne führt [65].

Leukozytenadhäsionsmangel-Syndrom (LADS): Rezeptoren für die Zelloberflächenadhäsion der Neutrophilen spielen eine wichtige Rolle in der Funktion dieser Zellen. Defekte dieser Rezeptoren führen zu einer erhöhten Infektanfälligkeit einschließlich Parodontitis. Bei jungen Patienten mit diesem autosomal-rezessiven Syndrom wurden schwere parodontale Entzündungen beschrieben. Die Erkrankung verläuft in der Regel tödlich, sodass nur Berichte über schwere Parodontitiden bei betroffenen Kindern und nicht bei Erwachsenen vorliegen [5]. Schon geringe Veränderungen der Adhäsionsmoleküle können zu einer verminderten Abwehr führen, was die bedeutende Rolle dieser Moleküle im Abwehrgeschehen unterstreicht [48].

Papillon-Lefèvre-Syndrom: Patienten mit dieser autosomal-rezessiven Erbkrankheit leiden meist neben der typischen Hyperkeratosis palmaris et plantaris auch an einer schweren generalisierten Parodontitis, die häufig schon im Milchgebiss beginnt und zu frühzeitigem Zahnverlust in der Reihenfolge des Zahndurchbruchs führt. Die Erkrankung tritt mit einer Häufigkeit von 1 : 4 Mio. in der Bevölkerung auf, wobei 25 % der Patienten eine erhöhte Infektanfälligkeit zeigen. Eine mit dem PLS verwandte Erkrankung stellt das Haim-Munk-Syndrom dar, das ebenfalls durch schwere Parodontitiden gekennzeichnet ist [12, 48, 96].

Chediak-Higashi-Syndrom: Die schweren parodontalen Erkrankungen im Rahmen dieser autosomal-rezessiven Erbkrankheit basieren auf Störungen der Chemotaxis und bakteriziden Funktion der Neutrophilen [32, 48].

Histiozytose-Syndrom: Es umfasst eine Gruppe von Erkrankungen und kann Neugeborene, Kinder und Erwachsene betreffen. Von 50 Patienten zeigten 36 % eine orale Beteiligung und bei 16 % wurde die Grunderkrankung vom Zahnarzt diagnostiziert. Nekrosen, beträchtliche Granulationsgewebsbildung und ausgeprägter Knochenverlust sind typisch. Die Läsionen ähneln klinisch einer nekrotisierenden ulzerierenden Parodontitis. Als einzige Form scheint die familiäre erythrophagozytische Lymphohistiozytose genetisch determiniert zu sein.

Glykogenspeicherkrankheit 1b: Bei dieser äußerst seltenen autosomal-rezessiven Erkrankung mit gestörtem Kohlenhydratstoffwechsel treten Parodontitiden im Zusammenhang mit verminderter Zahl und gestörter Funktion der neutrophilen Leukozyten auf.

Infantile genetische Agranulozytose: Diese seltene, autosomal-rezessive Störung mit schwerer Neutropenie ist ebenfalls mit aggressiver Parodontitis assoziiert.

Cohen-Syndrom: Adipositas, schwere geistige und motorische Retardierung, Dysmorphien und Neutropenie sind die Hauptsymptome der autosomal-rezessiv vererbten Erkrankung. Extensiver alveolärer Knochenverlust tritt gehäuft auf [1].

Ehlers-Danlos-Syndrom: Es umfasst eine Gruppe autosomal-dominanter Bindegewebserkrankungen mit zehn Untertypen, wobei eine gestörte Kollagensynthese charakteristisches Merkmal ist. Typ IV und VIII resultieren in erhöhter Parodontitisanfälligkeit [42]. Besonders Typ VIII ist mit schwerer generalisierter Parodontitis und daraus folgendem frühzeitigen Zahnverlust assoziiert (Abb. 21).

Hypophosphatasie: Bei Patienten mit dieser Stoffwechselerkrankung besteht eine Assoziation zwischen vermindertem Serumspiegel der alkalischen

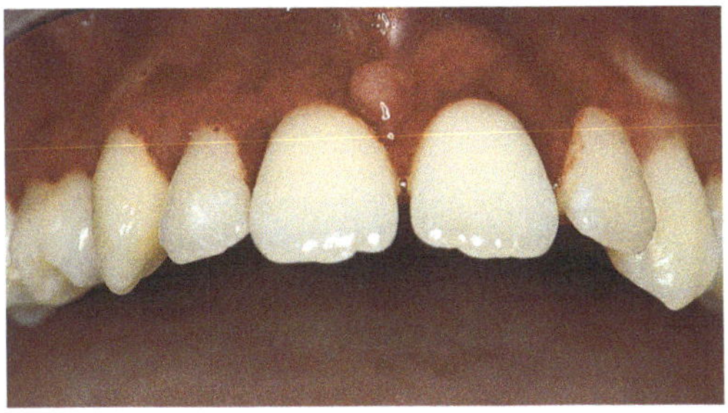

Abb. 21 Aggressive Parodontitis bei Ehlers-Danlos-Syndrom.

Phosphatase und rasch fortschreitendem alveolärem Knochenverlust mit vorzeitigem Milchzahnverlust. Besonders sind die anterioren Zähne betroffen [99].

1.3.5 Nekrotisierende Parodontalerkrankungen

Dieser Kategorie sind die **„Nekrotisierende ulzerierende Gingivitis"** (NUG) und die **„Nekrotisierende ulzerierende Parodontitis"** (NUP) zuzuordnen (Abb. 22). Sie stellen verschiedene Stadien derselben Infektion dar, und es ist zurzeit nicht ausreichend Evidenz verfügbar, um diese Krankheitsformen in separaten Kategorien zu klassifizieren [70, 83]. Der Unterschied zwischen beiden besteht darin, dass bei NUG die Infektion das alveoläre Parodont (noch) nicht erreicht hat.

Beide Erkrankungsformen scheinen in Zusammenhang mit einer verminderten systemischen Abwehr auf die bakterielle Infektion zu stehen.

Definitionen:
Die **nekrotisierende ulzerierende Gingivitis** ist eine Infektion, die durch gingivale Nekrosen („ausgestanzte" Papillen), gingivale Blutung und Schmerz charakterisiert ist (Abb. 23). Foetor ex ore und Pseudomembranen können sekundäre diagnostische Merkmale sein. Mit der gingivalen Läsion ist weiterhin das Vorkommen fusiformer Bakterien (Prevotella

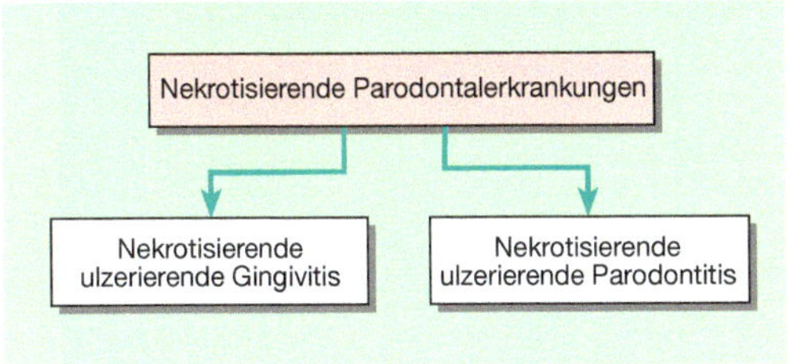

Abb. 22 Differenzierung der nekrotisierenden Parodontalerkrankungen.

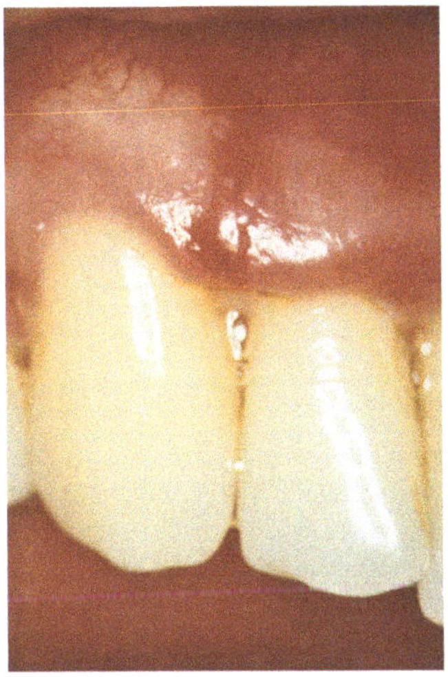

Abb. 23 Nekrotisierende ulzerierende Gingivitis.

intermedia) und Spirochäten assoziiert. Als prädisponierende Faktoren werden emotionaler Stress, Fehlernährung, Rauchen und HIV-Infektion diskutiert.

Die **nekrotisierende ulzerierende Parodontitis** ist gekennzeichnet durch Nekrosen des gingivalen Gewebes, des Desmodonts und des Alveolarknochens (Abb. 24). Derartige Läsionen werden am häufigsten bei Individuen mit systemischen Erkrankungen (einschließlich HIV-Infektion), schwerer Unterernährung und Immunsuppression gefunden.

1.3.6 Abszesse des Parodonts

Die Klassifikation der Abszesse richtet sich nach der Lokalisation der Infektion (Abb. 25). Abszesse des Parodonts können mit folgenden klinischen Merk-

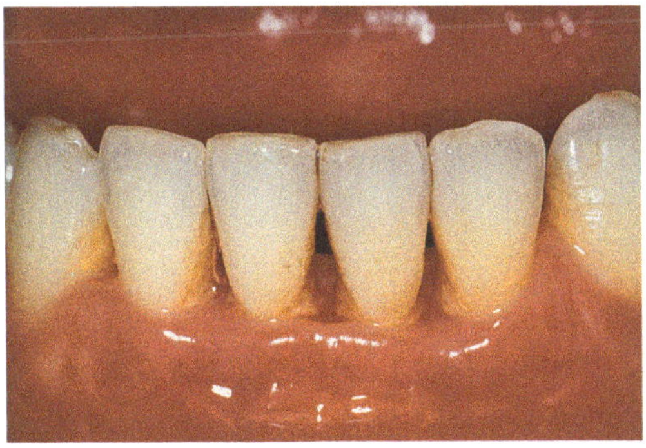

Abb. 24 Nekrotisierende ulzerierende Parodontitis.

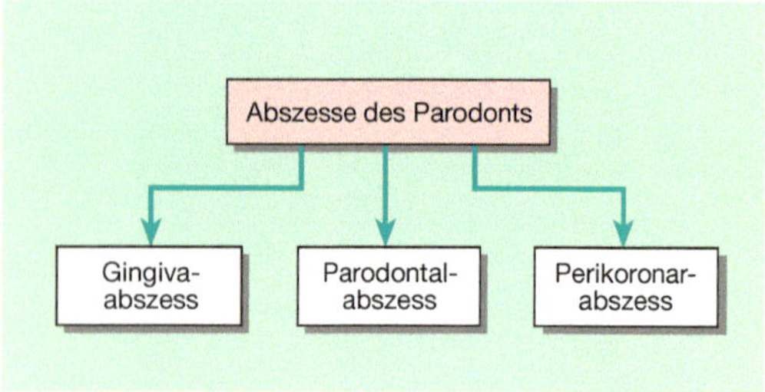

Abb. 25 Differenzierung der Abszesse des Parodonts.

malen in verschiedener Kombination einhergehen: Schwellung, Schmerz, Farbänderung, Zahnbeweglichkeit, Zahnextrusion, Suppuration, Fieber, Lymphadenitis und radiologische Aufhellung der betroffenen Knochenregion, wobei nicht alle Symptome bei jedem Abszess auftreten müssen [61].

Definitionen:
- **Gingivaabszess:** lokalisierte purulente Infektion der marginalen oder papillären Gingiva (Abb. 26)
- **Parodontalabszess:** lokalisierte purulente Infektion der Gewebe in der Region der Zahnfleischtasche, die zur Ligament- und Knochendestruktion führt (Abb. 27)
- **Perikoronarabszess:** lokalisierte purulente Infektion der die Zahnkrone umgebenden Gewebe eines partiell eruptierten Zahnes.

1.3.7 Parodontitis im Zusammenhang mit endodontischen Läsionen

Infektionen parodontischen oder endodontischen Ursprungs können zu erhöhten Sondierungstiefen, Schwellungen, Blutungen bei Sondierung, Suppuration, Fistelungen, Perkussionsempfindlichkeit, erhöhter Zahnbeweglichkeit, Knochenverlust und Schmerz führen. Diese Symptome sind gewöhnlich

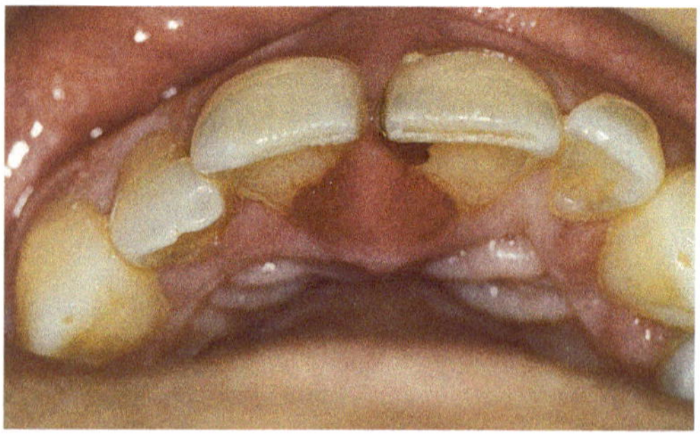

Abb. 26 Gingivaabszess.

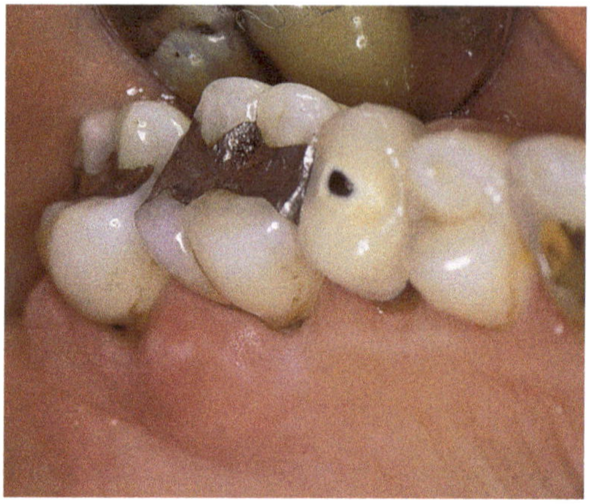

Abb. 27 Parodontalabszess.

auf plaqueassoziierte Parodontitiden zurückzuführen, welche marginal beginnen und nach apikal fortschreiten. Sie können aber auch von endodontischen Prozessen ausgehen, die über apikale oder laterale Ramifikationen eine sekundäre Infektion des Parodonts auslösen. Eine gleiche Symptomatik kann von Wurzel(längs)frakturen ausgehen (Abb. 28). Bedingen endodontische Läsionen die Infektion, so führen Wurzelbehandlungen – mit Ausnahme der Frakturen – meist zur vollständigen Heilung.

In Fällen der Kombination parodontischer und endodontischer Läsionen wird vorgeschlagen, solche Situationen als **„kombiniert parodontisch-endodonti-**

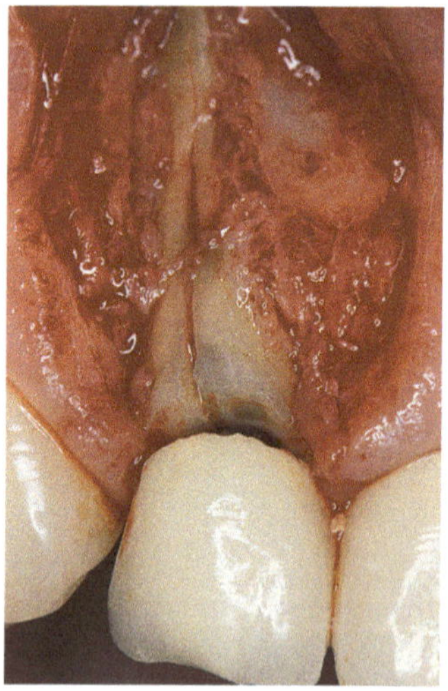

Abb. 28 Wurzellängsfraktur.

sche Läsionen" zu bezeichnen. Diese Klassifikation basiert nicht auf der initialen Ätiologie dieser Defekte. Parodontale oder endodontische Läsionen bedingen einander oder entwickeln sich unabhängig voneinander.

1.3.8 Entwicklungsbedingte oder erworbene Deformation und Zustände

Verschiedene Veränderungen der Zahnhart- und -weichgewebe können als prädisponierende Faktoren für Erkrankungen des Parodonts gelten (siehe plaqueinduzierte Gingivitis mit lokalen Faktoren). Sie umfassen die Gruppe der **natürlichen** und **iatrogenen** Plaqueretentionsfaktoren, die unter **„lokalisierten zahnbezogenen Faktoren, die die Plaqueretention begünstigen"**, zusammengefasst wurden (Abb. 29). Ebenfalls hier eingeordnet sind die Wurzelfrakturen (Abb. 30) und die häufiger als angenommen vorkommenden zervikalen Resorptionen [17] als externe Granulome (Abb. 31).

Einer zweiten Gruppe werden unter **„mukogingivale Verhältnisse"** oder mukogingivale Deformierungen und Konditionen (Abb. 32 und 33) die mukogingivalen Veränderungen am bezahnten und einer dritten jene am unbezahnten Kiefer unter **„Schleimhautveränderungen auf zahnlosen Alveolarkämmen"** zugeordnet. Mukogingivale Deformierungen können lokalisiert oder generalisiert auftreten [80].

Außerdem wird empfohlen, die Klassifikation der

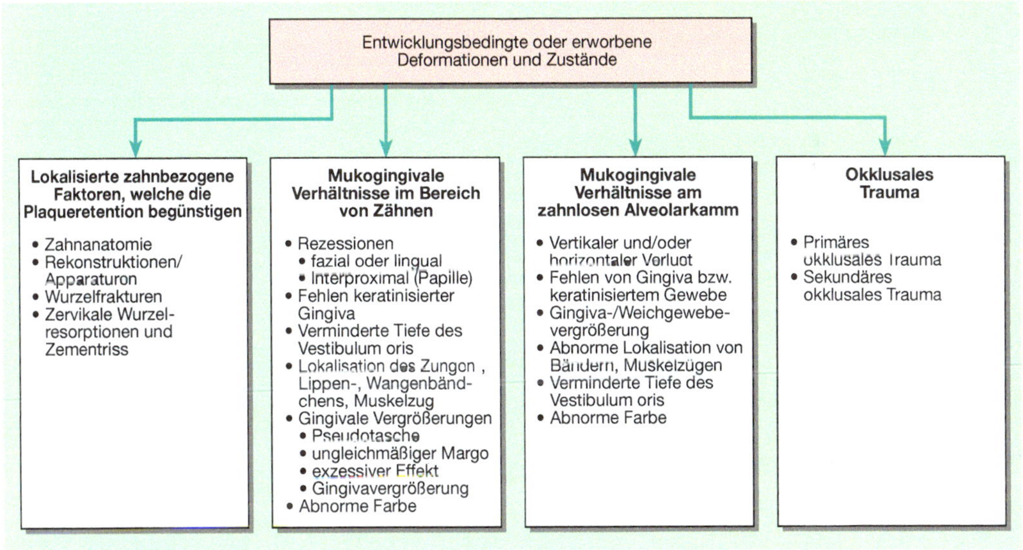

Abb. 29 Grobeinteilung der entwicklungsbedingten oder erworbenen Deformationen und Zustände.

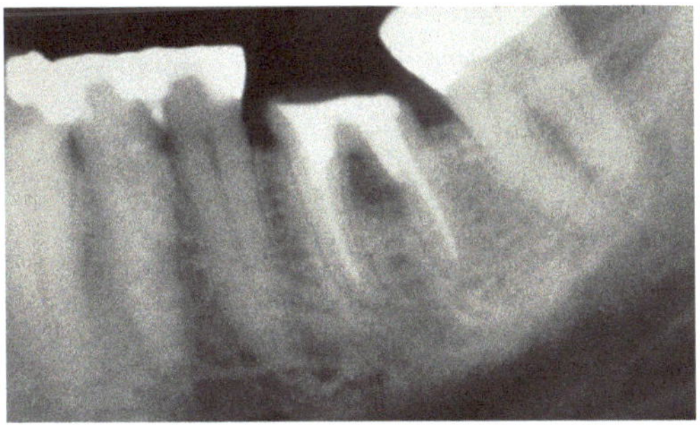

Abb. 30 Radiografischer Befund einer endodontisch-parodontischen Läsion an 46 mit Furkationsbeteiligung nach via falsa.

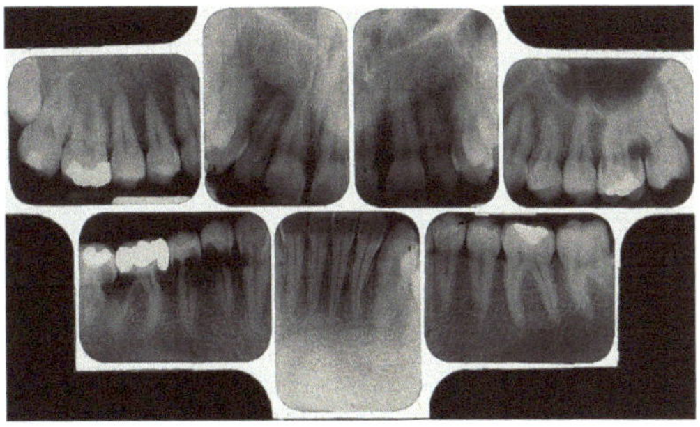

Abb. 31 Multiple zervikale Resorptionen (externes Granulom) bei einem 22-jährigen Patienten.

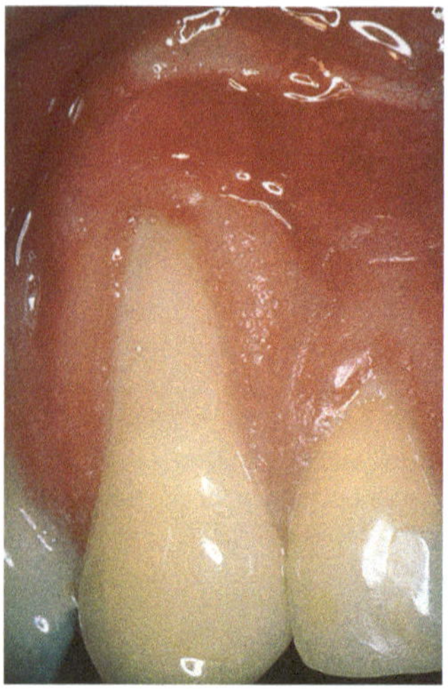

Abb. 32 Faziale Rezession mit McCall-Girlande an Zahn 13.

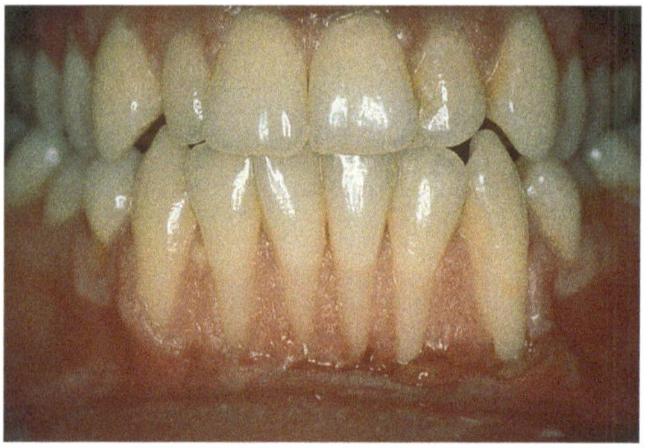

Abb. 33 Faziale Rezessionen extremer Ausprägung an Zahn 43 bis 32.

mukogingivalen Verhältnisse am bezahnten Kiefer für Implantate gleichermaßen anzuwenden.

Die letzte Gruppe beinhaltet das **„okklusale Trauma"** [39].

Definitionen:

- **Mukogingiva:** Anteil der oralen Mukosa, der den Alveolarfortsatz bedeckt, einschließlich Gingiva (keratinisiertes Gewebe) und angrenzender alveolärer Mukosa
- **mukogingivale Deformation:** Abweichung von der normalen Ausdehnung und Morphologie der Gingiva oder des Verhältnisses zwischen Gingiva und alveolärer Mukosa. Die Abnormität kann mit einer Deformation des darunter liegenden Knochens vergesellschaftet sein.
- **gingivale Rezession:** Lokalisation des Margo gingivae apikal der Schmelz-Zement-Grenze
- **okklusales Trauma:** Gewebeveränderung des Zahnhalteapparates als Ergebnis okklusaler Kräfte
- **primäres okklusales Trauma:** Gewebeveränderung durch exzessive okklusale Kräfte bei einem Zahn oder Zähnen mit normalem Zahnhalteapparat. Die Bedingungen sind: normales Knochenniveau, normales Attachmentniveau, exzessive okklusale Kräfte
- **sekundäres okklusales Trauma:** Gewebeveränderung durch normale oder exzessive okklusale Kräfte bei einem Zahn mit reduziertem Parodont. Die Bedingungen sind: Knochenverlust, Attachmentverlust, „normale"/exzessive okklusale Kräfte.

1.3.9 Kritik

Klassifikationssysteme spiegeln einerseits den aktuellen wissenschaftlichen Kenntnisstand wider, stellen andererseits stets einen Kompromiss, zu dem die Konsensfindung führte, dar und ziehen damit Kritik nach sich. Wenngleich das aktuelle System nur als „Kurskorrektur" oder „fine-tuning" [9] des vorausgegangenen zu verstehen ist, sind bereits kritische Bewertungen vorgenommen worden.

Van der Velden [98] vertritt die Ansicht, dass die Begriffe „chronische Parodontitis" und „aggressive Parodontitis" anstelle der bisher gebräuchlichen „adulte Parodontitis" und „früh beginnende (early onset) Parodontitis" eine treffendere Zuordnung ermöglichen. Er schlägt vor, die Differenzierung der Parodontitis auf der Grundlage folgender Aspekte vorzunehmen:

- Ausmaß (Anzahl befallener Zähne)
- Schwere (Knochenverlust und Attachmentverlust)
- Alter (≤ 12, 13–20, 21–35, ≥ 36 Jahre) und
- klinische Charakteristika (nekrotisierend, rapid progredient, refraktär).

Die abzuleitenden Diagnosen umfassen dann z. B.:

- lokalisierte geringe juvenile Parodontitis
- lokalisierte schwere juvenile Parodontitis
- halbgeneralisierte geringe juvenile Parodontitis
- generalisierte schwere refraktäre postadoleszente Parodontitis
- lokalisierte schwere adulte Parodontitis etc.

Nach Meinung des Autors werden hierdurch vor allem schwere Verlaufsformen eindeutiger erfasst und zugeordnet.

In einer weiteren Publikation hinterfragen Page und Sturdivant [75] anhand von Patientendokumentationen, ob die Kategorie der nicht entzündlichen destruktiven Parodontalerkrankungen (Noninflammatory Destructive Periodontal Disease – NDPD), die seit den 70er Jahren des 20. Jahrhunderts zwar aus den amerikanischen, nicht aber aus den deutschen Klassifikationen (s. o.) eliminiert sind, wieder aufgenommen werden sollte.

1.4 Internationale statistische Klassifikation der Krankheiten und verwandter Gesundheitsprobleme (WHO)

Sowohl für Forschungszwecke als auch für eine international vergleichbare Dokumentation von Morbidität und Mortalität werden abgestimmte, einheitliche Systematiken notwendig. Die „Internationale statistische Klassifikation der Krankheiten und verwandter Gesundheitsprobleme“ [24], die in der 10. Revision vorliegt und drei Bände umfasst, stellt ein derartiges System dar.

In Band I, dem „Systematischen Verzeichnis“, sind u. a. die Krankheiten des Parodonts unter „Vierstellige ausführliche Systematik – Krankheiten des Verdauungssystems“ aufgeführt (Tab. 15, 16).

1.5 Potenzielle Entwicklungen

Wenngleich die Infektions-Wirtsreaktivitäts-Beziehung die Grundlage der aktuellen Klassifikation bildet, ist die Kategorie der chronischen (aber auch der aggressiven) Parodontitis auch weiterhin durch eine gewisse Heterogenität gekennzeichnet. Die Problematik einer Bildung von Subgruppen besteht im poly-

Tabelle 15 Internationale statistische Klassifikation – K05 Gingivitis und Krankheiten des Parodonts.

K05.1 Akute Gingivitis	Exkl.: Akute nekrotisierend-ulzeröse Gingivitis (A69.1) Gingivostomatitis herpetica [Herpes simplex] B00.2)
K05.1 Chronische Gingivitis	Gingivitis (chronica) – desquamativa – hyperplastica – simplex marginalis – ulcerosa – o. n. A.
K05.2 Akute Parodontitis	Akute Perikoronitis Parodontalabzess Periodontalabzess Exkl.: Akute apikale Parodontitis (K04.4) Periapikaler Abszess (K04.6) Periapikaler Abszess mit Fistel (K04.6)
K05.3 Chronische Parodontitis	Chronische Perikoronitis Parodontitis: – complex – simplex – o. n. A.
K05.4 Parodontose	Juvenile Parodontose
K05.5 Sonstige Krankheiten des Parodonts	
K05.6 Krankheiten des Parodonts, nicht näher bezeichnet	

Tabelle 16 Internationale statistische Klassifikation – K06 Sonstige Krankheiten der Gingiva und des zahnlosen Alveolarkammes.

K06 Sonstige Krankheiten der Gingiva und des zahnlosen Alveolarkammes	Exkl.: Atrophie des zahnlosen Alveolarkammes (K08.2) Gingivitis: – akut (K05.0) – chronisch (K05.1) – o. n. A. (K05.1)
K06.0 Gingivaretraktion	Gingivaretraktion (generalisiert, lokalisiert, postinfektiös, postoperativ)
K06.1 Gingivahyperplasie	Gingivafibromatose
K06.2 Gingivaläsionen und Läsionen des zahnlosen Alveolarkammes in Verbindung mit Trauma	Irritative Hyperplasie des zahnlosen Alveolarkammes (Hyperplasie durch Zahnprothese). Soll die äußere Ursache angegeben werden, ist eine zusätzliche Schlüsselnummer zu verwenden
K06.8 Sonstige näher bezeichnete Krankheiten der Gingiva und des zahnlosen Alveolarkammes	Epulis fibrosa Epulis gigantocelluraris Peripheres Riesenzellgranulom Pyogenes Granulom der Gingiva Schlotterkamm
K06.9 Krankheiten der Gingiva und des zahnlosen Alveolarkammes, nicht näher bezeichnet	

mikrobiellen und polygenetischen Infektionscharakter, der bisher unzureichend entschlüsselt ist.

Mit zunehmenden Erkenntnissen aus mikrobiologischer, molekularbiologischer und genetischer Forschung wird es möglich werden, die Zusammenhänge zwischen der bakteriellen (viralen?) Infektion und den genetischen Faktoren, die die Wirtsreaktivität kontrollieren, besser zu verstehen. Daraus resultiert die Möglichkeit, weitere Spezifizierungen vorzunehmen und die mehr mechanistisch-ätiologischen Klassifikationssysteme zu verlassen.

Die neuen Systeme ermöglichten auf der Basis der Mikroorganismus-Wirtsreaktivitäts-Polygenetik-Beziehung eine Klassifizierung in folgende Subgruppen [9]:

- Gruppe A: Set #1 von Mikroorganismen + Set 1 genetischer Polymorphismen
- Gruppe B: Set #2 von Mikroorganismen + Set 2 genetischer Polymorphismen
- Gruppe C: Set #3 von Mikroorganismen + Set 3 genetischer Polymorphismen
- Gruppe D: Set #4 von Mikroorganismen + Set 4 genetischer Polymorphismen

Darüber hinaus muss die Bedeutung der wirtsmodulierenden Faktoren einer weiteren Analyse unterzogen werden, um festzustellen, ob ihr Einfluss in einem solchen Maß vorliegt, dass sie in die Klassifikation einbezogen werden sollten (Diabetiker-Parodontitis, Raucher-Parodontitis etc.). Somit ist davon auszugehen, dass – der rasanten Entwicklung der Parodontologie Rechnung tragend – die Abstände der Überarbeitung der Klassifikationen geringer werden, was der eingangs dargestellte kurze historische Abriss bereits erkennen lässt.

1.6 Literatur

[1] Alaluusua, S., Kivitie-Kallio, S., Wolf, J., Haavio, M.-L., Asikainen, S., Pirinen, S.: Periodontal findings in Cohen syndrome with chronic neutropenia. J Periodontol 68, 473 (1997).

[2] American Academy of Periodontology: Consensus report. Discussion section I. Eds.: Nevins, M., Becker, W., Kornman, K. Proceedings of the World Workshop in Clinical Periodontics. Chicago: American Academy of Periodontology I-23-I-32 1989.

[3] American Academy of Periodontology: Diabetes and Periodontal Diseases (position paper). J Periodont 71, 664 (2000).

[4] American Academy of Periodontology: Glossary of Periodontal Terms, 4th ed., American Academy of Periodontology, Chicago 2001.

[5] Anderson, D. C., Springer, T. A.: Leukocyte adhesion deficiency: An inherited defect in the Mac-1, LFA-1 and p150, 95 glycoproteins. Ann Rev Med 38, 175 (1987).

[6] Angelopoulous, A. P., Goaz, P. W.: Incidence of diphenylhydantoin gingival hyperplasia. Oral Surg Oral Med Oral Pathol 34, 898 (1972).

[7] Armitage, G. C.: Periodontal diseases. Diagnosis. Ann Periodontol 1, 37 (1996).

[8] Armitage, G. C.: Development of a Classification System for Periodontal Diseases and Conditions. Ann Periodontol 4, 1 (1999).

[9] Armitage, G. C.: Classifying periodontal diseases – a longstanding dilemma. Periodontology 2000, 30, 9 (2002).

[10] Attström, R., van der Velden, U.: Consensus report (epidemiology). In: Lang, N. P., Karring, T. (eds.): Proceedings of 1st European Workshop on Periodontics, p. 120. Quintessence, London 1994.

[11] Baehni, P. C., Payot, P., Tsai, C.-C., Cimasoni, G.: Periodontal status associated with chronic neutropenia. J Clin Periodontol 10, 222 (1983).

[12] Baer, P. N., Benjamin, S. D.: Periodontal Disease in Children and Adolescents. Lippincott, Philadelphia 1974.

[13] Becks, H.: General aspects of pyorrhea research. Prac Dent Gaz 37, 259 (1929).

[14] Bertzbach, K.: Geschichte der Arbeitsgemeinschaft für Parodontosen-Forschung (ARPA) und der Deutschen Gesellschaft für Parodontologie (DGP) 1924–1974. Deutsche Gesellschaft für Parodontologie, Köln 1982.

[15] Black, G. V.: Diseases of the peridental membrane having their beginning at the margin of the gum. In: Litch, W. F. (ed.): American System of Dentistry, Vol I, p. 953. Lea Brothers, Philadelphia 1886.

[16] Black, G. V.: Diseases of the peridental membrane and the uric acid diathesis. Dent Rev 8, 449 (1894).

[17] Blieden, T. M.: Tooth-Related Issues. Ann Periodontol 4, 91 (1999).

[18] Bornstein, M., Magnin, P., Meier, E., Buser, D.: Nicht-plaqueinduzierte gingivale Läsionen. Teil 1: Infektionsbedingte Läsionen der Gingiva. Parodontologie 12, 225 (2001).

[19] Brown, R. H., Cunningham, W. M.: Some dental manifestations of Mongolism. Oral Surg Oral Med Oral Pathol 14, 664 (1961).

[20] Cianciola, J. L., Genco, R. J., Patters, M. R., McKenna, J., van Oss, C. J.: Defective polymorphonuclear leukocyte function in a human periodontal disease. Nature 265, 445 (1977).

[21] Deutsche Gesellschaft für Parodontologie: Empfehlungen des Vorstandes der Deutschen Gesellschaft für Parodontologie zur Nomenklatur der Parodontopathien. Zahnärztl Mitt 10, 486 (1975).

[22] Deutsche Gesellschaft für Parodontologie: Neue verbesserte Nomenklatur für die Parodontopathien. Dtsch Zahnärztl Z 42, 851 (1987).

[23] Deutsche Gesellschaft für Parodontologie (Hrsg.): Klassifikation der Parodontalerkrankungen. Quintessenz, Berlin 2002.

[24] Deutsches Institut für Medizinische Dokumentation und Information (DIMDI) (Hrsg.): Internationale statistische Klassifikation der Krankheiten und verwandter Gesundheitsprobleme. Amtliche deutschsprachige Ausgabe, Bd. 1 – Systematisches Verzeichnis. Huber, Bern 1999.

[25] Dreizen, S., McCredie, K. B., Keating, M. J.: Chemotherapy-associated oral hemorrhages in adults with acute leukemia. Oral Surg Oral Med Oral Pathol 57, 494 (1984).

[26] Dunbar, L. L.: Oral manifestations in arthritic and gouty conditions. American Medical Association – Section on oral and dental surgery (Proceedings). Dent Cosmos 36, 724 (1894).

[27] Federative Committee on Anatomical Terminology: Terminologia Anatomica. International anatomical terminology. Thieme, Stuttgart 1998.

[28] Fesseler, A.: Nomenklatur der marginalen Parodontopathien. In: Ketterl, W. (Hrsg.): Parodontologie. Praxis der Zahnheilkunde Bd. 4, S. 1. Urban & Schwarzenberg, München 1990.

[29] Fischer, C-H., Heyden, P.: Die Parodontopathien. Berlinische Verlagsanstalt, Berlin 1964.

[30] Fish, E. W.: Parodontal Disease. A Manual of Treatment and Atlas of Pathology. Eyre and Spottiswoode, London 1944.
[31] Flemmig, T. F.: Periodontitis. Ann Periodontol 4, 32 (1999).
[32] Genco, R. J., Löe, H.: The role of systemic conditions and disorders in periodontal disease. Periodontol 2000 2, 98 (1993).
[33] Goldman, H. M.: Periodontia, 1st ed. C. V. Mosby, St Louis 1942.
[34] Gottlieb, B.: Zur Aetiologie und Therapie der Alveolarpyorrhoe. Z Stomatol 18, 59 (1920).
[35] Gottlieb, B.: Die diffuse Atrophie des Alveolarknochens. Weitere Beiträge zur Kenntnis des Alveolarschwundes und dessen Wiedergutmachung durch Zementwachstum. Z Stomatol 21, 195 (1923).
[36] Gottlieb, B.: The formation of the pocket: Diffuse atrophy of alveolar bone. J Am Dent Assoc 15, 462 (1928).
[37] Gottlieb, B.: The new concept of periodontoclasia. J Periodontol 17, 7 (1946).
[38] Greve, C.: Wer beschrieb zuerst die Paradentitis? Dtsch Zahnärztl Z 8, 820 (1953).
[39] Hallmon, W. W.: Occlusal Trauma: Effect and Impact on the Periodontium. Ann Periodontol 4, 102 (1999).
[40] Harlan, A. W.: Treatment of pyorrhoea alveolaris. Dental Cosmos 25, 517 (1883).
[41] Harndt, E.: Paradentitis und Paradentose. Hanser, München 1950.
[42] Hartsfield, J. K., Jr., Kousseff, B. G.: Phenotypic overlap of Ehlers-Danlos syndrome types IV and VIII. Am J Med Genet 37, 465 (1990).
[43] Häupl, K., Lang, F. J.: Die marginale Paradentitis. Ihre Pathologie, Ätiologie, Klinik, Therapie und Prophylaxe. Meusser, Berlin 1927.
[44] Hine, M. K., Hine, C. L.: Classification and etiology of periodontal disturbances. J Am Dent Assoc 31, 1297 (1944).
[45] Hoffmann, T., Noack, B.: Gingivale Erkrankungen. In: Kirch, W. (Hrsg.): Handbuch Medizin/Zahnmedizin, S. 113. Quintessenz, Berlin 2003.
[46] Holmstrup, P.: Non-Plaque-Induced Gingival Lesions. Ann Periodontol 4, 20 (1999).
[47] Kantorowicz, A.: Klinische Zahnheilkunde. Meusser, Berlin 1924.
[48] Kinane, D. F.: Periodontitis Modified by Systemic Factors. Ann Periodontol 4, 54 (1999).
[49] Kötzschke, H. J., Ebersbach, W., Sponholz, H.: Leitfaden der Parodontologie. Barth, Leipzig 1969.
[50] Kranz, P. P.: Alveolarpyorrhoe. Meusser, Berlin 1922.
[51] Lampert, F., Fesseler, A.: Periodontal changes during chronic benign granulocytopenia in childhood. A case report. J Clin Periodontol 2, 105 (1975).
[52] Lang, N., Bartold, P. M., Cullinan, M., Jeffcoat, M., Mombelli, A., Murakami, S., Page, R., Papapanou, P., Tonetti, M., Van Dyke, T.: Consensus report: Aggressive periodontitis. Ann Periodontol 4, 53 (1999).
[53] Lavine, W. S., Maderazo, E. G., Stolman, J., Ward, P. A., Cogen, R. B., Greenblatt, I., Robertson, P. B.: Impaired neutrophil chemotaxis in patients with juvenile and rapidly progressing Periodontitis. J Periodontal Res 14, 10 (1979).
[54] Lindhe, J., Ranney, R., Lamster, I., Charles, A., Chung, C.-P., Flemmig, T., Kinane, D., Listgarten, M., Löe, H., Schoor, R., Seymour, G., Sommerman, M.: Consensus report: Periodontitis as a manifestation of systemic diseases. Ann Periodontol 4, 64 (1999).
[55] Löe, H.: Periodontal changes in pregnancy. J Periodontol 36, 209 (1965).
[56] Löe, H., Theilade, E., Jensen, S. B.: Experimental gingivitis in man. J Periodontol 36, 177 (1965).
[57] Loh, F. C., Yeo, J. F., Tan, W. C., Kumarasinghe, G.: Histoplasmosis presenting as hyperplastic gingival lesion. J Oral Pathol Med 18, 533 (1989).
[58] Lynch, M. A., Ship, I. I.: Initial oral manifestations of leukemia. J Am Dent Assoc 75, 932 (1967).
[59] Mariotti, A.: Dental Plaque-Induced Gingival Diseases. Ann Periodontol 4, 7 (1999).
[60] McCall, J. O., Box, H. K.: The pathology and diagnosis of the basic lesions of chronic periodontitis. J Am Dent Assoc 12, 1300 (1925).
[61] Meng, H. X.: Periodontal Abscess. Ann Periodontol 4, 79 (1999).
[62] Meng, H. X.: Periodontic-Endodontic Lesions. Ann Periodontol 4, 84 (1999).
[63] Merritt, A. H.: Periodontal Diseases. McMillan, New York 1930.
[64] Miller, W. D.: The Micro-Organisms of the Human Mouth. S.S. White Dental Mfg. Co., Philadelphia 1890.
[65] Miller, M. F., Ship, I. I.: Periodontal disease in the institutionalized Mongoloid. J Oral Med 32, 9 (1977).
[66] Mills, G. A.: New York Odontological Society (Proceedings). Discussion of Dr. Niles' paper. Dent Cosmos 23, 242 (1881).
[67] Mutschelknauss, R. E.: Geschichte der Parodontologie unter besonderer Berücksichtigung der Verhältnisse in Deutschland. In: Mutschelknauss, R. E. (Hrsg.): Lehrbuch der klinischen Parodontologie, S. 789. Quintessenz, Berlin 2000.
[68] Newman, M. G., Socransky, S. S., Savitt, E. D., Propas, D. A., Crawford, A.: Studies on the microbiology of periodontosis. J Periodontol 47, 373 (1976).
[69] Newman, M. G., Socransky, S. S.: Predominant cultivable microbiota in periodontosis. J Periodontal Res 12, 120 (1977).
[70] Novak, M. J.: Necrotizing Ulcerative Periodontitis. Ann Periodontol 4, 74 (1999).
[71] Orban, B.: Classification and nomenclature of periodontal diseases. (Based on pathology, etiology, and clinical picture). J Periodontol 13, 88 (1942).
[72] Orban, B., Wentz, F. M., Everett, F. G., Grant, D. A.: Periodontics. A Concept – Theory and Practice. 1st edn, Mosby, St. Louis 1958.
[73] Oster, F.: Geschichte der Paradentose. Med. Diss., Heidelberg 1929.
[74] Page, R. C., Schroeder, H. E.: Periodontitis in Man and Other Animals. A Comparative Review. Karger, Basel 1982.
[75] Page, R. C., Sturdivant, E. C.: Noninflammatory destructive periodontal disease (NDPD). Periodontology 2000, 30, 24 (2002).
[76] Palazzi, S.: Die Paradentopathien. Benno Schwabe & Co, Basel 1953.
[77] Parma, C.: Parodontopathien. Barth, Leipzig 1960.
[78] Patterson, J. D.: Points in the etiology of pyorrhea alveolaris. Dent Cosmos 30, 798 (1888).
[79] Peirce, C. N.: Pyorrhoea alveolaris due largely to systemic predisposition. Int Dent J 13, 241 (1892).
[80] Pini Prato, G. P.: Mucogingival Deformities. Ann Periodontol 4, 98 (1999).
[81] Plathner, H., Schneider, H. G.: Die Nomenklatur der Zahnbetterkrankungen im Wandel der Zeiten. Parodontologie 19, 97 (1965).
[82] Rehwinkel, F. H.: Pyorrhea alveolaris. Dent Cosmos 19, 572 (1877).
[83] Rowland, R. W.: Necrotizing Ulcerative Gingivitis. Ann Periodontol 4, 65 (1999).
[84] Schroeder, H. E.: The Periodontium. Springer, Berlin 1986.
[85] Scully, C.: Infectious diseases: review of the literature. In: Millard, H. D., Mason, D. R. (eds.): 2nd World Workshop on Oral Medicine, p. 7. University of Michigan, Ann Arbor 1995.
[86] Scully C., Epstein, J. B., Porter, S. R., Cox, M. F.: Viruses and chronic diseases of the oral mucosa. Oral Surg Oral Med Oral Pathol 72, 537 (1991).

[87] Scully, C., Monteil, R., Sposto, M. R.: Infectious and tropical diseases affecting the human mouth. Periodontol 2000 18, 47 (1998).

[88] Seymour, R. A., Thomason, J. M., Ellis, J. S.: The pathogenesis of drug-induced gingival overgrowth. J Clin Periodontol 23, 165 (1996).

[89] Siegmund, H., Weber, R.: Pathologische Histologie der Mundhöhle. Hirzel, Leipzig 1926.

[90] Sills, E. S., Zegarelli, D. J., Hoschander, M. M., Strider, W. E.: Clinical diagnosis and management of hormonally responsive oral pregnancy tumor (pyogenic granuloma). J Reprod Med 41, 467 (1996).

[91] Simonton, F. V.: Pyorrhea: definition and classification. Dental Cosmos 68, 158 (1926).

[92] Sulzer, T. H., Bornstein, M., Magnin, P., Buser, D.: Nichtplaqueinduzierte gingivale Läsionen. Teil 2: Genetisch und systemisch bedingte Läsionen der Gingiva. Parodontologie 12, 355 (2001).

[93] Sutcliffe, P. A.: A longitudinal study of gingivitis and puberty. J Periodont Res 7, 52 (1972).

[94] Talbot, E. S.: Pyorrhea alveolaris. Dental Cosmos 28, 689 (1886).

[95] Thoma, K. H., Goldman, H. M.: Classification and histopathology of parodontal disease. J Am Dent Assoc 24, 1915 (1937).

[96] Tinanoff, N., Tanzer, J. M., Kornman, K. S., Maderazo, E. G.: Treatment of the Papillon-Lefèvre syndrome. J Clin Periodontol 13, 6 (1986).

[97] Tonetti, M. S., Mombelli, A.: Early-Onset Periodontitis. Ann Periodontol 4, 39 (1999).

[98] Van der Velden, U.: Diagnosis of periodontitis (Letter to the Editor). J Clin Periodontol 27, 960 (2000).

[99] Watanabe, H., Umeda, M., Seki, T., Ishikawa, I.: Clinical and laboratory studies of severe periodontal disease in an adolescent with hypophosphatasia. A case report. J Periodontol 64, 174 (1993).

[100] Weski, O.: Röntgenologisch-anatomische Studien aus dem Gebiet der Kieferpathologie. Teil I: die chronischen marginalen Entzündungen des Alveolartraktes mit besonderer Berücksichtigung der Alveolar-Pyorrhoe. Vjschr Zahnheilk 37, 3 (1921).

[101] Weski, O.: Röntgenologisch-anatomische Studien aus dem Gebiet der Kieferpathologie. Teil II: die chronischen marginalen Entzündungen des Alveolartraktes mit besonderer Berücksichtigung der Alveolar-Pyorrhoe. Vjschr Zahnheilk 38, 1 (1922).

[102] Weski, O.: Paradentose oder Parodontose. Zahnärtzl Rdsch 35, 563 (1926).

[103] Weski, O.: Paradentose oder Paradentitis. Zahnärztl Rdsch 40, 1769 (1931).

[104] Weski, O.: Paradentopathien und Paradentose. Bericht des IX. Internationalen Zahnärztekongresses, Bd I, S. 781. Urban & Schwarzenberg, Wien 1936.

[105] Weski, O.: Paradentopathien und Paradentose. Paradentium 9, 8 (1937).

[106] Wilton, J. M. A., Griffiths, G. S., Curtis, M. A. et al.: Detection of high-risk groups and individuals for periodontal diseases. Systemic predisposition and markers of general health. J Clin Periodontol 15, 339 (1988).

[107] Yahia N., Seibel, W., McCleary, L., Lesko, L., Hassell, T.: Effect of toothbrushing on cyclosporine-induced gingival overgrowth in beagles. J Dent Res 67 (Spec. Issue), 332 (Abstr. 1756) (1988).

[108] Younger, W. J.: Pyorrhea alveolaris. American Medical Association – Section on oral and dental surgery (Proceedings). Dent Cosmos 36, 726 (1894).

2 Ätiologie

von Peter Eickholz

Inhaltsübersicht

2.1 Gingivitis und Parodontitis

2.1.1 Bakterielle Plaque

Der Durchtritt der Zähne durch die Kontinuität der epithelialen Auskleidung der Mundhöhle stellt eine einzigartige anatomische Situation im Organismus dar. Die Zahnoberfläche besteht aus Hartsubstanzen, die sich nicht erneuern können. Das mikroökologische System der Mundhöhle kann von über 400 verschiedenen Bakterienarten besiedelt werden [44] und etwa 150 verschiedene Spezies können aus der Mundhöhle individueller Personen isoliert werden. Einige davon sind dazu in der Lage, die Zahnoberflächen zu besiedeln, sich auf diesen zu vermehren und auf diese Weise den Boden für eine Besiedelung durch weitere Mikroorganismen zu bereiten. Der sich so bildende Belag wird als **dentale Plaque** oder **bakterielle Plaque** bezeichnet.

Anders als die epithelialen Oberflächen des Körpers können die Zähne ihre oberflächlichen Schichten nicht mit den daran anhaftenden Mikroorganismen abstoßen bzw. abschilfern. Gingivitis und Parodontitis sind daher geprägt durch entzündliche und immunologische Reaktionen auf die Mikroflora der Mundhöhle und insbesondere den Teil, der den Zahnoberflächen anhaftet bzw. sich subgingival etabliert hat. Diese entzündlichen Reaktionen sind zum einen klinisch sichtbar und zum anderen histologisch nachweisbar. Grundsätzlich handelt es sich bei den entzündlichen und immunologischen Reaktionen der Gingiva um Abwehrmechanismen, die eine Ausbreitung und ein Eindringen der Mikroorganismen in den Körper verhindern sollen. In bestimmten Fällen führen diese Abwehrmechanismen aber auch zu Gewebezerstörungen.

Nach spätestens drei Wochen ungehinderter Plaqueakkumulation entwickelt jeder Erwachsene eine Gingivitis, die spätestens eine Woche nach Wiedereinsetzen effektiver Mundhygiene klinisch vollständig ausheilt.

Auch wenn die bakterielle Exposition über Monate oder Jahre persistiert, geht diese Gingivitis nur bei wenigen Menschen (etwa 10–15 %) in eine schwere Parodontitis über, die unbehandelt zu erheblichen Gewebezerstörungen und Zahnverlust führen kann.

Menschen, die eine effektive individuelle Mundhygiene betreiben, haben ein sehr geringes Risiko, eine Gingivitis oder Parodontitis zu entwickeln. Setzt diese effektive Plaquekontrolle jedoch aus, werden die Zahnoberflächen schnell von Mikroorganismen besiedelt. Aus einer Situation klinischer Entzündungsfreiheit bei vollkommen intakten parodontalen Verhältnissen werden nach wenigen Tagen klinische und histologische Entzündungszeichen sichtbar und es entsteht spätestens nach einem Zeitraum von drei Wochen ungehinderter Plaqueakkumulation eine manifeste Entzündung der Gingiva (**plaqueinduzierte Gingivitis**), die mit folgenden **Symptomen** einhergeht:

- Rötung
- Schwellung
- Blutung nach Sulkussondierung
- Exsudation, d.h. erhöhte Fließrate der Sulkusflüssigkeit (Gingivitis; Abb. 1a)
- Ulzeration
- erhöhte Sondierungstiefen ohne Attachmentverlust (Abb. 2) [38].

Nicht alle Menschen reagieren gleich schnell bzw. stark auf die mikrobielle Exposition [70, 77], so wie auch einzelne Personen zu unterschiedlichen Zeitpunkten unterschiedlich auf bakterielle Reize reagieren [74]. Das Einsetzen einer effektiven Plaquekontrolle führt nach etwa einer Woche zu einer vollständigen Remission der klinischen Entzündung (restitutio ad integrum). Langzeitstudien zur Parodontitistherapie haben ebenfalls die Bedeutung regelmäßiger supra- und subgingivaler Plaqueentfernung für den Therapieerfolg belegt [4, 49]. Bei Belassen der Plaqueakkumulation auf den Zahnoberflächen, wie z.B. bei unzureichender oder ineffektiver Plaquekontrolle, persistiert diese Gingivitis. Bei einigen Menschen kann dieser Zustand über lange Zeiträume unverändert bestehen bleiben, während es bei anderen Personen zu fortschreitenden Zerstörungen des Zahnhalteapparates kommen kann (Parodontitis; Abb. 1b). Beginn, Ausmaß und Geschwindigkeit der Destruktion variieren auf der einen Seite von Individuum zu Individuum stark.

In der longitudinalen Beobachtung eines Kollektivs von Teepflückern auf Sri Lanka, die praktisch keine Mundhygienemaßnahmen betrieben und deshalb alle Gingivitis hatten, von 1970 bis 1985, zeigten 11 % trotz jahrelang bestehender Gingivitis keine Attachmentverluste, d.h. sie entwickelten keine Parodontitis, während 81 % nur moderate parodontale Destruktionen entwickelten. Nur 8 % dieses Kollektivs zeigten schwere und aggressive Parodontitisverläufe mit erheblichen Gewebezerstörungen und Zahnverlust [37].

Auf der anderen Seite liegen häufig in derselben Dentition an verschiedenen Zähnen und oft an denselben Zähnen an verschiedenen Stellen unterschiedliche Zerstörungsstadien vor (Abb. 3). Woran liegt es, dass bei mikrobieller Exposition zwar alle Individuen eine Gingivitis ausbilden, sich aber nur bei wenigen schwere Formen von Parodontitis entwickeln?

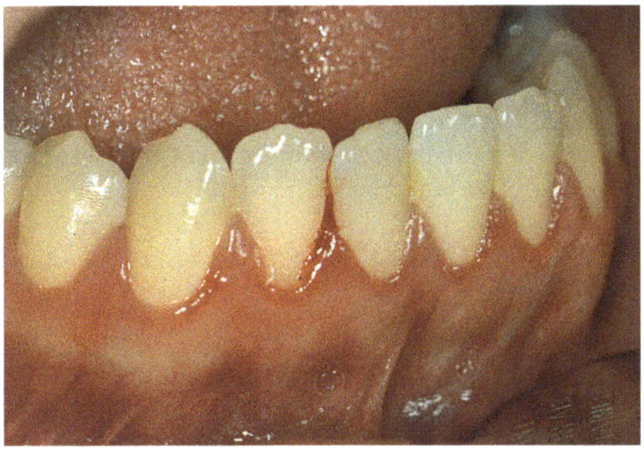
a

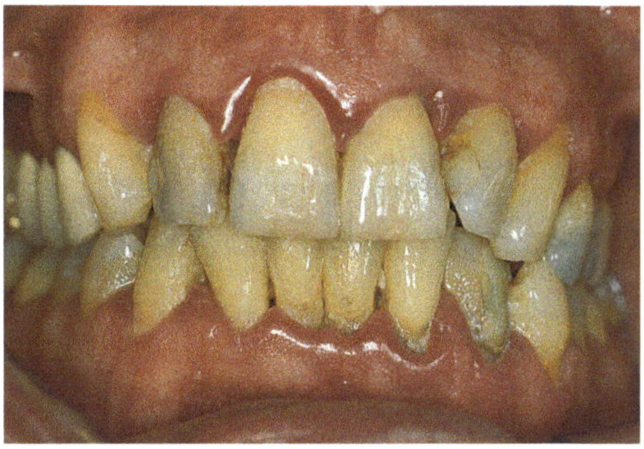
b

Abb. 1a und b a) Unterkiefer-Frontzahnregion mit plaqueinduzierter Gingivitis: Interdental finden sich bakterielle Beläge. Der Gingivarand ist ödematös und gerötet, ein Stippling ist nicht zu erkennen, die Interdentalpapillen sind geschwollen, approximal der Zähne 41 und 42 ist es zu einer Spontanblutung gekommen.
b) Ober- und Unterkiefer-Frontzahnregion eines Patienten mit einer generalisierten schweren chronischen Parodontitis vor antiinfektiöser Therapie: Es finden sich generalisiert insbesondere interdental, aber auch bukkal weiche bakterielle Beläge, die Gingiva ist geschwollen, der Gingivarand gerötet, die eingetretenen Attachmentverluste haben bereits zur zirkulären Freilegung der Zahnhälse an zahlreichen Zähnen geführt.

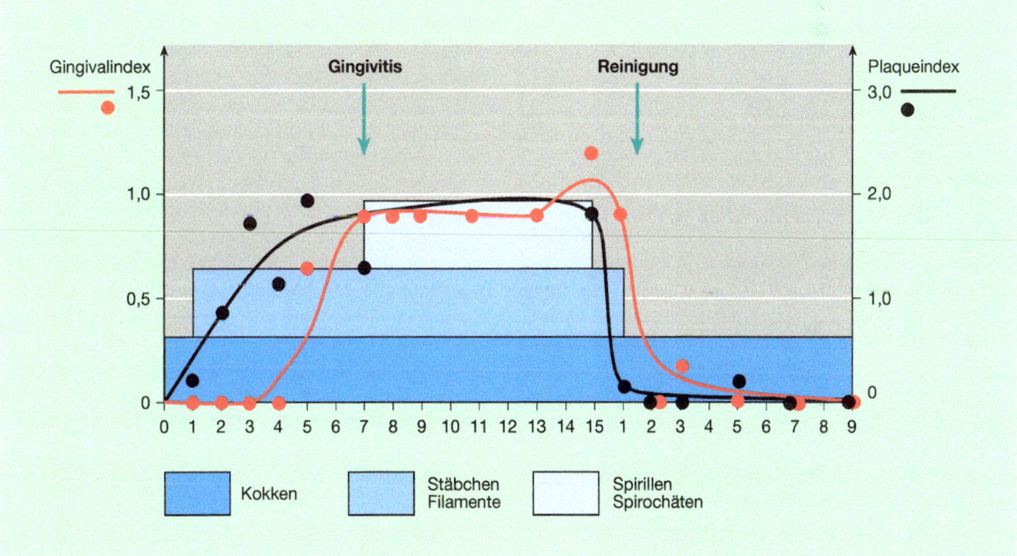

Abb. 2 Experimentelle Gingivitis: Verlauf der Plaque- und Gingivitisparameter sowie Veränderung der Plaquezusammensetzung exemplarisch bei einem von elf Probanden (modifiziert aus [70]): Nach sieben Tagen ungehinderter Plaqueakkumulation und mit dem Auftreten von Spirillen (Vibrio und Selemonas) und Spirochäten ist klinisch Gingivitis nachweisbar. Nach 15 Tagen wird ein mittlerer Gingivalindex von 1,0 (milde Gingivitis) erreicht. Damit wird die Plaqueakkumulation beendet und Mundhygienemaßnahmen setzen wieder ein. Auf der Abszisse sind von 0 bis 15 die Tage ungehinderter Plaqueakkumulation bei Mundhygienekarenz und von 1 bis 9 die Tage nach Wiederaufnahme der Mundhygienemaßnahmen aufgetragen. Auf der Ordinate finden sich links der Gingivalindex und rechts der Plaqueindex. Die rote Kurve markiert die Veränderungen des Gingival-, die schwarze Kurve die des Plaqueindex.

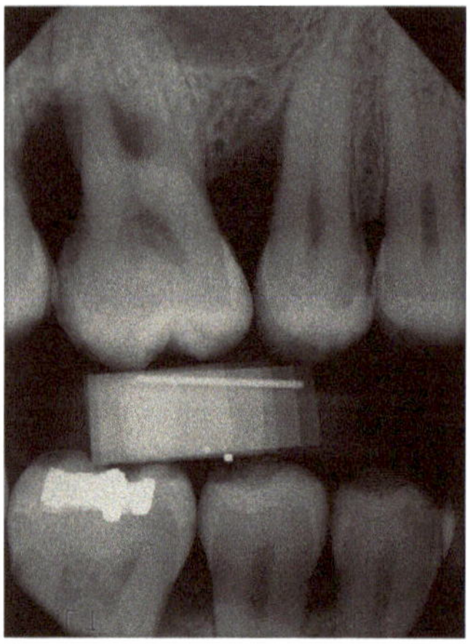

Abb. 3 Röntgenbild einer Patientin mit Parodontitis: Während sich approximal der Zähne 14 und 15 kein Knochenabbau darstellt, finden sich distal von 15 und 16 infraalveoläre Defekte mit einem Knochenabbau von mehr als 50% der Wurzellänge und an 16 Hinweise auf eine Furkationsbeteiligung (interradikuläre Osteolyse). An den Zähnen 44 und 45 hingegen stellt sich nur ein geringer approximaler Knochenabbau dar (Nebenbefund: Karies distal Zahn 14 und mesial Zahn 15).

Bakterielle Exposition

Die Mundhöhle wird während der gesamten Lebensspanne, von der Wiege bis zum Grab, von Bakterien besiedelt. Gut 150 verschiedene Spezies von über 400 möglichen Arten tummeln sich auf den Zähnen, den Schleimhäuten, der Gingiva, im Sulkus und im Speichel eines Menschen. In Proben subgingivaler Plaque aus einer untersuchten Stelle können bei gesunden Verhältnissen 10^3 und in tiefen parodontalen Taschen mehr als 10^8 Bakterien gezählt werden. Die Zahl der Bakterien in supragingivaler Plaque kann 10^9 auf einer Zahnoberfläche leicht überschreiten [65]. Trotz dieser sehr vielfältigen und zahlenmäßig hohen bakteriellen Exposition während des gesamten Lebens treten weitere Attachmentverluste auch in unbehandelten Kollektiven nur an vereinzelten Stellen bzw. bei wenigen Individuen auf [37, 78]. Offenbar besteht im ökologischen System der Mundhöhle ein meist **funktionierendes Gleichgewicht zwischen Mikroorganismen und Wirt,** sodass irreversible und ausgeprägte Schäden der parodontalen Gewebe selten sind.

Störungen dieses Gleichgewichts können auf Seiten des Wirts eintreten, aber auch durch das Erscheinen neuer Mikroorganismen im Ökosystem Mundhöhle (**exogene Infektion**) oder die Veränderung der Eigenschaften bereits vorhandener Bakterien bzw. das Überwuchern bestimmter Arten aufgrund veränderter Rahmenbedingungen (**opportunistische Infektion**) bedingt sein.

Das Vorhandensein einer mikrobiologischen Exposition ist eine notwendige, aber keine hinreichende Bedingung für die Entstehung einer Parodontitis, d.h. ohne das Vorhandensein parodontalpathogener Mikroorganismen kann Parodontitis nicht entstehen, aber die Anwesenheit einer parodontalpathogenen Flora bedeutet nicht zwangsläufig, dass eine Parodontitis entstehen muss.

Dies ist keine besondere Eigenschaft parodontaler Infektionen, sondern lässt sich auch bei Infektionen anderer Organsysteme beobachten. Für viele Infektionskrankheiten trifft die Beobachtung zu, dass sich bestimmte Mikroorganismen auf einzelne Organe oder Organsysteme spezialisiert haben. So gehören zu der großen Gruppe von Mikroorganismen, die Lungeninfektionen verursachen können, *Streptococcus pneumoniae, Mycobacterium tuberculosis, Klebsiella pneumoniae, Legionella pneumophila* usw. In ähnlicher Weise besteht eine enge Assoziation der parodontalen Infektionen mit einer begrenzten Gruppe von Mikroorganismen (Tab. 1).

Eine Besonderheit, die parodontale Infektionen von anderen Infektionskrankheiten unterscheidet, ist die Tatsache, dass mineralisierte Strukturen wie die Zähne, die ihre Oberflächen nicht erneuern können, durch die Körperhülle hindurchtreten und dabei ihr koronaler Anteil dem Ökosystem der Mundhöhle ausgesetzt wird, während der apikale Anteil im Bindegewebe verankert ist. Die Zahnoberflächen, die nicht wie die oralen oder andere Epithelien des Körpers ihre äußere Zelllage regelmäßig durch Abstoßung erneuern, bieten Bakterien eine **stabile Kolonisationsfläche,** die sich in unmittelbarer Nachbarschaft zum parodontalen Weichgewebe befindet.

Mikrobielle Kolonisation oder die Entstehung des Biofilms

Unter **Biofilm** versteht man organisierte Aggregationen auf festen Oberflächen (z.B. Zähnen, aber auch Schiffsrümpfen, künstlichen Herzklappen, Wasserleitungen usw.), bestehend aus Mikroorganismen, extrazellulären bakteriellen Makromolekülen und Produkten des umgebenden Mediums (z.B. des Speichels bzw. der Sulkusflüssigkeit). Die bakterielle Plaque der Mundhöhle ist eine spezielle Form von Biofilm. Die Entstehung von Biofilmen ist ein ubiquitäres Phänomen fester Oberflächen in bakteriell besiedelten flüssigen Medien.

Die Struktur des Biofilms erschwert nicht nur die Diffusion von Wachstumsfaktoren in die bakterielle Plaque, sondern bildet auch eine

Tabelle 1 Parodontalpathogene.

Grampositiv		Gramnegativ	
Mikroaerophil	**Anaerob**	**Mikroaerophil**	**Anaerob**
Peptostreptococcus *P. micros*	Campylobacter *C. rectus*	***Actinobacillus actinomycetem comitans****	Tannerella ***T. forsythensis****
Actinomyces *A. israelii* *A. naeslundi*	Eubacterium sp. *E. nodatum*	Haemophilus *H. aphrofilus*	Porphyromonas ***P. gingivalis**** *P. endodontalis*
Bacterionema *B. matruchotii*		Eikenella *E. corrodens*	Prevotella *P. intermedia* *P. nigrescens*
Laktobazillen *L. acidophilus*			Fusobacterium *F. nucleatum*
			Treponema *T. denticola*
* Parodontalpathogene im engeren Sinn			**Spirochäten**

wirksame Barriere gegen wirtseigene Abwehrmechanismen (z.B. Antikörper, Lysozym, Laktoferrin) oder antimikrobielle Medikamente (z.B. Mundspüllösungen, Antibiotika).

Das Kolonisationsmuster von Zahnoberflächen und den Oberflächen anderer Festkörper in der Mundhohle ist gleichartig, unabhängig von unterschiedlicher Rauigkeit, Oberflächenenergie und Ladung. Wird ein fester Körper in die Mundhöhle gebracht oder seine Oberfläche, z.B. die eines Zahnes, perfekt gereinigt, beginnt unmittelbar danach ein Niederschlag von hydrophoben und Makromolekülen auf der Oberfläche. Es handelt sich dabei vor allem um aus dem Speichel stammende Glykoproteine (Mucine) und Antikörper, die einen Film bilden, der als **erworbenes Pellikel** bezeichnet wird. Das Pellikel verändert sowohl Oberflächenenergie als auch -ladung und erleichtert die Anheftung von Bakterien.

Einige Mikroorganismen verfügen über spezifische **Anheftungsmechanismen.** Sie können sich der Oberfläche schnell mittels extrazellulärer Makromoleküle oder Fimbrien anheften. Zu den **primären Kolonisierern** gehören überwiegend **fakultativ anaerobe grampositive Kokken** [38, 70]. In den ersten 24 Stunden nach Beginn der Plaquebildung können überwiegend (70–100 %) Streptokokken isoliert werden (s. Abb. 2). Hinzu kommen grampositive Stäbchen und Filamente, insbesondere Actinomyceten. Die erste Veränderung ist die Zunahme gramnegativer Kokken und Stäbchen in den ersten beiden Tagen [70]. Die Anheftung von Bakterien an eine feste Oberfläche verändert deren Verhalten. Mikroorganismen, die in planktonischem Zustand, d.h. in Suspension, geringe Stoffwechselaktivität gezeigt hatten, beginnen sich zu vermehren und neue Zellwandbestandteile zu produzieren. Das Volumen des Biofilms nimmt durch Vermehrung, die Anheftung neuer Bakterien und die Produktion extrazellulärer Polysaccharide zu.

Nach etwa zwei bis vier Tagen erscheinen die so genannten **sekundären Kolonisierer: gramnegative Bakterien** wie Veillonella und Fusobacterium (s. Abb. 2). Oberflächenrezeptoren der primären Kolonisierer ermöglichen ihnen die Anheftung **(interbakterielle Aggregation).** Der Anteil gramnegativer Mikroorganismen steigt, und die Plaque nimmt an Komplexität zu. Die ursprünglich dominierenden grampositiven Kokken und Stäbchen machen jetzt nur noch etwa 50 % der Flora aus [70]. Durch die zunehmende Schichtdicke wird die Diffusion in den und aus dem Biofilm erschwert. Die rasche Verstoffwechselung durch die Mikroorganismen in den oberflächlichen Schichten erzeugt einen O_2-Gradienten, der zu anaeroben Bedingungen in der Tiefe der Plaque führt. Andererseits entstehen reziproke Konzentrationsgradienten für bakterielle Stoffwechselprodukte.

Mit zunehmend anaeroben Verhältnissen in der Tiefe des Biofilms lassen sich nach fünf bis neun Tagen **Spirillen** und nach bis zu 15 Tagen **Spirochäten** nachweisen (s. Abb. 2) [70]. Der Grad der Organisiertheit der Plaque nimmt zu, und es kommt zu strukturellen Aggregationen bestimmter Mikroorganismen wie den Maiskolbenformationen aus filamentösen Bakterien, um die sich Kokken angelagert haben.

Es kann zu **interbakteriellen Wechselwirkungen** kommen. Einerseits können die Stoffwechselprodukte bestimmter Mikroorganismen Wachstumsfaktoren für andere Bakterien sein. Andererseits können sich Mikroorganismen durch Bakteriozine gegenseitig verdrängen. Mit zunehmender Schichtdicke können auch andere Nährstoffe aus dem Speichel nur noch schwer bis in die tieferen Schichten diffundieren, die für die Mikroorganismen supragingivaler Plaque von großer Bedeutung sind. In tiefen parodontalen Taschen stammen die Wachstumsfaktoren für die Plaquebakterien aus der Sulkusflüssigkeit und dem Blut sowie aus dem parodontalen Gewebe.

Viele der aus tiefen parodontalen Taschen isolierten Mikroorganismen sind in der Lage, **hydrolytische Enzyme** (z.B. bakterielle Kollagenase) zu bilden, die Makromoleküle des Wirts in einfache Polypeptide und Aminosäuren spalten. Diese hydrolytischen Enzyme zählen zu den Faktoren, die zur Zerstörung parodontaler Gewebe beitragen können.

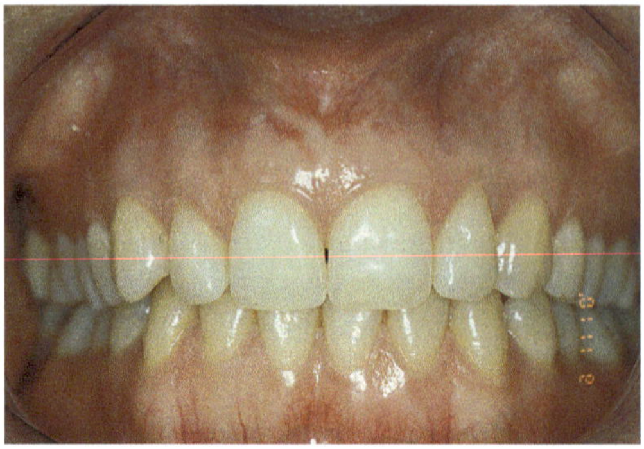

a

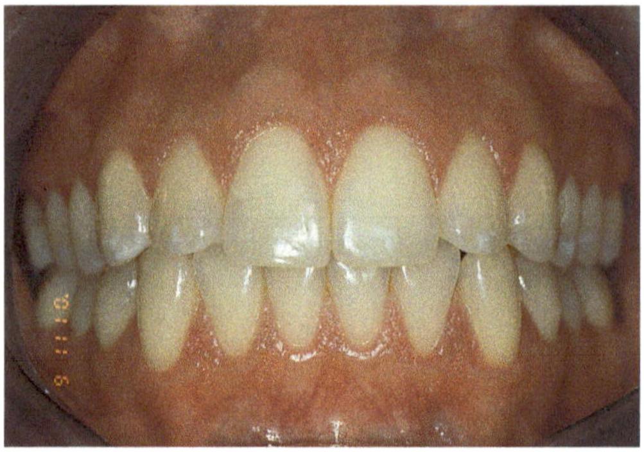

b

Abb. 4a und b Klinisch entzündungsfreie Gingiva: a) Europäerin, b) Junge Frau afrikanischer Abstammung.

2.1.2 Von der Gingivitis zur Parodontitis

Gesunde Gingiva

Klinisch entzündungsfreie gesunde Gingiva ist durch feste Konsistenz charakterisiert, der Gingivarand verläuft girlandenförmig. Die Papillen füllen den Interdentalraum aus und bluten nicht bei Sondierung. Die Farbe der Gingiva im klinisch entzündungsfreien Zustand ist von der Pigmentierung abhängig. Bei hellhäutigen Menschen ist entzündungsfreie Gingiva rosa, bei dunkelhäutigen Menschen finden sich häufig melaninpigmentierte Areale (Abb. 4). In vielen Fällen zeigt die Gingiva die so genannte Orangentüpfelung (Stippling) und läuft zur Schmelzoberfläche hin messerschneidenartig flach aus.

Unter dem **Mikroskop** stellt sich die Situation differenzierter dar. Bei völliger Entzündungsfreiheit finden sich keine bzw. nur vereinzelte histologische Entzündungszeichen: normale Gingiva. Die orale Oberfläche der Gingiva besteht aus verhorntem mehrschichtigem Plattenepithel, das kontinuierlich in das Saum- bzw. Verbindungsepithel übergeht. Das Saumepithel haftet der Zahnoberfläche über Hemidesmosomen an. Auch bei normaler Gingiva finden sich im Saumepithel vereinzelte Leukozyten (neutrophile Granulozyten und Makrophagen) (Abb. 5).

Histomorphometrisch setzt sich die völlig entzündungsfreie Gingiva zu etwa 30 % aus oralem Epithel, zu etwa 10 % aus Saumepithel und zu 60 % aus Bindegewebe zusammen.

Ein solcher völlig entzündungsfreier Zustand erfordert allerdings eine perfekte Plaquekontrolle, die fast nur unter experimentellen Bedingungen erreicht werden kann, bei denen die individuelle Mundhygiene über mehrere Wochen durch häufige professionelle Zahnreinigungen unterstützt wird; er ist deshalb auch bei Personen mit effektiver individueller Mundhygiene, die vereinzelt immer noch geringe Mengen von bakterieller Plaque auf den Zähnen aufweisen, nicht zu finden. Bei effektiver individueller Mundhygiene zeigt die Gingiva ebenfalls keine klinischen, aber bereits histologische Entzündungszeichen: klinisch gesunde Gingiva. Das histologische Erscheinungsbild der klinisch gesunden Gingiva entspricht in etwa dem Bild der initialen Läsion [7].

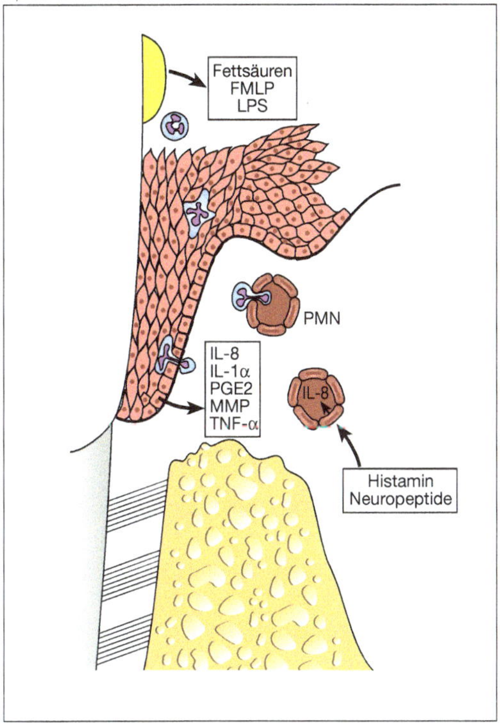

Abb. 5 Klinisch normale Gingiva: Bakterielle Plaque setzt Stoffwechselprodukte wie Fettsäuren, N-Formyl-Methionyl-Leucyl-Phenylalanin (FMLP) und Lipopolysaccharide (LPS) gramnegativer Bakterien frei. Diese antigenen Substanzen induzieren in den Saumepithelzellen die Produktion verschiedener Entzündungsmediatoren wie Interleukin-8 (IL-8), IL-1α, Prostaglandin E_2 (PGE_2), Matrix-Metalloproteinasen (MMP) und Tumornekrosefaktor α (TNF-α). Neurale Komponenten des Epithels setzen Neuropeptide frei, die die Gefäße beeinflussen. Die bakteriellen Antigene und die epithelialen Produkte aktivieren perivaskuläre Mastzellen, die Histamin freisetzen, und Endothelzellen zur Freisetzung von IL-8, das ein Chemotaxin für neutrophile segmentkernige Granulozyten (PMN) ist (modifiziert nach [32]).

Initiale Läsion: akute entzündliche Reaktion

Bei der Entwicklung einer entzündlichen parodontalen Läsion lassen sich, basierend auf tierexperimentellen Untersuchungen, histopathologisch **vier Phasen** unterscheiden [50]. Initiale, frühe und etablierte Läsion beschreiben noch den Zustand der Gingivitis, während die fortgeschrittene Läsion den Übergang zur Parodontitis kennzeichnet.

Die Umsatzrate des Saumepithels ist generell hoch und seine Zellen sind durch weniger Desmosomen verbunden als andere orale Epithelien. Eine verstärkte bakterielle Exposition erhöht die Umsatzrate des Epithels, die interzellulären Räume weiten sich und ermöglichen somit einen verstärkten Ausstrom von Sulkusflüssigkeit sowie Leukozytenmigration. Die initiale Läsion zeigt bereits **24 Stunden** nach Beginn der Plaqueakkumulation Vasodilatation der Arteriolen, Kapillaren und Venolen des dentogingivalen Plexus. Es wird mehr Blut in den mikrovaskulären Plexus direkt benachbart zum Saumepithel gebracht. Der hydrostatische Druck wird erhöht, und es öffnen sich Spalten zwischen den Endothelzellen der Kapillaren. Die Gefäßpermeabilität wird erhöht, sodass es zur Exsudation von Flüssigkeit und Proteinen in das Gewebe kommt (Abb. 6). Die Folge ist eine **vermehrte Exsudation von Sulkusflüssigkeit.** Durch die Exsudation ins Gewebe und den Sulkus können schädigende Substanzen mikrobiellen Ursprungs verdünnt werden. Bakterien und deren Produkte werden aus dem Sulkus herausgespült. Die Menge der exsudierten Sulkusflüssigkeit **(Sulkusflüssigkeitsflussrate)** ist proportional zum Schweregrad der Entzündungsreaktion. Unter den exsudierten Plasmaproteinen finden sich z.B. Antikörper, Komplement und Proteaseinhibitoren.

Parallel zu den Gefäßveränderungen kommt es nach zwei bis vier Tagen zu einer vermehrten **Migration von neutrophilen Granulozyten** und **Monozyten/Makrophagen** aus dem subepithelialen Gefäßplexus durch das subepitheliale Bindegewebe (s. Abb. 6). Adhäsionsmoleküle wie das „intercellular adhesion molecule-1" (ICAM-1) und das „endothelial leukocyte adhesion molecule-1" (ELAM-1), die durch proinflammatorische Zytokine (Interleukin-1β [IL-1β], Tumornekrosefaktor α [TNF-α]) aktiviert wurden, ermöglichen den Leukozyten, sich der Gefäßwand der postkapillären Venolen anzuheften, um dann durch die Gefäßwand hindurchzutreten **(Diapedese)** (Abb. 7). Die vermehrte Extravasation der Leukozyten erfordert eine erhöhte Anheftungsrate dieser Zellen an die Gefäßwände. Die Expression proinflammatorischer Stimuli (Lipopolysaccharide [LPS], IL-1β, TNF-α) führt nicht nur zu erhöhter Gefäßpermeabilität, sondern stimuliert auch die Expression von Leukozytenadhäsionsmolekülen wie E-Selektin, durch die das Rollen der Leukozyten induziert wird. Damit erhöht sich die Wahrscheinlichkeit eines Kontakts zwischen Leukozyten-Integrinen und Endothelzelladhäsionsmolekülen (z.B. ICAM-1) (Abb. 8).

Die **Leukozyten** wandern dann entlang von Konzentrationsgradienten, vermittelt durch chemotaktische Reize der Plaquebakterien (z.B. Formyl-Methionyl-Leucyl-Phenylalanin, LPS) bzw. der Wirtszellen (z.B. Interleukin-8, Komplementfaktor C5a, Leukotrien B4), zum Sulkus, wobei sie durch die im Saumepithel ubiquitär vorhandenen Adhäsionsmoleküle unterstützt werden [45]. Diese Granulozyten sind noch zur Phagozytose und zur Zerstörung von Bakte-

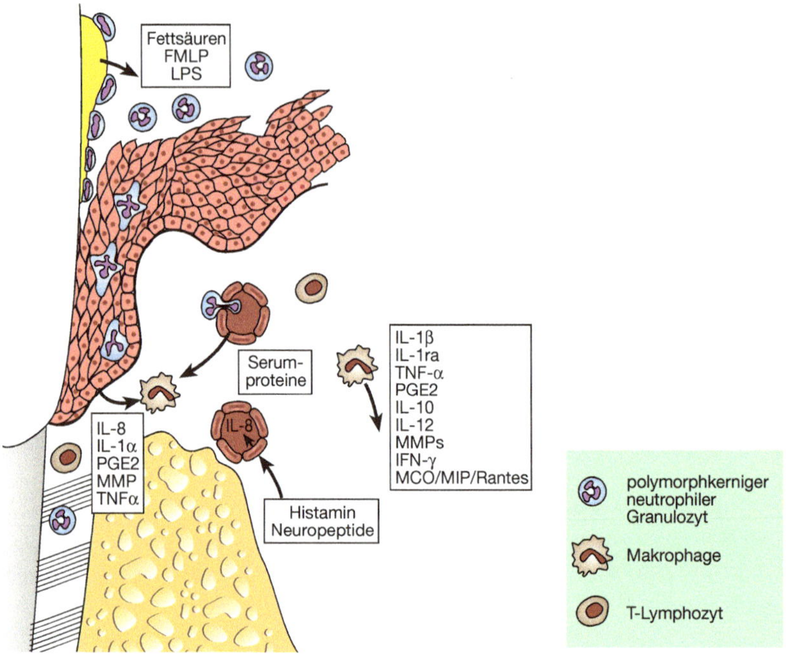

Abb. 6 Initiale Läsion: Bei Persistieren der in *Abb.* 5 dargestellten Mechanismen verstärken die Serumtranssudation aus den Gefäßen ins Gewebe und die Aktivierung von Serumproteinen wie Komplementfaktoren die Entzündungsreaktion und die Aktivierung der Endothelzellen. Es werden vermehrt neutrophile segmentkernige Granulozyten (PMN) und Monozyten angelockt. Aktivierte Makrophagen produzieren eine Vielzahl von Entzündungsmediatoren (Interleukin-1β [IL-1β], IL-1 Rezeptorantagonist [IL-1ra], IL-6, IL-10, IL-12, Tumornekrosefaktor α [TNF-α], Prostaglandin E_2 [PGE_2], Matrix-Metalloproteinasen [MMP], Interferon γ [IFN-γ]) und Chemotaxinen (Monozyten-Chemotaxis-Protein [MCP], Makrophagen-inflammatorisches Protein [MIP], RANTES [Regulated on Activation, Normal T-cell Expressed and Secreted]). N-Formyl-Methionyl-Leucyl-Phenylalanin (FMLP), Lipopolysaccharide (LPS) (modifiziert nach [32]).

rien in der Lage. Sie formen eine **Barriere** gegen das apikale und laterale Vordringen der Bakterien (s. Abb. 6). Erkrankungen, bei denen die Adhäsion und Diapedese der Leukozyten gestört ist, so beim Leukocyte-Adhesion-Deficiency-Syndrom, oder die Zahl der neutrophilen Granulozyten nicht nur im extravasalen Gewebe, sondern generell stark reduziert ist, wie bei der familiären Neutropenie (Abb. 9), führen bei bakterieller Exposition zu raschen und schweren Zerstörungen der parodontalen Gewebe. Diese schweren Erkrankungsverläufe bei Fehlen oder zu geringer Zahl von Leukozyten im Saumepithel und im Sulkus veranschaulichen die große Bedeutung dieser Zellgruppe für die Abwehr der bakteriellen Exposition.

Während die Leukozyten das Gewebe verlassen und in den Sulkus wandern, werden die **Lymphozyten** im Gewebe zurückgehalten (s. Abb. 6). Die meisten Lymphozyten können auf ihrer Oberfläche CD44-Rezeptoren exprimieren, die es ihnen erlauben, sich an Strukturen des Bindegewebes zu binden. Um lokale zellvermittelte oder humorale Immunreaktionen ausführen zu können, müssen T- und B-Lymphozyten im Gewebe verbleiben. Es entsteht ein subepitheliales Infiltrat, das etwa 5 % des gingivalen Bindegewebes einnimmt und aus Monozyten, Makrophagen, Lymphozyten und neutrophilen Granulozyten besteht.

Im Verlauf der frühen Läsion halten die entzündlichen und immunologischen Reaktionen des Wirts die mikrobiologische Exposition in Schach, ohne dass es zur Gewebezerstörung kommt (Tab. 2). Das histologische Bild der initialen Läsion entspricht der Situation klinisch gesunder Gingiva und ist als physiologischer Zustand anzusehen.

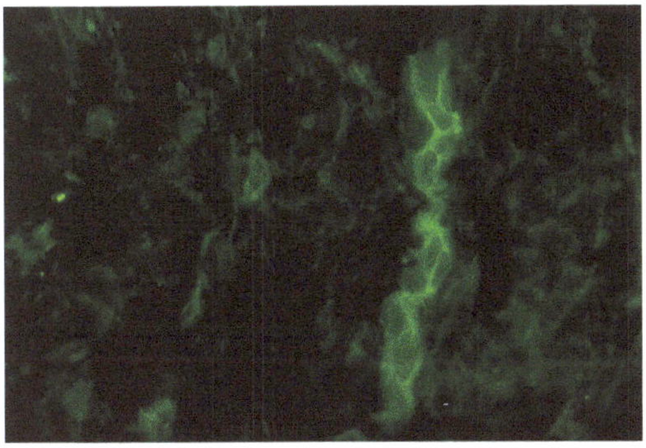

a

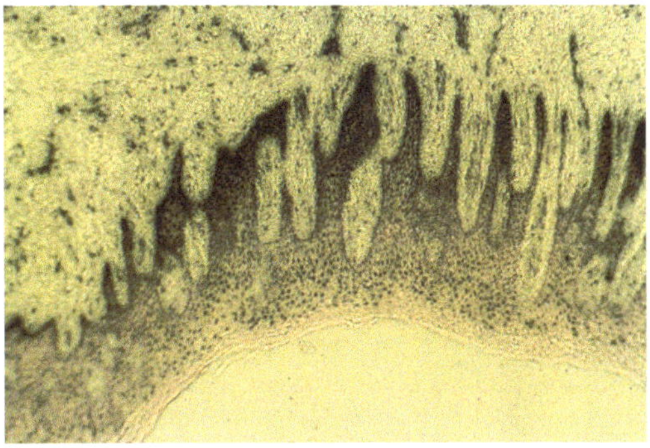

b

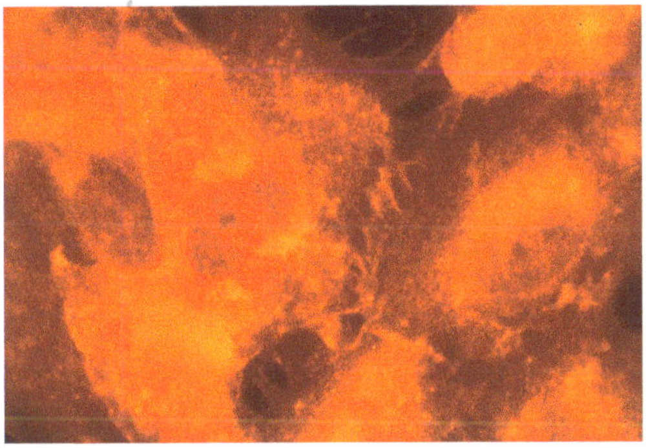

c

Abb. 7a bis c „Intercellular adhesion molecule-1" (ICAM-1) (Bilder mit freundlicher Genehmigung von Priv.-Doz. Dr. P. Tomakidi, Heidelberg).
a) Indirekte Immunfluoreszenzdarstellung von ICAM-1 in den Endothelzellen eines Blutgefäßes der Gingiva (Vergr. 1 cm = 35 µm).
b) Gefrierschnitt klinisch entzündeter Gingiva nach In-situ-Hybridisierung der mRNS von ICAM-1 mit radioaktiv markierter ($\alpha S^{35}CTP$) RNS. ICAM-1 lässt sich an den subepithelialen Gefäßen und im Epithel markieren. Die Expression von ICAM-1 ist im basalen Bereich stärker als in den suprabasalen Epithelschichten (Vergr. 1 cm = 55 µm).
c) Immunfluoreszenzdarstellung von ICAM-1 in einer Zellkultur humaner Gefäßendothelzellen der Nabelschnur (HUVEC) 24 h nach Stimulation mit 1000 Einheiten Interleukin-1β (Vergr. 1 cm = 20 µm).

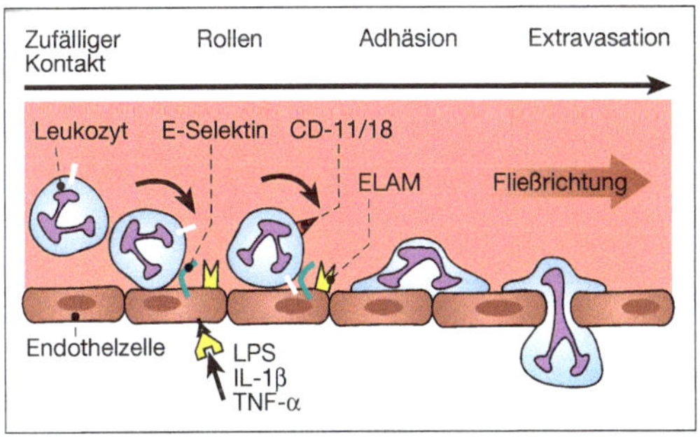

Abb. 8 Diapedese der Leukozyten: Die Endothelzellen der Venolen werden durch Lipopolysaccharide (LPS), Interleukin-1β (IL-1β) und Tumornekrosefaktor α (TNF-α) aktiviert und exprimieren E-Selektin. Leukozyten exprimieren Sialy-Lewis-X, das eine lose Bindung mit E-Selektin eingeht und so zu einer Verlangsamung der Leukozytenbewegung führt. Dies resultiert in einer rollenden Bewegung entlang der Epitheloberfläche (Rollen). Leukozytäre Anheftungsrezeptoren (CD11/18) bilden dann eine feste Bindung zum „intercellular adhesion molecule-1" (ICAM-1) aus (Adhäsion). Dies veranlasst den Durchtritt der Leukozyten zwischen den Endothelzellen nach extravaskulär (Extravasation) (modifiziert nach [32]).

Frühe Läsion: Immunantwort

Etwa vier bis sieben Tage nach Beginn der Plaqueakkumulation geht die initiale in die frühe Läsion über.

Eine genaue Zeitangabe ist für die Situation beim Menschen nicht möglich, weil hier starke interindividuelle Variationen bestehen. Die Dilatation der Gefäße persistiert, während sich die Zahl der durchbluteten Gefäße im subepithelialen Endstromgebiet durch Aktivierung bisher nicht durchbluteter Kapillaren erhöht.

Die Zahl der neutrophilen Granulozyten, die die Gefäße verlassen und durch Bindegewebe sowie Saumepithel in den Sulkus wandern, erhöht sich. Auch die Zahl subepithelialer Leukozyten erhöht sich. Allerdings nimmt jetzt die Zahl der **Makrophagen** zu (Abb. 10). Neben ELAM-1, das selektiv die Extravasation der neutrophilen Granulozyten und einiger Lymphozytensubpopulationen unterstützt, wird Gefäßzelladhäsionsmolekül-1 exprimiert, das selektiv an Monozyten bindet. Makrophagen, die Lipopolysacchariden ausgesetzt wurden, produzieren verschiedene **Zytokine** (Interferon γ, TNF-α, „Trans-

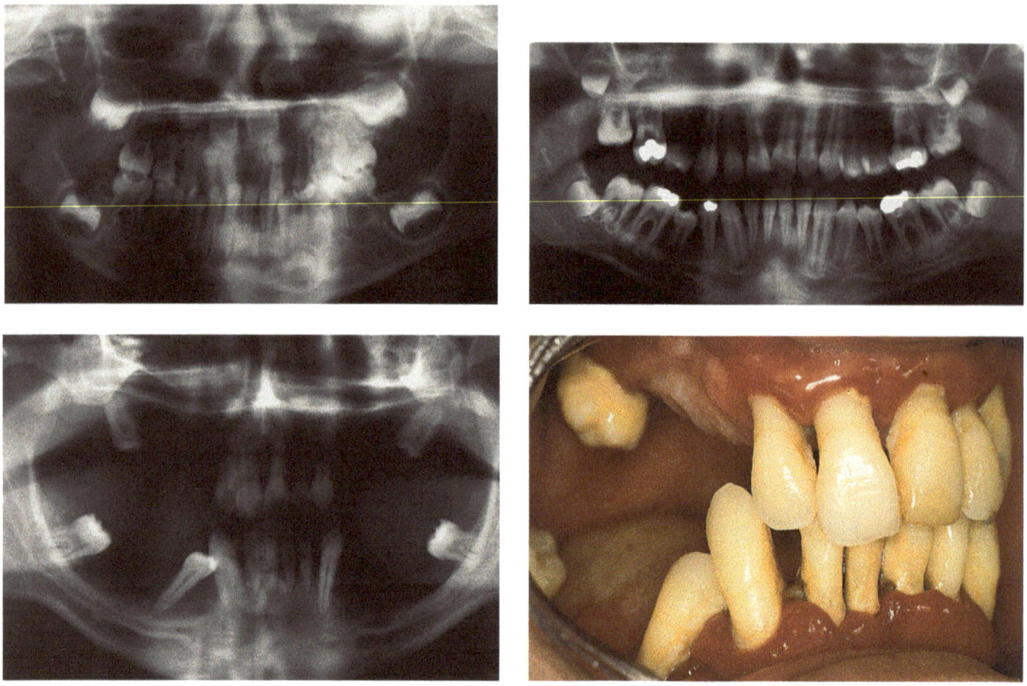

a b c d

Abb. 9a bis d Patient mit familiärer Neutropenie [21a]: Panoramaschichtaufnahmen im Alter von
a) 29 Monaten: Bereits an den Milchschneidezähnen zeigt sich ein horizontaler Knochenabbau von mehr als 50% der Wurzellänge.
b) 11 Jahren: An den Oberkiefer- und Unterkieferschneidezähnen zeigt sich horizontaler Knochenabbau von etwa 30% der Wurzellänge.
c) 21 Jahren: Die Mehrzahl der Zähne ist bereits verloren gegangen, an den verbliebenen Zähnen zeigt sich ein Knochenabbau von mehr als 50% der Wurzellänge.
d) Klinische Ansicht im Alter von 21 Jahren: Es finden sich massiv harte und weiche supragingivale Beläge; die Gingiva ist retrahiert, gerötet und entzündlich geschwollen.

Tabelle 2 Faktoren, die in der initialen Läsion die mikrobielle Exposition abwehren [30].

Antimikrobielle Wirkung von Antikörpern
Phagozytose durch neutrophile Granulozyten und Makrophagen
Wirkung von Komplement auf Mikroorganismen
Kontinuierliche Abschilferung der gingivalen Epithelien
Epitheliale Barriere
Auswärts gerichteter Strom der Sulkusflüssigkeit

forming growth factor" [TGF] γ, IL-1α/β, IL-6, IL-10, IL-12, IL-13) (Tab. 3) und zahlreiche **Chemokine** (z. B. RANTES [**R**egulated on **A**ctivation, **N**ormal **T**-cell **E**xpressed and **S**ecreted], **M**atrix-**M**etallo**p**roteinasen [MMPs], Prostaglandin E_2 [PGE_2]) [32].

Einige dieser Faktoren, insbesondere **IL-1β, TNF-α** und **PGE_2**, spielen eine große Rolle bei der parodontalen Läsion (Abb. 11).

Die Makrophagen verändern das lokale Milieu wesentlich.

Durch die Produktion von Chemokinen werden weitere Makrophagen und Lymphozyten angelockt. Durch die Produktion von IL-1β, MMPs, PGE_2 und anderen Zytokinen wird der Abbau von Kollagen begünstigt. IL-1β steigert die Produktion von Kollagenase in gingivalen sowie desmodontalen Fibroblasten und reduziert die Kollagensynthese. PGE_2 verringert die Kollagensynthese in Gingivafibroblasten. Schließlich werden **$CD4^+$-T-Lymphozyten** durch die Makrophagen aktiviert und zu T-Zellen differenziert,

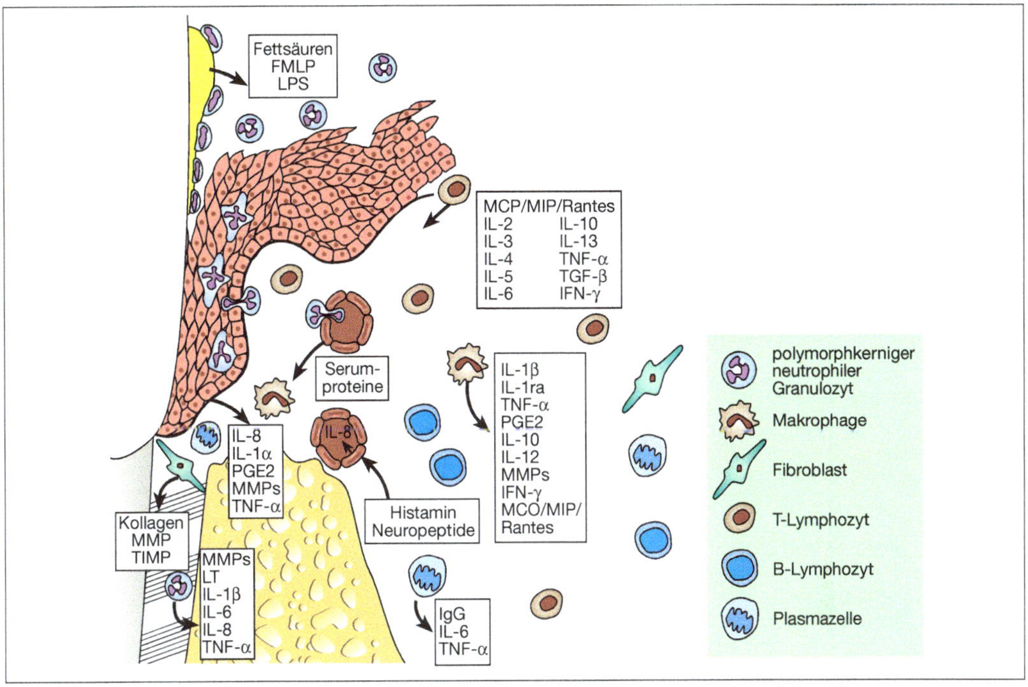

Abb. 10 Frühe Läsion: Zusätzlich zur in *Abb.* 6 dargestellten Aktivierung von Serumproteinen und Makrophagen erscheinen B- und T-Lymphozyten sowie Plasmazellen. Aktivierte T-Lymphozyten produzieren Zytokine wie Interleukin-2 (IL-2), IL-3, -4, -5, -6, -10 und -13 sowie Tumornekrosefaktor α [TNF-α], transformierenden Wachstumsfaktor β (TGF-β), Interferon γ (IFN-γ) und Chemotaxine wie Monozyten-Chemotaxis-Protein (MCP), Makrophagen-inflammatorisches Protein (MIP), RANTES (Regulated on Activation, Normal T-cell Expressed and Secreted). Plasmazellen treten vermehrt im Gewebe auf und produzieren Immunglobuline (z.B. IgG) und Zytokine (z.B. IL-6, TNF-α). Einige der neutrophilen segmentkernigen Granulozyten (PMN) im Gewebe werden aktiviert und setzen IL-1α, -1β, -6, -8, TNF-α, Leukotriene (LT) und Matrix-Metalloproteinasen (MMP) frei. Fibroblasten produzieren Kollagen, MMP und Gewebeinhibitoren der MMPs (TIMP). N-Formyl-Methionyl-Leucyl-Phenylalanin (FMLP), Lipopolysaccharide (LPS), Prostaglandin E_2 (PGE_2) (modifiziert nach [32]).

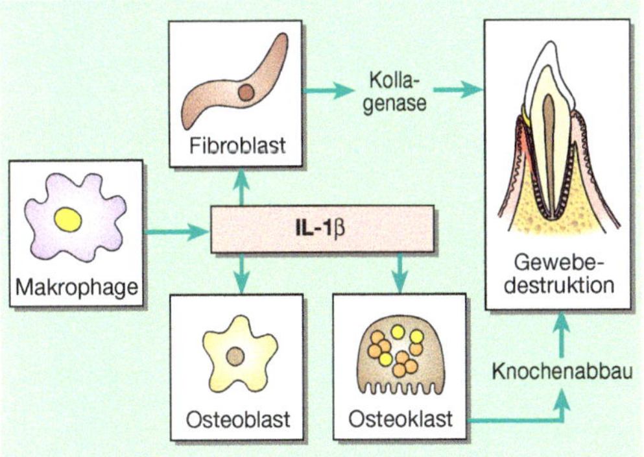

Abb. 11 Interleukin-1β (IL-1β) als Mediator parodontaler Destruktion: IL-1 wird von durch entzündliche Reize aktivierten Makrophagen und Fibroblasten freigesetzt. Es induziert die Produktion von Matrix-Metalloproteinasen (z.B. Kollagenase) durch Fibroblasten, stimuliert die Osteoklasten und hemmt Osteoblasten, was schließlich zur Gewebezerstörung führt.

die Zytokine produzieren, um die B-Zell-Differenzierung und Antikörperproduktion zu unterstützen.

Langerhans-Zellen im Saumepithel nehmen antigenes Material mikrobiellen Ursprungs auf und transportieren es in lymphatische Gewebe, wo die Antigene Lymphozyten präsentiert werden. Diese Lymphozyten wandern zum Ort der mikrobiellen Exposition. Dort wandeln sich B-Lymphozyten in Plasmazellen um, die spezifische **Antikörper** bilden bzw. T-Lymphozyten werden aktiviert, um die B-Zell-Differenzierung zu unterstützen. Antikörper können lokal und systemisch gebildet werden. Sie wirken **protektiv** durch die Verklumpung von Mikroorganismen; im Zusammenwirken mit dem Komplementsystem durch Lyse der Bakterien und durch Markierung von Keimen (Opsonierung) ermöglichen sie eine effektive Phagozytose durch neutrophile Granulozyten.

Durch Zytokine vermittelt erhöht sich die Zahl der Lymphozyten, die in der frühen Läsion zusammen

Tabelle 3 Zytokine/Chemokine und ihre Funktion in der parodontalen Entzündung [19, 56].

Zytokin/ Chemokin	Produktion durch	Stimulation	Hemmung	Effekt
IL-1α	Keratinozyten des Saum- und Taschenepithels	Lipopolysaccharide (LPS), IL-1 (Autostimulation)	Bakterielle Stoffwechselprodukte (Butter-, Ameisensäure), IL-1-Rezeptorantagonist, IL-4	Induktion von Komplement- und Fc-Rezeptoren von neutrophilen Granulozyten und Monozyten; Induktion von Osteoklastenbildung und Knochenabbau; Steigerung der Produktion von MMPs und Prostaglandinen durch Makrophagen, Fibroblasten, neutrophile Granulozyten; Steigerung der Expression des Haupthistokompatibilitätskomplexes von B- und T-Zellen zu deren Aktivierung und klonaler Vermehrung
IL-1β	Aktivierte Makrophagen, Fibroblasten			
IL-2	T-Zellen, antigenpräsentierende Zellen			Bei Vorhandensein von Antigen Induktion der Expression spezifischer T-Zell-Klone; Induktion der Sekretion von IL-3 und IL-4
IL-3				Förderung des Wachstums und der Differenzierung von Zellen der Hämatopoese
IL-4	T-Lymphozyten, Mastzellen, basophile Granulozyten		Interferon γ	Induziert Th2-Lymphozytendifferenzierung; Inhibition von durch IL-2 und IFN-γ induzierten Prozessen; Inhibition der IL-12-Produktion; Reduktion der Produktion von IL-1, IL-6 und TNF-α durch Monozyten; Regulation der Produktion von IgG1 und IgE; Suppression und Verursachung der Apoptose aktivierter Makrophagen
IL-5				Stimulation der Immunglobulinproduktion, der IL-2-Rezeptorenexpression auf Granulozyten und der Granulozytopoese
IL-6	Makrophagen, Fibroblasten, Lymphozyten, Endothelzellen	IL-1, LPS	Östrogene, Progesteron, IL-4	Fusion von Monozyten zu mehrkernigen knochenabbauenden Zellen
IL-8	Aktivierte Makrophagen, Synovialzellen, Endothelzellen, Saumepithelzellen	TNF-α, IL-1		Chemotaxin insbesondere der neutrophilen Granulozyten
IL-10	T- und B-Lymphozyten, Monozyten, Makrophagen			Inhibition der Produktion von IL-1α, IL-6, IL-8; Steigerung der Produktion von IL-1-Rezeptorantagonist
IL-12	B-Lymphozyten, Monozyten, Makrophagen, Dentriten, Keratinozyten, Langerhans-Zellen, PMN	IFN-γ	IL-4	Induktion von T-Helferzellen; Stimulation des Wachstums und der Zytotoxizität natürlicher Killerzellen und T-Zellen

Tabelle 3 Zytokine/Chemokine und ihre Funktion in der parodontalen Entzündung [19, 56]. *Fortsetzung*

Zytokin/ Chemokin	Produktion durch	Stimulation	Hemmung	Effekt
IL-13	Th2-Lymphozyten			
TNF-α	Makrophagen, Lymphozyten, Mastzellen			Induktion der IL-8-Produktion
IFN-γ	T-Lymphozyten, natürliche Killerzellen			Voraussetzung für die Induktion von Th1-Lymphozyten; Aktivierung von Makrophagen; Inhibition von IL-4-Prozessen; Verstärkung der IL-12-Produktion
TGF-α	Makrophagen			Mitogen für Fibroblasten, Epithel- und Endothelzellen
TGF-β	Aktivierte T-Zellen			Chemotaxin für Monozyten; Induktion der Produktion von IgG2b und IgA

mit neutrophilen Granulozyten die vorherrschende Gruppe von Leukozyten darstellen, während nur wenige Plasmazellen vorhanden sind. Das Infiltrat nimmt in der frühen Läsion etwa 15 % des Volumens des gingivalen Bindegewebes ein.

Durch die ebenfalls zytokinvermittelte Verschiebung des Bindegewebsstoffwechsels zu kollagenabbauenden Prozessen kommt es zur Degeneration von Fibroblasten und zur Auflockerung der Kollagenstruktur durch das Infiltrat in lateraler und apikaler Richtung (Abb. 12). Die Basalzellen des Sulkus- und Saumepithels proliferieren in einer Art Versuch, die Barriere gegen die Mikroorganismen zu verstärken. Es kommt zur Ausbildung von Retezapfen, die im koronalen Bereich in das subepitheliale Infiltrat ausstrahlen. Etwa zwei Wochen nach Beginn der Karenz oralhygienischer Maßnahmen findet sich subgingival bakterielle Plaque.

Etablierte Läsion

Die etablierte Läsion entspricht dem Zustand der chronischen Gingivitis. Die gingivale Exsudation sowie die Größe des subepithelialen Infiltrats erhöhen sich und erreichen etwa einen Monat nach Beginn der Plaqueakkumulation ein Maximum, das über lange Zeiträume stabil bleiben kann.

Es finden sich nun zahlreiche **Plasmazellen** im koronalen Anteil und gefäßnah innerhalb des Infiltrats (Abb. 13).

Im Unterschied zum Hundemodell, bei dem drei bis vier Wochen nach Beginn der Plaqueakkumulation ein von Plasmazellen dominiertes Infiltrat beobachtet wird, konnte beim Menschen noch nach sechs Monaten ungehinderter Plaqueakkumulation ein Plasmazellanteil von nur 10 % beobachtet werden [6]. Ein Dominieren der Plasmazellen scheint beim Menschen den Übergang von der etablierten (Gingivitis) zur fortgeschrittenen Läsion (Parodontitis) zu markieren [34].

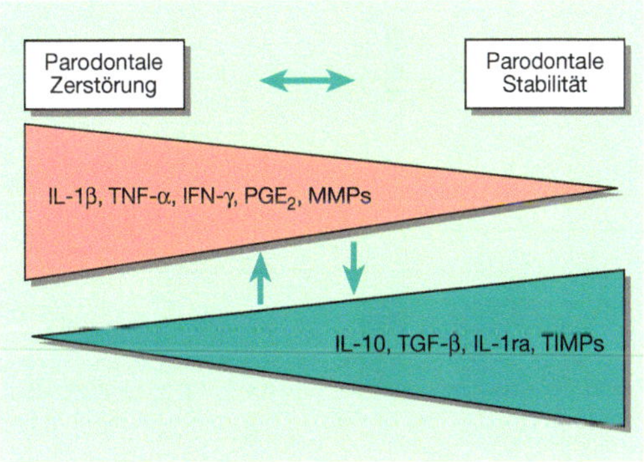

Abb. 12 Einfluss der Zytokine auf parodontale Gesundheit und Destruktion: Bei parodontaler Stabilität (Gesundheit) liegen niedrige Spiegel der proinflammatorischen Zytokine Interleukin-1β (IL-1β), Interferon γ (IFN-γ), Prostaglandin E_2 (PGE_2), Tumornekrosefaktor α (TNF-α) und der Matrix-Metalloproteinasen (MMP) vor, während sich hohe Konzentrationen von IL-10, Interleukin-1-Rezeptorantagonist (IL-1ra), Transforming Growth Factor β (TGF-β) und Gewebeinhibitoren der MMPs (TIMP) finden. Bei parodontaler Destruktion (Aktivität) liegt ein umgekehrtes Verhältnis dieser Zytokine vor (modifiziert nach [51]).

Die Proliferation des Saumepithels mit Ausbildung von Retezapfen nimmt zu, und es geht Kollagen verloren. Der das Infiltrat begrenzende Anteil des Epithels ist nun dünner und fragiler als das Saumepithel

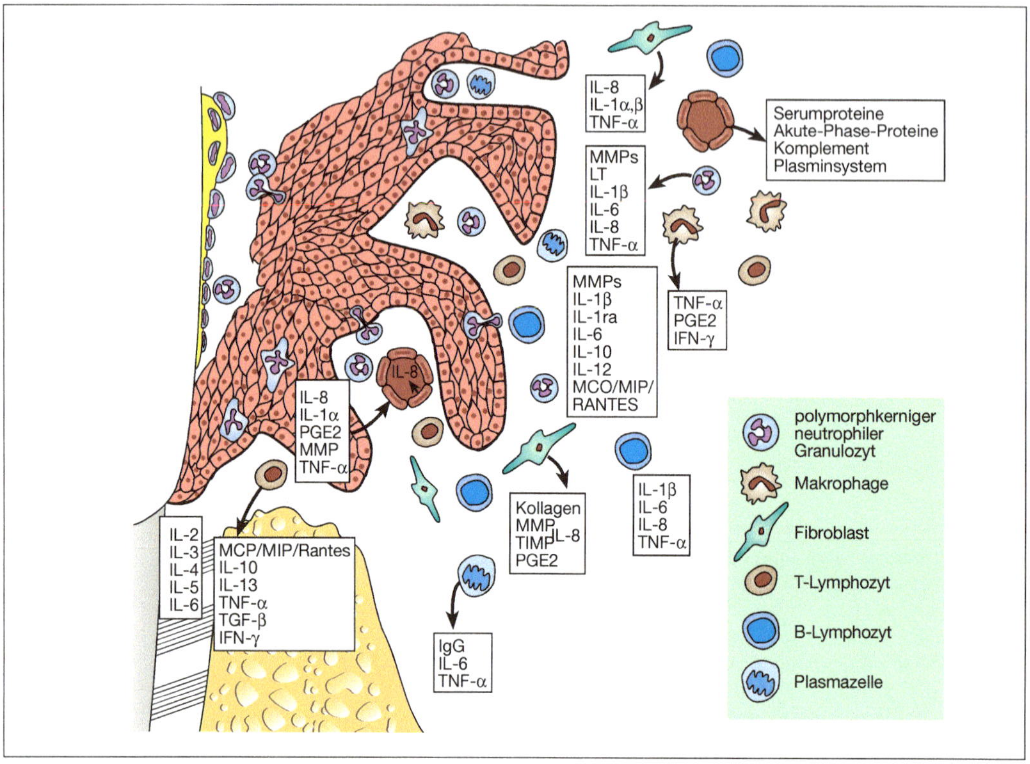

Abb. 13 Etablierte Läsion: Die Menge der Entzündungsmediatoren im Gewebe nimmt zu. Fibroblasten setzen Interleukin-1β (IL-1β), IL-6, -8 sowie Prostaglandin E_2 (PGE_2), Tumornekrosefaktor α [TNF-α], Kollagen, Matrix-Metalloproteinasen (MMP) und Gewebeinhibitoren der MMPs (TIMP) frei. Monozyten-Chemotaxis-Protein (MCP), Makrophagen-inflammatorisches Protein (MIP), RANTES (Regulated on Activation, Normal T-cell Expressed and Secreted), transformierender Wachstumsfaktor β (TGF-β), Interferon γ (IFN-γ), neutrophile segmentkernige Granulozyten (PMN), Leukotriene (LT), Immunglobulin G (IgG), Interleukin-1-Rezeptorantagonist (IL-1ra) (modifiziert nach [32]).

und bildet kein epitheliales Attachment zur Zahnoberfläche aus [30]. Dieses **Taschenepithel** weist einen hohen Anteil in die Tasche wandernder Leukozyten auf. Auch zeigt es eine höhere Permeabilität als das Saumepithel und kann an einzelnen Stellen vorübergehend ulzerieren.

Im Unterschied zur Parodontitis, die alle Anteile des Parodonts betrifft und dabei den Zahnhalteapparat zerstört, bleibt die Gingivitis auf die Gingiva beschränkt und kann nach Beseitigung der ätiologischen Faktoren vollständig ausheilen, d.h. es ist eine restitutio ad integrum möglich.

Der Übergang von chronischer Gingivitis in eine Parodontitis wurde beim Menschen nicht experimentell provoziert. Jedoch konnte im Hundemodell gezeigt werden, dass, wenn eine chronische Gingivitis lange genug persistiert, diese in eine Parodontitis übergehen kann [35]. Dieser Zusammenhang wurde durch epidemiologische Studien bestätigt [37].

Die chronische Gingivitis kann über Zeiträume von unterschiedlicher, in manchen Fällen unbegrenzter Dauer stationär bleiben, geht aber in vielen Fällen in eine Parodontitis mit Zerstörung von Anteilen des Zahnhalteapparats über.

Der Parodontitis geht immer eine Gingivitis voraus, wogegen eine Gingivitis nicht zwangsläufig in eine Parodontitis übergehen muss [8].

Die Gründe, warum eine durch bakterielle Plaque induzierte chronische Gingivitis bei manchen Menschen früher, z.T. schon in jugendlichem Alter, bei anderen später (nach dem 35. Lebensjahr) oder aber bei manchen Individuen nie in eine Parodontitis übergeht, sind noch nicht vollständig geklärt [8, 30]. Ein hoher Anteil von Plasmazellen im entzündlichen Infiltrat scheint ein Hinweis auf eine aktive Läsion bzw. eine Verschiebung des Gleichgewichts in der Läsion von protektiven zu destruktiven Prozessen zu sein [34].

Welche Einflüsse bewirken diese Verschiebung des Gleichgewichts? Zum einen spielt hier eine spezifische bakterielle Plaque eine wesentliche Rolle, die dazu in der Lage ist, zentrale Funktionen der wirtseigenen Abwehr außer Kraft zu setzen. Subgingivale Biofilme von spezifischer Zusammensetzung können die Funktion der neutrophilen Granulozyten z.B. durch die Freisetzung von Leukotoxin oder die Produktion von kurzkettigen Fettsäuren bzw. Polyaminen, die für neutrophile Granulozyten toxisch sind, beeinträchtigen. Es gibt auch Hinweise darauf, dass bestimmte parodontalpathogene Bakterien die T- und B-Zellantwort beeinflussen und in der Produktion defizienter Antikörper resultieren. Auf der anderen Seite kommen hier Faktoren ins Spiel, die die Wirtsabwehr systemisch beeinträchtigen wie z.B. Rauchen, systemische Erkrankungen und genetische Faktoren. Diese Faktoren können ein Individuum für ein Überwiegen der destruktiven Prozesse prädisponieren.

Fortgeschrittene Läsion: Parodontitis

Parodontitis ist die entzündliche, durch bakterielle Beläge verursachte Erkrankung aller Anteile des Parodontiums, d.h. der Gingiva, des Desmodonts, des Wurzelzements und des Alveolarknochens, mit fortschreitendem Verlust von Stützgewebe. Die Erkrankung kann sich an einzelnen, mehreren oder an allen Zähnen abspielen. Dabei können unterschiedliche Stadien der schubweise verlaufenden Erkrankung gleichzeitig vorliegen. Schweregrad und Verlauf können durch weitere Faktoren beeinflusst werden, z.B. durch anatomische, funktionelle oder systemische [12].

Der Übergang von der Gingivitis zur Parodontitis ist durch die Ausbildung einer fortgeschrittenen Läsion gekennzeichnet. In der fortgeschrittenen Läsion überwiegen **Plasmazellen,** es können aber alle Zelltypen der etablierten Läsion gefunden werden. Die subgingivale Plaque proliferiert in apikaler Richtung und das entzündliche Zellinfiltrat dehnt sich nach lateral und weiter nach apikal ins Bindegewebe aus. Der entscheidende Unterschied zur Gingivitis ist, dass jetzt **Attachmentverluste** auftreten und erstmals **Knochenabbau** beobachtet werden kann [30].

Während sich die subgingivale Plaque nach apikal zwischen Taschenepithel und Zahnoberfläche schiebt, das subepitheliale Infiltrat sich nach apikal ausdehnt und der Epithelansatz, also die koronalste Ausdehnung des epithelialen Attachments, sich nach apikal verschiebt, ziehen sich der Knochen und das bindegewebige Attachment in apikaler Richtung zurück (Abb. 14).

Der Knochenabbau wird durch Stimulation der **Osteoklasten** angeregt. Zwischen der apikalsten Ausdehnung der subgingivalen Plaque und dem koronalsten Anteil des Alveolarknochens persistiert eine Zone intakten Attachments von 1,5–2,5 mm Breite [53]. Über eine Distanz von mehr als 2,5 mm kann bakterielle Plaque keinen Knochenabbau induzieren. Eine approximale infraalveoläre Knochentasche kann demnach nur in einem Zahnzwischenraum entstehen, der breiter als 2,5 mm ist, anderenfalls würde das gesamte Interdentalseptum zerstört.

Die Zerstörung des Zahnhalteapparates durch Parodontitis ist kein kontinuierlicher Prozess, sondern geprägt von Phasen der Aktivität mit Exazerbation der Entzündung und Schüben knöcherner Resorption und solchen der Inaktivität oder Ruhe, während derer ein Gleichgewicht zwischen Noxen und Wirtsabwehr zu bestehen scheint und sich resorptive und regenerative Prozesse die Waage halten (Abb. 15) [58, 71].

Auch in einer parodontalen Läsion existieren Knochenformation und -resorption nebeneinander, nur dass die resorptiven Prozesse überwiegen und es in der Gesamtheit zu einem Abbau des alveolären Knochens kommt. Ein grundlegendes Ziel parodontaler Therapie wird es daher sein, die Entzündung und somit den Auslöser der resorptiven Vorgänge zu eliminieren, um ein Dominieren kollagen- und knochenbildender Prozesse zu ermöglichen.

Die Rolle der neutrophilen Granulozyten

Die segmentkernigen neutrophilen Granulozyten stellen die erste Verteidigungslinie gegen die bakterielle Exposition dar.

Sie finden sich in parodontal gesundem Gewebe, bei Gingivitis und Parodontitis. Ihre Zahl nimmt mit zunehmendem Fortschreiten der Erkrankung zu und erreicht bei Parodontitis ihr Maximum. Die neutrophilen Granulozyten werden durch chemotaktische Konzentrationsgradienten von Produkten der bakteriellen Plaque (z.B. Formyl-Methionyl-Leucyl-Phenylalanin, LPS) oder von Wirtszellen (z.B. Interleukin-8, Komplementfaktor C5a, Leukotrien B4) angelockt und wandern entlang dieser Konzentrationsgradienten von den sulkusnahen Blutgefäßen durch Bindegewebe und Saumepithel in den gingivalen Sulkus oder die gingivale bzw. parodontale Tasche. Auf dem Weg durch das Gewebe leiten Adhäsionsmoleküle (ICAM-1, ELAM-1) die Wanderung der neutrophilen Granulozyten. Nach Verlassen des

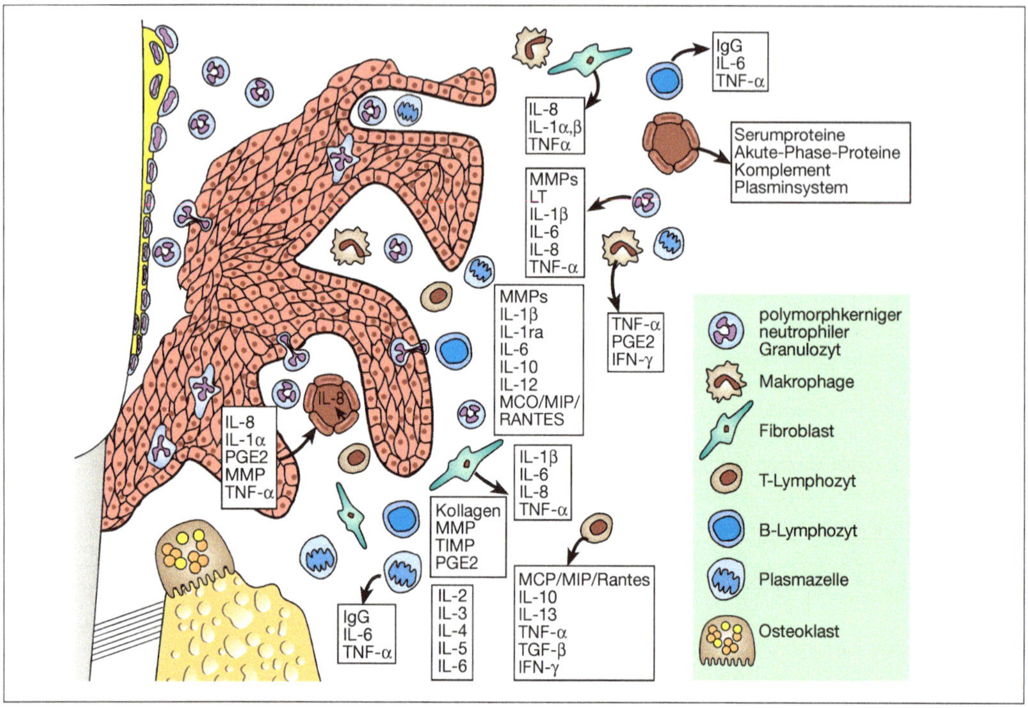

Abb. 14 Fortgeschrittene Läsion (Parodontitis): Das Bild der etablierten und fortgeschrittenen Läsion gleicht sich mit dem Unterschied, dass es bei der fortgeschrittenen Läsion bereits zu Attachmentverlusten bzw. Knochenabbau gekommen ist, während dies bei der etablierten Läsion noch nicht der Fall ist. Die Menge der Entzündungsmediatoren im Gewebe nimmt zu. Es finden sich vermehrt Plasmazellen. Monozyten-Chemotaxis-Protein (MCP), Makrophagen-inflammatorisches Protein (MIP), RANTES (Regulated on Activation, Normal T-cell Expressed and Secreted), transformierender Wachstumsfaktor β (TGF-β), Interferon γ (IFN-γ), neutrophile segmentkernige Granulozyten (PMN), Leukotriene (LT), Immunglobulin G (IgG), Interleukin-1-Rezeptorantagonist (IL-1ra) (modifiziert nach [32]).

Gewebes in den Sulkus bzw. die Tasche nähern sie sich den Mikroorganismen und heften sich ihnen an.

Viele Bakterien müssen durch spezifische Antikörper markiert (opsoniert) werden, um von den neutrophilen Granulozyten erkannt und aufgenommen (Phagozytose) werden zu können. Die Plasmamembran der neutrophilen Granulozyten fließt um die Mikroorganismen, um sie schließlich in so genannten **Phagosomen** einzuschließen. Ein neutrophiler Granulozyt kann mehrere Mikroorganismen gleichzeitig einschließen. Gleichzeitig mit der Phagozytose der Mikroorganismen wandern Granula **(Lysosomen)** des neutrophilen Granulozyten zum Phagosom und verschmelzen mit ihm. Diese Lysosomen enthalten antimikrobielle Substanzen (z.B. Myeloperoxidase, Lysozym, Laktoferrin, Elastase). Diese Substanzen töten die Bakterien und lösen sie auf. Vor der völligen Umschließung des Bakteriums können Inhaltsstoffe der Lysosomen in die Umgebung des neutrophilen Granulozyten gelangen. Dies hilft bei der Zerstörung nichtphagozytierter Mikroorganismen, kann aber auch zu Gewebezerstörungen führen.

Neutrophile Granulozyten haben eine primär **protektive Funktion.** Sie sind zur Phagozytose und zur Zerstörung von Bakterien in der Lage (Abb. 16). Die Granula der neutrophilen Granulozyten enthalten aber auch Enzyme, die Gewebe zerstören können, wie Elastase. Gelingt es den Granulozyten, die bakterielle Exposition zu einem frühen Zeitpunkt zu beherrschen, kommt es nur zu oberflächlichen Gewebedestruktionen und es kann sich eine Homöostase einstellen **(granulozytäre Clearence).**

Bestimmte Parodontalpathogene verfügen jedoch über Mechanismen, die Funktion der neutrophilen Granulozyten zu stören bzw. außer Kraft zu setzen, wie das Leukotoxin von *Actinobacillus actinomycetemcomitans* (s. Abb. 16). Auch Erkrankungen, bei denen grundlegende Funktionen der Leukozyten gestört sind, wie das Leukocyte-Adhesion-Deficiency-Syndrom oder die Zahl der neutrophilen Gra-

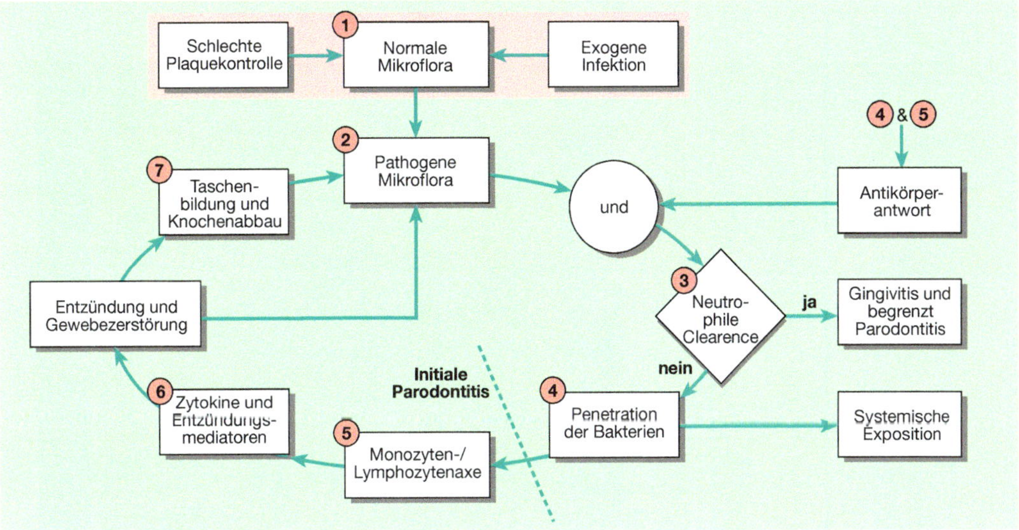

Abb. 15 Kritischer-Verlauf-Pathogenesemodell der Parodontitis: Ineffektive Plaquekontrolle oder eine exogene Infektion transformieren die normale (1) zu einer pathogenen Flora (2). Gelingt es den neutrophilen Granulozyten, diese Flora in Schach zu halten (neutrophile Clearence; 3), bleibt es bei Gingivitis. Können die Granulozyten die pathogene Flora nicht abwehren (z.B. Granulozytendysfunktion oder virulente Mikroorganismen überwinden diese Barriere), penetrieren Bakterien ins Gewebe (4). Damit ist die Grenze von der Gingivitis zur Parodontitis überschritten. Im lymphozytären Infiltrat, in dem bisher T-Zellen dominierten, reichern sich nun B-Zellen und Antikörper bildende Plasmazellen an (5). Gelingt es dem Organismus, genug protektive Antikörper zu produzieren, um die Mikroorganismen abzuwehren, bleibt die Zerstörung begrenzt. Die monozytäre/lymphozytäre Reaktion bestimmt, ob die über Zytokine vermittelten immunologischen und entzündlichen Prozesse primär protektiv oder destruktiv ablaufen (6) (nach [57]).

nulozyten nicht nur im extravasalen Gewebe, sondern generell stark reduziert ist wie bei der familiären Neutropenie (s. Abb. 9), führen bei bakterieller Exposition zu raschen und schweren Zerstörungen der parodontalen Gewebe und veranschaulichen die große Bedeutung dieser Zellgruppe für die Abwehr der bakteriellen Exposition.

Humorale Immunantwort

Langerhans-Zellen im Saumepithel nehmen antigenes Material von Bakterien (z. B. Lipopolysaccharide) auf und transportieren es in lymphatische Gewebe. Dort kommen die Antigene in Kontakt mit Lymphozyten, die dann zum Ort der mikrobiellen Exposition wandern. Dort wandeln sich B-Lymphozyten in Plasmazellen um, die spezifische Antikörper bilden, bzw. T-Lymphozyten werden aktiviert, um die B-Zell-Differenzierung zu unterstützen. **Antikörper** können **lokal** und **systemisch** gebildet werden. Sie wirken protektiv durch die Verklumpung von Mikroorganismen; im Zusammenwirken mit dem Komplementsystem durch Lyse der Bakterien und durch Markierung von Keimen (**Opsonierung**) ermöglichen sie eine effektive Phagozytose durch neutrophile Granulozyten (s. Abb. 16).

Der **Speichel** enthält hohe Konzentrationen von sekretorischem Immunglobulin A (IgA), einem aus zwei IgA-Monomeren, einem Verbindungsmolekül (J-Kette) und der Sekretkomponente zusammengesetzten Dimer. Das sekretorische IgA kann Schleimhäute passieren und die Anheftung bzw. das Eindringen von Mikroorganismen abwehren (s. Abb. 16a). Es existieren zwei Unterklassen von IgA: IgA_1, das im Serum vorherrscht, und IgA_2, das zumeist als sekretorisches IgA auftritt.

IgG ist das häufigste intra- und extravaskuläre Immunglobulin (75 % aller Serumimmunglobuline). Es können vier Unterklassen unterschieden werden, die unterschiedlich auf verschiedene Antigenklassen reagieren. Bakterielle Proteine induzieren primär die Bildung von IgG_1, während IgG_2 hauptsächlich auf Induktion durch Polysaccharide und Lipopolysaccharide gebildet wird. Antikörper gegen bakterielle Zelloberflächenbestandteile wirken sich positiv auf die Infektionsabwehr aus. Bei lokalisierter aggressiver Parodontitis überwiegt IgG_2 gegen das Lipopolysaccharid von *A. actinomycetemcomitans* Serotyp b.

Bei Patienten mit schwerer chronischer oder aggressiver Parodontitis sind häufig erhöhte Antikörpertiter gegen Parodontalpathogene (z.B. *P. gingivalis, A. ac-*

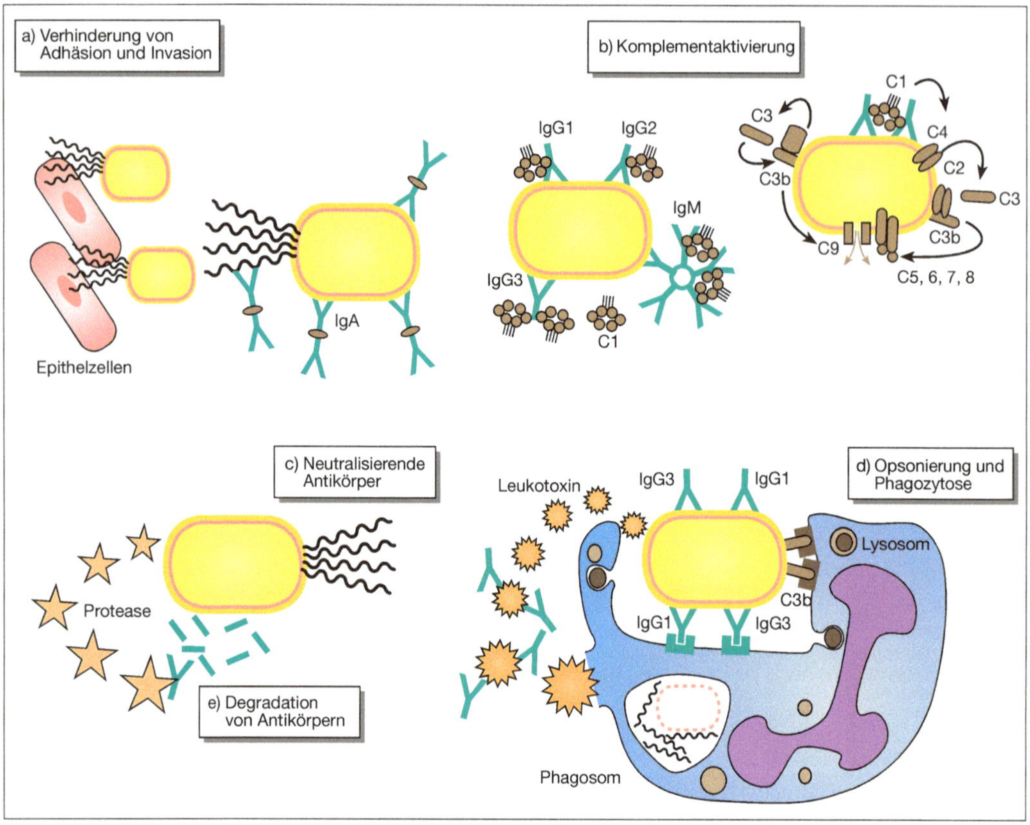

Abb. 16a bis e Antikörper in der Abwehr von Mikroorganismen [27].
a) Verhinderung der Adhäsion von Mikroorganismen an Schleimhäuten durch Abschilferung von Epithelzellen und sekretorisches Immunglobulin A (IgA) im Speichel.
b) Komplementaktivierung durch spezifische Antikörper.
c) Inaktivierung von Virulenzfaktoren (z. B. Leukotoxin von *Actinobacillus actinomycetemcomitans*) durch Antikörper.
d) Opsonierung von Mikroorganismen als Voraussetzung für deren Phagozytose durch Leukozyten.
e) Degradation von Antikörpern durch spezielle Virulenzfaktoren parodontalpathogener Keime (Proteasen).

tinomycetemcomitans) nachzuweisen. Nach Therapie und Verbesserung der klinischen Parameter sinken die Antikörperspiegel. Erhöhte Antikörpertiter sind also auf der einen Seite ein Hinweis auf das Vorhandensein großer Mengen von Parodontalpathogenen. Auf der anderen Seite konnte gezeigt werden, dass bei Patienten mit lokalisierter aggressiver Parodontitis ausgeprägte Serumantikörpertiter gegen *A. actinomycetemcomitans* vorlagen, während dies bei generalisierter aggressiver Parodontitis nicht der Fall war [21]. Die ausgeprägte Immunantwort mit hohen Serumantikörpertitern könnte bei den Patienten mit lokalisierter aggressiver Parodontitis dazu beigetragen haben, dass eine Ausbreitung (Generalisierung) der Infektion und somit der parodontalen Zerstörung verhindert wurde. Die Bildung spezifischer Antikörper ist also Teil der Resistenz eines Wirts gegen eine spezifische mikrobielle Exposition.

Aber es geht nicht nur um die Menge der Antikörper, die produziert werden, sondern auch um ihre Funktionstüchtigkeit. Die durchschnittliche Bindungsstabilität zwischen Antikörper und Antigen wird als **Avidität** bezeichnet und ist ein Maß für deren Funktionstüchtigkeit. So verfügen bestimmte Parodontalpathogene (z.B. *A. actinomycetemcomitans*) über proteolytische Enzyme (Proteasen), die in der Lage sind, Antikörper zu zerstören und so als **Virulenzfaktoren** wirken. So scheint der protektive Effekt von IgA_1 gegen *A. actinomycetemcomitans* durch solche Proteasen neutralisiert zu werden

(s. Abb. 16e) [22]. Ein Individuum, das auf mikrobielle Exposition mit der Produktion von vielen spezifischen Antikörpern mit hoher Avidität reagiert, verfügt über eine höhere Widerstandsfähigkeit gegen parodontale Infektion als eine Person, die nur wenige Antikörper mit geringer Avidität zu bilden vermag. Im Fall der aggressiven Parodontitis scheinen Gene eine Rolle zu spielen, die die Struktur und somit Avidität des IgG_2 determinieren.

2.1.3 Parodontitis als Infektionskrankheit

In der Vergangenheit sind unterschiedliche Ätiologiehypothesen für die entzündlichen Parodontalerkrankungen formuliert worden. Aber schon um die Wende vom 19. zum 20. Jahrhundert, in einer Zeit, in der die mikrobielle Ätiologie und der infektiöse Charakter zahlreicher extraoraler Erkrankungen festgestellt wurde, war man auf der Spur der bakteriellen Genese entzündlicher Parodontalerkrankungen. Mit direkten Mikroskopietechniken konnten höhere Anteile an Spirochäten in Proben von Stellen mit parodontaler Destruktion („Alveolarpyorrhö") als in Proben von gesunden Stellen gefunden werden. Andere Autoren berichteten über die erfolgreiche Therapie destruktiver Parodontalerkrankungen mit Quecksilber enthaltenden Präparaten, die ursprünglich für die Therapie einer anderen durch Spirochäten verursachten Infektionskrankheit, der Syphilis, entwickelt worden waren. Einige Autoren isolierten fusiforme Bakterien insbesondere aus Läsionen bei nekrotisierender ulzerierender Gingivitis (NUG) und betrachteten diese Mikroorganismen als ätiologischen Faktor. In Boston wurde mit der Rückkehr der amerikanischen Expeditionstruppen des 1. Weltkriegs aus Europa ein enormer Anstieg der Prävalenz der NUG beobachtet, die in den Schützengräben des 1. Weltkriegs in Europa sehr verbreitet war. Dieser Umstand wurde als Hinweis auf die Übertragbarkeit parodontaler Infektionen gewertet. Die mikrobiologischen Methoden dieser Zeit waren begrenzt und nur ein sehr kleiner Bruchteil der mikroskopisch zählbaren Bakterien konnte kulturell angezüchtet werden. Es folgte eine Phase, in der die Konstitution der Patienten, okklusales Trauma bzw. Inaktivitätsatrophie jeweils allein oder in Kombination für destruktive Parodontalerkrankungen verantwortlich gemacht wurden und das Interesse an der oralen Mikrobiologie zurückging [65].

In den 60er-Jahren des 20. Jahrhunderts rückte die mikrobielle Ätiologie der entzündlichen Parodontalerkrankungen wieder verstärkt ins Blickfeld wissenschaftlichen Interesses. Die Beweisführung für den kausalen Zusammenhang zwischen oralen Mikroorganismen und parodontalen Erkrankungen gleicht häufig der Argumentation vom Beginn des 20. Jahrhunderts, stützt sich allerdings auf präzisere Methoden und systematischere Untersuchungen.

Plaquemenge und Ausmaß entzündlicher Parodontalerkrankungen

In vielen Querschnittsuntersuchungen besteht eine positive Korrelation zwischen der **Menge bakterieller Plaque** und dem **Schweregrad** von Gingivitis bzw. dem Ausmaß von parodontalem Knochenabbau [59]. Ein kausaler Zusammenhang ist aus Querschnittsstudien aber nicht abzuleiten. Longitudinale Studien konnten allerdings zeigen, dass die klinischen Zeichen der Gingivitis durch effektive Plaquekontrolle beseitigt werden können, während ein Aussetzen der Mundhygienemaßnahmen mit der daraus resultierenden Plaqueakkumulation unmittelbar zur Entwicklung einer Gingivitis führt [38, 70].

Durch den Einsatz von antiseptischen Mundspüllösungen wie Chlorhexidin oder von Antibiotika kann Gingivitis beherrscht werden [65]. Da diese Antiseptika und Antibiotika in erster Linie antibakteriell wirken, belegt ihre Wirksamkeit bei der Therapie der Gingivitis indirekt deren bakterielle Genese. Schließlich konnte gezeigt werden, dass eine parodontalchirurgische Therapie nur unter der Voraussetzung langfristiger effektiver postoperativer Plaquekontrolle zu einer Stabilisierung der parodontalen Verhältnisse führt [49].

Alle bisher genannten Hinweise auf den infektiösen Charakter entzündlicher Parodontalerkrankungen stützen die **unspezifische Plaquehypothese**. Sie eignet sich daher am ehesten, um die Entstehung der Gingivitis zu erklären.

Die unspezifische Plaquehypothese erklärt das Ausmaß der parodontalen Entzündung und Destruktion mit der bloßen Menge an bakterieller Plaque. Die Prävention und Therapie entzündlicher Parodontalerkrankungen richtet sich demnach auf die generelle supra- und subgingivale Reduktion bakterieller Beläge als Biomasse [69].

Wirksamkeit von Antibiotika in der Parodontitistherapie

Zahlreiche Studien haben die Wirksamkeit des Einsatzes systemischer und lokaler Antibiotika in der Parodontitistherapie belegt. Antibiotika wurden erfolgreich in der Therapie aggressiver Parodontitis [75] bzw. chronischer und aggressiver Parodontitis [14] zusätzlich zu mechanischer Therapie oder als alleinige Therapie [9] eingesetzt. In der unterstützenden Parodontitistherapie resultierte die topische subgingivale Gabe von Antibiotika in ähnlichen klinischen Ergebnissen wie subgingivale Instrumentierung [18, 29]. Der positive Effekt von Antibiotika in der Therapie der Parodontitis bzw. nekrotisierender ulzerierender Gingivitiden und Parodontitiden unterstreicht die Rolle der bakteriellen Mikroflora in der Ätiologie und Pathogenese dieser Erkrankungen.

Identifikation spezifischer parodontalpathogener Mikroorganismen

Wie aber lässt sich mit dem Modell der unspezifischen Plaquehypothese die hohe interindividuelle [37, 70, 74, 77] und intraindividuelle Variabilität [55] der Ausprägung entzündlicher Parodontalerkrankungen erklären? Wie lässt sich der hohe Grad parodontaler Destruktion bei geringem Plaqueaufkommen und geringer Entzündungsreaktion erklären, der in vielen Fällen von aggressiver Parodontitis gefunden wird?

Zum Teil lassen sich diese Unterschiede auf interindividuelle Unterschiede der Wirtsantwort bzw. lokale die Plaqueakkumulation begünstigende Faktoren wie Zahnform, -stellung oder Restaurationsränder zurückführen. Aber bereits der Verlauf der experimentellen Gingivitis zeigt, dass der Schweregrad der entzündlichen Reaktion nicht nur mit der rein mengenmäßigen Zunahme der Plaque, sondern mit der Veränderung ihrer Zusammensetzung zunimmt. Mit dem Auftreten von Spirochäten und Spirillen wird ein mittlerer Gingivalindex von 1 überschritten (s. Abb. 2) [38, 70]. Schon in dieser Studie liegt also ein Hinweis auf eine gewisse Spezifität der parodontalen Infektion.

Die Beobachtung, dass sich die Zusammensetzung der subgingivalen Mikroflora aus Läsionen von Patienten mit lokalisierter aggressiver Parodontitis (LAgP) von der Zusammensetzung in Proben aus gesunden Stellen der gleichen Patienten unterschied [63] bzw. in den Läsionen von Patienten mit chronischer Parodontitis (ChP) andere Mikroorganismen gefunden wurden als in gesunden Stellen der gleichen Patienten oder in Läsionen von Patienten mit LAgP [64], führten zur Formulierung der **spezifischen Plaquehypothese.**

Die spezifische Plaquehypothese geht davon aus, dass sich die subgingivale Mikroflora von erkrankten Stellen (destruktive Parodontitis) von der gesunder Stellen unterscheidet bzw. für unterschiedliche Parodontitisverlaufsformen (ChP, LAgP) verschieden ist.

Um als Erreger einer Erkrankung anerkannt zu werden, mussten Bakterien ursprünglich die so genannten **Henle-Koch-Postulate** erfüllen [56]:

1. Der Erreger muss aus Erkrankungsläsionen regelmäßig mikroskopisch nachweisbar sein und bei Gesunden bzw. im gesunden Gewebe fehlen.
2. Der Erreger muss sich vom Kranken auf ein Nährmedium übertragen und unter Beibehaltung der charakteristischen Eigenschaften über Generationen hinweg fortzüchten lassen.
3. Die so fortgezüchteten Erreger müssen bei einem Versuchstier eine typische Erkrankung erzeugen, die der natürlich vorkommenden gleicht.

Während *Mycobacterium tuberculosis* diese Bedingungen noch erfüllte, ließ sich bereits für *Vibrio cholerae* die Anzüchtung in Versuchstieren nicht realisieren. Bei den oralen Mikroorganismen ist die Beweisführung für die ätiologische Rolle einzelner Arten noch schwieriger. Zum einen ist es schwierig, erkrankte Stellen zu identifizieren, d.h. Stellen, an denen gerade Destruktion mit parodontalen Attachmentverlusten und Knochenabbau stattfindet; nur eine Minderzahl der pathologisch vertieften Taschen (Sondierungstiefe ≥ 5 mm) ist zum Zeitpunkt ihrer Feststellung aktiv. **Aktivität** kann nur retrospektiv durch longitudinale Erhebungen der Attachmentverluste bestimmt werden. Wenn es in den drei Monaten nach der mikrobiologischen Untersuchung der Plaqueprobe von einer Stelle mit einer pathologisch vertieften Tasche zu einem signifikanten Attachmentverlust (z.B. ≥ 2 mm) gekommen ist, kann davon ausgegangen werden, dass es in diesem Zeitraum zu einem aktiven Parodontitisschub gekommen ist und deshalb in der untersuchten subgingivalen Plaqueprobe parodontalpathogene Keime vorhanden waren.

Viele so genannte pathologisch vertiefte Taschen bleiben aber über lange Zeiträume stabil, sodass nicht unbedingt parodontalpathogene Mikroorganismen in ihnen erwartet werden müssen. Außerdem gibt es Unterschiede zwischen verschiedenen Stämmen einer Bakterienart, die mit unterschiedlichen **Virulenzfaktoren** ausgestattet sein können und deshalb unterschiedliche Auswirkungen auf das Parodont haben können. Schließlich lassen sich bestimmte Mikroorganismen, die gerade in parodontalen Läsionen in großer Zahl auftreten (z.B. Spirochäten), nicht in Kultur anzüchten, sodass ein traditioneller Nachweis ihrer ursächlichen Rolle als Infektionserreger über Anzüchtung und Übertragung auf ein Tiermodell unmöglich ist.

Diese besonderen Schwierigkeiten bei parodontalen Erkrankungen haben zur Definition weiter gefasster Kriterien zur Charakterisierung parodontalpathogener Mikroorganismen geführt: Assoziation, Elimination, Wirtsantwort, Virulenzfaktoren, Tierstudien und Risikobestimmung (Tab. 4).

Parodontalpathogene

Aufgrund der in Tabelle 4 zusammengefassten Kriterien lassen sich einige Bakterien als Parodontalpathogene identifizieren. Insbesondere das Vorhandensein von **Pathogenitäts-** (Speziesmerkmale) und **Virulenzfaktoren** (Merkmale von Genotypen innerhalb einer Spezies) kann die Rolle einzelner Arten bzw. Subtypen von Mikroorganismen in der Pathogenese der Parodontitis erklären. Proteolytische Enzyme wie Kollagenase können zur Gewebezerstörung beitragen. Faktoren, die die Funktion der segmentkernigen neutrophilen Granulozyten beeinträchtigen, wie z.B. das Leukotoxin von *Actinobacillus actinomycetemcomitans,* verringern die Fähigkeit der wirtseigenen Abwehr, die Bakterien am Eindringen ins Gewebe zu hindern (s. Abb. 16).

Actinobacillus actinomycetemcomitans. *A. actinomycetemcomitans* ist ein kleines, nicht bewegliches, gramnegatives, mikroaerophiles, saccharolytisches Stäbchen, das in der Kultur Kolonien mit einem typischen Sternmuster ausbildet (Abb. 17). Tabelle 5 fasst die Hinweise für die Rolle von *A. actinomycetemcomitans* als parodontalpathogen zusammen. Dieser Keim verfügt über ein kleines Arsenal von Virulenzfaktoren, die aber bei verschiedenen Genotypen unterschiedlich ausgeprägt sind. Genotyp b, der so genannte hoch toxische Klon, verfügt über ein besonders potentes Leukotoxin und wird vor allem bei aggressiver Parodontitis gefunden, während Genotyp a häufiger bei chronischer Parodontitis zu finden ist. Genotyp c schließlich wird überwiegend bei parodontal Gesunden gefunden und scheint demnach über ein geringes Virulenzpotenzial zu verfügen [24]. Auch die Assoziation der verschiedenen Genotypen mit anderen Bakterien ist unterschiedlich. Während Genotyp a dem grünen Komplex zugeordnet wird, lässt sich Genotyp b keinem Komplex zuordnen (Abb. 18). Aber nicht nur der bloße Nachweis des Keims an einer spezifischen Stelle ist ein Hinweis für ein erhöhtes Risiko für zukünftige Attachmentverluste: Erst wenn eine bestimmte Zahl dieses Mikroorganismus nachgewiesen wird, besteht ein signifikant erhöhtes Risiko für weitere Gewebedestruktion. Für Genotyp b liegt diese Zahl bei 3×10^4 [25].

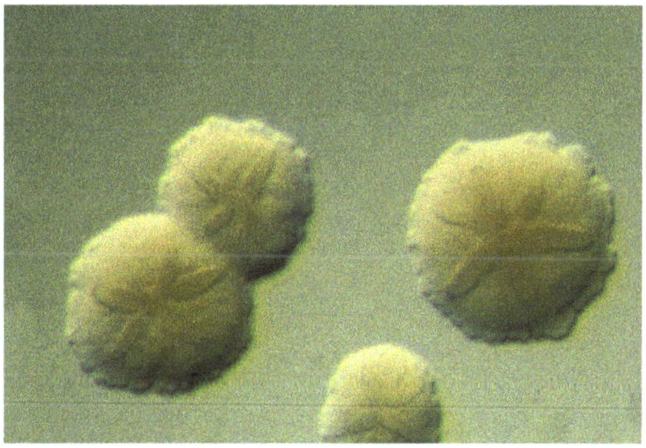

Abb. 17 Typische Kolonie von *Actinobacillus actinomycetemcomitans* auf TSBV-Agar.

Tabelle 4 Kriterien für die Charakterisierung von Parodontalpathogenen.

Assoziation	Das Parodontalpathogen wird bei erkrankten Patienten häufiger und in größeren Mengen gefunden als bei Gesunden bzw. Patienten ohne aktive Erkrankung oder mit anderen Parodontitisverlaufsformen
Elimination	Die Elimination des Parodontalpathogens führt zu einer Remission der Erkrankung
Wirtsantwort	Das Parodontalpathogen führt zu einer spezifischen Wirtsantwort, z.B. Antikörperproduktion
Pathogenitäts- und Virulenzfaktoren	Das Parodontalpathogen produziert gewebeschädliche Stoffwechselprodukte oder Gewebe- (bakterielle Kollagenase) bzw. Zelltoxine (z.B. Leukotoxin)
Tierstudien	Transmission des Parodontalpathogens oder Selektion verwandter Spezies in Versuchstieren (z.B. Affen, Hunde) führt zu destruktiven Parodontalerkrankungen
Risikobestimmung	Das Vorhandensein bestimmter Mengen des Parodontalpathogens führt in prospektiven Studien zu einem signifikant erhöhten Risiko für Gewebedestruktion, d.h. Attachmentverluste und Knochenabbau

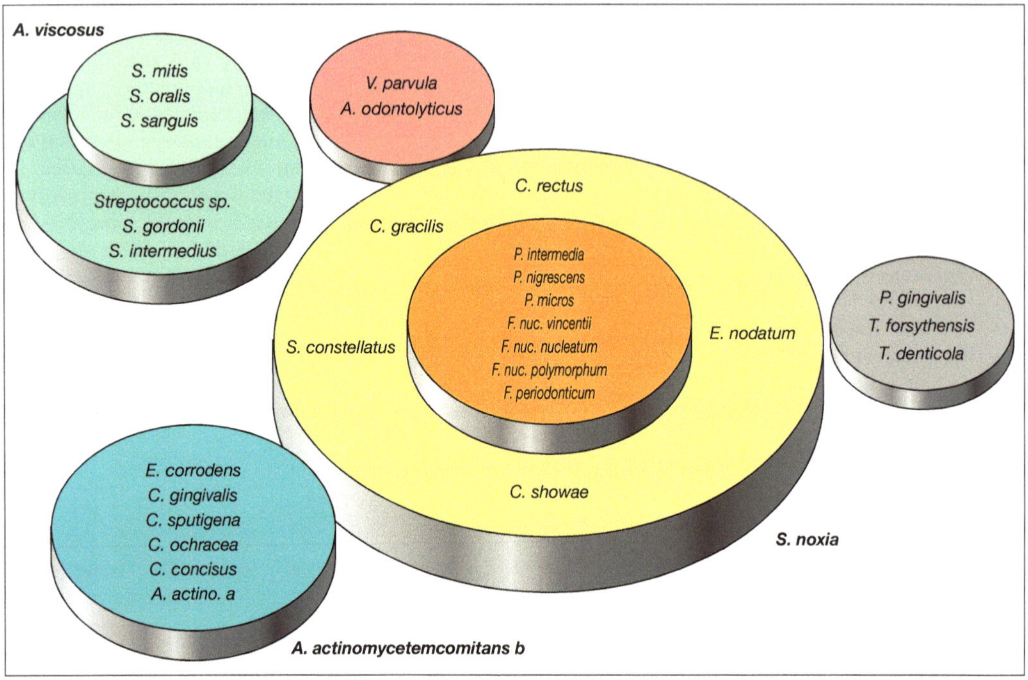

Abb. 18 Mikrobielle Komplexe: Die regelmäßig in parodontalen Läsionen gefundenen Mikroorganismen treten nicht isoliert, sondern häufig in Assoziation mit anderen Mikroorganismen in so genannten Komplexen auf. Die Anordnung von links nach rechts entspricht dabei in etwa der Chronologie der Kolonisation [66].

Tabelle 5 Hinweise auf *A. actinomycetemcomitans* als Parodontalpathogen [24].

Assoziation	Vermehrt in Läsionen bei aggressiver Parodontitis Seltener bei Gesunden, Gingivitis oder Zahnlosen Vermehrt in bestimmten Läsionen bei Parodontitis Vermehrt in aktiven Läsionen lokalisierter aggressiver Parodontitis (LAgP) Nachweis im apikalen Taschenbereich und im Gewebe von Läsionen bei LAgP
Elimination	Eradikation bzw. Suppression führte zu günstigen Therapieergebnissen Rezidivierende Läsionen enthielten den Keim
Wirtsantwort	Erhöhte Antikörperspiegel in Serum oder Speichel bei LAgP und chronischer Parodontitis Erhöhte lokale Antikörper bei LAgP
Pathogenitäts- und Virulenzfaktoren	Leukotoxin – Kollagenase Endotoxin – Epitheliotoxin Fibroblasteninhibitorischer Faktor Knochenabbau induzierender Faktor Induktion der Zytokinproduktion von Makrophagen Modifikation der Funktion der PMNs Degradation von Immunglobulinen Eindringen in Epithelzellen in vitro
Tierstudien	Auslösung der Erkrankung bei gnotobiotischen Ratten Subkutane Abszesse bei Mäusen

Porphyromonas gingivalis. *P. gingivalis* ist ein gramnegatives, anaerobes, nicht bewegliches, asaccharolytisches Stäbchen, das auf Blutagar braune bis schwarze Kolonien ausbildet. Tabelle 6 fasst die Hinweise für die Rolle von *P. gingivalis* als Parodontalpathogen zusammen. Auch *P. gingivalis* verfügt über eine ganze Reihe von Pathogenitätsfaktoren, die ebenfalls in Tabelle 6 aufgelistet sind. Während der hoch toxische Klon von *A. actinomycetemcomitans* eher ein Einzelgänger ist, findet sich *P. gingivalis* meist zusammen mit *Tannerella forsythensis* und *Treponema denticola* im so genannten „roten Komplex" (s. Abb. 18). Der kritische Schwellenwert von *P. gingivalis* für ein signifikant erhöhtes Risiko weiterer Attachmentverluste an einer bestimmten Stelle liegt bei 6×10^5 [25].

Tannerella forsythensis. *T. forsythensis* wurde bis vor kurzem als *Bacteroides forsythus* bezeichnet. Es handelt sich um ein gramnegatives, anaerobes, spindelförmiges Stäbchen. *T. forsythensis* gehört mit *P. gingivalis* und *T. denticola* zum „roten Komplex" und kann häufiger aus parodontalen Läsionen als von gesunden bzw. Gingivitisstellen isoliert werden. Bei manchen Patienten mit therapieresistenter so genannter refraktärer Parodontitis finden sich sehr große Zahlen dieses Mikroorganismus [24].

Spirochäten. Während an parodontal gesunden Stellen keine oder nur wenige Spirochäten und bei Gingivitis geringe bis mittlere Zahlen von Spirochäten nachzuweisen sind, finden sich in vielen tiefen Taschen bei Parodontitis große Mengen dieser Mikroorganismen (Abb. 19). Auch in der Pathogenese der nekrotisierenden ulzerierenden Gingivitis scheint eine Spirochätenart eine entscheidende Rolle zu spielen. Viele Spirochätenarten lassen sich aber nicht kultivieren und sind deshalb nur schwer identifizierbar. Häufig waren Spirochäten nur mittels direkter Mikroskopie untersucht und nach Morphotypen (kleine, mittlere und große Spirochäten) differenziert worden. Mit dieser Technik ist es aber nicht möglich, das pathogene Potenzial einer bestimmten Spezies zu bestimmen. *T. denticola* gehört zum „roten Komplex" (s. Abb. 18) und wird häufiger in parodontalen Läsionen als an parodontal gesunden Stellen bzw. bei Gingivitis gefunden. Die Bedeutung bestimmter Spirochätenarten in der Pathogenese entzündlicher Parodontalerkrankungen ist noch lange nicht geklärt.

Tabelle 6 Hinweise auf *P. gingivalis* als Parodontalpathogen [24].

Assoziation	Vermehrt in Läsionen bei Parodontitis Seltener bei Gesunden, Gingivitis oder Zahnlosen Vermehrt in aktiven Läsionen bei Parodontitis Nachweis im Gewebe oder in Zellen von Läsionen
Elimination	Eradikation führte zu günstigen Therapieergebnissen Rezidivierende Läsionen enthielten den Keim Behandlung veränderte den Spiegel und/oder die Avidität der Antikörper
Wirtsantwort	Erhöhte Antikörperspiegel in Serum oder Speichel bei verschiedenen Parodontitisformen Veränderte lokale Antikörper bei LAgP
Pathogenitäts- und Virulenzfaktoren	Kollagenase – Endotoxin Trypsinähnliche Aktivität – andere Proteasen Phospholipase A – H_2S, NH_3, Fettsäuren Degradation von Immunglobulinen Fibroblasteninhibitorischer Faktor Knochenabbau induzierender Faktor Induktion der Zytokinproduktion in verschiedenen Wirtszellen Faktoren, die die Funktion der PMNs beeinträchtigen Erzeugt chemotaktische Aktivität Eindringen in Epithelzellen in vitro
Tierstudien	Wichtig in experimentellen Mono- und Mischinfektionen Auslösung der Erkrankung bei gnotobiotischen Ratten Studien bei Affen, Schafen, Hunden Impfung verringert Erkrankung bei Versuchstieren

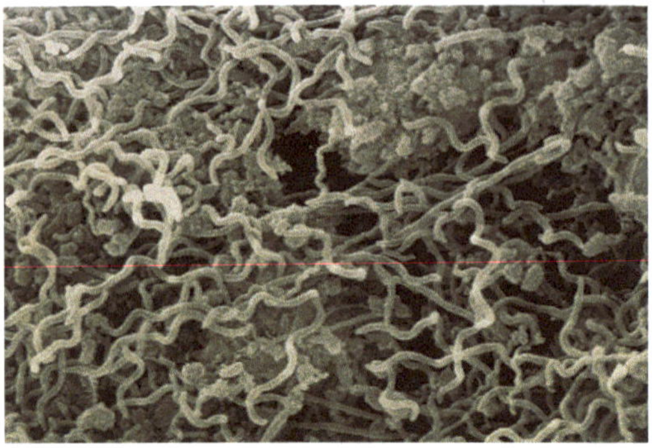

Abb. 19 Rasterelektronenmikroskopische Aufnahme von Spirochäten aus einer subgingivalen Plaqueprobe (Vergr. × 5000) (Bild mit freundlicher Genehmigung von Priv.-Doz. Dr. T. Pioch, Heidelberg).

Andere Mikroorganismen, die häufig aus parodontalen Läsionen isoliert werden konnten, deren Rolle in der Pathogenese destruktiver Parodontitis aber weniger klar ist, sind in Tabelle 1 aufgelistet.

2.1.4 Was prädisponiert für Parodontitis? Risikofaktoren für die Entstehung von Parodontitis

Bakterielle Plaque ist Auslöser und ätiologischer Hauptfaktor entzündlicher Parodontalerkrankungen [30, 57], der entzündliche und immunologische Prozesse in Gang setzt, die zu einer klinisch manifesten Gingivitis führen, wenn das Parodont lange genug mikrobieller Plaque ausgesetzt ist. Daneben existieren zahlreiche lokale und systemische Ko- bzw. Risikofaktoren, die auf die immunologische und entzündliche Wirtsantwort sowie den Bindegewebs- und Knochenstoffwechsel einwirken und so im Spannungsfeld von Exposition und Disposition den Verlauf von Gingivitis und Parodontitis sowie deren Geschwindigkeit kausal beeinflussen (Abb. 20).

Der multifaktorielle Charakter und damit die Komplexität der Ätiologie und Pathogenese der Parodontitiden erschwert die Identifikation von parodontalpathogenen Mikroorganismen und Risikofaktoren. Bei der Untersuchung bestimmter Kollektive kann das Vorhandensein starker Risikofaktoren (z.B. Zigarettenrauchen) den Effekt anderer Risikofaktoren überdecken und unkenntlich machen [33].

- **Risikofaktor:** Eine Variable, von der angenommen wird, dass sie mit der Krankheitsentstehung eines Individuums kausal in Zusammenhang steht. Diese Variable kann aus dem Bereich des Lebensstils, der Umwelt und angeborener bzw. erworbener Faktoren stammen. Sie ist auf der Basis epidemiologischer Evidenz mit einem bestimmten Gesundheitszustand assoziiert (z.B. Nikotinkonsum)
- **Risikoindikator:** Ein potenzieller Risikofaktor, der nur in Querschnittsstudien ermittelt, jedoch (noch) nicht longitudinal bestätigt wurde (z.B. psychosozialer Stress)

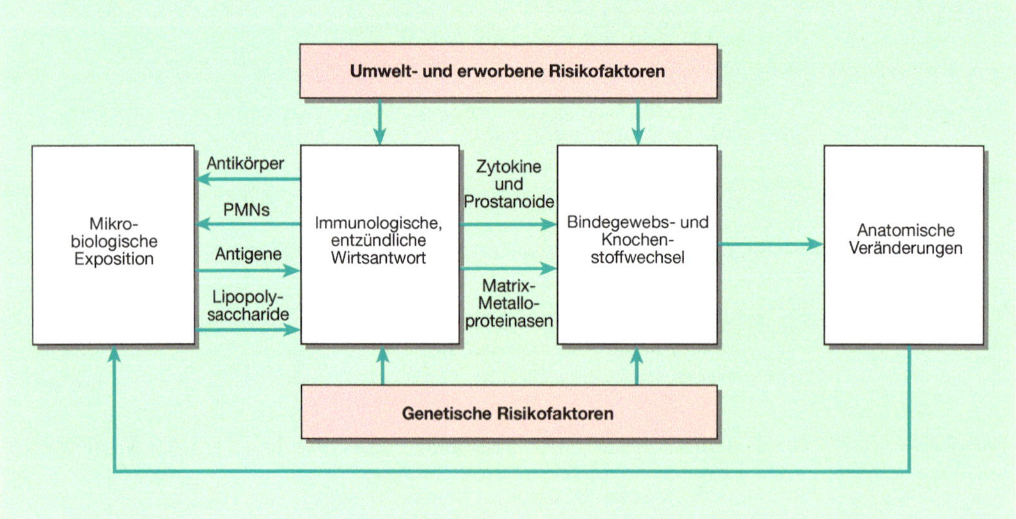

Abb. 20 Pathogenese menschlicher Parodontitis (PMNs: segmentkernige neutrophile Granulozyten; nach [51]).

- **Risikomarker/-prädiktoren:** Eng mit erhöhter Erkrankungswahrscheinlichkeit verknüpfte Faktoren, die jedoch kein Bestandteil der Ursache(n) sind (z. B. Zahl der bereits fehlenden Zähne)
- **Hintergrundfaktoren:** Sie sind mit erhöhter Erkrankungswahrscheinlichkeit vergesellschaftet, aber nicht beeinflussbar (z. B. Lebensalter)
- **Relatives Risiko:** Es gibt an, um welchen Faktor sich die Erkrankungswahrscheinlichkeit bei Exposition mit dem Agens erhöht. Der Faktor sollte > 2 sein (z. B. ist das relative Risiko für Parodontitis 2,5–6 für Raucher)
- **Attributables Risiko:** Jener Anteil, um den die Erkrankungsprävalenz bei vollständiger Elimination des Risikofaktors abnähme.

Genetische Risikofaktoren

Viele Patienten, bei denen fortgeschrittene Formen von Parodontitis diagnostiziert werden, berichten über ähnliche Erkrankungen bei Geschwistern bzw. über frühzeitigen Zahnverlust bei ihren Eltern.

Eine auffällige familiäre Häufung der Erkrankung ist eines der obligaten Charakteristika der aggressiven Parodontitis [72].

Die familiäre Häufung einer Erkrankung kann aber auch durch in der Familie geteilte Mundhygiene- bzw. Ernährungsgewohnheiten oder die Transmission von pathogenen Mikroorganismen innerhalb der Familie erklärt werden.

Bei einigen schweren systemischen Erkrankungen mit genetischer Ätiologie ist der Effekt der genetischen Störung auf die parodontalen Gewebe bekannt (z. B. Leukocyte-Adhesion-Deficiency-[LAD-]Syndrom Typ 1, Chédiak-Higashi-Syndrom, familiäre Neutropenie [s. Abb. 9], Papillon-Lefèvre-Syndrom). Die genetischen Defekte bei diesen Erkrankungen sind aber so schwer, dass sie meist mit einer allgemeinen Anfälligkeit für Infektionen einhergehen. Die Parodontitis wird deshalb als Manifestation dieser systemischen Erkrankungen aufgefasst und die Erkrankung nicht primär als Risikofaktor für die Entstehung einer chronischen oder aggressiven Parodontitis betrachtet.

Es sind aber auch genetische Abweichungen denkbar, die keine systemische Abwehrschwäche verursachen, sondern unter den besonderen Bedingungen der dentogingivalen Region in Anwesenheit parodontalpathogener Mikroorganismen in der multifaktoriellen Ätiologie der Parodontitis das Gleichgewicht von Homöostase zur Destruktion verschieben können. Wenn aufgrund der Annahme einer genetischen Komponente in der Ätiologie einer Erkrankung das Vererbungsmuster bestimmt werden soll, kann dies durch **Segregationsanalysen** geschehen. Im Rahmen einer solchen Segregationsanalyse wurden 104 Probanden mit lokalisierter und generalisierter früh beginnender Parodontitis (entspricht weitgehend der aktuellen Diagnose „aggressive Parodontitis") und ihre Verwandten ersten Grades in 100 Familien, insgesamt 1004 Personen, untersucht. Als wahrscheinlichstes Vererbungsmuster für aggressive Parodontitis ergab sich ein monogener autosomal-dominanter Erbgang [39].

Wurde eine genetische Komponente in der Ätiologie einer Erkrankung gezeigt, beginnt die Suche nach möglichen genetischen Veränderungen oder Variationen, die für diesen Effekt verantwortlich sein könnten. Im Fall der aggressiven Parodontitis scheinen Gene eine Rolle zu spielen, die die Struktur und somit Avidität des **IgG_2** determinieren. IgG_2 ist der Immunglobulintyp, der an Kohlenhydrat- und Lipopolysaccharidbestandteile der Bakterienwand bindet und gerade für die Abwehr von *A. actinomycetemcomitans* entscheidend ist. Ein weiteres Gen, das in diesem Zusammenhang relevant ist, kodiert Allele für die FcγRIIa-Rezeptoren neutrophiler Granulozyten. An diese Rezeptoren bindet IgG_2, das Mikroorganismen opsoniert hat. Bestimmte Allelkombinationen des Gens resultieren in einer reduzierten Affinität dieser Rezeptoren für IgG_2 und führen zu einer verminderten Phagozytose.

Wenn das Ausmaß des Einflusses genetischer Faktoren auf die Entstehung und den Verlauf einer Erkrankung bestimmt werden soll, sind **Zwillingsstudien** ein weiteres wertvolles Instrument. Wenn erbliche Faktoren zum Krankheitsbild beitragen, müsste die Übereinstimmung von Krankheitsmerkmalen zwischen monozygoten (eineiigen) und damit genetisch identischen Zwillingen größer sein als zwischen dizygoten (zweieiigen) Zwillingen. Solche Zwillingsstudien wurden bisher nur für chronische, nicht aber für aggressive Parodontitis durchgeführt. Es konnte gezeigt werden, dass für die chronische Parodontitis auch unter Berücksichtigung externer Faktoren wie Rauchen etwa 50 % der Variabilität von Schwere und Ausmaß der Erkrankung erblich, d. h. genetisch moduliert, sind [42].

Für viele Gene, die die Zytokinexpression kodieren, existieren **Polymorphismen,** d. h. Abweichungen in der DNS-Sequenz des betreffenden Gens. Wenn solche Polymorphismen in den Regulationsregionen der Gene auftreten, können sie zur Überproduktion von Zytokinen und damit zu einer überschießenden Entzündungsreaktion führen, die nicht mehr vor Infektion schützt, sondern Gewebe zerstört. Ein Polymorphismus des IL-1B-Gens, das für IL-1β kodiert, führt zu einer zwei- bis vierfachen Produktion des Zytokins bei Parodontitis (Abb. 21) [16]. Personen mit chronischer Parodontitis, die diesen Polymorphismus aufweisen, scheinen ein erhöhtes Risiko für parodontale Attachment- bzw. Zahnverluste zu haben [33, 41]. Vermutlich liegt bei der chronischen Parodontitis ein polygenes Vererbungsmuster vor, d. h. eine Anzahl verschiedener Gene muss verändert sein, bevor ein klinischer Effekt im Sinn einer verstärkten Prädisposition für Parodontitis manifest wird. Viele genetische Variationen (z. B. Polymorphismen der Gene für TNF-α, PGE_2), die die Anfälligkeit für parodontale Infektionen beeinflussen können, warten noch auf ihre Entdeckung.

Nikotinkonsum

Das Risiko für einen Raucher, an Parodontitis zu erkranken, liegt durchschnittlich um den Faktor 5 höher als bei einem Nichtraucher.

Tabakkonsum ist direkt mitverantwortlich für zahlreiche Erkrankungen wie Krebs sowie Atemwegs- und Kreislauferkrankungen. Zahlreiche Querschnitts- und longitudinale Studien belegen den Einfluss von Zigarettenrauchen auf die Pathogenese der Parodontitis [2, 57]. Angesichts der Tatsache, dass etwa ein Drittel der Bundesbürger raucht, stellt der Zusammenhang zwischen Nikotinkonsum und Parodontitis ein ernsthaftes gesundheitspolitisches Problem dar. Das Ausmaß parodontaler Zerstörung gemessen als mittlerer Attachmentverlust pro Proband korreliert mit der Dosis des Nikotinkonsums, der als Packungsjahre (Zahl der pro Tag gerauchten Zigarettenschachteln multipliziert mit der Zahl der Jahre des Rauchens) bestimmt werden kann [23]. Das Risiko, bei einem Raucher Parodontitis anzutreffen, liegt um den Faktor 5 höher als bei einem Nichtraucher [68]. Dabei spielt es keine Rolle, ob der Nikotinkonsum im Zigaretten-, Zigarren- oder Pfeiferauchen besteht [1]. Etwa die Hälfte der Parodontitiserkrankungen bei Personen, die jünger als 33 Jahre sind, kann auf das Rauchen zurückgeführt werden (attributables Risiko 50 %) [57]. Darüber hinaus beeinträchtigt Rauchen die Wundheilung, und bei Rauchern sind ungünstigere Therapieergebnisse zu erwarten als bei Nichtrauchern [2]. Tabakkonsum spielt eine bedeutsame Rolle bei therapierefraktären Fällen von Parodontitis: Ein sehr hoher Anteil der Patienten mit **refraktärer Parodontitis** raucht.

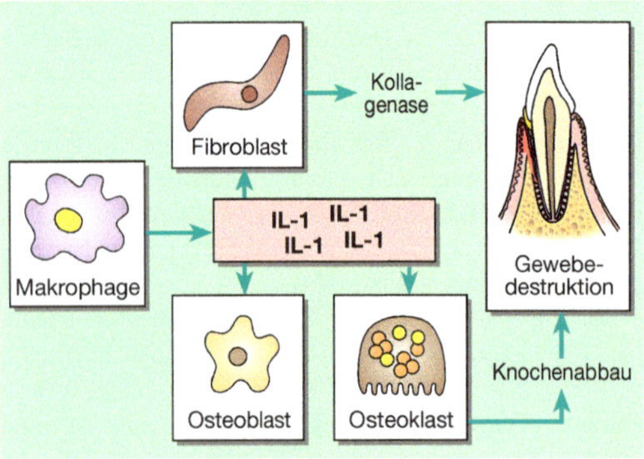

Abb. 21 Interleukin-1-Polymorphismus-Genotyp: Bei einem entzündlichen Reiz (z. B. bakterielle Plaque) wird bei Patienten vom IL-1-Polymorphismus-Genotyp die zwei- bis vierfache Menge von Interleukin-1 ausgeschüttet, was mit einer stärkeren Entzündungsreaktion und damit Gewebedestruktion einhergeht.

Nikotinkonsum hat verschiedene lokale und systemische Auswirkungen auf die oralen Gewebe. Bei Rauchern besteht im Vergleich zu Nichtrauchern eine **schwächere Assoziation zwischen supragingivaler Plaque und Bluten auf Sondieren** [47]. Diese Beobachtung kann durch einen der vielen Inhaltsstoffe des Tabakrauchs, das Nikotin, erklärt werden, das zu einer lokalen Vasokonstriktion und damit zu verringertem Blutfluss, Ödem und Entzündungszeichen führt. In unbehandelten tiefen parodontalen Taschen führt Zigarettenrauchen zu einem verringerten Sauerstoffdruck und somit zu günstigen Bedingungen für die Proliferation anaerober Mikroorganismen [57]. Der Anteil von Rauchern, bei denen *A. actinomycetemcomitans, P. gingivalis* und *T. forsythensis* nachgewiesen werden können, liegt höher als bei Nichtrauchern [79]. Aber auch die **Abwehrmechanismen** des Wirts werden durch Tabakkonsum geschwächt. Raucher haben weniger T-Helferzellen, die für die B-Zell-Funktion und Antikörperproduktion wichtig sind, und erniedrigte Antikörperspiegel. Tabakbestandteile können die Chemotaxis und/oder Phagozytose neutrophiler Granulozyten beeinträchtigen (Tab. 7) [2, 57].

Diabetes mellitus

Das Risiko, an Parodontitis zu erkranken, ist für Patienten mit Diabetes mellitus größer ist als für Patienten, die nicht an Diabetes erkrankt sind.

Der Zusammenhang zwischen Parodontitispathogenese und Diabetes mellitus wird vom Schweregrad der Stoffwechselstörung, der Dauer der Erkrankung und anderen mit Diabetes einhergehenden Komplikationen beeinflusst. Diese Zusammenhänge erklären, warum nicht alle Untersuchungen einen Zusammenhang zwischen Diabetes und Parodontitis finden [57].

Tabelle 7 Nikotinkonsum als Risikofaktor für Parodontitis: pathogenetische Mechanismen (s. Abb. 13).

Parodontale Mikroflora: erhöhte Prävalenz und Anzahl von *Tannerella forsythensis* bei Rauchern
PMN- und Antikörper-Clearence: geschwächte Chemotaxis und Phagozytose, verringerte Spiegel von sekretorischem IgA im Speichel und Serum-IgG gegen *Prevotella intermedia* und *Fusobacterium nucleatum.* Verringerte Serumspiegel von IgG_2 bei Rauchern mit generalisierter aggressiver Parodontitis. Gehemmte Freisetzung lysosomaler Enzyme und Superoxidanionenproduktion
Monozyten und Lymphozytenaxe: Reduziertes T4/T8-Verhältnis korreliert mit den Packungsjahren. Erhöhte Sekretion von Entzündungsmediatoren (IL-1β, PGE_2, TNF-α) durch Monozyten als Reaktion auf LPS. Oxidativer Stress und Nikotin induzieren den entzündlichen Monozytenphänotyp mit verringerter reparativer Kapazität
Zytokine und Entzündungsmediatoren: Refraktäre Patienten zeigen hohe Spiegel von PGE_2 und IL-1β im Gewebe und in der Sulkusflüssigkeit, aber der Zusammenhang mit dem Nikotinkonsum ist unklar. Rauchen ist möglicherweise ein wichtiger Reiz für die phänotypische Expression des IL-1-Polymorphismus
Bindegewebe und Gefäßveränderungen: geringe gingivale Entzündung und Blutung in Relation zum Schweregrad der Erkrankung. Verstärkter parodontaler Knochenabbau und verstärkte Zerstörung gingivalen Bindegewebes durch Matrix-Metalloproteinasen. Die vasokonstriktive Aktivität des Nikotins verursacht oxidativen Stress
Klinische Konsequenzen: fibrotische und hyperkeratotische Gingiva mit verdickten Rändern. Schwache Assoziation zwischen parodontalem Status und mikrobieller Plaque bzw. Zahnstein. Rezessionen im Frontzahnbereich, hoher Anteil tiefer Taschen im Frontzahnbereich und an palatinalen Stellen im Oberkiefer. Erhöhte Misserfolgsrate bei enossalen Implantaten und GTR-Therapie

Folgende **Diabetesformen** werden unterschieden:

- Diabetes mellitus Typ 1: B-Zell-Zerstörung, die zum absoluten Insulinmangel führt (häufig bei jungen Menschen): a) immunologisch bedingt (Autoantikörper), b) idiopathisch (in Europa selten).
- Diabetes mellitus Typ 2: reicht von der überwiegenden Insulinresistenz mit Hyperinsulinämie bis zum Vorwiegen des Sekretionsdefizits mit Insulinresistenz (ist häufiger als Typ 1, beginnt meist nach dem 40. Lebensjahr).
- Andere Diabetestypen: genetische Defekte der B-Zell-Funktion bzw. der Insulinwirkung, Erkrankungen des exokrinen Pankreas, Endokrinopathien, medikamentös-toxisch induziert, Infektionen, seltene, immunologisch bedingte Formen, manchmal mit Diabetes einhergehende Syndrome.
- Gestationsdiabetes (Schwangerschaftsdiabetes).

Bei **Typ-1-Diabetes** liegen bestimmte genetische Faktoren und Immundefizienzen vor, die allgemein zu einer erhöhten Infektionsanfälligkeit führen, die auch zu parodontalen Infektionen prädisponiert. Diese genetischen und autoimmunen Faktoren liegen bei Diabetes mellitus **Typ 2** nicht vor. Dennoch wird bei Patienten mit Typ-2-Diabetes ein höheres Risiko für destruktive Parodontalerkrankungen beobachtet als bei Nichtdiabetikern [15, 23]. Je besser die Stoffwechselstörung kontrolliert wird – bei Typ 1 durch Diät sowie Insulingabe und bei Typ 2 durch Diät, körperliche Aktivität sowie orale Medikation – desto geringer ist die Prädisposition für Parodontitis [61]. Je länger ein Patient an Diabetes mellitus erkrankt ist, desto größer ist die Wahrscheinlichkeit, dass er eine destruktive Parodontitis entwickelt. Wird ein Kollektiv von Diabetikern, die noch nicht lange erkrankt und metabolisch gut eingestellt sind, mit Nichtdiabetikern verglichen, ist es möglich, dass keine Unterschiede hinsichtlich Prävalenz und Schweregrad von Parodontitis gefunden werden, während diese Unterschiede bei der Betrachtung eines Kollektivs von Diabetikern, die bereits lange an der Erkrankung leiden und schlecht eingestellt sind, klar hervortreten [57].

Je nach metabolischer Einstellung liegen bei Diabetikern **Hyperglykämie** und **Hyperlipidämie** vor. Die chronisch erhöhten Glukosespiegel im Blut führen zur beschleunigten Bildung fortgeschrittener Glykosilierungsendprodukte (AGE), nichtenzymatisch glykosilierter Proteine und Lipide. Es kommt so zur Glykosilierung des Typ-IV-Kollagens der Basalmembran der Gefäße. Daraus resultieren eine Behinderung der Diapedese von Leukozyten, der Sauerstoffdiffusion und des Abtransports von Stoffwechselprodukten. Der entstehende oxidative Stress fördert die Freisetzung proinflammatorischer Zytokine. Bei Diabetikern wird eine verringerte Chemotaxis, Adhäsion, Phagozytose und Abtötung von Bakterien durch die segmentkernigen neutrophilen Granulozyten beobachtet. Dies kann zum einen ebenfalls auf metabolische Effekte (Funktionsstörung durch Glykosilierung) zurückgeführt werden, zum anderen wird eine genetische, mit Diabetes mellitus in Verbindung stehende Dysfunktion der Granulozyten angenommen. Diese genetische Prädisposition geht auch mit einem abnormen Monozytenphänotyp einher, der bei Kontakt mit Lipopolysacchariden überschießend Entzündungsmediatoren (IL-1β, PGE_2, TNF-α) freisetzt und so eine überschießende und destruktive Entzündungsreaktion hervorruft. Andererseits besitzen Monozyten Rezeptoren für AGE und Lipide, die ebenfalls die Freisetzung von Zytokinen verursachen (Tab. 8).

Psychosozialer Stress

Psychosozialer Stress kann sich auf die Parodontitispathogenese vordergründig durch **Verhaltensänderungen** auswirken, indem er dazu führt, dass die Mundhygiene vernachlässigt wird, die Ernährungsgewohnheiten umgestellt werden oder eine Person Zigaretten zu rauchen beginnt bzw. vermehrt raucht (Abb. 22).

Chronischer physischer und psychischer Stress können aber auch die **Immunregulation** modulieren und könnte auf diese Weise Einfluss auf die Wirtsabwehr bei entzündlichen Parodontalerkrankungen haben. Dieser Einfluss wird über Neurotransmitter und Hormone vermittelt. Die Ausschüttung von Kortikosteroiden hat über die Hemmung von Zytokinen Einfluss auf Makrophagen, neutrophile Granulozyten und Mastzellen.

Für die nekrotisierende ulzerierende Gingivitis gilt psychischer Stress neben bestehender plaqueinduzierter Gingivitis, Nikotinkonsum und Mangelernährung als etablierter Risikofaktor [57].

Die Bedeutung in der Parodontitispathogenese ist weniger klar. Bisher existieren nur Querschnitts- bzw. Fall-Kontroll-Studien zum Zusammenhang zwischen psychosozialem Stress und Parodontitis. Zwischen psychischem Stress in Form finanziell angespannter Verhältnisse und stärkeren Attachmentverlusten und Knochenabbau konnte eine Assoziation hergestellt werden. Interessanterweise war dieser Zusammenhang abhängig von der bevorzugten Bewältigungsstrategie der Personen. Bei Personen mit hochgradig problemorientierten Bewältigungsstrategien ließ sich kein Zusammenhang zwischen Stress und Parodontalstatus feststellen [20].

Es konnte gezeigt werden, dass der IL-1β-Spiegel in der Sulkusflüssigkeit bei Probanden in einer Prüfungssituation höher lag als in einer Kontrollgruppe ohne Prüfungsstress [11]. Aufgrund der begrenzten Daten und weil longitudinale bzw. Interventionsstudien fehlen, wird psychosozialer Stress bisher als potenzieller Risikofaktor für Parodontitis eingestuft.

Tabelle 8 Diabetes mellitus als Risikofaktor für Parodontitis: pathogenetische Mechanismen (s. Abb. 13).

Parodontale Mikroflora: keine Unterschiede zu systemisch gesunden Patienten
PMN- und Antikörper-Clearence: geschwächte Adhäsion, Chemotaxis, Phagozytose und Abtötung von Bakterien durch PMNs. Die Dysfunktion der PMNs hängt von der Kontrolle des Blutglukosespiegels ab
Monozyten und Lymphozytenaxe: Spezifisch verstärkter Monozytenphänotyp aufgrund genetischer und metabolischer Einflüsse. Diese Monozyten sind entzündungssteigernd und haben eine verringerte reparative Kapazität. Die Beseitigung apoptotischer Zellen durch Monozyten wird durch oxidativen Stress verstärkt
Zytokine und Entzündungsmediatoren: Übersteigerte Sekretion von Entzündungsmediatoren (IL-1β, PGE_2, TNF-α) durch Monozyten und in der Sulkusflüssigkeit als Reaktion auf LPS, erhöhte Sekretion von IL-1 und TNF-α durch Wechselwirkung fortgeschrittener Glykosilierungsendprodukte (AGE) mit Monozyten. Oxidativer Stress induziert IL-1β, IL-6, TNF-α, COX-2, MIP-1α
Bindegewebe und Gefäßveränderungen: Erhöhte Aktivität der Matrix-Metalloproteinasen, beschleunigte Bildung von AGEs, vermehrte Kreuzverknüpfung des Kollagens, Verdickung der Basalmembran der Gefäße mit Behinderung der PMN-Diapedese, der Sauerstoffperfusion und des Abtransports von Stoffwechselprodukten. Verringerte Sekretion von Wachstumsfaktoren, schlechtere Wundheilung. Oxidativer Stress fördert programmierten Zelltod (Apoptose)
Klinische Konsequenzen: Erhöhte Prävalenz und erhöhter Schweregrad von Gingivitis und Parodontitis. Der Schweregrad ist mit dem Blutzuckerspiegel und der Dauer der Erkrankung korreliert. Parodontitis spricht schlecht auf Therapie an

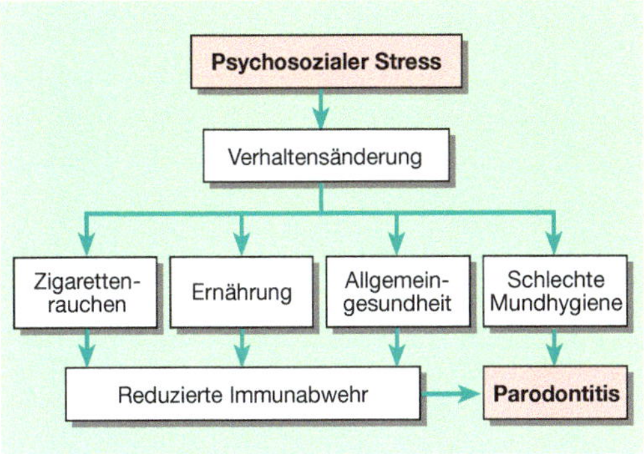

Abb. 22 Mögliche Auswirkungen von psychosozialem Stress auf die Parodontitisätiologie.

HIV-Infektion

Patienten, die sich mit dem humanen Immunschwächevirus (HIV) infiziert haben bzw. bei denen bereits AIDS (Aquired Immunodeficiency Syndrome) ausgebrochen ist, entwickeln häufig nekrotisierende ulzerierende Gingivitiden (NUG) und Parodontitiden (NUP). Das Auftreten von NUP wird aber erst bei einem Absinken der CD4-Lymphozytenzahlen unter 200/mm^3 beobachtet. Die Veränderung der zellvermittelten Immunabwehr könnte die Anfälligkeit für parodontale Infektionen erhöhen.

Bei Gingivitis und Parodontitis bei HIV-infizierten Patienten finden sich häufiger Parodontalpathogene als bei nicht mit HIV infizierten Patienten. Die Chemotaxis, die Phagozytose und das Abtoten von Bakterien durch neutrophile Granulozyten sind verringert. Bei HIV-infizierten Patienten mit einer Parodontitis finden sich ein verringertes Verhältnis von T4/T8-Lymphozyten und eine verringerte absolute Zahl der T4-Lymphozyten im Vergleich zu HIV-Patienten mit Gingivitis.

Eine HIV-Infektion erhöht das Risiko für parodontalen Attachmentverlust. Die bei HIV-Infektionen auftretenden Parodontitiden sollten als Manifestation einer Systemerkrankung und nicht die HIV-Infektion als Risikofaktor für chronische oder aggressive Parodontitis angesehen werden [57].

Lokale Risikofaktoren

Eines der Charakteristika der parodontalen Destruktion ist ihre **Stellenspezifität** („site specificity"), d.h. innerhalb einer Dentition bzw. an einem einzelnen Zahn können verschiedene Stadien parodontaler Destruktion auftreten (s. Abb. 3). Dies kann durch die Besiedelung verschiedener parodontaler Taschen mit unterschiedlich virulenten Keimen [24] oder durch unterschiedliches Auftreten bzw. verschiedenartige Ausprägung lokaler Faktoren bedingt sein. Zu diesen lokalen Faktoren, die die mikroökologischen Verhältnisse in der Mundhöhle beeinflussen und damit Entstehung sowie Progression der Parodontitis begünstigen können, gehören **Zahnstellung** (Schachtelstellung von Frontzähnen, Mesialkippung von Molaren) und **-morphologie.**

Insbesondere in den Furkationen mehrwurzeliger Zähne finden sich anatomische Besonderheiten wie **Schmelzparaplasien** (Schmelzsporne, -inseln, -tropfen und -perlen) (Abb. 23a), Wurzelzementkämme und blind endende Öffnungen [60, 62]. Im Bereich der teilweise weit in die Furkation reichenden Schmelzsporne besteht kein bindegewebiges Attachment. Nach bakterieller Exposition und Entstehung einer Gingivitis kann es hier leichter zur Taschenbildung und zu Attachmentverlust kommen. **Furchen** in der Wurzeloberfläche (z.B. palatinale Furche seitlicher Oberkieferschneidezähne) gehören ebenso zu diesen lokalen Kofaktoren der Parodontitis wie auch iatrogen bedingte Situationen wie überhängende oder subgingival gelegte **Restaurationsränder,** die die Besiedelung der betroffenen Zahnoberflächen insbesondere mit pathogenen Keimen begünstigen (Abb. 23b) [73, 76].

Einen weiteren lokalen Risikofaktor stellt das **okklusale Trauma** dar. Hierbei liegen entweder exzessive okklusale Kräfte (z.B. durch einen Suprakontakt) bei normalen parodontalen Verhältnissen vor (**primäres okklusales Trauma**) oder normale bzw. exzessive okklusale Kräfte führen bei reduziertem Parodont zu einer Traumatisierung der parodontalen Strukturen (**sekundäres okklusales Trauma**). Das okklusale Trauma kann zwar zu erhöhter Zahnbeweglichkeit führen, resultiert aber ohne bakterielle Exposition nicht in einer entzündlichen Zerstörung parodontaler Gewebe. Bei Vorliegen von bakterieller Plaque und Gingivitis scheint diese erhöhte Zahnbeweglichkeit aber das lokale Risiko für Attachmentverluste zu erhöhen [12].

Ist es zu Taschenbildung, Attachmentverlust und Knochenabbau gekommen, können die so entstandenen Defekte wiederum die bakterielle Besiedelung begünstigen und damit die mikrobielle Exposition erhöhen (s. Abb. 20). Bei Patienten mit unbehandelter Parodontitis haben **infraalveoläre Defekte** gegenüber Situationen mit horizontalem Knochenabbau ein erhöhtes Risiko für weiteren Knochenabbau und Zahnverlust [54]. Auch Vorhandensein und Ausmaß einer **Furkationsbeteiligung** verschlechtern die Prognose mehrwurzeliger Zähne erheblich [40].

a
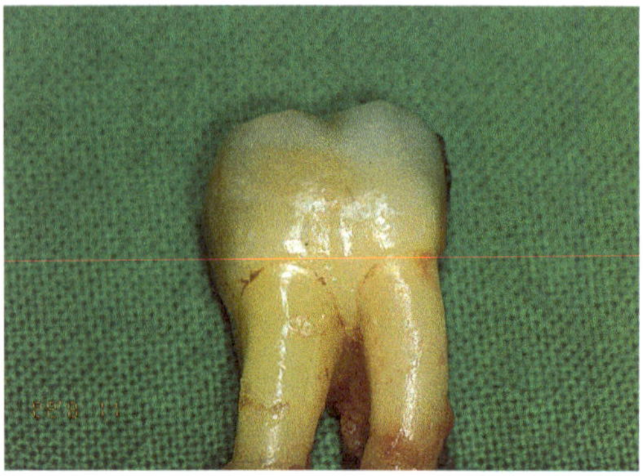

b
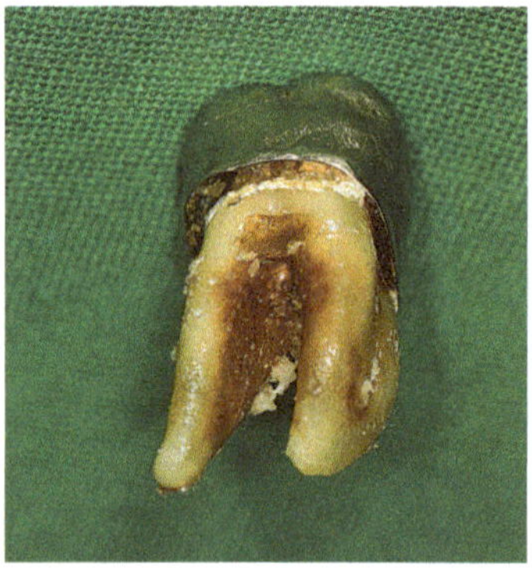

Abb. 23a und b Lokale Risikofaktoren für Parodontitis.
a) Schmelzsporn, der bei Zahn 36 bis weit in die Furkation reicht. Im Bereich des Schmelzsporns kann sich nur ein epitheliales, aber kein bindegewebiges Attachment ausbilden. In diesem Bereich kommt es bei bakterieller Exposition schneller zu Attachmentverlusten und subgingingivaler Kolonisation.
b) Überhängender Restaurationsrand in enger Lagebeziehung zum Furkationsfornix. Der Restaurationsrand begünstigt die Kolonisation mit Mikroorganismen.

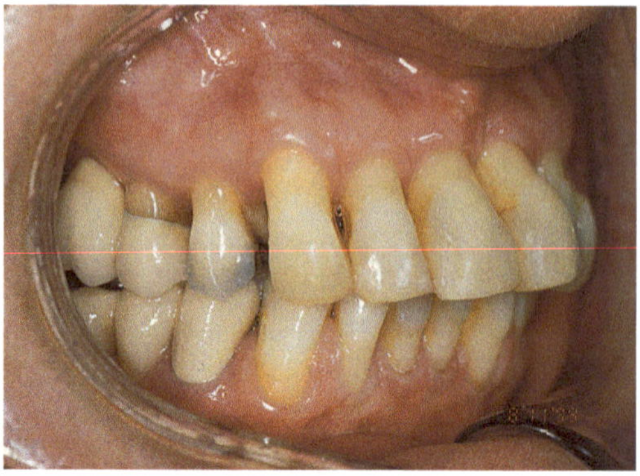

Abb. 24 Patientin nach systematischer Therapie einer generalisierten schweren chronischen Parodontitis: zirkuläre (faziale/orale und approximale) Rezessionen im Ober- und Unterkiefer-Frontzahnbereich als Folge durch Parodontitis verursachter Destruktion.

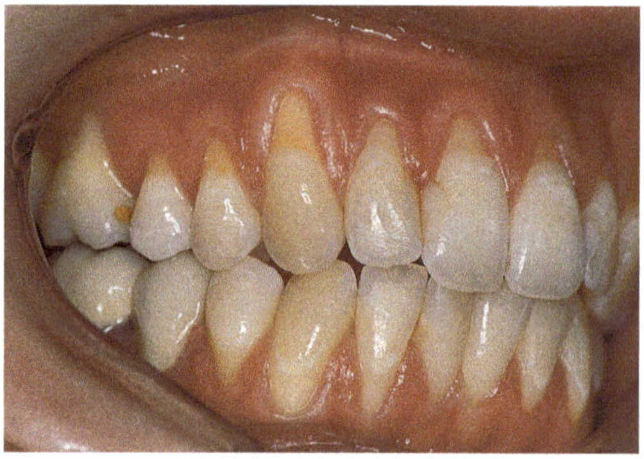

Abb. 25 Patientin mit generalisierten fazialen Rezessionen im Ober- und Unterkiefer.

2.2 Rezessionen

Bei parodontal gesunden Verhältnissen liegt der Gingivarand etwa 0,5–1 mm koronal der Schmelz-Zement-Grenze. Die Zahnwurzeln sind komplett vom Zahnhalteapparat bedeckt (s. Abb. 4). Wenn es infolge von Parodontitis zu erheblichen Attachmentverlusten und Knochenabbau gekommen ist, zieht sich zumeist auch die Gingiva zurück und die Zahnhälse werden freigelegt, es entstehen Rezessionen (s. Abb. 1b und 9d). Nach Parodontitistherapie und daraus resultierendem Abschwellen des Gewebes tritt dieser Effekt häufig noch deutlicher zutage (Abb. 24).

In der Nomenklatur werden **faziale/orale** (Abb. 25) und **approximale Rezessionen** (s. Abb. 24) unterschieden. Betrachtet man die Prävalenz dieser beiden Formen von Rezessionen, so zeigt sich, dass zirkuläre Rezessionen (faziale/orale und approximale Rezessionen) in einem Kollektiv ohne individuelle Plaquekontrolle und mit genereller Gingivitisprävalenz vorherrschen [78], während bei nordeuropäischen Akademikern mit umfassender zahnmedizinischer Versorgung und hohem Niveau an individueller Mundhygiene die Häufigkeit von Rezessionen insgesamt geringer ist und faziale gefolgt von oralen Rezessionen vorherrschen sowie approximale Rezessionen eher selten sind [36]. Diese Beobachtung legt den Schluss nahe, dass fazialen/oralen und approximalen Rezessionen unterschiedliche ätiologische Mechanismen zu Grunde liegen. Während zirkuläre (faziale, orale und approximale) Rezessionen in den allermeisten Fällen infolge einer Gewebezerstörung durch Parodontitis auftreten, spielt in der Pathogenese der fazialen/oralen Rezessionen traumatisierende Putztechnik eine wesentliche Rolle. Es werden auslösende und prädisponierende pathogenetische Faktoren unterschieden.

2.2.1 Prädisponierende pathogenetische Faktoren

Zu den anatomischen Normvarianten des Parodonts gehören **knöcherne Dehiszenzen,** d.h. Stellen, an denen die Zahnwurzel bukkal oder oral nicht von Knochen bedeckt ist (Abb. 26). An diesen Stellen ist die Gingiva zumeist dünn und fragil und deshalb anfällig für Traumata wie auch für plaqueinduzierte Entzündung.

Das Erscheinungsbild der Gingiva zeigt deutliche interindividuelle Variationen. Es lassen sich verschiedene genetisch determinierte **Phänotypen der Gingiva** insbesondere hinsichtlich der Gingivadicke unterscheiden: Dabei sind schlanke Zahnformen mit dünner fragiler Gingiva und eher quadratische Zahnkronen mit dicker und breiter Gingiva assoziiert. Individuen mit eher dicker, derber Gingiva weisen im Durchschnitt höhere Sondierungstiefen auf [46]. Während dicke, derbe Gingiva mechanische Traumata besser toleriert und auf subgingivale Infektion eher mit Taschenbildung als mit Rezession reagiert, prädisponieren die Phänotypen dünner Gingiva zur Rezessionsbildung.

Marginal einstrahlende Lippen- und Wangenbändchen können die Durchführung einer effektiven und atraumatischen Plaquekontrolle lokal behindern (Abb. 27). Werden Lippe bzw. Wange durch die Zahnbürste abgedrängt, springen diese Schleimhautbänder ins Vestibulum und können die korrekte Bürstbewegung (z.B. Bass-Technik) behindern. Dies kann dazu führen, dass an der betreffenden Stelle nicht effektiv geputzt wird, sich Plaque akkumuliert und eine subgingivale Infektion entsteht oder dass eine primär horizontale Schrubbtechnik verwendet wird, bei der das Bändchen nicht stört, aber die Gingiva traumatisiert wird. Die subgingivale Infektion wie auch die traumatisierende Putztechnik können zur Entstehung fazialer/oraler Rezessionen führen.

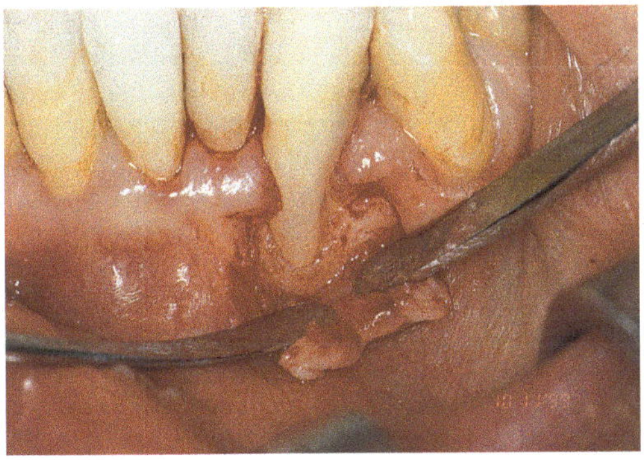

Abb. 26 Knöcherne Dehiszenz bukkal von Zahn 32 am Boden einer kombiniert approximalen und fazialen Rezession. Intraoperative Ansicht.

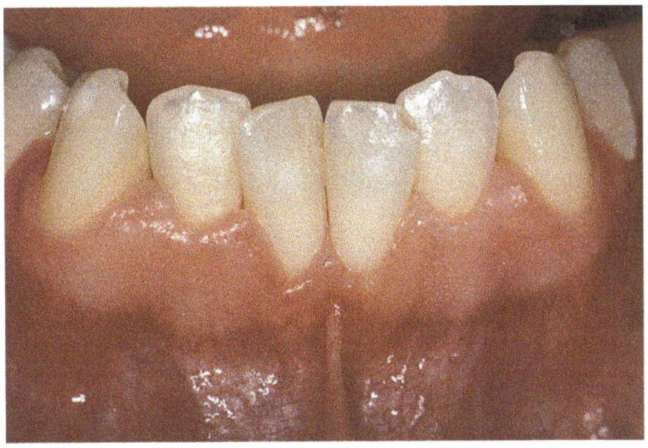

Abb. 27 Marginal einstrahlendes Unterlippenbändchen, das zu einer Behinderung der Plaquekontrolle auf den bukkalen Flächen der Zähne 31 und 41 führt. Rötung des Gingivarands an 41, faziale Rezessionen an 31 und 41.

2.2.2 Auslösende pathogenetische Faktoren

Mechanische Faktoren sind der hauptsächliche Auslöser fazialer/oraler Rezessionen.

Hier steht eine **traumatisierende Putztechnik** mit zu hohem Anpressdruck und horizontaler Bewegungsrichtung im Vordergrund. Häufig zeigen die frei gelegten Wurzeloberflächen keilförmige Defekte. Es konnte gezeigt werden, dass die Prävalenz fazialer/oraler Rezessionen bei Personen, die Zahnbürsten mit harten Borsten verwendeten, erhöht war [31]. Aber auch Manipulationen an der Gingiva können die Ursache von Rezessionen sein (Abb. 28).

Lokalisierte Plaqueakkumulation mit daraus resultierender subgingivaler Infektion kann insbesondere bei Vorliegen dünner, fragiler Gingiva zur Entstehung fazialer Rezessionen führen. Wenn das subgingivale entzündliche Infiltrat bei dünner Gingiva den gesamten bukkooralen Durchmesser der Gingiva einnimmt, kann es zu Gewebsnekrosen kommen.

An Zähnen mit **subgingivalen Restaurationsrändern** sind insbesondere bei Vorliegen dünner Gingiva häufiger entzündliche Veränderungen beobachtet worden als bei Zähnen mit supragingival gelegenen

a

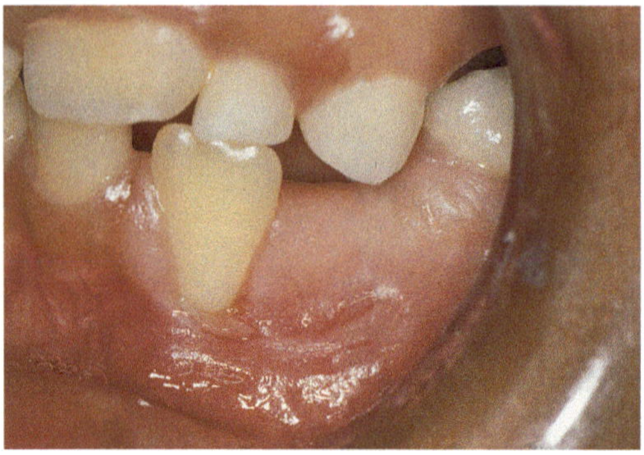

b

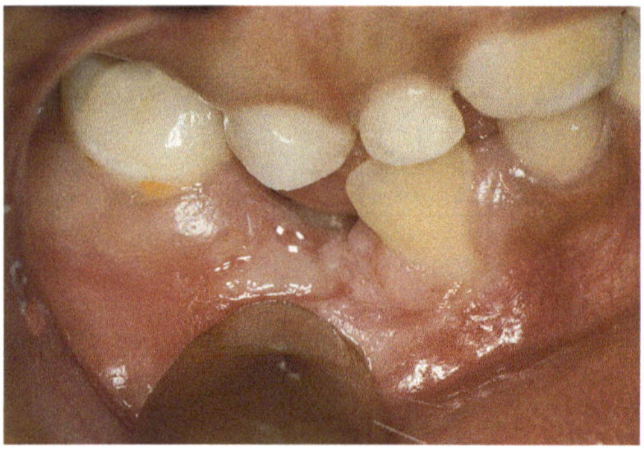

Abb. 28a und b Faziale Rezession durch traumatisierende Manipulation.

a) Faziale Rezession mit horizontaler Vernarbung der Gingiva an Zahn 32 bei einem 9-jährigen Patienten.

b) Der Nagel des Zeigefingers des Patienten passt genau in die Schleimhautveränderung und den Bereich der Rezession (kontralaterale Seite mit symmetrischem Befund).

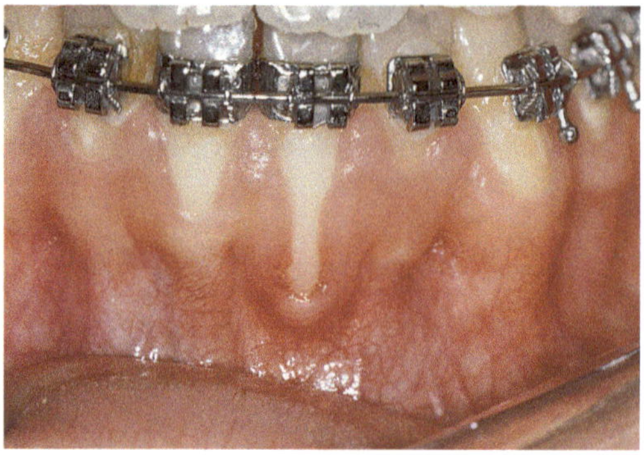

Abb. 29 20-jährige Patientin etwa 18 Monate nach Beginn der kieferorthopädischen Behandlung und etwa zwölf Monate nach Auftreten der fazialen Rezession an Zahn 31.

Restaurationsrändern [67, 73]. Restaurationsränder fungieren als Plaqueretentionsstellen. Diese Plaqueretention kann bei Vorliegen prädisponierender Faktoren wie dünner, fragiler Gingiva zur Ausbildung fazialer/oraler Rezessionen führen.

In einer longitudinalen Untersuchung von Valderhaug waren in einem Kollektiv von 82 Patienten 286 Kronen und Brückenpfeiler zementiert worden. Bei Zementierung waren die Ränder von 150 dieser Kronen subgingival lokalisiert, ein Jahr später lagen die Kronenränder von nur noch 60 % und zehn Jahre später von nur noch 29 % dieser Kronen subgingival. Bei über 70 % der Zähne war es zu Rezessionen gekommen: Der mittlere Attachmentverlust an Zähnen mit ursprünglich subgingival gelegenen Kronenrändern betrug 1,3 mm, während an Zähnen mit supragingival lokalisierten Kronenrändern nur 0,6 mm Attachmentverlust beobachtet wurden [73].

Insbesondere an Unterkieferschneidezähnen wird im Zuge **kieferorthopädischer Bewegungen** häufig die Ausbildung fazialer Rezessionen beobachtet (Abb. 29). Dies kann daran liegen, dass Knochendehiszenzen entstehen können, wenn Zähne aus dem Alveolarfortsatz herausbewegt werden. Zahlreiche Untersuchungen hatten gezeigt, dass unabhängig von der koronoapikalen (Höhe) oder vestibulooralen (Dicke) Ausdehnung der befestigten Gingiva körperliche Zahnbewegungen durchgeführt werden konnten, ohne dass es zu Rezessionen kam, wenn eine effektive Plaquekontrolle und dadurch Entzündungsfreiheit gewährleistet war. Bei bakterieller Exposition und Vorliegen von Entzündungszeichen besteht allerdings ein erhöhtes Risiko für faziale Rezessionen infolge kieferorthopädischer Labialbewegungen insbesondere bei Vorliegen **dünner Gingiva.**

Früher war ein kausaler Zusammenhang zwischen dem Vorliegen einer schmalen keratinisierten bzw. befestigten Gingiva und der Entstehung fazialer Rezessionen angenommen worden. Querschnittsstudien hatten ergeben, dass an Stellen mit fazialen Rezessionen zumeist auch nur ein schmales Band oder gar keine befestigte Gingiva vorhanden war. Querschnittsstudien liefern allerdings keine Beweise für Kausalität. Sie können genauso gut so interpretiert werden, dass die geringe koronoapikale Ausdehnung der befestigten Gingiva Folge und nicht Ursache der Rezession ist. Abbildung 30 zeigt an den Zähnen 31 und 41 ausgeprägte Rezessionen mit schmaler keratinisierter Gingiva, während an Zahn 42 mit breiter keratinisierter Gingiva keine Rezession vorliegt. Es ist anzunehmen, dass an den Zähnen 31 und 41 vor Entstehung der Rezessionen ebenfalls eine breite Zone keratinisierter Gingiva vorhanden war (Abb. 30). Longitudinale Studien bei Patienten mit Stellen mit schmaler befestigter Gingiva konn-

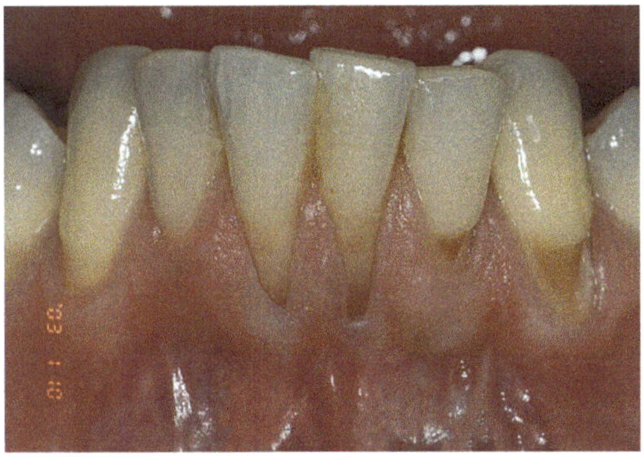

Abb. 30 Ausgeprägte Rezessionen an den Zähnen 31 und 41 mit schmaler keratinisierter Gingiva, während an Zahn 42 mit breiter keratinisierter Gingiva keine Rezession vorliegt. Es ist anzunehmen, dass an den Zähnen 31 und 41 vor Entstehung ebenfalls eine breite Zone keratinisierter Gingiva vorhanden war.

ten kein erhöhtes Risiko für die Entstehung fazialer Rezessionen an diesen Stellen zeigen [17].

Die Entstehung von fazialen/oralen Rezessionen spielt sich in einem Spannungsfeld prädisponierender und auslösender Faktoren ab. Eine traumatisierende Zahnbürsttechnik mit harten Borsten allein mag nicht ausreichen, um Rezessionen hervorzurufen. Bei Vorliegen eines oder mehrerer prädisponierender Faktoren und z. B. in Kombination mit weiteren auslösenden Faktoren (z. B. ineffektive Plaquekontrolle, subgingivale Restaurationsränder) besteht allerdings eine hohe Wahrscheinlichkeit, dass eine traumatisierende Putztechnik zur Ausbildung von Rezessionen führt.

2.3 Gingivawucherungen

Eine Verdickung oder Wucherung der Gingva kann unterschiedliche Ursachen haben. Neben einer entzündlichen Genese, die lokal oder systemisch modifiziert werden kann, spielen genetische Faktoren, Allgemeinerkrankungen und die Einnahme verschiedener Medikamente eine Rolle. Das Gewebe kann generalisiert oder lokalisiert auf Zahngruppen vergrößert sein.

2.3.1 Plaqueinduzierte Gingivavergrößerungen

Plaqueinduzierte Gingivavergrößerungen sind zum einen allein entzündlich bedingte Schwellungen, die aber auch durch zusätzliche lokale (z. B. Mundatmung) oder systemische Faktoren (z. B. hormonelle Einflüsse, Medikamente) modifiziert sein können. Infolge der durch die bakterielle Plaque verursachten entzündlichen Reaktion kommt es im umliegenden parodontalen Gewebe zu gesteigerter Durchblutung, zum Austritt von Serum aus den Gefäßen und damit zu einer ödematösen Schwellung. Zusätzlich können die gingivalen Fibroblasten mit einer Steigerung der Kollagenproduktion auf den entzündlichen Reiz reagieren, und es kommt zu einer fibrösen Verdickung der Gingiva.

Eine Wucherung der befestigten Gingiva bis über die klinischen Kronen, wie sie bei medikamentös induzierten Gingivawucherungen beobachtet werden kann, ist sehr selten und meist nur lokalisiert. Begünstigt durch Mundatmung und die damit verbundene Austrocknung der Schleimhaut kann es vor allem labial im Oberkiefer-Frontzahnbereich zu einer verstärkten Reaktion auf entzündliche Reize und zu einer ausgeprägten Gingivaverdickung in dieser Region kommen.

2.3.2 Durch systemische Faktoren verstärkte Gingivawucherungen

In der **Schwangerschaft** (meist gegen Ende des ersten Trimenons) kann es meist als Exazerbation einer schon vorher bestehenden plaqueinduzierten Gingivitis oder Parodontitis zu einer generalisierten oder gelegentlich auch lokalisierten Gingivawucherung kommen. Hohe Spiegel von Östrogen und Progesteron können bei längerfristiger Einwirkung am Schleimhautepithel zu einer Herabsetzung des Keratinisierungsgrads führen. In Verbindung mit einer gesteigerten Kapillarpermeabilität entsteht eine höhere Vulnerabilität des Gewebes. Die klinisch weiche, rötliche Gewebsvermehrung wird durch ein sehr gefäßreiches, überschießendes Granulationsgewebe hervorgerufen. Lokalisierte, exophytische Wucherungen der marginalen Gingiva entstehen bevorzugt im Frontzahnbereich. Sie werden als pyogenes Granulom (früher Epulis granulomatosa) oder als „Schwangerschaftstumor" (auch Epulis gravidarum) bezeichnet. Die Veränderung entsteht infolge kleiner Gewebstraumen als übermäßige entzündliche Entwicklung von Granulationsgewebe. Pyogene Granulome treten aber nicht nur im Rahmen einer Schwangerschaft auf und können neben einer gingivalen Lokalisation auch an der Zunge, Lippe, der Wangenschleimhaut, dem Gaumen, dem Vestibulum und an Frenula beobachtet werden.

Zu einer Vergrößerung der Gingiva kann es auch bei **leukämischen Erkrankungen** kommen. Infolge der Verminderung funktionstüchtiger Leukozyten kommt es zu starken Entzündungsreaktionen und durch das leukozytäre Infiltrat zur Verdickung der Gingiva.

2.3.3 Medikamentös induzierte Gingivawucherungen

Medikamentös induzierte Gingivawucherungen werden vor allem durch Ciclosporin A (Immunsuppressivum bei Organtransplantationen), Kalziumkanalblocker (Nifedipin, Verapamil, Amlodipin) und Phenytoin (Antikonvulsivum) verursacht (Tab. 9). Trotz der pharmazeutisch unterschiedlichen Wirkstoffe ähnelt sich häufig das klinische und histologische Bild der Erkrankung. Nach Beginn der medikamentösen Therapie kommt es bevorzugt im Bereich der Papillen zu einer generalisierten oder lokalisierten Dickenzunahme der keratinisierten Gingiva [26]. Dabei ist die Prävalenz der Veränderung bei Kindern und Jugendlichen meist höher als bei Erwachsenen. Durch die Vergrößerung entstehen Pseudotaschen, die für die Patienten kaum zu reinigen sind. Die primär fibröse Wucherung kann dadurch sekundär entzündlich überlagert und deutlich verstärkt werden. Die Patienten fühlen sich meist nicht nur in ihrer Ästhetik beeinträchtigt, sondern es kann auch zu Problemen beim Essen sowie Sprechen und bei Kindern im Rahmen des Zahndurchbruchs kommen. Durch den Druck des wuchernden Gewebes werden auch Zahnstellungsänderungen beobachtet.

Ciclosporin, Kalziumkanalblocker und Phenytoin bzw. deren Abbauprodukte greifen an unterschiedlichen Punkten in den zellulären **Kalziumstoffwechsel** ein. Sie beeinflussen die Kalziumaufnahme von Zellen. Der genaue pathogenetische Einfluss auf das Bindegewebe der Gingiva ist bisher aber nicht vollkommen geklärt und ist unter Umständen für die verschiedenen Präparate unterschiedlich.

Im Gegensatz zu entzündlichen Parodontalerkrankungen, bei denen es zu einem Abbau von gingivalem Bindegewebe kommt, findet bei Gingvawucherungen eine Zunahme von Fibroblasten, der bindegewebigen extrazellulären Matrix und häufig auch eine Verdickung des Epithels statt. Das Verhältnis von Bindegewebszellen zu Kollagenfasern entspricht meist dem in der gesunden Gingiva. Im Gegensatz zur klassischen Fibrose, die nur selten beobachtet wird, besteht eine Verschiebung des Typ-I- zum Typ-III-Kollagen. Von der medikamentösen Therapie werden aber nicht alle Fibroblasten, sondern nur eine genetisch determinierte Subpopulation dieser Zellen beeinflusst. Bei diesen Bindegewebszellen kann es zu einer vermehrten Produktion von Kollagen oder von nichtkollagener extrazellulärer Matrix (Proteoglykane), aber auch zu einer reduzierten Bildung von Kollagenasen, die für den enzymatischen Abbau von Kollagen verantwortlich sind, kommen. Daneben wird auch diskutiert, ob die Medikamente eine veränderte Gewebereaktion auf bakterielle Plaque verursachen. Bisher ist nicht klar, welche Veränderungen allein auf die Medikamente zurückzuführen sind und welche Effekte möglicherweise nur bei Vorliegen einer plaqueinduzierten Entzündungsreaktion auftreten.

Den medikamentös bedingten Gingivawucherungen können verschiedene Mechanismen bzw. deren Kombinationen zu Grunde liegen: Verdickung des Epithels, vermehrte Bildung von Kollagen oder nichtkollagener extrazellulärer Matrix (Proteoglykane), reduzierte Bildung

Tabelle 9 Medikamente bzw. Wirkstoffe, die mit einer Gingivawucherung assoziiert sein können [10].

	Wirkstoff	Präparat (Auswahl)	Prävalenz von Gingivawucherungen		Beispiel für alternative Wirkstoffe (Präparat)
Immunmodulatoren	**Ciclosporin**	Sandimmun®	ca. 25–30 %		Azathioprin (Imurek®) Tarcolimus (Prograf®)
Kalziumkanalblocker	**Nifedipin**	Adalat®, Aprical®, Corinfar®, Duranifin®	ca. 20–50%	ca. 44% [48]	Verapamil, Amlodipin, Diltiazem (s. links)
	Verapamil	Azupamil®, Cordichin®, Falicard®, Isoptin®, Vera®		< 5% [43]	
	Amlodipin	Norvasc®		ca. 3% [28]	
	Diltiazem	Dilsal®, Dilta®, Corazet®			
Antikonvulsiva	**Phenytoin**	Epanutin®, Phenhydan®	ca. 50%		Carbamazepin (Tegretal®)

von Matrix-Metalloproteinasen und damit reduzierter Gewebeumsatz.

Ciclosporin A (CsA) wird nach Organtransplantation alleine oder in Kombination mit Kortikosteroiden zur Suppression der Immunreaktion (z. B. „graft versus host reaction") genutzt. Daneben werden auch Erkrankungen, die in Zusammenhang mit einer Dysfunktion des körpereigenen Abwehrsystems stehen (z. B. Psoriasis, Phemphigus vulgaris und rheumatische Arthritis), mit diesem Wirkstoff therapiert. CsA ist ein zyklisches Polypeptid, es unterdrückt die Funktion der T-Lymphozyten durch Inhibition der Interleukin-2/Interleukin-2-Rezeptor-Interaktion. So wird die klonale Vermehrung zytotoxischer T-Lymphozyten unterdrückt, die für die zellvermittelte Lyse und Transplantatabstoßung verantwortlich sind (s. Tab. 3).

Gingivawucherungen, die auf die keratinisierte Gingiva beschränkt sind, treten mit einer Häufigkeit von etwa 25–30 % auf und manifestieren sich meist innerhalb von drei Monaten nach Beginn der medikamentösen Behandlung [26]. Da es nach Nierentransplantation zu einer Erhöhung des Bluthochdrucks (renaler Hypertonus) kommen kann, werden den Patienten häufig Kalziumkanalblocker verordnet. Dadurch verstärkt sich der Effekt der beiden Medikamente und die Häufigkeit von Gingivawucherungen nimmt zu. Das Auftreten und das Ausmaß der Gingivawucherungen werden von mehreren Kofaktoren beeinflusst. Neben dem Alter der Patienten sowie der Dosierung und Dauer der Medikation spielt vor allem die individuelle Plaquekontrolle bzw. das Ausmaß der gingivalen Entzündung eine entscheidende Rolle.

Von verschiedenen Stoffen, die zur Therapie von Epilepsie eingesetzt werden, beeinflusst nur **Phenytoin** (Diphenylhydantoin) das parodontale Gewebe direkt. Daneben kommt Phenytoin auch bei der Behandlung bestimmter Herzrhythmusstörungen zur Anwendung. Die klinische Symptomatik tritt bei etwa 50 % der Patienten auf [3]. Es scheint keinen Zusammenhang zwischen der phenytoininduzierten Gingivaverdickung und dem Alter, der ethnischen Zugehörigkeit oder dem Geschlecht der Patienten zu geben. Wie bei Ciclosporin beginnt die Wucherung meist drei Monate nach Beginn der Medikamenteneinnahme und ist im ersten Jahr der Behandlung am stärksten. Die ersten Zeichen der Gingivaverdickung treten im Bereich der Interdentalpapillen auf, die oft eine gestippelte Oberfläche aufweisen; mit lang andauernder Medikation kann das Gewebe die klinischen Kronen der Zähne bedecken. Durch Phenytoin induzierte Gingivawucherungen sind bei zahnlosen Patienten selten. Untersuchungen haben eine positive Korrelation zwischen dem Ausmaß der Wucherung, dem Entzündungsgrad, den Taschentiefen sowie der Prävalenz von weichen und harten Belägen gezeigt. Allerdings kann allein durch eine effektive Plaquekontrolle die Wucherung nicht vollständig eliminiert werden.

Kalziumkanalblocker werden hauptsächlich zur Therapie von pektanginösen Beschwerden und Bluthochdruck eingesetzt. Neben Verapamil, Amlodipin und Diltiazem wird vor allem Nifedipin aus der Gruppe der Kalziumkanalblocker mit Gingivawucherungen assoziiert (s. Tab. 9). Die Prävalenz von Gingivawucherungen nach Einnahme von Kalziumkanalblockern liegt bei 20–50 % [5]. Die Gingivavergrößerung ähnelt klinisch und histologisch der hydantoininduzierten Wucherung und manifestiert sich am ausgeprägtesten im Bereich der labialen Papillen. Die Veränderungen gehen nach Absetzen des Medikaments häufig wieder zurück.

2.4 Schlussbemerkung

Die entzündlichen und immunologischen Prozesse, mit denen das Parodont auf die nahezu ständige bakterielle Belagerung reagiert, haben eine protektive Funktion. Bei etwa 80 % der Menschen reichen sie aus, um über sehr lange Zeiträume ein Eindringen oraler Mikroorganismen ins Gewebe zu verhindern, ohne dass es früher oder später zu schweren Gewebezerstörungen und Zahnverlust kommt. Die Mechanismen der Wirtsabwehr sind allerdings sehr komplex. Sie werden von einer Vielzahl von Faktoren und deren Antagonisten reguliert. Diese komplexe Regulation ist anfällig für vielfältige endogene und exogene Einflüsse, die vor allem bei lang andauernder bakterieller Exposition zu Fehlsteuerungen und damit destruktiven anstelle von protektiven Wirkungen führen können.

Diese Destruktionen sind umso ausgeprägter, je länger die entzündliche und immunologische Abwehrfront der bakteriellen Exposition standhalten muss. Deshalb kommt es bei den meisten Menschen ohne effektive individuelle Mundhygiene bzw. parodontale Therapie im Lauf des Lebens, meist in mittlerem Alter, zu geringen bis moderaten Attachmentverlusten und Knochenabbau (milde und moderate chronische Parodontitis). Treten besonders aggressive Mikroorganismen auf und/oder liegen besonders ausgeprägte Dysregulationen der Wirtsabwehr vor, kann es zu erheblichen Gewebezerstörungen und Zahnverlust kommen (schwere chronische und aggressive Parodontitis), was bei etwa 10 bis 15 % der Bevölkerung der Fall ist.

Nur ein Teil der Mechanismen, die diesem Erkrankungsprozess zu Grunde liegen, ist bereits bekannt, aber das Wissen um spezifische Parodontalpathogene und bestimmte Risikofaktoren erweitert das Verständnis für die Ätiologie und Pathogenese unterschiedlicher Verlaufsformen der Parodontitis und eröffnet zunehmend die Möglichkeit, diese auch spezifisch zu therapieren: Bestimmte Parodontalpathogene können zuverlässiger durch zusätzliche Gabe von Antibiotika zur mechanischen Instrumentierung bekämpft und überschießende Entzündungsreaktionen bei Risikopatienten möglicherweise zukünftig mit speziellen antiinflammatorischen Wirkstoffen beeinflusst werden. Das zunehmende Wissen um individuelle Risikoprofile ermöglicht es in Zukunft vielleicht, den Risikogruppen eine risikogerechte Intensivprophylaxe zukommen zu lassen, bevor Parodontitis schwere Schäden angerichtet hat, während bei Patienten mit niedrigem Risiko eine Übertherapie vermieden werden kann.

2.5 Literatur

[1] Albandar, J. M., Streckfus, C. F., Adesanya, M. R., Winn, D. M: Cigar, pipe, and cigarette smoking as risk factors for periodontal disease and tooth loss. J Periodontol 71, 1874 (2000).

[2] American Academy of Periodontology: Position paper: Tobacco use and the periodontal patient. J Periodontol 70, 1419 (1999).

[3] Angelopoulous, A. P., Goaz, P. W.: Incidence of diphenylhydantoin gingival hyperplasia. Oral Surg Oral Med Oral Pathol 34, 898 (1972).

[4] Axelsson, P., Lindhe, J.: The significance of maintenance care in the treatment of periodontal disease. J Clin Periodontol 8, 281 (1981).

[5] Barclay, S., Thomason, J. M., Idle, J. R., Seymour, R. A.: The incidence and severity of nifedipine-induced gingival overgrowth. J Clin Periodontol 19, 311 (1992).

[6] Brecx, M. C., Fröhlicher, I., Gehr, P., Lang, N. P.: Stereological observations on long-term experimental gingivitis in man. J Clin Periodontol 15, 621 (1988).

[7] Brecx, M. C., Gautschi, M., Gehr, P., Lang, N. P.: Variability of histologic criteria in clinically healthy human gingiva. J Periodont Res 22, 468 (1987).

[8] Carranza, F. A. Jr.: Bone loss and patterns of bone destruction. In: Carranza, F. A. Jr., Newman, M. G. (eds.): Clinical Periodontology. 8th ed., pp. 297–313, W. B. Saunders, Philadelphia 1996.

[9] Christersson, L. A., Zambon, J. J.: Suppression of subgingival *Actinobacillus actinomycetemcomitans* in localized juvenile periodontitis by systemic tetracycline. J Clin Periodontol 20, 395 (1993).

[10] Dannewitz, B., Eickholz, P.: Glossar der Grundbegriffe für die Praxis: Gingivawucherungen. 1. Ätiologie. Parodontologie 13, 179 (2002).

[11] Deinzer, R., Förster, P., Fuck, L., Herforth, A., Stiller-Winkler, R., Idel, H.: Increase of crevicular interleukin 1β under academic stress at experimental gingivitis sites and at sites of perfect oral hygiene. J Clin Periodontol 26, 1 (1999).

[12] Deutsche Gesellschaft für Parodontologie: Klassifikation der Parodontalerkrankungen. Quintessenz, Berlin 2002.

[13] Deutsche Gesellschaft für Parodontologie: Risikokompendium Parodontitis. Quintessenz, Berlin 2002.

[14] Eickholz, P., Kim, T.-S., Schacher, B., Bürklin, T., Renggli, H. H., Schaecken, M. T., Holle, R., Kübler, A., Ratka-Krüger, P.: Non-surgical periodontal therapy with adjunctive topical doxycycline: a double blind randomized controlled multicenter study. I. Study design and clinical results. J Clin Periodontol 29, 108 (2002).

[15] Emrich, L. J., Shlossman, M., Genco, R. J.: Periodontal disease in non insulin-dependent diabetes mellitus. J Periodontol 64, 123 (1993).

[16] Engebretson, S. P., Lamster, I. B., Herrera-Abreu, M., Celenti, R. S., Timms, J. M., Chaudhary, A. G. A., di Giovine, F. S., Kornman, K. S.: The influence of interleukin gene polymorphism on expression of interleukin-1-beta and tumor necrosis factor-alpha in periodontal tissue and gingival crevicular fluid. J Periodontol 70, 567 (1999).

[17] Freedman, A. L., Green, K., Salkin, L. M., Stein, M. D., Mellado, J. R.: An 18-year longitudinal study of untreated mucogingival defects. J Periodontol 70, 1174 (1999).

[18] Garrett, S., Johnson, L., Drisko, C. H., Adams, D. F., Brandt, C., Beiswanger, B., Bogle, G., Donly, K., Hallmon, W. W., Hancock, E. B. et al.: Two multi-center studies evaluating locally delivered doxycycline hyclate, placebo control, oral hygiene, and scaling and root planing in the treatment of periodontitis. J Periodontol 70, 490 (1999).

[19] Gemmell, E., Marshall, R. I., Seymour, G. J.: Cytokines and prostaglandines in immune homeostasis and tissue destruction in periodontal disease. Periodontol 2000 14, 112 (1997).

[20] Genco, R. J., Ho, A. W., Grossi, S. G., Dunford, S. G., Tedesco, L. A.: Relationship of stress, distress, and inadequate coping behaviors to periodontal disease. J Periodontol 70, 711 (1999).

[21] Genco, R. J., Zambon, J. J., Murray, P. A.: Serum and gingival fluid antibodies as adjunct in the diagnosis of *Actinobacillus actinomycetemcomitans*-associated disease. J Periodontol 56 (Suppl.), 41 (1985).

[21a] Gonzales, J.R., Harnack, L., Böhm, S., Eickholz, P., Meyle, J.: Parodontitis als Symptom von Systemerkrankungen. Parodontologie 14, 123 (2003).

[22] Gregory, R. L., Kim, D. E., Kindle, J. C., Hobbs, L. C., Lloyd, D. R.: Immunoglobulin-degrading enzymes in localized juvenile periodontitis. J Periodont Res 27, 176 (1992).

[23] Grossi, S. G., Zambon, J. J., Ho, A. W., Koch, G., Dunford, R. G., Machtei, E. E., Norderyd, O. M., Genco, R. J.: Assessment of risk for periodontal disease. I. Risk indicators for attachment loss. J Periodontol 65, 260 (1994).

[24] Haffajee, A. D., Socransky, S. S.: Microbial etiological agents of destructive periodontal diseases. Periodontol 2000 5, 78 (1994).

[25] Haffajee, A. D., Socransky, S. S., Goodson J. M.: Comparison of different data analyses for detecting changes in attachment level. J Clin Periodontol 10, 298 (1983).

[26] Hassel, T. M., Hefti, A. F.: Drug-induced gingival overgrowth: old problem, new problem. Crit Rev Oral Bio Med 2, 103 (1991).

[27] Ishikawa, I., Nakashima, K., Koseki, T., Nagasawa, T., Watanabe, H., Arakawa, S., Nitta, H., Nishihara, T.: Induction of immune response to periodontopathic bacteria and its role in the pathogenesis of periodontitis. Periodontol 2000 14, 79 (1997).

[28] Jorgensen, M. G.: Prevalence of amlodipine-related gingival hyperplasia. J Periodontol 68, 676 (1997).

[29] Kim, T.-S., Bürklin, T., Schacher, B., Ratka-Krüger, P., Schaecken, M. T., Renggli, H. H., Eickholz, P.: Lokale Antibiotikagabe versus Instrumentierung in der unterstützenden Parodontitistherapie. Dtsch Zahnärztl Z 58, 579 (2003).

[30] Kinane, D. F., Lindhe, J.: Pathogenesis of periodontitis. In:

Lindhe, J., Karring, T., Lang, N. P. (eds.): Clinical periodontology and implant dentistry. 3rd ed., pp. 189–225, Munksgaard, Kopenhagen 1997.
[31] Khocht, A., Simon, G., Person, P., Denepitiya, J. L.: Gingival recession in relation to history of hard toothbrush use. J Periodontol 64, 900 (1993).
[32] Kornmann, K. S., Page, R. C., Tonetti, M. S.: The host response to the microbial challenge in periodontitis: assembling the players. Periodontol 2000 14, 33 (1997).
[33] Laine, M. L., Farré, M. A., García-González, M. A., van Dijk, L. J., Ham, A. J., Winkel, E. G., Crusius, J. B. A., Vandenbrouke, J. P., van Winkelhoff, A. J., Peña, A. S.: Polymorphisms of the interleukin-1 gene family, oral microbial pathogens, and smoking in adult periodontitis. J Dent Res 80, 1695 (2001).
[34] Liljenberg, B., Lindhe, J., Berglundh, T., Dahlen, G.: Some microbiological, histopathological and immunohistochemical characteristics of progressive periodontal disease. J Clin Periodontol 21, 710 (1994).
[35] Lindhe, J., Hamp, S.-E., Löe, H.: Experimental periodontitis in the beagle dog. J Periodont Res 8, 1 (1973).
[36] Löe, H., Anerud, A., Boysen, H.: The natural history of periodontal disease in man: prevalence, severity, and extent of gingival recession. J Periodontol 63, 489 (1992).
[37] Löe, H., Anerud, A., Boysen, H., Morrison, E.: Natural history of periodontal disease in man. Rapid, moderate and no loss of attachment in Sri Lankan laborers 14 to 46 years of age. J Clin Periodontol 13, 431 (1986).
[38] Löe, H., Theilade, E., Jensen, S. B.: Experimental gingivitis in man. J Periodontol 36, 177 (1965).
[39] Marazita, M. L., Burmeister, J. A., Gunsolley, J. C., Koertge, T. E., Lake, K., Schenkein, H. A.: Evidence for autosomal dominant inheritage and race-specific heterogeneity in early-onset periodontitis. J Periodontol 65, 623 (1994).
[40] McGuire, M. K., Nunn, M. E.: Prognosis versus actual outcome. III. The effectiveness of clinical parameters in accurately predicting tooth survival. J Periodontol 67, 666 (1996).
[41] McGuire, M. K., Nunn, M. E.: Prognosis versus actual outcome. IV. The effectiveness of clinical parameters and IL-1 genotype in accurately predicting prognoses and tooth survival. J Periodontol 70, 49 (1999).
[42] Michalowicz, B. S., Diehl, S. R., Gunsolley, J. C., Sparks, B. S., Brooks, C. N., Koertge, T. E., Califano, J. V., Burmeister, J. A., Schenkein, H. A.: Evidence of a substantial genetic basis for risk of adult periodontitis. J Periodontol 71, 1699 (2000).
[43] Miller, C. S., Damm, D. D.: Incidence of verapamil-induced gingival hyperplasia in a dental population. J Periodontol 63, 453 (1992).
[44] Moore, W. E. C., Moore, L. V. H.: The bacteria of periodontal diseases. Periodontol 2000 5, 66 (1994).
[45] Moughal, N. A., Adonogianaki, E., Thornhill, M. H., Kinane, D. F.: Endothelial cell leukocyte adhesion molecule-1 (ELAM-1) and intercellular adhesion molecule-1 (ICAM-1) expression in gingival tissue during health and experimentally-induced gingivitis. J Periodont Res 27, 623 (1992).
[46] Müller, H.-P., Heinecke, A., Schaller, N., Eger, T.: Masticatory mucosa in subjects with different periodontal phenotypes. J Clin Periodontol 27, 621 (2000).
[47] Müller, H.-P., Stadermann, S., Heinecke, A.: Logitudinal association between plaque and gingival bleeding in smokers and non-smokers. J Clin Periodontol 29, 287 (2002).
[48] Nery, E. B., Edson, R. G., Lee, K. K., Pruthi, V. K., Watson, J.: Prevalence of nifedipine-induced gingival hyperplasia. J Periodontol 66, 572–578 (1995).
[49] Nyman, S., Lindhe, J., Rosling, B.: Periodontal surgery in plaque-infected dentitions. J Clin Periodontol 4, 240 (1977).
[50] Page, R. C.: Gingivitis. J Clin Periodontol 13, 345 (1986).
[51] Page, R. C., Kornman, K. S.: The pathogenesis of human periodontitis: an introduction. Periodontol 2000 14, 9 (1997).
[52] Page, R. C., Offenbacher, S., Schroeder, H. E., Seymour, G. J., Kornman, K. S.: Advances in the pathogenesis of periodontitis: summary of developments, clinical implications and future directions. Periodontol 2000 14, 216 (1997).
[53] Page, R. C., Schroeder, H. E.: Periodontitis in man and other animals. A comparative review. Karger, Basel 1982.
[54] Papapanou, P. N., Wennström, J. L: The angular bony defect as indicator of further alveolar bone loss. J Clin Periodontol 18, 317 (1991).
[55] Papapanou, P. N., Wennström, J. L., Gröndahl, K.: Periodontal status in relation to age and tooth type. A cross-sectional radiographic study. J Clin Periodontol 15, 469 (1988).
[56] Pschyrembel, W.: Klinisches Wörterbuch. 259. Auflage, S. 673, 804–805, De Gruyter, Berlin 2002.
[57] Salvi, G. E., Lawrence, H. P., Offenbacher, S., Beck, J. D: Influence of risk factors on the pathogenesis of periodontitis. Periodontol 2000 14, 173 (1997).
[58] Schäppi, P., Zappa, U.: Der episodenhafte Verlauf der unbehandelten Erwachsenenparodontitis. Parodontologie 4, 351 (1990).
[59] Schei, O., Waerhaug, J., Lovdal, A., Arno, A.: Alveolar bone loss as related to oral hygiene and age. J Periodontol 30, 7 (1959).
[60] Schroeder, H. E., Scherle, W. F.: Warum die Furkation menschlicher Zähne so unvorhersehbar bizarr gestaltet ist. Schweiz Monatsschr Zahnmed 97, 1495 (1987).
[61] Seppälä, B., Seppälä, M., Ainamo, J.: A longitudinal study on insulin-dependent diabetes mellitus and periodontal disease. J Clin Periodontol 20, 161 (1993).
[62] Skinner, M. A., Shiloah, J.: The role of enamel pearls in localized severe periodontitis. Quintessence Int 20, 181 (1989).
[63] Slots, J.: The predominant cultivable organisms in juvenile periodontitis. Scand J Dent Res 84, 1 (1976).
[64] Slots, J.: The predominant cultivable microflora in advanced periodontitis. Scand J Dent Res 85, 114 (1977).
[65] Socransky, S. S., Haffajee, A. D.: Evidence of bacterial etiology: a historical perspective. Periodontol 2000 5, 7 (1994).
[66] Socransky, S. S., Haffajee, A. D., Cugini, M. A., Smith, C., Kent, R. L. Jr.: Microbial complexes in subgingival plaque. J Clin Periodontol 25, 134 (1998).
[67] Stetler, K. J., Bissada, N. B.: Significance of the width of keratinized gingiva on the periodontal status of teeth with submarginal restorations. J Periodontol 58, 696 (1987).
[68] Stoltenberg, J. L., Osborn, J. B., Pihlstrom, B. L., Herzberg, M. C., Aeppli, D. M., Wolff, L. F., Fisher, G. E.: Association between cigarette smoking, bacterial pathogens, and periodontal status. J Periodontol 64, 1225 (1993).
[69] Theilade, E.: The non-specific theory in microbial etiology of inflammatory periodontal diseases. J Clin Periodontol 13, 905 (1986).
[70] Theilade, E., Wright, W. H., Jensen, S. B., Löe, H.: Experimental gingivitis in man. II. A longitudinal clinical and bacteriological investigation. J Periodont Res 1, 1 (1966).
[71] Tonetti, M. S.: Etiology and pathogenesis. In: Lang, N. P., Karring, T. (eds.): Proceedings of the 1st european workshop on periodontology. Pp. 54–89, Quintessence, London 1994.
[72] Tonetti, M. S., Mombelli, A.: Early-onset periodontitis. Ann Periodontol 4, 39 (1999).
[73] Valderhaug, J.: Periodontal conditions and carious lesions following the insertion of fixed protheses: a 10-year follow-up study. Int Dent J 30, 209 (1980).
[74] Van der Weijden, G. A., Timmermann, M. F., Danser, M. M., Nijboer, A., Saxton, C. A., van der Velden, U.: Effect of pre-experimental maintenance care duration on the developement of gingivitis in a partial mouth experimental gingivitis model. J Periodont Res 29, 168 (1994).

[75] Van Winkelhoff, A. J., Rodenburg, J. P., Goené, R. J., Abbas, F., Winkel, E. G., de Graeff, J.: Metronidazole plus amoxicilline in the treatment of *Actinobacillus actinomycetemcomitans*-associated periodontitis. J Clin Periodontol 16, 128 (1989).
[76] Wang, H.-L., Burgett, F. G., Shyr, Y.: The relationship between restoration and furcation involvement on molar teeth. J Periodontol 64, 302 (1993).
[77] Wiedemann, W., Lahrsow, J., Naujoks, R.: Über den Einfluß der parodontalen Resistenz auf die experimentelle Gingivitis. Dtsch Zahnärztl Z 34, 6 (1979).
[78] Yoneyama, T., Okamoto, H., Lindhe, J., Socransky, S. S., Haffajee, A. D.: Probing depth, attachment loss and gingival recession. Findings from a clinical examination in Ushiku, Japan. J Clin Periodontol 15, 581 (1988).
[79] Zambon, J. J., Grossi, S. G., Machtei, E. E., Ho, A. W., Dunford, R., Genco, R. J.: Cigarette smoking increases the risk for subgingival infection with periodontal pathogens. J Periodontol 67, 1050 (1996).

3 Indizes

von Jörg Meyle

Inhaltsübersicht

3.1 Einleitung

Pathologische Veränderungen des Parodonts äußern sich u.a. in Form- und Farbwechsel des Weichgewebes, Blutung, Ausbildung von Taschen und Verlust der Kaufunktion durch Zahnlockerung. Sowohl für epidemiologische Studien als auch zur Dokumentation individueller Krankheitsverläufe bzw. zur Objektivierung des Therapieerfolges sind Indizes für Behandler und Patient ein wertvolles Hilfsmittel.

In Abhängigkeit von der klinischen Fragestellung wurden in der Vergangenheit immer wieder neue Bewertungssysteme entwickelt, sodass heute eine große Anzahl zur Verfügung steht. Einen umfassenden Überblick vermitteln die Arbeiten von CHILTON (1974), COHEN (1967) und LANGE (1980) [6, 9, 27].

3.2 Beurteilung der Wertigkeit diagnostischer Parameter

Ein Index sollte im Idealfall eine Reihe von Qualitätsmerkmalen aufweisen (Tab. 1).

Das Indexsystem bzw. der diagnostische Marker sollte das anzeigen, was man erwartet, d.h. **mit entsprechenden Krankheitszuständen korrelieren**, im Idealfall also eine hohe **Sensitivität** und **Spezifität** besitzen.

Sensitivität = Wahrscheinlichkeit, dass ein Kranker ein positives Testergebnis zeigt (= richtig positiv)
Spezifität = Wahrscheinlichkeit, dass ein Gesunder ein negatives Testergebnis aufweist (= richtig negativ)

Von jedem diagnostischen Test lässt sich eine Vierfeldertafel aufstellen (Tab. 2). Schwierigkeiten bereitet der Bezugs- bzw. Referenzwert, mit dessen Hilfe die Erkrankung als vorhanden/nicht vorhanden diagnostiziert wird. Bei der marginalen Parodontitis fehlt bisher ein sog. „Goldstandard", auf den Bezug genommen werden könnte [25]. Unter dem **„Goldstandard"** versteht man ein Maß des wahren Zustandes. Sehr oft verlangt der angemessene Goldstandard (die Wahrheit) ein extrem invasives Vorgehen (beispielsweise durch eine Autopsie) oder die Bestimmung ist sehr teuer. Deshalb werden aus praktischen bzw. ethischen Erwägungen heraus diagnostische Tests oft mit weniger rigorosen Goldstandards verglichen, die beispielsweise in einer klinischen Diagnose bestehen. Die klinischen Zeichen und Symptome der Parodontitis (Taschenbildung, Attachmentverlust, Knochenabbau, Sondierungsblutung usw.) können zunächst grob in zwei Klassen eingeteilt werden, wobei die eine einen gegenwärtigen Entzündungsprozess charakterisiert und die andere mit einem schon vorangegangenen Attachmentverlust einhergeht. Entzündungszeichen können auch in Abwesenheit von Attachmentverlust persistieren. Ein klinischer Attachmentverlust kann eine Destruktion einer früher aktiven Erkrankung widerspiegeln.

Daraus ergibt sich, dass bei einer Querschnittsuntersuchung der **Attachmentverlust in Verbindung mit Entzündungssymptomen** nicht für die Identifikation aktiv erkrankter Stellen herangezogen werden kann. Verlaufsmessungen, um Stellen mit Attachmentverlust zu diagnostizieren, unterliegen dem Problem der Reproduzierbarkeit der Messungen und müssen unter dem Aspekt der Fehlerhaftigkeit der Sondierung interpretiert werden.

Mikrobiologische Analysen helfen nicht weiter, da es bis jetzt nicht klar ist, welcher spezifische Erreger oder welche Gruppe von Bakterien für die Erkrankung verantwortlich sind. Die röntgenologische Bewertung der Erkrankungsaktivität unterliegt ähnlichen Beschränkungen wie die klinischen Messungen. Ein Knochenabbau zeigt nicht notwendigerweise einen Verlust von bindegewebigem Attachment an.

Obwohl wir zuverlässig Patienten mit einer voran-

Tabelle 1 Qualitätsmerkmale eines Index.

Validität
Sensitivität, Spezifität
Reliabilität
Quantifizierbarkeit
Voraussagewert eines negativen Ergebnisses
Voraussagewert eines positiven Ergebnisses
Objektivität
Akzeptabilität

Tabelle 2 Vierfeldertafel zur Bewertung eines diagnostischen Tests (nach SACHS 1992). FP = falsch positiv, FN = falsch negativ.

Befund	Test positiv	Test negativ	Summe
vorhanden	a	b = FN	a + b (Kranke)
fehlend	c = FP	d	c + d (Gesunde)
Summe	a + c	b + d	a + b + c + d = n
Sensitivität: a/(a + b), Spezifität: d/(c + d)			

gegangenen Parodontitis identifizieren können, ist es uns nicht möglich, die Krankheitsaktivität zu einem bestimmten Zeitpunkt sicher nachzuweisen. Bisher ist der Attachmentverlust innerhalb eines definierten Zeitraums wohl der Parameter, der dem Goldstandard am nächsten kommt.

Die **Reliabilität** oder **Reproduzierbarkeit** eines Index bedeutet, dass derselbe Untersucher oder verschiedene Untersucher zur selben Zeit zu ähnlichen Ergebnissen kommen. Ein Index sollte auch **Quantifizierbarkeit** aufweisen, um über die reine Ja-Nein-Entscheidung hinaus die Schwere der Veränderung beurteilen und numerisch abschätzen zu können. Darüber hinaus sollte ein Index klar und einfach sein, d. h., der Untersucher sollte sich die Kriterien leicht merken können. Die Definitionen für die verschiedenen Schweregrade sollten eindeutig sein und sich nicht überschneiden. Der Index sollte sensitiv sein, um auch kleine Veränderungen nachweisen zu können. Dies ist für häufige Wiederholungsmessungen von größter Bedeutung. Schließlich dürfen durch die Erhebung eines Index dem Patienten keine Schmerzen zugefügt werden.

3.3 Plaqueindizes

Die meisten Indexsysteme benutzen eine numerische Skala, um den Plaquebefall zu quantifizieren, dabei werden alle weichen Beläge (Materia alba, Debris) unter dem Oberbegriff „Plaque" subsummiert.

Am einfachsten ist die Bewertung des Plaquebefalls mit einer Ja-Nein-Entscheidung. Dies kann flächenspezifisch pro Zahn oder pro Approximalraum erfolgen.

3.3.1 Einfacher Plaqueindex

Die Beläge werden zuvor mithilfe von Plaquerelevatoren angefärbt. Erfolgt eine flächenspezifische Bewertung (Abb. 1), werden die plaquebedeckten Zahnflächen in Prozent der Gesamtzahl aller zur Verfügung stehenden Messstellen angegeben.

$$PI = \frac{\text{Summe der positiven Mess-Stellen}}{\text{Gesamtzahl der vorhandenen Mess-Stellen}} \times 100$$

Werden statt der plaquebedeckten Stellen die plaquefreien Zahnflächen bewertet, so spricht man von einem **Hygieneindex.**

3.3.2 Approximal-Plaqueindex nach Lange [27, 29]

Hier handelt es sich ebenfalls um einen einfachen Index zur raschen klinischen Bewertung der Mundhygiene des Patienten. Erfasst wird der Plaquebefall in den Interdentalräumen nach Anfärben mit Färbetabletten oder Färbelösungen, wobei alternierend im 1. und 3. Quadranten von oral, im 2. und 4. von vestibulär untersucht wird. Der Plaquebefall wird ebenfalls mit einer Ja-Nein-Entscheidung bewertet, und der Prozentsatz positiver Mess-Stellen wird errechnet (Abb. 2).

Nach Lange lassen sich vier verschiedene Wertebereiche differenzieren (Tab. 3).

Der Erfolg der Initialtherapie einer systematischen

Tabelle 3 Wertebereiche für den Approximal-Plaqueindex.

API 100–70% =	unzureichende Mundhygiene
API 70–40% =	mäßige Mundhygiene, verbesserungsbedürftig
API 39–25% =	mäßige bis gute Mundhygiene. Bei Werten unter 30% kann bereits von einem Schutz vor Karies und Parodontopathien ausgegangen werden
API < 25% =	optimale Mundhygiene

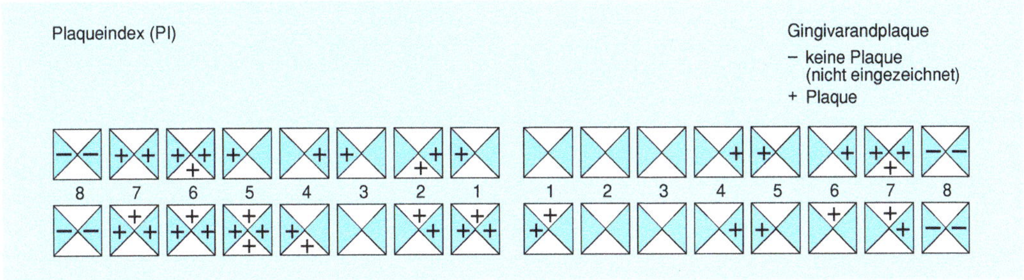

Abb. 1 Einfacher Plaqueindex. Die Beläge werden an allen vier Zahnflächen mittels einer Ja-Nein-Entscheidung erfasst.

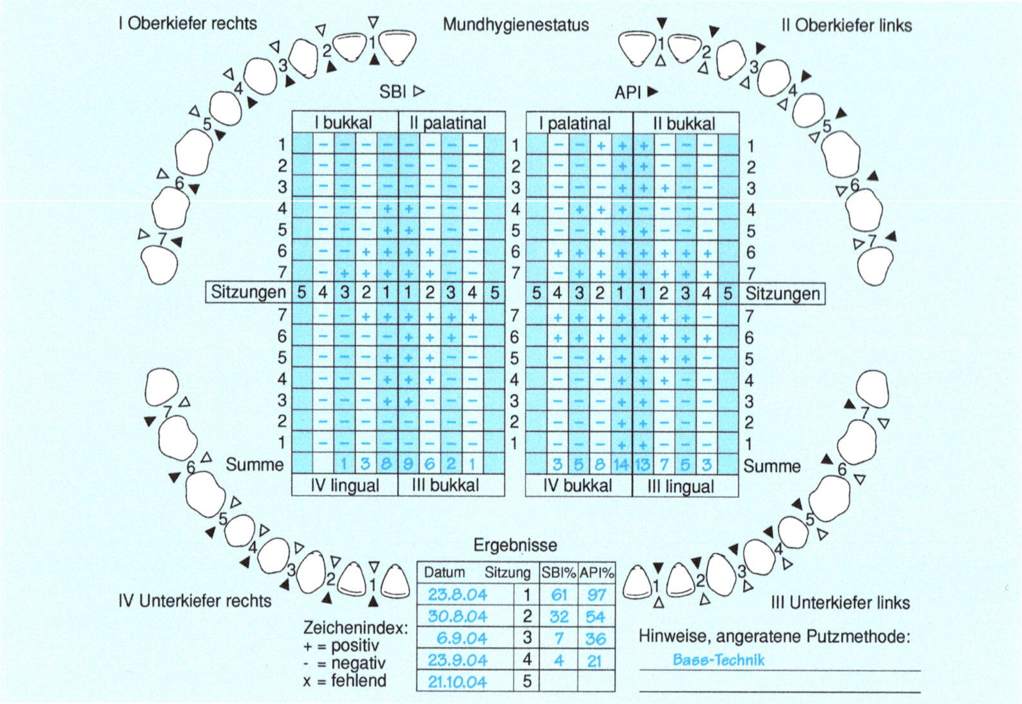

Abb. 2 API und SBI in einem Befundbogensystem [28]. Für beide Indexsysteme wird eine Ja-Nein-Entscheidung gefällt. Der SBI wird zuerst erhoben und nach Anfärbung dann der API. In einem Approximalraum können die Messungen getrennt voneinander jeweils oral oder fazial erfolgen. Es bestehen Interpretationsmöglichkeiten bei unterschiedlich hohen Indexwerten. Bei niedriger API-Zahl und hohem Blutungsindex liegen entweder endogene Störungen oder mangelnde mundhygienische Mitarbeit vor, wobei eine intensive Mundhygiene nur jeweils vor dem Zahnarztbesuch stattfindet.

Parodontalbehandlung kann u.a. daran gemessen werden, ob es gelingt, den API auf Werte unter 35% abzusenken. Für die Eintragung stehen Formblätter zur Verfügung, mit denen auch gleichzeitig der Sulkus-Blutungsindex (SBI) erfasst werden kann.

3.3.3 Plaqueindex (PLI) nach Silness und Löe [54]

Bei diesem System wird die Plaquebildung im Bereich des Gingivalrandes bewertet. Im Unterschied zu den zuvor genannten Indizes erfolgt die Untersuchung mit Spiegel und Sonde, ohne dass die Beläge angefärbt werden (Abb. 3). Alle Zahnflächen werden inspiziert, mit der Sonde wird der Sulkus ausgestrichen, und die beobachteten Beläge werden in vier verschiedene Grade eingeteilt (Tab. 4).

Die Bewertung erfolgt nach folgender Formel:

$$PI = \frac{\text{Summe der Bewertungsziffern}}{\text{Zahl der bewerteten Flächen}}$$

Tabelle 4 Bewertungsgrade des Plaqueindex.

Grad 0:	keine Plaque durch Inspektion und Sondierung nachweisbar
Grad 1:	hauchdünner Belag, der klinisch nicht sichtbar ist, jedoch beim Abschaben mit einer Sonde an der Spitze haften bleibt
Grad 2:	bandförmige Beläge, die im Sulkus und im gingivanahen Abschnitt des Zahnes angeheftet sind, jedoch den Interdentalraum nicht ausfüllen
Grad 3:	dickere Zahnbeläge, die mit dem bloßen Auge erkennbar sind und den Interdentalraum ausfüllen

Der PLI eignet sich vorzüglich für die **Bewertung des Plaquebefalls im gingivalen Randbereich** im Rahmen wissenschaftlicher Studien. Für die Motivation und Instruktion der Patienten im Rahmen der Initialtherapie ist er weniger geeignet, da die Beläge nicht angefärbt werden.

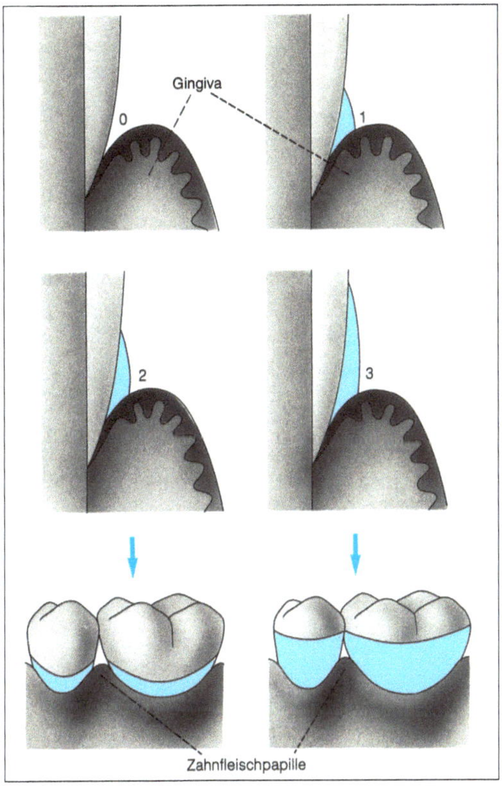

Abb. 3 Plaqueindex nach Silness und Löe [54]. Die Gradeinteilung orientiert sich an der Verteilung und Dicke der Beläge (s. Text).

3.3.4 Plaqueindex nach Quigley und Hein [42]

Ursprünglich wurden bei dem 1962 publizierten Bewertungssystem nur die Fazialfläche und das gingivale Drittel der Zahnoberfläche berücksichtigt. 1970 beschrieben Turesky, Gilmore und Glickman eine Modifikation, durch die die Objektivität der Quigley-Hein-Kriterien verbessert wurde [55]. Die Plaque wird nach Anfärbung auf den fazialen und lingualen Oberflächen aller Zähne bewertet. Insgesamt werden sechs Grade unterschieden, wobei im Gegensatz zum PLI die Plaque nicht nur im Bereich des gingivalen Randes erfasst wird (Tab. 5).

Die Stärke dieses Systems besteht darin, dass es für **Verlaufsstudien** herangezogen werden kann und für die **klinische Prüfung von Medikamenten** im Bereich der oralen Prophylaxe besonders geeignet ist. Der individuelle Wert wird dadurch ermittelt, dass die Summe aller Plaquewerte gebildet und durch die Anzahl der Messflächen geteilt wird.

Tabelle 5 Bewertungsgrade des modifizierten Quigley-Hein-Plaqueindex.

Grad 0:	keine Plaque
Grad 1:	Plaqueinseln im zervikalen Randbereich des Zahnes
Grad 2:	dünnes, kontinuierliches Plaqueband (bis zu 1 mm breit) am zervikalen Rand
Grad 3:	ein mehr als 1 mm breites Plaqueband, das weniger als 1/3 der Zahnkrone bedeckt
Grad 4:	Plaque, die wenigstens 1/3, aber weniger als 2/3 der Zahnkrone bedeckt
Grad 5:	Plaque, die 2/3 oder mehr der Zahnkrone bedeckt

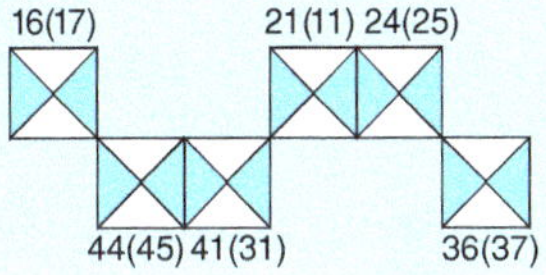

Abb. 4 Repräsentative Zähne des Gesamtgebisses nach Ramfjord mit den Ersatzzähnen (in Klammern). Diese Zähne können sowohl für Reihenuntersuchungen im Rahmen epidemiologischer Studien als auch für individuelle Gebissbeurteilungen herangezogen werden.

3.3.5 Plaquekomponente des Periodontal-Disease-Index (PDI) nach Ramfjord [44, 45]

Dies war der erste Index, bei dem versucht wurde, durch Einführung einer numerischen Skala die **Ausdehnung der Plaque**, die die Zahnoberfläche bedeckt, zu erfassen. Die Plaquekomponente des PDI wird an den sechs „Ramfjord-Zähnen“ (Abb. 4) erhoben. Zuvor werden die Beläge angefärbt. Bewertet wird das Vorhandensein und die Ausdehnung auf einer Skala von 0–3, wobei speziell alle interdentalen, fazialen und lingualen Oberflächen der Referenzzähne untersucht werden. Die Kriterien eignen sich für Verlaufsstudien der Parodontitis. Die Plaquekomponente selbst geht in den PDI-Wert nicht ein. Shick und Ash [53] modifizierten die Originalkriterien von Ramfjord, indem sie die Bewertung der Interdentalflächen ausschlossen und die Wertung auf die gingivale Hälfte der fazialen und lingualen Oberflächen der Indexzähne beschränkten (Tab. 6).

Der individuelle Wert wird ermittelt durch Summation aller einzelnen Zahnwerte und Division durch die Anzahl der untersuchten Zähne. Diese modifizierten Kriterien des PDI eignen sich für **klinische Studien** und zur **Testung von Lokaltherapeutika.**

Tabelle 6 Plaquekriterien des Periodontal-Disease-Index.

0 =	ohne Plaque
1 =	Plaque im Zahnzwischenraum oder am gingivalen Rand, die weniger als 1/3 der gingivalen Hälfte der Fazial- oder Lingualfläche des Zahnes bedeckt
2 =	Plaque, die mehr als 1/3, aber weniger als 2/3 der gingivalen Hälfte der Fazial- oder Lingualfläche des Zahnes bedeckt
3 =	Plaque, die 2/3 oder mehr der gingivalen Hälfte der fazialen oder lingualen Oberfläche des Zahnes bedeckt

3.3.6 Weitere Plaqueindizes

Im modifizierten **Navy-Plaqueindex** [11] wird die Belagbildung in neun Zonen jeder Zahnkrone mit „0" oder „1" bewertet. Wird jeder Zone ein Wert von „1" zugewiesen, so wird der gingivanahe Bereich im Verhältnis zu den anderen stärker betont.

Eine Variation dieses Index ist der **Distal-Mesial-Plaqueindex** (DMPI) von FISHMAN (1986 und 1987) [13, 14]. Bei diesem System wird der Schwerpunkt auf die gingivalen und zervikalen Anteile des Zahnes ebenso wie auf die interdentalen Abschnitte gelegt, da diese Bereiche von der Zahnbürste oft nicht erfasst werden. Die verschiedenen Flächen werden jeweils mit den Graden 0–3 bewertet (Tab. 7).

Tabelle 7 Bewertungsgrade des Distal-Mesial-Plaqueindex-Systems.

Grad 0:	keine Plaque
Grad 1:	Plaque, die 1/3 der Fläche bedeckt
Grad 2:	Plaque, die 2/3 der Fläche bedeckt
Grad 3:	Plaque, die die gesamte Fläche bedeckt

Der **Irritationsindex** (Komponente des gingivalen Parodontalindex nach O'LEARY) erfasst ebenfalls den Plaquebefall [39]. Die Ausdehnung wird anhand der Bewertungsgrade 0–3 differenziert. Weitere Faktoren, die zum Irritationsindex hinzukommen, sind supra- und subgingivale Zahnsteinbildungen und subgingivale Reizfaktoren wie überhängende oder defekte Restaurationen.

Der **PHP-Index** (PODSHADLEY 1968) erfasst den Belagbefall auf der Basis einer Ja-Nein-Entscheidung (1 oder 0), wobei die Oberflächen von sechs Referenzzähnen (bukkal bei Zahn 16, 11, 26 und 31; lingual an den Zähnen 36 und 46) herangezogen werden [41]. Jede Zahnkrone wird in fünf Bezirke eingeteilt. Der Index ist einfach und rasch in der Anwendung. Sein Wert liegt in der individuellen Patientenmotivation.

Zwei andere Indexsysteme mit einem ähnlichen Zweck, die ebenfalls dichotome Kriterien benutzen, sind der **Plaque Control Record** und der **Plaqueanteil des Blutungspunktindex** [30, 31]. Ein weiteres System wurde von CIANCIO (1984) angegeben, um die Plaqueansammlung bei Patienten mit kieferorthopädischen Apparaturen zu bewerten [7]. Es wurde als **„Bonded-Bracket-Index"** (BBI) bezeichnet und differenziert insgesamt sechs verschiedene Grade (Tab. 8). Die Autoren begründen ihr System damit, dass andere Plaqueindizes das Muster der Plaqueansammlung bei beklebten Zähnen nur unvollkommen wiedergeben.

Tabelle 8 Einteilungsgrade des Bonded-Bracket-Index.

Grad 0:	keine Plaque auf dem Bracket oder der Zahnoberfläche
Grad 1:	Plaque ausschließlich auf dem Bracket
Grad 2:	Plaque auf dem Bracket, dem Zahn, keine Ausdehnung zur Gingiva
Grad 3:	Plaque auf dem Bracket, dem Zahn, ausgedehnt bis zur Papille
Grad 4:	Plaque auf dem Bracket, auf dem Zahn, teilweise Bedeckung bis zur Gingiva
Grad 5:	Plaque auf dem Bracket, auf dem Zahn, volle Bedeckung bis zur Gingiva

Der **Gingivalrand-Plaqueindex** nach HARRAP wird nur auf den Bukkalflächen der Zähne erhoben [20]. Nach Anfärbung der Beläge schätzt der Untersucher die prozentuale Ausdehnung der Plaque entlang des Gingivalrandes im Verhältnis zur Gesamtlänge (Abb. 5). Die Dicke bleibt unberücksichtigt. Bei Zahn-

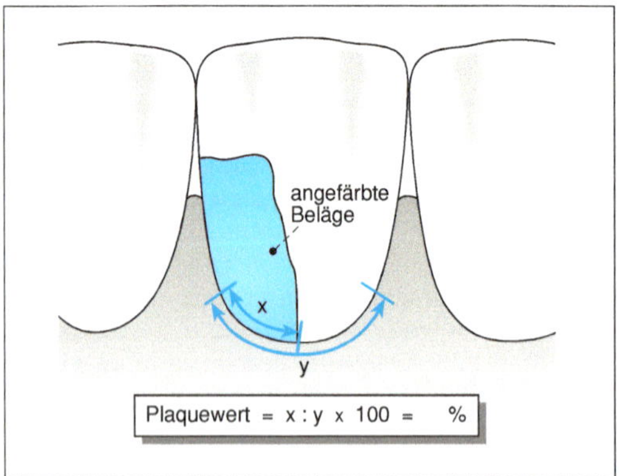

Abb. 5 Harrap-Index. Die Ausdehnung der angefärbten Beläge entlang des Gingivalrandes (x) wird in Prozent zur Gesamtlänge (y) angegeben.

engstand wird der bukkale Gingivalrand so weit beurteilt, wie er bis in den Interdentalraum hinein sichtbar ist. Fehlt der Nachbarzahn, erfolgt die Messung bis zum Mittelpunkt der mesialen oder distalen Zahnfläche.

3.3.7 Auswahl

Bei der Auswahl eines Indexsystems sollten die jeweiligen Erfordernisse berücksichtigt werden. Geht es um die **Bewertung der individuellen Mundhygiene,** genügt ein einfaches System, bei dem zweckmäßigerweise die Beläge angefärbt werden, um dem Patienten die Effizienz seiner Mundhygiene demonstrieren zu können.

Handelt es sich um eine **wissenschaftliche Untersuchung,** so sollte unterschieden werden, ob in der Studie die Reinigungswirkung, d. h. die Entfernung schon vorhandener Beläge, beurteilt werden soll oder ob auf einer zunächst gereinigten Zahnoberfläche die Belagbildung geprüft wird.

Alle Systeme, bei denen außer der visuellen Erfassung der Plaqueausdehnung zusätzlich die Plaquemenge oder gar das Plaquegewicht erfasst wird, sind für Longitudinaluntersuchungen problematisch, da die Plaquebildung bei jeder Messung gestört wird. Nach Untersuchungen von QUIRYNEN et al. (1991) besitzt der QUIGLEY-HEIN-Index neben dem modifizierten Navy-Index und der planimetrischen Auswertung die größte Differenzierungsstärke [43].

3.4 Indizes zur Bewertung verkalkter Zahnbeläge

3.4.1 Oraler Hygieneindex (OHI) und vereinfachter oraler Hygieneindex (OHI-S)

Von GREENE und VERMILLION wurden 1960 der orale Hygieneindex (OHI) und 1964 der vereinfachte OHI (OHI-S) angegeben [15, 16]. Der OHI-S setzt sich aus zwei Komponenten, einem einfachen **Belagindex** (DI-S) und einem **Zahnsteinindex** (CI-S), zusammen. Beide werden auf einer Skala von 0–3 erfasst. Die Untersuchung erfolgt ohne Anfärbung der Beläge mithilfe eines Mundspiegels und einer Kuhhornsonde. Wie beim PHP-Index werden beim OHI-S die fazialen Flächen der Zähne 16, 11, 26, 31 und die Lingualflächen von 36 und 46 bewertet (Abb. 6). Jede Zahnoberfläche wird horizontal in ein gingivales, mittleres und inzisales Drittel unterteilt. Für die Erhebung des DI-S wird die Sonde auf dem inzisalen Drittel platziert und zum gingivalen Drittel bewegt. Den individuellen DI-S-Wert erhält man durch Addition aller Einzelwerte und Division durch die Anzahl der untersuchten Oberflächen. Die CI-S-Messung erfolgt durch Einführung der Sondenspitze in den distalen Abschnitt des gingivalen Sulkus und Bewegung subgingival von der distalen Kontaktstelle zur mesialen. Auch hier wird der Wert durch Addition der Zahnsteinwerte aller Zahnflächen und Division durch die Anzahl der untersuchten Flächen errechnet (Tab. 9).

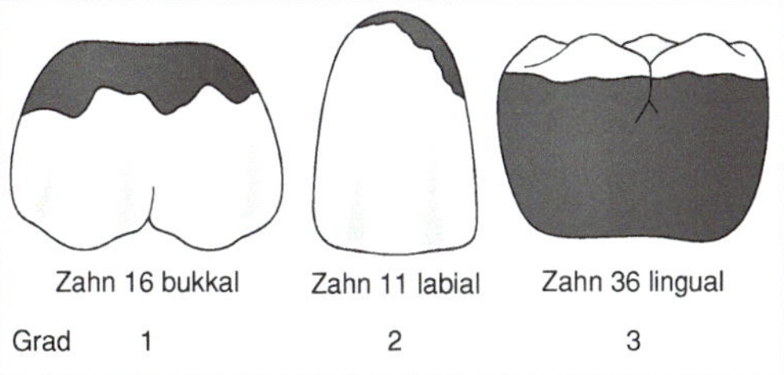

Abb. 6 Einteilungsgrade an drei Referenzzähnen des OHI nach GREENE und VERMILLION [15].

Tabelle 9 Bewertungskriterien des vereinfachten oralen Hygieneindex (OHI-S).

Belagindex (DI-S)	
Grad 0:	keine Beläge oder Farbe vorhanden
Grad 1:	weiche Beläge, die nicht mehr als 1/3 der Zahnoberfläche bedecken, oder das Vorhandensein von Verfärbungen ohne zusätzliche Beläge, unabhängig von der Oberfläche, die bedeckt wird
Grad 2:	weiche Beläge, die mehr als 1/3 der Zahnoberfläche bedecken, aber nicht mehr als 2/3
Grad 3:	weiche Beläge, die mehr als 2/3 der Zahnoberfläche bedecken
Zahnsteinindex (CI-S)	
Grad 0:	kein Zahnstein vorhanden
Grad 1:	supragingivaler Zahnstein, der nicht mehr als 1/3 der frei liegenden Zahnoberfläche bedeckt
Grad 2:	supragingivaler Zahnstein, der mehr als 1/3, aber nicht mehr als 2/3 der frei liegenden Zahnoberfläche bedeckt, oder einzelne Flecken subgingivalen Zahnsteins in der Zervikalregion des Zahnes oder beides
Grad 3:	supragingivaler Zahnstein, der mehr als 2/3 der frei liegenden Zahnoberfläche bedeckt, oder ein durchgehendes schweres Band subgingivalen Zahnsteins um die Zervikalregion des Zahnes oder beides

Die Bedeutung des OHI-S liegt darin, dass er weltweit bei **großen epidemiologischen Studien** eingesetzt wurde. Der hohe Korrelationsgrad des OHI-S mit dem Periodontal-Index (Russell) ermöglicht es, sofern einer der beiden Werte bekannt ist, den anderen über eine Regressionsanalyse zu berechnen. Außerdem handelt es sich um einen einfachen Index, der sich sehr rasch erlernen lässt.

3.4.2 Zahnsteinkomponente des PDI nach Ramfjord [45]

Bei dieser Teilkomponente des PDI wird das Vorhandensein und die Ausdehnung des Zahnsteins auf den fazialen und den lingualen Oberflächen der sechs Ramfjord-Zähne mit Hilfe von vier verschiedenen Graden erfasst (Tab. 10).

Die Werte pro Zahn werden addiert und durch die Anzahl der untersuchten Zähne geteilt. Daraus ergibt sich der Zahnsteinwert pro Person. Wie der CI-S hat auch der Zahnsteinindex des PDI ein hohes Maß an Reproduzierbarkeit, kann schnell erhoben werden und hat sich in epidemiologischen Untersuchungen und Longitudinalstudien bewährt.

3.4.3 Volpe- und Manhold-Index [56]

Dieses Indexsystem wurde entwickelt, um in Longitudinalstudien die Menge des supragingival gebildeten Zahnsteins erfassen zu können.

Unter Verwendung einer Parodontalsonde mit Millimetermarkierungen wird die Ausdehnung auf den Lingualflächen der sechs unteren Frontzähne vermessen (Abb. 7). Die Bewertung der Zahnsteinausdehnung erfolgt in der Mitte und lateral an den breitesten Stellen. Vor der Anwendung sollte zur Erhöhung der Reproduzierbarkeit ein Training unter Anleitung eines erfahrenen Untersuchers erfolgen.

3.4.4 Zahnsteinoberflächenindex (ZSI) nach Ennever [12]

Zusammen mit dem Marginal Line Calculus Index wird dieser Index vor allem für kurzzeitige klinische Studien zur **Testung zahnsteinhemmender Medikamente** herangezogen. Es werden alle vier Flächen der unteren vier Schneidezähne bewertet. Teilweise wurden auch alle sechs unteren Frontzähne bewertet. Die Untersuchung kann durch Inspektion oder durch Abtasten unter Verwendung einer Kuhhornsonde erfolgen. Die Bewertung erfolgt als Ja-Nein-Entscheidung, d. h., der Maximalwert pro Individuum beträgt 16.

Tabelle 10 Zahnsteinbewertung des Periodontal-Disease-Index.

C 0:	kein Zahnstein
C 1:	supragingivaler Zahnstein, der sich nur leicht unter den freien Gingivalrand erstreckt (nicht mehr als 1 mm)
C 2:	mäßiger supra- und/oder subgingivaler Zahnsteinbefall
C 3:	massive supra- und subgingivale Zahnsteinbildung

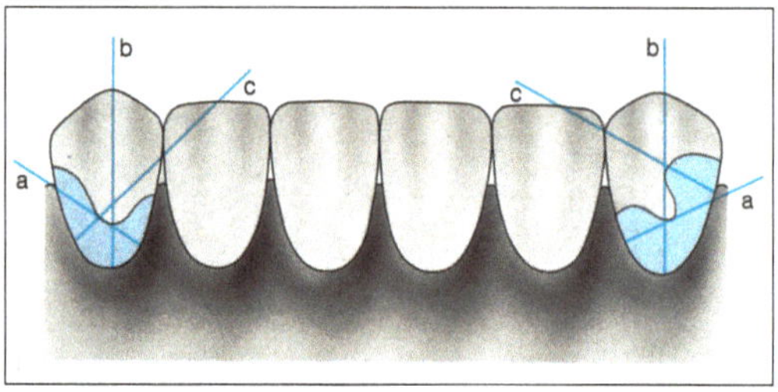

Abb. 7 Zahnsteinindex nach Volpe und Manhold (VM-Index) [56]. Bestimmung des supragingivalen Zahnsteins an den lingualen Flächen der sechs unteren Frontzähne an drei Stellen jedes Zahnes in Millimeter. Gemessen werden die medianen und breitesten lateralen Stellen. Die Summen der drei Messungen (a+b+c) ergeben den VM-Index des jeweiligen Zahnes. Die Summe der Einzelzahnwerte dividiert durch sechs ergibt den VM-Index.

3.4.5 Marginal-Line-Calculus-Index (MLCI) [37]

Mühlemann und Villa (1967) entwickelten den MLCI, um die supragingivale Zahnsteinansammlung im gingivalen Drittel der Zahnkrone oder genauer gesagt den supragingivalen Zahnstein entlang des Gingivalrandes zu erfassen (Abb. 8) [37]. Dieser wird ebenfalls für kürzere Verlaufsstudien zur Testung von zahnsteinhemmenden Substanzen eingesetzt. Die Marginallinie wird halbiert, und der Befall wird mesial und distal getrennt in Prozent ermittelt.

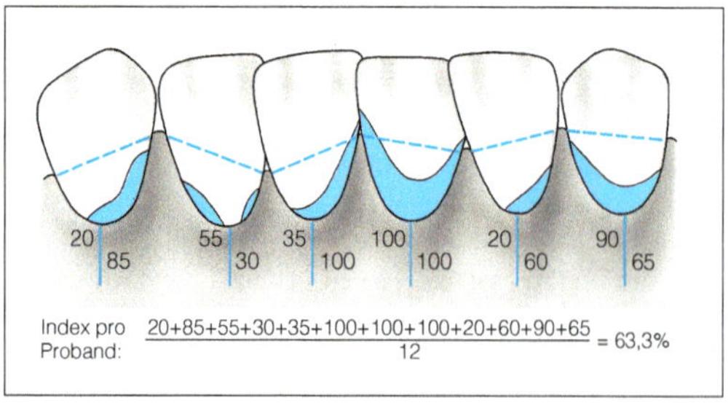

Abb. 8 Marginal-Line-Calculus-Index.

3.4.6 Zahnsteinindex des National Institute of Dental Research (NIDR) [33]

Das NIDR benutzt eine Ordinalskala, um den Zahnsteinbefall zu bewerten. Es wird nur ein Wert pro Zahn erhoben, wobei nur die mittleren bukkalen und mesial-approximalen Flächen untersucht werden. Dies erfolgt in einem Quadranten im Oberkiefer und im kontralateralen des Gegenkiefers. Der Oberkieferquadrant wird zufällig ausgewählt. Der Index wird errechnet durch Summation aller Einzelwerte und Division durch die Anzahl der untersuchten Zähne. Es werden insgesamt drei Grade unterschieden (Tab. 11).

3.5 Entzündungsindizes

Entzündliche Veränderungen der parodontalen Stützgewebe äußern sich klinisch in einer sichtbaren Schwellung, Farbveränderungen, erhöhter Exsudation und zunehmender Blutungsneigung. In verschiedenen Bewertungssystemen werden diese klinischen Symptome als Beurteilungskriterien herangezogen und in verschiedene Kategorien eingeteilt.

3.5.1 Sulkusfluidfließrate (SFFR)

Die Sulkusflüssigkeit ist ein zellhaltiges Exsudat, das bei entzündeten Parodontien am Gingivalrand austritt [3]. Bei klinisch entzündungsfreien Verhältnissen finden sich nur äußerst geringe Mengen, die mit steigendem Entzündungsgrad und Taschentiefe zunehmen. Die Entnahme einer Flüssigkeitsprobe erfolgt vorzugsweise mit standardisierten sterilen Filterpapierstreifen (Periopaper), alternativ können auch gestanzte Streifen (Whatman Nr. 3, Munktell Nr. 3) verwendet werden (Größe: 8,3 × 1,25 mm). Das Streifenende wird in den Eingang der Zahnfleischtasche eingelegt (Abb. 9), die Liegedauer beträgt 10–30 s, bei längeren Zeiten verfälschen Verdunstungseffekte das Ergebnis [57].

Zur Quantifizierung der absorbierten Flüssigkeitsmenge erfolgt eine Volumenbestimmung im Periotron®-Gerät (Abb. 10). Dazu wird der Papierstrip in ein Kondensatorfeld des Gerätes eingebracht. Durch die Feuchtigkeit im Streifen verändert sich die Dielektrizitätskonstante, und damit die Eigenschaften des Kondensators.

Tabelle 11 Zahnsteinindex des National Institute of Dental Research.

Grad 0:	kein Zahnstein vorhanden
Grad 1:	supragingivaler Zahnstein, aber ohne subgingivalen Zahnstein
Grad 2:	supragingivaler und subgingivaler Zahnstein oder subgingivaler Zahnstein allein

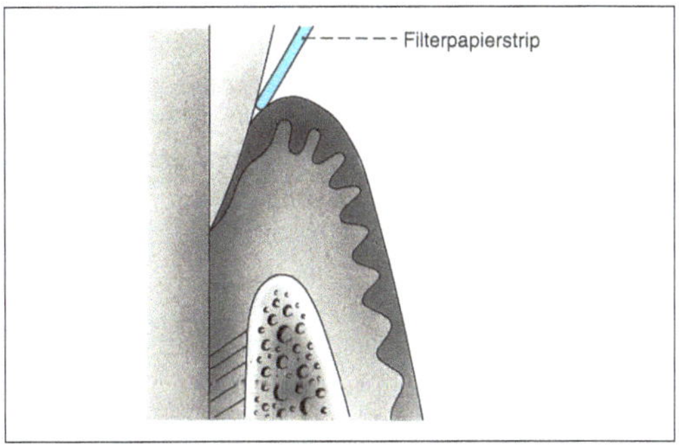

Abb. 9a Technik zur Entnahme von Sulkusflüssigkeit. Der Filterpapierstreifen wird im Sulkus-/Tascheneingang platziert. Sollte er weiter eingeführt werden, muss die Tiefe auf dem Strip markiert werden.

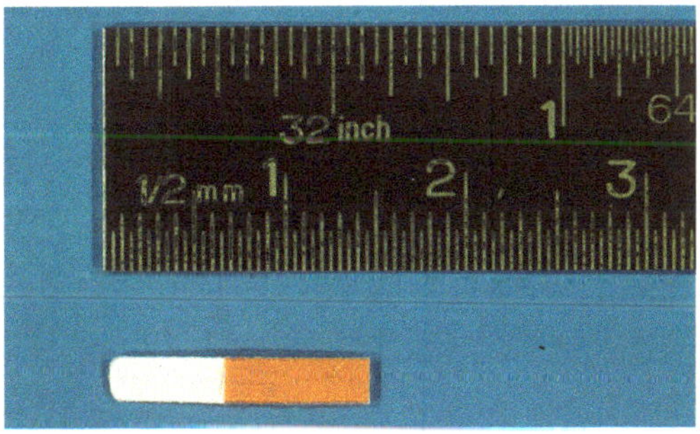

Abb. 9b Filterpapierstreifen.

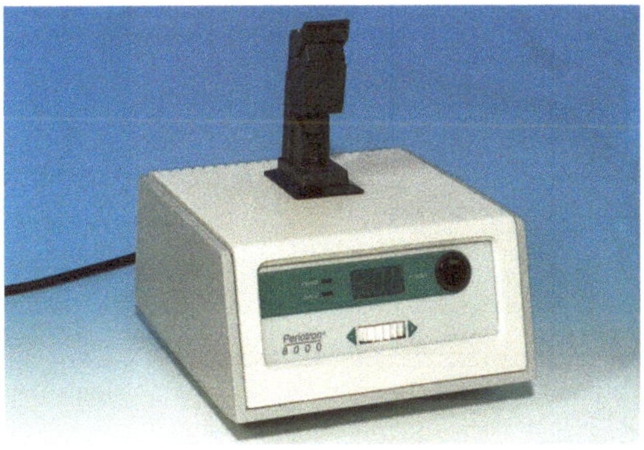

Abb. 10 Periotron® 8000 zur Messung der Flüssigkeitsmengen in den Filterpapierstreifen. Im Gegensatz zum Periotron® 6000 können hier verschiedene Messbereiche (Speichel, Sulkusfluid) vorgewählt werden.

Beim Periotron® 8000 können verschiedene Ablesebereiche vorgewählt werden. In Kombination mit unterschiedlichen Filterpapierstreifen ist eine Differenzierung zwischen Speichelproben sowie approximal und bukkal entnommenen Sulkusfluidproben möglich.

Sofern das Gerät kalibriert ist, lassen sich die angezeigten Werte direkt in Volumina umrechnen. Kalibrierungskurven mithilfe von Spezialspritzen (Hamilton®) haben ergeben, dass das Periotron®-Gerät bis in den Nanoliterbereich äußerst präzise arbeitet.

Früher wurde die aufgenommene Flüssigkeit (mit 0,2%iger alkoholischer Ninhydrin-Lösung) angefärbt und die Länge des angefeuchteten Streifenendes gemessen.

Für die **Bewertung der Entzündungsreaktion** lassen sich im Periotron®-Gerät verschiedene Bereiche differenzieren:

- 0–10 Einheiten = normale Gingiva
- 11–20 Einheiten = leicht entzündliche Veränderung
- 21–40 Einheiten = Gingivitis
- >41 Einheiten = schwere gingivale und parodontale Entzündung

Um reproduzierbare Ergebnisse zu erzielen, ist eine Standardisierung der Untersuchungstechnik und eine Einarbeitungszeit erforderlich.

3.5.2 PMA-Index nach Schour und Massler [50]

Einer der ersten Indizes, der entwickelt wurde, um die Prävalenz der Gingivitis bei italienischen Kindern (nach dem 2. Weltkrieg) zu beurteilen, war der PMA-Index (1947). Er basiert auf der Bestimmung der Anzahl fazialer Interdentalpapillen (P), marginaler (M) und angehefteter (A) gingivaler Einheiten, die entzündet sind. Die Summe dieser Einzelwerte wird zur Ermittlung des individuellen PMA-Wertes herangezogen. Dieser einfache Index wurde in großen epidemiologischen Studien benutzt und später von Massler leicht modifiziert, um kleine Veränderungen in kurzen Zeitabständen erfassen zu können [32].

3.5.3 Gingivalindex nach Löe und Silness [31]

Der Gingivalindex (GI) wurde entwickelt, um die **Entzündungsreaktion im Bereich des gingivalen Weichgewebes** differenzieren zu können. Die Gingiva wird dazu in vier Abschnitte unterteilt, von denen drei auf der fazialen/bukkalen Fläche liegen (Abb. 11). Es werden vier Bewertungsgrade unterschieden (Tab. 12).

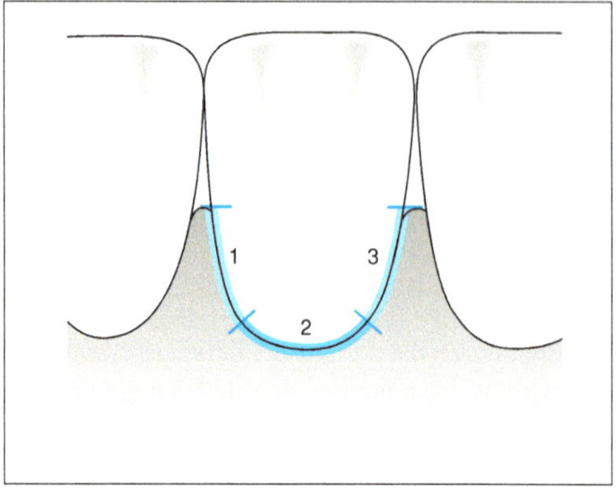

Abb. 11 Bukkale Sektoren des Gingivalindex nach Löe und Silness [31]. Die gesamte Lingualfläche wird ebenfalls als ein Sektor (4) gewertet.

Tabelle 12 Bewertungsgrade des Gingivalindex.

Grad 0 =	normale Gingiva
Grad 1 =	leichte Entzündung mit leichten Farbveränderungen, leichtes Ödem, keine Blutung bei Palpation
Grad 2 =	mäßige Entzündung mit Rötung, Ödem und Blutung bei Abstreichen mit der Sonde
Grad 3 =	schwere Entzündung, ausgeprägte Rötung und Ödembildung, Ulzerationen, Tendenz zur Spontanblutung

Der GI-Wert errechnet sich durch Bildung des Mittelwertes der vier Einzelwerte jedes Zahnes, der individuelle GI-Wert wird dadurch bestimmt, dass der Mittelwert aller untersuchten Zähne errechnet wird. Für die Erhebung wird eine Parodontalsonde horizontal im Bereich des Sulkuseingangs am Gingivalrand entlanggeführt. Die GI-Werte können mit verschiedenen Ausprägungsgraden der Gingivitis in Verbindung gebracht werden (Tab. 13).

Der GI lässt sich sehr gut in Kombination mit dem Plaqueindex nach Silness und Löe ermitteln, da dort ebenfalls eine Sonde benutzt wird. Beide Indizes sind

Tabelle 13 GI-Werte und Schwere der Gingivitis.

GI-Werte	Grad der Gingivitis
0,1–1	mild
1,1–2	mäßig
2,1–3	schwer

in vielen internationalen Studien eingesetzt worden, wobei die Beurteilung der Farbveränderung einen ausgeprägten subjektiven Charakter hat.

3.5.4 Papillen-Blutungsindex (PBI) nach Saxer und Mühlemann [49]

Der PBI wurde 1975 entwickelt. Für die Erhebung wird eine Parodontalsonde von der Basis bis zur Papillenspitze im Bereich des Sulkuseingangs entlanggeführt. Unterschieden werden fünf Grade (Tab. 14), in denen ausschließlich die Stärke der Reizblutung erfasst wird. Der PBI wird in allen vier Quadranten erhoben, wobei alternierend fazial und oral sondiert werden kann. Der PBI kann als Blutungszahl (Summe aller Einzelwerte) oder als Index (Mittelwert aller Einzelwerte) ausgedrückt werden.

Tabelle 14 Grade des Papillen-Blutungsindex.

Grad 0:	keine Blutung
Grad 1:	Auftreten eines Blutungspunktes
Grad 2:	Auftreten mehrerer Blutungspunkte oder eines schmalen Blutbandes
Grad 3:	Ausfüllen des interdentalen Dreiecks mit Blutung unmittelbar nach der Sondierung
Grad 4:	profuse Blutung nach Sondierung. Die Blutung dehnt sich über die marginale Gingiva aus, evtl. mit Tropfenbildung

3.5.5 Sulkus-Blutungsindex (SBI) nach Mühlemann und Son [36]

Ähnlich wie beim Papillen-Blutungsindex wird beim SBI das Auftreten einer Blutung nach schonender Sondierung des Gingivalrandes im Eingangsbereich des Sulkus als Kriterium für die Stärke der gingivalen Entzündung herangezogen (Abb. 12 und 13). Grundlage von PBI und SBI ist die Tatsache, dass die erhöhte Blutungsneigung eines der ersten Symptome ist, das eine initiale gingivale Entzündung anzeigt. Im Gegensatz dazu geht der GI davon aus, dass als erstes Symptom Farbveränderung und leichtes Ödem auftreten, ohne dass es zu einer Blutung kommt.

10–30 s nach Sondierung wird die provozierte Reizblutung bewertet. Der SBI kann an allen Zähnen bzw. ausschließlich an den Ramfjord-Zähnen erhoben werden. In der ursprünglichen Form nach Mühlemann und Mazor (1958) wurden fünf Grade differenziert [35]. Nach der Definition von Mühlemann und Son wurde der Bewertungsgrad 4 unterteilt in 4 und 5 (Tab. 15).

Bei sorgfältiger Erhebung des SBI wird eine Bewertung aller Zahnflächen vorgenommen und daraus durch Mittelwertbildung der Gesamtindex errechnet.

Beim **modifizierten SBI** wird die Gradeinteilung von 0–5 durch eine einfache Ja-Nein-Entscheidung ersetzt. Damit kann der Sulkus-Blutungsindex als Prozentwert aller untersuchten Zahnflächen angegeben werden. Im Allgemeinen beschränkt man sich dann auf die Auswertung der Blutungspunkte im Approximalraum/Papillenbereich. Dieser einfache Index, der hauptsächlich zur Patientenmotivation benutzt wird, kann folgendermaßen bewertet werden:

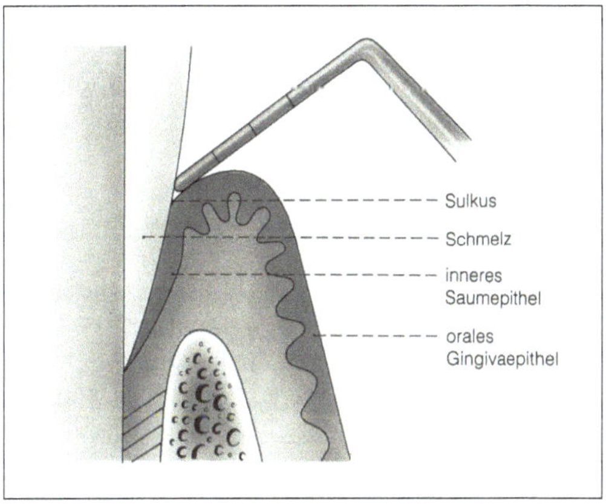

Abb. 12 Beim Erheben des Sulkus-Blutungsindex wird der Sulkuseingang sondiert. Dazu nimmt man eine starre Parodontalsonde, die den Margo gingivae mechanisch reizt.

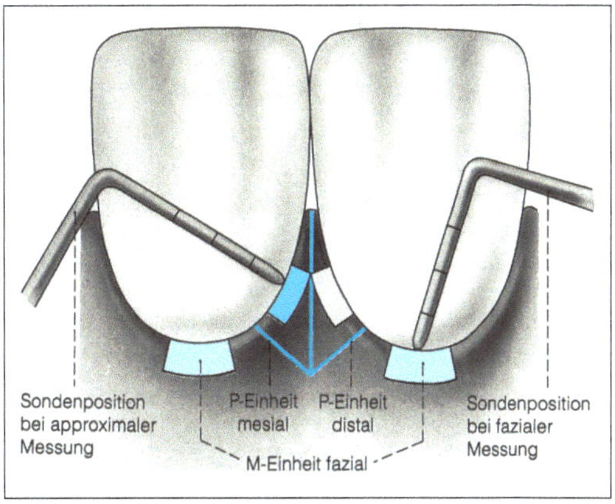

Abb. 13 Messpositionen der Parodontalsonde in den verschiedenen Abschnitten des Parodontiums. Zusätzlich erfolgt die linguale Messung.

Tabelle 15 Grade des Sulkus-Blutungsindex.

Grad 0:	keine Entzündung, keine Blutung bei Sulkussondierung
Grad 1:	Blutung bei vorsichtiger Sondierung ohne sichtbare klinische Veränderungen der Gingiva (keine Farbveränderungen und keine Schwellung)
Grad 2:	Sulkusblutung bei Sondierung mit Farbveränderungen ohne Schwellung
Grad 3:	Blutung nach Sondierung und Farbveränderungen und leichte ödematöse Schwellung
Grad 4:	Sulkusblutung bei der Sondierung und Farbveränderungen und auffällige Schwellung oder Blutung bei Sondierung und offensichtliche Schwellung (keine Farbveränderungen)
Grad 5:	deutliche Sondierungsblutung oder spontane Blutung auch ohne Sondierung, mit deutlicher Farbveränderung, stark ausgeprägter ödematöser Schwellung mit oder ohne Ulzerationen

SBI 50–100%	= starke und generalisierte Entzündung des Parodontiums
SBI 20–50%	= mittelschwere Zahnfleischentzündung, die einer intensiven Behandlung bedarf
SBI 10–20%	= schwächere Zahnfleischentzündung
SBI unter 10%	= klinische Normalität des Parodontiums

Am Ende der Initialbehandlung bzw. in der Erhaltungstherapie sollte der Wert unter 10% liegen.

3.5.6 Weitere Indizes

Verschiedene weitere Indizes sollten hier noch erwähnt werden:

Von LENNOX wurde der **Blutungspunktindex** entwickelt, um die Mundhygiene des Patienten bewerten zu können [30]. Er bestimmt das Vorhandensein oder Fehlen einer gingivalen Blutung approximal und auf den fazialen und lingualen Flächen jedes einzelnen Zahnes. Eine parodontale Sonde wird horizontal durch den Sulkus eines Quadranten geführt, und die Gingiva wird nach 30 s auf Blutungspunkte untersucht.

Der gingivale **Blutungsindex** nach CARTER (1974) erfasst ebenso das Vorhandensein oder Fehlen einer gingivalen Blutung, aber nur im Bereich der Approximalräume und nach Benutzung nicht gewachster Zahnseide [4]. Mit der Seide wird ein größerer Bereich rascher als mit einer Parodontalsonde erfasst, und das Bewertungssystem kann sowohl vom zahnmedizinisch ausgebildeten Fachpersonal als auch vom Patienten benutzt werden, nachdem er instruiert wurde, wie er eine Selbstbewertung vornehmen soll.

Der **interdentale Blutungsindex** (sog. Eastman Interdental Bleeding Index) erfasst das Vorhandensein einer Blutung nach Stimulation des interdentalen Gingivalgewebes mit Hilfe eines dreieckförmigen Zahnstochers aus weichem Holz [5]. Das Zahnholz wird von bukkal horizontal eingeführt, wobei die interdentale Papille bis zu 2 mm gequetscht wird. Der Zahnstocher wird viermal eingeführt und entfernt und das Auftreten einer Blutung innerhalb von 15 s erfasst. Der Blutungswert ergibt sich aus der Errechnung des Mittelwerts aller untersuchten Stellen.

Weitere Indizes sind der **gingivale Blutungsindex** von AINAMO und BAY und der **Gingivalindex des National Institute of Dental Research** [2, 33].

Die gingivale Blutungsneigung ist ein sensiblerer und objektiverer Indikator der gingivalen Entzündung als beispielsweise Farb- und Formveränderungen. Zwischen der gingivalen Blutungsneigung und der Sondierungsblutung (SOB) muss vor allem bei tiefen Taschen (> 5 mm) differenziert werden.

Bei der gingivalen Sondierung wird das Arbeitsende der Parodontalsonde horizontal entlang des Sulkuseingangs geführt und nicht nach apikal sondiert. Für die Bewertung der Mundhygienebemühungen eines Patienten ist die gleichzeitige Erfassung der gingivalen Blutungsneigung und der Belagbildung sinnvoll, da die gingivale Blutungsneigung keinen kurzfristigen Schwankungen unterliegt wie beispielsweise die Plaquebildung. Demgegenüber gibt die Blutungsneigung nach apikaler Sondierung Auskunft über die parodontale Entzündungsaktivität in der Tasche.

3.6 Indizes zur Bewertung der parodontalen Destruktion

Diese Bewertungssysteme wurden hauptsächlich für epidemiologische Studien entwickelt und dort eingesetzt.

3.6.1 Periodontal-Index (PI) nach RUSSELL [47]

Der PI wurde entwickelt, um außer der gingivalen Entzündung die tiefere parodontale Erkrankung mit abschätzen zu können. Es werden sechs verschiedene Grade differenziert (Tab. 16). Jeder Zahn mit seinem umgebenden Weichgewebe bildet eine Einheit. Der PI errechnet sich nach folgender Formel:

$$PI = \frac{\text{Bewertungssumme aller Zähne}}{\text{Anzahl bewerteter Zähne}}$$

Tabelle 16 Periodontal-Index nach Russell.

Wert 0:	keine Veränderungen
Wert 1:	leichte Gingivitis. Lokalisierte Entzündung der freien Gingiva (z. B. in Form einer Papillitis)
Wert 2:	Gingivitis. Der gesamte Zahnfleischsaum ist entzündet, aber ohne erkennbaren Attachmentverlust
Wert 4:	(sofern Röntgenbilder vorhanden sind) erste Resorptionsanzeichen am Alveolarkamm im Röntgenbild
Wert 6:	Gingivitis mit Taschenbildung. Das epitheliale Attachment hat sich abgelöst, und es kam zu einer Taschenbildung. Der Zahn ist fest und funktionstüchtig, röntgenologisch ist ein Knochenabbau am ganzen Alveolarkamm höchstens bis zur Hälfte der Wurzel zu erkennen
Wert 8:	fortgeschrittene Zerstörung mit Verlust der Kaufunktion. Der Zahn ist gelockert, bei dumpfem Perkussionsklang axiale Beweglichkeit, röntgenologisch mit fortgeschrittenem Knochenabbau über die Hälfte der Wurzellänge mit intraalveolären Taschen und einer Verbreiterung des Parodontalspaltes, möglicherweise auch mit Wurzelresorption

Für die Erhebung des PI genügt ein Mundspiegel, d. h., er wird ohne Verwendung einer Parodontalsonde anhand von Röntgenbildern erhoben, d. h., dass das wahre Ausmaß der parodontalen Destruktion vor allem im Frühstadium unterschätzt wird.

3.6.2 Periodontal-Disease-Index (PDI) nach Ramfjord [45]

Der PDI wurde wegen der Unzulänglichkeit des Russell-Index entwickelt. Je nach Zielsetzung der Studie werden entweder die „sechs Ramfjord-Zähne" oder sechs andere bewertet (s. Abb. 4). Alle Zähne eines Quadranten oder alle Zähne sollten bei Longitudinalstudien bewertet werden. Für epidemiologische Studien reicht die Erfassung der sechs Referenzzähne aus.

Der PDI besteht aus zwei Teilen, dem Gingivalstatus und der Messung des sondierbaren Attachmentniveaus (Abb. 14). Der gingivale Status wird zuerst erfasst: Dazu wird die Gingiva durch vorsichtiges Abtupfen mit einer Watterolle oberflächlich getrocknet. Farbveränderungen werden durch Betrachtung und Vergleich der verschiedenen Zahnflächen diagnostiziert (Tab. 17). Danach erfolgt die Messung des sondierbaren Attachmentlevels. Falls Zahnstein die Schmelz-Zement-Grenze bedeckt, muss er zuvor entfernt werden.

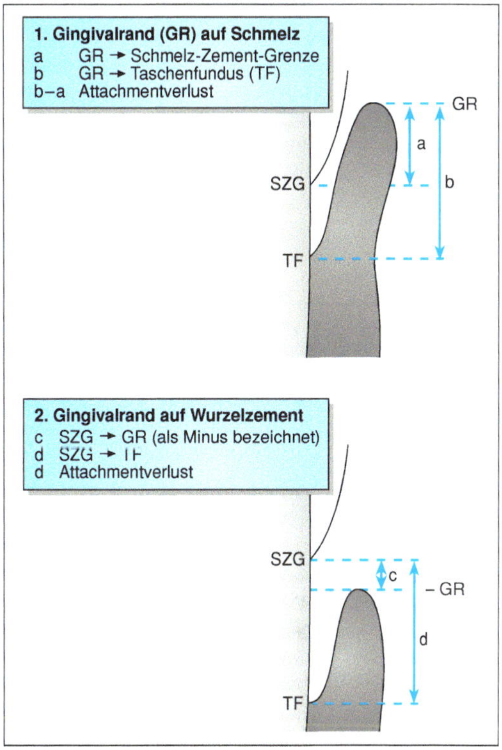

Abb. 14 Bestimmung des Periodontal-Disease-Index (PDI). Beurteilt wird der größte Schwund (b bis a oder d) in Millimetern an **einer** der vier Zahnflächen.

Tabelle 17 PDI-Werte (nach Ramfjord).

Gingivitisindex
0 = keine Entzündungszeichen
1 = milde bis moderate entzündliche Veränderungen an einzelnen Stellen des Zahnes
2 = milde bis mittelschwere Gingivitis, die sich um den ganzen Zahn ausdehnt
3 = schwere Gingivitis mit Rötung, Schwellung, Blutungsneigung und Ulzeration

Ramfjord selbst empfahl für epidemiologische Studien nur bukkale und mesiale Messungen, da nach Untersuchungen in seiner Arbeitsgruppe der Verzicht auf die lingualen und distalen Werte die Präzision des PDI nicht wesentlich verschlechtert. Für klinische Studien mit einer geringeren Anzahl von Fällen können aber auch vier Messungen pro Zahn vorgenommen werden. Es wird zunächst die Distanz vom Gingivalrand bis zur Schmelz-Zement-Grenze und dann die Entfernung vom Gingivalrand bis zum Taschenboden gemessen. Falls sich der Gingivalrand im Schmelzbereich befindet, wird die Distanz Schmelz-Zement-Grenze – Gingivalrand von der Sondierungstiefe subtrahiert (s. Abb. 14). Falls sich der gingivale Rand auf dem Wurzelzement befindet, wird die Distanz Schmelz-Zement-Grenze – Gingivalrand als ein negativer Wert erfasst. Dann wird die Distanz zwischen Gingivalrand und Taschenboden gemessen. Dies liefert den aktuellen Wert für die Sondierungstiefe. Der Attachmentverlust kann durch Subtraktion des ersten (negativen) Wertes von der Sondierungstiefe errechnet werden. Dann erfolgt die Bewertung des Zahnsteinbefalls und nachfolgend die Bewertung der Plaquemenge.

Falls sich der Sulkus an keiner der gemessenen Stellen apikal von der Schmelz-Zement-Grenze befindet, entspricht der Gingivitiswert dem PDI-Wert des Zahnes (s. Tab. 17). Andernfalls, d. h., wenn sich der Sulkus an einer der zwei (vier) gemessenen Stellen nicht mehr als 3 mm apikal der Schmelz-Zement-Grenze befindet, erhält dieser Zahn einen PDI-Wert von 4. Der Gingivitiswert wird dann bei diesem Zahn nicht in Betracht gezogen. Befindet sich der Sulkus-/Taschenboden 3–6 mm apikal der Schmelz-Zement-Grenze, entspricht dies einem PDI-Wert von 5. Falls sich der Sulkus-/Taschenboden mehr als 6 mm apikal der Schmelz-Zement-Grenze befindet, wird dies mit dem Grad 6 bewertet. Der Gesamt-PDI-Wert des Patienten ergibt sich aus dem Mittelwert aller untersuchten Zähne. Dabei wird nicht berücksichtigt, ob der Attachmentverlust durch Parodontitis oder durch Atrophie eingetreten ist.

Die besondere Bedeutung des PDI liegt darin, dass er neben einem Gingivitisindex das klinische Attachmentniveau mit einbezieht. Der Attachmentverlust ist nicht nur für Langzeitverlaufsbeobachtungen von großer Bedeutung, sondern auch bei jeglicher Art von regenerativer Therapie eine Conditio sine qua non, sofern der Erfolg objektiv beurteilt werden soll.

3.7 Messung und Bewertung parodontaler Rezessionen

Bei Rezessionen wird oral und fazial mit Hilfe einer Parodontalsonde die Entfernung des Gingivalrandes von der Schmelz-Zement-Grenze gemessen. Liegt der Gingivalrand direkt auf der Schmelz-Zement-Grenze, kann schon von einer Rezession von 2 mm ausgegangen werden. Bereits 1974 wurde die Erfassung der Rezession und die Überführung in einen Rezessionsindex von MÜHLEMANN empfohlen [38]. LANGE (1986) beschrieb die Bewertung mit Hilfe eines Rezessionsstatus und die Erhebung mit Hilfe einer kieferorthopädischen Schieblehre, wobei folgende Strecken vermessen werden sollten:

- Distanz Schneidekante – Schmelz-Zement-Grenze
- Distanz Schneidekante – Gingivalrand
- Distanz Schneidekante – mukogingivale Grenzlinie
- Sondierungstiefe.

Eintragungen werden in Millimeter vorgenommen. Der Rezessionswert sollte pro Zahn bukkal und/oder palatinal, lingual erhoben werden.

Bei parodontalen Rezessionen werden nach MILLER [34] vier verschiedene Klassen differenziert (Abb. 15), die in Tabelle 18 aufgelistet sind.

Bei Grad 1 und Grad 2 kann eine 100%ige Abdeckung der entblößten Wurzeloberflächen erwartet werden. Bei Grad 3 und 4 ist dies nicht mehr möglich.

3.8 Bewertung gingivaler Hyperplasien

Im Jahr 1985 wurde von SEYMOUR eine Methode zur Bewertung gingivaler Hyperplasien beschrieben [51]. Die Messung erfolgt an den sechs oberen und unteren

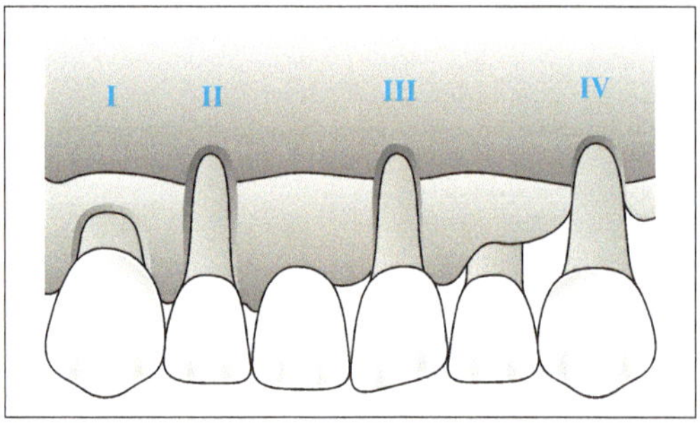

Abb. 15 Klassifikation der Gingivarezession nach MILLER [34]. Entscheidend ist die Tiefe des Defekts in Beziehung zur mukogingivalen Grenze (MG) mit/ohne approximalen Gewebeverlust.
Grad I: Die Rezession reicht nicht bis zur Mukogingivallinie. Es liegt kein interdentaler Alveolarknochen- und Weichgewebeverlust vor.
Grad II: Die Rezession reicht bis an die Mukogingivallinie heran oder überschreitet diese. Es liegt kein interdentaler Alveolarknochen- und Gingivaverlust vor.
Grad III: Die Rezession reicht bis an die Mukogingivallinie heran oder überschreitet diese. Es liegt eine leichte Zahnfehlstellung und/oder leichter interdentaler Alveolarknochen- und Gingivaverlust vor.
Grad IV: Die Rezession reicht bis an die Mukogingivallinie heran oder überschreitet diese. Es liegt eine Zahnfehlstellung und/oder schwerer interdentaler Alveolarknochen- und Gingivaverlust vor.

Tabelle 18 Klassifikation parodontaler Rezessionen.

Grad 1:	Rezessionen, die die mukogingivale Grenze nicht erreichen
Grad 2:	Rezessionen, die über die mukogingivale Grenze hinausgehen, ohne approximalen Gewebeverlust
Grad 3:	Rezessionen mit approximalem Gewebeverlust
Grad 4:	schwere Rezessionen und Weich- sowie Hartgewebeverlust

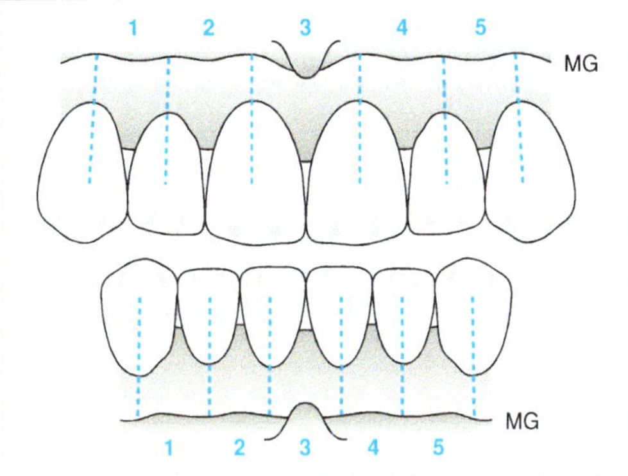

Abb. 16 Einteilung der Gingivaeinheiten nach Seymour [51]. MG: mukogingivale Grenze.

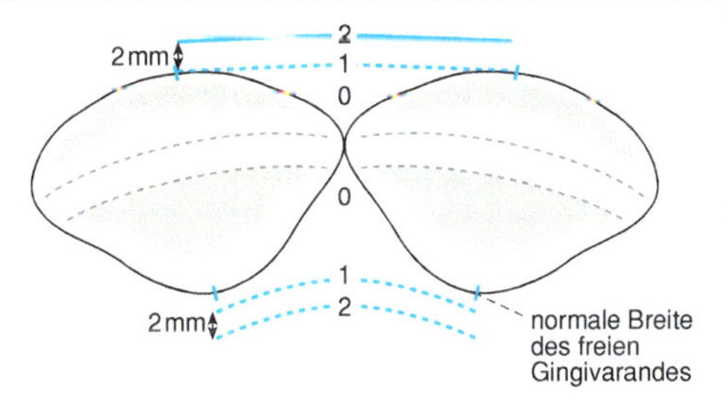

Abb. 17 Messung der Dickenzunahme nach Seymour [51] am Gipsmodell.

Frontzähnen an Gipsmodellen. Die Zähne werden bukkal und lingual zu je fünf gingivalen Einheiten zusammengefasst (Abb. 16). Die Dickenzunahme der Gingiva wird von inzisal her (Abb. 17) mit drei verschiedenen Graden bewertet. Das Ausmaß der gingivalen Bedeckung der fazialen bzw. lingualen/palatinalen Zahnfläche wird mit insgesamt vier Graden differenziert und – wie in Abbildung 18 wiedergege-

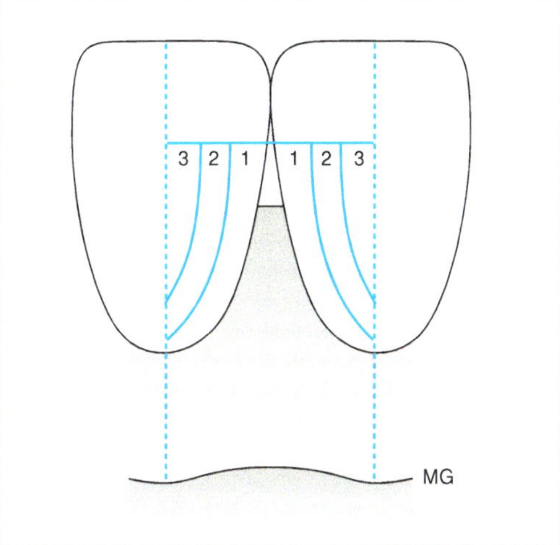

Abb. 18 Messung der Oberflächenbedeckung nach Seymour [51] ebenfalls anhand eines Modells.

ben – vermessen. Bei einer unterschiedlichen Bedeckung von zwei benachbarten Zähnen wird jeweils der höhere Wert übernommen. Die beiden Einzelwerte für die gingivale Dicke und die Bedeckung werden addiert. Daraus ergibt sich der Hyperplasiewert für jede gingivale Einheit. Der mögliche Maximalwert eines Zahnes mit dieser Methode ist 5. Da 20 Einheiten untersucht werden, ergibt sich eine maximale Gesamtsumme von 100. Somit kann der Einzelwert eines Patienten in Prozent angegeben werden.

3.9 Erfassung der parodontalen Entzündung und des Behandlungsbedarfs

3.9.1 Sondierungsblutung (SOB)

Einer der wichtigsten Parameter für die Beurteilung der Entzündungsaktivität in einer parodontalen Tasche ist die Sondierungsblutung (SOB). Untersuchungen von Greenstein et al. (1981) ergaben eine Korrelation zwischen der Sondierungsblutung und den histopathologischen Veränderungen im Zahnbett [18, 19]. Bewertet wird die SOB nach der Sondierung der Zahnfleischtasche mit einer Parodontalsonde, wobei im Allgemeinen der Prozentsatz blutender Sondierungsstellen eines Gebisses erfasst wird. Die Sondierungsblutung hängt von der Sondierungskraft ab. Bei einem Sondendurchmesser von 0,4 mm schwankt der Prozentsatz blutender Sondierungsstellen von 7,1% bis 41,5% in Abhängigkeit von der aufgewendeten Kraft (0,25 N; 1,0 N) auch bei optimaler Mundhygiene und klinisch völlig gesunden Verhältnissen [25]. Das bedeutet, dass bei einem Sondendurchmesser von 0,4 mm die Sondierungskraft nicht über 0,25 N liegen darf, wenn eine Traumatisierung klinisch gesunden Gewebes vermieden werden soll.

Ausgehend von einem jährlichen Attachmentverlust von ≥ 1 mm bzw. ≥ 2 mm berechneten Lang und Brägger für die Sondierungsblutung eine Sensitivität von 43 bzw. 67% bei einer Testspezifität von 58 bzw. 59% [23]. Der Voraussagewert eines positiven Tests liegt bei einem jährlichen AL-Verlust von ≥ 1 mm bei 18–20%. Dieser niedrige Prozentsatz bedeutet, dass von fünf blutenden Sondierungsstellen nur eine innerhalb der folgenden zwei Jahre ohne weitere Lokaltherapie Attachment (AL) verlieren wird, d. h., die Sondierungsblutung ist eigentlich ein schlechter Indikator für die Detektion aktiver Parodontalläsionen. Andererseits ist die hohe Spezifität eindrucksvoll, d. h., nur sehr wenige falsch-positive Tests werden beobachtet. Unter der Voraussetzung eines jährlichen AL-Verlustes von mindestens 2 mm liegt der Voraussagewert eines negativen Testergebnisses beinahe bei 100% (98–99%).

Das Fehlen der Sondierungsblutung ist also ein exzellenter diagnostischer Test, um klinisch stabile parodontale Zustände zu diagnostizieren, auch wenn kritisch hinterfragt werden kann, inwieweit ein klinisch gemessener jährlicher Attachmentverlust von mindestens 1 bzw. 2 mm als Goldstandard betrachtet werden darf [8].

3.9.2 Community Periodontal Index of Treatment Needs (CPITN) nach Ainamo [1]

Der CPITN wurde primär für epidemiologische Studien entwickelt und ist ein Index, der gingivale Entzündungssymptome mit parodontalen Veränderungen und dem damit verbundenen Behandlungsbedarf verbindet. Für die Indexerhebung wird das Gebiss in Sextanten eingeteilt (Abb. 19). Tief kariös zerstörte und extrem lockere Zähne (Grad 3) gelten als nicht funktionsfähig und werden nicht bewertet. Sind nicht mindestens zwei funktionsfähige Zähne pro Sextant vorhanden, so gilt dieser Abschnitt als fehlend. Einzelne Restzähne werden dem benachbarten Sextanten zugeordnet.

Die Untersuchung erfolgt mit der WHO-Parodontalsonde [10], die sich von anderen Sonden dadurch unterscheidet, dass sie am Arbeitsende eine Kugel mit einem Durchmesser von 0,5 mm besitzt und ein Farbband aufweist, das eine Sondierungstiefe von 3,5–5,5 mm markiert (Abb. 20). Beim CPITN werden fünf Grade differenziert (Tab. 19).

Erwachsene	17–14	13–23	24–27
	47–44	43–33	34–37
Jugendliche	16	11	26
	46	31	36

Abb. 19 Einteilung in Sextanten beim CPITN.

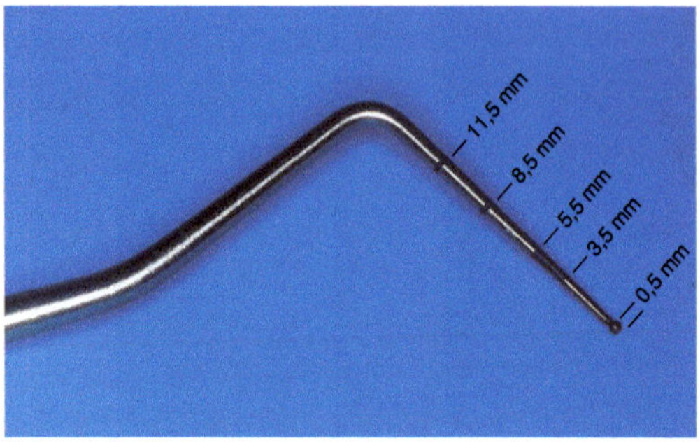

Abb. 20 Arbeitsende der WHO-Sonde.

Tabelle 19 Grade des Community Periodontal Index of Treatment Needs.

Grad 0:	keine Erkrankungszeichen
Grad 1:	Blutung nach vorsichtiger Sondierung
Grad 2:	Zahnstein supra- oder subgingival und andere plaqueretentive Faktoren (überhängende Kronen- und Füllungsränder)
Grad 3:	pathologisch vertiefte Zahnfleischtaschen von 3,5–5,5 mm
Grad 4:	pathologisch vertiefte Zahnfleischtaschen von mehr als 5,5 mm

Den **einzelnen Graden** wird jeweils ein **definierter Behandlungsbedarf** zugeordnet (Abb. 21). Je Sextant wird der höchste Wert festgehalten und je Patient der höchste Wert aller Sextanten, d. h., ein Patient mit dem CPITN-Wert 0 benötigt keine Therapie. Die Therapiestufen II und III schließen die Therapiestufe I mit ein. CPITN-Werte von 2 bzw. 3 haben einen ähnlichen Behandlungsbedarf und sind daher der Therapiestufe II zugeordnet. Der CPITN kann nicht nur für epidemiologische Studien, sondern auch zur raschen Bestimmung des individuellen Behandlungsbedarfs herangezogen werden.

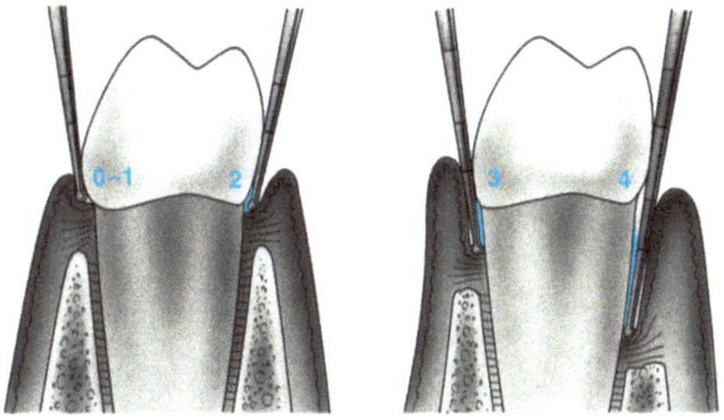

Code		CPI	–	TN	Behandlung
0	gesund				
1	Reizbluten			I	orale Hygiene-Instruktion
2	Zahnstein supra- und subgingival, iatrogene marginale Reize			II	I + Zahnstein-entfernung/ Scaling
3	seichte Taschen bis 5 mm				
4	tiefere Taschen ab 6 mm			III	I + II + komplexe Therapie

Abb. 21 Community Periodontal Index (CPI-)Codes und Behandlungsnotwendigkeit (TN). Bei der Sondierung mit der speziellen Mess-Sonde (WHO) kann die komplette Farbskala der Sonde in der pathologisch vertieften Zahnfleischtasche verschwinden (Taschentiefe mindestens 6 mm). Dies entspricht der Behandlungsnotwendigkeit Grad 4. Bleibt das Farbband sichtbar, wird der Sextant mit Grad 3 bewertet (Taschentiefe 3–5,5 mm). Tritt die Sonde nicht mehr als 3 mm in den Sulkus ein und ist Zahnstein feststellbar, wird Grad 2 eingetragen. Ist kein Zahnstein vorhanden und tritt eine Blutung auf, wird mit Grad 1 bewertet. Code 1 entspricht der Behandlungsnotwendigkeit I (TN 1), Code 2 und 3 entsprechen der Behandlungsnotwendigkeit II (Zahnsteinentfernung und Scaling); Code 4 erfordert als Behandlung eine Verbesserung der oralen Hygiene, Zahnsteinentfernung und Scaling sowie eine komplexe (meist chirurgische) Parodontaltherapie.

Die sorgfältige Analyse des CPITN ergab, dass der tatsächliche Behandlungsbedarf überschätzt wird, da die Eliminierung aller im Index enthaltenen Symptome bei den meisten Patienten ein unnötiges und oft nicht erreichbares Behandlungsziel darstellt.

So haben Untersuchungen von LANG und Mitarbeitern ergeben, dass an den Stellen, die bei Recall-Sitzungen regelmäßig bluteten, bei 70% kein weiterer Attachmentverlust innerhalb eines Beobachtungszeitraumes von zwei Jahren auftrat [24, 26]. Wenn das Ziel der Parodontaltherapie darin besteht, möglichst alle natürlichen Zähne lebenslang in einem funktionsfähigen Zustand zu erhalten, so sollte wenigstens $^1/_3$ der Wurzellänge im Alter von 75 Jahren noch von Alveolarknochen umgeben sein.

Nach Untersuchungen von PAPAPANOU und WENNSTRÖM (1994) beträgt der durchschnittliche Knochenabbau innerhalb von 10 Jahren ≥ 0,5 mm bei 75% aller untersuchten Personen, wobei in dieser Gruppe nur 7% einen mittleren Knochenabbau von mehr als 3 mm aufwiesen [40]. Daraus entwickelte dieselbe Autorengruppe kritische Grenzen für den Knochenabbau, d. h. nur dann, wenn ein messbarer Knochenabbau oberhalb dieser Werte liegt, ist eine therapeutische Intervention erforderlich, um die lebenslange Funktion der Zähne zu sichern.

Daraus ergibt sich eine neue Behandlungsstrategie, die nicht darauf abzielt, alle parodontalen Krankheitssymptome bei allen Individuen zu therapieren, sondern selektiv Risikopatienten oder Stellen mit einem hohen Risiko einer weiteren Erkrankungsprogression einer erforderlichen Therapie zuzuführen [26].

3.10 Zusammenfassung

Indizes zur Objektivierung des Plaquebefalls und der Mundhygiene sollten heute selbstverständlicher Bestandteil jeder parodontologischen Befunderhebung sein.

Für die tägliche Praxis sind einfache reliable Systeme mit exakten quantitativen Aussagen bei vertretbarem Zeitaufwand den komplexen Methoden vorzuziehen, die eine spezielle Schulung und Einarbeitung des Untersuchungspersonals erfordern.

Bei klinisch-wissenschaftlichen Studien bestimmt, außer der Vergleichbarkeit der Ergebnisse mit ähnlichen anderen Untersuchungen, die wissenschaftliche Fragestellung die Auswahl des Index.

Von besonderem Interesse sind heute Systeme, die eine **prognostische Wertigkeit** besitzen, d. h. eine Aussage über den zukünftigen Krankheitsverlauf zulassen, und einen vorhandenen Behandlungsbedarf anzeigen.

Hier eröffnet sich ein neuer Bereich, der weit über das wissenschaftliche Interesse und die Objektivierung der Mundhygiene hinausreicht und dem Zahnarzt wertvolle Hinweise für eine ökonomische, an die individuellen Bedürfnisse des Patienten angepasste Therapie liefern kann.

Leider fehlen für die meisten der hier beschriebenen Indizes die anfangs genannten statistischen Kenngrößen, nicht zuletzt deshalb, weil das Bezugssystem (der „Goldstandard") fehlt.

In jedem Fall gilt, dass mangelnde Sorgfalt bei der Datenerhebung auch durch den besten Index nicht ausgeglichen werden kann.

3.11 Literatur

[1] Ainamo, J., Barmes, D. E., Beagrie, B. G., Cutress, T. W., Martin, J., Sardo-Infirri, J.: Development of the world health organisation (WHO) community periodontal index of treatment needs (CPITN). Int Dent J 35, 285 (1985).

[2] Ainamo, J., Bay, I.: Problems and proposals for recording gingivitis and plaque. Int Dent J 25, 229 (1975).

[3] Borden, S. M., Golub, L. M., Kleinberg, I.: The effect of age and sex on the relationship between cervicular fluid flow and gingival inflammation in humans. J Periodont Res 12 (3), 160 (1977).

[4] Carter, H. G., Barnes, G. P.: The gingival bleeding index. J Periodontol 45, 801 (1974).

[5] Caton, J. G., Polson, A. M.: The inderdental bleeding index: A simplified procedure for monitoring in gingival health. Comp Cons Educ Dent 6, 88 (1985).

[6] Chilton, N. W.: International conference on clinical trials of agents used in the prevention and treatment of periodontal diseases. J Periodont Res 14, 1 (1974).

[7] Ciancio, S., Cunat, J., Mather, M., Harvey, D. J.: A comparison of plaque accumulation in bonded versus banded teeth. J Dent Res 64, 359 (abstract 1664) (1984).

[8] Claffey, A. N.: Goldstandard – clinical and radiographical assessment of disease activity. In: Lang, N. P., Karring, T. (eds.): Proceedings of the first European Workshop on Periodontology, p. 42. Quintessence, London-Berlin-Chicago 1994.

[9] Cohen, D. W., Ship, I. I. (eds.): Clinical methods in periodontal diseases, based on a conference held in may 20–23, 1967. J Periodontol 38, 580 (1967).

[10] Cutress, T. W., Ainamo, J., Sardo-Infirri, J.: The Prague report on the community periodontal index of treatment needs (CPITN). Procedure for population groups in individuals. FDI-WHO Working Group Report, Prag 1985.

[11] Elliot, J. R., Bowers, G. M., Clemmer, B. A., Rovelstad, G. H.: Evaluation of an oral physiotherapy center in the reduction of bacterial plaque and periodontal disease. J Periodontol 43, 221 (1972).

[12] Ennever, J., Sturzenberger, O. P., Radike, A. W.: The calculus surface index method for scoring clinical calculus studies. J Periodontol 32, 54 (1961).

[13] Fishman, S. L., Cancro, L. P., Pretara-Spanedda, P., Jacobs, D.: Distal mesial plaque index: a technique for accessing dental plaque about the gingiva. Dent Hyg 61, 404 (1987).

[14] Fishman, S. L.: Current status of indices of plaque. J Clin Periodont 13, 371 (1986).

[15] Greene, J. C., Vermillion, J. R.: Oral hygiene index: a method for classifying oral hygiene status. J Am Dent Assoc 61, 172 (1960).

[16] Greene, J. C., Vermillion, J. R.: The simplified oral hygiene index. J Am Dent Assoc 68, 7 (1964).

[17] Greene, J. C.: The oral hygiene index – development and uses. J Periodontol 38, 625 (1967).

[18] Greenstein, G., Caton, J., Polson, A. M.: Histological characteristics associated with bleeding after probing and visual signs of inflammation. J Periodontol 52, 420 (1981).

[19] Greenstein, G.: The role of bleeding upon probing in the diagnosis of periodontal disease. J Periodontol 55, 684 (1984).

[20] Harrap, G. J.: Assessment of the effect of dentifrices on the grove of dental plaque. J Clin Periodont 1, 166 (1974).

[21] Joss, A., Adler, R., Lang, N. P.: Bleeding on probing. A parameter for monitoring periodontal conditions in clinical practice. J Clin Periodont 21, 402 (1994).

[22] Lang, N. P., Adler, R., Joss, A., Nyman, S.: Absence of bleeding on probing – an indicator of periodontal stability. J Clin Periodont 17, 714 (1990).

[23] Lang, N. P., Brägger, U.: Periodontal diagnosis in the 1990 s. J Clin Periodont 18, 370 (1991).

[24] Lang, N. P., Joss, A., Orsanic, T., Gusberti, F. A., Siegrist, B. E.: Bleeding on probing. A predicture for the progression of periodontal disease? J Clin Periodont 13, 590 (1986).

[25] Lang, N. P., Nyman, S., Senn, C., Joss, A.: Bleeding on probing as it relates to probing pressure and gingival health. J Clin Periodont 18, 257 (1991).

[26] Lang, N. P.: Epidemiology of periodontal disease. Arch Oral Biol 35, 9 (1990).

[27] Lange, D. E.: Über den Einsatz von Indizes in der Parodontologie. In: Ketterl, W. (Hrsg.): Deutscher Zahnärztekalender 1980. Hanser, München 1980.

[28] Lange, D. E.: Parodontologie in der täglichen Praxis. Quintessenz, Berlin 1986.

[29] Lange, D. E., Plagmann, H., Eenboom, A., Promesberger, A.: Klinische Bewertungsverfahren zur Objektivierung der Mundhygiene. Dtsch Zahnärztl Z 32, 44 (1977).

[30] Lennox, J. A., Kopczyk, R. A.: A clinical system for scoring a patient's oral hygiene performance. J Am Dent Assoc 86, 849 (1973).

[31] Löe, H., Silness, J.: Periodontal disease in pregnancy. I. Prevalence and Severety. Acta Odont Scand 21, 533 (1963).

[32] Massler, M.: The P-M-A-index for the assessment of gingivitis. J Periodontol 38, 592 (1967).

[33] Miller, A. J., Brunell, J. A., Carlos, J. P. et al.: Oral health of United States adults. NIDR publication No. (NIH) 87-2868, Bethesda, MD, U. S. Public Health Service, U. S. Dept. of Health and Human Services 1987.

[34] Miller, P. D.: A classification of marginal tissue recession. Int J Periodont Res Dent 5, 8 (1985).

[35] Mühlemann, H. R., Mazor, Z. S.: Gingivitis in Zürich school children. Helv Odont Acta 2, 3 (1958).

[36] Mühlemann, H. R., Son, S.: Gingival sulcus bleeding – a leading symptom in initial gingivitis. Helv Odont Acta 15, 107 (1971).

[37] Mühlemann, H. R., Villa, P.: The marginal line calculus index. Helv Odont Acta 11, 175 (1967).

[38] Mühlemann, H. R.: Einführung in die orale Präventivmedizin. Huber, Bern-Stuttgart-Wien 1974.

[39] O'Leary, T. J., Drake, R. B., Naylor, J. E.: The plaque control records. J Periodontol 43, 38 (1972).

[40] Papapanou, P. N.: Epidemiology and natural history of periodontal disease. In: Lang, N. P., Karring, T. (eds.): Proceedings of the first European Workshop on Periodontology, p. 23. Quintessence, London-Berlin-Chicago (1994).

[41] Podshadley, A. G., Haley, J. V.: A method for evaluating patients hygiene performance by observation of selected tooth surfaces. Public Health Rep 83, 259 (1968).

[42] Quigley, B. A., Hein, J. H.: Comparative cleansing efficiency of manual and power brushing. J Am Dent Assoc 65, 26 (1962).

[43] Quirynen, M., Dekeyser, C., Van Steenberghe, D.: Discriminating power of five plaque indices. J Periodontol 62, 100 (1991).

[44] Ramfjord, S. P.: Indices for prevalence and incidence of periodontal disease. J Periodontol 30, 51 (1959).

[45] Ramfjord, S. P.: The periodontal disease index (PDI). J Periodontol 38, 602 (1967).

[46] Russell, A. C.: A system of classification and scoring for prevalence surveys of periodontal disease. J Dent Res 35, 350 (1956).

[47] Russell, A. L.: The periodontal index. J Periodontol 38, 585 (1967).

[48] Sachs, L.: Angewandte Statistik. Springer, Berlin- Heidelberg 1992.

[49] Saxer, U. P., Mühlemann, H. R.: Motivation und Aufklärung. Schweiz Monatsschr Zahnheilk 85, 905 (1975).

[50] Schour, I., Massler, M.: Gingival disease in post war Italy

(1945). I. Prevalence of gingivitis in various age groups. J Am Dent Assoc 35, 475 (1947).
[51] Seymour, R. A., Smith, D. G., Turnbull, D. N.: The effects of phenytoin and sodium valproate on the periodontal health of adult epileptic patients. J Clin Periodont 12, 413 (1985).
[52] Sheihan, A., Striffler, D. F.: A comparison of 4 epidemiological methods of assessing periodontal disease. J Periodont Res 5, 155 (1970).
[53] Shick, R. A., Ash, M. M.: Evaluation of the vertical method of tooth brushing. J Periodontol 32, 346 (1961).
[54] Silness, J., Löe, H.: Periodontal disease in pregnancy. Acta Odont Scand 22, 121 (1964).
[55] Turesky, S., Gilmore, M. D., Glickman, I.: Reduced plaque formation by chloromethylanalogue of vitamine C. J Periodontol 41, 41 (1970).
[56] Volpe, A. R., Manhold, J. H., Hazen, S. P.: In vivo calculus assessment: a method and its reproducibility. J Periodontol 36, 1992 (1965).
[57] Whitford, G. M., Pashley, D. H., Pearson, D. E.: Fluoride in gingival crevicular fluid and a new method for evaporative water loss correction. Caries Res 15, 399 (1981).

4 Epidemiologie

von Hans-Christian Plagmann

Inhaltsübersicht

4.1 Einleitung

Die Wissenschaft von der Epidemiologie befasst sich mit der Häufigkeit und Verteilung von Krankheiten, deren Ursachen und Risikofaktoren in Bevölkerungsgruppen (im Vergleich mit anderen Gruppen bzw. der Gesamtbevölkerung), mit deren Verlauf und sozialen und volkswirtschaftlichen Folgen sowie dem Wert diagnostischer Methoden und Vorbeugemaßnahmen.

Dabei bezeichnet die **Inzidenz** die Erkrankungsrate (Anzahl der [Neu-]Erkrankungsfälle, statistische Erkrankungshäufigkeit) bezogen auf eine bestimmte Personenzahl in einer bestimmten Zeit (ansteckende Krankheiten, Todes- oder Unfälle).

Die **Prävalenz** einer Erkrankung beschreibt die Krankheitshäufigkeit, unabhängig vom zeitlichen Beginn der Erkrankung. Die Prävalenz wird meist als Prozentzahl ausgedrückt, als der Quotient aus der Anzahl der Erkrankung bezogen auf die Anzahl der untersuchten Personen (= 100 %).

Manchmal wird auch für Inzidenz und Prävalenz gleichermaßen der übergeordnete Begriff der **Morbidität** verwendet (Erkrankungsanzahl bezogen auf die Bevölkerungszahl in einem bestimmten Zeitraum, z. B. bei Infektionskrankheiten für die Dauer einer Epidemie).

Für die vorliegende Thematik trifft der Begriff Prävalenz am ehesten zu.

Die Epidemiologie der Parodontopathien dient neben einer Darstellung ihrer Verbreitung (**deskriptive Epidemiologie**) besonders der Bestimmung von Einfluss und Bedeutung verschiedener ätiologischer Faktoren und Umweltbedingungen auf Entwicklung und Verlauf parodontaler Erkrankungen (**analytische Epidemiologie**). Darüber hinaus lassen sich die ermittelten Daten zur Abschätzung des Behandlungsbedarfs in einer Bevölkerung und des benötigten Personals heranziehen sowie zur Entwicklung und Überprüfung der Effektivität von Therapieformen zur Vorbeugung und Behandlung (**experimentelle/interventive Epidemiologie**).

Bis vor rund 20 Jahren standen die Fragen nach der Ätiologie und den die Erkrankung beeinflussenden Variablen im Vordergrund. Trotz zahlreicher Daten zur Prävalenz, Ätiologie und Prävention parodontaler Erkrankungen wurde jedoch kaum versucht, die Informationen zur Bewertung des Behandlungsbedarfs einzusetzen. Inzwischen hat sich aber das Schwergewicht von der deskriptiven und analytischen hin zur experimentellen/interventiven Epidemiologie mit der Feststellung der Behandlungsnotwendigkeit und Hochrechnung des Behandlungsbedarfs für die destruktiven Erkrankungen des Zahnhalteapparats verschoben [9, 33].

Epidemiologische Untersuchungen sind überwiegend **Querschnittsstudien**, die den derzeitigen Zustand in Bevölkerungsgruppen feststellen. Übertragbarkeit und Vergleichbarkeit von aus Querschnittsstudien gewonnenen Ergebnissen sind allerdings stark eingeschränkt aufgrund unterschiedlicher epidemiologischer Methoden, Untersucher, Bevölkerungsgruppen, klinischer Diagnosen oder unterschiedlicher Aufarbeitungsmethoden der Befunde [119], sodass viele epidemiologische Studien aus der ersten Hälfte des vergangenen Jahrhunderts, ungeachtet ihrer früheren Bedeutung, heute nicht mehr zu einem Vergleich herangezogen werden können. Nur in wenigen **Langzeitstudien** wurde dieselbe Gruppe über eine längere Zeit hin beobachtet und untersucht [32, 34, 73, 77, 96, 113, 160].

Eine neue Phase für die epidemiologische Wissenschaft begann Ende der 1950er-Jahre mit der Einführung bestimmter und allgemein angewendeter Beurteilungskriterien für die Erkrankungssymptome, zusammen mit Indizes zur Bestimmung des Plaquebefalls und der Mundhygieneeffektivität (Kap. 3).

Auch gab es bislang noch keine weltweit angewendete **Klassifikation der Parodontopathien**, sodass nicht selten die Zuordnung der Befunde zu einem Schweregrad der parodontalen Destruktion mehr oder weniger willkürlich erfolgte und damit eine Vergleichbarkeit nicht gegeben war. Einen Versuch und die Chance zur Vereinheitlichung stellt die Erarbeitung einer neuen Klassifikation aus dem Jahr 1999 dar, die losgelöst vom Patientenalter die Parodontitiden nach Aggressivität und Verlauf einteilt [17].

In Europa war in den vergangenen Jahrzehnten der Klassifikationsvorschlag von Page und Schroeder in Gebrauch [124], der die profunden Parodontitiden nach dem Alter der Patienten in drei bzw. vier Untergruppen aufteilte: lokalisierte juvenile Parodontitis, rapid progressive Parodontitis, Erwachsenenparodontitis, evtl. noch präpubertäre Parodontitis). Da dieser Versuch einer klareren Strukturierung erst 20 Jahre zurückliegt, ist diese Klassifikation nicht ohne weiteres auf frühere und auch nur zum Teil auf neuere Studien anwendbar.

4.2 Epidemiologische Variablen

In der epidemiologischen Literatur werden etliche Variablen als Faktoren zur Ätiologie und Fortentwicklung parodontaler Destruktionen diskutiert:

- Plaque
- Alter

- Geschlecht
- ethnische Zugehörigkeit
- sozioökonomische und Bildungsfaktoren
- Ernährung
- Rauchgewohnheiten
- weitere Variablen.

Manche dieser Variablen werden jedoch heute in ihrer Bedeutung anders eingeschätzt als früher.

4.2.1 Plaque und Mundhygieneeffektivität

Seit den inzwischen klassischen Modellversuchen zur experimentellen Gingivitis [99] ist der bakterielle Zahnbelag als entscheidender auslösender Faktor für die gingivale Entzündungsreaktion unbestritten. Die große Bedeutung der Plaqueverminderung und -beseitigung als Behandlungsprinzip wurde seitdem durch zahlreiche klinische Studien immer wieder bestätigt [18].

Die darauf beruhende unspezifische Plaquehypothese ist durch die spezifische Plaquehypothese ergänzt worden (s. auch Kap. 2), sodass Verschiebungen eingetreten sind in der Gewichtung der Plaquearten und ihrer Bedeutung für die parodontale Destruktion sowie in Bezug auf mögliche therapeutische Konsequenzen (siehe bei [114]).

Frühere epidemiologische Untersuchungen zu Anfang der 1960er-Jahre stellten eine unmittelbare Beziehung zwischen der Mundhygieneeffektivität und einer mit der Zeit und mit dem Alter zunehmenden parodontalen Destruktion her. Bis in die 1970er-Jahre hinein herrschte noch allgemein die Ansicht vor, dass unzureichende Mundhygiene zur Gingivitis beim Jugendlichen und nachfolgend – unterschiedlich schnell, aber unweigerlich – weiter zur Parodontitis beim Älteren mit dem Endzustand der Zahnlosigkeit führen würde. Sheiham [157, 158] nannte für den Menschen einen Zeitraum von fünf bis elf Jahren. Gingivitis und Parodontitis wurden nur als unterschiedliche Entwicklungsstadien einer Krankheit angesehen, wovon auch die beiden am häufigsten angewendeten Indizes (Periodontal Index – PI, Periodontal Disease Index – PDI) ausgingen. Die unspezifische Plaquehypothese und die Abläufe bei der experimentellen Gingivitis am Menschen [99] und der experimentellen Parodontitis beim Hund [94] schienen diese Ansicht zu unterstützen.

Die in vielen Studien hergestellte direkte Korrelation zwischen der indexmäßig erfassten sichtbaren Plaque und einer im Lauf der Zeit eingetretenen parodontalen Destruktion muss heute jedoch relativiert werden, da alle Plaqueindizes nur die aktuelle supragingivale Plaque bewerten. Der klinische Nachweis supragingivaler Plaque liefert zwar Hinweise zur derzeitigen Mundhygieneeffektivität, die im ungünstigen Fall zur Gingivitis führen kann, lässt aber nicht unmittelbare Schlüsse auf eine zukünftige oder schon eingetretene Entwicklung zur destruktiven Parodontitis zu [6, 81, 96].

Heute wird die ätiologische Rolle der Plaque hinsichtlich ihrer Quantität und Qualität und der ihr gegenüberstehenden körpereigenen Abwehrmechanismen differenzierter betrachtet.

Plaque ist ein wichtiger Faktor und hat bei allen Korrelationsuntersuchungen die höchste Priorität für die parodontale Destruktion, ist aber nicht der allein entscheidende Faktor [10, 132].

4.2.2 Alter

Ältere Menschen weisen mehr und fortgeschrittenere parodontale Destruktionen auf als jüngere. Die Abwehr- und Regenerationskraft des Körpers verringert sich mit dem Alter. Parodontitis ist aber nach derzeitigem Wissensstand keine Erkrankung oder Folge des Alters, sondern Konsequenz aus der langen Zeitspanne, in der vorhandene Plaque sich mit dem Älterwerden des Patienten auswirken kann [10, 36, 159].

Daten aus Querschnittsstudien spiegeln nur den Mittelwert aus der untersuchten Bevölkerungsgruppe wider. Genauere Betrachtungen bzw. neue Auswertungen von Befunden ergaben, dass letztlich immer nur eine Minorität starke destruktive Veränderungen aufwies, wohingegen der Großteil der Personen nur leichtere Parodontitiden hatte. Auch bei Älteren ist eine Ausbreitung tiefer Taschen über ein ganzes Gebiss selten.

Das „kritische Alter" für eine fortgeschrittene parodontale Destruktion liegt bei 30 bis 40 Jahren [10, 14, 131], danach ist ein Anstieg von bis dahin ca. 10 % auf ca. 30 % bei den 60- bis 70-Jährigen zu verzeichnen [8, 10, 30]. Die dann zu verzeichnende leichte Abflachung der Kurve scheint durch den erhöhten Zahnverlust in den hohen Altersgruppen bedingt zu sein [128].

Es ist bislang unklar, inwieweit sich das Lebensalter im Sinn der Alterung eines Parodontiums auf den Umfang der parodontalen Destruktion auswirkt [168]. Man geht generell davon aus, dass bei jedem Menschen eine gewisse altersbedingte primär nicht entzündlich bedingte langsame Höhenreduktion des Alveolarfortsatzes um 0,1–0,2 mm pro Lebensjahrzehnt stattfindet [31, 129]. Im Alter nimmt die Reaktion der parodontalen Gewebe zu: Der Entzündungsablauf ist schneller, das Ausmaß der Destruktion nimmt zu, die Wundheilung ist verlangsamt und scheint quantitativ (weniger qualitativ) beeinflusst [68]. Letztlich entscheidend bleibt aber die individuelle Erkrankungsbereitschaft des Parodontiums [168].

Auf alle Fälle kann wohl, besonders bei guter Mundhygiene [5], der Einfluss des Lebensalters auf die Progression der Parodontitis vernachlässigt werden [16]. Die starke Korrelation zwischen Alter und Knochenabbau scheint eher das Ergebnis der plaqueinduzierten Entzündung bei langer Einwirkdauer widerzuspiegeln als eine im Alter verminderte Resistenz [81].

4.2.3 Geschlecht

Das männliche Geschlecht soll gegenüber dem weiblichen mehr gingivitische [51, 71, 79, 155] und parodontitische Veränderungen hinsichtlich Attachmentverlust, Taschentiefen und Prävalenz aufweisen [11, 36, 47, 58, 121, 158]. Allerdings scheinen in der Altersgruppe der 85- bis 90-Jährigen die Männer einen besseren Parodontalzustand aufzuweisen. Das liegt aber wahrscheinlich an der höheren Zahnverlustquote beim männlichen Geschlecht, die in höheren Altersgruppen besonders ausgeprägt ist [103]. Als Gruppe treten Männer mit 35 Jahren, Frauen mit 45 Jahren in die Phase der beginnenden parodontalen Destruktion ein, in die fortgeschrittenen Stadien die Männer mit 55 Jahren und die Frauen mit ca. 70 Jahren [161].

Als Ursache für den geringeren Befall des weiblichen Geschlechts werden die bei Frauen regelmäßig als besser eingestufte Mundhygiene [36, 158], aber auch methodische Unterschiede diskutiert, da bei Zusammenfassung von Gruppen gleichen Alters und gleicher Mundhygiene die Unterschiede zwischen den Geschlechtern praktisch verschwinden [59, 134].

Andere Autoren fanden keine Unterschiede zwischen den Geschlechtern bei Kindern [65, 163], Jugendlichen [4, 69, 91] oder Erwachsenen [64, 112, 115]. Bei den aggressiven Parodontitisformen scheint allerdings ein Unterschied zwischen den Geschlechtern vorzuliegen [15].

Obwohl in der Literatur keine generelle Übereinstimmung besteht, weisen Frauen wohl doch eine geringere Prävalenz für Parodontitiden auf als Männer [11, 36, 138].

4.2.4 Ethnische Zugehörigkeit

Die Befunde besonders aus früheren, aber auch aus neueren epidemiologischen Studien deuten teilweise auf eine ethnisch bzw. genetisch bedingte Prädisposition hinsichtlich Häufigkeit und Schwere parodontaler Destruktionen hin [10, 11, 39, 42, 43, 47, 76, 97, 98, 116, 171].

Andere Untersuchungen [1, 20, 21, 35, 55, 81, 130, 154] stellen diesen Zusammenhang ebenso infrage wie die Zusammenstellungen der CPITN-Daten aus der WHO-Global-Oral-Data-Bank [131]. Auch die erneute Aufarbeitung der Befunde aus der Sri-Lanka-Studie ergab bei den Ceylonesen eine ähnliche Aufteilung wie bei der weißen Rasse zwischen progressiven (8 %) und weniger progressiven (81 %) Parodontitisformen [96].

Abgesehen von speziellen aggressiv verlaufenden parodontologischen Erkrankungsformen (wie Teile der bislang als „early onset periodontitis" bezeichneten Formen, z. B. LJP) [12, 107, 151] scheinen die vermuteten ethnischen Unterschiede bei näherer Betrachtung eher mit Mangel- und Unterernährung, besonders in Entwicklungsländern [13, 39, 51], sozialem Status, speziellen Lebensformen und -gewohnheiten (wie Betelkauen) [170], Stress-Situationen (Krieg, Flucht) [44], schlechterer Mundhygiene oder Ähnlichem, nicht aber mit ethnisch-genetisch bedingten Faktoren zusammenzuhängen. Diese Unterschiede scheinen sich auch aufzuheben, wenn eine Gruppierung nach gleicher Mundhygieneeffektivität erfolgt [135].

4.2.5 Sozioökonomische und Bildungsfaktoren

Auch der Einfluss soziologischer Aspekte (Einkommen und Beruf, Schulbildung und Bildungsstand, zahnärztliche Versorgung, Stadt-Land-Gefälle) auf die Ausprägung parodontaler Destruktionen wird diskutiert [4, 10, 16, 39, 43, 49, 51, 59, 71, 76, 83, 100, 104, 138, 155, 170], wobei allerdings ein höheres Gesundheitswissen sich nicht zwingend in einem besseren Gesundheitsverhalten niederschlagen muss [152].

In einer (allerdings kleinen) Gruppe sozial benachteiligter schwarzer Südafrikaner fanden sich trotz massiven Plaquebefalls mit hohen Spirochätenanteilen (> 40 %) keine entsprechend korrelierenden Parodontaldestruktionen [6, 137]. Auch bei älteren Personen (≥ 65 Jahre) in Schweden wirkte sich das Einkommen nicht aus [126]; eine röntgenologische Kontrolle über vier bis 14 Jahre zeigte ebenfalls keine Beeinflussung des Knochenabbaus durch die berufliche Stellung [142].

Besonders bei dieser Variable wird bei genauer Betrachtung deutlich, dass ihr Einfluss auf die parodontale Destruktion sich letztlich auf und über die Mundhygieneeffektivität auswirkt, zusätzlich verstärkt durch Mangelernährung in manchen Entwicklungsländern, weshalb sie besonders das Auftreten der nekrotisierenden parodontalen Erkrankungen (nekrotisierende ulzerierende Gingivitis/Parodontitis – NUG/NUP) in diesen Ländern begünstigt [49, 51, 80, 147].

4.2.6 Ernährung

Besonders im Zusammenhang mit nekrotisierenden Parodontalerkrankungen (NUG, NUP) [80, 83, 147], aber auch mit parodontalen Veränderungen bei Kindern und Erwachsenen, wird über den wechselnd starken Einfluss von Mangel- und Unterernährung auf das Auftreten und den Schweregrad parodontaler Veränderungen berichtet [49, 161, 170]. Der Versuch, bestimmte Nahrungsfaktoren herauszufinden, z. B. Mangel an Vitamin A, B oder C [144, 170], brachte nur unzureichende Hinweise.

Dass neben der lokalen Beeinflussung des Plaquestoffwechsels ein übermäßiger Genuss von Zucker und Kohlenhydraten auch über den allgemeinen Stoffwechsel das Parodontium beeinflussen kann, ließ sich im Tierversuch an Ratten zeigen [54], wie auch die Phagozytosefunktion menschlicher neutrophiler Granulozyten nach dem Genuss von 100 g verschiedener Zucker für mehr als fünf Stunden vermindert wurde [148].

Sicher haben eine ausgewogene Ernährung und Lebensführung einen günstigen und gesundheitserhaltenden Einfluss, hinsichtlich der ätiologischen Bedeutung bei Parodontitiden scheint jedoch die Ernährung nur eine kofaktorielle Rolle zu spielen [161].

4.2.7 Rauchgewohnheiten

Das Rauchen als Einflussfaktor für die Entwicklung einer nekrotisierenden ulzerierenden Gingivitis (NUG) ist schon länger bekannt. In den vergangenen Jahren ist es aber auch als Risikofaktor für die Erkrankungsanfälligkeit für eine Parodontitis immer mehr in den Vordergrund getreten. Während in früheren Studien dieses Problem noch kontrovers diskutiert wurde, kristallisiert sich heute aus kontrollierten Querschnitts- und Longitudinalstudien eindeutig heraus, dass Raucher stärkeren Knochenabbau, mehr tiefe Taschen und Attachmentverlust sowie Zahnsteinbildung gegenüber Nichtrauchern bei gleicher Plaquemenge und gleicher oder sogar geringerer gingivaler Entzündung aufweisen [3, 10, 62, 110, 165, 167]. Darüber hinaus ist der Erfolg einer Parodontalbehandlung geringer und die Rezidivquote höher. Starke Raucher weisen mehr Abbau auf als Personen, die nur wenig rauchen (ca. ≤ 10 Zigaretten/Tag) oder damit aufgehört haben [85, 165]. Verstärkt wird dieser negative Effekt noch, wenn ein Raucher z. B. zu der Gruppe der Menschen mit Interleukin-1-Gen-Polymorphismus gehört [106].

Über die direkten Wirkmechanismen des Rauchens herrscht noch keine Klarheit. Die Zusammensetzung der Mikroflora scheint bei Rauchern nicht beeinflusst zu sein, Rauchen scheint aber die Funktion der neutrophilen Granulozyten deutlich zu beeinträchtigen. Auch weisen Raucher reduzierte Spiegel an sekretorischem IgA und Serum-IgG gegen Prevotella intermedia und Fusobacterium nucleatum sowie eine verminderte Anzahl von T-Helferzellen auf. Nicht eindeutig geklärt ist, ob die Gingivadurchblutung durch Nikotin (eine von 2000 möglicherweise toxischen Substanzen im Tabakrauch) vermindert wird oder nicht [3, 19, 105].

4.2.8 Weitere Variablen

Diabetes mellitus (insbesondere Typ I) mit schlecht eingestelltem Blutzuckerspiegel gilt ebenfalls als Risikofaktor für stärkere parodontitische Veränderungen und eine schlechtere Aussicht auf einen Dauerheilerfolg (Kap. 2.1.4) [10].

Studien aus neuerer Zeit lassen vermuten, dass genetische Faktoren deutlichen Anteil haben an der unterschiedlichen Prävalenz und dem wechselnden Schweregrad der Parodontitis in einer Bevölkerung und möglicherweise auch zwischen verschiedenen Rassen [10, 84, 88, 106]. Dabei bestehen interindividuelle Unterschiede in der Produktionsrate von Entzündungsmediatoren (wie den Zytokinen Interleukin-1 [IL-1], Tumornekrosefaktor α [TNF-α] und Prostaglandin E_2) nach der Stimulierung der Makrophagen durch Endotoxin, wie z. B. beim **IL-1-Gen-Polymorphismus** [10, 84].

Hinsichtlich der Prävalenz der **HIV-assoziierten parodontalen Veränderungen** variieren die epidemiologischen Befunde stark. Gegenüber den Befunden aus den ersten Jahren scheinen parodontale Veränderungen heute weniger häufig aufzutreten, was wohl auf die inzwischen besseren medizinischen Behandlungsmöglichkeiten der Grunderkrankung und verbesserte Präventionsmaßnahmen zurückzuführen ist. Alles in allem liegt wahrscheinlich die zusammengefasste Prävalenz der HIV-assoziierten Gingivitis bei 10–15 % und die der HIV-assoziierten Parodontitis bei ca. 5–10 % [111] bzw. zwischen 0 % und 6,3 % [87, 145]. Manche Studien vertreten die Ansicht, dass im Grunde HIV-positive Patienten mit und ohne AIDS (zumindest in seinen frühen Stadien) gegenüber der übrigen Bevölkerung keine stärkere Häufung von nekrotisierender ulzerierender Gingivitis, chronischer Gingivitis oder schwerer (nekrotisierender) Parodontitis aufweisen [53, 87, 141, 145, 166].

Das Auftreten einer Parodontalerkrankung hängt letztlich von der Stärke der jeweiligen immunologischen Abwehrlage ab. Die kritische „Schwelle" bei den HIV-Erkrankten wird vermutlich bei einer Anzahl von weniger als 200 CD4-Lymphozyten pro mm^3 unterschritten (Kap. 2.1.4).

4.3 Parodontale Veränderungen bei Kindern und Jugendlichen

4.3.1 Gingivitis

Die bislang bekannten Daten lassen zusammengefasst eine insgesamt weite Verbreitung der Gingivitis bei Kindern mit einer Prävalenz zwischen 60 % und 90 % erkennen, die schon bei Dreijährigen feststellbar ist [72]. Nach signifikantem Anstieg besonders hinsichtlich der Menge, weniger der Schwere, auf fast 100 % bis zur Pubertät (12–13 Jahre) folgt noch einmal eine deutliche Abnahme bis zum 15./16. Lebensjahr, um dann wieder zuzunehmen auf 80–100 % Prävalenz beim Erwachsenen [35, 42, 65, 79, 100, 116, 124, 133, 163].

4.3.2 Parodontitis

Aufgrund ihres seltenen Vorkommens werden in die nachfolgenden Betrachtungen parodontale Zerstörungen als Begleitsymptome allgemeiner Erkrankungen und Syndrome [109] nicht einbezogen.

Über eine Parodontitis bei sonst gesunden Kindern und Jugendlichen gibt es unterschiedliche Berichte. Man geht allgemein davon aus, dass vor der Pubertät, abgesehen von den sehr seltenen Fällen einer Parodontitis als Begleitsymptom, in der Regel keine den Knochen einbeziehenden generellen parodontalen Veränderungen zu erwarten sind, die einer chirurgischen Taschenbehandlung bedürfen. Bei Jugendlichen jedoch finden sich durchaus schon lokalisiert an einem oder mehreren Zähnen röntgenologisch und zum Teil auch klinisch feststellbare knöcherne parodontale Destruktionen [4, 43, 69, 72, 79, 91, 102, 155], die aber durch entsprechende Mundhygiene beherrschbar sind [43].

Wegen unterschiedlicher Untersuchungsmethoden sind die wenigen Studien zu einer Parodontaldestruktion im Milchgebiss nur mit Vorsicht zu interpretieren. Hinzu kommt, dass die parodontalen Verhältnisse im Wechselgebiss auch durch andere physiologische Prozesse (Karies, durchbrechender oder exfoliierender Nachbarzahn, Gingivitis u.a.) mitbestimmt werden. Aus den vorhandenen Daten lässt sich auf eine Prävalenz von ca. 5 % schließen, in der Regel aber an nur wenigen Stellen und klinisch bedeutungslos [79].

Viele Studien zur Parodontaldestruktion bei Kindern und Jugendlichen sind wegen unterschiedlicher Kriterien und Gruppierungen nur sehr bedingt vergleichbar. Hohe Befallsgrade zwischen 11 % und 68 % ließen sich nicht bestätigen [29]. Beschränkt man sich nämlich auf das eindeutige Kriterium des Abstands Schmelz-Zement-Grenze – Limbus alveolaris und legt als pathologische Distanz > 3 mm fest, so tritt eine deutliche Reduktion auf 0,06 % [29], 0,8 % [74] bzw. 1,3 % [91] ein.

Bis vor kurzem wurden die frühen destruktiven Formen der Parodontitiden bei Kindern und Jugendlichen als Gruppe der „early onset periodontitis" (EOP; früh auftretende Parodontitis) zusammengefasst [79]. Ihr Anteil an Parodontalerkrankungen wurde mit 5 % angegeben [136]. Es zählen dazu die **lokalisierte juvenile Parodontitis (LJP)** und die **generalisierte juvenile Parodontitis (GJP).** Von manchen Autoren wurde die GJP eher dem jungen Erwachsenen zugeordnet (obwohl sie mit oder um die Zeit der Pubertät einsetzt) und deshalb als **Rapidly Progressive Periodontitis (RPP)** bezeichnet. Im angloamerikanischen Sprachraum wurden darüber hinaus teilweise die LJP und die RPP auch unter dem Begriff „juvenile periodontitis" bzw. „periodontosis" zusammengefasst oder zusammen unter „rapidly progressing periodontitis" geführt.

Nachdem man in den 1980er-Jahren bei Etablierung der Diagnosen der beiden Formen der Parodontitis beim Jugendlichen (LJP) und jungen Erwachsenen (RPP) diese als getrennte Erkrankungen auffasste [43, 124], will man heute wieder nicht ausschließen, dass es sich um zwei Stadien derselben Erkrankung handelt [15].

Da der Versuch einer Zuordnung und Beschränkung bestimmter aggressiver Parodontaldestruktionsformen auf bestimmte Lebensalter sich letztlich als problematisch herausstellte, hat man auf dem Workshop der American Academy of Periodontology (AAP) im Jahr 1999 eine Neuordnung der Klassifikation versucht [17]. Je nach Aggressivität der Destruktion unterteilt man jetzt unabhängig vom Lebensalter in chronische Parodontitiden (bisher Erwachsenenparodontitis), in aggressive Parodontitiden (bisher früh auftretende Parodontitiden mit LJP und GJP/RPP), in Parodontitiden als Begleiterscheinung systemischer Erkrankungen sowie in nekrotisierende Parodontitiden. Da unter diesen Diagnosen natürlich noch keine epidemiologischen Erhebungen durchgeführt werden konnten, sind Vergleiche epidemiologischer Daten aus früherer und heutiger Zeit mit Schwierigkeiten verbunden. Deshalb basieren teilweise die nachfolgend genannten Daten auf den alten Begriffen oder stellen den Versuch einer Neuberechnung aus den vorhandenen Daten dar.

Grundsätzlich findet man auch bei Jugendlichen vereinzelte Hinweise auf parodontale Destruktionen, wobei man inzwischen auch hier aggressiv fortschreitende von chronisch langsam verlaufenden Formen unterscheidet.

4.3.3 Aggressive Parodontitis bei Kindern und Jugendlichen

Bei der lokalisierten aggressiven Parodontitis (früher LJP) kommt es in der Zeit von der Pubertät bis zum 20. Lebensjahr, klinisch nahezu symptomlos, innerhalb weniger Jahre zu massivem Knochenabbau im Bereich der ersten Molaren und/oder mittleren Schneidezähne (sog. 1,6-Typ) [15, 124, 151]. Es sind mindestens zwei bleibende Zähne befallen, von denen einer ein Molar sein muss, und es sind nicht mehr als zwei weitere Zähne außer den ersten Molaren und Schneidezähnen betroffen [2]. Von einer generalisierten aggressiven Parodontitis (früher RPP) wird gesprochen, wenn über diese Zähne hinaus noch ≥ 2 Zähne betroffen sind.

Da noch bis in die jüngere Vergangenheit im angloamerikanischen Sprachraum teilweise die LJP und die andere frühe aggressive Form der Parodontitis bei jungen Erwachsenen (RPP) unter dem Begriff „juvenile periodontitis" bzw. „periodontosis" zusammengefasst [24, 27, 28, 43, 161] oder unter „rapidly progressive periodontitis" geführt wurden, sind Vergleiche epidemiologischer Daten aus früherer und heutiger Zeit mit Schwierigkeiten verbunden [149]. Die besonders in Untersuchungen aus früheren Jahrzehnten höheren, zum Teil zweistelligen Zahlen sind wahrscheinlich auf unterschiedliche diagnostische Kriterien und wechselnde Altersspannen zurückzuführen.

Neuere Prävalenzdaten schwanken in Europa zwischen 0,02 und 0,5 % [15, 43, 69, 127, 149].

Aus Untersuchungen in gemischtethnischen Bevölkerungen bzw. aus anderen Ethnien kristallisieren sich ethnische Unterschiede hinsichtlich der Prävalenz aggressiver Parodontitiden heraus [15, 79].

So zeigen sich in den USA deutliche Unterschiede zwischen dem kaukasischen Bevölkerungsanteil („Caucasian") mit 0,06–0,17 % und der dunkelhäutigen Bevölkerung („Blacks, Africans, Afro-Americans") mit 2,6–2,9 % [15]. Die Werte für asiatische Gruppen lagen mit 0,42–1,8 % dazwischen.

Hinsichtlich der Verteilung auf die Geschlechter variieren die Angaben zum Verhältnis Mädchen zu Jungen zwischen 1 : 1 [69, 150] und 2 : 1 bis 4 : 1 [24, 27, 107] oder sogar über 5 : 1 [70]. Auch hier zeigen sich ethnische Unterschiede. In der dunkelhäutigen Bevölkerung war das männliche Geschlecht verglichen mit dem weiblichen deutlich stärker befallen (3,81 vs. 1,99 %). Bei kaukasischen Jugendlichen war das Verhältnis umgekehrt: 0,04 männlich vs. 0,18 % weiblich [108].

Da sich die Klientel in den meisten der genannten Studien überwiegend aus poliklinischen Patienten zusammensetzte, ist eine gewisse Selektion nicht auszuschließen. Insgesamt fassen ALBANDAR und TINOCO [15] die Prävalenzzahlen für aggressive Parodontitiden bei Kindern und Jugendlichen wie folgt zusammen:

- kaukasische Bevölkerung 0,1–0,2 %
- afrikanische/afroamerikanische Bevölkerung 1,0–3,0 %
- spanische („Hispanics") und südamerikanische Bevölkerung 0,5–1,0 %
- asiatische Bevölkerung 0,4–1,0 %.

4.3.4 Chronische Parodontitis bei Kindern und Jugendlichen

Neben den aggressiven Formen findet man auch bei Kindern und Jugendlichen eine nicht aggressive, chronische Parodontitis mit Befall eines einzelnen Zahnes oder weniger Zähne bei langsamem Fortschreiten der Destruktion. Auch hier bestehen wieder ethnische Unterschiede. Die geschätzte Prävalenz liegt bei

- 1,0–3,0 % bei kaukasischen Kindern und Jugendlichen
- 8,0–20,0 % in der afrikanischen/afroamerikanischen Gruppe
- 5,0–10,0 % bei den „Spaniern"/Südamerikanern
- 5,0–8,0 % in der asiatischen Gruppe [15].

4.4 Allgemeine Verbreitung der parodontalen Destruktion

4.4.1 Vorbemerkungen

In manchen früheren Studien wurde zu wenig differenziert, was alles unter „parodontaler Erkrankung/Veränderung" zu verstehen sei. Die Kriterien für eine parodontale Destruktion und damit die Angaben zum tatsächlichen Ausmaß schwankten stark von Studie zu Studie. Die Übergänge von der Gingivitis zur Parodontitis waren von der Definition und den diagnostischen Kriterien her sehr fließend und verwaschen. Selten wurde herausgestellt, an wie vielen Stellen in einer Mundhöhle die Veränderungen bestanden; ein lokalisierter positiver Befund wog gleich schwer wie eine generell befallene Mundhöhle. Schon eine unterschiedliche statistische Aufarbeitung derselben Befunde führte zu deutlich variierenden Ergebnissen [119].

Wie stark die Prävalenz von der jeweiligen Definition für die parodontale Erkrankung abhängt, verdeutlicht das folgende Zahlenbeispiel: Bei einer kritischen Sondierungstiefe von ≥ 3 mm wiesen 72 % von 477 alten Patienten aus Iowa eine Parodontitis auf, bei einer kritischen Sondierungstiefe von ≥ 6 mm reduzierte sich der Befallsgrad auf 20 % [75]. Wenn als Kriterium eine Taschentiefe von ≥ 3 mm an einer oder mehr Stellen gilt oder eine Lokalisation des Sulkusbodens apikal der Schmelz-Zement-Grenze an einem oder mehreren Zähnen, dann hätten schon mehr als ein Viertel aller Kinder zwischen 5 und 14 Jahren [78] und jeder Erwachsene eine destruktive Parodontitis [95].

Da bei Kindern (durchbrechende Zähne) und Erwachsenen (Molarenbereich) durchaus physiologische Sondierungstiefen von über 3 mm vorliegen können, ist heute die in den Richtlinien zur Parodontalbehandlung der gesetzlichen Krankenkassen getroffene Festlegung von 3 mm als kritischer Grenze zum pathologischen Zustand nicht mehr vertretbar. 1978 stellte die WHO fest, dass eine Sondiertiefe bis 3,5 mm nicht als Parodontitis zu beurteilen sei und dass ein Parodontium sogar mit Werten von 3,5–5,5 mm durch entsprechende Mundhygiene frei von Gingivitis und Attachmentverlust gehalten werden kann [124].

Die früher übliche Einordnung aller parodontaler Veränderungen unter den Oberbegriff „entzündliche parodontale Erkrankung" unterstellt unberechtigterweise, dass eine gemeinsame Ursache bestehen könnte [81]. Während die Prävalenz der Gingivitis mit zunehmendem Alter abnimmt, steigt die der Parodontitis an, was zu dem Schluss führte, dass eine Gingivitis eine Vorstufe der Parodontitis sei und zwangsläufig bei unzureichender Mundhygiene mehr oder weniger linear in eine schwere parodontale Destruktion mit Zahnverlust übergehe [97, 121, 158].

Der daraus gezogene Schluss, dass die gebissdestruierenden Parodontitiden sehr weit verbreitet seien und ein massives gesundheitspolitisches Problem darstellten, muss heute hinterfragt werden [81]. Besonders Studien unter Einsatz des Community Periodontal Index of Treatment Needs (CPITN) haben hierzu wichtige Daten geliefert. Der Index stellt zwar primär den Behandlungsbedarf fest, sodass Rückschlüsse auf die Diagnose nicht ganz unproblematisch sind [22] und die erhobenen Daten nicht ohne weiteres mit der tatsächlichen Verbreitung der zugehörigen parodontalen Destruktion gleichgestellt werden dürfen, doch er erlaubt gegenüber früheren Indizes zumindest Schlüsse auf die Entwicklungen der individuellen parodontalen Situationen.

Man stellte fest, dass in allen Bevölkerungsgruppen immer nur eine relativ kleine Minorität destruktive Parodontitiden mit unvermeidlichem Zahnverlust entwickelt [21, 76, 96, 130]. Bei der großen Mehrheit schreiten demgegenüber parodontale Erkrankungen nur langsam fort, sodass bis zum Alter von 50 Jahren und mehr ein natürliches funktionsfähiges Gebiss erhalten bleibt [126, 131].

Dieser Ansichtenwandel wurde entscheidend beeinflusst durch die Entwicklung der spezifischen Plaquehypothese und die Hypothese, dass die parodontale Destruktion sich zeit- und ortsspezifisch während relativ kurzer akuter Entzündungsschübe abspielt, gefolgt von wechselnd langen Ruhephasen, in denen keine weitere Destruktion, sondern manchmal sogar eine gewisse Reparation abläuft (s. Kap. 2.1) [14, 57, 63, 93, 95].

4.4.2 Gingivitis

CPITN-Studien der letzten Jahre zeigen, dass ein hoher Anteil an behandlungsbedürftigen Gebissen mit ersten parodontalen Veränderungen im Sinn einer Gingivitis vorliegt [42, 55, 112] [130], und bestätigen die aus bisherigen Untersuchungen bekannte hohe Gingivitisprävalenz.

In früheren Studien beschrieb manchmal der Begriff „Gingivitis" auch tiefer gehende parodontale Destruktionen. Als Gingivitis sollte aber nur die auf die marginalen weichgeweblichen, supraalveolären Anteile beschränkte entzündliche Veränderung bezeichnet werden [95]. Die klinischen Symptome der Gingivitis wie Rötung, Schwellung, Blutung und erhöhte Sulkusflüssigkeitsfließrate sind Ausdruck der akut entzündlichen Phasen, geben aber keinen Aufschluss über die zelluläre Zusammensetzung des Infiltrats oder den geweblichen Destruktionsgrad [60, 153]. Hinzu kommt, dass Schwankungen in der Gingivitisprävalenz bis zu 25 % innerhalb weniger Wochen bei derselben Gruppe bestehen können [164]. Deshalb sollten Entzündungszustände im Sinn einer Gingivitis in einen Index, der die parodontale Destruktion beschreibt, nicht mehr einbezogen werden.

4.4.3 Parodontitis

Heute wird allgemein davon ausgegangen, dass eine Gingivitis sich zu einer Parodontitis entwickeln kann, aber nicht muss [6, 21, 34, 57, 73, 93, 96, 123, 137], während eine Parodontitis immer eine Gingivitis als Vorläufer hat.

Möglicherweise ist aber eine Gingivitis nicht einmal eine Voraussetzung für die Ausbildung einer Parodontitis [60, 81, 124], zumal oft bei deutlichen parodontalen Destruktionen klinische Zeichen einer Gingivitis fehlen [169]. Es wird sogar ein ganz vereinzeltes Auftreten einer nicht plaqueinduzierten so genannten nicht entzündlichen Parodontitisform (Non-inflammatory Destructive Periodontal Disease – NDPD) diskutiert [125].

Gingivitis und Parodontitis sollten als getrennte Erscheinungen einer parodontalen Veränderung betrachtet und auseinander gehalten werden.

Es wird in letzter Zeit sogar diskutiert, ob die Gingivitis wirklich eine frühe Form der Parodontitis ist und ob nicht vielleicht auch der Begriff Parodontitis bestenfalls ein Syndrom oder eine Gruppe bzw. Familie von Krankheiten beschreibt, deren klinische Erscheinungsbilder sich ähneln und welche die gleichen, nämlich parodontale, Gewebe angreifen [122, 146]. Es muss keine zwanghafte generelle Entwicklung aus einer Gingivitis hin zu einer Parodontitis [6, 137] bestehen. Auch muss eine Parodontitis nicht zwangsläufig im Zahnverlust enden [34].

Die aus den letzten Jahren besonders mit dem CPITN gewonnenen Daten weisen darauf hin, dass entgegen früherer Befürchtungen die progressiven Parodontitiden nur auf eine relativ kleine Gruppe in den Bevölkerungen aller Länder beschränkt bleiben. Genauere Betrachtungen bzw. neue Auswertungen der Befunde ergaben, dass für die Altersgruppen ab 30 Jahren immer nur Minoritäten von 7–20 % starke destruktive Veränderungen, ggf. mit drohendem Zahnverlust, aufwiesen gegenüber einem Großteil mit leichteren Parodontitiden. Dabei zeigen sich ebenfalls die oben angesprochenen Einflüsse von Sozioökonomie, Geschlecht, Alter und Rasse [5, 11, 21, 23, 30, 40, 55, 56, 76, 81, 96, 119, 121, 130, 131, 154, 159]. Dies ändert sich auch nicht bei Betrachtung des Attachmentverlusts anstelle der Taschentiefe [38].

Allgemein wird in neueren Studien eine gewisse Änderung in der Prävalenz parodontaler Erkrankungen gegenüber früher mit einem Rückgang der Gingivitis und einer Zunahme gesunder Verhältnisse nachgewiesen [42, 45, 47, 73]. Andererseits wird auch von einem Stillstand oder sogar einer umgekehrten Tendenz bei Kindern und Jugendlichen berichtet [79]. Auch für die Parodontitis widersprechen sich die Berichte. In einer Studie wurde kein Rückgang festgestellt [45], in anderen wird ein Rückgang beschrieben [159, 160], wobei allerdings gefragt wurde, ob bei einem Vergleich zweier Zeitpunkte möglicherweise die zwischenzeitlich erfolgten Extraktionen nicht ausreichend berücksichtigt worden seien. Eine Zunahme der Parodontitis bei älteren Patienten wird dahingehend interpretiert, dass sich die Zahl zahnloser Patienten deutlich vermindert hat und dass gegenüber früher aus verschiedenen Gründen eher versucht wird, parodontal erkrankte Zähne zu behandeln und zu erhalten [159].

4.4.4 Nekrotisierende Parodontalerkrankungen

Im Zug der Neuordnung der Klassifikation der Parodontopathien [17] wird den nekrotisierenden Formen eine eigene Abteilung zugeordnet [118, 143]. Die nekrotisierende ulzerierende Gingivitis (NUG) ist eine spezielle Form der akuten Gingivitis, bei der es durch das rasche und tiefe Eindringen von Bakterien in das marginale Gingivagewebe bei unzureichender Behandlung zu Nekrosen mit nachfolgenden Gewebsdefekten kommt. Bei wiederholten Rezidiven entwickelt sich aus der NUG die nekrotisierende ulzerierende Parodontitis (NUP) mit Einbeziehung des Knochens und des Zahnhalteapparats.

Ein Befall mit einer NUG wird in den westlichen Industrieländern überwiegend für junge Menschen zwischen 15 und 30 Jahren zu etwa 0,2 bis 3 % beschrieben [15, 26, 79, 153, 162], und zwar bei einer gleichen Verteilung auf die Geschlechter [162] [79] oder aber einer leichten Bevorzugung des männlichen Geschlechts [153]. Die kaukasische Rasse ist stärker befallen [26, 79, 162], ebenso Raucher.

Demgegenüber erkranken jedoch in Entwicklungsländern besonders Kinder unter zehn Jahren mit einer Häufigkeit zwischen 12 und 27 % und mehr [80, 147, 156] bis hin zum Noma [48], zusätzlich beeinflusst durch Mangelernährung und andere sozioökonomische Faktoren.

Die nekrotisierende ulzerierende Parodontitis ist in Industrienationen eine seltene Erkrankung und soll häufiger bei HIV-seropositiven Patienten auftreten [15]. Der Übergang einer NUG in eine NUP wird mit ca. 27 % der 2- bis 6-Jährigen wesentlich häufiger in Entwicklungsländern als Folge von Mangelernährung, schlechter Mundhygiene und Abwehrschwächen gefunden [48, 79].

4.4.5 Zahnverlust

Bei einer epidemiologischen Betrachtung der Parodontopathien ist auch der Zahnverlust (als der Endzustand der parodontalen Destruktion) nicht nur hinsichtlich der Lebensqualität, sondern auch der gesundheitspolitischen Aspekte von Bedeutung.

Zahnlosigkeit ist in industrialisierten Ländern wechselnd stark verbreitet, kommt aber im Durchschnitt zu über 50 % vor [25]. Die Gründe für einen Zahnverlust sind im Nachhinein nur schwer feststellbar. Neben Karies und Parodontitis sowie anderen zahnärztlichen Indikationen spielen u. a. auch sozioökonomische und kulturelle Faktoren und der industrielle Entwicklungsgrad des betreffenden Landes eine Rolle [41, 98, 104].

Bislang galt, dass parodontale Erkrankungen vor den Kariesfolgen der Hauptgrund für Zahnextraktionen seien und dass das überwiegend jenseits des 35. Lebensjahres geschehe ([25, 97, 161]. In letzter Zeit mehrten sich aber Zweifel an der Richtigkeit dieser allgemeinen Behauptung [8, 16, 21, 25, 56, 81]. Sie mag Geltung haben für Zähne, nicht aber für Personen: Nur 15 % der Erwachsenen werden eine schwere Parodontitis entwickeln und nur bei ca. der Hälfte von ihnen wird ein parodontaler Zusammenbruch an allen oder den meisten Zähnen mit der Folge einer baldigen Zahnlosigkeit eintreten [67]. Eine Parodontitis muss also nicht zwangsläufig mit Zahnverlust enden [34].

Erst in höherem Alter, ab dem 5. Lebensjahrzehnt, treten vorwiegend parodontale Probleme als Extraktionsursache in den Vordergrund [41]. Fast gleiche Daten liegen aus Frankreich vor [37]. Man kann zusammenfassen, dass bis zum Alter von 40 bis 45 Jahren Karies der Hauptextraktionsgrund ist und dass dann in höheren Altersgruppen die Parodontitis gleichzieht. Alles in allem scheint die Parodontitis für 30 bis 35 % der Fälle, die Karies und ihre Folgen für ca. 50 % der Fälle die Ursache für einen Zahnverlust zu sein [128]. In einigen nichtindustrialisierten Ländern mit geringer Kariesprävalenz ist naturgemäß die Parodontitis hauptverantwortlich für den insgesamt jedoch geringeren Zahnverlust [98, 101]. Das mag an der (noch) nicht so starken Kariesverbreitung in diesen Ländern liegen, verglichen mit den Industrieländern mit deutlich höherem Zahnverlust. Insgesamt aber scheint immer noch die Karies mit ihren Folgen die Hauptursache vor der Parodontitis für einen Zahnverlust zu sein [23, 25, 30, 41, 101, 128], wobei sich diese Entwicklung möglicherweise in den kommenden Jahren ändern kann, wenn sich der Erfolg der intensiven Kariesprophylaxe bemerkbar macht.

4.4.6 Gesundheitspolitische Auswirkungen

Erst die weltweite Anwendung des CPITN ergab vergleichbare Daten über die tatsächliche Verbreitung profunder, mit eventuellem Zahnverlust einhergehender Parodontitiden. Dadurch wurde erst die Entwicklung gesundheitspolitischer Konzepte, die besonders hinsichtlich der Planung des zeitlichen, finanziellen und personellen Bedarfs in der Zukunft wichtig waren, ermöglicht.

Die Einschätzungen des zukünftigen Behandlungsbedarfs sind unterschiedlich [121]. Wenn man von der abnehmenden Zahnmortalität, der Zunahme älterer Patienten [82, 117], dem Rückgang der Karies und ihrer Folgen [140] sowie dem jetzt andeutungsweise spürbaren Erfolg verbesserten Mundhygienebewusstseins in der Bevölkerung mancher Länder und dessen Auswirkungen auf die marginale Entzündung ausgeht, so wird bei realistischer Einschätzung frühestens in 20–30 Jahren eine erste spürbare Veränderung der parodontalen Situation mit entsprechenden Auswirkungen auf die Behandlungsart und -notwendigkeit zu erwarten sein [45].

Auch in Deutschland geht der Anteil zahnloser Patienten zurück, sodass zukünftig möglicherweise mit einer Zunahme parodontal zu behandelnder Zähne älterer Patienten zu rechnen ist. Die größere Anzahl erhaltener Zähne hat aber in den USA bisher nicht zu einer deutlichen Zunahme des Behandlungsbedarfs geführt [46, 120].

Ein großer Behandlungsbedarf besteht für parodontale Veränderungen, der sich aber zu etwa 80 % auf die Gingivitis und erste Stadien der Parodontitis bezieht. Die hier erforderlichen Maßnahmen sind Mundhygiene und Scaling in Taschen hinein bis zur Tiefe von 5 mm (CPITN-Behandlungstyp I und II). Sie machen den größten Teil der erforderlichen Behandlung aus und wären nach entsprechender Unterweisung durchaus vom Patienten selbst bzw. von diesbezüglich ausgebildetem zahnärztlichen Assistenzpersonal zu bewältigen.

Hinsichtlich der Einbeziehung der letztgenannten Personengruppe in bestimmte Abschnitte einer Parodontalbehandlung, wie im Ausland üblich, ist gegenüber der früheren ablehnenden standespolitischen Einstellung ein Umdenken zu verzeichnen. Ihre Einbindung und ihr Einsatz müssten aber noch deutlich verstärkt werden. Der Zahnarzt sollte seine Zeit und Fähigkeiten für die CPITN-Behandlungsstufe III, die eigentliche chirurgische Taschenbehandlung, reservieren. Eine entsprechende Umsetzung dieses arbeitsteiligen Behandlungskonzepts im Rahmen der bestehenden, jahrzehntealten Parodontalverträge gestaltet sich allerdings schwierig.

4.5 Epidemiologische Studien in der Bundesrepublik Deutschland

Eine umfassende Untersuchung zur Mundgesundheit der deutschen Bevölkerung wurde 1997 durchgeführt [110]. Darüber hinaus liegen nur wenige relevante epidemiologische Studien aus der Bundesrepublik vor. Vielfach sind die Parameter unterschiedlich oder (wie teils auch die Ergebnisse) unpräzise dargestellt, sodass ein unmittelbarer Vergleich oft nicht möglich ist.

Die vorliegenden Arbeiten aber bestätigen, dass hinsichtlich des Gingivitis- und Parodontitisbefalls kaum Unterschiede zu anderen Industrieländern bestehen. Es liegt eine hohe Gingivitisprävalenz schon bei Kindergartenkindern und Jugendlichen vor [61, 86, 92, 163]. Aus der DMS-III-Studie [110] geht hervor, dass westdeutsche Jugendliche (12 Jahre) knapp 30 %, ostdeutsche Jugendliche knapp 9 % Gingivitisfreiheit aufwiesen. Schwere gingivale Entzündungen (PBI-Index 3 und 4) wiesen 36 % der Jugendlichen auf [139].

Erste, nicht eindeutig beschriebene parodontale Destruktionen sind auch schon bei Jugendlichen und jungen Erwachsenen [89, 90] anzutreffen, wobei auch junge Studenten der Zahnmedizin keine Ausnahme machen [50].

Bei Erwachsenen (35–44 Jahre) bestand eine schwere Gingivitis zu 43 %, wobei in den ostdeutschen Ländern der Befall deutlich höher war als in den westdeutschen [138].

Der CPITN als Index zur Ermittlung des Behandlungsbedarfs ist bislang nur in wenigen Studien angewendet worden [7, 52, 66]. Bei 75 % von 532 Patienten waren der Behandlungstyp I und II des CPITN erforderlich [52]. Bei 2023 Bundeswehrsoldaten (18–30 Jahre) stellte man zu 21,6 % den CPITN-Grad 1 und zu 66,4 % die Grade 2 und 3 fest [66]. Letztere Grade wurden für diese Altersklasse ebenfalls zu knapp 80 % in einer umfangreichen Studie aus dem Gebiet der Stadt Hamburg angetroffen [7]. Während sich der Grad 2 in der Altersgruppe 18–20 Jahre abnehmend von 40 % auf 15 % bzw. 20 % (Altersgruppe 55–70 Jahre) einpendelte, blieb der Indexgrad 3 mit Werten um 50 % in den Altersgruppen von 25–70 Jahren praktisch gleich. Ab ca. dem 50. Lebensjahr ist in der Hamburger Bevölkerung keine Erhöhung der Community-Periodontal-Index-(CPI-) Grade 3 und 4 mehr zu verzeichnen, der Grad 4 pendelte sich auf 25–35 % zwischen der 45- und 70-Jahre-Gruppe ein [7]. In der 1997 durchgeführten DMS-III-Studie hatte sich dieser Wert bei den 35- bis 44-Jährigen auf 14 % verringert. Dabei wiesen fast doppelt so viele Männer wie Frauen diesen CPITN-Grad 4 auf, in den ostdeutschen Ländern war er dreimal so häufig wie in den westdeutschen Ländern anzutreffen. Der Attachmentverlust betrug im Median 5,1 mm; dabei waren keine Unterschiede zwischen Ost und West zu erkennen [138].

In der Altersgruppe der Senioren (65–74 Jahre) lag ein CPITN-Grad 4 von knapp 25 % (41 % Ost, 21 % West) vor, der Geschlechtsunterschied hatte sich verringert (29 % männlich vs. 21 % weiblich). Der Attachmentverlust betrug im Median 5,8 mm (Ost 6,2 mm, West 5,7 mm) [138].

Wie in anderen Industrieländern ist auch in der Bundesrepublik Deutschland nur eine beschränkte Personenzahl betroffen; mit dem Alter tritt keine Zunahme ein.

4.6 Zusammenfassung und Schlussfolgerungen

Unser Wissen über die parodontalen Erkrankungen hat sich in den letzten Jahrzehnten deutlich vermehrt und geändert. Wir gehen heute davon aus, dass Gingivitis und Parodontitis nicht zwei Erscheinungsformen derselben Erkrankung sind, die linear zum unweigerlichen Zahnverlust bei jeder Person mit unzureichender Mundhygiene führen muss. Heute wird weitgehend angenommen, dass die parodontale Destruktion sich personenspezifisch und in der Mundhöhle ortsspezifisch während kurzer akuter Zyklen abspielt.

Aufgrund dieses Wandels sind fast alle früheren epidemiologischen Studien heute gar nicht mehr oder nur noch sehr bedingt relevant. Darüber hinaus haben sich die Schwerpunkte in der Fragestellung von der Ätiologie hin zu den mehr gesundheitspolitischen Aspekten des Behandlungsbedarfs verlagert, für deren Betrachtung der neu entwickelte CPITN ein geeignetes Untersuchungsinstrument bietet und eine weitgehende Vergleichbarkeit weltweit erhobener Befunde ermöglicht.

Die Gingivitis weist weltweit sowohl bei Kindern als auch bei Erwachsenen eine hohe Prävalenz zwischen 60 und fast 100 % auf. Parodontitis ist bei Kindern selten, setzt mit der Pubertät in einer kleinen Bevölkerungsgruppe ein und erstreckt sich schließlich auf immer mehr Personen bis zum Alter um 40–50 Jahre, um dann nicht weiter zu steigen. Allerdings ist nicht auszuschließen, dass bei der steigenden Lebenserwartung der Behandlungsbedarf zunimmt. In industrialisierten Ländern ist die Prävalenz der destruktiven Parodontitis (mit der Konsequenz eines Zahnverlustes) niedriger als bisher angenommen und erstreckt sich auf eine Minorität um 20 %.

Der bakterielle Zahnbelag ist der auslösende Faktor für die Entzündungsreaktionen der parodontalen Strukturen, deren Ausmaß und Effektivität – und damit der Grad der parodontalen Destruktion – durch nicht beeinflussbare genetische (z. B. Diabetes, Interleukin-1-Polymorphismus) und beeinflussbare temporäre Risikofaktoren (z. B. Rauchen) bestimmt werden [122].

Es besteht ein großer Behandlungsbedarf, der sich aber zu etwa 80 % auf die leichteren Stadien parodontaler Veränderungen bezieht. Aus Überlegungen zu seiner Bewältigung kann zukünftig der verstärkte Einsatz des Patienten selbst, besonders aber der von entsprechend ausgebildetem zahnärztlichem Assistenzpersonal nicht mehr ausgeklammert werden.

Eine wichtige Aufgabe für zukünftige epidemiologische Studien wäre die Entwicklung von Parametern zur Erkennung von Risikopatienten und zur sicheren, einfachen Feststellung von aktiven und inaktiven Zuständen. Erst dann wäre eine eindeutige Aussage über den Befall einer Bevölkerung möglich.

4.7 Literatur

[1] Ånerud, K. E., Robertson, P. B., Löe, H., Ånerud, L. A., Boysen, H., Patters, M. R.: Periodontal disease in three young adult populations. J Periodont Res 18, 655 (1983).

[2] AAP: Consensus Report: Aggressive Periodontitis. Ann Periodontol 4, 53 (1999).

[3] AAP: Position Paper (American Academy of Periodontology): Tobacco use and the periodontal patient. J Periodontol 67, 51 (1996).

[4] Åss, A. M., Albandar, J., Åsenden, R., Tollefsen, T., Gjermo, P.: Variation in prevalence of radiographic alveolar bone loss in subgroups of 14-year-old schoolchildren in Oslo. J Clin Periodontol 15, 130 (1988).

[5] Abdellatif, H. M., Burt, B. A.: An epidemiological investigation into the relative importance of age and oral hygiene status as determinants of periodontitis. J Dent Res 66, 13 (1987).

[6] Africa, C. W., Parker, J. R., Reddy, J.: Bacteriological studies of subgingival plaque in a periodontitis-resistant population. I. Darkfield microscopic studies. J Periodont Res 20, 1 (1985).

[7] Ahrens, G., Bublitz, K. A.: Parodontalerkrankungen und Behandlungsbedarf der Hamburger Bevölkerung. Eine epidemioloigsche Studie an 11305 Probanden. Dtsch Zahnärztl Z 42, 433 (1987).

[8] Ainamo, J.: New perspectives in epidemiology and prevention of periodontal disease – implications for practical application. Dtsch Zahnärztl Z 43, 623 (1988).

[9] Ainamo, J., Barmes, D., Beagrie, G., Cutress, T., Martin, J., Sardo-Infirri, J.: Development of the world health organization (WHO) community periodontal index of treatment needs (CPITN). Int Dent J 32, 281 (1982).

[10] Albandar, J. M.: Global risk factors and risk indicators for periodontal diseases. Periodont 2000 29, 177 (2002).

[11] Albandar, J. M.: Periodontal diseases in North America. Periodont 2000 29, 31 (2002).

[12] Albandar, J. M., Brown, L. J., Löe, H.: Clinical features of early-onset periodontitis. J Amer Dent Assoc 128, 1393 (1997).

[13] Albandar, J. M., Rams, T. E.: Risk factors for periodontitis in children and young persons. Periodont 2000 29, 207 (2002).

[14] Albandar, J. M., Rise, J., Gjermo, P., Johansen, J. R.: Radiographic quantification of alveolar bone level changes. A 2-year longitudinal study in man. J Clin Periodont 13, 195 (1986).

[15] Albandar, J. M., Tinoco, E. M.: Global epidemiology of periodontal diseases in children and young persons. Periodont 2000 29, 153 (2002).

[16] Ambjörnsen, E.: Remaining teeth, periodontal condition, oral hygiene and tooth cleaning habits in dentate old-age subjects. J Clin Periodont 13, 583 (1986).

[17] Armitage, G. C.: Development of a classification system for periodontal diseases and conditions. Ann Periodontol 4, 1 (1999).

[18] Axelsson, P., Lindhe, J., Nyström, B.: On the prevention of caries and periodontal disease. Results of a 15-year longitudinal study in adults. J Clin Periodont 18, 182 (1991).

[19] Baab, D. A., Öberg, P. A.: The effect of cigarette smoking on gingival blood flow in humans. J Clin Periodont 14, 418 (1987).

[20] Baelum, V., Chen, X., Manji, F., Luan, W. M., Fejerskov, O.: Profiles of destructive periodontal disease in different populations. J Periodont Res 31, 17 (1996).

[21] Baelum, V., Fejerskov, O., Manji, F.: Periodontal diseases in adult Kenyans. J Clin Periodont 15, 445 (1988).

[22] Baelum, V., Papapanou, P. N.: CPITN and the epidemiology of periodontal disease. Community Dent Oral Epidemiol 24, 367 (1996).

[23] Baelum, V., Scheutz, F.: Periodontal diseases in Africa. Periodont 2000 29, 79 (2002).

[24] Baer, P. N.: The case for periodontosis as a clinical entity. J Periodontol 42, 516 (1971).

[25] Bailit, H. L., Braun, R., Maryniuk, G. A., Camp, P.: Is periodontal disease the primary cause of tooth extraction in adults? J Amer Dent Assoc 114, 40 (1987).

[26] Barnes, G. P., Bowles, W. F., Carter, H. G.: Acute necrotizing ulcerative gingivitis: a survey of 218 cases. J Periodontol 44, 35 (1973).

[27] Barnett, M. L., Baker, R. L., Yancey, J. M.: The prevalence of juvenile periodontitis („periodontosis") in a dental school population. J Dent Res 61, 391 (1982).

[28] Bial, J. J., Mellonig, J. T.: Radiographic evaluation of juvenile periodontitis (periodontosis). J Periodontol 58, 321 (1987).

[29] Blankenstein, L., Murray, J. J., Lind, O. P.: Prevalence of chronic periodontitis in 13–15 year old children. A radiographic study. J Clin Periodont 5, 285 (1978).

[30] Bouma, J., Schaub, R. M., van de Poel, F.: Periodontal status and total tooth extraction in a medium-sized city in the Netherlands. Community Dent Oral Epidemiol 13, 323 (1985).

[31] Boyle, W. D., Via, W. F., McFall, W. T.: Radiographic analysis of alveolar crest height and age. J Periodontol 44, 236 (1973).

[32] Brown, L. J., Albandar, J. M., Brunelle, J. A., Löe, H.: Early-onset periodontitis: progression of attachment loss during 6 years. J Periodontol 67, 968 (1996).

[33] Brown, L. J., Johns, B. A., Wall, T. P.: The economics of periodontal diseases. Periodont 2000 29, 223 (2002).

[34] Buckley, L. A., Crowley, M. J.: A longitudinal study of untreated periodontal disease. J Clin Periodont 11, 523 (1984).

[35] Bürger, J., Werner, R., Götze, W.: Kariesbefall, Mundhygienezustand und Parodontopathien bei Schulkindern in Mathura (Indien). Dtsch Zahnärztl Z 39, 250 (1984).

[36] Burt, B. A.: Position paper: epidemiology of periodontal diseases. American Academy of Periodontology. J Periodontol 67, 935 (1996).

[37] Cahen, P. M., Frank, R. M., Turlot, J. C.: A survey of the reasons for dental extractions in France. J Dent Res 64, 1087 (1985).

[38] Carlos, J. P., Brunelle, J. A., Wolfe, M. D.: Attachment loss vs. pocket depth as indicators of periodontal disease: a methodologic note. J Periodont Res 22, 524 (1987).

[39] Chung, C. S., Kau, M. C. W., Chung, S. S. C., Schendel, S. A.: A genetic and epidemiological study of periodontal disease in Hawaii. J Periodont Res 12, 148 (1977).

[40] Corbet, E. F., Zee, K. Y., Lo, E. C.: Periodontal diseases in Asia and Oceania. Periodont 2000 29, 122 (2000).

[41] Curilovic, Z.: Die Ursachen des Zahnverlustes in der Schweiz. Resultate einer Umfrage bei Privatzahnärzten. Schweiz Monatsschr Zahnmed 89, 727 (1979).

[42] Cutress, T. W.: Periodontal health and periodontal disease in young people: global epidemiology. Int Dent J 36, 146 (1986).

[43] Davies, R. M., Smith, R. G., Porter, S. R.: Destructive forms

of periodontal disease in adolescents and young adults. Brit Dent J 158, 429 (1985).
[44] DiAngelis, A. J., Rojas, A. J.: Dental caries and periodontal disease in an indochinese refugee population. J Dent Res 61, 1233 (1982).
[45] Douglass, C., Gillings, D., Sollecito, W., Gammon, M.: The potential for increase in the periodontal diseases of the aged population. J Periodontol 54, 721 (1983).
[46] Douglass, C. W., Fox, C. H.: Cross-sectional studies in periodontal disease: current status and implications for dental practice. Adv Dent Res 7, 25 (1993).
[47] Douglass, C. W., Gillings, D., Sollecito, W., Grammon, M.: National trends in the prevalence and severity of the periodontal disease. J Amer Dent Assoc 107, 403 (1983).
[48] Enwonwu, C. O.: Infectious oral necrosis (cancrum oris) in Nigerian children: a review. Community Dent Oral Epidemiol 13, 190 (1985).
[49] Enwonwu, C. O., Edozien, J. C.: Epidemiology of periodontal disease in Western Nigerians in relation to socioeconomic status. Arch Oral Biol 15, 1231 (1970).
[50] Flores-de-Jacoby, L., Rex, M., Günter, M.: Die Parodontalverhältnisse bei 100 vorklinischen Zahnmedizinstudenten. Eine klinische und mikrobiologische Studie. Oralprophylaxe 9, 35 (1987).
[51] Franz, F. E., Gotze, W.: Oral health survey in Haitian and Hamburg children aged 12-15. Community Dent Oral Epidemiol 11, 302 (1983).
[52] Frentzen, M., Nolden, R.: Der CPITN als Hilfsmittel zur Feststellung von Art und Umfang des Behandlungsbedarfs. Eine Studie an mehr als 500 Klinikpatienten. Dtsch Zahnärztl Z 42, 428 (1987).
[53] Friedman, R. B., Gunsolley, J., Gentry, A., Dinius, A., Kaplowitz, L., Settle, J.: Periodontal status of HIV-seropositive and AIDS patients. J Periodontol 62, 623 (1991).
[54] Garant, P. R., Cho, M. I.: Histopathogenesis of spontaneous periodontal disease in conventional rats. I. Histometric and histologic study. J Periodont Res 14, 297 (1979).
[55] Garcia, M. L., Cutress, T. W.: A national survey of periodontal treatment needs of adults in the Philippines. Community Dent Oral Epidemiol 14, 313 (1986).
[56] Gjermo, P., Rosing, C. K., Susin, C., Oppermann, R.: Periodontal diseases in Central and South America. Periodontol 29, 70 (2002).
[57] Goodson, J. M., Tanner, A. C. R., Haffajee, A. D., Sornberger, G. C., Socransky, S. S.: Patterns of progression and regression of advanced destructive periodontal disease. J Clin Periodont 9, 472 (1982).
[58] Greene, J. C.: Discussion: Natural history of periodontol disease in man. J Clin Periodont 13, 441 (1986).
[59] Greene, J. C.: Oral hygiene and periodontal disease. American Journal of Public Health 53, 913 (1963).
[60] Griffiths, G. S., Wilton, J. M., Curtis, M. A., Maiden, M. F., Gillett, I. R., Wilson, D. T., Sterne, J. A., Johnson, N. W.: Detection of high-risk groups and individuals for periodontal diseases. Clinical assessment of the periodontium. J Clin Periodont 15, 403 (1988).
[61] Gülzow, H. J., Jürgens, L. S.: Mundhygiene und Gingivitis bei Vorschulkindern in Kindergärten mit oder ohne Mundhygieneprogramm. Dtsch Zahnärztl Z 39, 320 (1984).
[62] Haber, J.: Smoking is a major risk factor for periodontitis. Curr Opin Periodontol 2, 12 (1994).
[63] Haffajee, A. D., Socransky, S. S., Goodson, J. M.: Clinical parameters as predictors of destructive periodontal disease activity. J Clin Periodont 10, 257 (1983).
[64] Hansen, B., Johansen, J. R.: Periodontal treatment needs of 35-year-old citizens in Oslo. J Clin Periodont 4, 263 (1977).
[65] Hefti, A., Engelberger, T., Büttner, M.: Gingivitis in Basel schoolchildren. Schweiz Monatsschr Zahnmed 91, 1087 (1981).
[66] Henne, H. A., Flores-de-Jacoby, L., Zafiropoulos, G. G.: Epidemiologische Untersuchungen des Parodontalzustandes bei Bundeswehrsoldaten nach Anwendung des CPITN. Dtsch Zahnärztl Z 43, 696 (1988).
[67] Hirschfeld, L., Wasserman, B.: A long-term survey of tooth loss in 600 treated periodontal patients. J Periodontol 49, 225 (1978).
[68] Holm-Pedersen, P., Löe, H.: Wound healing in the gingiva of young and old individuals. Scand J Dent Res 79, 40 (1971).
[69] Hoover, J. N., Ellegaard, B., Attström, R.: Radiographic and clinical examination of periodontal status of first molars in 15–16 year old Danish school children. Scand J Dent Res 89, 260 (1981).
[70] Hörmand, J., Frandsen, A.: Juvenile periodontitis: localization of bone loss in relation to age, sex and teeth. J Clin Periodont 6, 407 (1979).
[71] Hüge, I., Wetzel, W. E., Ehret, R.: Soziostrukturelle Einflüsse auf die Gebißgesundheit 13- bis 14jähriger Schulkinder. Dtsch Zahnärztl Z 39, 456 (1984).
[72] Hugoson, A., Koch, G., Rylander, H.: Prevalence and distribution of gingivitis-periodontitis in children and adolescents. Swed Dent J 5, 91 (1981).
[73] Hugoson, A., Rylander, H.: Longitudinal study of periodontal status in individuals age 15 years in 1973 and 20 years in 1978 in Jönköping. Community Dent Oral Epidemiol 10, 37 (1982).
[74] Hull, P. S., Hillam, D. G., Beal, J. F.: A radiographic study of the prevalence of chronic periodontitis in 14-year-old English schoolchildren. J Clin Periodont 2, 203 (1975).
[75] Imrey, P. B.: Considerations in the statistical analysis of clinical trials in periodontitis. J Clin Periodontol 13, 517 (1986).
[76] Ismail, A. I., Eklund, S. A., Striffler, D. F., Szpunar, S. M.: The prevalence of advanced loss of periodontal attachment in two New Mexico populations. J Periodont Res 22, 119 (1987).
[77] Ismail, A. I., Morrison, E. C., Burt, B. A., Caffesse, R. G., Kavanagh, M. T.: Natural history of periodontal disease in adults: findings from the Tecumseh Periodontal Disease Study, 1959–87. J Dent Res 69, 430 (1990).
[78] Jamison, H. C.: Prevalence of periodontal disease of the deciduous teeth. J Amer Dent Assoc 66, 207 (1963).
[79] Jenkins, W. M., Papapanou, P. N.: Epidemiology of periodontal disease in children and adolescents. Periodont 2000 26, 16 (2001).
[80] Jiménez, M., Baer, P. N.: Necrotizing ulcerative gingivitis in children. J Periodontol 46, 715 (1975).
[81] Johnson, N. W., Griffiths, G. S., Wilton, J. M., Maiden, M. F., Curtis, M. A., Gillett, I. R., Wilson, D. T., Sterne, J. A.: Detection of high-risk groups and individuals for periodontal diseases. Evidence for the existence of high-risk groups and individuals and approaches to their detection. J Clin Periodont 15, 276 (1988).
[82] Kandelman, D., Bordeur, J. M., Simard, P., Lepage, Y.: Dental needs of the elderly: a comparison between some European and North American surveys. Commun Dent Health 3, 19 (1986).
[83] Koivuniemi, J., Savoff, K., Rateitschak, K. H.: Gingivitis- und Plaquebefall bei Schulkindern in städtischen und ländlichen Gemeinden. Schweiz Monatsschr Zahnmed 90, 682 (1980).
[84] Kornman, K. S., Crane, A., Wang, H. Y., di Giovine, F. S., Newman, M. G., Pirk, F. W., Wilson, T. G. Jr., Higginbottom, F. L., Duff, G. W.: The interleukin-1 genotype as a severity factor in adult periodontal disease. J Clin Periodontol 24, 72 (1997).
[85] Krall, E. A., Dawson-Hughes, B., Garvey, A. J., Garcia, R. I.: Smoking, smoking cessation, and tooth loss. J Dent Res 76, 1653 (1997).

[86] Krüger, W., Schwibbe, G., Janssen, F., Deike, C.: Gebißzustand bei Dreijährigen nach 18monatiger Betreuung im Rahmen der Aktion „Gesunde Zähne – vom ersten Milchzahn an". Dtsch Zahnärztl Z 42, 40 (1987).
[87] Lamster, I. B., Grbic, J. T., Bucklan, R. S., Mitchell-Lewis, D., Reynolds, H. S., Zambon, J. J.: Epidemiology and diagnosis of HIV-associated periodontal diseases. Oral Dis 3 Suppl 1, S141 (1997).
[88] Lang, N. P., Tonetti, M. S., Suter, J., Sorrell, J., Duff, G. W., Kornman, K. S.: Effect of interleukin-1 gene polymorphisms on gingival inflammation assessed by bleeding on probing in a periodontal maintenance population. J Periodont Res 35, 102 (2000).
[89] Lange, D. E., Peric, B.: Röntgenologische und klinische Untersuchungen an ersten Molaren von 15- und 16jährigen zur Frühdiagnostik der Parodontopathien. Dtsch Zahnärztl Z 36, 449 (1981).
[90] Lange, D. E., Schwöppe, G.: Epidemiologische Untersuchungen an Rekruten der Bundeswehr (Mund- und Gebißbefunde). Dtsch Zahnärztl Z 36, 432 (1981).
[91] Latcham, N. L., Powell, R. N., Jago, J. D., Seymour, G. J., Aitken, J. F.: A radiographic study of chronic periodontitis in 15 year old Queensland children. J Clin Periodont 10, 37 (1983).
[92] Lieser, H., Raetzke, P.: Der Effekt regelmäßig durchgeführter Prophylaxemaßnahmen auf die Gingivitis- und Kariesmorbidität von Kindern in Kindergärten. Dtsch Zahnärztl Z. 39, 666 (1984).
[93] Lindhe, J., Haffajee, A. D., Socransky, S. S.: Progression of periodontal disease in adult subjects in the absence of periodontal therapy. J Clin Periodont 10, 433 (1983).
[94] Lindhe, J., Hamp, S.-E., Löe, H.: Experimental periodontitis in the beagle dog. J Periodont Res 8, 1 (1973).
[95] Listgarten, M. A.: Pathogenesis of periodontitis. J Clin Periodont 13, 418 (1986).
[96] Löe, H., Ånerud, A., Boysen, H., Morrison, E.: Natural history of periodontal disease in man. Rapid, moderate and no loss of attachment in Sri Lankan laborers 14 to 46 years of age. J Clin Periodont 13, 431 (1986).
[97] Löe, H., Ånerud, Å., Boysen, H., Smith, M.: The natural history of periodontal disease in man. The rate of periodontal destruction before 40 years of age. J Periodontol 49, 607 (1978).
[98] Löe, H., Ånerud, Å., Boysen, H., Smith, M.: The natural history of periodontal disease in man. Tooth mortality rates before 40 years of age. J Periodont Res 13, 563 (1978).
[99] Löe, H., Theilade, E., Börglum-Jensen, S.: Experimental gingivitis in man. J Periodontol 36, 177 (1965).
[100] Magri, F., Helfenstein, U.: Gingivitisbefall bei 14-jährigen Jugendlichen im Zusammenhang mit persönlichkeitsabhängigen Faktoren. Schweiz Monatsschr Zahnmed 91, 608 (1981).
[101] Manji, F., Baelum, V., Fejerskov, O.: Tooth mortality in an adult rural population in Kenya. J Dent Res 67, 496 (1988).
[102] Mann, J., Pettigrew, J., Beideman, R., Green, P., Ship, I.: Investigation of the relationship between clinically detected loss of attachment and radiographic changes in early periodontal disease. J Clin Periodont 12, 247 (1985).
[103] Marcus, S. E., Drury, T. F., Brown, L. J., Zion, G. R.: Tooth retention and tooth loss in the permanent dentition of adults: United States, 1988–1991. J Dent Res 75, 684 (1996).
[104] Markkanen, H., Paunio, K., Tiekso, J.: Regional differences and some background factors in relation to periodontal health in the Finnish population aged 30 years and over. Proc Finn Dent Soc 81, 192 (1985).
[105] McGuire, J. R., McQuade, M. J., Rossmann, J. A., Garnick, J. J., Sutherland, D. E., Scheidt, M. J., Van Dyke, T. E.: Cotinine in saliva and gingival crevicular fluid of smokers with periodontal disease. J Periodontol 60, 176 (1989).
[106] McGuire, M. K., Nunn, M. E.: Prognosis versus actual outcome. IV. The effectiveness of clinical parameters and IL-1 genotype in accurately predicting prognoses and tooth survival. J Periodontol 70, 49 (1999).
[107] Melnick, M., Shields, E. D., Bixler, D.: Periodontitis: a phenotypic and genetic analysis. Oral Surg 42, 32 (1976).
[108] Melvin, W. L., Sandifer, J. B., Gray, J. L.: The prevalence and sex ratio of juvenile periodontitis in a young racially mixed population. J Periodontol 62, 330 (1991).
[109] Meyle, J., Gonzales, J. R.: Influences of systemic diseases on periodontitis in children and adolescents. Periodont 2000 26, 92 (2001).
[110] Micheelis, W., Reich, E.: Dritte deutsche Mundgesundheitsstudie (DMS III). Ergebnisse, Trends und Problemanalysen auf der Grundlage bevölkerungsrepräsentativer Stichproben in Deutschland 1997. Materialienreihe, Band 21, Deutscher Ärzte-Verlag, Köln 1999.
[111] Murray, P. A.: Periodontal diseases in patients infected by human immunodeficiency virus. Periodont 2000 6, 50 (1994).
[112] Murtomaa, H., Meurman, J. H., Rytömaa, I., Turtola, L.: Periodontal status in university students. J Clin Periodont 14, 462 (1987).
[113] Neely, A. L., Holford, T. R., Löe, H., Ånerud, Å ., Boysen, H.: The natural history of periodontal disease in man. Risk factors for progression of attachment loss in individuals receiving no oral health care. J Periodontol 72, 1006 (2001).
[114] Netuschil, L.: Zukünftige Plaque- und Chemotherapiekonzepte. Oralprophylaxe 13, 47 (1991).
[115] Nielsen, I. M., Glavind, L., Karring, T.: Interproximal periodontal intrabony defects. J Clin Periodont 7, 187 (1980).
[116] Nordblad, A., Kallio, P., Ainamo, J., Dusadeepan, A.: Periodontal treatment needs in populations under 20 years of age in Espoo, Finland and Chiangmai, Thailand. Community Dent Oral Epidemiol 14, 129 (1986).
[117] Nordenram, G., Böhlin, E.: Dental status in the elderly: a review of the swedish literature. Gerodontol 4, 3 (1985).
[118] Novak, M. J.: Necrotizing ulcerative periodontitis. Ann Periodontol 4, 74 (1999).
[119] Okamoto, H., Yoneyama, T., Lindhe, J., Haffajee, A., Socransky, S.: Methods of evaluating periodontal disease data in epidemiological research. J Clin Periodont 15, 430 (1988).
[120] Oliver, R. C., Brown, L. J., Löe, H.: An estimate of periodontal treatment needs in the U.S. based on epidemiologic data. J Periodontol 60, 371 (1989).
[121] Page, R. C.: Oral health status in the United States: Prevalence of inflammatory periodontal diseases. J Dent Educ 49, 354 (1985).
[122] Page, R. C., Kornman, K. S.: The pathogenesis of human periodontitis: an introduction. Periodont 2000 14, 9 (1997).
[123] Page, R. C., Offenbacher, S., Schroeder, H. E., Seymour, G. J., Kornman, K. S.: Advances in the pathogenesis of periodontitis: summary of developments, clinical implications and future directions. Periodont 2000 14, 216 (1997).
[124] Page, R. C., Schroeder, H. E.: Periodontitis in Man and Other Animals. A Comparative Review. Karger, Basel 1982.
[125] Page, R. C., Sturdivant, E. C.: Noninflammatory destructive periodontal disease (NDPD). Periodont 2000 30, 24 (2002).
[126] Palmqvist, S., Sjödin, B.: Alveolar bone levels in a geriatric Swedish population. J Clin Periodont 14, 100 (1987).
[127] Paolantonio, M., di Bonaventura, G., di Placido, G., Tumini, V., Catamo, G., di Donato, A., Piccolomini, R.: Prevalence of Actinobacillus actinomycetemcomitans and clinical conditions in children and adolescents from rural and urban areas of central Italy. J Clin Periodont 27, 549 (2000).

[128] Papapanou, P. N.: Periodontal diseases: epidemiology. Ann Periodontol 1, 1 (1996).
[129] Papapanou, P. N., Lindhe, J., Sterrett, J. D., Eneroth, L.: Considerations on the contribution of ageing to loss of periodontal tissue support. J Clin Periodontol 18, 611 (1991).
[130] Pilot, T., Barmes, D. E.: An update on periodontal conditions in adults, measured by CPITN. Int Dent J 37, 169 (1987).
[131] Pilot, T., Barmes, D. E., Leclercq, M. H., McCombie, B. J. J.: Periodontal conditions in adults, 35–44 years of age: an overview of CPITN data in the WHO Global Oral Data Bank. Community Dent Oral Epidemiol 14, 310 (1986).
[132] Plagmann, H.-C.: Lehrbuch der Parodontologie. Hanser, München–Wien 1998.
[133] Raetzke, P., Spranger, H.: Vorkommen und Charakteristika marginaler Parodontopathien bei 11- bis 13jährigen Schulkindern. Dtsch Zahnärztl Z 37, 921 (1982).
[134] Ramfjord, S. P., Ash, M. M.: Parodontologie. Fundamente zur Diagnose und Therapie. Verlag zahnärztlich-medizinisches Schrifttum, München 1984.
[135] Ramfjord, S. P., Ash, M. M.: Periodontology and Periodontics, p. 105. W. B. Saunders, Philadelphia 1979.
[136] Rateitschak, K. H.: Wandlungen in der Parodontologie. Z Stomatol 91 (Suppl. 6), 9 (1994).
[137] Reddy, J., Africa, C. W., Parker, J. R.: Darkfield microscopy of subgingival plaque of an urban black population with poor oral hygiene. J Clin Periodont 13, 578 (1986).
[138] Reich, E.: Parodontalerkrankungen bei den Erwachsenen. In: Micheelis, W., Reich, E. (Hrsg.): Dritte Deutsche Mundgesundheitsstudie (DMS III), S. 276. Deutscher Ärzte-Verlag, Köln 1999.
[139] Reich, E.: Parodontalerkrankungen bei den Jugendlichen. In: Micheelis, W., Reich, E. (Hrsg.): Dritte Deutsche Mundgesundheitsstudie (DMS III), S. 231. Deutscher Ärzte-Verlag, Köln 1999.
[140] Renson, C. E., Crielears, J. A., Ibikunle, S. A. J., Pinto, V. G., Ross, C. B., Sardo-Infirri, J., Takazoe, I., Tala, H.: Changing patterns of oral health and implications for oral health manpower: Part I. Int Dent J 35, 235 (1985).
[141] Robinson, P.: Periodontal diseases and HIV infection. A review of the literature. J Clin Periodont 19, 609 (1992).
[142] Rohner, F., Cimasoni, G., Vuagnat, P.: Longitudinal radiographical study on the rate of alveolar bone loss in patients of a dental school. J Clin Periodont 10, 643 (1983).
[143] Rowland, R. W.: Necrotizing ulcerative gingivitis. Ann Periodontol 4, 65 (1999).
[144] Russell, A. L.: International nutrition surveys: A summary of preliminary dental findings. J Dent Res 42, 232 (1963).
[145] Ryder, M. I.: An update on HIV and periodontal disease. J Periodontol 73, 1071 (2002).
[146] Sabiston, C. B. Jr: Parodontitis. Phillip Journal 4, 201 (1987).
[147] Sabiston, C. B. Jr.: A review and proposal for the etiology of acute necrotizing gingivitis. J Clin Periodont 13, 727 (1986).
[148] Sanchez, A., Reeser, J. L., Lau, H. S., Yahiku, P. Y., Willard, R. E., McMillan, P. J., Cho, S. Y., Magie, A. R., Register, U. D.: Role of sugars in human neutrophilic phagocytosis. Am J Clin Nutr 26, 1180 (1973).
[149] Saxby, M.: Prevalence of juvenile periodontitis in a British school population. Community Dent Oral Epidemiol 12, 185 (1984).
[150] Saxby, M. S.: Sex ratio in juvenile periodontitis: the value of epidemiological studies. Community Dent Health 1, 29 (1984).
[151] Saxén, L.: Juvenile periodontitis. J Clin Periodont 7, 1 (1980).
[152] Schneider, H. G., Graehn, G., Mayrock, B., Schirmer, I.: Weiterführende Ergebnisse der Berliner Morbiditätsstudie 1972. 2. Mitteilung: Bildungsstand und Häufigkeit von Parodontopathien. Stomatol DDR 29, 469 (1979).
[153] Schroeder, H. E.: Pathobiologie oraler Strukturen. 2. Aufl., Karger, Basel 1991.
[154] Selikowitz, H. S.: The relationship between periodontal conditions and perceptions of periodontal health among Pakistani immigrants in Norway. J Clin Periodont 14, 340 (1987).
[155] Shanley, D. B., Ahern, F. M.: Periodontal disease and the influence of socio-educational factors in adolescents. In: Frandsen, A. (ed.): Public Health Aspects of Periodontal Disease, pp. 109–120. Quintessence, Chicago 1984.
[156] Sheiham, A.: An epidemiological survey of acute ulcerative gingivitis in Nigerians. Arch Oral Biol 11, 937 (1966).
[157] Sheiham, A.: The epidemiology of dental caries and periodontal disease. J Clin Periodont 6 (extra issue), 7 (1979).
[158] Sheiham, A.: The prevalence and severity of periodontal disease in British populations: dental surveys of employed populations in Great Britain. Brit Dent J 126, 115 (1969).
[159] Sheiham, A., Netuveli, G. S.: Periodontal diseases in Europe. Periodont 2000 29, 104 (2002).
[160] Sheiham, A., Smales, F. C., Cushing, A. M., Cowell, C. R.: Changes in periodontal health in a cohort of British workers over a 14-year period. Brit Dent J 160, 125 (1986).
[161] Spolsky, V. W.: The epidemiology of gingival and periodontal disease. In: Carranza, F.A. (ed.): Glickman's Clinical Periodontology, 6th ed., pp. 309–341. W. B. Saunders, Philadelphia 1984.
[162] Stevens, A. W. J., Cogen, R. B., Cohen-Cole, S., Freeman, A.: Demographic and clinical data associated with acute necrotizing ulcerative gingivitis in a dental school population (ANUG-demographic and clinical data). J Clin Periodont 11, 487 (1984).
[163] Strübig, W., Aeckerle-Wittern, B.: Epidemiologische Untersuchung zum Gingivabefund 9- und 10jähriger Schulkinder. Dtsch Zahnärztl Z 38, 572 (1983).
[164] Suomi, J. D., Smith, L. W., McClendon, B. J.: Marginal gingivitis during a sixteen-week period. J Periodontol 42, 268 (1971).
[165] Tomar, S. L., Asma, S.: Smoking-attributable periodontitis in the United States: findings from NHANES III. National Health and Nutrition Examination Survey. J Periodontol 71, 743 (2000).
[166] Tomar, S. L., Swango, P. A., Kleinman, D. V., Burt, B. A.: Loss of periodontal attachment in HIV-seropositive military personnel. J Periodontol 66, 421 (1995).
[167] Tonetti, M. S.: Cigarette smoking and periodontal diseases: etiology and management of disease. Ann Periodontol 3, 88 (1998).
[168] Van der Velden, U.: Effect of age on the periodontium. J Clin Periodont 11, 281 (1984).
[169] Waerhaug, J.: The furcation problem. Etiology, pathogenesis, diagnosis, therapy and prognosis. J Clin Periodont 7, 73 (1980).
[170] Waerhaug, J.: Prevalence of periodontal disease in Ceylon. Association with age, sex, oral hygiene, socioeconomic factors, vitamin deficiencies, malnutrition, betel and tobacco consumption and ethnic group. Final report. Acta Odontol Scand 25, 205 (1967).
[171] Wolfe, M. D., Carlos, J. P.: Periodontal disease in adolescents: epidemiologic findings in Navajo Indians. Community Dent Oral Epidemiol 15, 33 (1987).

5 Befunderhebung und Diagnose

von BERND-MICHAEL KLEBER

Inhaltsübersicht

5.1 Einleitung

Grundlage jeglicher Therapie ist die Diagnose. Darunter ist nicht nur die einfache Benennung einer Erkrankung zu verstehen, sondern vielmehr ihre Einordnung in bestimmte Formenkreise, ihre differenzialdiagnostische Abgrenzung (Unterscheidung von ähnlichen, jedoch ätiologisch differenten Krankheitsbildern) sowie die Klärung ihrer Ursache. Dies geschieht während der Diagnostik, d.h. der Untersuchung des Patienten, durch Befragen (Anamnese) und Prüfen von Krankheitszeichen (Symptomen) mittels klinischer und paraklinischer Untersuchungsmethoden (Befunderhebung). Die Befunde werden mit den bekannten Beschreibungen der Krankheitsbilder kritisch verglichen, eventuell auf den ersten Blick fehlende Symptome werden gesucht, und nach sorgfältiger Überprüfung wird die endgültige Diagnose gestellt. Selbstverständlich wird der Geübte und klinisch Erfahrene jeweils schon von vornherein einen bestimmten Formenkreis erkennen können und so von Anfang an sein diagnostisches Bemühen gezielt anwenden. Der Anfänger dagegen muss oft die ganze Vielfalt der möglichen Symptome und ihrer Ausprägungen prüfen, ehe er zu einer Grobeinteilung in der Lage ist. Dabei hilft ihm die grundsätzliche Abfolge von Einzelschritten in der ärztlichen Diagnostik:

- Akkumulation: Sammeln von Befunden, Symptomen, evtl. Labordaten
- Analyse: Bewertung der gefundenen Angaben
- Analogie: Vergleich der Auswertung mit dem Erfahrungswissen und den Literaturkenntnissen und
- Induktion: Auswahl zwischen den verschiedenen Diagnosen und Ausschaltung falscher, nicht infrage kommender Diagnosen.

Man unterscheidet eine **Verdachtsdiagnose** von der **Differenzialdiagnose.** Bei der Ersten handelt es sich um die Zuordnung der Erkrankung zu bestimmten Formenkreisen (Entzündung, Dystrophie, Neubildung), die Differenzialdiagnose gestattet eine weiterführende Einteilung innerhalb der Klassen und bezieht sich auf das Einzelne.

Bei der Unterscheidung zwischen lokal verursachten parodontalen Läsionen und solchen, wo aufgrund anderer pathobiologischer Faktoren die lokale Erscheinung modifiziert wurde, hat sich die **Reaktionsdiagnostik** [45] bewährt, die eine Form der Diagnosis ex juvantibus (Diagnose anhand eines Therapieerfolges oder -misserfolges) darstellt. Das Prinzip besteht darin, eine lokale Ursache anzunehmen und aus dem Effekt der Ausschaltung sichtbarer lokaler Reizfaktoren auf die Richtigkeit der Annahme zu schließen. Ist also nach Ausschaltung der verdächtigten Faktoren eine deutliche Besserung der Krankheitserscheinung zu beobachten, war die Annahme richtig. Ist dies aber nicht der Fall, war die anfängliche Annahme falsch, und man muss erneut in den diagnostischen Prozess eintreten.

5.2 Unterscheidung „gesund“ von „krank“

Aufgrund der in der Regel unspezifischen Reaktionen des Parodontiums (Entzündung, Hyperplasie, Dystrophie) haben fast alle Symptome eine eher geringe Wertigkeit, zumal eine Objektivierung während der Diagnostik gelegentlich schwierig ist. Die auffälligen Symptome einer parodontalen Erkrankung, wie z.B. Verlust des klinischen Befestigungsniveaus, Taschenbildung, gingivale Rezessionen, die vom Patienten als Verlängerung der klinischen Krone bemerkt werden, zunehmende Beweglichkeit der Zähne oder Veränderung der Zahnstellung, sind Folgen der seit längerem bestehenden Erkrankung und lassen eine Unterscheidung zwischen aktiver und inaktiver Erkrankungsphase nicht zu. Mit zunehmendem Alter sind auch in der Mundhöhle biomorphotische Veränderungen zu beobachten (z.B. parodontale Rezessionen, Expositionen der Wurzeloberflächen, Abrasionen der Zahnhartgewebe), was dann bei der Berücksichtigung des Lebensalters des Patienten nicht als Erkrankung gewertet werden kann, die jedoch gelegentlich Bedingungen für die Auslösung eines krankhaften Prozesses sein können (z.B. Wurzelkaries).

Auch eine vorgenommene Behandlung der Parodontitis mit resektiven Methoden kann zur Verlängerung der klinischen Kronen und Sichtbarkeit der approximalen Räume führen. Das anamnestische Gespräch bringt eine Klärung.

Die zum Zeitpunkt der Untersuchung erkennbaren Symptome Sondierungstiefe, Befestigungsverlust, Verlust des alveolären Knochens und verstärkte Mobilität der Zähne sind also nicht allein entscheidend für die Beurteilung, ob eine aktive Phase der parodontalen Erkrankung vorliegt und eine Behandlung erfolgen muss.

Eine Bewertung der momentanen Aktivität der Erkrankung, eine wenn irgend mögliche Beurteilung des Krankheitsverlaufs anhand von älteren Krankheitsunterlagen und die Bewertung der Eigenanamnese sowie die Erfassung von Risikofaktoren sind für die Entscheidung zur Therapie notwendig.

Hilfreich bei der Beurteilung einer in der Vergangenheit durchgemachten vergrößerten Aktivität der parodontalen Erkrankung ist der Vergleich des Status praesens (Parodontium, Zahnhartgewebe) mit der für die betreffende Landesregion bekannten Prävalenz unter Berücksichtigung des Lebensalters des Patienten. Die Ergebnisse von epidemiologischen Studien des Instituts deutscher Zahnärzte (IDZ) sind dabei eine große Hilfe (Tab. 1) [23].

Bei der Unterscheidung zwischen „gesund" und „krank" sind zunächst Kenntnisse des Gesunden die Grundlage zur Differenzierung zum Erkrankten. Die **gesunde Mundhöhle** ist für den Betrachter durch eine geschlossene, evtl. auch symmetrisch verkürzte oder kunstgerecht restaurierte Zahnreihe in beiden Kiefern gekennzeichnet (Tab. 2). Die Zähne sind klinisch belagfrei, kariöse Defekte oder Restaurationsmängel sind bei der klinischen Untersuchung nicht zu entdecken. Bei älteren Menschen sind Abrasionen der okklusalen Flächen unterschiedlichen Ausmaßes zu finden. Auch Erosionen oder muldenförmige Defekte im Zahnhalsbereich sind im fortgeschrittenen Erwachsenenalter nicht ungewöhnlich. Die Zähne haben unter leichtem Druck in keiner der drei räumlichen Ebenen eine größere sichtbare Beweglichkeit, zeigen aber aufgrund der Strukturen des parodontalen Ligaments eine physiologische Beweglichkeit. Die Farbe der Zähne ist individuell verschieden von weißlich bis gelblich. Dunklere, die ganze Krone betreffende Eintrübungen sind nicht selten ein Hinweis auf Verlust der Vitalität des Zahnes.

Die **Schleimhäute** in der Mundhöhle sind blassrosa, feucht glänzend und ohne hyperkeratotische Veränderungen, Aphthen, Läsionen, Ulzerationen oder Infiltrate. Die Ausführungsgänge der Speicheldrüsen sind unauffällig und nicht aufgetrieben. Die Zunge ist frei beweglich, die Zungenschleimhaut zeigt keine Ulzerationen, die Zungenränder sind frei von Impressionen der Zahnreihen. Die Zungenoberfläche ist feinkörnig, rosa und feucht glänzend. Ein morgendlicher geringer Zungenbelag, der nach der Mundhygiene oder nach dem Essen über Tag verschwindet, ist normal. Seröser oder mehr visköser Speichel, dessen Menge über die Tageszeiten unterschiedlich ist, schützt mit seinen vielfältigen Abwehrsystemen die Mundhöhle vor Infektionen (z. B. s-IgA, Laktoperoxidasesystem, Laktoferrin).

Als einziger Teil des Parodontiums ist die **Gingiva** unmittelbar bei der klinischen Visite sichtbar (Abb. 1). Die Farbe der Gingiva ist bei hellhäutigen Menschen blassrosa, bei dunkelhäutigen Menschen sind fast immer Melanineinlagerungen zu finden. Die Kontur zeichnet die Schmelz-Zement-Grenze girlandenförmig nach. Beim Jugendlichen und jungen Erwachsenen bedeckt die marginale Gingiva mit der für den Betrachter nicht sichtbaren Epithelhaftung an der Zahnoberfläche die Schmelz-Zement-Grenze, beim älteren Erwachsenen ist ein individuell differenter Verlauf in mehr apikaler Position bei klinisch entzündungsfreier Gingiva nicht außergewöhnlich (Abb. 2). Die epitheliale Haftung durch das Verbindungsepithel erfolgt dann am Wurzeldentin oder am Wurzelzement. Die scheinbar feste und stabile me-

Tabelle 1 Epidemiologische Daten (3. Deutsche Mundgesundheitsstudie IDZ 1997) für Plaqueakkumulation, gingivale Entzündung, parodontale Entzündung und Befestigungsverlust [23].

Alter	N		Plaqueindex (%)				Papillen-Blutungsindex (%)				
	♂	♀	0	1	2	3	0	1	2	3	4
12	530	507	58,7	26,3	12,6	2,6	22,2	10,5	31,2	28,8	7,3
35–44	329	319	59,7	26,4	10,2	3,7	21,9	13,1	21,9	29,1	13,9
65–74	448	579	32	30	24,9	17,1	17,3	11,9	21,8	31,8	17,2
	CPI-Maximalwerte (%)					**Befestigungsverlust in mm (%)**					
	0	**1**	**2**	**3**	**4**	**3**	**4**	**5**	**> 6**	**> 7**	
12	40,3	53,9	5,8								
35–44	15,1	10,2	28,5	32,2	14,1	20,6	16,4	25,0	30,5		
65–74	5,7	7,9	22,4	39,7	24,4	8,8	10,8	18,0	55,2	40,4	

Erklärungen zu den Kodierungszahlen der einzelnen Indizes sind in Kapitel 3 „Indizes" zu finden (s. S. 70 ff.).

Tabelle 2 Merkmale einer gesunden Mundhöhle, bezogen auf die Zahnhartsubstanzen, das Parodontium und die Mundschleimhaut.

Zähne	Parodont	Schleimhaut, Zunge
Kariesfreies oder saniertes Gebiss	Klinisch entzündungsfreie Gingiva (keine Blutung auf Provokation)	Schleimhaut: glatt, feucht spiegelnd, glänzend, zart, dunkelrosa
Geschlossene Zahnreihe, evtl. symmetrisch verkürzt	Stabiles Attachmentniveau (Gingiva, Knochen) Keine parodontale Taschen	Keine entzündlichen Veränderungen von Wangenschleimhaut, Zunge, Lippen oder Mundboden
Strukturerhaltende Kaufunktion (Zahnhartsubstanzen, Okklusionsniveau, Kiefergelenke) Wohlbefinden des Patienten	Physiologische Zahnbeweglichkeit Wohlbefinden des Patienten	Zungenoberfläche rosig gefärbt, feinkörnig, feucht glänzend Keine Zahnimpressionen am Zungenrand, keine knotigen Veränderungen, keine Ulzerationen Zungenbelag morgens gering, verschwindet nach Mundpflege und Essen
Perfekte, auf die individuellen Bedingungen bezogene Mundhygiene, klinische Belagfreiheit	Keine Gingivitisprogression im Erwachsenenalter	Speichel serös oder viskös individuell, auch über die Tageszeit schwankend
Bei älteren Erwachsenen lebensalterbedingte Abrasionen der Zahnhartsubstanzen	Bei älteren Erwachsenen lebensalterbedingte Atrophie des gesamten Parodonts mit unterschiedlich starker Exposition der Zahnwurzeln	Ausatmungsluft leicht säuerlich Kein fauliger, aashafter Foetor ex ore, kein azetonartiger Mundgeruch (Diabetes mellitus)

a
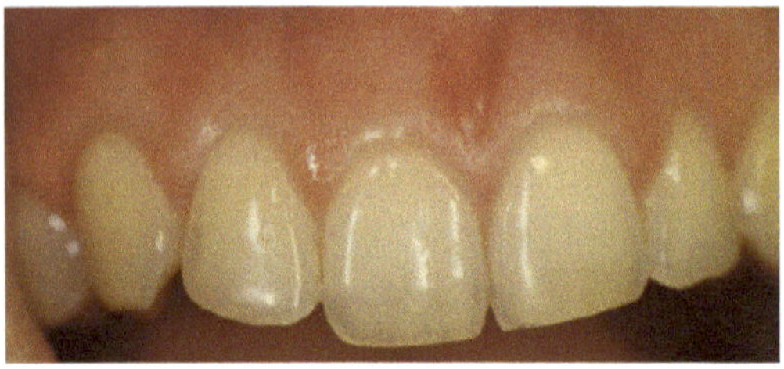
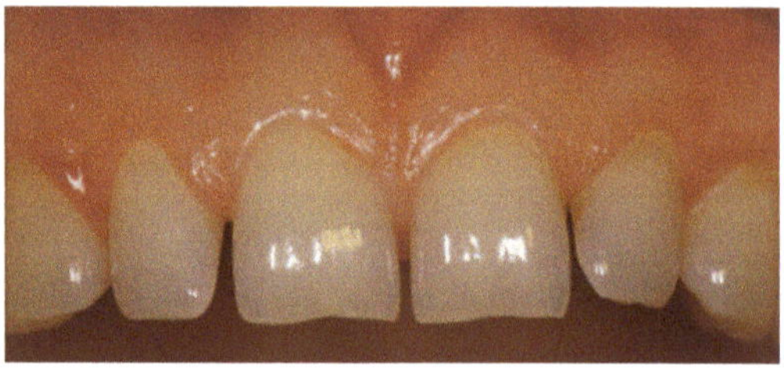
b

c
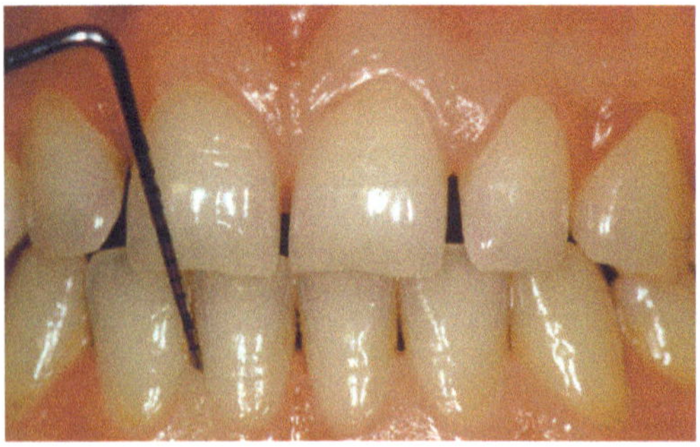

Abb. 1a Klinisch gesunde Gingiva bei einer 22-jährigen Frau. Die Zähne sind plaquefrei, die Schmelz-Zement-Grenze ist durch die marginale Gingiva verdeckt, die approximalen Räume sind durch die interdentale Gingiva gefüllt. Das Stippling auf der Attached Gingiva ist gut zu erkennen.
b) Klinisch gesunde Gingiva bei einem 25-jährigen Mann. Die Zähne stehen lückig, der interpapilläre Sattel ist deshalb nicht ausgebildet. Die Schmelz-Zement-Grenze ist durch die marginale Gingiva verdeckt.
c) Klinisch gesunde Gingiva bei einem 25-jährigen Mann. Die Sondierung mit einer parodontalen Sonde ergibt 3 mm, eine Blutung tritt dabei nicht auf.

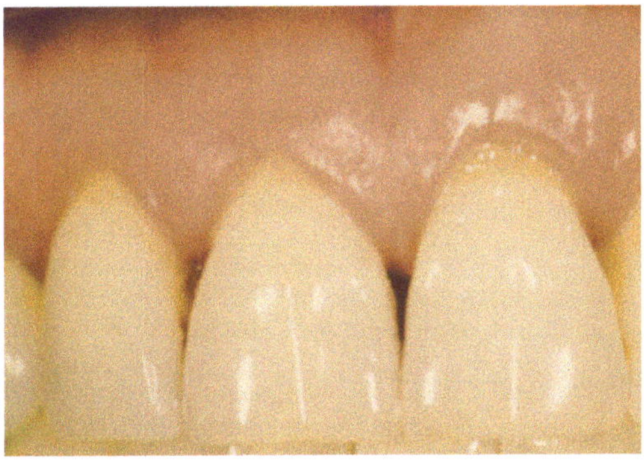

Abb. 2 Klinisch gesunde Gingiva bei einer 53-jährigen Frau. Die Schmelz-Zement-Grenze und Anteile der Wurzel sind sichtbar, die interdentale Gingiva füllt die approximalen Räume nicht mehr vollständig aus.

chanische Verbindung zwischen Zahnoberfläche und Gingiva ist in Wirklichkeit eine dynamische, sich ständig rasch erneuernde zelluläre Anheftung und Ablösung. Voraussetzung dafür sind die intakte Epithelzelle und ein Verbindungsepithel auf einer gesunden, nicht entzündlich veränderten bindegewebigen Unterlage.

Die interdentale Gingiva füllt beim gesunden Jugendlichen und jungen Erwachsenen die approximalen Regionen vollständig aus (s. Abb. 1a). Bei lückenhaft stehenden Zähnen ist der Bereich der approximalen Region keratinisiert. Eine für die gesunde Gingiva typische Tüpfelung (Orangenschalenstruktur) ist im Bereich der fest angewachsenen Gingiva (Attached Gingiva) erkennbar (s. Abb. 1a). In der palatinalen Region geht die marginale Gingiva direkt in die mastikatorische Schleimhaut des harten Gaumens über.

Der klinische Sulkus kann mit der parodontalen **Mess-Sonde** sondiert werden (s. Abb. 1c). Dabei kommt es bei der klinisch gesunden Gingiva zu keiner Blutung, die Sondierungstiefe ist nicht größer als 3 mm.

Für die Beurteilung der Aktivität einer parodontalen Erkrankung sind zunehmend **diagnostische Testverfahren** in der Anwendung, die z. B. über die mikrobielle Zusammensetzung der subgingivalen Plaque eine begrenzte Aussage treffen, die zu einer genetisch festgelegten verstärkten Entzündungsreaktion bei bakteriellen Attacken Auskunft geben oder die bestimmte Entzündungsmediatoren erfassen und zu den klinischen Befunden Korrelationen aufstellen. Bei der Bewertung dieser Testverfahren sind die Sensitivität und die Spezifität entscheidend (Tab. 3). Falsch positive oder falsch negative Ergebnisse führen bei alleiniger Berücksichtigung des Testergebnisses zu unrichtigen Therapieentscheidungen oder zur Unterlassung notwendiger Therapie. Deshalb sollten die Ergebnisse dieser Tests als zusätzliche diagnostische Information angesehen werden (s. o.). Die Entscheidung zum therapeutischen Eingreifen erfordert jedoch eine gesicherte und durch klinische Befunde belegte Diagnose.

5.3 Anamnese

Die Behandlung von Erkrankungen des Parodonts erfordert ein synoptisches Behandlungskonzept, das alle Disziplinen der Zahnmedizin einbezieht. Vor dem Beginn aller präventiven, diagnostischen und therapeutischen Maßnahmen steht jedoch die Erfassung der Anamnese des Patienten. Die Anamnese (griechisch Analmnesis: Erinnerung, Wiedererinnerung) stellt die Vorgeschichte einer Krankheit, d. h.

Tabelle 3 Entscheidungsmatrix für diagnostische und prognostische Tests.

Ergebnis des diagnostischen Tests	Pathologischer Befund		Voraussagewert
	Positiv **Erkrankung vorhanden**	**Negativ** **Erkrankung nicht vorhanden**	
positiv	a wahr positiv	b falsch positiv	$\frac{a}{a+b}$
negativ	c falsch negativ	d wahr negativ	$\frac{d}{c+d}$

Sensitivität: $\frac{a}{a+c}$ Spezifität: $\frac{d}{b+d}$ Odds Ratio: $\frac{ad}{cd}$

die Geschichte aller von einem Patienten während seines Lebens überstandenen Krankheiten, dar. Die Befragung des Patienten wird meist auf den Bezug zur gegenwärtigen Erkrankung eingeengt. Ziel der Anamnese ist es, neben wichtigen Anhaltspunkten zu Ursachen, Verlauf und Art der Erkrankung auch Risikopatienten zu erfassen, bei denen therapeutische und erhaltende Maßnahmen aufgrund allgemeiner Erkrankungen unter besonderen Kriterien erfolgen.

Die Anamnese dient der Erkennung von Risikofaktoren und Risikopatienten.

Die Befragung zur Evaluierung von früheren Erkrankungen kann in besonderen Fällen auch auf nahe Angehörige ausgedehnt werden, wenn der Patient selbst zur Beantwortung nicht in der Lage ist (Kinder, Vorliegen einer Bewusstseinsstörung).

Die Vorgeschichte einer aktuellen Krankheit wird als **Eigenanamnese** bezeichnet. Werden Informationen aus dem Familienbereich (Mutter, Vater, Geschwister, evtl. Großeltern) erfragt, bezeichnet man dies als **Familienanamnese.** Bei der **biographischen Anamnese** wird die Evaluierung auf die gesamte Lebensgeschichte des Patienten erweitert.

Innerhalb der Diagnostik hat die Anamnese eine wichtige Funktion. Die strikte Einhaltung einer grundsätzlichen Abfolge von Einzelschritten in der ärztlichen und zahnärztlichen Diagnostik ist vor allem für den Anfänger eine wertvolle Hilfe. Die parodontale Diagnostik ist auf diesem Grundprinzip aufgebaut und nutzt spezielle diagnostische Hilfen: z.B. parodontale Mess-Sonde, Furkationssonde, feinste Tastsonde, Provokationsblutung, Beurteilung der Mundhygiene, mikrobiologische Untersuchung der subgingivalen Plaque, qualitative und quantitative Bestimmung der Sulkusflüssigkeit, Tests für die genetische Prägung zur Bereitstellung bestimmter Entzündungsmediatoren, spezielle Röntgentechniken, Kennzeichnung morphologischer Bedingungen in der Mundhöhle. Die Anamnese in der Parodontologie sollte auch berücksichtigen, dass seit einigen Jahren gesicherte Erkenntnisse zu Korrelationen einer chronischen marginalen Parodontitis mit Herz-Kreislauf-Erkrankungen [2], zerebrovaskulären Veränderungen und Frühgeburten [4] vorliegen. Auch die kunstgerechte Therapie der marginalen Parodontitis beeinflusst die Symptome und die Kontrolle von allgemeinen Erkrankungen [27, 35, 40, 44].

Schließlich lassen sich aus dem ärztlichen Gespräch zur Anamnese erste Einschätzungen zur **Compliance** des Patienten treffen. Die Erfassung der Anamnese sollte sowohl mündlich durch das ärztliche Gespräch erfolgen als auch durch Ausfüllen eines Formblatts zur Anamnese dokumentiert werden, das aus forensischen Gründen vom Patienten bzw. Sorgeberechtigten unterschrieben werden sollte.

5.3.1 Jetzige Anamnese

Der erste Kontakt des Patienten mit dem Zahnarzt ist nicht selten die Basis für das wünschenswerte Vertrauensverhältnis zwischen zahnärztlichem Team und Patient.

Deshalb soll der Patient am Anfang über den Grund seines Besuches, seine Beschwerden, seine Wünsche, seine Vorstellungen zur Verbesserung seiner Situation frei berichten können. Von Zeitmangel diktierte Unterbrechungen seiner Schilderungen sind möglichst zu unterlassen. Vorsichtige, an der richtigen Stelle eingestreute Fragen des Zahnarztes zur genaueren Charakterisierung seiner Beschwerden sind möglich, schulmeisterliche Belehrungen sollen aber unbedingt vermieden werden. Das erste Gespräch hilft ganz wesentlich bei der Eingrenzung des vermuteten pathologischen Geschehens. Dabei stehen Fragen nach den Beschwerden sowie ihrer Dauer, Intensität, Qualität und Quantität im Vordergrund. Angaben aus der Familienanamnese können schon jetzt sinnvoll sein (z.B. „Meine Mutter verlor ihre Zähne schon mit 30 Jahren"), wenn der Verdacht auf eine aggressive Form der Parodontitis besteht, sind aber auch für die allgemeine Diagnostik parodontaler Erkrankungen hilfreich. Schon beim anfänglichen Gespräch kann man sich über die Physiognomie, den Typ des Menschen, seinen Umgang mit der Gesundheit, seine Vorstellungen von einer zahnärztlichen Behandlung – auch in zeitlicher Sicht – sowie sein Bildungsniveau eine grobe Vorstellung verschaffen. Im ersten Gesprächskontakt mit dem Patienten erfährt man auch dessen Wünsche und Hoffnungen, die er in die angestrebte Hilfe des Zahnarztes setzt.

Die genaue Beobachtung der **Gesichtsweichteile** und der dem Blick des Zahnarztes zugänglichen anderen Körperregionen erbringt Hinweise auf die Zuordnung der Erkrankung in bestimmte Formenkreise (Asymmetrien der Gesichtsweichteile – akute Entzündungen, akute Traumen, Neoplasien; Beurteilung der Haut und Hautanhangsgebilde; Beurteilung der Hände). Die **Inspektion der Gesichts- und Halsregion** mit unterstützender Palpation der Nervenaustrittspunkte und regionalen Lymphknoten erbringt Hinweise auf Erkrankungen der Kopf-Hals-Region. Die Beurteilung der **Lippen** und der **Mundwinkel** (Rhagaden, Faltenbildung, Risse, Ulzerationen) gibt weitere Aufschlüsse für die mögliche Einordnung in Krankheitsgruppen. Die Beobachtung der **Öffnungs-**

und **Schließbewegungen des Mundes** erlaubt Rückschlüsse auf mögliche akute oder chronische Einschränkungen der Kiefergelenkfunktion. Ein ständig geöffneter Mund deutet möglicherweise auf eine Behinderung der Nasenatmung und mögliche verstärkte Entzündungen im Frontzahnbereich wegen der fehlenden Speichelbenetzung hin.

Der parodontologische Behandlungsbedarf beim Patienten wird oft vom Zahnarzt selbst festgestellt, mitunter führen aber auch akute Beschwerden im Zusammenhang mit einer Erkrankung des Parodonts den Patienten zum Zahnarzt. Die akuten oder subakuten Symptome stehen daher im Vordergrund der speziellen Anamnese und des Berichts des Patienten. Ergänzungen werden durch den Zahnarzt erfragt, wie z. B. Zusammenhängen der Beschwerden mit begleitenden Ereignissen (Nahrungsaufnahme, Einnahme scharfer oder saurer Speisen, thermische Reize), mögliches zeitliches Zusammentreffen mit allgemeinen Beeinträchtigungen des Gesundheitszustands oder Medikamenteneinnahmen.

5.3.2 Spezielle Anamnese

Nach den einleitenden anamnestischen Angaben werden spezielle, für den Verlauf und die Therapie von Erkrankungen des Parodonts relevante Angaben erfragt.

Die Art und Weise der **Mundhygiene** sollte vor der klinischen Untersuchung durch den Zahnarzt erfragt werden:

- Wie oft, wie lange, wie intensiv und mit welchen Mitteln wird die Zahnreinigung betrieben?
- Wie oft wird die Zahnbürste ausgetauscht (Zahnbürsttrauma?)? Mit welcher Zahnbürste wird die Zahnreinigung betrieben? Wird eine elektrische Zahnbürste genutzt?
- Wird Zahnseide für die Reinigung der Zahnzwischenräume benutzt? Werden weitere Hilfsmittel für die Reinigung der Zahnzwischenräume oder von im Zusammenhang mit Restaurationen vorhandenen Lücken verwendet?

Auch die Frage nach dem Auftreten bestimmter **Symptome** (Schmerzen, Überempfindlichkeit, Erreichbarkeit aller Regionen) beim Durchführen der Mundhygiene, die mit Erkrankungen des Parodonts assoziiert sind, ist von Bedeutung.

Nicht selten wird bei der nachfolgenden klinischen Befundung eine Diskrepanz zwischen dem nach Angaben des Patienten zu erwartenden und dem tatsächlichen Resultat der Mundhygiene auffallen. Die Auflösung dieses Widerspruchs in einem einfühlsamen Gespräch, die Ansicht der Problemstellen in einem Spiegel (Abb. 3) sowie die Objektivierung mit einem Mundhygieneindex (z. B. Approximalraum-Plaque-Index) bieten erste Ansatzmöglichkeiten, den Patienten zu einer effektiveren Mundhygiene zu motivieren.

In den Bereich der speziellen Anamnese fällt auch das Erfragen von **Ernährungsgewohnheiten.** Die vom Patienten als unangenehm empfundene Verfärbung von Zähnen durch Nahrungsmittel (z. B. Tee, Rotwein, stark färbende Gemüsesäfte) oder Nikotinabusus wird meist anfänglich festgestellt.

Art und Umfang des **Tabak-** und des **Alkoholkonsums** sind wichtiger Bestandteil des Anamnesegesprächs. Die Erfahrung bei der Erhebung der Anamnese zeigt jedoch, dass die Angaben des Patienten zu seinem Genussmittelkonsum häufig bagatellisiert werden. Sowohl die Prognose bei einer bestehenden marginalen Parodontitis als auch die Aussichten für einen Therapieerfolg sind bei Rauchern deutlich schlechter.

> Komplizierte therapeutische Interventionen im Zusammenhang mit der Therapie einer fortgeschrittenen Parodontitis sollten bei starken Rauchern möglichst nicht zur Anwendung kommen, da die Misserfolgsrate deutlich höher liegt [28].

Der Zusammenhang zwischen dem Rauchen und der schlechten Prognose von Erkrankungen des Zahnhalteapparates ist seit längerer Zeit bekannt [3, 19]. Bereits im jungen Erwachsenenalter wird der Gesundheitszustand parodontaler Gewebe durch Rauchen negativ beeinflusst [21], sodass dieses Risiko bereits in dieser Altersgruppe im Anamnesegespräch und auch im Rahmen der Prophylaxe angesprochen werden sollte. Risikofaktoren, die mit dem Ent-

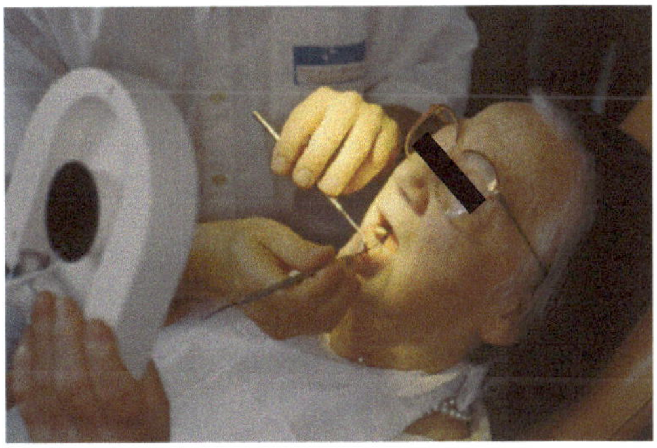

Abb. 3 Aufklärung zur oralen Hygiene während einer zahnärztlichen Kontrollvisite. Die 82-jährige vollbezahnte Patientin beobachtet die Befundaufnahme in einem Parabolspiegel.

stehen von Krebserkrankungen der Mundhöhle assoziiert sind, wie Rauchen, Alkoholgenuss und höheres Alter, sind auch mit einer erhöhten Inzidenz parodontaler Erkrankungen assoziiert [35, 36].

Bei der symptombezogenen Erhebung der speziellen Anamnese wird in erster Linie auf die vom Patienten geäußerten Beschwerden eingegangen:

- **Schmerzen (auch Schleimhautbrennen)**
  - Andauernd oder unterbrochen, Dauer- oder Spontanschmerz?
  - Wann und wie häufig auftretend, in welchen Situationen, Zusammenhang mit der Nahrungsaufnahme?
  - Wie intensiv, von welcher Qualität?
  - Ort der Schmerzen, lokalisierbar oder irradiierend?
  - Im Zusammenhang mit welchen Ereignissen auftretend?
  - Vermutete Ursache des Schmerzes?
- **Blutungen**
  - Andauernd oder unterbrochen?
  - Seit wann und wie häufig auftretend, Intervalle zeitlich eingrenzbar?
  - Wie intensiv und im Zusammenhang mit welchen Ereignissen auftretend?
  - Kopfkissen nach dem Schlafen blutig?
- **Zahnlockerungen**
  - Andauernd oder zeitweise?
  - Seit wann?
  - Ist die Kaufunktion beeinträchtigt?
  - Führte die Zahnlockerung zum Zahnverlust?
- **Schwellungen des Zahnfleisches**
  - Andauernd oder hin und wieder auftretend?
  - Im Zusammenhang mit anderen Symptomen auftretend?
  - Seit wann?
  - Wie schnell entstanden?
  - Im Zusammenhang mit Medikamenteneinnahmen?
  - Im Zusammenhang mit einer bestehenden Schwangerschaft?
  - Abszessbildungen am Parodont oder an anderen Stellen in der Mundhöhle?
- **Zahnverlust**
  - Wann (Lebensalter), welche Zähne (Typ, Ort)?
  - Wie viel, in welchem Zusammenhang (Unfälle)?
  - Als Folge einer misslungenen Restauration oder wegen vorheriger zu starker Lockerung oder infolge einer Abszessbildung?
  - Wer trägt die Schuld für den Zahnverlust?
- **Foetor ex ore**
  - Aashaft, faulig?
  - Azetonartig?
  - Selbst bemerkt oder von anderen Personen auf das Symptom hingewiesen worden?
  - Trockene Lippen?
  - Behinderte Nasenatmung?
- **Speichelfluss: vermehrt oder vermindert, serös oder viskös?**
- **Mundöffnung**
  - Eingeschränkt, einseitig blockiert, Seitenabweichung?
  - Schmerzen bei der Mundöffnung und/oder beim Zusammenbeißen?
  - Knirschen oder Pressen?

Ebenso erfragt werden sollten weitere begleitende Symptome, die Indiz für **orale Parafunktionen** sein können (z.B. Muskelschmerzen; Impressionen an den Zungenrändern; Costen-Syndrom: Ohrenschmerzen, Ohrensausen, Schwerhörigkeit, ausstrahlende Schmerzen in Zunge und Hinterkopf, neuralgiforme Beschwerden – Verlagerung des Kiefergelenkkopfes nach dorsal und indirekte Reizung der umgebenden Nerven).

- **Zahnersatz**
  - Ja oder nein, seit wann?
  - Welche Art, wo angefertigt?
  - Zufriedenheit?
  - Wunsch nach Erneuerung?
- **Frühere zahnärztliche Behandlungen**
  - Wann, wo, warum, wie oft?
  - Selbst eingeschätzter Erfolg der bisherigen Behandlung?
  - Ursache für etwaigen Misserfolg?

Angaben zur speziellen Anamnese sind nicht nur aus therapeutischen Gründen sehr wichtig, sie können auch beim diagnostischen Vorgehen und beim Abwägen von Differenzialdiagnosen eine große Bedeutung haben. Der Status der Mundgesundheit, der allgemeine gesundheitliche Zustand und die körperliche Fitness befinden sich in einer engen Wechselbeziehung [44].

5.3.3 Eigene Anamnese

Die regelmäßige Erfassung von aktuellen Angaben zur allgemeinen Anamnese sollte mit einem Fragebogen (Tab. 4) beginnen, grundsätzlich jedoch immer durch das ärztliche Gespräch ergänzt werden. Orientierende Fragen nach

- Krankenhausaufenthalten
- schweren Erkrankungen (z.B. Infektionen, bösartige Geschwülste, Unfälle)
- ständigen Medikamenteneinnahmen und dabei aufgetretenen Nebenwirkungen

Tabelle 4 Beispiel für einen Anamnesefragebogen.

Die Beantwortung der nachfolgenden Fragen liegt im Interesse Ihrer Gesundheit und des Behandlungsablaufs.
Bitte vor dem Behandlungsbeginn ausfüllen (Zutreffendes bitte ankreuzen).

Name: Vorname: Alter: Beruf:

1. a. Sind in Ihrer Familie schwere Erkrankungen vorgekommen? Welche?	ja ❐	nein ❐
b. Haben oder hatten Sie schwere Erkrankungen? Welche?	ja ❐	nein ❐
2. Sind Sie zurzeit in ärztlicher Behandlung? Warum?	ja ❐	nein ❐
3. Nehmen Sie in letzter Zeit Medikamente ein? Welche?	ja ❐	nein ❐
4. Sind Sie zuckerkrank (Diabetiker)?	ja ❐	nein ❐
5. Haben Sie Herz- oder Kreislaufbeschwerden?	ja ❐	nein ❐
6. Haben oder hatten Sie Gelbsucht (infektiöse Hepatitis)?	ja ❐	nein ❐
7. Haben Sie Erkrankungen des Immunsystems?	ja ❐	nein ❐
8. Sind Sie allergisch gegen Medikamente oder sonstige Stoffe?	ja ❐	nein ❐
9. Wie schätzen Sie selbst Ihre Zahn- und Mundpflege ein? sehr gut ❐ gut ❐ befriedigend ❐ ausreichend ❐ mangelhaft ❐ ungenügend ❐		
10. Benutzen Sie außer der Zahnbürste Hilfsmittel zur Zahn- und Mundpflege? Welche?	ja ❐	nein ❐
11. Haben Sie Blutgerinnungsstörungen?	ja ❐	nein ❐
12. Wie oft gehen Sie zu Ihrem Zahnarzt zur vorsorglichen Untersuchung? 1× im Jahr ❐ 2× im Jahr ❐ öfter ❐		
13. Sind Sie schwanger?	ja ❐ unbestimmt ❐	nein ❐
14. Nehmen Sie die Antibabypille?	ja ❐	nein ❐

Falls Sie einzelne Fragen nicht beantworten können oder wollen, halten Sie bitte Rücksprache mit Ihrem Zahnarzt.

....
(Datum) (Unterschrift)

- Allergien (Antibiotika, zahnärztliche Werkstoffe, Allergiepass)
- Herz-Kreislauf-Erkrankungen und damit verbundenen Operationen (Herzpass)
- Blutdruck

helfen dem Patienten mitunter, sich an wichtige Details zu erinnern.

Als besondere **Schwerpunkte** sind Fragen zu stellen nach

- Herz- und Kreislauferkrankungen (Antikoagulanzien, z.B. ASS; künstliche Herzklappen; Endokarditisrisiko; erhöhter Blutdruck; Herzschrittmacher – Elektrochirurgie, Ultraschall), Herzoperationen
- Einnahme von Medikamenten (Antiepileptika, z.B. Diphenylhydantoin; Immunsuppressiva, z.B. Cyclosporin A nach Transplantationen; Antihypertonika, z.B. Kalziumkanalblocker; hormonelle Kontrazeptiva)
- akuten oder chronischen Infektionskrankheiten, Beeinträchtigungen des Immunsystems, hämatologischen Erkrankungen (angeborene oder erworbene Immundefekte; Immunsuppression; HIV-infizierte oder an AIDS erkrankte Patienten; Hepatitis B oder C; Agranulozytose; akute/chronische Leukämie)
- in letzter Zeit aufgetretenen Beeinträchtigungen des Allgemeinbefindens
- dem Grund einer gegenwärtigen ärztlichen Behandlung.

In der Eigenanamnese stehen zurückliegende Krankenhausaufenthalte und frühere Erkrankungen, die mit der jetzt bestehenden parodontalen Erkrankung im Zusammenhang stehen könnten, im Vordergrund. Dabei werden **gingivo-parodontale Mitbeteiligungen im Rahmen von Syndromen** bereits anamnestisch zugeordnet [32, 42], z.B.

- Papillon-Lefèvre-Syndrom: autosomal-rezessiv erbliches Syndrom mit Gingivahyperplasie, gekennzeichnet durch flächenhafte Verschuppung an Händen und Füßen sowie charakteristische Zahnstellungs- und Durchbruchsanomalien; rasche parodontale Destruktion schon bei den Milchzähnen und später im permanenten Gebiss
- Chediak-Higashi-Syndrom: sehr seltene (bisher 37 Familien), autosomal-rezessiv erbliche Stoffwechselerkrankung (Enzymopathie?), gekennzeichnet durch Riesengranula in neutrophilen und eosinophilen Granulozyten, Lympho- und Monozyten; ferner allgemeiner Pigmentmangel (partieller okulokutaner Albinismus), Pigmentdystrophie, Lichtscheu, rezidivierende eitrige Infektionen (schwere Gingivitis und Parodontitis mit raschem Stützgewebeverlust bereits im Milchgebiss, Defekt der natürlichen Killerzellen und der Chemotaxis), gesteigerte Schweißbildung, verminderte Tränensekretion, Hepatosplenomegalie, Anämie, Leukopenie, Thrombopenie. Prognose schlecht [33]
- Down-Syndrom: ein Trisomie-Syndrom (Trisomie 21) mit geistiger Behinderung unterschiedlichen Ausmaßes und einer Reihe körperlicher Merkmale (Dysmorphiezeichen). Die bestehenden Behinderungen, so die Sprachstörung (auch bedingt durch hohen Gaumen, große Zunge und Zahnfehlstellungen), lassen sich durch gezielte Maßnahmen beeinflussen (Sprachtherapie, kieferorthopädische Therapie). Die Infektanfälligkeit (obere Luftwege, Mundhöhle mit rasch und schwer verlaufender parodontaler Entzündung im Milch- und bleibenden Gebiss) bei verminderter humoraler und zellulärer Immunität erfordert häufig die rechtzeitige Anwendung von Antibiotika, evtl. die Substitution von Immunglobulinen [33]
- Melkerssohn-Rosenthal-Syndrom: idiopathische, periphere Fazialislähmung, kombiniert mit rezidivierender, später dauerhafter Lippen- (Cheilitis granulomatosa) und Gesichtsschwellung, Lingua plicata, evtl. auch mit rheumatischen Symptomen; als Randsymptome (evtl. zu Krankheitsbeginn) Parästhesien, Schluckkrisen, migräneartige Kopfschmerzen, Hör- und Sehstörungen (Hyperakusis bzw. Flimmerskotom), Gingivahyperplasien mit Bildung von Pseudotaschen [33].

Auch die Frage nach Symptomen **systemischer Erkrankungen mit dermatologischem Bezug** kann die der Anamnese folgende Diagnostik in eine bestimmte Richtung lenken, z.B.

- vernarbendes Schleimhautpemphigoid (früher auch desquamative Gingivitis): bullöse Läsionen der oralen Mukosa, auch der fest angewachsenen Gingiva [38], äußerst chronischer Verlauf, wechselnde Intensität der chronischen Gingivitis, schmerzhaft; Autoimmunerkrankung unklarer Genese
- Lichen planus: nicht kontagiöse, entzündlich-papulöse Dermatose mit chronischem bis subakutem Verlauf mit > 50 % Mundschleimhautbeteiligung, mit grau-weißlichen, netzförmigen Leistenbildungen oder Streifen (Wickham-Streifen), auch isoliert an der Gingiva: Lichen erosivus. Lichen-ruber-artige Exantheme auf Arzneimittel sind möglich
- Pemphigus vulgaris: meist an Schleimhäuten, vor allem des Mundes, beginnender und evtl. monate- bis jahrelang verbleibender Pemphigus; schmerzhafte, teils ausgedehnte erosive Läsionen, starker

Speichelfluss, Blasen entstehen durch intraepitheliale Akantholyse. Später dann generalisierte Blasenbildung auf intakter Haut (erbsen- bis pflaumengroß, fragil, nach Platzen schmerzhafte, schlecht heilende Epitheldefekte mit kragenartigen Resten); histologisch: Akantholyse der Epidermis, im oberen Korium geringes entzündliches Infiltrat. Ätiologie unbekannt; Nikolski-Phänomen und Tzanck-Test positiv; meist chronischer Verlauf, Blasenschübe mit Fieber und schwerem Krankheitsgefühl [33]

- Ehlers-Danlos-Syndrom: autosomal-dominant bzw. -rezessiv und X-chromosomal erbliche „Mesenchymose" (Synthese- und/oder Vernetzungsstörung der Kollagene) mit typischen Haut- und Weichteilveränderungen (Cutis hyperelastica), abnorme Hautverletzlichkeit, Ekchymosen, Schlaffheit von Narben, Überstreckbarkeit der Gelenke, Hypotonie der Muskulatur („Kautschukmensch"), mit Osteoporose, Blutungen, Gefäßrupturen; Gingivitis, mitunter aggressiv verlaufende Parodontitis [33].

Stoffwechselerkrankungen sind anamnestisch nicht nur wegen ihres Bezugs zu parodontalen Läsionen, sondern auch hinsichtlich ihres Zusammenhangs mit gestörter Wundheilung nach operativen Eingriffen in der Mundhöhle zu berücksichtigen. Dazu gehören unter anderem der Diabetes mellitus (Tab. 5) mit der Folge verstärkter Symptome der Gingivitis und Parodontitis aufgrund der Angiopathie, einer verstärkten Kollagenaseaktivität und verringerten Funktion polymorphkerniger Granulozyten, Ernährungsstörungen, Vitamin-Mangel-Syndrome (z. B. Vitamin-C-Mangel), Hypophosphatasie (Rathbun-Syndrom: autosomal-rezessiv vererbter Mangel an alkalischer Phosphatase, Fehlen oder Dysplasie des Wurzelzements, mangelhafte Ausbildung des parodontalen Ligaments, früher Verlust der Milch- und bleibenden Zähne).

5.3.4 Soziale Anamnese

Die soziale Anamnese dient der Aufdeckung von möglichen Zusammenhängen des Zustandes bzw. Verlaufs einer parodontalen Erkrankung mit der beruflichen Exposition bzw. mit Distress.

Beobachtungen von Genco [7] zufolge ist sozialer Stress mit seinen Folgen ein signifikanter Risikofaktor für einen schwereren Verlauf einer parodontalen Erkrankung. Adäquates Bewältigungsverhalten dagegen kann das stressassoziierte Risiko vermindern. Die klinische Erfahrung zeigt, dass bei Parodontitispatienten eine Progression nicht selten dann auftritt, wenn schwere Lebensereignisse nicht oder nur unzureichend bewältigt werden können.

Tabelle 5 Kennzeichnung des Diabetes mellitus (griech. = Hindurchgehenlassen, „Harnruhr"; Bezeichnung für Krankheiten mit vermehrter bzw. krankhaft gesteigerter Ausscheidung von Flüssigkeit und/oder bestimmten Stoffwechselprodukten durch die Niere, chronische Hyperglykämie mit daraus folgender Störung anderer Stoffwechselprozesse und Organschäden). Nach der Ursache ihrer Entstehung unterscheidet man verschiedene Diabetesformen: absoluter oder relativer Insulinmangel.
Die Prävalenz zeigt regionale und geografische Unterschiede.

Kategorie	Bemerkungen
Typ I Prävalenz: 0,4% ca. 300 000 Betroffene	Meist Jugendliche unter 20 Jahren, den Autoimmunerkrankungen zugeordnet, genetische Disposition Insulitis mit nachfolgender Zerstörung der B-Zellen
Typ II Prävalenz: 4–5% ca. 4 Mio. Betroffene	Beginn meist erst im höheren Lebensalter, Insulinresistenz vor allem der Leber, der Skelettmuskulatur, aber auch Störung der Inselfunktion Als wichtigster Entstehungsfaktor gilt die Adipositas bzw. die ihr zu Grunde liegende Lebensweise
Folgeerkrankungen	**Gefäßveränderungen** (Mikro- u. Makroangiopathie): Ausprägung abhängig vom Alter bei Erstmanifestation, von der Dauer der Erkrankung, von der Qualität der Stoffwechseleinstellung und Begleiterkrankungen, u. a. diabetische Retinopathie, Nephropathie bis Niereninsuffizienz, Neuropathie, diabetisches Fußsyndrom und kardiovaskuläre Komplikationen **Parodontium:** Funktionsstörungen der PMN, Störung der Chemotaxis, der Adhärenz und der Phagozytose werden diskutiert; Störungen der Kollagensynthese, Wundheilungsstörungen, schlechtere Therapieansprechbarkeit sind beschrieben

5.3.5 Familienanamnese

Die Familienanamnese gibt anhand der Feststellung des Auftretens ähnlicher allgemeiner oder auch mit Parodontitis assoziierter Symptome bei Verwandten Aufschluss über das Vorliegen vererbter systemischer Erkrankungen, die einer interdisziplinären Behandlung bedürfen. Bei früh einsetzenden schweren Parodontitiden (frühe aggressive Parodontitis) sind familiäre Prägungen bekannt. Zwillingsforschungen haben eine gemeinsame Disposition für progressive Parodontitiden aufgedeckt [22]. Neuere Gentests, die eine vermehrte Produktion von Interleukinen bei bakteriellen Attacken identifizieren können, sind für die frühe Diagnostik, auch im familiären Bereich, hilfreich [16].

5.4 Diagnostik parodontaler Erkrankungen

Gingivitis und marginale Parodontitis sind bakteriell verursachte Entzündungen. Bakterien und ihre Toxine aus den Belägen in der Zahnhalsregion, vor allem in unmittelbarer Nähe zur Gingiva sowie in den Zahnzwischenräumen, verursachen in individuell unterschiedlichem Maß die entzündliche Wirtsreaktion. Zu Erkrankungen kommt es durch mehr oder weniger chronische Überschreitung der individuellen Anpassungsfähigkeit, z. B. durch massive Plaqueauflagerungen bei unzureichender Mundhygiene. Bestimmte morphologische Besonderheiten (z. B. singuläre Zahnfehlstellungen (Abb. 4), Rauigkeiten der Zahnoberflächen, Unregelmäßigkeiten der Schmelz-Zement-Grenze, Schmelzparaplasien im Furkationsbereich, Resorptionslakunen im zervikalen Wurzelbereich, insuffiziente zahnärztliche Restaurationen) begünstigen die Plaqueakkumulation, sodass pathologische Prozesse eher ausgelöst werden. Auch umgekehrt ist die frühzeitige Auslösung der Erkrankung durch Erhöhung der Disposition infolge Minderung der Anpassungs- oder Reaktionsfähigkeit (allgemeine und spezielle Risikofaktoren) möglich.

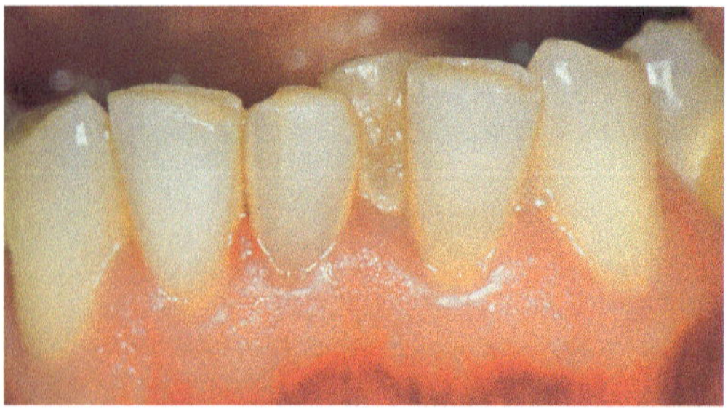

Abb. 4 Frontaler Engstand im Unterkiefer. Die der „normalen" Zahnreinigung nicht zugänglichen Zahnflächen sind massiv mit Plaque und an 31 mit Zahnstein behaftet. Die Entfernung des Zahnes 31 oder eine kieferorthopädische Korrektur können Abhilfe schaffen.

Lokale Reizfaktoren sind alle diejenigen Umweltbedingungen in der Mundhöhle, die als Milieuänderung oder atypischer Reiz die Anpassungsfähigkeit der Gewebe überfordern oder erschöpfen und damit pathologische Prozesse auslösen. In erster Linie sind damit lokale mikrobielle ausgereifte (ältere) Plaqueansammlungen in der Zahnhalsregion und ganz besonders im interdentalen Bereich, in der Region des interpapillären Sattels, gemeint. In der Art einer opportunistischen Infektion[1] verursachen diese Plaqueansammlungen die Entzündungen des Parodontiums, die wiederum die überwiegende Mehrheit aller Parodontopathien ausmachen.

Zur Präzisierung der Beobachtung, zur Objektivierung der subjektiven Eindrücke und klinischen Beobachtung ist eine Vielzahl von diagnostischen Methoden bekannt. Mit ihrer Hilfe können pathomorphologische Veränderungen metrisch erfasst (z. B. Sonderungstiefe, Befestigungsverlust), Entzündungszeichen besser erkannt, die Beweglichkeit der Zähne zwischen normal und pathologisch unterschieden, die mikrobielle Situation eingeschätzt, Umfang und Art des Knochenverlusts beurteilt und die funktionellen Beziehungen zwischen den Zahnreihen bestimmt werden. Bei allen diagnostischen Testverfahren gilt es, die Spezifität und Sensitivität der Tests zu beobachten. Falsch positive oder falsch negative Testergebnisse sind je nach Güte der Testverfahren möglich (s. Tab. 3).

5.4.1 Indizes

In der Parodontologie wird eine Vielzahl von Indizes für epidemiologische, aber auch für Longitudinalstudien zum Verlauf einer parodontalen Erkrankung oder zur Therapiebewertung genutzt. Dies betrifft sowohl die Erfassung von Plaqueakkumulationen auf den Zahnhartsubstanzen (Mundhygieneindizes: Approximalraum-Plaqueindex [API] – LANGE et al. 1977, Oraler Hygieneindex [OHI] – GREENE und VERMILLION 1960, Plaqueindex [PI] – SILNESS und LÖE 1964), die entzündliche Reaktion des Organismus darauf (Sulkus-Blutungsindex [SBI] – MÜHLEMANN und SON 1971, Papillen-Blutungsindex [PBI] – SAXER und MÜHLEMANN 1975, Gingivitis-Index [GI] – LÖE und SILNESS

[1] Verschiebung des Gleichgewichts in einer Mischflora, sodass der Saprophytenstatus verloren geht und diese Flora pathogene Eigenschaften aufweist. Die Verschiebung des Gleichgewichts erfolgt durch äußere Faktoren: Änderung der Abwehrlage, Nahrungsumstellung [11].

1963) als auch die Erfassung von Stützgewebeverlust im Verlauf einer marginalen Parodontitis (Community Periodontal Index of Treatment Needs [CPITN] – WHO, Ainamo et al. 1985, Periodontal-Index [PI] – Russel 1967). Für Prophylaxe und Therapiebewertung haben sich vor allem der API (s.u. und S. 73) oder der OHI (s.u. und S. 77), weiterhin der PBI (s.u. und S. 81) und auch für die in Populationen zu bestimmende Behandlungsbedürftigkeit der CPITN (s.u. und S. 86) bewährt. Eine orientierende Erfassung für parodontale Erkrankungen erlaubt die Nutzung des Parodontalen Screening-Index – PSI, der auf einfache und rasche Weise die frühzeitige Erfassung in jeder zahnärztlichen Praxis ermöglicht (Tab. 6).[2]

Mundhygiene

Supragingivaler Zahnstein (Dental Calculus) ist verkalkte Plaque. Das massive Vorkommen von Zahnstein, eventuell an atypischen Stellen, ist immer ein Hinweis auf die Art, Systematik und Intensität der Mundhygiene, da ohne organische Matrix (dentale Plaqueakkumulation) Zahnstein nicht gebildet wird (Abb. 5). Durch die Zahnsteinansammlungen wiederum wird auf den Zahnoberflächen die Plaquebildung begünstigt, gleichzeitig bietet die raue Oberfläche des Zahnsteins besonders gute Voraussetzungen zur Plaqueretention. Typisch ist bei nicht ausreichender Mundhygiene die Zahnsteinansammlung im fortgeschrittenen Erwachsenenalter gegenüber den Ausführungsgängen der großen Speicheldrüsen. Die Farbe des Zahnsteins ist weißlich-gelb bis braun, seine Härte gering. Die Verkalkung verläuft entweder interbakteriell oder intrabakteriell, die mineralische Struktur des Zahnsteins ist gekennzeichnet durch ein Gemisch aus Karbonatapatit, Whitlockit (Trikalziumphosphat: $Ca_3(PO_4)_2$) und Brushit (Kalziumphosphatdihydrat: $CaHPO_4 .2H_2O$) [26]. Die für die Verkalkung der organischen Matrix notwendige Zeit beträgt weniger als zwei Wochen, die Verkalkung führt zu einer mehr zufälligen Kristallanordnung und einem schalenförmigen Aufbau [20]. Unregelmäßigkeiten der Zahnoberfläche fördern die Bildung von Zahnstein, vor allem durch die dort übliche vermehrte Plaquebildung und Stagnation des Mundflüssigkeitsstroms.

Mit der **Schiller-Jodlösung** (Jod. pur. 10,0, Kaliumjodid 20,0, Aqua dest. ad 300,0) können bei jodunempfindlichen Patienten zum einen dünne Plaqueansammlungen auf den Zahnoberflächen sichtbar gemacht und zum anderen entzündliche Veränderungen der Gingiva objektiviert werden. Der Entzündungsnachweis beruht auf einem makroskopisch-histochemischen Glykogennachweis in den Epithelien der Gingiva und folgender unterschiedlich intensiver Braunfärbung des Epithels wegen der differenten Verteilung des Glykogens im entzündeten oder nicht entzündeten Gewebe.

Der **Approximalraum-Plaque-Index** ist wegen seiner einfachen Handhabung vor allem zur routinemäßigen Überprüfung der Mundhygiene sowie zur individuellen Prophylaxe geeignet. Nach Plaqueanfärbung (z.B. Färbetabletten, Fuchsinrot) wird für jeden Approximalraum das Vorhandensein von Plaque mit „ja" beantwortet. In je einem Quadranten des Ober- und Unterkiefers wird von lingual/palatinal, in den übrigen von vestibulär untersucht. Ohne

[2] Die Literaturangaben zu den verschiedenen Indizes finden Sie in Kapitel 3 „Indizes", S. 88.

Tabelle 6 Kriterien des Parodontalen Screening-Index (PSI [wie CPITN]). Hilfsmittel = parodontale Messsonde nach WHO-Kriterien (Techn. Report 621, 1978). Zur Bewertung und Berechnung wird immer der größte gefundene Code benutzt.
Die Sondierung erfolgt an sechs Stellen des Zahnumfangs: vestibulär mesioapproximal, vestibulär mittig, vestibulär distoapproximal, lingual/palatinal mesioapproximal, lingual/palatinal mittig, lingual/palatinal distoapproximal. Sollte an einem Zahn im Sextanten die höchste Bewertung von 4 gefunden worden sein, kann sofort zum nächsten Sextanten übergegangen werden. Die Werte je Sextant werden in vorgefertigte Aufkleber eingetragen und in der Patientenakte dokumentiert.

Ort der Beurteilung	Kodierung
Erwachsene ab 20. Lebensjahr: Prüfung an allen Zähnen/Sextant, zur Berechnung nur den größten Wert/Sextant verwenden	**1:** nach Sondierung (20–25 p Druck) Blutung aus dem Sulkus, kein Zahnstein, keine Konkremente, keine Sondierungstiefe > 3,5 mm, keine überhängenden Füllungsränder im marginalen Bereich **2:** Zahnstein und/oder andere Plaqueretentionsfaktoren vorhanden, Sondierungstiefe nicht größer als 3,5 mm
Kinder und Jugendliche: Prüfung an sechs Zähnen (16, 11, 26, 36, 31, 46)	**3:** Sondierungstiefe nicht größer als 5,5 mm **4:** Sondierungstiefe größer als 5,5 mm

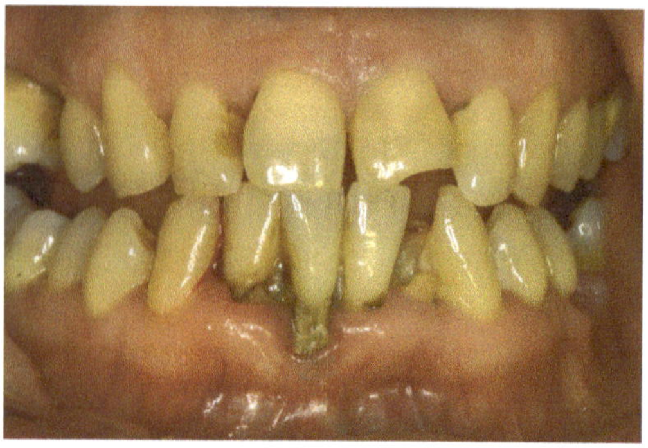

Abb. 5 Massive Vernachlässigung der oralen Hygiene sowie der zahnärztlichen Betreuung bei einem 38-jährigen Mann. Der Patient gab an, 15 Jahre nicht beim Zahnarzt gewesen zu sein. Kronenverlust 32, schwere Parodontitis im Unterkiefer-Frontzahnbereich, mineralisierte Plaque im vestibulären Bereich der Kronen und Wurzeln.

Anfärbung der Beläge kann das Vorhandensein von Plaque auch durch flächenhaftes Ausstreichen der approximalen Zahnoberflächen mit der parodontalen Sonde überprüft werden. Das Ergebnis wird in Prozent der mit Plaque behafteten Approximalräume angegeben. Für die parodontale Behandlung und den Therapieerfolg ist ein dauerhafter API < 25 % notwendig (Einzelheiten s. S. 73).

Der von Greene und Vermillion 1960 eingeführte **orale Hygieneindex** beurteilt an allen Zähnen das Ausmaß der Plaqueanheftung und Zahnsteinablagerung nach vorgegebenen Kriterien. Die getrennte Bewertung für weiche, nicht mineralisierte Beläge und Zahnsteinauflagerungen ist zweckmäßig (Einzelheiten s. S. 77).

Gingivale Entzündung

Die klinischen Symptome einer Entzündung Rubor, Tumor, Calor, Dolor (Celsus) und Functio laesa (Galen) sind bei der meist chronischen Form der Gingivitis klinisch nur selten zu bemerken. Die klinisch sichtbare Gingivitis ist Ausdruck der etablierten und fortgeschrittenen Läsion in der Auseinandersetzung der parodontalen Gewebe mit den phlogogenen Noxen. Das **„Bluten nach Sondieren"** ist ein Symptom der gingivalen sowie der parodontalen Entzündung. Die positive Provokationsblutung kann sowohl bei einer Gingivitis (parodontale Sonde in einem Winkel von ca. 75 bis 60° streicht den Sulkus aus) als auch mit zeitlicher Verzögerung in Abhängigkeit der Sondierungstiefe bei einer aktiven Parodontitis (parodontale Sonde wird parallel zur Zahnachse bis zum Fundus der Tasche geführt) beobachtet werden (Abb. 6).

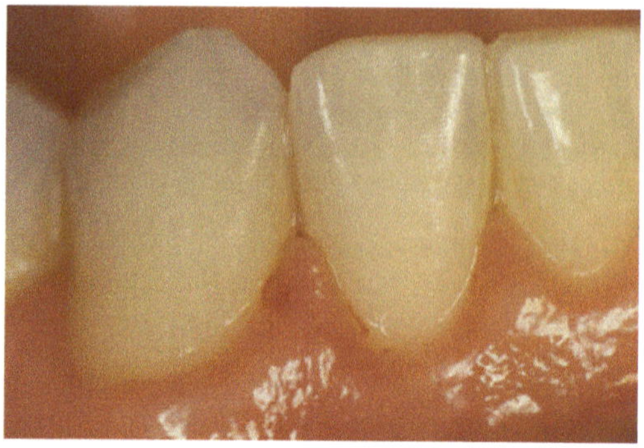

a

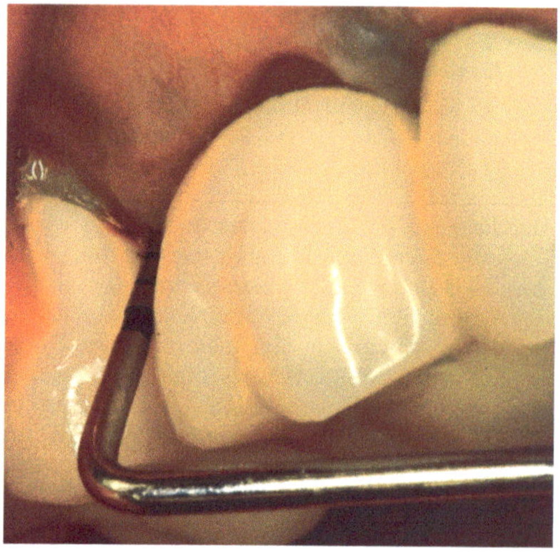

b

Abb. 6a Deutliche Gingivitis mit positiver Provokationsblutung sowie entzündlicher Proliferation der interdentalen Gingiva zwischen 43 und 42.
b) Positive Blutung aus der parodontalen Tasche (Sondierungstiefe 12 mm) an der distalen Fläche eines rechten oberen ersten Molaren.

Durch das Eindringen der Mess-Sonde via aufgelockertes, ulzeriertes Taschenepithel in das infiltrierte gefäßreiche Bindegewebe entsteht die positive Provokationsblutung, die bei größerer Sondierungstiefe erst nach einigen Sekunden am Tascheneingang bemerkt werden kann. Je größer der aufgewendete Druck beim Sondieren ist, desto größer wird die ermittelte Sondierungstiefe sein und desto häufiger wird eine Blutung nach der Sondierung zu erwarten sein [12]. Die positive Provokationsblutung kann als ein früher Hinweis auf entzündliche Veränderungen am Parodontium gelten. Bei ausbleibender Provokationsblutung und fehlenden weiteren Aktivitätssymptomen ist eine ruhende, angepasste Phase der Parodontitis (Dormant Stage) anzunehmen.

Von MÜHLEMANN und SON wurde 1971 der **Sulkus-Blutungsindex** zur Erfassung gingivaler Entzündungen eingeführt. Es werden die Blutungsbereitschaft bei Provokation aus dem gingivalen Sulkus sowie Farb- und Strukturveränderungen der Gingiva beurteilt. 1975 stellten SAXER und MÜHLEMANN den **Papillen-Blutungsindex** vor, der die positive Blutung nach Provokation mit der parodontalen Mess-Sonde registriert und die Intensität der Blutung in vier Grade einteilt (Abb. 7, Einzelheiten zur Beurteilung des PBI s. S. 81). Bewährt hat sich auch ein Papillen-Blutungsindex, der lediglich die positive Provokationsblutung als Alternativentscheidung registriert und in Anlehnung an den API (vestibulär, lingual/palatinal) erhoben und in Prozent angegeben wird.

Parodontale Erkrankung

Der **Parodontale Screening-Index** (PSI) soll eine rasche Diagnostik möglicher parodontaler Erkrankungen für jeden Zahnarzt ermöglichen und so der weit verbreiteten zu späten Erkennung (und damit der hohen Verbreitung) entgegenwirken (s. Tab. 5).

Im Auftrag der Weltgesundheitsorganisation (WHO – World Health Organization) wurde der **Community Periodontal Index of Treatment Needs** (CPITN) entwickelt und 1982 von AINAMO vorgestellt. Seine einfache Handhabung und die Erhebung an ausgewählten Zähnen lassen ihn sowohl als Methode für größere Feldstudien als auch für die individuelle Verlaufsbeobachtung geeignet erscheinen. Das Gebiss wird in Sextanten untergliedert (13–23, 33–43, distal von 13, 23, 33, 43). Für epidemiologische Studien werden zehn Zähne in die Untersuchung einbezogen. Für die Feststellung einer Behandlungsnotwendigkeit werden bei Kindern und Jugendlichen die Zähne 16, 11, 26, 36, 31, 46 beurteilt; bei Erwachsenen ab dem 20. Lebensjahr wird die Prüfung an allen Zähnen je Sextant vorgenommen, wobei nur der größte Wert für jeden Sextanten zur Bezeichnung benutzt wird (Einzelheiten zur Bewertung des CPITN s. S. 86).

Die hier vorgestellten Indizes aus einem viel größeren Angebot (s. Kapitel 3 „Indizes") geben für zahnärztliche Ausbildung und zahnärztliche Tätigkeit besonders gut erscheinende Methoden wieder. Problematisch ist aber nicht die Wahl eines bestimmten Index in der zahnärztlichen Praxis, sondern vielmehr die Nutzung der klinischen Diagnostik und Befundregistrierung im Sinn einer Verlaufsbeobachtung zur Verbesserung der Verhütung, Früherkennung und Frühbehandlung parodontaler Erkrankungen, um so Progressionen zu verhindern oder zu verzögern.

5.4.2 Pathogenese der Parodontitis

Nicht zwangsläufig, aber auch nicht selten entwickelt sich aus der chronischen Gingivitis die marginale Parodontitis als chronische lymphoplasmazytäre Entzündung mit hohem Resorptionsvermögen. **Typische Symptome** der marginalen Parodontitis sind:

- Kollagenverlust
- fortdauernde Epithelproliferation nach apikal mit der Folge der Vertiefung des klinischen Sulkus und der parodontalen Taschenbildung (Tab. 7)

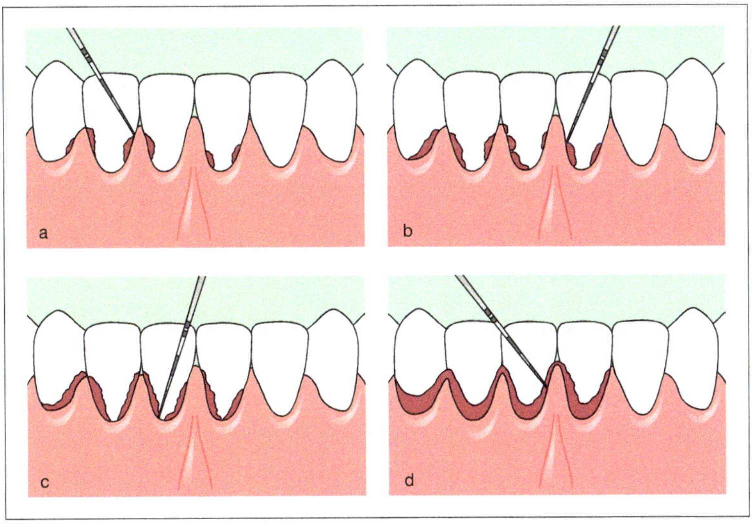

Abb. 7 Grafische Darstellung des Papillen-Blutungsindex in vier Bewertungen entsprechend der Intensität der Provokationsblutung: a = 1; b = 2; c = 3; d = 4.

Tabelle 7 Synopsis der Begriffe und Begriffsinhalte von der Zahnfleischfurche bis zur ausgeprägten Tasche mit Knochenabbau.

Deutsche Bezeichnung	Begriffsinhalt in Anlehnung an WHO-Beschreibung (Technical Report 1978) und Glossary by AAP (1986)
Gingivaler Sulkus	Flache Furche zwischen Zahn (Schmelz, Zement) und marginaler Gingiva. Kann im Fall absoluter Gebissgesundheit fehlen Begrenzungen: Zahnoberfläche, Sulkusepithel, koronaler Teil des Verbindungsepithels
Anatomischer Sulkus	Identisch (synonym) mit gingivalem Sulkus
Klinischer Sulkus	Tiefer als anatomischer Sulkus. Wird durch Separierung der gesunden oder leicht entzündeten Gingiva von der Zahnoberfläche beim Messvorgang mittels Mess-Sonde erzielt
Tasche	Pathologisch veränderte und vertiefte Zahnfleischfurche. Pathohistologisch: abnormale apikale Ausdehnung des gingivalen Sulkus durch Migration des Verbindungsepithels apikalwärts und Umwandlung des ehemaligen Verbindungsepithels im Sinn des äußeren Gingivaepithels Klinisch: sondierbarer Spalt von mehr als 3 mm Tiefe zwischen Zahnoberfläche und unbefestigter Gingiva. Morphologisch unterschiedliche Ausbildung (einfach, komplex, zusammengesetzt, ein-, zwei-, drei-, mehrwandig)
Zahnfleischtasche	Tasche nur im Bereich der Gingiva
Parodontale Tasche	Tasche mit Tiefenausdehnung über den ursprünglichen Alveolarrand hinaus mit Zerstörung des Knochens und anderer Bestandteile des Zahnhalteapparates
Supraalveoläre Tasche	Parodontale Tasche im Bereich der Gingiva oberhalb des alveolären Knochens, mit horizontalem Knochenabbau
Intraalveoläre Tasche	Parodontale Tasche mit Ausdehnung in einen intraalveolären parodontalen Defekt, der ein-, zwei-, dreiwandig von Knochen begrenzt ist
Pseudotasche	Vertiefter gingivaler Sulkus durch Volumenzunahme der Gingiva ohne apikale Migration des Verbindungsepithels
Krater	Weit geöffneter oder schmaler Defekt des intraalveolären Knochens in unmittelbarer Nähe der Wurzeln. Die Wände des Kraters werden vom marginalen Knochen vestibulär und lingual/palatinal, evtl. in ungleicher Höhe, gebildet
Furkationsbeteiligung	Knochenverlust in der Furkation eines mehrwurzeligen Zahnes. Einteilung in Klassen: 1 = geringer, aber sondierbarer Knochenverlust am Eingang der Furkation; 2 = unterschiedlich starker, sondierbarer Knochenverlust (> 3 mm), der noch nicht zur anderen Zahnfläche ausgedehnt ist; 3 = Knochenverlust ist durchgehend von einer zur anderen Zahnfläche

- Ulzeration des Taschenepithels mit der Folge der Provokationsblutung
- bakterielle Kontamination des supraalveolären, später auch des intraalveolären Zements
- Zunahme der reaktiven Sulkusflüssigkeitsmenge
- langsamer Übergang der Infektion in intraalveoläre Bereiche einschließlich radiographisch feststellbarer Knochenverluste und
- Wurzelresorptionen.

Die assoziierte subgingivale Plaqueakkumulation ist durch einen relativ erhöhten Anteil an beweglichen Stäbchen und Treponemen sowie von Anaerobiern und gramnegativen Mikroorganismen bestimmt.

Je größer der Attachmentverlust, je progressiver die marginale Parodontitis in ihrem Verlauf ist, desto höher ist der Anteil der anaeroben und gramnegativen Mikroorganismen in der subgingivalen Plaque.

Die **Gingiva** als einzig sichtbarer Anteil des Parodontiums erlaubt die **ersten Hinweise auf krankhafte Prozesse:**

- Veränderungen in der Farbe
- der Struktur und Kontur
- Blutung auf Provokation
- Zunahme der Sulkusflüssigkeitsmenge
- spezifische subgingivale Bakterien

- parodontale Taschenbildung
- Umfang und Lokalisation von Befestigungsverlust.

Die **parodontale Tasche** entsteht durch die entzündliche Schädigung des Verbindungsepithels und des subepithelialen Bindegewebes mit der folgenden Beeinträchtigung der epithelialen Anheftung (Abb. 8). Die durch die mikrobielle Noxe verursachte Wirtsreaktion hat einen mit Fortdauer der Ursache zunehmenden Kollagenverlust sowie eine Proliferation des Verbindungsepithels nach lateral und apikal zur Folge. Die Menge der polymorphkernigen Granulozyten, die chemotaktisch angelockt durch das aufgelockerte Verbindungsepithel in Richtung Mundhöhle migrieren, nimmt deutlich zu. Resultat der Epithelmigration, der Epithelauflockerung, der entzündlichen bindegewebigen Unterlage sowie der Leukozytenmigration ist eine Öffnung des gingivalen Sulkus von oben nach apikal.

Bei Fortbestehen der Entzündung und allmählicher Verlagerung des Epithelansatzes nach apikal bei gleichzeitig weiter voranschreitendem Verlust an bindegewebigem Attachment entsteht die parodontale Tasche zunächst **supraalveolär** (Fundus der Tasche oberhalb des Knochenrands), später kommt es bei Progression der entzündlich-dystrophischen Prozesse mit Verlust auch des alveolären Knochens zur **intraalveolären** Tasche.

Der **Knochenabbau** bleibt nicht auf einen Zahn begrenzt, sondern betrifft ganze Zahngruppen bzw. die gesamte Zahnreihe. Art und Umfang des Knochenabbaus infolge der marginalen Parodontitis unterliegen großen Schwankungen und sind abhängig von der Zusammensetzung der mikrobiellen Taschenflora sowie auch von der Position des Zahnes im Kiefer, von der Wurzelmorphologie sowie von der Höhe und Breite des alveolären Knochens. Mehrwandige Knochentaschen (Abb. 9) zeigen bei therapeutischen Interventionen (Reparation, Regeneration) eher Erfolg als einwandige Knochendefekte.

Die chronische marginale Parodontitis beginnt etwa nach dem 35. Lebensjahr und wird in ihrem **Verlauf** überwiegend als zyklisch-progredient bezeichnet, was heißt, dass progressive Phasen mit messbarem Attachmentverlust nur während kurzer Zeitabstände vorkommen und längere Phasen der klinischen Angepasstheit (Dormant Stage) zeitlich zwischen den aktiven Phasen (Burst) liegen. Die zeitliche Länge der einzelnen Phasen ist sehr unterschiedlich, individuell und zahnflächenbezogen verschieden und heute noch nicht sicher vorhersagbar. Bei der langsam verlaufenden Erwachsenenparodontitis sind die inaktiven Phasen anfangs bestimmend, später bei fortgeschrittenem Alter und schon stattgefundenem Befestigungsverlust nur noch kurz.

Der jährlich messbare klinische **Befestigungsverlust** bei der chronischen Parodontitis beträgt bei 35-

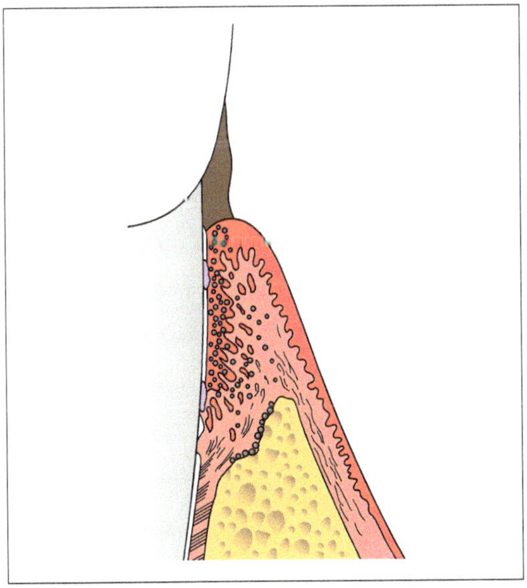

Abb. 8 Grafische Darstellung der Taschenbildung bei der chronischen Parodontitis. Im Zahnhalsbereich findet man Plaqueansammlungen. Die Reaktion des parodontalen Gewebes besteht in der Entwicklung einer lokalen Entzündung, die mit Proliferation des Verbindungsepithels nach lateral und apikal, mit Vertiefung des gingivalen Sulkus und Ansammlung subgingivaler Plaque sowie Rundzellansammlung im subepithelialen Bindegewebe einhergeht. Aktivierte Osteoklasten verursachen Seiten- und Höhenabbau des alveolären Knochens.

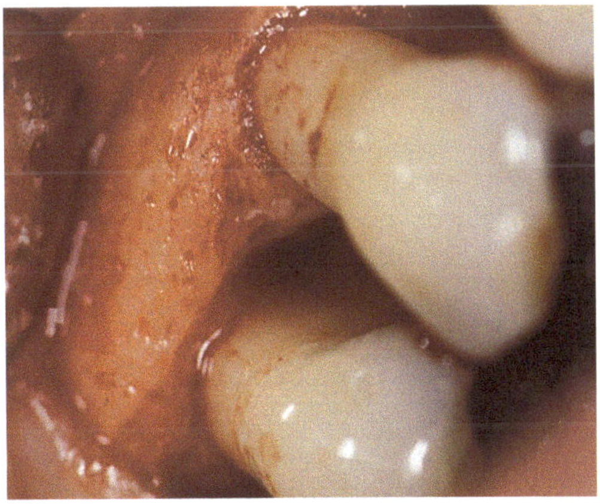

Abb. 9 Operationspräparat einer mehrwandigen Knochentasche zwischen 14 und 15. Die distale Fläche von 14 weist noch alveolären Knochen auf, vestibulär und palatinal des Defekts stehen alveoläre Knochenwände.

bis 49-jährigen Personen 1,4–2,2 mm und bei über 50-Jährigen 2,7–3,5 mm [6]. Die lokalisierte Form (< 30 % der parodontalen Flächen sind betroffen) wird von der generalisierten Erscheinung (> 30 % der parodontalen Flächen) unterschieden. Nach dem Umfang des Befestigungsverlusts werden die leichte bis moderate Form (Sondierungstiefe ≤ 6 mm, Attachmentverlust ≤ 4 mm) von der schweren Form (Sondierungstiefe > 6 mm, Attachmentverlust > 4 mm) differenziert.

Die **aggressiven Formen** der marginalen Parodontitis (früher LJP, RPP) sind klinisch durch den raschen Stützgewebeverlust gekennzeichnet (Abb. 10). Phasen der Angepasstheit sind selten. Man findet eine familiäre Häufung, die Patienten sind mit Ausnahme des Parodonts klinisch gesund. Subgingival sind vermehrt A. actinomycetemcomitans und in einigen Fällen auch P. gingivalis zu finden. Funktionseinschränkungen der Phagozyten, erhöhte Level von PGE_2 und IL-1 und ein überreaktiver Makrophagen-Phänotyp werden ätiologisch diskutiert. Die lokalisierte Form (erste Molaren, Incisivi; Beginn während der Pubertät) wird von der generalisierten Erscheinung (< 30 Jahre alt, mindestens drei permanente Zähne neben ersten Molaren und Incisivi) unterschieden. Angaben zur Prävalenz schwanken für die hoch industrialisierten Länder von < 1 % bis 3,6 % der Personen aus den genannten Altersgruppen [41].

a

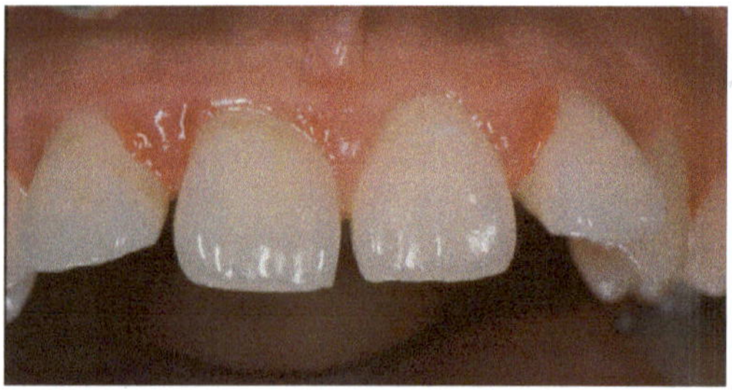

b

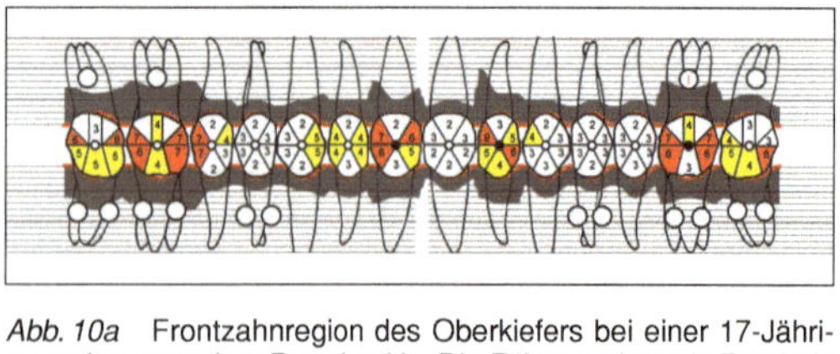

Abb. 10a Frontzahnregion des Oberkiefers bei einer 17-Jährigen mit aggressiver Parodontitis. Die Zähne stehen als Ergebnis der Parodontitis lückig, die interdentale Gingiva hat granulationsgewebeartiges Aussehen, die Zähne selbst sind plaquefrei, Blutung kann bei Sondierung sofort provoziert werden.
b) Parodontaler Befund des Oberkiefers der Patientin von *Abb.* 10a. Digitalisierte Befunddokumentation der Abt. Parodontologie und Synoptische Zahnmedizin, Zentrum Zahnmedizin, Medizinische Fakultät der Humboldt-Universität Berlin. Die Sondierungstiefen sind in mm in die Kronenfelder eingetragen, an Zahn 26 besteht ein vestibulärer Furkationsbefall Grad I. Der Gingivaverlauf ist durch eine rote Linie gekennzeichnet. Das graue Band zeigt den Befestigungsverlust an. Die Beweglichkeit der Zähne wird durch Farben (schwarz = 1, blau = 2, rot = 3) in der Kronenmitte dokumentiert.

5.4.3 Parodontale Sondierung

Erfassung des Befestigungsverlusts

Die Hauptsymptome bei der marginalen Parodontitis sind der Stützgewebeverlust und die Ausbildung von parodontalen Taschen. Der von Zahn zu Zahn unterschiedliche Verlauf der Erkrankung führt bei der klinischen Diagnostik zu einem differenten Bild des Stützgewebeverlusts, der Sondierungstiefen, der positiven Provokationsblutung, des Verlusts von alveolärem Knochen etc. Das Ausmaß des Befestigungsverlusts, des Attachmentverlusts und damit auch der „Taschentiefe" wird mit einer parodontalen Mess-Sonde ermittelt.

Es existieren verschiedene parodontale Mess-Sonden, die entweder eine Millimetereinteilung oder nach WHO-Vorgabe eine Einteilung in 0,5–3,5–5,5–8,5–11,5 mm oder eine Kombination von beidem aufweisen (Michigan-0, WHO-Morita, Williams; Hu-Friedy, Schweickhardt, Aesculap) (Abb. 11). Alle Sonden sind am Sondenende rund (Ø 0,5 mm) und gestatten durch die leichte Griffgestaltung ein sehr vorsichtiges und mit geringem Druck (20–25 p) durchzuführendes Sondieren.

Die Messung der Sondierungstiefe und der gingivalen Rezession erfolgt möglichst **parallel zur Zahnachse unter Kontakt zur Wurzeloberfläche,** bei der marginalen Parodontitis den „Taschenfundus" mit der Mess-Sonde kontinuierlich abtastend. An **mindestens sechs Stellen** (mesiovestibulär, midvestibulär, distovestibulär, mesiolingual/palatinal, midlingual/palatinal, distolingual/palatinal) wird die Sondierungstiefe in Millimetern erfasst und dokumentiert. Bei mehrwurzeligen Zähnen sind auch 8-Punkt-Messungen üblich.

Die Sondierungstiefe korreliert nicht in jedem Fall mit der histologisch feststellbaren Taschentiefe, da die Sonde trotz geringer Druckausübung beim Sondieren erst durch die subepithelialen Bindegewebsfasern am weiteren Eindringen gehindert wird [1].

Dies ist besonders bei der Sondierung um osseointegrierte **Implantate** zu beachten. Die beim Zahn vorhandenen und die Sondierung bremsenden Faserplexus fehlen bei den Implantaten, sodass die Sondierungstiefen, verglichen mit natürlichen Zähnen, meist höher sind. Man versucht, diesen Fehler einzuengen, indem man für die Sondierung um Implantate etwas dickere Kunststoffsonden, möglichst noch druckkalibriert, verwendet (s. Abb. 11).

Beim Gesunden sind so durch intraepitheliales Eindringen der Mess-Sonde in das Verbindungsepithel Werte zwischen 1 und 3 mm feststellbar, bei der marginalen Parodontitis liegen die Sondierungstiefen nach allgemeiner Festlegung > 3 mm.

Zu beobachten ist weiterhin, dass durch Proliferation gingivaler Anteile Sondierungstiefen > 3 mm erfasst werden können, ohne dass tatsächlich ein Verlust des bindegewebigen Attachments an der Schmelz-Zement-Grenze stattgefunden hat. Dies wird als **Pseudotasche** bezeichnet.

Bei Patienten mit Herz-Kreislauf-Erkrankungen und Medikation mit Kalziumkanalblockern ist eine Kombination von marginaler Parodontitis und Wucherung der Gingiva als Nebenwirkung der Medikation nicht selten (Abb. 12). In diesen Fällen sind die Sondierungstiefen Ausdruck des Befestigungsverlusts und zusätzlich der Höhe der gingivalen Wucherung.

Fehler bei der Sondierung können zuerst durch falschen Druck und weiterhin durch die falsche Handhabung der parodontalen Mess-Sonde begründet sein. Um zu vergleichbaren Ergebnissen zu kommen, sind verschiedene druckkalibrierte Sonden, die teilweise an Computer angeschlossen werden können, entwickelt worden. Bei richtiger Handhabung liefern diese Sonden vergleichbare Ergebnisse.

Der für die Diagnostik und Therapiefestlegung wichtige Befestigungsverlust wird aus der Sondierungstiefe und der gingivalen Rezession, gemessen von der Schmelz-Zement-Grenze, ermittelt (Abb. 13). Die Sondierungstiefe allein ist für die Therapieplanung nicht ausreichend. Durch das Eindringen der Mess-Sonde via aufgelockertes, ulzeriertes Taschenepithel in das infiltrierte gefäßreiche Bindegewebe entsteht die positive Provokationsblutung, die bei sehr großer Sondierungstiefe erst nach einer zusätzlichen Verzögerung am Tascheneingang bemerkt werden kann. Je größer der aufgewendete Druck beim Sondieren ist, desto größer wird die ermittelte Sondierungstiefe sein und desto häufiger wird eine Blutung nach der Sondierung zu erwarten sein [12].

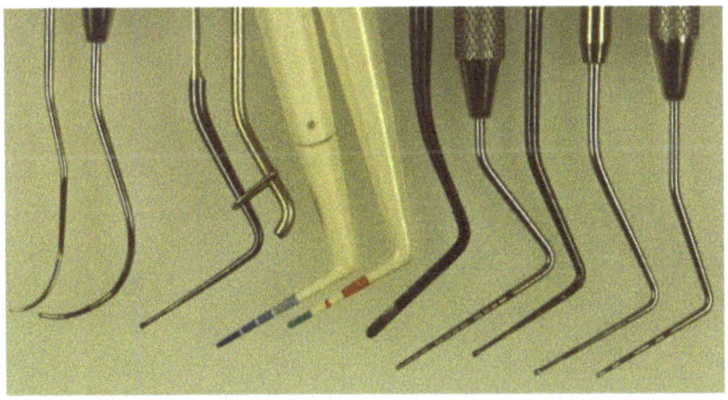

Abb. 11 Verschiedene parodontale Sonden. Von links nach rechts: Palpationssonde EXD 11/12 (Hu-Friedy), Furkationssonde PQ2N (Hu-Friedy), druckkalibrierte Sonde DB 765 R (0,2 N) (Aesculap), druckkalibrierte Kunststoffsonde 1395 (Hawe Neos), Kunststoffsonde (Perio Wise), flächenhafte Mess-Sonde 3422/1 (Schweickhardt), Mess-Sonde PCPUNC 15 mit 15-mm-Kodierung (Hu-Friedy), Mess-Sonde DB 766 (Aesculap), WHO-Mess-Sonde (Schweickhardt), Mess-Sonde PCP 10 mit 10-mm-Einteilung (Hu-Friedy).

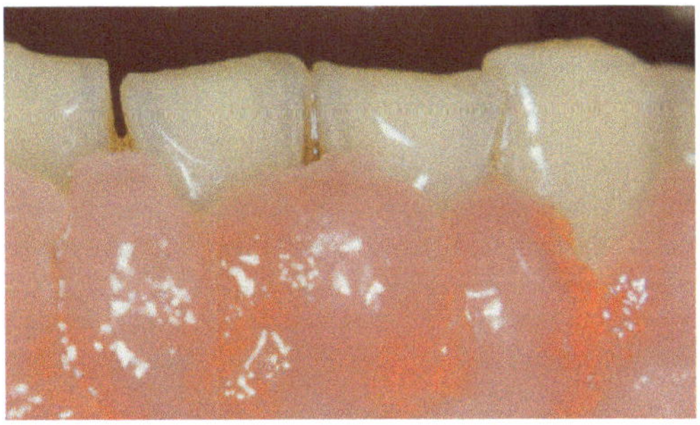

Abb. 12 Gingivale Wucherungen als Nebenwirkung einer Nifedipinmedikation (Kalziumkanalblocker). Die Zahnkronen sind zu zwei Dritteln von den Wucherungen bedeckt, die orale Hygiene ist praktisch unmöglich. Sekundär bildet sich häufig eine progressive Parodontitis aus.

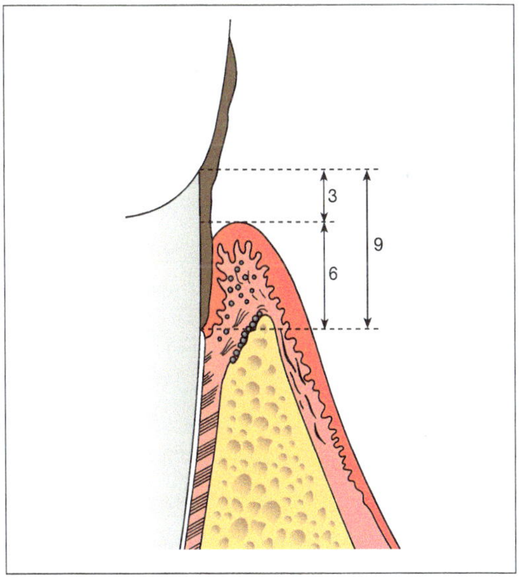

Abb. 13 Grafische Darstellung des Befestigungsverlusts (9 mm), der sich aus Rezession (3 mm) und Sondierungstiefe (6 mm) zusammensetzt.

Furkationsbeteiligung

Mit den Furkationssonden (s. Abb. 11) werden bei der klinischen Diagnostik mögliche Furkationsbeteiligungen an mehrwurzeligen Zähnen erfasst. Der Befestigungsverlust hat die Teilungsstelle der Wurzeln am Wurzelstamm erreicht, die Infektion hat sich unter dem Furkationsdach ausgebreitet. Die Furkationssonden gestatten aufgrund ihrer Krümmung, die Furkationseingänge bei den Molaren des Oberkiefers und Unterkiefers sowie beim ersten Prämolaren des Oberkiefers zu palpieren und bei Befestigungsverlust in dieser Region diesen auch in Millimetern zu erfassen.

Die Sondierung des mesialen und distalen Furkationseingangs bei Oberkiefermolaren und -prämolaren erfolgt bei der geschlossenen Zahnreihe wegen der Wurzeltopographie von palatinal. Die vestibulären und lingualen Furkationseingänge sind problemlos zu palpieren. Nicht immer korreliert das Ergebnis der klinischen Sondierung mit dem Operationspräparat (meistens Unterschätzung).

Man unterscheidet drei **Grade des horizontalen Furkationsbefalls** [10]:

- Der Furkationseingang ist mit der Sonde deutlich zu ertasten und die Furkationssonde dringt nicht mehr als bis zu 3 mm in die Furkation ein.
- Die Furkationssonde ermittelt einen Befestigungsverlust in der Furkation, der ca. bis zur Mitte des Zahns reicht und > 3mm beträgt.
- Der Befestigungsverlust unter der Zahnkrone gestattet der Furkationssonde ein widerstandsloses Hindurchgehen vom Furkationseingang zum Furkationsausgang auf der anderen Zahnfläche.

Der vertikale Befestigungsverlust unter dem **Furkationsdach** wird ebenfalls in drei Graden gemessen [39]: A: 1–3 mm, B: 4–6 mm, C: ≥ 7 mm.

Mit sehr spitzen feinen Tastsonden (z.B. EXD 11/12, Hu-Friedy) werden die Wurzeloberflächen nach Unebenheiten, Resorptionslakunen, Konkrementen, insuffizienten Restaurationen und anderen Unregelmäßigkeiten palpiert. Die Konkremente sind auf der Wurzeloberfläche krusten- oder dornenförmig, knötchen-, ring- oder leistenartig, finger- oder farnförmig oder in Form vereinzelter Inseln fest verhaftet. Ihre während der Therapie notwendige Entfernung gestaltet sich schwierig und ist vor allem an konkaven Oberflächen der Wurzel oder bei Einziehungen, Lakunen sowie der Furkationsregion nicht immer vollständig möglich. Dies kann Ursache eines therapeutischen Misserfolgs sein.

5.4.4 Rezessionen

Parodontale Rezessionen sind durch den auf die fazialen, seltener auch auf die lingualen/palatinalen Zahnflächen begrenzten Befestigungsverlust bei gleichzeitiger Rückbildung der Gingiva gekennzeichnet. Die interdentalen Bereiche sind entweder erhalten (Klassifikation nach Miller 1 und 2) oder in unterschiedlichem Ausmaß verloren (Miller-Klasse 3 und 4) (Abb. 14). Die frei liegenden Wurzeloberflächen zeigen in der Folge häufig Substanzverluste (keil- bzw. muldenförmige Defekte) oder sind kariesgefährdet. Die betroffenen Patienten klagen nicht selten über erhöhte Sensibilität an diesen Zähnen.

Rezessionen sind gelegentlich (ca. 25 %) von einer leicht hyperplastischen marginalen Gingiva begrenzt (McCall-Girlande), was die Plaqueentfernung auf der exponierten Wurzeloberfläche im Randbereich erschweren kann. Deshalb ist in diesen Fällen fast regelmäßig die gingivale Umrandung der Rezession leicht entzündet (Abb. 15).

Die Rezessionen entstehen nach heutiger Ansicht bei bestimmter Kiefermorphologie und Zahnstellung mit meist fehlender fazialer Knochenbedeckung der Zahnwurzel durch das chronische Trauma infolge falscher Zahnreinigung [14, 30]. Auch gingivale Entzündungen in einer sehr dünnen Gingiva können durch die Ausbildung von Epithelbrücken mit nachfolgender Ruptur zur Ausbildung von Rezessionen führen [46]. Kieferorthopädische Behandlungen, die die Zahnwurzel nach vestibulär aus dem alveolären Knochenfach herausbewegen, können in der folgenden Zeit, ausgelöst durch traumatisierendes Zahnreinigen, zu parodontalen Rezessionen führen.

Das Ausmaß der isolierten parodontalen Rezession variiert erheblich, extendiert aber selten über 6 mm Tiefe hinaus. Die der Rezession benachbarten Gingivaabschnitte zeigen häufig oberflächliche Epithelläsionen als unmittelbare Folge eines Zahnreinigungstraumas.

Im fortgeschrittenen Erwachsenenalter kann ein klinisch entzündungsfreier Schwund des gesamten Parodontiums eine regelrechte **Biomorphose** kennzeichnen. Die klinischen Kronen sind verlängert, die Zahnwurzeln liegen mehr oder weniger frei und sind der Plaqueakkumulation ausgesetzt (s. Abb. 15). Diese Erscheinung verstärkt sich mit zunehmendem Alter. Gefahren für die Zahnerhaltung erwachsen aus der Exposition der Zahnwurzeln und möglichen kariösen Attacken. Die regelmäßige Fluoridierung innerhalb der Recallvisiten kann dies verhindern.

Das Ausmaß von Rezessionen der Gingiva wird von der Schmelz-Zement-Grenze aus bis zur gingivalen Begrenzung vertikal und am Beginn auch hori-

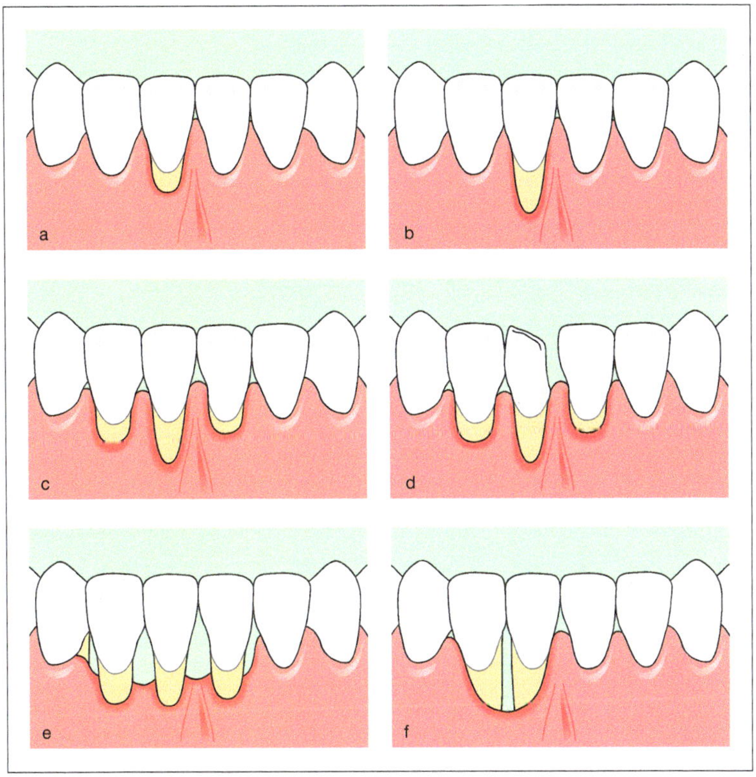

Abb. 14a bis f Einteilung der Rezessionen 1 bis 4 nach MILLER: a = 1; b = 2; c, d = 3; e, f = 4.

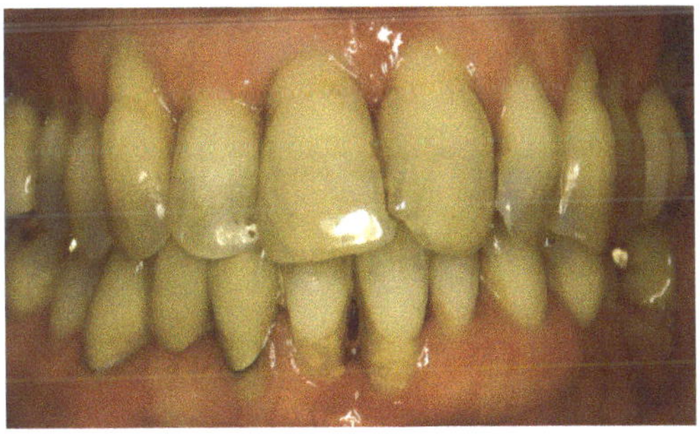

Abb. 15 Generalisierte Rezessionen im Oberkiefer durch fehlenden fazialen Knochen und chronisches Putztrauma. Entwicklung von muldenförmigen Defekten an den Eckzähnen und Prämolaren. Im Frontzahngebiet des Unterkiefers entzündliche parodontale Destruktion.

zontal in Millimetern erfasst. Die Rezessionen teilt man in Anlehnung an **MILLER** [24] in **vier Kategorien** ein (s. Abb. 14):

- Schmale vestibuläre Rezession, die nicht die mukogingivale Grenze durchbricht und wo die interdentale Gingiva am betroffenen Zahn mesial und distal regelrecht erhalten ist
- Wie (1), nur hat die Rezession eine größere vertikale Ausdehnung und geht über die mukogingivale Linie hinaus
- Die Rezession bezieht die interdentale Region mit ein und geht über die mukogingivale Verbindung hinaus. Der Verlust des interdentalen Knochens und des Weichgewebes korrespondiert zur apikalsten Ausdehnung der Rezession
- Es sind meist mehrere nebeneinander liegende Rezessionen mit Einbeziehung aller interdentalen Regionen vorhanden, horizontaler Verlust des parodontalen Gewebes und Freilegung der marginalen Wurzelanteile imponieren.

Nur die Rezessionen vom Typ I und II können – mit teilweise komplizierten – operativen Verfahren erfolgreich behandelt werden. Die Korrektur des Höhenverlustes der interdentalen Strukturen mit Rekonstruktion der papillären Gingiva ist bis heute nur in Einzelfällen gelungen.

5.4.5 Sulkusflüssigkeit

Während eine anscheinend intakte Epithelschicht der Taschenwand als angepasster Zustand bei guter Abwehrlage und gering ausgeprägter Entzündung angesehen werden kann, führt eine stärkere Entzündung zu Ulzerationen des Taschenepithels mit Absonderung eines Exsudats in die Tasche. Dieses wird als Sulkusflüssigkeit (Gingival Fluid, Crevicular Fluid) bezeichnet. Sie gelangt über den gingivalen Sulkus oder die Tasche in die Mundhöhle. In mehr eitriger Form kann sie in diese Richtung manuell ausgestrichen werden.

Die Qualität und Quantität der Sulkusflüssigkeit gibt wichtige Einblicke in die verschiedenen Stadien der Entzündung. Die **Sulkusflüssigkeitsfließrate** (Sulkus Fluid Flow Rate) wird als ein objektives Maß für die Intensität der gingivalen Entzündung angesehen.

Durch die Untersuchung von Bestandteilen der Sulkusflüssigkeit können progressive Phasen der marginalen Parodontitis frühzeitig identifiziert sowie Therapiebewertungen vorgenommen werden [13, 17]. Sowohl die zellulären Bestandteile der Sulkusflüssigkeit (Blutzellen, Reste von Epithelzellen, Bakterien) als auch die nicht zellulären Anteile (Entzündungsmediatoren, Enzyme, Immunglobuline, Serumbestandteile, Medikamente) werden für vielfältige diagnostische Zwecke herangezogen. Die Sulkusflüssigkeit und ihre Bestandteile werden in einer bestimmten Zeit durch Einlagerung von speziellen Filterpapierstreifen in die Tasche/den Sulkus gesammelt und weiteren Aufbereitungen zugeführt.

Die Menge der Sulkusflüssigkeit, die in der Zeiteinheit gesammelt werden kann, korreliert mit der Intensität der gingivalen/parodontalen Entzündung sowie mit der Sondierungstiefe [34].

Gleiche Bedingungen findet man um **Implantate.**

Beim nicht angepassten krankhaften Zustand kann die Sulkusflüssigkeit zunehmend purulent werden. Es kommt bei Abflussbehinderung zu parodontalen Abszessbildungen, bei mehr chronischem Verlauf auch zur Bildung von Fisteln, die in das Vestibulum oder in die Mundhöhle mit einem charakteristischen Fistelmaul münden (Abb. 16).

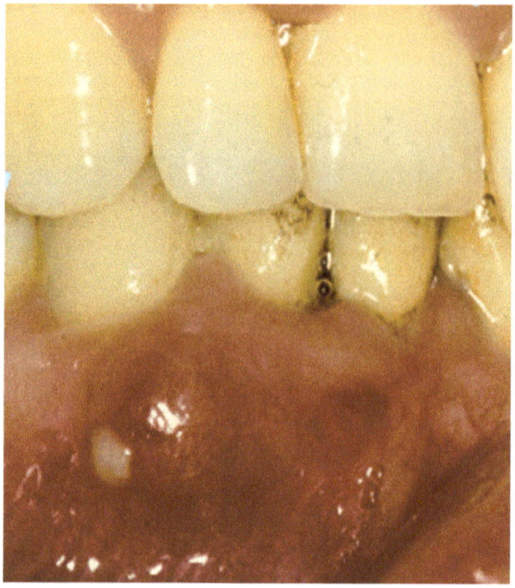

Abb. 16 Parodontaler Abszess im unteren Frontzahngebiet unmittelbar vor der Spontanperforation. Ausgang der Abszessbildung ist der parodontale Defekt zwischen 42 und 41.

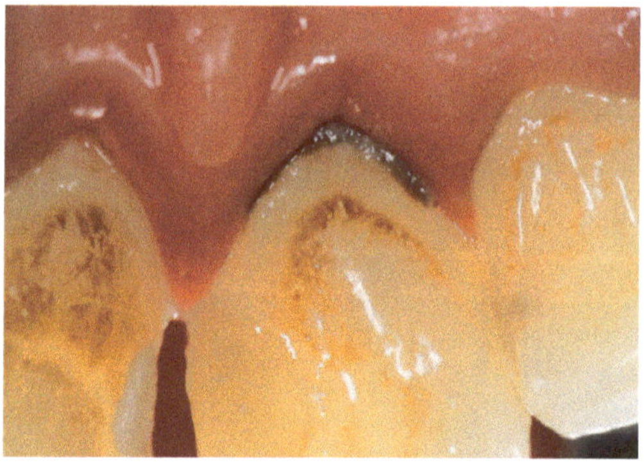

Abb. 17 Deutliche Konkrementbildung an der palatinalen Wurzelfläche von Zahn 21. Deutliche gingivale Entzündung, Sondierungstiefe 8 mm.

5.4.6 Mineralisierte Auflagerungen

Vergesellschaftet mit der Taschenbildung ist stets die Anlagerung von Konkrementen (Taschenstein, Subgingival Dental Calculus, Abb. 17) an die von der Tasche bedeckte Wurzeloberfläche und die Ansammlung des Biofilms in der Tasche. Bei der Mineralisierung der adhärenten subgingivalen Plaque entstehen scharfkantige krusten- oder dornenförmige schwärzliche und sehr fest an der Wurzeloberfläche haftende Auflagerungen, die Konkremente. Ihr Aussehen ist durch die Beimengung von Blutpigmenten schwärzlich bis grünlich. Man findet die Konkremente fleckenförmig über die Wurzeloberfläche, vor allem in konkaven Vertiefungen, verteilt. Im ausgeprägten Fall sind sie ringförmig der Oberfläche verhaftet. Aufgrund ihrer großen Härte und ihrer festen Verbindung mit der Zahnoberfläche ist die Entfernung der Konkremente äußerst mühevoll.

Klinisch bedeutsam ist, dass die Konkremente einerseits Folge der bestehenden Parodontitis, andererseits für die Progression ein maßgebender pathogenetischer Faktor sind. Ihre Entfernung ist demnach bei einer Erfolg versprechenden parodontalen Therapie eine entscheidende Bedingung.

Sowohl die mineralisierten Auflagerungen auf der Wurzeloberfläche als auch der Biofilm sind krankmachende Faktoren, welche als entzündungsauslösender und -unterhaltender Reiz eine Progression der Entzündung und damit eine Vertiefung der Tasche bewirken.

5.4.7 Mikrobiologische Diagnostik

In der Mundhöhe existieren weit über 300 verschiedene Bakterienarten, ohne dass diese als krankheitsverursachend bezeichnet werden können. Kombinationen von so genannten **parodontopathogenen Keimen** spielen allerdings eine besondere Rolle. Dazu werden heute gezählt:

- *Actinobacillus actinomycetemcomitans (A. a.)*
- *Porphyromonas gingivalis (P. g.)*
- *Prevotella intermedia (P. i.)*
- *Tannerella forsythensis (T. f.)* ≙ *Bacteroides forsythus (B. f.)*
- *Campylobacter rectus (C. r.)*
- *Eikenella corrodens (E. c.)*
- *Fusobacterium nucleatum (F. n.)*
- *Peptostreptococcus micros (P. m.)*
- *Prevotella nigrescens*
- *Streptococcus intermedius* sowie
- nicht kultivierbare Spirochäten, insbesondere Treponemen.

Vor allem bestimmte Kombinationen der genannten Bakterienarten werden immer wieder bei Patienten mit fortgeschrittener marginaler Parodontitis und schwerem Stützgewebeverlust gefunden [37]: **roter Cluster:** *P. g., T. f., T. d.*; **oranger Cluster:** *P. i., F. n., C. r., P. m.* Bei der lokalisierten Form der aggressiven Parodontitis gilt z. B. *A. a.* als Leitkeim.

Verschiedene **mikrobiologische Testsysteme** (DNA-Sonden, Kulturen, Infrarotidentifizierung, ELISA-Tests, Enzymtests zur indirekten mikrobiologischen Charakterisierung) erlauben die Identifizierung einiger der subgingivalen Plaquespezies, was für die Diagnostik und die Therapie vor allem bei progressiven Parodontitisformen sinnvoll sein kann.

Unter dem **Vitalmikroskop,** evtl. mit einer Videokamera verbunden, sind die Bestandteile, auch die beweglichen Spezies, zu erkennen und grob nach morphologischen Kriterien zu identifizieren. Die Visualisierung der subgingivalen Keime im Vitalverfahren ist auch eine gute Methode bei der Aufklärung und Motivation des Patienten zur besseren Mundhygiene.

In der **Kultur** sind die parodontopathogenen Keime bis auf wenige Ausnahmen identifizierbar, wenn streng anaerobe Bedingungen bei der Probengewinnung und beim Transport in das mikrobiologische Labor beachtet werden. Im Labor wachsen die Keime zur Identifizierung und möglichen Überprüfung einer antibiotischen Hemmung des Wachstums (Antibiogramm) nur unter strengen anaeroben Bedingungen. Für die Routinediagnostik in einer zahnärztlichen Praxis sind Kulturverfahren zu mühsam und wegen der Verfügbarkeit von molekularbiologischen Methoden kaum notwendig.

Einige von diesen parodontopathogenen Keimen sind mit **molekularbiologischen Methoden** unter Verwendung von vorgefertigten Testpaketen vom Zahnarzt zu identifizieren (s. S. 153). Es handelt sich um Gensonden (DNA-Sonden), die eine Zuordnung zum zuvor bekannten und im Labor vorhandenen Bakterienstamm der Spezies ermöglichen. Die Schwelle zur Identifizierung bei diesen Gensonden ist bei verschiedenen Anbietern unterschiedlich hoch. Subspezies werden im Allgemeinen damit nicht erfasst. Es handelt sich um semiquantitative Testsysteme, detaillierte Mengenangaben sind deshalb nicht zulässig. Trotzdem sind diese Gensonden als kommerzielle Angebote für den Zahnarzt zweckmäßig, wenn

- es sich um die zusätzliche Bestätigung der klinischen Verdachtsdiagnose bei rasch progredienten Verlaufsformen der marginalen Parodontitis (aggressive Parodontitis) handelt
- der Erfolg der therapeutischen Bemühungen (auch unter adjunktiver Gabe von Chemotherapeutika) zusätzlich zu den klinischen Befunden bei diesen Formen der Parodontitis kontrolliert werden soll
- der Verlauf innerhalb der Dispensairebetreuung bei diesen Arten der progressiven Parodontitis verfolgt und möglichen Rezidiven vorgebeugt wird.

Die **Methodik** der mikrobiologischen Charakterisierung der subgingivalen Plaque ist für den Zahnarzt und seine Mitarbeiter ohne Schwierigkeiten zu erlernen. Nach einer sorgsamen supragingivalen Zahnreinigung werden die zu untersuchenden Zahnflächen vor Speichelzutritt bewahrt. Dies gelingt auch ohne Anlegung von Kofferdam. Die Selektion der zu untersuchenden Zahnflächen muss im Vorfeld der Untersuchung aus dem parodontalen Befund vorgenommen werden. Man hat die Möglichkeit, die subgingivalen Keime von mehreren Zahnflächen über eine gemeinsame Bestimmung vornehmen zu lassen (Poolen) oder die subgingivalen Keime von einer oder mehreren ausgewählten Zahnflächen isoliert zu bestimmen (s. S. 153). Die sterilen Papierspitzen werden aus der Packung mit einer sterilen Pinzette entnommen und in die ausgewählten parodontalen Taschen eingeführt, möglichst bis zum Fundus (Abb. 18). Dort bleiben sie für 15–30 s am Ort, werden danach entnommen (ohne Kontamination mit umgebenden Schleimhäuten oder anderen Gegenständen) und in die vorbereiteten Kunststoffröhrchen (Tubes) eingebracht. Die Markierung der Tubes lässt eine Poolung oder eine zahnflächenbezogene Identifizierung des Untersuchungsmaterials zu. Die Tubes werden anschließend zum angegebenen Labor gebracht, wo die Auswertung erfolgt. Nach ca. acht bis zehn Tagen erhält man das Ergebnis, differenziert nach den angegebenen Zahnflächen und mit einer Hilfe zur Einordnung der Quantität der gefundenen Keime. Die meisten Anbieter solcher Testsysteme geben weiterhin Empfehlungen zur antimikrobiellen Therapie. An dieser Stelle muss hervorgehoben werden, dass allein der Zahnarzt für eine evtl. notwendige systemische antimikrobielle Therapie verantwortlich zeichnet.

5.4.8 Diagnostik genetischer Merkmale

In letzter Zeit sind auch molekularbiologische Methoden zur Identifizierung bestimmter genetischer Konstellationen des Patienten auf den Markt gekommen. Diese Methoden beruhen auf der Erkenntnis, dass Personen mit einer bestimmten genetischen Prägung (Allele aufgrund eines Polymorphismus an bestimmten Positionen [z. B. MHC-Bereich] bei den Chromosomen 2 und 6) vermehrt Interleukin 1 und/oder den Tumornekrosefaktor (TNF) bei chronischen Entzündungen produzieren, was schließlich zu einer verstärkten Gewebereaktion führt [15].

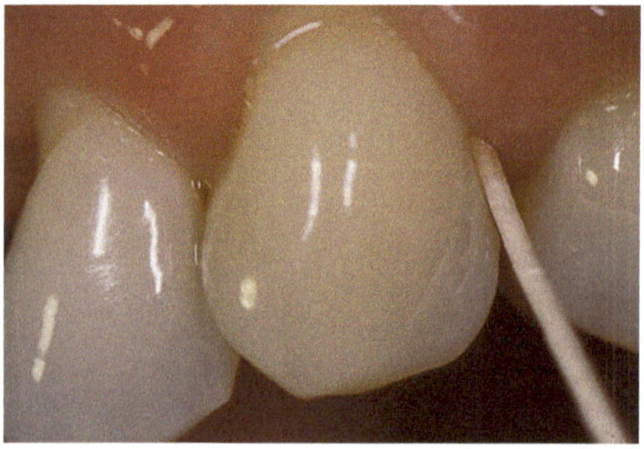

Abb. 18 Sterile Papierspitze in der parodontalen Tasche zur Gewinnung einer subgingivalen mikrobiologischen Probe.

Der gegenwärtig zur Verfügung stehende Test (z. B. PRT-Test, Hain Lifescience) entdeckt aus Zellmaterial des Patienten die entsprechende Allelkombination (Wildtyp, Mutant) für die Kodierung des Interleukin-1α und -1β. Studien bei Personen mit diesen oder ohne diese Eigenschaften haben ein erhöhtes parodontales Risiko von ca. 67 % bei den Trägern der besonderen genetischen Prägung (Mutant bei IL-1α und IL-1β) erbracht. Sie hatten auch wesentlich mehr gingivale Blutungen [16].

Es darf bei der Interpretation der Befunde jedoch nicht vergessen werden, dass die Genkonstellationen eines Menschen nicht streng deterministisch wirken, sondern eine Disposition für bestimmte Wahrscheinlichkeiten festlegen. Einfacher ausgedrückt wird ein Mensch mit den Polymorphismen auf den genannten Chromosomen nicht zwangsläufig an einer schweren progredienten Parodontitis erkranken, wenn er seine Mundhygiene perfekt ausübt. Andererseits wird er wohl eher zu einer progredienten Parodontitis kommen, wenn er weitere Risikofaktoren in sich vereinigt (z. B. Nikotinabusus) und seine Mundhygiene vernachlässigt. Für den Zahnarzt eröffnet sich damit die Möglichkeit, für die Therapieplanung, für die Prognosebestimmung, für die Dispensairebetreuung und die Bestimmung des individuellen Recallabstands sowie für die Prävention bei noch nicht erkrankten Personen (Familienmitglieder, Ehepartner etc.) eine bessere Entscheidungsgrundlage zu haben.

Die **Methodik** des Tests, z. B. GenoType PRT (Hain Lifescience), gestaltet sich für den Zahnarzt denkbar einfach. Es wird mit einem sterilen gestielten Tupfer ein Wangenabstrich genommen und dieser in einem Transportröhrchen an ein angegebenes Labor geschickt. Nach kurzer Zeit erhält man das Ergebnis, ob der Patient Träger der bestimmten Genkonstellation ist. Dies sollte dann, besonders unter Berücksichtigung anderer evtl. noch vorhandener individueller Risikofaktoren, zur Modifizierung der präventiven und therapeutischen Entscheidungen führen.

5.4.9 Zahnbeweglichkeit

Die verstärkte und zunehmende pathologische Zahnbeweglichkeit ist ein wichtiges Kriterium für die Beurteilung des Ausmaßes des Stützgewebeverlusts.

Für die tägliche Praxis wird die Beweglichkeit mit zahnärztlichen Instrumenten in horizontaler und vertikaler Richtung im Vergleich zu den Nachbarzähnen getestet. Eine Skalierung von unterschiedlich starker Auslenkung wird von verschiedenen Autoren angegeben [25, 31]:

- 0 = physiologische Zahnbeweglichkeit
- 1 = vermutlich erhöhte Beweglichkeit
- 2 = sichtbar erhöhte Beweglichkeit (Amplitude bis 0,5 mm)
- 3 = stark erhöhte Beweglichkeit (Amplitude bis 1 mm)
- 4 = extrem erhöhte Beweglichkeit (Amplitude > 1 mm)
- vertikale Beweglichkeit, Zahn nicht mehr funktionsfähig.

Eine andere Einteilung beurteilt die pathologische Beweglichkeit in drei Graden, wobei diese die drei räumlichen Ebenen präsentieren (1 = horizontal, 2 = transversal, 3 = vertikal).

Mit dem **Periotest®-Gerät** ist eine Objektivierung der pathologischen Zahnbeweglichkeit möglich. Das Gerät hat sich besonders bei der Feststellung beginnender Beweglichkeit bei intraossären Implantaten bewährt. Bei einzelnen Zähnen mit im Vergleich zu den Nachbarzähnen erhöhter Beweglichkeit sollte auch immer an die Folgen einer traumatisierenden Okklusion gedacht werden.

5.4.10 Funktionsstatus – traumatisierende Okklusion

Im Zusammenhang mit der isolierten erhöhten Beweglichkeit der Zähne steht die klinische und instrumentelle Funktionsanalyse, die immer bei Verdacht auf isolierte oder generalisierte Funktionsstörungen vorgenommen wird. Der Verdacht wird geäußert, wenn

- eine isolierte, nicht in den Gesamteindruck passende (Vergleich mit Nachbar- und gegenüberliegenden Zähnen) erhöhte Zahnbeweglichkeit vorliegt,

und erhärtet bei

- asymmetrisch im Gebiss verteilten parodontalen Veränderungen, besonders beim Verlust des alveolären Knochens (Röntgenbilder)
- Abrasionen an den okklusalen Flächen an atypischen Stellen, z.B. den vestibulären inzisalen Höckerabhängen bei Prämolaren und Molaren im Unterkiefer
- lokalisierten Stellungsänderungen
- Muskelbeschwerden im Kopf- und Nackenbereich
- Kiefergelenkbeschwerden (Knacken, Reiben, Diskusverlagerungen, Luxationen)
- Schliff-Facetten auf metallischen Restaurationen
- Abrasionen der Spitzen von Eckzähnen, die in der Regel auf Hyperbalancen der Gegenseite deuten
- Stellungsänderungen einzelner Frontzähne im Oberkiefer, die oft auf Gleithindernisse im Seitenzahnbereich hinweisen (Thielemann-Diagonalgesetz, 1938) (Abb. 19).

Die erhöhte Zahnbeweglichkeit einzelner Zähne ohne den typischen durch Parodontitis verursachten Knochenabbau ist meist ein Hinweis auf eine traumatisierende Okklusion (Ausschluss akutes Trauma). Das okklusale Trauma allein verursacht weder eine gingivale Erkrankung noch einen Verlust an parodontalem Stützgewebe im Sinn der chronischen Parodontitis. Es existieren viele, sich widersprechende Studien zur Bedeutung des okklusalen Traumas im Zusammenhang mit der Progression der marginalen Parodontitis. Das okklusale Trauma wird jetzt als Verletzung definiert, die aus Gewebeveränderungen im Stützgewebe als Ergebnis okklusaler Kräfte entsteht [9].

Das **primäre okklusale Trauma** zeigt die Veränderung an einem Zahn oder an Zähnen, die ein normales Stützgewebeniveau aufweisen und durch exzessive okklusale Kräfte verletzt wurden (Bedingungen sind: 1. normale Knochenhöhe, 2. normales Befestigungsniveau, 3. exzessive okklusale Kräfte).

Das **sekundäre okklusale Trauma** bezeichnet die Gewebeveränderungen an einem Zahn oder an Zähnen, die ein schon verringertes Stützgewebeniveau aufweisen und durch normale und/oder exzessive okklusale Kräfte verletzt wurden (Bedingungen sind: 1. Knochenverlust, 2. Befestigungsverlust, 3. normale oder exzessive okklusale Kräfte).

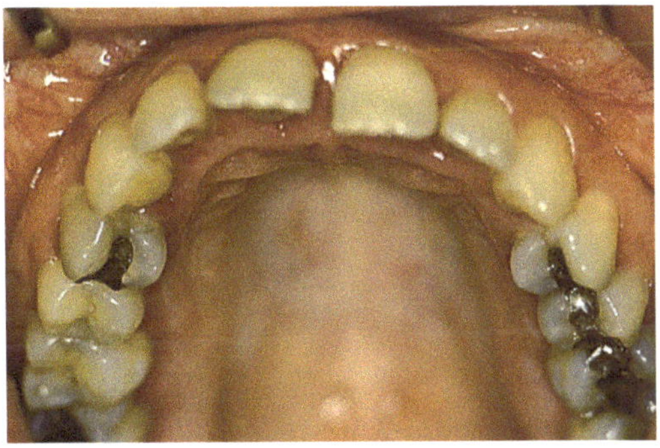

Abb. 19 Stellungsänderung der rechten oberen Frontzähne durch die massive parodontale Parodontitis und gleichzeitig bestehende Artikulationsbehinderung im linken Seitenzahnbereich.

Das okklusale Trauma (auch chronische traumatisierende Okklusion) wird durch lokale Okklusionsstörungen (Zahnstellungsänderungen, restaurative Therapie, Zahnwanderungen) hervorgerufen und verursacht im parodontalen Gewebe einen begrenzten Abbau des parodontalen Bindegewebes und des alveolären Knochens, ohne dass das gesunde, nicht entzündete Attachment im marginalen Bereich dadurch in Mitleidenschaft gezogen wird (Jiggling Type of Trauma).

Klinisch hervorstechendstes **Symptom** ist die isolierte erhöhte Zahnbeweglichkeit der betroffenen Zähne. Breite Schliff-Facetten auf den Kauflächen oder auf metallischen Restaurationen können Hinweis auf ein okklusales Trauma sein. Auch die vom Patienten beobachtete Zahnwanderung ist nicht selten der Hinweis auf ein chronisches okklusales Trauma.

Radiographisch lässt sich nicht selten eine Erweiterung des parodontalen Spalts, Knochenverlust sowie Wurzelresorption bemerken.

> Bei Beseitigung der Ursache für die traumatisierende Okklusion sind die geweblichen Veränderungen sowie die vermehrte Zahnbeweglichkeit vollständig reversibel.

Nur beim gleichzeitigen Vorliegen einer ausgeprägten marginalen Parodontitis und eines okklusalen Traumas bestehen andere Bedingungen. Eine wechselseitige Beeinflussung der Gewebeschädigungen durch die mikrobielle Attacke und die traumatisierende Okklusion in langen Perioden (Monate, Jahre) ist möglich.

Findet man bei der Inspektion der Mundhöhle Hinweise auf eine traumatisierende Okklusion in der aufgezeigten Art, ist eine **klinische Funktionsanalyse** anzuschließen. Diese beinhaltet:

- Prüfung der Öffnungsbewegungen des Mundes auf Einschränkungen (aktive Schneidekantendistanz [SKD] bei Männern 49 mm, bei Frauen 45 mm, bei passiver Maximalöffnung um 1–2 mm mehr) oder auf Seitenabweichungen, beidseitige synchrone Palpation der Kiefergelenke (initiales, terminales, intermediäres Knacken, Reiben)
- Feststellung des interokklusalen Abstands (Ruheschwebe typisch 2–3 mm)
- Palpation der Kaumuskulatur und Kiefergelenke auf Verhärtungen, Verkrampfungen, dolente Zonen
- Registrierung der zentrischen, retralen Kontaktposition (RKP)
- Erkennen möglicher Abgleitbewegungen von der RKP in die habituelle Interkuspidation (IKP) nach vorn oben oder lateral und Bestimmung deren Ausmaßes.

Bei Störungen der exzentrischen Unterkieferbewegungen auf der Mediotrusions- oder Laterotrusionsseite sind das Modellstudium und die instrumentelle Funktionsanalyse mit Gesichtsbogen und individuellem Artikulator erforderlich. Die Funktionsanalyse umfasst weiterhin die Dokumentation der vorliegenden Okklusionsart:

- **Eckzahngeführte Okklusion** (physiologisch, auch bei Rekonstruktionen anzustreben): Die Seitenzähne werden durch die Eckzähne in der lateralen Grenzbewegung entkuppelt. Das Ausmaß der Disklusion soll 0,5–1 mm betragen. Bei der Protrusionsbewegung führen die Schneide- und Eckzähne gemeinsam. In der RKP stehen die Frontzähne minimal außer Kontakt. Die Shimstockfolie lässt sich problemlos zwischen den Frontzähnen hindurchziehen. Nur beim festen Zusammenpressen kommt ein Kontakt zustande.
- **Unilaterale balancierte Okklusion:** Kontakt der Seitenzähne nur auf der Laterotrusionsseite während der Exkursion des Unterkiefers.
- **Bilateral balancierte Okklusion:** Kontakt der Seitenzähne auf der Latero- und Mediotrusionsseite während der Exkursion des Unterkiefers.

Die Nutzung eines Formblatts zur Funktionsanalyse, das von der DGZMK bereitgestellt wird, ist sehr hilfreich (Webadresse: http://www.dgzmk.de/set2.htm).

5.5 Mundschleimhaut

Wichtig für die Zuordnung von Symptomen entweder zu parodontalen Erkrankungen oder zu Allgemeinerkrankungen ist die Beurteilung der gesamten Mundhöhle, besonders der Schleimhäute. Ein wechselseitiges Übergreifen der Erscheinungen ist möglich, also entweder die Ausdehnung entzündlicher Prozesse der Gingiva auf die übrige Mundschleimhaut (Gingivostomatitis) oder umgekehrt die sekundäre Mitbeteiligung der Gingiva bei längerem Bestehen von Schleimhauterkrankungen (z. B. erosive Form des Lichen planus).

Die Mundschleimhaut ist normalerweise glatt, dunkler als die Gingiva und von feucht spiegelndem Glanz. Sie bildet die Fortsetzung der alveolären Schleimhaut in das anteriore und laterale Vestibulum in Form der Lippen- und Wangenschleimhaut und geht in das Lippenrot über.

Eine Fülle von Veränderungen kann bei der Differenzialdiagnostik hilfreich sein (Tab. 8). Der Zustand

Tabelle 8 Pathologische Veränderungen der Mundschleimhaut.
Norm: glatte, zarte, dunkelrosafarbige Mundschleimhaut mit feucht spiegelndem Glanz. Keine entzündlichen Veränderungen der Wangenschleimhaut, der Zunge, der Lippen oder des Mundbodens; Objektivierung: Benutzung des Glasspatels, Histologie.

Symptom	Mögliche Anzeichen für Zuordnung
Papilla parotidea klaffend, aufgeworfen, entzündet, ödematös	Akute Entzündung, Parotitis, Virusgrippe, Hepatitis epidemica
Auftreibung im Bereich des Ductus parotideus oder sublingualis	Speichelrückstau (Schwellung der zugehörigen Speicheldrüsen), Entzündung, Speichelsteine, Entzündung mit Speichelverhaltung
Aphthen	Epitheldefekte, Stomatitis herpetica, chronisch-rezidivierende Aphthen, Vitamin-C-Mangel, Agranulozytose, Leukose
Knoten, Infiltrate	Neoplasie, Hyperplasie, chronisch-lymphatische Leukose, chronisch-myeloische Leukose, benigne Wucherungen
Leukoplakie	Hyperkeratose der Schleimhaut: Idiopathische Leukoplakie: Präkanzerose Symptomatische Leukoplakie: Syphilis II und III, chronische Dekubitalulzera, Lichen planus, Lupus erythematodes, Xeroderma pigmentosum, Morbus Bowen, Erythroplasie
Koplik-Flecken*	Infektionskrankheit Masern
Enantheme	Infektionskrankheiten, Masern, Variola, Varizellen
Gelbfärbung	Übergeordnete Krankheit: hämolytischer, hepatischer Ikterus oder Verschlussikterus
Blutungen, Sugillation, Petechien	Störung der Blutgerinnung, gesteigerte Fibrinolyse, hämorrhagische Diathesen (vaskulär, thrombozytär, humoral)
Hoch ansetzende Bänder	Individuelle Morphologie; evtl. Folge einer lokalisierten Retraktion mit meist aufgepfropfter entzündlicher Komponente

* bei Masern ca. ein bis zwei Tage vor dem Hautausschlag auftretendes Enanthem in Form zartroter, punktförmiger Flecken mit weißem Zentrum an der Wangenschleimhaut in Höhe der Molaren.

der Speicheldrüsenausführungsgänge gibt Hinweise auf normale oder gestörte Funktion der Drüsen. Die als Aphthen (Abb. 20) bekannten Epitheldefekte können sowohl das Ergebnis spezieller Infektion und Zeichen eines selbstständigen Krankheitsbilds sein als auch ein Symptom für Störungen im Vitaminhaushalt, des Mineralstoffwechsels oder des leukopoetischen Systems darstellen. Übermäßige Verhornungen der Mundschleimhaut verdienen Beachtung wegen ihrer Bedeutung als Präkanzerose oder als orale Manifestation von Dermatosen.

Der Zustand der **Zunge** ist ein wichtiges Diagnostikum (Tab. 9). Normalerweise hat sie innerhalb der Zahnreihe des Unterkiefers Platz, ist rosig gefärbt und bei feinkörniger Oberfläche feucht glänzend. Das Auftreten von **Zahnimpressionen** spricht für metrische Missverhältnisse zwischen Zungengröße und Kiefergröße bzw. -form als erworbenes oder auch genetisch bedingtes Merkmal. Bei Zahnimpressionen kann ein überdimensionaler Zungendruck auf die Zähne angenommen werden, der zu parodontalen Veränderungen führen kann, sofern er nicht durch den äußeren Weichteildruck der Wangen und Lippen kompensiert wird. Mehr noch als die Zungenform gibt der **Zungenbelag** über Erkrankungen und Normabweichungen Aufschluss. Üblicherweise zeigt die Zunge allenfalls morgens einen leichten weißlichen Belag, der nach der Mundpflege oder nach dem Essen durch mechanische Entfernung verschwindet. Bei einer Reihe von Krankheiten, vor allem des Respirations- und Gastrointestinaltrakts, treten charakteristische Beläge oder ein Verlust der feinkörnigen

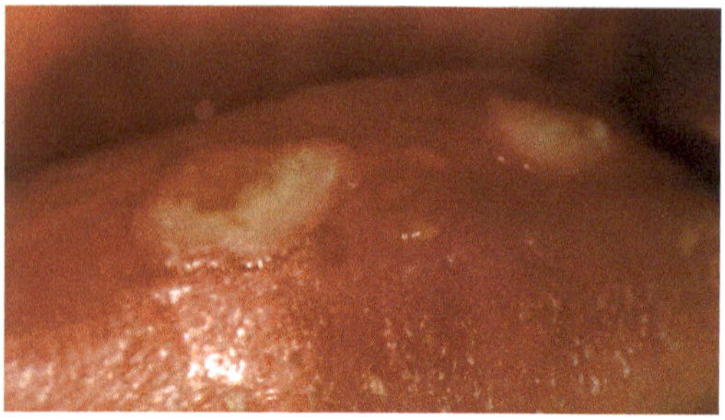

Abb. 20 Aphthöse Effloreszenzen an der Innenseite der Unterlippe.

Oberflächenstruktur auf (Tab. 10). Zungenbrennen ist ein Symptom bei einer Reihe von Allgemeinerkrankungen, wobei die hohe Beteiligung von Bluterkrankungen auffällig ist.

Auch die **Lippen** werden zur Beurteilung des Patienten hinzugezogen. Normalerweise sind die ungeschminkten Lippen frischrot und zeigen senkrecht verlaufende Falten, die vor dem Übergang der Lippenschleimhaut in die Epidermis der perioralen Region enden. **Trockene** Lippen mit aufgerissenen oder verschorften Falten sind Hinweis auf akute Infekte, Mundatmung, aber auch gelegentlich auf unzureichende Hautpflege. **Rhagaden** an den Mundwinkeln, vor allem bei älteren Menschen, weisen auf eine zu tiefe Bisslage hin, sollen sich aber auch bei chronischem Eisenmangel und Anämien entwickeln. Bei viralen oder bakteriellen Infekten des oberen Respirationstrakts, aber auch bei Ekel oder Schreck können sich herpesähnliche **Bläschen** bilden, die rasch aufplatzen und nässende, später verschorfende Defekte zurücklassen, die nach Beendigung des Infekts ausheilen. Nicht heilende **ulzerative** Lippenveränderungen sind nicht selten Präkanzerosen oder beginnende Lippenkarzinome (Anamnese!).

Schon bei der Anamnese und den ersten Gesprächen mit dem Patienten fällt eine Veränderung der **Ausatmungsluft** auf (Foetor ex ore). Die normale Exspirationsluft riecht leicht säuerlich. Von zahnärztlichem Interesse ist der aashafte, faulige Gestank, der durch Pulpagangrän, massive Taschenbildung oder eine akute nekrotisierende ulzerierende Gingivitis/Parodontitis hervorgerufen werden kann, aber auch durch pathologische Veränderungen des Respirations- und Magen-Darm-Trakts bewirkt wird. Beim Diabetes mellitus ist ein süßlicher, azetonartiger Mundgeruch typisch. Neue Ansätze in der Diagnostik („künstliche Nase") versuchen durch Differenzierung des Foetor ex ore eine frühe Diagnostik parodontaler Erkrankungen herbeizuführen.

Tabelle 9 Pathologische Veränderungen der Zunge.
Norm: rosig gefärbt, feinkörnige Oberfläche, feucht glänzend; Objektivierung: Histologie, Mikrobiologie.

Symptom	Anzeichen für
Zahnimpressionen	Metrische Missverhältnisse, Fehlfunktionen Hämangiom, Akromegalie, Trisomie 21, Amyloidose, Dysgnathien, Parafunktionen, Tumor
Trockene Zunge	Mundatmung behinderte Nasenatmung durch Septumdeviation und Adenoide oder Dyspnoe fehlende oder verminderte Speichelsekretion Fieber postentzündlicher Funktionsausfall der Speicheldrüsen
Trockene, brennende Firniszunge	Entzündung Speichelsteine Diabetes mellitus
Umschriebene Vergrößerung	Ödem Hyperplasie Neoplasie
Glatte Zunge	Atrophie Carcinoma ventriculi perniziöse Anämie chronische Hepatitis Leberzirrhose

Tabelle 10 Zungenbelag und Zungenbrennen.
Norm: ein morgendlicher geringer Belag, der nach der Mundpflege oder nach dem Essen über Tag verschwindet; Objektivierung: Mikrobiologie, Zytologie.

Symptom	Anzeichen für
Belag: grau, vermindert feucht	Gastritis, Cholezystitis, akute Hepatitis
Belag: schmutzig gelbgrau, vorwiegend hintere Zungenpartien, pralle Venen am Zungengrund und sublingual	Bronchitis, Virusgrippe
Belag: braungrau, trocken	Urämie, Typhus abdominalis
Belag: grau, leicht abwischbar, meist auf hinteren Zungenpartien, bis in Pharynx reichend	Soor (Oidium albicans), Resistenzminderung bei Kindern und nach Vernichtung der physiologischen Mundflora durch lange Antibiotikatherapie
Brennen: Hunter-Zunge, rote Lackzunge, evtl. mit Aphthen	Eisenmangel, Vitamin-B_{12}-Mangel, hypochrome Anämie, Morbus Biermer (Anaemia perniciosa Biermer)
Zungenbrennen (Glossodynie)	Vitaminmangel, Arteriosklerose, Syphilis, Enterokolitis, Colitis ulcerosa
Plummer-Vinson-Syndrom*	Eisenmangel, Anämieformen
Himbeerzunge	Scharlach
Zungenulkus	Syphilis, Tuberkulose, Agranulozytose, Leukose, Karzinom, HIV
Vorwölbung, derber Tumor mit glatter oder blumenkohlartiger Oberfläche, auf lokale Therapie nicht ansprechend	Ulzeröses Karzinom

* wahrscheinlich auf komplexem Vitamin- und Eisenmangel basierende Dysphagie mit schmerzhaften Schluckbeschwerden bei trockenem Hals, Zungenbrennen, Ösophagus- und Kardiaspasmen, Schleimhautatrophie in Mund, Rachen, Speiseröhre und Magen; gilt als Präkanzerose für das Ösophaguskarzinom; hämatologisch hypochrome Anämie.

Der **Speichel** spielt bekanntlich eine wichtige Rolle als Gleitmittel, bei der Verdauung, beim Abbau der Zucker und bei der immunologischen Abwehr. Seine Menge, Viskosität und Zusammensetzung unterliegt starken individuellen Schwankungen. Allgemein kann gesagt werden, dass der Speichelfluss bei Intoxikationen und akuten Entzündungen in der Mundhöhle vermehrt ist, während er bei fiebrigen Allgemeinerkrankungen vermindert ist. Die Viskosität ist bei akuten Entzündungen in der Mundhöhle erhöht.

5.6 Röntgen

Die durch die marginale Parodontitis veränderte Knochenstruktur lässt sich röntgenographisch darstellen. Normalerweise verläuft der **Limbus alveolaris** (Alveolar Crest) 2–3 mm unterhalb der Schmelz-Zement-Grenze in ähnlicher Arkadenform wie die Gingiva. Durch eine deutliche Kortikalis ist er von den darüber liegenden Weichteilen abgegrenzt. Nur im Bereich der unteren Front ist wegen der Grazilität der Interdentalsepten eine klare Begrenzung gelegentlich nicht erkennbar. Die Zahnfächer sind durch die Zeichnung der Alveolenkortikalis sichtbar. Zwischen der Kortikalis und dem Wurzelumriss befindet sich auf dem Röntgenbild der desmodontale Spalt, der in der Wurzelmitte schmaler als in der Gegend der Wurzelspitze oder des Zahnhalses ist. Seine Breite ist bei funktionell stärker beanspruchten Zähnen größer. Die Spongiosa des Alveolarknochens ist in der Regel gut erkennbar und individuell unterschiedlich ausgebildet.

Eine Auflösung der limbalen Kortikalis sowie verwaschene Strukturen der Spongiosa sprechen für chronische bis subakute Entzündungen. Ein Zurückweichen des Limbus alveolaris

(Höhenabbau, Abb. 21) in Richtung Wurzelspitze unter Erhaltung der Kortikalis ist das Zeichen für atrophische Vorgänge am Zahnhalteapparat.

Unter **Seitenabbau** (s. Abb. 21) wird oft die erhebliche trichterförmige Erweiterung des Desmodontspalts im marginalen Bereich verstanden. Dies sind erste röntgenographische Anzeichen parodontaler Knochendestruktionen ebenso wie Unschärfen und leichte Verschattungen an der Kuppe der interdentalen Septen. Der von koronal nach apikal im Desmodontraum stattfindende Seitenabbau des Alveolarfortsatzes wird allgemein als das Ergebnis entzündlich-dystrophischer Vorgänge angesehen. Reiner Höhenabbau ohne Verbreiterung des Desmodontspalts kommt durch normale altersbedingte Biomorphose zu Stande.

a

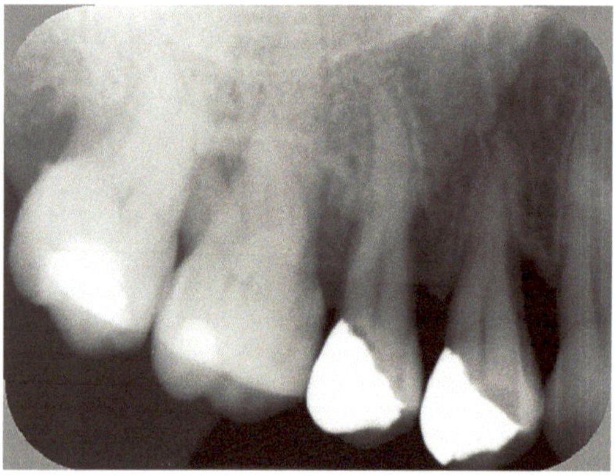

b

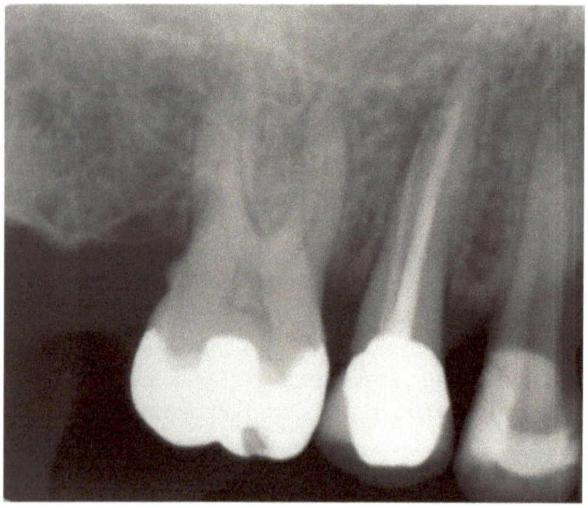

Abb. 21a Röntgenaufnahme des rechten oberen Seitenzahngebiets. Man erkennt einen allgemeinen Höhen- und Seitenabbau des alveolären Knochens, mesial von Zahn 14 massiven Seitenabbau infolge der marginalen Parodontitis, an Zahn 16 eine Furkationsbeteiligung bei deutlichem Stützgewebeverlust an der disto-bukkalen Wurzel, Konkrementablagerung distal des Zahnes 17. Metallische Füllungen an beiden Prämolaren.
b) Röntgenaufnahme der Zähne 14, 15 und 16. Zahn 15 zeigt eine Füllung des Wurzelkanals. Klinisch war eine vestibuläre > 12 mm tiefe Tasche zu sondieren. Ein Guttaperchastift wurde vor der Röntgenaufnahme in die Tasche eingebracht. Bei operativer Öffnung zeigte sich eine Längsfraktur der Wurzel.

Zur Unterstützung klinischer Befunde, zur Bestätigung des Verdachts auf Knochenveränderungen und als zusätzliche Informationsquelle dienen die **Panoramaschichtaufnahme** oder der **Röntgenstatus mit 14 Einzelbildern** (Tab. 11). Der Einzelbildstatus wird in der Rechtwinkeltechnik mit Rechteckblende und mit hochempfindlichem Filmmaterial (Empfindlichkeit E oder F) aufgenommen. Die ärztliche Notwendigkeit (Indikation) zum Röntgen muss erwiesen sein und dokumentiert werden.

Die Beurteilung des Röntgenbilds erlaubt die Feststellung über Umfang und Art des Verlusts an alveolärem Knochen (Höhen-, Seitenabbau, intraalveoläre Defekte, „Knochentaschen"; s. Abb. 21). Das Ausmaß der noch intakten intraalveolären Wurzellänge kann mit einem Messlineal [5] prozentual bestimmt werden. Eine mögliche Furkationsbeteiligung kann man durch Aufhellungen in diesen Bereichen erkennen, was bei Unterkiefermolaren besser gelingt als bei den Molaren und dem ersten Prämolaren im Oberkiefer (s. Abb. 21). Bei isolierten tiefen parodontalen Defekten sowie bei kombinierten endodontalen-parodontalen Problemen können in der Röntgendiagnostik **kontrastverstärkende Mittel** (z.B. Guttapercha) verwendet werden (s. Abb. 21).

Moderne Methoden mit digitalisierter Aufnahmetechnik minimieren nicht nur die Strahlenbelastung, sondern sind auch für Verlaufsstudien mit entsprechenden elektronischen Vergleichsmöglichkeiten der Bilder (Subtraktionsmethode, Dichtebestimmung des Knochens) nützlich. Veränderungen des alveolären Knochens nach therapeutischen Eingriffen (GTR, GBR) sind mit den üblichen Röntgenmethoden erst nach ca. sechs Monaten erkennbar. Computertomographie (CT) oder Magnetresonanzverfahren (MRT) sind für die parodontale Diagnostik nicht notwendig (Strahlenbelastung, Kosten). Besonders hilfreich ist der Vergleich von Röntgenbildern, die über einen längeren Zeitraum den Verlauf einer Erkrankung dokumentieren. Deshalb sollten die Patienten ihren Röntgenpass dem behandelnden Zahnarzt vorlegen können und möglichst ältere Röntgenbilder zur Beurteilung mitbringen.

Als **Konzept** für die Röntgendiagnostik bietet sich folgendes Vorgehen an [43]: Bei der moderaten Parodontitis und jüngeren Patienten werden Bissflügelaufnahmen und zur Ergänzung im Frontzahnbereich

Tabelle 11 Möglichkeiten und Grenzen des Röntgenbefunds in der Parodontologie.

Grundsätze: Räumliche Beziehungen rechtwinklig zum Strahlengang werden proportional und in zwei Ebenen dargestellt.
Räumliche Beziehungen parallel zum Strahlengang werden übereinander projiziert und in einer Ebene dargestellt.
Röntgenbefunde sichern und unterstützen die klinische Diagnostik.
Röntgenbefunde allein erlauben keine Aussage über Ätiologie und Pathogenese, Taschenbildung oder Zahnlockerung, Therapieerfolg oder unterlassene Therapie.

Darstellung auf dem Röntgenbild	Auf dem Röntgenbild nicht dargestellt
Position und Struktur des Alveolarseptums und des interradikulären Knochens	Räumliche Ausdehnung von Taschen und Knochendeformitäten in vestibulo-oraler Richtung
Alveolarknochen und Desmodontspalt mesial, distal und apikal	Struktur und Position des palatinalen/lingualen und vestibulären Alveolarknochens und Desmodontspalts
Metrische und strukturelle Beziehungen zwischen klinischer Krone und klinischer Wurzel	Beziehungen zwischen Hart- und Weichgeweben, nur bei Fernröntgen und Kontrastverstärkung möglich
Dichte approximale Konkrementanlagerungen	Spärlich oder wenig mineralische Konkrementanlagerungen, sämtliche palatinalen/lingualen oder vestibulären Inkrustationen
Approximale Ränder metallischer Restaurationen	Räumliche Beziehung zwischen metallischen Restaurationen und Zahnhartsubstanzen palatinal/lingual und vestibulär

Einzelbilder empfohlen. Als Standardverfahren bei der chronischen Parodontitis wird zunächst eine Panoramaschichtaufnahme mit der Begrenzung auf die Kiefer sinnvoll sein. Einzelbilder von der Prämolaren- und Eckzahnregion ergänzen das OPTG. Bei der empfohlenen Verlaufskontrolle ist darauf zu achten, dass vergleichbare Methoden genutzt werden.

5.7 Pathomorphologische Veränderung des Alveolarknochens

Ist der Stützgewebeverlust bei geringer Sondierungstiefe noch gering, kommt es jedoch bei fortgeschrittener Parodontitis mit erheblichem Stützgewebeverlust zu deutlichem Knochenabbau, der anfänglich ein Seitenabbau ist (trichter-, kraterförmige Erweiterung des Desmodonts von marginal nach apikal), später auch die Höhe des alveolären Knochens reduziert. Je schmaler das interdentale Knochensystem angelegt ist, desto eher wird es im Verlauf der marginalen Parodontitis zum Höhenabbau kommen. Dies ist vor allem im unteren Frontzahngebiet der Fall.

Entsprechend der Art und dem Umfang des Knochenabbaus unterscheidet man ein-, zwei-, drei-, vierwandige und komplexe intraalveoläre Taschen (Abb. 22). Die Benennung richtet sich nach den noch vorhandenen, die Tasche begrenzenden knöchernen Wänden. So liegt eine **dreiwandige Knochentasche** dann vor, wenn z. B. im approximalen Bereich der parodontale Seitenabbau dazu geführt hat, dass der Defekt palatinal/lingual, distal und vestibulär von Knochen begrenzt wird, während mesial die Wurzeloberfläche des betreffenden Zahnes die Begrenzung darstellt (s. Abb. 22). Bei einer **zweiwandigen** intraalveolären Tasche wäre im gleichen Fall z. B. die distale, ehemals vom Knochen gebildete Begrenzung nicht mehr vorhanden, d. h. die Wurzeloberfläche des distalen Nachbarzahnes bildet die Begrenzung des jetzt auch als interdentaler Knochenkrater bezeichneten Defekts. Eine zweiwandige intraalveoläre Tasche entsteht auch dann, wenn im geschilderten Beispiel nicht die distale, sondern die vestibuläre oder die linguale Knochenbegrenzung verloren geht. Wird der Defekt nur noch von einer Knochenwand begrenzt, liegt eine **einwandige** intraalveoläre Tasche vor.

Oftmals findet man im Operationspräparat eine Kombination der hier vorgestellten Formen derart, dass im koronalen Bereich des Defekts die prognostisch und therapeutisch ungünstigen ein- oder zweiwandigen Strukturen vorliegen, während weiter apikal eine dreiwandige intraalveoläre Tasche besteht. Bei fortgeschrittenen Formen der Parodontitis bleibt

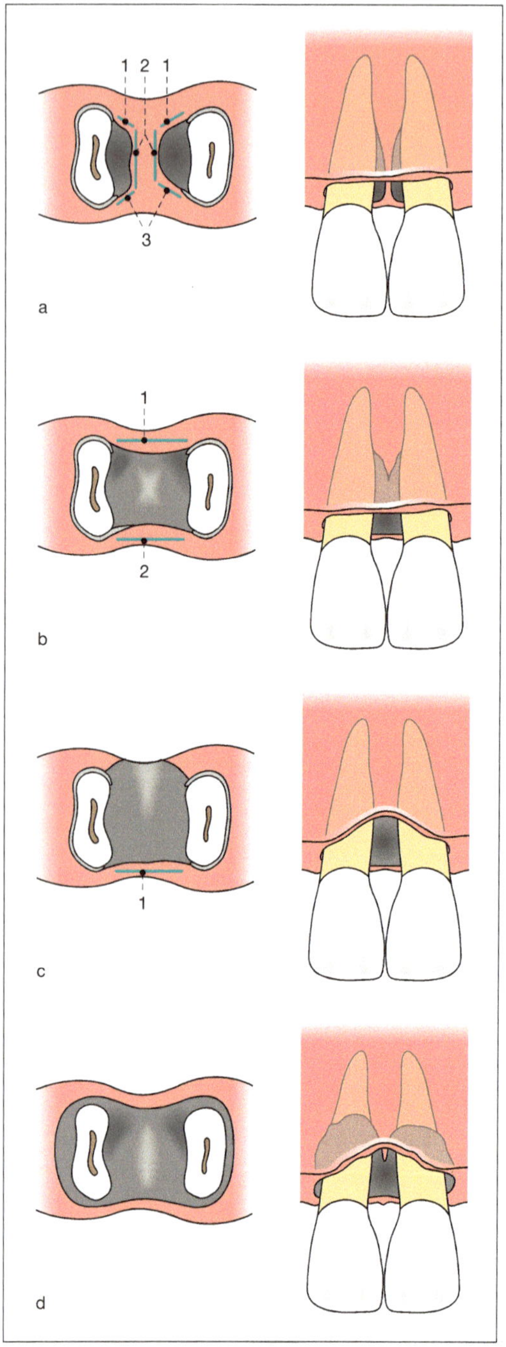

Abb. 22 Grafische Darstellungen der verschiedenen Morphotypen von alveolären Knochendefekten infolge einer marginalen Parodontitis: dreiwandig (a), zweiwandig (b), einwandig (c), kombiniert (d).

der Knochenabbau nicht auf einen Zahn begrenzt, sondern betrifft ganze Zahngruppen bzw. die gesamte Zahnreihe. Es liegen im Gegensatz zu den oben genannten einfachen so genannte komplexe Taschen vor.

Die Art und der Umfang des Knochenabbaus infolge der marginalen Parodontitis unterliegen großen Schwankungen und sind abhängig u.a. von der Position des Zahnes im Kiefer, von der Wurzelmorphologie, von der Höhe und Breite des alveolären Knochens und von der Dauer der bestehenden Parodontitis.

Mehrwandige Knochentaschen sind für therapeutische Interventionen (Reparation, Regeneration) eher erfolgversprechend als einwandige Knochendefekte.

5.8 Individuelles Risiko für parodontale Erkrankungen

Einige Faktoren, die mit dem Individuum in enger Beziehung stehen, werden in der parodontologischen Literatur auch als „Risikofaktoren" für das Entstehen sowie die weitere Progression von parodontologischen Erkrankungen diskutiert. Allgemein wird unter Risikozeichen eine Eigenschaft oder ein Ausdruck verstanden, der mit einer erhöhten Erkrankungswahrscheinlichkeit verbunden ist. Ein Risikofaktor ist dagegen ein Anzeichen oder ein Ausdruck, der die Erkrankungswahrscheinlichkeit erhöht.

Gemessen an diesen Definitionen werden als **allgemeine Risikofaktoren** für parodontale Erkrankungen allgemein anerkannt: ethnische Zugehörigkeit, Geschlecht, vererbte Dispositionen für schwere und frühzeitige parodontale Erkrankungen (Zwillingsstudien [22]), kongenitale Immunschwächen, Phagozytosedefekte bzw. Dysfunktionen der polymorphkernigen Leukozyten oder der Makrophagen, die bei der ersten Linie der Infektabwehr eine entscheidende Rolle spielen, allgemeine schwere konsumierende Erkrankungen.

Als weitere Risikofaktoren im Zusammenhang mit der marginalen Parodontitis bei **systemischen Erkrankungen** gelten (Tab. 12) z.B. das Ehlers-Danlos-Syndrom, die Hypophosphatasie, das Sturge-Weber-Syndrom, Funktionsstörungen und Chemotaxiedefekte von polymorphkernigen Granulozyten und Monozyten (Chediak-Higashi-Syndrom, Lazy-Leukocyte-Syndrom), hämatologische Erkrankungen (zyklische Neutropenie, Agranulozytose, Antikörpermangel-Syndrom, Panmyelopathien, Leukämien), systemische Erkrankungen mit dermatologischem Bezug (s. Tab. 16) (vernarbendes Schleimhautpemphi-

Tabelle 12 Ausgewählte Syndrome und ihre Symptomatik (nach Roche Lexikon Medizin. 5. Aufl., Urban & Fischer, München 2003; Schneider, G.: Klinische Syndrome der Kiefer-Gesichtsregion. Volk und Gesundheit, Berlin 1975).

Bezeichnung (Syndrom)	Charakteristik
Down	Trisomie 21; Syndrom mit geistiger Behinderung unterschiedlichen Ausmaßes und einer Reihe körperlicher Merkmale (Dysmorphiezeichen, u.a. hoher Gaumen, große Zunge und Zahnfehlstellungen)
Papillon-Lefèvre	Verhornungsstörungen der Haut mit Horn- und Schuppenauflagerung, Keratodermie, massive Parodontitis
Albright	1. Phosphatdiabetes (Albright-Butler-Bloomberg-Syndrom); 2. Albright-Osteodystrophie: durch periphere Parathormonresistenz bewirkter familiärer Pseudohypoparathyreoidismus mit latenter oder manifester hypokalzämischer Tetanie
Rathbun	Erblicher Phosphatasemangel, Hypophosphatasie
Lazy Leukocyte	Immundefekt mit verlangsamter Leukozytenmotilität und peripherer Neutropenie, aber normaler myeloischer Granulopoese; rekurrierende schwere Infektionen
Chediak-Higashi	Sehr seltene, autosomal-rezessiv erbliche Stoffwechselerkrankung, gekennzeichnet durch Riesengranula in neutrophilen und eosinophilen Granulozyten, Lympho- und Monozyten, ferner allgemeiner Pigmentmangel, Pigmentdystrophie, Lichtscheu, rezidivierende eitrige Infektionen (Defekt der natürlichen Killerzellen und der Chemotaxis), gesteigerte Schweißbildung, verminderte Tränensekretion, Hepatosplenomegalie, Anämie, Leukopenie, Thrombopenie
Sturge-Weber	Frühembryonale Gefäßentwicklungsstörung, bei einigen Fällen autosomal-dominanter Erbgang mit Hämangiombildungen an Gesicht (Trigeminusbereich), Meningen und Choroidea (als neurokutanes Syndrom). Außer einem ausgedehnten Naevus flammeus des Gesichts mit Glaukom des gleichseitigen Auges bestehen infolge Verkalkung der Angiome und infolge sekundärer Hirnschädigung Krampfanfälle, evtl. Lähmungen (als Hemiparese), geistige Entwicklungsverzögerung und/oder hirnorganisches Psychosyndrom
Ehlers-Danlos	autosomal-dominant bzw. -rezessiv und X-chromosomal erbliche „Mesenchymose" (Synthese- und/oder Vernetzungsstörung der Kollagene) mit typischen Haut- und Weichteilveränderungen (Cutis hyperelastica, abnorme Hautverletzlichkeit, Ekchymosen, Schlaffheit von Narben, Überstreckbarkeit der Gelenke, Hypotonie der Muskulatur), mit Osteoporose, Blutungen, Gefäßrupturen. Histologisch findet man mangelhafte Verflechtung der straffen kollagenen Fasernetze, Fehlbildung der Elastika, zystische Hohlräume

goid, Lichen planus, Lichen erosivus, Pemphigus vulgaris), gingivoparodontale Manifestationen viraler Erkrankungen (Gingivostomatitis herpetica, Herpes zoster), gingivoparodontale Symptome bei genetisch bedingten Syndromen (Down-Syndrom, Papillon-Lefèvre-Syndrom, Albright-Syndrom, Rathbun-Syndrom).

Als **erworbene Risikofaktoren** sind allgemeine Bedingungen wie z.B. zunehmendes Lebensalter, eine mögliche Mangelernährung (Hypovitaminosen), verschiedene Medikamentennebenwirkungen (Diphenylhydantoin, Cyclosporin A, Kalziumkanalblocker), psychischer Disstress und vor allem das Aquired Immune Deficiency Syndrome (AIDS) sowie verschiedene Autoimmunerkrankungen und der Diabetes mellitus Typ I mit schlecht eingestellter Stoffwechsellage zu nennen.

Die **HIV-Infektion** und Manifestation der **AIDS-Erkrankung** verursacht eine Vielzahl von opportunistischen bakteriellen Infektionen, die durch virale und fungizide Infekte noch maskiert werden können. Die Vielfalt des klinischen Bildes bezieht die Gingiva, das Parodontium, die Mundschleimhaut, die Zunge, den harten und weichen Gaumen und die Lippen ein. Zwischen der Infektion mit dem HIV-Retrovirus und der klinischen Manifestation von oralen opportunistischen Infektionen, Pilzerkrankungen oder Tumoren (Kaposi-Sarkom) vergehen Monate bis Jahre, in denen eine asymptotische Lymphadenopathie persistiert. Das HI-Virus hat große Affinität zu CD4-Rezeptoren, was im Endeffekt zum Zusammenbruch der zellvermittelten Immunabwehr und zu malignen Tumoren führt[1] [18]. Die opportunistischen Infektionen bei AIDS sind bakterielle Infektionen (Gingivitis, Parodontitis, schnell nekrotisierend und Gewebsdefekte zurücklassend), mykotische Infektionen (Candidiasis, Histoplasmose, papilläre Hyperplasie), virale Infektionen (Herpesinfektion, Herpes zoster, Haarleukoplakie, Zytomegalievirusinfektion, Varizella-zoster-Virusinfektion). Neben den Infektionen ist die Entwicklung von Neoplasien (Kaposi-Sarkom: häufigster maligner Tumor bei HIV-Infizierten, hier meist vor dem 50. Lebensjahr auftretend und mit atypischem Verlauf, z.B. Lokalisation auch in der Mundhöhle und im Gastrointestinaltrakt; Non-Hodgkin-Lymphom: monoklonale maligne Erkrankungen, die von B- oder T-Zellen des lymphatischen Gewebes ausgehen und sich von den Hodgkin-Lymphomen durch das Fehlen der typischen Hodgkin-Zellen abgrenzen lassen) ein Symptom der manifesten AIDS-Erkrankung.

Nikotinabusus wird allgemein als Risikofaktor für eine Progression der marginalen Parodontitis anerkannt (Raucher zeigen das 2- bis 7fach höhere Risiko für parodontale Erkrankungen [8, 29]).

Bezogen auf den oralen Befund könnte man einen jungen Erwachsenen mit ca. 30 Jahren, der folgende Befunde zeigt, als stark gefährdet bezeichnen:

- wiederholte Blutungen nach Sondierung
- Sondierungstiefen größer als 6 mm
- Attachmentverlust größer als 7 mm
- subgingivale Plaque mit *P. gingivalis, T. denticola, T. forsythensis* und *A. actinomycetemcomitans* wird wiederholt gefunden
- Furkationsbefall bei mehrwurzeligen Zähnen
- Es sind bereits Verluste von Zähnen aus parodontalen Gründen anamnestisch zu erheben.
- Radiographische Aufhellungen im Furkationsbereich sind zu diagnostizieren.

Bei der am Individuum notwendigen Bestimmung einer evtl. vorhandenen erhöhten **Disposition** für Erkrankungen des Parodontiums sind folgende **Kriterien** zu berücksichtigen:

- Lebensalter des Patienten
- vorhandene Zahnzahl
- ermittelter Wert für erkrankte, fehlende und gefüllte Zähne oder Zahnflächen (DMF-t-s-Wert) und Vergleich mit dem für das Lebensalter bekannten Wert in der Population
- orientierend gemessener Attachmentverlust an ausgewählten Zähnen (PSI)
- Wert für den API
- festgestellte Blutung nach Sondierung
- Furkationsbefall durch eine marginale Parodontitis
- vestibuläre Gingivatextur und -farbe
- Eigenanamnese (parodontale Abszesse? Medikamenteneinnahme? Stoffwechselstörungen? Nikotinabusus? Lokale/generalisierte Dysgnathien? Zahnreinigungsgewohnheiten? Häufigkeit zahnärztlicher Betreuung?)
- Familienanamnese (frühzeitiger Zahnverlust bei Eltern oder Geschwistern?).

Wie schon ausgeführt, ist das **Lebensalter** bei der Bestimmung des individuellen Risikos ein wichtiges Kriterium. Demzufolge ist die individuelle oder Gruppenprophylaxe auf bestimmte Lebensaltersstufen angepasst. Es ist offensichtlich, dass Kinder und Jugendliche anders zur Gesunderhaltung motiviert werden können als Erwachsene. Wiederum gibt es Unterschiede in der Aufklärung und Motivation zur Mundhygiene bei jungen Erwachsenen, Personen in der Lebensmitte, bei älteren Erwachsenen und Menschen im Ruhestand. Das individuelle Aufklärungsgespräch versucht, auf die Möglichkeiten und Bedingungen des Patienten einzugehen, Besonderheiten zu berücksichtigen sowie die Teilziele entsprechend zu formulieren.

5.9 Befunddokumentation

Parodontale Befunde des Status praesens müssen, wie auch sonst bei anderen Befunden in der Medizin üblich, schriftlich festgehalten werden. Seit langem sind dafür unterschiedliche Formblätter, so genannte parodontale Status, üblich. Neben der übersichtlichen Sammlung und Darstellung der Einzelbefunde haben solche Status auch eine Erinnerungsfunktion.

In Deutschland ist nach der initialen Therapie und vor dem Beginn einer systematischen weiterführenden parodontalen Therapie das Ausfüllen eines von den gesetzlichen Krankenkassen und Ersatzkassen vorgeschriebenen Befundblatts („Parodontalstatus") zwingend vorgeschrieben, mit dessen Hilfe nach Abschluss der Behandlung auch die Abrechnung erfolgt.

[1] Lymphozyten-Subpopulationen im Frischblut: quantitative Bestimmung der T-Helfer- (CD4) und der T-Suppressorzellen (CD8). CD4 bei Gesunden 800–1200/µl; Werte unter 500/µl sprechen bei Nachweisbarkeitsdauer über drei bis sechs Monate für HIV-Infektion.

Anatomische Modelle beider Kiefer mit einer Bissfixierung (seit 1.1.2004 nicht mehr zwingend vorgeschrieben) sowie Röntgenbilder aller Zähne vervollständigen den Befund. Dieser „Parodontalstatus" entspricht nicht einer notwendigen parodontalen Diagnostik.

Es wird dringend empfohlen, neben den Sondierungstiefen alle anderen schon genannten Symptome in einem geeigneten Formblatt zu dokumentieren.

Für die individuelle Prophylaxe existiert ebenfalls eine große Anzahl von Formblättern, in denen die Befunde der oralen Hygiene (z.B. API) und einer positiven Provokationsblutung fixiert werden können. In Abbildung 10b sind Ausschnitte des an der Abteilung Parodontologie und Synoptische Zahnmedizin (Zentrum Zahnmedizin, Universitätsklinikum Charité, Humboldt-Universität Berlin) üblichen parodontalen Status zu sehen. Die Befundaufnahme führt zu einer Diagnose und zu einer prognostischen Bewertung der parodontalen Krankheit (auf den Zahn oder auf den Patienten bezogen).

Die mit dem Patienten gemeinsam zu besprechende **Therapieplanung** wird ebenfalls in einem Formblatt festgehalten, wobei dabei nicht nur die parodontale Therapie, sondern die für den Patienten notwendige und zweckmäßige synoptische Behandlung in zeitlicher Reihenfolge aufgeführt wird. Daraus darf allerdings kein starres Festhalten an der einmal festgelegten Methodik abgeleitet werden, sondern in Abhängigkeit von der Reaktion der oralen Gewebe auf die Therapie und von der Bereitschaft des Patienten wird das therapeutische Handeln in regelmäßigen Abständen in Bezug zum angestrebten Ziel überprüft.

Tabelle 13 Differenzialdiagnostische Abgrenzung der marginalen Parodontitis. *Tab.-Hinweis auf S. 142*

Abgrenzung von	Differenzialdiagnostisch besondere Merkmale
Pulpitis acuta radicularis	Berührungsempfindlichkeit, irradiierender Dauerschmerz Primär- oder Sekundärkaries, chronische traumatisierende Okklusion?
Akute/chronische periapikale Ostitis	Perkussionsempfindlichkeit, Verlängerung des Zahnes, Avitalität, subperiostale und/oder submuköse Abszessbildung
Gingivitisformen	Keine Taschenbildung, keine Konkremente, Röntgenbefund i. A. ohne pathologische Veränderungen, keine Zahnlockerung
Tumorförmige Osteopathien	Allgemeine Knochenbeteiligung, paraklinische Befunde, Anamnese
Infektionen mit besonders charakterisierten Entzündungen, z.B. Syphilis III, Tbc, HIV-Infektion, AIDS-Manifestation	Anamnese, Histologie, serologische Befunde charakteristische Geschwüre, keine Beschränkung auf die Gingiva Opportunistische Infektionen
Eosinophiles Granulom	Allgemeine Knochenbeteiligung (Schädelkalotte, Becken), Atypischer isolierter hochgradiger Abbau des Alveolarkamms im frühen Erwachsenenalter, Histologie, paraklinische Befunde
Dyskeratosen	Beteiligung der äußeren Haut Vorzeitiger hochgradiger Abbau des Alveolarkamms Leukokeratotische Mundschleimhautveränderungen Anomalien in Zahnzahl, Zahnform, Entwicklungsstörungen der Zähne
Hypovitaminosen Vitaminmangelsyndrome	Beteiligung der äußeren Haut und Augen Entwicklungsstörungen der Zähne Beteiligung des gesamten orofazialen Systems
Hormon- und Stoffwechselstörungen	Allgemeinsymptome oft vorherrschend, serologische Befunde Therapieresistenz der lokalen Veränderungen

5.10 Differenzialdiagnostik

Die entsprechend der gesammelten Befunde, der kritischen Bewertung der Daten sowie der Einordnung der Symptome in diagnostische Cluster, d.h. Krankheitsbezeichnungen, festgelegte Differenzialdiagnose ist die Voraussetzung für die richtige und Erfolg versprechende Therapie (Tab. 13 und 14).

Die Bewertung einzelner parodontaler Diagnosen und ihre gegenseitige Abgrenzung sowie die differenzialdiagnostische Abklärung zu anderen, ähnlichen Krankheitsbildern ist eine zwingende Voraussetzung ärztlichen Handelns.

Tabelle 14 Diagnostik verschiedener parodontaler Erkrankungen.

Bezeichnung	Leitsymptome	Nebensymptome	Ursachen
Chronische Parodontitis	Supraalveoläre Taschen, intraalveoläre Taschen, Zahnstein, Konkremente, Befestigungsverlust, Knochenverlust, pathologische Zahnbeweglichkeit, Furkationsbefall Röntgenbild: Höhen- und Seitenabbau	Positive Provokationsblutung von Gingiva oder aus der Tiefe der Tasche (verzögert), gelegentlich kann Gingivablutung fehlen (Dormant Stage), leichte Beschwerden, im fortgeschrittenen Stadium Zahnlockerungen, Zahnstellungsänderungen, Retraktion der Gingiva	1. Mikrobielle opportunistische Infektion 2. Supra- und subgingivale Plaque 3. Gingivitis 4. Lokale Reizfaktoren
Aggressive Parodontitis (präpubertale Parodontitis)	Kleinkind- und Kindesalter, Milchgebiss, Wechselgebiss massiver Stützgewebeverlust, „Ausfall“ der Zähne	Schmerzen, Nahrungsaufnahme erschwert, Entwicklung der Sprache beeinträchtigt, psychischer Leidensdruck durch frühzeitigen Zahnverlust, Zahnerhaltung meist nicht möglich	Symptom einer systemischen Erkrankung: z.B. Keratose-Syndrome, Entwicklungsanomalien, Phosphatdiabetes
Aggressive Parodontitis, lokalisiert (juvenile Parodontitis)	Auftreten im Jugendalter während der Pubertät, selektiver Befall der ersten Molaren und der Schneidezähne, ohne Therapie progredienter Verlauf, dann auch generalisiert	Auf andere Parodontien übergreifend, kaum supragingivale Plaqueakkumulation, Furkationen meist noch nicht befallen	1. Spez. Bakterienflora 2. Funktionseinschränkung der PMG 3. Subgingivale Morphologie Zement
Aggressive Parodontitis, generalisiert (rapide progressive Parodontitis)	Stürmischer Verlauf, junge Erwachsene < 35 Jahre betroffen, meist mehrere Zähne befallen (> 3 permanente Zähne außer ersten Molaren und Incisivi)	Kaum supragingivale Plaqueakkumulation, Furkationen gelegentlich noch nicht befallen, multiple und rezidivierende Abszesse	1. Spez. Bakterienflora 2. Subgingivale Morphologie Zement 3. Erniedrigte Serum-AK gegen subgingivale Keime
Parodontaler Abszess	Heftige Schmerzen, umschriebene Schwellung	u.U. Fistelbildung	1. Tascheninfektion 2. Furkationsbefall 3. Individuelle Disposition 4. Parodontal-endodontale Läsion
Nekrotisierende ulzerierende Parodontitis	Symptome der ANUG Zahnlockerung, Gewebedefekte, Nischen, Foetor ex ore	Blutung, Schmerzen, Fieber, Krankheitsgefühl, bei längerem Krankheitsverlauf Gewichtsabnahme	1. Rezidivierende ANUG 2. Akute Exazerbation einer Parodontitis mit Schlupfwinkelbildung 3. HIV-Infektion, AIDS-Manifestation 4. Störung der Leukopoese, RHS

Für die detaillierte Darstellung der Krankheitsbilder wird auf Kapitel 1 „Nomenklatur und Klassifikation" verwiesen. Entsprechend dem neuen Klassifikationsschema ist bei der Bewertung die Gruppe der nicht durch Plaque induzierten gingivalen Erkrankungen ebenso zu berücksichtigen (Tab. 15) wie ihre differenzialdiagnostische Abgrenzung zu akuten ulzerierenden Krankheitsbildern (Tab. 16). Die Differenzialdiagnose wird personenbezogen festgelegt.

Da die Ausprägung der parodontalen Erkrankung pro Zahnfläche sehr unterschiedlich sein kann, also neben tiefen Defekten fast nicht geschädigte Bereiche in unmittelbarer Nachbarschaft gefunden werden, ist eine **zahnbezogene** Festlegung der Therapie und Bestimmung der Prognose notwendig (Tab. 17). Dies ist vor allem dann geboten, wenn im parodontal geschädigten Lückengebiss nach der parodontalen Behandlung eine Restauration des Gebisses geplant wird.

Mit dem Ausmaß der parodontalen Schädigung wird auch gelegentlich die Entscheidung über den Zahnerhalt oder dessen Unmöglichkeit notwendig. Dafür gibt es von den KZVs Hinweise, die leider die modernen Möglichkeiten der parodontalen Therapie und ihre Erfolge nicht würdigen, aber von Gutachtern bei der Bewilligung für die eingereichten „Parodontalstatus" berücksichtigt werden.

Tabelle 15 Aufstellung einiger nicht durch Plaque induzierter gingivaler Läsionen (Classification System for Periodontal Diseases and Conditions. International Workshop for Classification 1999. Annals of Periodontology 4, 1 [1999]).

Bezeichnung	Angenommene Ursache	Kommentare
Gingivale Erkrankung durch spezifische Bakterien	Neisseria gonorrhoeae, Treponema pallidum, Streptokokken	
Virale Infektionen	Herpes-simplex-Virus Typ 1 und 2	Typ 1: vorrangig orale Manifestationen Typ 2: vorrangig anogenitale Infektionen, sekundär Mundhöhle primär herpetische Gingivostomatitis Herpes labialis Erythema exsudativum multiforme
	Varizella-zoster-Virus	Windpocken: kleine Ulzera an Zunge, Gingiva, Gaumen Neuinfektion führt zum Herpes zoster
Pilzinfektionen	Candida albicans, C. glabrata, C. krusei, C. tropicalis, C. parapsilosis, C. guilliermondii	Candidiasis als opportunistische Infektion Histoplasmose
Läsionen genetischer Prägung	Hereditäre gingivale Fibromatose	Symmetrische Verteilung
Gingivale Manifestation systemischer Bedingungen	Schleimhauterkrankungen	Lichen planus mit großer klinischer Vielfalt: retikulär, papulär, plaqueartig, erosiv/ulzerativ, bullös, atrophisch; nicht abwischbare, stippchenartige, linienförmige Epithelveränderungen, Wickham-Streifen Pemphigoid (Autoimmunerkrankung) Erythema exsudativum multiforme (polyätiologische Basis), klinische Vielfalt
	Allergische Reaktionen	zahnärztliche Werkstoffe mit Kontaktallergenen
Traumatische Läsionen	Diverse Traumata	Falsche und zu heftige Zahnreinigung thermische Verletzungen durch ungezügelte Nahrungszufuhr
Fremdkörperreaktionen	Verletzungen durch Fremdkörper	Fehlende Kontakte im Approximalbereich

Die meisten dieser Läsionen sind nicht nur auf die Gingiva beschränkt, sondern dehnen sich in unterschiedlichem Maß auf die Mundschleimhaut aus. Der parodontologisch tätige Zahnarzt wird zunehmend mit dieser Erkrankungsgruppe konfrontiert, sodass die Aufnahme dieser Erkrankungsgruppen in eine parodontologische Klassifikation gerechtfertigt erscheint.

Tabelle 16 Differenzialdiagnostische Abgrenzung zu akuten nekrotisierenden ulzerierenden parodontalen Erkrankungen (unter Verwendung von [38]).

Abgrenzung von	Differenzialdiagnostisch besondere Merkmale
I. Blasenbildende Erkrankungen:	
1. Erythema exsudativum multiforme	Zuerst Fleck, Papel, Bläschen oder Blase (subepidermal), danach Ulzerationen, landkartenartig begrenzt; ätzschorfartige, pseudomembranöse Beläge; diffuse hämorrhagische Erscheinungen, oft kein Befall der Gingiva, nur Mundschleimhaut; Hautbeteiligung
2. Bullöses Arzneimittelexanthem	Anamnese: Langzeitmedikation mit Sulfonamiden, Barbituraten, Antirheumatika klinisches Bild wie Erythema exsudativum multiforme
3. Pemphigus chronicus vulgaris	Intraepidermale bzw. intramuköse große Blase Erosion mit erheblicher Fibrinausschwitzung; Ulzeration; fast immer Lippensaumgebiet betroffen sowie periorale Hautveränderungen; schwere Beeinträchtigung des Allgemeinbefindens; plötzliches schubweises Auftreten
4. Vernarbendes Schleimhaut-pemphigoid	Submuköse Blase; grauweiße Ulzeration mit nachfolgenden narbigen Verziehungen; Hauptlokalisation Konjunktiva; enoral meist an zahnlosem Kiefer, Wange, weichem Gaumen, Zungenrand, Zungenunterseite; Lippenregion bleibt frei Allgemeinzustand gestört; chronischer Verlauf
5. Dermatitis herpetiformis Duhring*	Papeln, zahlreiche pralle Bläschen auf unverändertem Grund, kreisrunde Ulzerationen (schubweise); enorale Veränderungen folgen in 75% den Hautveränderungen nach; Hauptlokalisation: Gaumen, Wange, Zunge, Gingiva Juckreiz an der Haut; Schmerzen, Heiserkeit
II. Virusbedingte Erkrankungen:	
1. Exanthematische Infektionskrankheiten (Röteln, Masern, Windpocken)	Typische Veränderungen an der Mundschleimhaut zu typischer Zeit, Kindesalter
2. Gingivostomatitis herpetica	Akute Gingivitis und zahlreiche runde bis ovale, sehr schmerzhafte Nekrosen, Erosionen oder flache Ulzera mit hochrotem Hof; aphthöse Effloreszenzen der Mundschleimhaut in der vorderen Mundhöhle; äußerst schmerzhaft; betrifft Säuglinge, Kleinkinder, Jugendliche, evtl. junge Erwachsene, übertragbar auf Geschwister; hohes Fieber
3. Herpes zoster (Varizellen-Viren)	Bläschen auf düsterem Erythem; fibrinbedeckte Ulzerationen an der Schleimhaut; Krustenbildung an der Haut, Schmerzen; in der Mundhöhle halbseitig im Verlauf des N. trigeminus
4. Herpangina Zahorsky (Coxsackie-Viren)	Kettenförmig oder gruppiert angeordnete Bläschen auf entzündeter Unterlage; fibrinbedeckte Erosionen oder flache Ulzera mit rotem Hof Hauptlokalisation: hinterer Mundhöhlenabschnitt, keine zugeordnete Gingivitis; meist Kinder

* chronisch-rezidivierende Dermatose mit herpetiform gruppierten Bläschen und starkem, z. T. brennendem Juckreiz; meist im Kindes- oder frühen Erwachsenenalter in Assoziation mit einer glutensensitiven Enteropathie.

Tabelle 16 Differenzialdiagnostische Abgrenzung zu akuten nekrotisierenden ulzerierenden parodontalen Erkrankungen (unter Verwendung von [38]). *Fortsetzung*

Abgrenzung von	Differenzialdiagnostisch besondere Merkmale
III. Systemerkrankungen:	
1. Leukopenie-Agranulozytose	Blutbildveränderungen; Zusammenbruch der zellulären Abwehr; Beginn mit schweren Allgemeinsymptomen und hohem Fieber; Ulzerationen und Nekrosen in Mund- und Rachenschleimhaut mit flächenhafter Ausbreitungstendenz Ätiologie: häufig medikamentenallergische Ursache oder Folge myelotoxischer Einwirkungen, gelegentlich nach schweren Infektionskrankheiten
2. Akute Leukose	Knotige Infiltrate an der Gingiva mit kurzfristiger nekrotisierender Zerfallstendenz; rasch um sich greifende Ulzerationen, Gewebezerfall; Entzündung mit starker Blutungsneigung; dramatischer Verlauf; Blutungen aus Nase und Mund möglich (konsekutive Thrombozytopenie)
3. HIV-Infektion, AIDS-Erkrankung	opportunistische Infektionen: bakteriell, mykotisch, viral, Neoplasien

Tabelle 17 Faktoren zur Bestimmung der Prognose für parodontal erkrankte Zähne.

Kategorie	Faktoren
Lokal	Blutung nach Sondieren, Sondierungstiefen, Stützgewebeverlust, Furkationsbefall (horizontal, vertikal), Aufhellungen im Röntgenbild für Seiten- und Höhenabbau des Alveolarknochens und in der Furkationsregion, Lückengebiss-Situation, Morphologie der Zähne (Schmelz-Zement-Grenze, Schmelzparaplasien, Resorptionen an der Wurzeloberfläche), Zahnbeweglichkeit
Subgingivale Plaquezusammensetzung	Prozentualer Anteil beweglicher Keime, vor allem der Treponemen* *Actinobacillus actinomycetemcomitans, Porphyromonas gingivalis* *Tannerella forsythensis, Prevotella intermedia, Campylobacter rectus, Eubacterium nodatum,* Treponemen
	Str. intermedius, Prevotella nigrescens, Peptostreptococcus micros, Fusobacterium nucleatum, Eubacterium spp., Eikenella corrodens
Erworbenes Risiko	Lebensalter, Ernährung, Medikamentennebenwirkung (Kalziumkanalblocker, Immunsuppressiva, Antiepileptika), **Tabakabusus,** psychischer Distress, HIV-Infektion und AIDS-Manifestation, endokrine Dysfunktionen (Diabetes mellitus Typ I), Autoimmunerkrankungen Fehlende oder nicht ausreichende Compliance, fehlender oder unregelmäßiger individueller Recall, fehlendes Dispensaire, schlechte Mundhygiene
Allgemeines Risiko	Phagozytosedysfunktion der PMN und/oder Makrophagen, kongenitale Immunschwächen, Geschlecht, ethnische Zugehörigkeit, Prädisposition für parodontale Erkrankungen (z. B. Makromorphologie der Zähne, der Kiefer), kongenitale Erkrankungen (z. B. Hypophosphatasie, Ehlers-Danlos Syndrom, Papillon-Lefèvre-Syndrom)**

* Gattung der Ordnung Spirochaetales (Familie Spirochaetaceae); streng anaerob, eng schraubenförmig gewunden, Windungen unregelmäßig oder regelmäßig; z.T. in endständigen axialen Faden oder Fäden auslaufend, beweglich, gramnegativ, nativ im Dunkelfeld sichtbar; *Treponema denticola, Treponema (micro)dentium:* mit *Treponema pallidum* leicht zu verwechselnde Art.

** Erklärung zu den verschiedenen Syndromen siehe Text.

Einige **Kriterien für die Nichterhaltung von Zähnen** sind:

- Die klinische Krone ist vollständig zerstört und die Wurzelanteile sind für eine Rekonstruktion nicht mehr nutzbar
- Frakturen im Wurzelbereich: längs; spiralförmig; mittleres Drittel und Kombination mit schwerer parodontaler Schädigung
- periapikale Ostitis und Unmöglichkeit einer erfolgreichen Behandlung (Kanalaufbereitung, Resektion)
- Mehrfachanlagen von Zahnkeimen, Triplestellungen, Schachtelstellung und eine damit bedingte Unmöglichkeit zur Plaquekontrolle
- Verlagerung von Zähnen oder Zahnkeimen und Unmöglichkeit zur funktionellen Einstellung (beachte aber: Möglichkeit einer Transplantation)
- vollständiger Verlust des parodontalen Stützgewebes, klinisch zugängliche Wurzelreste.

Es ist jedoch zu betonen, dass die Entscheidung über den Erhalt oder die Entfernung eines Zahnes immer in der Gemeinsamkeit des Patienten mit dem Zahnarzt erfolgen muss und in hohem Maß den individuellen Bedingungen entsprechen wird. Die sich aus der Differenzialdiagnose ergebenden einzelnen Therapieschritte werden schließlich mit dem Patienten besprochen, und es wird eine zeitliche Abfolge vorgeschlagen.

5.11 Literatur

Die Literaturangaben zu den verschiedenen Indizes finden Sie im Kapitel 3 „Indizes“ (s. S. 88).

[1] Armitage, G. C., Svanberg, G. K., Löe, H.: Microscopic evalution of clinical measurements of connective tissue attachment levels. J Clin Periodontol 4, 173 (1977).
[2] Beck, J. D., Offenbacher, S., Williams, R., Gibbs, P., Garcia, R.: Periodontitis: a risk factor for coronary heart disease? Ann Periodontol 3, 127 (1998).
[3] Bergstrom, J., Eliasson, S., Dock, J.: Exposure to tobacco smoking and periodontal health. J Clin Periodontol 27, 61 (2000).
[4] Dasanayake, A. P.: Poor periodontal health of the pregnant woman as a risk factor for low birth weight. Ann Periodontol 3, 206 (1998).
[5] Engelberger, B., Rateitschak, K. H.: Parodontaler Knochenschwund und Kariesbefall bei Erwachsenen. Schweiz Monatsschr Zahnheilkd 80, 1295 (1970).
[6] Flemmig, T. F.: Periodontitis. Annals Periodontol 4, 32 (1999).
[7] Genco, R. J., Ho, A. W., Grossi, S. G., Dunford, R. G., Tedesco, L. A.: Relationship of stress, distress and inadequate coping behaviors to periodontal disease. J Periodontol 70, 711 (1999).
[8] Genco, R. J.: Current view of risk factors for periodontal diseases. J Periodontol 67, 1041 (1996).
[9] Hallmon, W. W.: Occlusal Trauma: Effect and Impact on the Periodontium. Annals Periodontol 4, 102 (1999).
[10] Hamp, S. E., Nyman, S., Lindhe, J.: Periodontal treatment of multirooted teeth. Results after 5 years. J Clin Periodontol 2, 126 (1975).
[11] Hoffmann-Axthelm, W.: Lexikon der Zahnmedizin. 6. Aufl. Quintessenz, Berlin–Chicago–London 1995.
[12] Karayiannis, A., Lang, N. P., Joss, A., Nyman, S.: Bleeding on probing as it relates to probing pressure and gingival health in patients with a reduced but healthy periodontium. A clinical study. J Clin Periodontol 19, 471 (1992).
[13] Kleber, B.-M., Dörfling, P., Volkmann, T.: Enzyme in der Sulkusflüssigkeit bei der Erwachsenen-Parodontitis vor und nach der Initialtherapie. Dtsch Zahnärztl Z 49, 394 (1994).
[14] Kleber, B.-M., Schenk, H.-J.: Beiträge zur Ätiologie der gingivalen Rezessionen. Dtsch Zahnärztl Zschr 44, 845 (1989).
[15] Kornman, K. S., Crane, A., Wang, H. Y., di Giovine, F. S., Newman, M. G., Pirk, F. W., Wilson, T. G. Jr., Higginbottom, F. L., Duff, G. W.: The interleukin-1 genotype as a severity factor in adult periodontal disease. J Clin Periodontol 24, 72 (1997).
[16] Kornman, K. S., di Giovine, F. S.: Genetic variations in cytokine expression: a risk factor for severity of adult periodontitis. Ann Periodontol 3, 327 (1998).
[17] Lamster, I. B., Gordon, J. M., Oshraum, R. L.: Nutzung des gingivalen Sulkussekrets zur Diagnose parodontaler Erkrankungen. Phillip J 5, 301 (1989).
[18] Langford, A.: Gingivo-parodontale Veränderungen bei einer HIV-Infektion. Parodontologie 1, 119 (1990).
[19] Liede, K. E., Haukka, J. K., Hietanen, J. H., Mattila, M. H., Ronka, H., Sorsa, T.: The association between smoking cessation and periodontal status and salivary proteinase levels. J Periodontol 70, 1361 (1999).
[20] Lindhe, J.: Textbook of Clinical Periodontology. 2nd ed., Munksgaard, Kopenhagen 1989.
[21] Machuca, G., Rosales, I., Lacalle, J. R., Machuca, C., Bullon, P.: Effect of cigarette smoking on periodontal status of healthy young adults. J Periodontol 71, 73 (2000).
[22] Michalowicz, B. S., Wolff, L. F., Klump, D., Hinrichs, J. E., Aeppli, D. M., Bouchard, T. J. Jr., Pihlstrom, B. L.: Periodontal bacteria in adult twins. J Periodontol 70, 263 (1999).
[23] Micheelis, W., Reich, E.: Dritte deutsche Mundgesundheitsstudie (DMS III). Ergebnisse, Trends und Problemanalysen auf der Grundlage bevölkerungsrepräsentativer Stichproben in Deutschland 1997. Materialienreihe, Band 21, Deutscher Ärzte-Verlag, Köln 1999.
[24] Miller, P. D.: Root coverage with the free gingival craft. Factors associated with incomplete coverage. J Periodontol 58, 674 (1987).
[25] Mühlemann, H. R: Tooth mobility: A review of clinical aspects and research findings. J Periodontol 38, 686 (1967).
[26] Oelzner, W., Hesse, A., Tscharnke, J., Schneider, H.-J.: Struktur und Aufbau menschlichen Zahnsteins. Dtsch Stomatol 23, 8 (1973).
[27] Oliver, R. C., Tervonen, T.: Diabetes – a risk factor for periodontitis in adults? J Periodontol 65 (5 Suppl), 530 (1994).
[28] Papantonopoulos, G. H.: Smoking influences decision making in periodontal therapy: a retrospective clinical study. J Periodontol 70, 1166 (1999).
[29] Papapanou, P. N.: Periodontal diseases: epidemiology. Annals Periodontol 1, 1 (1996).
[30] Raetzke, P.: Die parodontale Rezession. Hanser, München–Wien 1988.
[31] Rateitschak, K. H., Rateitschak, E. M., Wolf, H. F.: Parodontologie. 2. Aufl., Thieme, Stuttgart 1989.
[32] Reichart, P. A., Philipsen, H. P.: Oralpathologie. In: Rateitschak, K. H., Wolf, H. F. (Hrsg.): Farbatlanten der Zahnmedizin, Bd. 14. Thieme, Stuttgart 1999.
[33] Roche Lexikon Medizin. 5. Aufl., Urban & Fischer, München 2003.

[34] Schubert, U., Kleber, B.-M., Strietzel, F. P., Dörfling, P.: CrossLaps and β-glucuronidase in peri-implant and gingival crevicular fluid. Internat J Oral & Maxillofac Impl 16, 252 (2001).

[35] Shih, S. D., Rees, T. D., Miller, E. G., Wright, J. M., Iacopino, A. M.: The effects of platelet-derived growth factor-BB and insulin-like growth factor-1 on epithelial dysplasia. J Periodontol 67, 1224 (1996).

[36] Shizukuishi, S., Hayashi, N., Tamagawa, H., Hanioka, T., Maruyama, S., Takeshita, T., Morimoto, K.: Lifestyle and periodontal health status of Japanese factory workers. Ann Periodontol 3, 303 (1998).

[37] Socransky, S., Haffajee, A., Cugini, M., Smith, C., Kent, R. Jr.: Microbial complexes in subgingival plaque. J Clin Periodontol 25, 134 (1998).

[38] Straßburg, M., Knolle, G.: Farbatlas und Lehrbuch der Mundschleimhauterkrankungen. 3. Aufl. Quintessenz, Berlin–Chicago–London 1991.

[39] Tarnow, D., Fletcher, P.: Classification of the vertical component of furcation involvement. J Periodontol 55, 283 (1984).

[40] Tervonen, T., Oliver, R. C., Wolff, L. F., Bereuter, J., Anderson, L., Aeppli, D. M.: Prevalence of periodontal pathogens with varying metabolic control of diabetes mellitus. J Clin Periodontol 21, 375 (1994).

[41] Tonetti, M. S., Mombelli, A.: Early-Onset Periodontitis. Annals Periodontol 4, 39 (1999).

[42] van Steenberghe, D.: Parodont und Allgemeinerkrankungen. In: Lindhe, J. (ed.): Clinical Periodontology and Implant Dentistry. Munksgaard, Kopenhagen 1997.

[43] Visser, H.: Untersuchungen zur Optimierung der parodontalen Röntgendiagnostik. Quintessenz, Berlin 2000.

[44] Wakai, K., Kawamura, T., Umemura, O., Hara, Y., Machida, J., Anno, T., Ichihara, Y., Mizuno, Y., Tamakoshi, A., Lin, Y., Nakayama, T., Ohno, Y.: Associations of medical status and physical fitness with periodontal disease. J Clin Periodontol 26, 664 (1999).

[45] Wannenmacher, E.: Besondere Aspekte bei Untersuchungen der Kariesgenese. Dtsch Zahn-, Mund-, Kieferheilkd 49, 306 (1967).

[46] Wennström, J. L., Lindhe, J., Sinclair, F., Thilander, B.: Some periodontal tissue reactions to orthodontic tooth movement in monkeys. J Clin Periodontol 14, 121 (1987).

6 Keimbestimmung und Antibiotika

von Georg Hillmann

Inhaltsübersicht

6.1 Parodontopathien und Antibiotikatherapie

Antibiotika werden in der Regel bei Patienten mit schwerwiegenden Parodontopathien als ergänzende Behandlungsmaßnahme verordnet. Es handelt sich dabei um Parodontitisformen, die mit einer konventionellen mechanischen Parodontaltherapie nicht erfolgreich behandelt werden können oder die mit gleichzeitigen systemischen Erkrankungen einhergehen. So eingesetzt, ist die systemische und, in bestimmten Situationen, die lokale Anwendung von Antibiotika sinnvoll, um spezielle mikrobielle Erreger zu beseitigen oder deren Zahl zu reduzieren. Das Konzept der Antibiotikatherapie und die Auswahl des Präparats hängen ab von der Diagnose der Parodontopathie, dem Ergebnis der qualitativen und quantitativen Bestimmung der pathogenen Mikroorganismen und ggf. von systemischen Faktoren des Patienten.

Bislang waren die verschiedenen parodontologischen Krankheitsbilder, bei denen eine unterstützende Antibiotikatherapie erforderlich war, in der Nomenklatur der Deutschen Gesellschaft für Parodontologie (DGP) relativ eindeutig definiert. So ist die bislang gebräuchliche Einteilung der Parodontitiden in Parodontitis marginalis superficialis und Parodontitis marginalis profunda mit den speziellen Formen der adulten Parodontitis (AP), der lokalisierten juvenilen Parodontitis (LJP), der rasch fortschreitenden Parodontitis (RPP) und der refraktären Parodontitis (RP) hinfällig geworden.

Nach der neuen Nomenklatur („International Workshops for a Classification of Periodontal Diseases and Conditions“ [2]) werden eine **„chronische Parodontitis“** mit verschiedenen Verlaufsformen und eine **„aggressive Parodontitis“** (Tab. 1) unterschieden. Die Diagnose „aggressive Parodontitis“ kann eine juvenile Parodontitis, eine rasch fortschreitende Parodontitis oder eine refraktäre Parodontitis beinhalten. Außerdem kann eine Parodontitis, die mit einer systemischen Erkrankung einhergeht, als „aggressive Parodontitis“ bezeichnet werden (s. a. Kap. 1). Mögliche Ursachen der „aggressiven Parodontitis“ im Sinn einer refraktären oder therapieresistenten Parodontitis sind eine insuffiziente Antibiose, Resistenzentwicklungen, Superinfektionen mit ungewöhnlichen Keimen (z. B. Enterokokken), aber auch eine mangelnde Mitarbeit des Patienten.

6.2 Pathogenese der Parodontopathien

Grundkenntnisse über die Pathogenese der Parodontopathien sind Voraussetzung für eine exakte Diagnose der vorliegenden Parodontitis und für den gezielten Einsatz einer begleitenden Antibiotikatherapie. Parodontopathien manifestieren sich an lokalen Stellen oder generalisiert, im Allgemeinen dort, wo günstige Wachstumsbedingungen für anaerobe Keime gegeben sind. Neben den bekannten Faktoren – wie unzureichende Mundhygiene mit Plaqueansammlungen und nicht hygienefähiger Zahnersatz als möglichen Ursachen für lokale oder generalisierte Parodontopathien – können chronische Entzündungen der Gingiva und des Parodonts auch ein begleitendes klinisches Symptom einer systemischen Grunderkrankung oder klinische Manifestation einer genetischen Prädisposition sein.

An Orten mit günstigen Wachstumsbedingungen für anaerobe und fakultativ anaerobe gramnegative Keime nehmen Art und Anzahl benigner Mikroorganismen im Sulcus gingivae ab, gleichzeitig nehmen Art und Menge der verschiedenen parodontopathogenen Spezies zu.

Eine reduzierte Immunantwort des Wirtsorganismus, z. B. infolge einer systemischen Erkrankung, einer familiären genetischen Prädisposition oder auch infolge von starkem Rauchen, bedingt eine Beschleunigung und eine Zunahme des Schweregrades der

Tabelle 1 Klinische Symptome einer **aggressiven Parodontitis** gemäß der neuen Klassifikation parodontaler Erkrankungen.

- Tritt lokalisiert oder generalisiert auf (lokalisiert: Molaren und Incisivi sind betroffen; generalisiert: Molaren und Incisivi sind betroffen, dazu noch mindestens drei weitere Zähne)
- Ist charakterisiert durch schnell verlaufenden Attachmentverlust und Knochenabbau und dadurch, dass
- eine (vergleichbar geringe) Menge der mikrobiologischen Beläge nicht der Schwere der Gewebezerstörung entspricht
- Tritt oft familiär gahäuft auf
- Ist häufig assoziiert mit Actinobacillus actinomycetem comitans

chronischen Entzündung. Es treten vermehrt chronische Entzündungszellen auf, und über die Freisetzung von Prostaglandinen, Interleukinen und anderen Entzündungsmediatoren erfolgt eine kontinuierliche Destruktion des kollagenen Bindegewebes des Zahnhalteapparats und des Alveolarknochens (Abb. 1). Unter Umständen kann von einer „aggressiven Parodontitis" gesprochen werden.

Ein weiterer, zunehmend wichtiger Faktor hinsichtlich des Auftretens und des Verlaufs einer parodontalen Erkrankung stellt eine überschießende Immunreaktion infolge einer verstärkten Freisetzung von IL-1 bei genetisch prädisponierten Patienten dar. Die wichtigsten Keime bei aggressiver Parodontitis sind *Actinobacillus actinomycetemcomitans, Porphyromonas gingivalis* und *Prevotella intermedia.* Diese Mikroorganismen besitzen die Fähigkeit zur Adhäsion an den Hartgewebsoberflächen und an den Oberflächen der Epithelzellen und können in die Interzellularspalten des Epithels und in das Bindegewebe eindringen (Abb. 2). Diese gewebeinvasiven Mikroorganismen produzieren und sezernieren Chemotaxisinhibitoren oder Leukotoxine, die die Wanderung der Entzündungszellen zum Entzündungsort hemmen oder die Entzündungszellen selbst schädigen (Tab. 2). Zusätzlich können sie sich mit einer Kapsel umgeben, die sie vor den immunologischen Abwehrprozessen des Wirtsorganismus schützt. So sind sie in der Lage, die Immunantwort des Wirtes zu umgehen (Abb. 3).

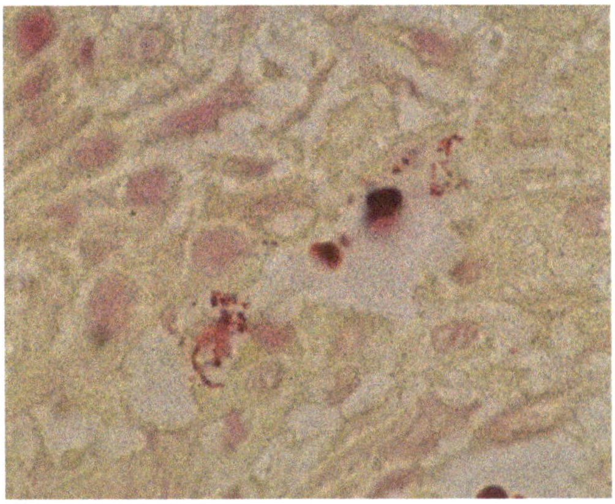

Abb. 2 Parodontalpathogene Keime, die eine **aggressive Parodontitis** verursachen können, besitzen die Fähigkeit zur Adhäsion an den Oberflächen der Epithelzellen und können in die Interzellularspalten des Epithels eindringen.

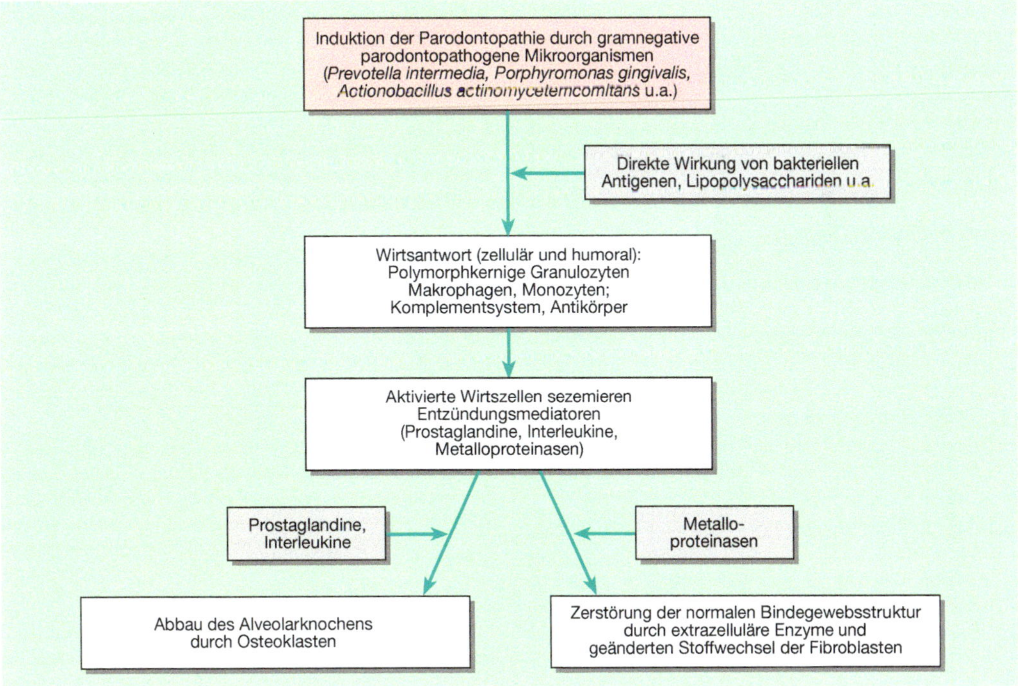

Abb. 1 Schematische Darstellung der Pathogenese einer aggressiven Parodontitis (in Anlehnung an [8]).

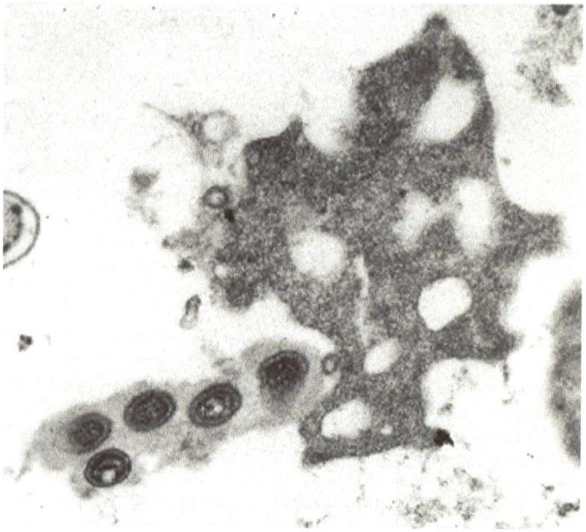

Abb. 3 Eine Kapsel, mit der sich parodontalpathogene Keime umgeben, schützt die Mikroorganismen vor den immunologischen Abwehrprozessen des Wirtsorganismus (in Anlehnung an [9]).

Tabelle 2 Virulenzfaktoren parodontalpathogener Mikroorganismen, die eine **aggressive Parodontitis** verursachen können.

Virulenzfaktoren parodontalpathogener Mikroorganismen *(Actinobacillus actinomycetemcomitans, Prevotella intermedia, Porphyromonas gingivalis)*
• Fähigkeit zur Adhäsion an der Oberfläche von Epithelzellen – Adhäsine und andere Oberflächenfaktoren
• Abwehr von Immunfaktoren des Wirts – Kapselbildung – Sekretion von Leukotoxinen und Chemotaxisinhibitoren
• Invasion parodontaler Gewebe – Synthese und Sekretion von Proteasen, Epitheliotoxin, Endotoxin

6.3 Bedeutung der mikrobiologischen Diagnostik

Mithilfe der mikrobiologischen Tests werden ausnahmslos **gramnegative Stäbchen** nachgewiesen, die in ursächlichem Zusammenhang mit den parodontalen Entzündungsprozessen stehen und direkt oder indirekt den Verlust des Zahnhalteapparats bewirken.

> Mikrobiologische Tests dienen der Diagnosesicherung und der Identifikation von Risikostellen und tragen somit zur Entscheidung bei der Therapiewahl bei.

In Abhängigkeit vom Untersuchungsergebnis kann die geeignete Präparateauswahl eine frühzeitige, gezielte Unterdrückung pathogener Keime bewirken. Darüber hinaus gibt ein Keimtest nach Durchführung einer Parodontalbehandlung die Gewissheit, ob die Behandlung hinsichtlich der Keimeliminiation erfolgreich war und die Behandlung abgeschlossen werden kann oder ob eine weitergehende Therapie im Sinn einer Rezidivbehandlung erfolgen muss.

Bei der Diagnose „aggressive Parodontitis" (bisher insbesondere bei LJP, RPP und refraktärer Parodontitis) kann das Erregerspektrum, speziell auch *Actinobacillus actinomycetemcomitans,* erkannt, das geeignete Antibiotikum ausgesucht und der Behandlungserfolg überprüft werden. Auch bei einer „chronischen Parodontitis" (früher Erwachsenenparodontitis oder adulte Parodontitis, AP) kann ein Keimtest nach konventioneller Therapie Hinweise darauf geben, ob ein Behandlungserfolg vorliegt oder die Parodontaltherapie fortgesetzt werden sollte.

> Die Durchführung einer Keimbestimmung ist auch sinnvoll vor umfangreichen prothetischen Sanierungen, und zur Behandlung von Periimplantitiden liefert eine Keimdiagnostik wertvolle Hinweise für eine gezielte Therapie.

Neben der Integration der Keimbestimmung in die direkte Therapieplanung kann ihre Dokumentation auch Bedeutung aus forensischen Gründen sowie im Hinblick auf die Therapiewahl und deren Erfolg oder Misserfolg und sie kann einen positiven Einfluss auf die Patientenmotivation zur besseren Mundhygiene haben.

Alle Keimtests ermöglichen den Nachweis bestimmter **„Markerkeime".** Der Begriff Markerkeime soll aussagen, dass es sich bei diesen Keimen um Mikroorganismen handelt, die bei „aggressiven Parodontitiden" (bzw. bei LJP, RPP und refraktärer Parodontitis) nachgewiesen werden können. Dazu zählen hauptsächlich: *Actinobacillus actinomycetemcomitans, Porphyromonas gingivalis* und *Prevotella intermedia.* Die Anwesenheit dieser Mikroorganismen deutet auf ein erhöhtes Risiko für das Parodontium oder für das periimplantäre Gewebe hin.

Bei der überwiegenden Mehrzahl der Patienten mit der Verdachtsdiagnose „aggressive Parodontitis" ist die mikrobiologische Untersuchung auf die drei Markerkeime ausreichend [12]. Sollte eine behandelte

Parodontitis trotz negativem Nachweis der drei Haupterreger, regelmäßigen Recalls und guter Mitarbeit des Patienten wieder aufflammen, können zusätzlich zu den drei wichtigsten Keimen *Bacteroides forsythus, Campylobacter rectus, Treponema denticola, Fusobacterium nucleatum* und *Eikenella corrodens* nachgewiesen werden.

6.3.1 Actinobacillus actinomycetemcomitans

Actinobacillus actinomycetemcomitans (A.a.) ist ein fakultativ anaerober Keim. Bei aggressiven Parodontitiden ist er sehr häufig nachweisbar. Für die (früher so bezeichneten) Krankheitsbilder der LJP und, mit Einschränkungen, der RPP wurde A.a. als Schlüsselkeim angesehen, da er ein charakteristischer Keim und maßgeblich für die Pathogenese verantwortlich ist. An der Entstehung einer „refraktären Parodontitis" ist A.a. eventuell beteiligt. Bei Patienten ohne Parodontalerkrankung kann dieser Keim gelegentlich in geringen Mengen nachgewiesen werden. Das Therapieziel besteht darin, die Keimzahl unter die Nachweisgrenze zu reduzieren, was aber mit rein mechanischer Therapie, also ohne begleitende Antibiotikatherapie, nicht möglich ist [11].

6.3.2 Porphyromonas gingivalis

Porphyromonas gingivalis (P.g.) ist ein streng anaerober Keim, der regelmäßig bei aggressiven Parodontitiden und bei fortgeschrittenen Erwachsenenparodontitiden vorkommt. Bei Personen ohne Parodontitis ist er nicht nachzuweisen. Das Therapieziel besteht auch hier in einer langfristigen Reduktion der Keimzahl unterhalb der Nachweisgrenze.

6.3.3 Prevotella intermedia

Wie *Porphyromonas gingivalis* ist *Prevotella intermedia* (P.i.) ein streng anaerober Mikroorganismus und ist bei aggressiven Parodontitiden in großen Mengen nachweisbar. Bei Personen ohne Parodontitis kann er in geringen Mengen vorhanden sein. Das Therapieziel besteht in einer Reduktion der Keimzahl auf ein Maß, bei dem die Entzündungssymptome verschwinden. Eine komplette Elimination von P.i. ist unrealistisch.

6.4 Testsysteme und Vorgehensweise

In der überwiegenden Mehrzahl der Situationen, in denen eine Keimbestimmung notwendig erscheint, genügt die Bestimmung der Art und Anzahl der parodontalpathogenen Keime. Dazu sind keine Lebendkulturen erforderlich, denn die Identifizierung und Quantifizierung der Keime erfolgt über deren DNA (Desoxyribonukleinsäure).

Die Entnahme größerer Mengen parodontalpathogener Keime zur Anlage von Lebendkulturen, wenn z.B. ein Antibiogramm erstellt werden soll, kann mit Küretten erfolgen. Zum Versand der Probe(n) ist ein sauerstoffreduzierendes Transportmedium unbedingt erforderlich, da die Mikroorganismen sonst auf dem Transportweg unter Sauerstoffzutritt absterben würden. Die gewünschte Untersuchung und die Wahl des erforderlichen Transportmediums sollten deshalb unbedingt vor der Probenentnahme mit dem mikrobiologischen Labor abgesprochen werden. Diese Art der Probenentnahme ist nur selten erforderlich, evtl. bei der früher als refraktäre Parodontitis bezeichneten Form der Parodontalerkrankung.

6.4.1 Testsysteme

Um eine möglichst einfache und genaue Identifizierung und Quantifizierung parodontalpathogener Keime zu ermöglichen, sind fertig vorbereitete Testsysteme von verschiedenen Herstellern erhältlich. Derartige Kit-Systeme werden von den Firmen Hain Diagnostika, GABA und indentis Dentalprodukte angeboten. Diese Kits sind im Prinzip gleich bestückt. Sie beinhalten steril abgepackte Papierspitzen, mehrere Versandgefäße (Eppendorf-Hütchen), Versandtaschen und Packungsbeilagen.

Die verschiedenen Testverfahren bieten jeweils zwei Varianten zur Probenentnahme an. Der Behandler kann abwägen, ob die „Single-Site-Variante" oder die „Multi-Site-Variante" eingesetzt werden soll.

Die **„Single-Site-Variante"** bietet die Möglichkeit, die Markerkeime qualitativ und quantitativ in einer bestimmten Parodontaltasche zu identifizieren. Somit bekommt man eine Aussage über das Vorkommen der parodontalpathogenen Mikroorganismen an genau dieser Stelle, sodass eine Einschätzung über das Risiko des Gewebe- und Knochenverlustes für diese spezielle Lokalisation vorgenommen werden kann.

Bei der **„Multi-Site-Variante"** wird eine Analyse der Mikroorganismen in einer Sammelprobe, die sich aus Entnahmen bei zwei bis vier Parodontaltaschen zusammensetzt, durchgeführt. Auf diese Weise werden Durchschnittswerte für die Keime der verschiedenen Entnahmestellen ermittelt, sodass eine Aussage zum allgemeinen parodontalen Risiko getroffen werden kann. Durch dieses Zusammenführen der Proben erhöht sich die Nachweiswahrscheinlichkeit für die parodontalen Keime auf annähernd 100% [13, 18].

Wahlweise stehen ein „3-Keim-Test" oder ein „8-Keim-Test" zur Verfügung. Mit dem **3-Keim-Test** werden *Actinobacillus actinomycetemcomitans, Porphyromonas gingivalis* und *Prevotella intermedia* nachgewiesen. Der **„8-Keim-Test"** beinhaltet den zusätzlichen Nachweis von *Bacteroides forsythus, Campylobacter rectus, Treponema denticola, Fusobacterium nucleatum* und *Eikenella corrodens*. In der Regel dient der 8-Keim-Test zu Forschungszwecken.

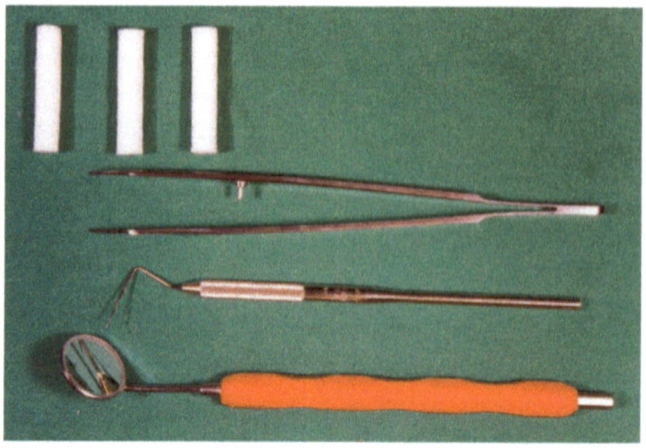

Abb. 4 Instrumente und Materialien zur Vorbereitung des Patienten für die mikrobiologische Probenentnahme: Spiegel, Pinzette, Sonde und Watte bzw. Tupfer zum Trockenlegen und zum Entfernen oberflächlicher Beläge.

6.4.2 Klinisches Vorgehen zur Probenentnahme

Wahl der Entnahmestellen

Die zu bestimmenden parodontalpathogenen Keime sind ausnahmslos Anaerobier oder fakultative Anaerobier. Aus diesem Grund sind sie auf dem Boden tiefer Parodontaltaschen anzutreffen. Es ist deshalb wichtig, eine sorgfältige klinische und röntgenologische Untersuchung durchzuführen, bevor eine mikrobiologische Probenentnahme vorgenommen wird, d. h. die Taschentiefen und die Blutungsneigung müssen durch Sondieren erfasst werden, und es empfiehlt sich, einen Röntgenstatus anzufertigen. Eventuell ist zu Beginn der Behandlung ein Orthopantomogramm ausreichend. Es sollten tiefe Parodontaltaschen mit erhöhter Blutungsneigung ausgewählt werden.

Die Keimentnahme erfolgt in der Regel nach einer ersten Vorbehandlungssitzung, damit die Begleitflora (Plaque) weitestgehend entfernt ist. Starke Blutungen und starker Pusaustritt verdünnen die nachzuweisenden Mikroorganismen und können das Ergebnis verfälschen. Deshalb sollten derartige akut entzündete Stellen erst nach Abklingen des Eiterungsprozesses und Reduktion der Blutung zur Probenentnahme verwendet werden. Außerdem kann eine Keimbestimmung an parodontal geschädigten Pfeilerzähnen, die für eine prothetische Versorgung vorgesehen sind, erfolgen und zur Kontrolle infektiöser Entzündungsreaktionen im periimplantären Gewebe dienen.

Vorgehensweise

Bevor beim Patienten eine Probenentnahme durchgeführt wird, werden die infrage kommenden Regionen trockengelegt und oberflächliche Plaque wird entfernt (Abb. 4). Die Entnahme der Keimproben aus der Parodontaltasche wird mit sterilen Papierspitzen durchgeführt, die in den Entnahmekits enthalten sind (Abb. 5). Die Papierspitzen werden vorsichtig bis auf den Taschenboden eingeführt (Abb. 6). Dies kann für den Patienten schmerzhaft sein. Eine Blutung sollte weitestgehend vermieden werden, um die Mikroorganismen nicht auszuschwemmen. Dies bedeutet auch, dass unmittelbar vor der Probenentnahme keine Taschensondierung vorgenommen werden sollte und dass die genaue Lokalisation und Ausdehnung der kritischen Parodontaltaschen durch eine sorgfältige Röntgenuntersuchung bekannt sein muss. Die Papierspitzen verbleiben für etwa 10 s in der Parodontaltasche. Es sollte darauf geachtet werden, dass die Mundschleimhaut nicht berührt und die Papierspitzen nicht mit Speichel kontaminiert werden. Sie werden dann vorsichtig in ein steriles Eppendorf-Versandgefäß überführt.

Die Proben werden entweder als Sammeluntersuchung, d.h. zusammen in einem Transportgefäß (Multi-Site-Variante), oder getrennt, d.h. lokalisationsabhängig in einzelnen Gefäßen (Single-Site-Variante), zur Untersuchung eingesandt. Die einzelnen Probengefäße werden mit Strichcode-Etiketten mar-

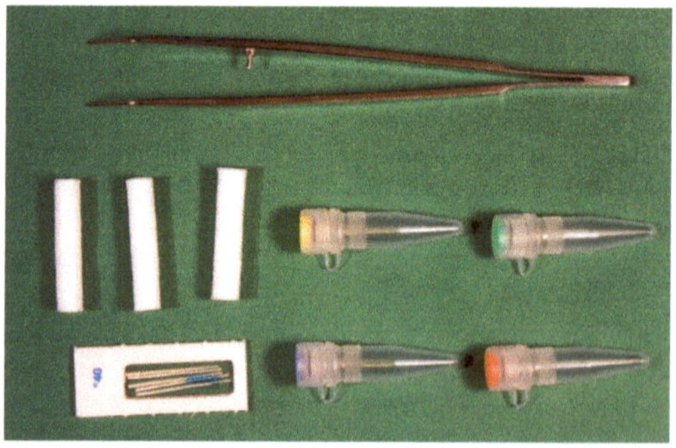

Abb. 5 Instrumente und Materialien für die mikrobiologische Probenentnahme: Pinzette, sterile Papierspitzen und sterile Transportgefäße (Kitbestandteile) mit farblicher Markierung zur Untersuchung bestimmter Lokalisationen („Single-Site-Variante").

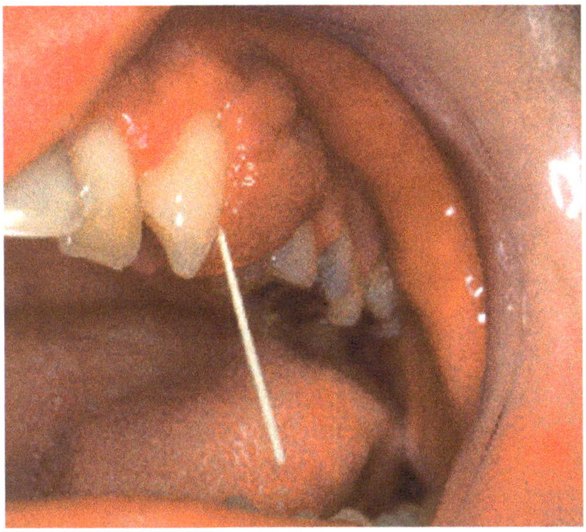

Abb. 6 Mikrobiologische Probenentnahme mit einer sterilen Papierspitze bei einem Patienten mit aggressiver Parodontitis zur Bestimmung der vorhandenen parodontalpathogenen Keime.

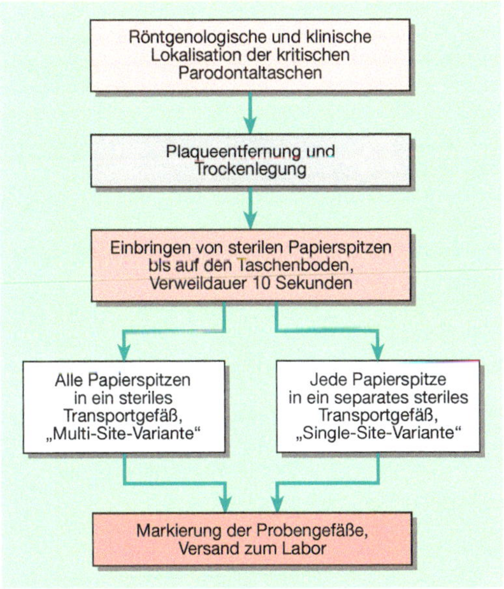

Abb. 7 Schema zur Vorgehensweise bei der Probenentnahme zur Bestimmung der parodontalpathogenen Mikroorganismen.

kiert und in vorbereiteten Versandtaschen zusammen mit dem Analyseauftrag zum Labor geschickt (Abb. 7).

6.4.3 Analyse im Labor

Im Labor werden die parodontalpathogenen Keime mit molekularbiologischen Methoden identifiziert. Dazu werden **Gensonden** verwendet, die zu bestimmten Basensequenzen der DNA der Mikroorganismen komplementär sind. Unter Verwendung dieser speziesspezifischen DNA-Sonden und durch Einsatz der Polymerase Chain Reaction (PCR [24]) werden auch geringe Keimmengen korrekt bestimmt. Diese molekularbiologischen Techniken sind sehr empfindlich und hochspezifisch. Ein Nachteil besteht darin, dass keine Sensitivitätstests für bestimmte Antibiotika durchgeführt werden können. Es können zuverlässige Vergleichstests vor und nach der Parodontaltherapie vorgenommen werden, um den Therapieerfolg zu überprüfen.

Im Labor werden die Proben zunächst aufgeschlossen, d. h. die Bakterienzellen werden zerstört, und die DNA wird freigelegt. Die noch doppelsträngige DNA wird in Einzelstränge zerlegt und auf geeigneten Trägermaterialien immobilisiert. Dann werden die speziesspezifischen Gensonden, deren Basensequenzen bekannt sind, für die verschiedenen Keimarten hinzugefügt. Diese Gensonden sind markiert und können mit geeigneten Geräten identifiziert werden. Befindet sich in der Probe Erbmaterial des korrespondierenden Keims, findet eine Bindung zwischen Gensonde und DNA-Abschnitt statt. Die Bildung dieses doppelsträngigen DNA-Abschnitts bezeichnet man als Hybridisierung.

Je mehr Hybride sich bilden, desto intensiver ist das Nachweissignal. Durch einen Vergleich mit Standardverdünnungen bekannter DNA-Mengen kann die Bakterienzahl quantifiziert werden. Ist kein Nachweissignal erkennbar, hat keine Hybridisierung stattgefunden oder die Keimzahl ist so gering, dass sie unterhalb der Nachweisgrenze liegt (Abb. 8).

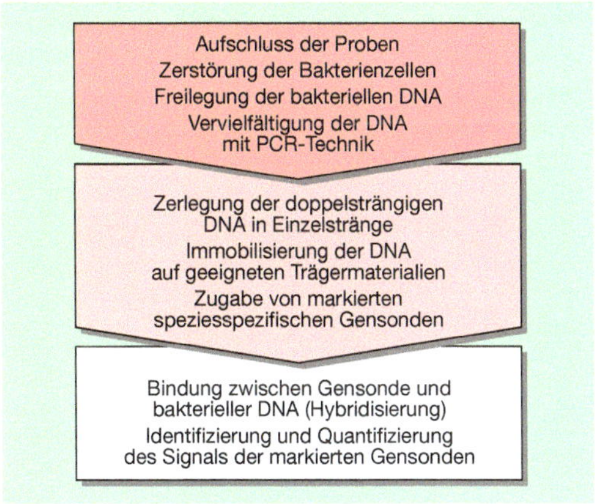

Abb. 8 Schematische Darstellung der qualitativen und quantitativen Keimanalyse im Labor.

6.4.4 Ergebnisse

Die Ergebnisse werden auf einem Datenblatt mit Angabe der Spezies und der gefundenen Konzentrationen zurückgesandt. Da die verschiedenen Keime ein unterschiedliches pathogenes Potenzial haben, wird bei den Laborergebnissen zwischen geringem Risiko, erhöhtem Risiko und sehr stark erhöhtem Risiko für Verlust des Zahnhalteapparats unterschieden. In Abhängigkeit von der Konzentration der nachgewiesenen Mikroorganismen deutet eine farbliche Markierung auf den Schweregrad der Infektion hin und gibt bereits Hinweise, ob eine Antibiotikatherapie sinnvoll erscheint (Abb. 9).

6.5 Konventionelle mechanisch-chirurgische Therapie

Die konventionelle mechanische Therapie ist für die Mehrzahl der Patienten mit geringgradigen bis moderaten Parodontitiden ausreichend. Bevor jedoch eine bestimmte Behandlungsmethode ausgewählt wird, müssen die Art und der Schweregrad der Parodontalerkrankung gemäß der neuen Nomenklatur bestimmt werden [8].

Die konventionelle mechanische Behandlung der Wurzeloberfläche von Zähnen mit mildem bis moderatem (≤ **5 mm**) klinischen Attachmentverlust mit Küretten ist bei sorgfältiger Durchführung eine effektive Therapie. Ein gewissenhaftes Root Planing kann hier zu einer Reduktion der Taschentiefe sowie zu einem klinischen Attachmentgewinn führen. Außerdem wird ein Rückgang der Entzündung erreicht, sodass eine Progression der Erkrankung verhindert wird. Ein klinischer Attachmentgewinn kann zurückzuführen sein auf die Bildung eines bindegewebigen Attachments, d.h. neu gebildete Parodontalfasern inserieren in das Wurzelzement, oder ein langes Taschenepithels führt zu einer Heilung, d.h. zu einer Reparatur. In der Regel ereignet sich Letzteres. Die Wundheilung ist nach etwa sechs Wochen abgeschlossen, die Reparatur des Gewebes braucht etwa weitere neun Monate.

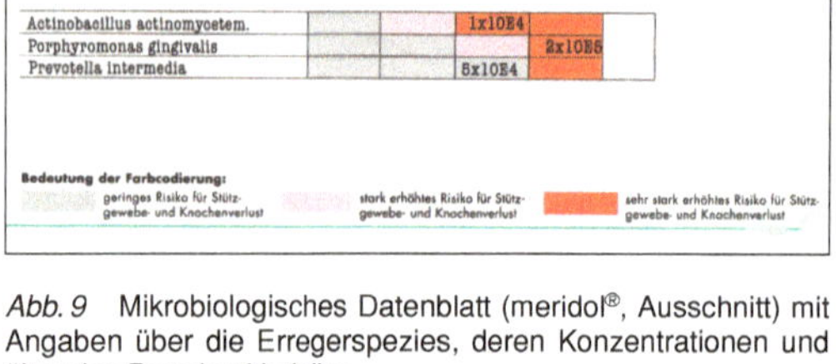
FRAGESTELLUNG: ADA V - refraktäre Parodontitis

MARKERKEIM:	NEGATIV	NIEDRIG	MITTEL	HOCH	ZAHN/ STELLE:
Actinobacillus actinomycetem.			1x10E4		
Porphyromonas gingivalis				2x10E5	
Prevotella intermedia			5x10E4		

Bedeutung der Farbcodierung:
geringes Risiko für Stützgewebe- und Knochenverlust
stark erhöhtes Risiko für Stützgewebe- und Knochenverlust
sehr stark erhöhtes Risiko für Stützgewebe- und Knochenverlust

Abb. 9 Mikrobiologisches Datenblatt (meridol®, Ausschnitt) mit Angaben über die Erregerspezies, deren Konzentrationen und über das Parodontitisrisiko.

Zur erfolgreichen Therapie von Parodontaldefekten mit einem Attachmentverlust ≥ **5 mm** sind parodontalchirurgische Methoden indiziert. Klinische Studien zeigten, dass die Anwendung nichtchirurgischer Techniken nur zu einer 32 %igen Konkremententfernung führte [5].

Bei der Diagnose „aggressive Parodontitis" sind nichtchirurgische Behandlungsmaßnahmen (z.B. alleiniges Root Planing) nicht effektiv genug. Um die gewebeinvasiven Keime (insbesondere *Actinobacillus actinomycetemcomitans*) zu beseitigen oder ihre Anzahl deutlich zu reduzieren, sind eine mikrobiologische Untersuchung und eine begleitende Antibiotikatherapie zu den parodontalchirurgischen Maßnahmen zwingend erforderlich [17] (s.a. Kap. 7).

6.6 Ultraschalltherapie

Bei der Behandlung der Wurzeloberfläche mit oszillierenden Instrumenten (Ultrasonic Debridment) werden Konkremente und andere Wurzelauflagerungen entfernt, um die Entzündung in den benachbarten Weichgewebsstrukturen zu beseitigen [23]. Mehrere Studien haben gezeigt, dass die Reduktion der Sondierungstiefe, der klinische Attachmentgewinn und die Abnahme der klinischen Entzündungssymptome ähnlich wie beim Root Planing sind [3, 4, 20].

Die Kombination der Ultraschalltherapie mit Chlorhexidinspülungen scheint keine besseren Ergebnisse zu bewirken [6, 19].

Ein großes Problem bei der Ultraschalltherapie ist die Bildung eines bakterienhaltigen Aerosols, das sich für etwa 30 min in der Luft befinden kann. Der Patient sollte angewiesen werden, vor der Behandlung mit einer desinfizierenden Lösung die Mundhöhle zu spülen, und der Behandler sollte eine Schutzmaske tragen.

Inwieweit diese Therapieform, eventuell mit einer begleitenden Antibiotikatherapie, bei aggressiven Parodontitiden zum Einsatz kommen kann, müssen zukünftige Untersuchungen zeigen.

6.7 Systemische Antibiotikatherapie

Die Deutsche Gesellschaft für Parodontologie nennt folgende **Indikationen** für eine systemische Antibiotikatherapie bei aggressiven Parodontitiden [6a]:

- eine früh beginnende Parodontitis (präpubertäre

Parodontitis, juvenile Parodontitis, rasch fortschreitende Parodontitis, RPP)
- eine schwere generalisierte adulte Parodontitis und
- eine refraktäre Parodontitis (therapieresistente chronische Parodontitis, therapieresistente aggressive Parodontitis).

Darüber hinaus sollten Antibiotika verordnet werden bei einem Parodontalabszess mit Tendenz zur Ausbreitung in die benachbarten Logen, bei Fieber und/oder ausgeprägter Lymphadenitis und bei der Diagnose einer schweren generalisierten Parodontitis in Verbindung mit einer systemischen Erkrankung (insbesondere Dysfunktionen neutrophiler Granulozyten, Diabetes mellitus, HIV-Infektionen mit CD4 < 200 mm^3). Bei leichten und mittelschweren adulten Parodontitiden besteht **keine** Indikation zur Antibiotikatherapie.

Eine systemische Antibiotikatherapie kommt grundsätzlich nur nach gesicherter Diagnose und Keimbestimmung zum Einsatz.

Generell erfolgt bei parodontalchirurgischen Eingriffen, auch bei größeren Quadrantensanierungen, routinemäßig **keine** antibiotische Therapie.

Aus der Gruppe der **β-Laktam-Antibiotika** stehen die Penicilline, Cephalosporine, Clindamycin und Erythromycin zur Verfügung. Aus der Gruppe der **Tetrazykline** können Tetracyclin-Hydrochlorid, Doxycyclin und Minocyclin verwendet werden. Aus der Gruppe der **Nitroimidazole** kommt in der Zahnheilkunde Metronidazol zum Einsatz.

- Bei positivem Nachweis von *Actinobacillus actinomycetemcomitans* wird **Amoxicillin** verordnet.
- Gegen ***Porphyromonas gingivalis*** und ***Prevotella intermedia*** wird **Metronidazol** eingesetzt.
- **Clindamycin** kann als Alternativpräparat bei Unverträglichkeit von Metronidazol eingesetzt werden.
- Werden bei einer rezidivierenden Parodontitis **enterische Stäbchen** oder **Pseudomonaden** nachgewiesen, kann **Ciprofloxacin** in Kombination mit **Metronidazol** und **β-Laktam-Antibiotika** zum Einsatz kommen.
- **Tetrazykline** haben nur eine untergeordnete Bedeutung (Tab. 3).

Eine Antibiotikatherapie ist nur als Begleitung zum parodontalen Scaling, auf keinen Fall als alleinige therapeutische Maßnahme sinnvoll.

Tabelle 3 Dosierung verschiedener Antibiotika für die systemische Antibiotikatherapie in Abhängigkeit von der Erregerspezies (in Anlehnung an [6b]).

Antibiotikadosierung für Erwachsene – systemische Anwendung –		
Wirkstoff	**Indikation**	**Dosierung**
Metronidazol	*P. gingivalis, P. intermedia, B. forsythus, T. denticola* **ohne** *Actinobacillus actinomycetemcomitans*	3 × 400 mg täglich, über 7 Tage
Metronidazol (M) und Amoxicillin (A)	*P. gingivalis, P. intermedia, B. forsythus, T. denticola* **mit** *Actinobacillus actinomycetemcomitans*	3 × 400 mg (M) und 3 × 500 mg (A) täglich, über 7 Tage
Clindamycin als Alternativantibiotikum bei Unverträglichkeit von Metronidazol	*P. gingivalis, P. intermedia, B. forsythus, T. denticola* **ohne** *Actinobacillus actinomycetemcomitans*	4 × 300 mg täglich, über 7 Tage
Doxyzyklin bei Penicillinunverträglichkeit	*P. gingivalis, P. intermedia, B. forsythus, T. denticola* **mit** *Actinobacillus actinomycetemcomitans*	1 × 200 mg 1 Tag und 1 × 100 mg täglich über 18 Tage
Tetrazyklin	Reservepräparat oder bei lokalisierten Defekten mit positivem Keimnachweis	4 × 250 mg täglich, über 21 Tage

Sie ist ebenfalls sinnvoll im Anschluss an ein supra- und subgingivales Scaling (oder begleitend), bei früh beginnenden und schweren Parodontitiden nach Abschluss der Initialbehandlung (also in Phase 2 der Parodontalbehandlung) und bei der refraktären Parodontitis nach Abschluss der Parodontitistherapie [6a].

Mögliche **Nebenwirkungen** bei einer Antibiotikatherapie sind direkte toxische Wirkungen auf Leber und Niere bei Vorschädigungen und allergisch-immunologische Reaktionen. Mögliche Fehler bei einer Antibiotikatherapie, die klinische Probleme verursachen können, bestehen darin, dass eine mikrobiologische Untersuchung vor der Antibiotikatherapie unterlassen worden ist, dass durch Verordnung eines Antibiotikums vor der Gewinnung infektiösen Materials (evtl. durch einen anderen Behandler) die Diagnose verschleiert wird oder dass durch fehlerhafte Probenentnahme und Probentransport ein exakter Keimnachweis verhindert wird.

Weiterhin ist zu beachten, dass bei unklarem Fieber eine allgemeinmedizinische Diagnostik erfolgen sollte. Eine zu lange Therapiedauer birgt die Gefahr einer Resistenzentwicklung oder einer Selektion resistenter Bakterienstämme, eines Erregerwechsels oder von Superinfektionen mit anderen Keimen. Ohne konsequente Mitarbeit (Compliance) des Patienten ist eine erfolgreiche Parodontaltherapie nicht möglich.

Die parallele Durchführung einer lokalen oder systemischen Antibiotikatherapie zu Maßnahmen der biologischen Geweberegeneration (BGR) oder der gesteuerten Geweberegeneration (GTR) wird derzeit noch in klinischen Studien untersucht. Es zeichnet sich jedoch ab, dass durch eine begleitende Antibiotikatherapie offenbar kaum bessere klinische Ergebnisse zu erwarten sind [22, 25]. Allerdings erscheint die Rezidivgefahr erniedrigt. In der Regel sind die vorgesehenen Mundhygienemaßnahmen, wie vorsichtige Reinigung über einen Zeitraum von sechs Wochen, Spülung mit Chlorhexidin und regelmäßige professionelle Zahnreinigung, ausreichend.

Eine **umfassende Parodontalbehandlung** (bei chronischer Parodontitis und aggressiver Parodontitis) sollte in folgender Weise durchgeführt werden:

1. Phase (Hygienephase)
Die erste Phase besteht in der üblichen Parodontalvorbehandlung (vier Sitzungen). Diese Phase beinhaltet eine ausführliche Eigen- und Familienanamnese, in der eine familiäre Häufung des Erkrankungsbildes bestimmt werden kann. Dies ist wichtig für die Diagnose einer aggressiven Parodontitis. Es erfolgen eine professionelle Zahnreinigung mit Instruktion und Motivation des Patienten, die Erhebung des Parodontalstatus (CPITN), die Erstellung von Modellen und die Erhebung einer Einzelzahndiagnose und -prognose. Nicht erhaltungswürdige Zähne werden extrahiert und eine (oder mehrere) prothetische Lösung(en) wird (werden) diskutiert. Um eine Prognose zur Parodontaltherapie und, in Abhängigkeit davon, zur prothetischen Versorgung stellen zu können, werden eventuelle Risikofaktoren des Wirts erfasst und beurteilt, die Patientencompliance wird beurteilt und, wenn erforderlich, erfolgt die Durchführung einer mikrobiologischen Diagnostik. Die Keimentnahme zur Bestimmung parodontalpathogener Mikroorganismen sollte in der zweiten Sitzung erfolgen.

2. Phase
Die zweite Phase stellt den Hauptteil der Parodontalbehandlung dar und umfasst als wichtigsten Teil eine quadrantenweise geschlossene Kürettage innerhalb von ein bis zwei Wochen (Scaling und Root Planing) und ggf. eine weiterführende chirurgische Therapie, z.B. offene Kürettage, resektive Lappenoperation, falls ein klinischer Attachmentverlust ≥ 5 mm vorliegt. Darüber hinaus werden in diesem Abschnitt evtl. eine gesteuerte Geweberegeneration (GTR) oder mukogingivalchirurgische Maßnahmen durchgeführt. Bei einer aggressiven Parodontitis muss sorgfältig abgewogen werden, ob die beiden letzteren Maßnahmen dazu dienen können, einen dauerhaften Therapieerfolg zu erreichen. Während dieser Phase erfolgt die systemische Antibiotikatherapie.

3. Phase (Erhaltungstherapie)
Die Phase der Kontrolle und Nachsorge beinhaltet eine regelmäßige Nachuntersuchung in drei-, sechs- und zwölfmonatigen Intervallen (Recall), in Abhängigkeit von Therapieverlauf und Compliance. Dazu werden ein Parodontalstatus erhoben und eine effektive Plaquekontrolle (Erhebung von Indizes) durchgeführt. Von diesen Ergebnissen abhängig erfolgt eine Reevaluation, evtl. mit Einleitung weiterführender Maßnahmen oder auch einer Rezidivbehandlung (Abb. 10).

Bei der Diagnose „aggressive Parodontitis" muss frühzeitig zu Beginn der Therapie eine Keimbestimmung erfolgen. Außerdem sollte, wenn erforderlich, frühzeitig eine Genehmigung zur Durchführung des Therapiekonzeptes bei den Krankenkassen eingeholt werden. Die Erfahrung zeigt, dass u. U. von den Krankenkassen noch eine gutachterliche Stellungnahme

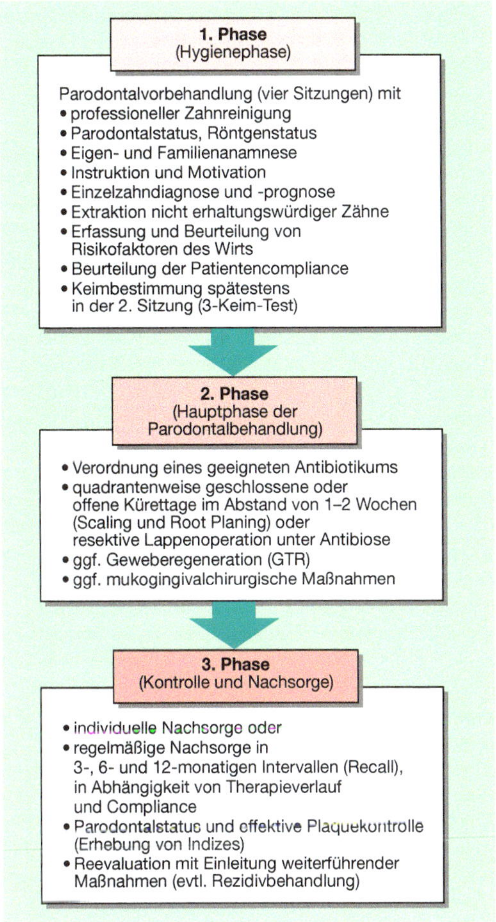

Abb. 10 Schema zum Behandlungsablauf einer chronischen Parodontitis oder einer aggressiven Parodontitis mit und ohne begleitende Antibiotikatherapie.

gewünscht wird. Dies kann den Beginn der erforderlichen Therapie stark verzögern und sollte, wenn eine aggressive Parodontitis im Stadium einer schnell verlaufenden Phase diagnostiziert wird, unbedingt mit einkalkuliert werden.

Die Therapie der aggressiven Parodontitis im Sinn einer **refraktären** oder **therapieresistenten Parodontitis** umfasst zusätzlich zu den bekannten Maßnahmen einen mikrobiologischer Nachweis von superinfizierenden Keimen (z. B. Enterobacteriaceae, E. coli, Pseudomonaden, Staphylokokken, Enterokokken, Candida) mit Antibiogramm (unbedingt erforderlich) und eine chirurgische Behandlung mit gleichzeitiger Antibiotikatherapie. Es sollte nur eine gezielte Antibiotikatherapie gemäß Antibiogramm erfolgen.

6.8 Parodontaltherapie mit Chlorhexidin

Verschiedene Untersuchungen zeigen, dass eine subgingivale, gelegentliche Spülung mit verschiedenen Agenzien, z. B. 0,02 % Chlorhexidin, keine Reduktion der Entzündung oder eine Reduktion der Sondierungstiefe mit einem Attachmentgewinn bewirkt. Auch eine Kombination mit Root Planing bringt keine wesentlich besseren Ergebnisse als ein Root Planing allein. Ein solches therapeutisches Vorgehen erscheint daher bei der Diagnose „aggressive Parodontitis" nicht angebracht.

Neuere Studien [16, 21] beschreiben den Einsatz von Chlorhexidin zur Spülungstherapie, allerdings in Kombination mit Root Planing und einem umfassenden Therapieplan. Dieses als **„One Stage Full Mouth Disinfection"** bezeichnete Therapiekonzept beschreibt ein therapeutisches Vorgehen zur Befreiung der Mundhöhle von parodontalpathogenen Keimen bei chronischer Parodontitis. Dazu wird zunächst ein Deep Scaling und Root Planing der gesamten Mundhöhle innerhalb von 24 h unter lokaler Anästhesie durchgeführt. Anschließend erfolgt eine Politur aller Quadranten mit drei unterschiedlichen Pasten in abnehmender Korngröße. Der Unterkiefer wird vor dem Oberkiefer behandelt. Anschließend wird der Zungenrücken mit 1 %igem Chlorhexidingel für 60 s gebürstet und eine zweimalige Mundspülung mit Chlorhexidinlösung (0,2 %) für jeweils 30 s vorgenommen. Während der letzten 10 s wird mit der Spüllösung gegurgelt (möglichst so, dass die Tonsillen erreicht werden). Dies soll bewirken, dass die Weichgewebsoberflächen der Mundhöhle umfassend von parodontalpathogenen Keimen befreit werden. Vom Zahnarzt wird danach dreimal 1 %iges Chlorhexidingel innerhalb von 10 min in die Parodontaltaschen appliziert. Dies wird acht Tage später wiederholt. Der Patient spült zu Hause zweimal täglich für 1 min mit 0,2 %iger Chlorhexidinlösung über einen Zeitraum von 14 Tagen. Die Mundhygieneinstruktion beinhaltet die Verwendung von Interdentalbürsten oder Zahnseide zweimal täglich und das Bürsten des Zungenrückens ebenfalls zweimal täglich.

Dieses Konzept liefert bei der Therapie der chronischen Parodontitis gute Ergebnisse hinsichtlich eines klinischen Attachmentgewinns und einer geringen Wiederbesiedlung des Parodonts mit parodontopathogenen Mikroorganismen. Es erscheint jedoch sehr aufwändig und stark abhängig von der Compliance des Patienten. Bei regelrechter Durchführung wird eine stärkere Taschenreduktion und ein höherer Attachmentgewinn als in den zugehörigen Kontrollgruppen erreicht. Keimtests ergaben eine signifikante Reduktion von *Porphyromonas gingivalis, Pre-*

votella intermedia, Campylobacter rectus, Peptostreptococcus micros und *Fusobacterium nucleatum* nach ein und zwei Monaten. Die Keimkonzentrationen der Kontrollgruppe erreichten nach acht Monaten wieder Ausgangswerte, die der Testgruppen blieben über einen längeren Zeitraum stabil (Abb. 11).

Der Erfolg dieses Therapiekonzepts bei Behandlung einer aggressiven Parodontitis, ein Vergleich der Ergebnisse mit den Therapieerfolgen einer begleitenden Antibiotikatherapie und eine Antwort auf die Frage, ob dieses Konzept eine Alternative zur Antibiotikatherapie darstellt, müssen noch abgewartet werden.

6.9 Lokale Antibiotikatherapie

Eine lokale Antibiotikatherapie wird gelegentlich zur Therapie einzelner rezidivierender Parodontaltaschen oder begleitend zu chirurgisch-regenerativen Maßnahmen eingesetzt. Das Ziel der lokalen Antibiotikatherapie besteht darin, die Medikamente bis zum Fundus in die Parodontaltasche einführen zu können, damit sie dort in bakteriziden oder bakteriostatischen Konzentrationen wirksam werden können. Außerdem soll erreicht werden, dass sie hier für einen langen Zeitraum die erforderliche hohe Dosis freisetzen können [1, 7]. In der Regel geht der lokalen Antibiotikatherapie aber keine Keimbestimmung voraus. Außerdem sind einige wirksame Präparate, z. B. Tetrazyklinfäden, derzeit nicht erhältlich. Die lokale Antibiotikatherapie soll deshalb hier nur am Rande kurz dargestellt werden.

One Stage Full Mouth Disinfection
(mit Chlorhexidin)

- Deep Scaling und Root Planing der gesamten Mundhöhle innerhalb von 24 h (unter Anästhesie)
- Politur aller Quadranten mit drei unterschiedlichen Pasten (abnehmende Korngröße)
- der Unterkiefer wird vor dem Oberkiefer behandelt
- Bürsten des Zungenrückens (60 s) mit 1%igem Chlorhexidingel
- Mundspülung (2 x) mit 0,2%iger Chlorhexidinlösung (je 30 s), wobei während der letzten 10 s mit der Spüllösung gegurgelt wird
- Applikation von 3%igem Chlorhexidingel innerhalb von 10 min in die Parodontaltaschen. Wiederholung dieser Behandlung 8 Tage später
- Patient spült zu Hause 2 x täglich für 1 min mit 0,2%iger Chlorhexidinlösung (14 Tage)

Abb. 11 Behandlungsablauf einer chronischen Parodontitis unter gezieltem Einsatz von Chlorhexidin.

Lokale Applikationskonzepte existieren für Tetrazyklinfäden (Actisite®), Metronidazolgel (Elyzol®), Minocyclingel (Dentomycin®), Doxycyclin-Polymer (Atridox®). Von zunehmender Bedeutung erscheint der Einsatz von Chlorhexidin-Chips (PerioChip®).

Bei den **Tetrazyklinfäden** (Actisite®) handelt es sich um nicht resorbierbare Kunststoff-Fäden, die mit 25% Tetracyclin-HCl versetzt sind. Die Liegedauer in der Parodontaltasche beträgt sieben bis zehn Tage. Die Wirkstoffkonzentration beträgt 1300 µg/ml und wird über einen Zeitraum von sieben Tagen freigesetzt. In den oberen Anteilen der Weichgewebe der Parodontaltasche konnten 43 µg/ml Wirkstoff gemessen werden. Systemisch wurden 8–51 µg/ml im Speichel nachgewiesen, ein Nachweis im Serum war nicht möglich. Die Anwendung der Tetrazyklinfäden ergab bessere klinische Ergebnisse hinsichtlich der Reduzierung der Taschentiefe und des Attachmentgewinns als die unbehandelten Kontrollen. Außerdem war eine geringere Rezidivgefahr zu beobachten, möglicherweise durch den antimikrobiellen Effekt des Antibiotikums [14].

Metronidazolgel (Elyzol®) ist ein resorbierbares Gel aus 25%igem Metronidazol-Benzoat in einem Gemisch aus Glyzeryl-Mono-Oleat und Sesamöl. Ein Verschlucken während der Liegedauer und Resorption durch die umgebenden Weichgewebe der Parodontaltasche führte nach 2–8 h zu hohen Plasmakonzentrationen. In Kombination mit Scaling und Root Planing waren keine signifikant besseren klinischen Ergebnisse und keine signifikante Besserung des Attachmentlevels im Vergleich zum Scaling und Root Planing allein festzustellen. Metronidazolgel wird in den USA nicht vertrieben.

Minocyclinsalbe wird in Form eines resorbierbaren Applikationssystems aus 2% Minocyclin-HCl in einer Matrix aus Hydroxy-Äthylzellulose, Aminoalkylmethacrylat, Triazetin und Glyzerin angeboten. Ein Zusatz von Magnesiumchlorid modifiziert die Freisetzung des bakteriostatischen Wirkstoffs. Es zeigten sich keine signifikant besseren Ergebnisse in Kombination mit Scaling und Root Planing im Vergleich zu den Kontrollgruppen. Das Präparat ist in den USA nicht verfügbar.

Doxycyclin-Polymer ist zusammengesetzt aus einem resorbierbaren Material aus 10% Doxycyclin, 33% Poly-DL-Laktid und 57% NMP (N-methyl-2-Pyrrolidon). Es ist kein verbesserter Attachmentgewinn und keine Reduktion der Taschentiefe in Kombination mit Scaling und Root Planing zu erwarten.

Chlorhexidin-Chips werden als resorbierbares Applikationssystem aus 34% Chlorhexidinbis (D-glukonat) in einer Gelatinematrix angeboten. Ein Chip ist etwa 5 mm lang, 5 mm breit, 1 mm dick und enthält 2,5 mg Chlorhexidin-Glukonat. In der Sulkusflüssigkeit befinden sich etwa 125 µg/ml Wirkstoff für eine Woche. Die Freisetzung des Wirkstoffs erfolgt langsam über sieben Tage. Es sollte eine mehrmalige Anwendung nach drei und sechs Monaten erfolgen. Klinische Studien ergaben einen signifikanten Attachmentgewinn und eine signifikante Taschenreduktion in Kombination mit Scaling und Root Planing im Vergleich zu den Kontrollgruppen [10].

6.10 Zusammenfassung

Für die erfolgreiche Therapie einer aggressiven Parodontitis ist eine begleitende systemische Antibiotikatherapie unbedingt erforderlich.

Eine sorgfältige Probenentnahme zur qualitativen und quantitativen Bestimmung parodontalpathogener Keime und der gezielte Einsatz eines geeigneten Antibiotikums ermöglichen die Beseitigung gewebeinvadierender Mikroorganismen. Nur durch eine systemische Antibiotikatherapie werden bakterielle Reservoire, die mögliche Quellen für Reinfektionen und Rezidive sein können (z.B. Speichel, Tonsillen und Mukosa) erreicht. Die Identifikation superinfizierender Keime wie Enterobacter sp., Escherichia coli, Klebsiella sp., Staphylococcus sp., Pseudomonas sp., und eine antibiotische Resistenzbestimmung der vorliegenden Bakterien sind erst nach vorausgegangener klinisch nicht erfolgreicher Antibiotikatherapie sinnvoll.

Grundsätzlich erfolgt bei parodontalchirurgischen Eingriffen routinemäßig **keine** antibiotische Therapie. Umgekehrt ist eine Antibiotikatherapie als Monotherapie, ohne Scaling und Root Planing, nicht indiziert.

Durch eine lokale Antibiotikatherapie gelangen die Medikamente in hoher Konzentration in die Tiefe der Parodontaltasche und es werden Nebenwirkungen der systemischen Applikation vermieden. Eine lokale Antibiotikatherapie sollte nur bei einzelnen lokalen rezidivierenden Entzündungsprozessen eingesetzt werden. Vergleichende Studien zur Wirksamkeit von Tetrazyklinfäden, Metronidazolgel und Minocyclingel an Lokalisationen mit rezidivierenden Entzündungsprozessen ergaben nur für Tetrazyklinfäden eine signifikante Besserung.

Der Einsatz von Chlorhexidin-Chips ergab signifikanten Attachmentgewinn und Taschenreduktion in Kombination mit Scaling und Root Planing. Es sind jedoch nur wenige Ergebnisse zum Einsatz der lokalen Antibiotikatherapie bei aggressiven Parodontitiden bekannt. Inwieweit die Verwendung von Chlorhexidin-Chips eine Alternative zur Antibiotikatherapie bei aggressiven Parodontitiden darstellt, müssen zukünftige Studien noch zeigen.

6.11 Literatur

[1] American Academy of Periodontology: The role of controlled drug delivery for periodontitis (position paper). J Periodontol 71, 125 (2000).

[2] Armitage, G. C.: Development of a classification system for periodontal diseases and conditions. Ann Periodontol 4, 1 (1999).

[3] Badersten, A., Nilveus, R., Egelberg, J.: Effect of nonsurgical periodontal therapy. III: single versus repeated instrumentation. J Clin Periodontol 11, 114 (1984).

[4] Boretti, G., Zappa, U., Graf, H., Case, D.: Short-term effects of phase I therapy on crevicular cell populations. J Periodontol 66, 235 (1995).

[5] Caffesse, R. G., Sweenex, P. L., Smith, B. A.: Scaling and root planing with and without periodontal flap surgery. J Clin Periodontol 13, 205 (1986).

[6] Chapple, I. L., Walmsley, A. D., Saxby, M. S., Moscrop, H.: Effect of subgingival irrigation with chlorhexidin during ultrasonic scaling. J Periodontol 63, 812 (1992).

[6a] Flemmig, T. F., Christgau, M., Karch, H.: Mikrobiologische Diagnostik marginaler Parodontopathien. Wissenschaftliche Stellungnahme der DGZMK und der DGP, Stand 06/98. Aktuelle Homepage der DGZMK.

[6b] Beikler, T., Karch, H., Flemmig, T. F.: Adjuvante Antibiotika in der Parodontitistherapie. Wissenschaftliche Stellungnahme der DGZMK und der DGP, Stand 2003. Aktuelle Homepage der DGZMK.

[7] Greenstein, G., Polson, A.: The role of local drug delivery in the management of periodontal disease: a comprehensive review. J Periodontol 69, 507 (1998).

[8] Greenstein, G.: Nonsurgical periodontal therapy: A literature review. JADA 131, 1580 (2000).

[9] Hillmann, G., Dogan, S., Geurtsen, W.: Histopathological investigation of gingival tissue from patients with rapidly progressive periodontitis. J Periodontol 69, 195 (1998).

[10] Jeffcoat, M. K., Bray, K. S., Ciancio, S. G., Dentino, A. R., Fine, D. H., Gordon, J. M., Gunsolley, J. C., Killoy, W. J., Lowenguth, R. A., Magnusson, N. I., Offenbacher, S., Palcanis, K. G., Proskin, H. M., Finkelman, R. D., Flashner, M.: Adjunctive use of a subgingival controlled-release chlorhexidin chip reduces probing depth and improves attachment level compared with scaling and root planing alone. J Periodontol 69, 989 (1998).

[11] Kleinfelder, J. W., Lange, D. E., Müller, R. F.: Bakteriologisch diagnostische Strategie zur Therapie bei A.-actinomycetemcomitans-assoziierten Parodontalerkrankungen. Dtsch Zahnärztl Z 49, 332 (1994).

[12] Lippke, J. A., Peros, W. J., Keville, M. W., Savitt, E. D., French, C. K.: DNA probe detection of Eikenella corrodens, Wolinella recta and Fusobacterium nucleatum in subgingival plaque. Oral Microbiol Immunol 6, 81 (1991).

[13] Mombelli, A.: Verbessern neue diagnostische Tests die Differentialdiagnose und Therapie der Parodontitis? Schweiz Monatsschr Zahnmed 102, 163 (1992).

[14] Newman, M. G., Kornman, K. S., Doherty, F. M.: A 6-month multi-center evaluation of adjunctive tetracycline fiber therapy used in conjunction with scaling and root planing in maintenance patients: clinical results. J Periodontol 65, 685 (1994).

[15] Quirynen, M., Bollen, C. M., Vandekerckhove, B. N., De-

keyser, C., Papaioannou, W., Eyssen, H.: Full- vs. partial-mouth disinfection in the treatment of periodontal infections: short-term clinical and microbiological observations. J Dent Res 74, 1459 (1995).
[16] Quirynen, M., Mongardini, C., de Soete, M., Pauwels, M., Coucke, W., van Eldere, J., van Steenberghe, D.: The role of chlorhexidine in the one-stage full-mouth disinfection treatment of patients with advanced adult periodontitis. Long-term clinical and microbiological observations. J Clin Periodontol 27, 578 (2000).
[17] Rodenbury, J. P., van Winkelhoff, A. J., Winkel, E. G. et al.: Occurrence of Bacteroides gingivalis, Bacteroides intermedius, and Actinobacillus actinomycetemcomitans in relation to age and treatment history. J Clin Periodontol 17, 392 (1990).
[18] Savitt, E. D., Darack, A. P., Killoy, W. J., Lieberman, M. G.: Site selection criteria for microbiological testing of periodontal microorganisms. J Periodontol 62, 558 (1991).
[19] Taggart, J. A., Palmer, R. M., Wilson, R. F.: A clinical and microbiological comparison of the effects of water and 0.02% chlorhexidin as coolant during ultrasonic scaling and root planing. J Clin Periodontol 17, 32 (1990).
[20] Torfason, T., Kiger, R., Selvig, K. A., Egelberg, J.: Clinical improvement of gingival conditions following ultrasonic versus hand instrumentation of periodontal pockets. J Clin Periodontol 6, 165 (1979).
[21] Vandekerckhove, B. N., Bollen, C. M., Dekeyser, C., Darius, P., Quirynen, M.: Full- versus partial-mouth disinfection in the treatment of periodontal infections. Long-term clinical observations of a pilot study. J Periodontol 67, 1251 (1996).
[22] Yoshinari N., Tohya, T., Kawase, H., Matsuoka, M., Nakane, M., Kawachi, M., Mitani, A., Koide, M., Inagaki, K., Fukuda, M., Noguchi, T.: Effect of repeated local minocycline administration on periodontal healing following guided tissue regeneration. J Periodontol 72, 284 (2001).
[23] Young, N. S., O'Hehir, T. E., Woodal, I.: Periodontal debridment. In: Woodal, I. R. (ed.): Comprehensive Dental Hygiene. 4th ed., Mosby, St. Louis; 533–570 (1993).
[24] Zambon, J. J., Haraszthy, V. I.: The laboratory diagnosis of periodontal infections. Periodontology 2000 7, 69 (1995).
[25] Zucchelli, G., Sforza, N. M., Clauser, C., Cesari, C., De Sanctis, M.: Topical and systemic antimicrobial therapy in guided tissue regeneration. J Periodontol 70, 239 (1999).

6.12 Anhang

6.12.1 Hersteller von Keimbestimmungs-Kitsystemen

- meridol® DNS-Sondentest
  GABA GmbH – elmex® Forschung
  Berner Weg 7
  79539 Lörrach
  Tel.: 07621/907-154/-155

  Testauswertung:
  MDS (ANAWA)
  Unterdorfstraße 21
  CH-8602 Wangen/Zürich
  Tel.: 0041/1/8057676

- microDent® Probenentnahme-Set
  Hain Lifescience GmbH
  Hardwiesenstraße 1
  72147 Nehren
  Tel.: 07473/9451-0

- IAI PadoTest 4.5®
  indentis Dentalprodukte GmbH
  Salzwerkstraße 7
  D-79639 Grenzach-Wyhlen
  Tel.: 07624-9086-0

Die Preise und Lieferkonditionen der Firmen unterscheiden sich.

6.12.2 Abrechnungshinweise

Die Ergebnisse zahlreicher Studien zur Therapie der aggressiven Parodontitiden zeigen, dass für eine erfolgreiche Parodontaltherapie eine Antibiotikarezeptur erforderlich ist. Aber nur das Vorhandensein und der Nachweis spezifischer Keime macht eine solche Therapie sinnvoll. Im humanmedizinischen Bereich werden mikrobiologische und Blutuntersuchungen bei Infektionskrankheiten von den GKV übernommen. Die mikrobiologische Diagnostik im Rahmen der PAR-Diagnostik bei GKV-Patienten ist weder im Bema noch in der anzuwendenden GOÄ 1965 beschrieben. Es handelt sich nicht um eine Kassenleistung und muss deshalb privat vereinbart werden.

Für den DNA-Sondentest hat die Bundeszahnärztekammer eine Empfehlung gegeben: Der Meridol-DNS-Sondentest entspricht der Leistungsbeschreibung der GOÄ-Nr. 4785. Diese kann der Zahnarzt pro untersuchter Keimart einmal ansetzen, wobei der Faktor bis zum 1,3fachen mit dem Mittelsatz 1,15 gewählt werden kann. Zusätzlich kann für den gesamten Entnahmevorgang pro benutzter Papierspitze einmal die GOÄ-Nr. 298 mit einem Faktor bis zum 3,5fachen mit dem Mittelsatz 2,3 angesetzt werden. Bei diesem Test können die Materialkosten für die Sonde nicht gesondert berechnet werden. Die Möglichkeit einer Analogberechnung gemäß § 6 Abs. 2 GOZ besteht ebenfalls.

(Quelle: Infodienst Dent-On vom 20.11.02, Urban & Fischer Verlag)

7 Initialtherapie – Scaling und Wurzelglättung

von KNUT MERTE

Inhaltsübersicht

7.1 Therapieplanung

Die Behandlungsziele von Gingivitis und Parodontitis richten sich auf Elimination bzw. Reduktion der verursachenden Faktoren, Unterbrechung der Erkrankungsprogression, Regeneration parodontaler Strukturen und Sicherung des Therapieergebnisses. Diese Anliegen werden in einer historisch gewachsenen und klinisch bewährten Therapieplanung in chronologischer Folge umgesetzt:

1. systemische Behandlungsphase
2. Initialtherapie
3. korrigierende Behandlungsphase
4. Erhaltungstherapie.

Innerhalb dieses Betreuungsalgorithmus werden die jeweiligen diagnostischen Maßnahmen, Behandlungsschritte und -techniken durch neue Erkenntnisse und gerätetechnische Entwicklungen aktualisiert.

Wie bei anderen chronischen Erkrankungen wird die Behandlungsprognose bei parodontalen Erkrankungen auch von der Mitarbeit des Patienten beeinflusst. Deshalb ist es notwendig, dem Patienten die allgemeine und spezifische Erkrankungssituation sowie Therapieplanung darzustellen, Anliegen und Risiko der Behandlungen aufzuzeigen und auf Folgen bei unterlassener Therapie bzw. unzureichender Mitwirkung hinzuweisen [25, 101].

7.1.1 Systemische Behandlungsphase

Die systemische Behandlungsphase bezieht sich auf das **wirtsspezifische Bedingungsgefüge des Patienten,** z.B. vorliegende Allgemeinerkrankungen, medikamentöse Behandlungen, bestehende Risiken, und seine Auswirkungen auf Ursache und Therapie von parodontalen Erkrankungen. Innerhalb dieser medizinisch-zahnmedizinischen Wechselwirkungen ist auch zu entscheiden, ob bei dem Patienten eine prophylaktische Antibiotikatherapie oder Pausierung einer Antikoagulanzienbehandlung angezeigt ist. Des Weiteren beinhaltet die **zahnmedizinische** Therapiephase allgemeine Maßnahmen wie Ernährungsberatung, Entwöhnung (Rauchen) und Bilanzierung des Vitamin-, Magnesium- und Säure-Basen-Haushalts.

Perioperative Abschirmung. Für Patienten mit erhöhter Empfänglichkeit für bestimmte bakterielle Infektionen, z.B. Endokarditis, wird bei mit Bakteriämie einhergehenden Behandlungsmaßnahmen eine perioperative Abschirmung mit Antibiotika empfohlen. In Tabelle 1 sind aktuelle Empfehlungen von Herzgesellschaften zu Indikation und Kontraindikation für eine perioperative Abschirmung bei zahnärztlichen Behandlungsmaßnahmen gelistet. Für andere systemische Erkrankungen bzw. Zustände, z.B. erhöhtes Risiko für Hirnabszess, fehlen diesbezügliche Angaben, weshalb im Zweifelsfall vor Behandlungsbeginn eine Abklärung mit der medizinischen Betreuungsseite angezeigt ist.

Als perioperativer Therapiestandard gelten einmalige Verabfolgung von Amoxicillin (Erwachsene 2 g bzw. Kinder 50 mg/kg KG) bzw. bei Penicillinallergie von Clindamycin (Erwachsene 600 mg, Kinder 20 mg/kg KG) eine Stunde vor Behandlungsbeginn. Ist eine Antibiotikaprophylaxe angezeigt, sollte der Abstand zwischen den mit Bakteriämie einhergehenden Behandlungen mindestens 14 Tage betragen.

Die Wertigkeit der antibiotischen Abschirmung ist unzureichend evidenzbasiert. Es fehlen z.B. Angaben zur Endokarditisinzidenz nach zahnärztlichen Eingriffen, und es ist fraglich, ob die Behandlung ein unabhängiger Risikofaktor für das Auftreten von Endokarditis ist. Offen ist auch, welche dosis infectiva dem Erkrankungsrisiko zu Grunde liegt.

Aktuelle Indikationsempfehlungen zur Endokarditisprophylaxe enthalten keine Hinweise für die persönliche Zahnreinigung, obwohl auch diese mit Bakteriämie einhergeht. Dabei erfolgt der Keimeintritt über die dentogingivale Oberfläche des Sulkus-, Verbindungs- und Taschenepithels. Die Eintrittsfläche liegt bei parodontitisfreien Individuen bei ca. 5 cm^2 und steigt bei Parodontitispatienten auf ca. 8–20 cm^2 an. Mikrobiologische Untersuchungen (anaerobe Kulturtechnik) zeigen bei 60 bis 80 % der Untersuchten eine mit Mundhygiene einhergehende Bakteriämie. Ihre Bedeutung erscheint gering, wenn man weitverbreitete Zahnpflege, hohe Prävalenz entzündlicher Parodontalerkrankungen und seltenes Auftreten von infektiver Endokarditits gegeneinander abwägt. Die Gründe dafür sind nicht bekannt. Vermeintliche Unterschiede in der Dosis infectiva zwischen zahnärztlichen Eingriffen und häuslichen Zahnreinigungen sind nicht bestätigt. Zwar korrelieren Inzidenz und Schwere der Bakteriämie mit der gingivalen Entzündung und den invasiven Maßnahmen, ihr Niveau von 1–10 kolonieformenden Einheiten im Blut (CFU/ml) unterscheidet sich aber von der durch Mundhygiene bedingten nur unwesentlich. Im Ablauf erreicht die Bakteriämie nach ca. 30 s ihr höchstes mikrobiologisches Niveau und endet gewöhnlich nach kurzer Dauer, wie sterile Blutproben nach etwa 15–30 min belegen. Der Verlauf unterstreicht zugleich die hohe Leistungsfähigkeit

Tabelle 1 Perioperative Abschirmung und zahnärztliche Therapie – Indikation und Kontraindikation.

Indikation erhöhtes Risiko	**Kontraindikation niedriges Risiko**	**Zahnärztliche Therapie**	
		Indikation	**Kontraindikation**
• Herz- und Aortenklappenersatz (mechanische oder biologische Prothesen) • Zustand nach mikrobieller Endokarditis • angeborene komplexe Herzfehler mit Zyanose (außer Vorhofseptumdefekt vom Sekundumtyp) • erworbene Herzklappenfehler, z. B. rheumatisch bedingt • operierte Herzfehler mit Restbefund/ohne Restbefund nur im 1. Jahr • Mitralklappenkollaps mit Mitralinsuffizienzgeräusch ohne myxomatöse Degeneration • hypertrophe obstruktive Kardiomyopathie	• isolierter Vorhofseptumdefekt vom Sekundumtyp • erfolgreich operierter Vorhof- bzw. Kammerseptumdefekt und offener Ductus arteriosus Botalli 6 Monate postoperativ • nach Bypassoperation • Patienten mit früherem rheumatischem Fieber ohne Klappendysfunktion • Patienten mit früherem Kawasaki-Syndrom ohne Klappendysfunktion • Patienten mit Herzschrittmacher bzw. implantiertem Defibrillator	• Zahnextraktion • alle Maßnahmen, die eine Sulkusblutung bedingen, z. B. Zahnsteinentfernung/Scaling und Wurzelglättung/subgingivale Präparation • chirurgische Parodontaltherapie, z. B. Lappenoperation/GTR/GBR/Gingivektomie bei restaurativen Maßnahmen • Reimplantation • intraligamentäre Anästhesie	• restaurative Therapie, die keine Sulkusblutung bedingt • Injektion von Anästhetika (nicht intraligamentär) • Kofferdamapplikation • Extraktion von primären Zähnen • Abformung • Einsetzen von Prothesen und kieferorthopädischen Apparaten

der wirtsspezifischen Abwehr. Für Patienten mit erhöhtem Infektionsrisiko wird unmittelbar vor der Zahnpflege eine Keimreduktion durch Chlorhexidin (CHX) empfohlen. Erforderliche Wirkstoffkonzentration, optimale lokale Applikationsform und prophylaktische Wertigkeit dieser Maßnahme sind nicht bestimmt. Wenngleich der unmittelbare lokale Einsatz von CHX vor invasiven zahnärztlichen Eingriffen die orale Keimflora vermindert, kann diese Applikation die Standardprophylaxe mit Antibiotika nicht ersetzen [58, 71, 83, 122, 124].

Thromboembolierisiko. Für die Prävention und Therapie von Thromboembolien in venösen und arteriellen Gefäßen werden gerinnungshemmende Medikamente, z. B. Vitamin-K-Antagonisten oder Heparinoide, eingesetzt. Die auf diese Weise verzögerte Blutgerinnung wird nicht mehr mithilfe des Quickwerts, sondern der **INR** (International Normalized Ratio) festgestellt. Die INR bezeichnet das Verhältnis wie viel mal länger das Blut des Patienten im Vergleich zu einer Normalperson benötigt, um zu gerinnen. Beispielsweise besagt ein INR-Wert von 3, dass der Gerinnungsvorgang dreimal so lange dauert.

Bei zahnärztlichen Eingriffen sind die Risiken für eine lokal nicht stillbare Blutung durch Pausieren der antikoagulativen Therapie und daraus resultierende Gefahren für eine potenziell tödliche Thromboembolie gegeneinander abzuwägen. Die Deutsche Gesellschaft für Zahn-, Mund- und Kieferheilkunde hat 2001 empfohlen, die antikoagulative Therapie bei Zahnextraktion (auch bei mehreren Zähnen) und bei unkomplizierter Osteotomie nicht zu unterbrechen, wenn der INR-Wert zwischen 2,0 und 3,5 liegt. Hingegen sollte bei umfangreichen Eingriffen und eingeschränkten Möglichkeiten für eine lokale Blutstillung mit der Gabe von Vitamin-K-Antagonisten bis zu einem INR-Wert von 1,6–1,9 pausiert werden. Mit Blutung einhergehende parodontale Eingriffe wie professionelle Zahnreinigung, geschlossenes oder offenes Scaling zeigen im Bedingungsgefüge der ersten Empfehlung keine Unterbrechung bzw. Reduzierung der Antikoagulanzientherapie an. Die Entscheidung, ob die bestehende antikoagulative Therapie vorübergehend zu verändern ist oder nicht, ist vom behandelnden Arzt zu treffen. Folglich sind die zahnärztlichen Maßnahmen in Absprache mit der medizinischen Seite zu koordinieren, der auch die Einstellung und Überwachung obliegt.

7.1.2 Initialtherapie

Die Initialtherapie verkörpert vom Stellenwert her die **kausale Therapie** von Gingivitis und Parodontitis (mechanische, antibakterielle und antiphlogistische

Infektionsbekämpfung). Ihre therapeutischen Anliegen sind auf supra- und subgingivale Plaque- und Zahnsteinentfernung, Mundhygienemotivation und Korrektur von Retentionsnischen gerichtet (Abb. 1). Zu den begleitenden symptomatischen Maßnahmen gehören Beseitigung funktioneller Fehlbelastungen und Stabilisierung von Zähnen durch Einschleifen, Schienung, temporäre oder definitive Restauration des Kauflächenkomplexes (Abb. 1 und 9).

7.1.3 Korrigierende Behandlungsphase

Die korrigierende Phase setzt den erfolgreichen Abschluss der Initialtherapie voraus und beinhaltet Maßnahmen, die **Folgen von parodontalen Erkrankungen** auf Gewebe, Zähne und Kausystem, z.B. durch parodontale Chirurgie, regenerative Behandlungen, definitive prothetische und orthodontische Therapie oder auch Implantation, beheben.

7.1.4 Erhaltungstherapie

Die Anliegen dieser Betreuungsphase sind auf **Sicherung der Behandlungsergebnisse** gerichtet. Die dazu eingesetzten Maßnahmen – unterstützende Parodontitistherapie – sind mehr oder minder deckungsgleich mit denen der Initialtherapie (Abb. 8 und 11).

7.2 Kausale Therapie

Entzündliche Parodontalerkrankungen bilden eine Familie von nosologisch relativ selbstständigen chronischen Infektionen, die pathogenetisch, histopathologisch sowie regenerativ einem wahrscheinlich identischen Grundmuster folgen. Variable Erscheinung, Verlaufsform und therapeutische Ansprechbarkeit hingegen werden durch unterschiedliche parodontale Pathogene, individuelle Prädisposition und Risikosituation bestimmt.

Für alle Parodontitisformen bildet die Infektionsbekämpfung das kausale Therapieprinzip.

7.2.1 Mechanische Infektionsbekämpfung

Die mechanische Infektionsbekämpfung richtet sich gegen die oberhalb und unterhalb der Zahnfleischgrenze befindliche Plaque (Abb. 2). Weil im Biotop Mundhöhle eine komplette und dauerhafte Biofilmentfernung nicht möglich ist, gilt es, die Bakterienmasse drastisch zu reduzieren [8, 45, 46, 72, 76, 79, 118].

7.2.2 Antimikrobielle Infektionsbekämpfung

Die antimikrobielle Infektionsbekämpfung richtet sich gegen die mit der Krankheitsauslösung assoziierte Keimflora. Ihr Anliegen ist es, parodontale Pathogene zu eliminieren bzw. zu reduzieren. Als Mittel kommen Antiseptika und Antibiotika, als Applikationswege Spülung, Irrigation, lokale oder systemische Verabfolgung in Frage (Tab. 7 und 8) [14, 35, 36, 50, 59, 79, 139].

7.2.3 Antiphlogistische Infektionsbekämpfung

Die Anliegen der antiphlogistischen Infektionsbekämpfung sind darauf gerichtet, die wirtsspezifische Abwehr zu stärken bzw. destruktive Entzündungsreaktionen zu unterbinden. Als Wege zeichnen sich Schutzimpfung gegen aggressive parodontale Pathogene, z.B. Porphyromonas gingivalis, systemische und lokale Antiphlogistikatherapie ab [30, 92].

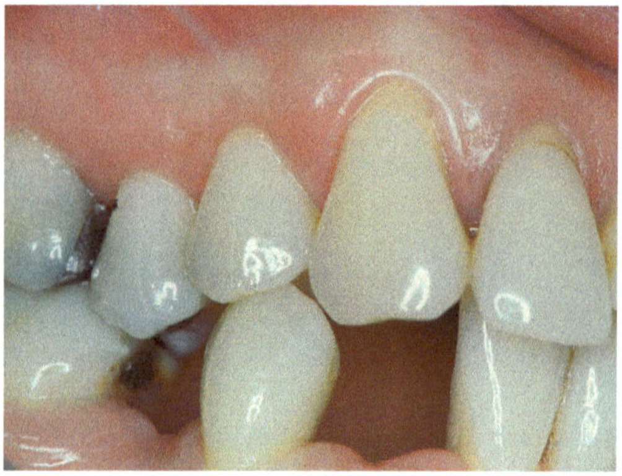

a

Abb. 1 a bis j Therapieplanung und -umsetzung bei Parodontitis chronica – Basisbefund 1995.
a) Parodontitisbedingter Verlust der Zähne 43 und 45, Supraeruption von Zahn 15.
b) Senkschachtbildung im Interdentalraum 46/47, Zahn 46 Sensibilität negativ.
Behandlungsschritte:
c) Füllungskorrektur.
d) Wurzelkanalbehandlung, temporäre Füllungstherapie und Kürettenscaling.
e) Morphofunktionelles Einschleifen am Zahn 15.
f und g) Restaurativer Behandlungsabschluss.
h) Mundhygieneanleitung für Biofilmkontrolle an den restaurationsbedingten Retentionsnischen, unterstützende Parodontitistherapie (3- bis 4-mal jährlich).
i und j) Parodontitisstagnation im Kontrollbefund nach acht Jahren.

▷

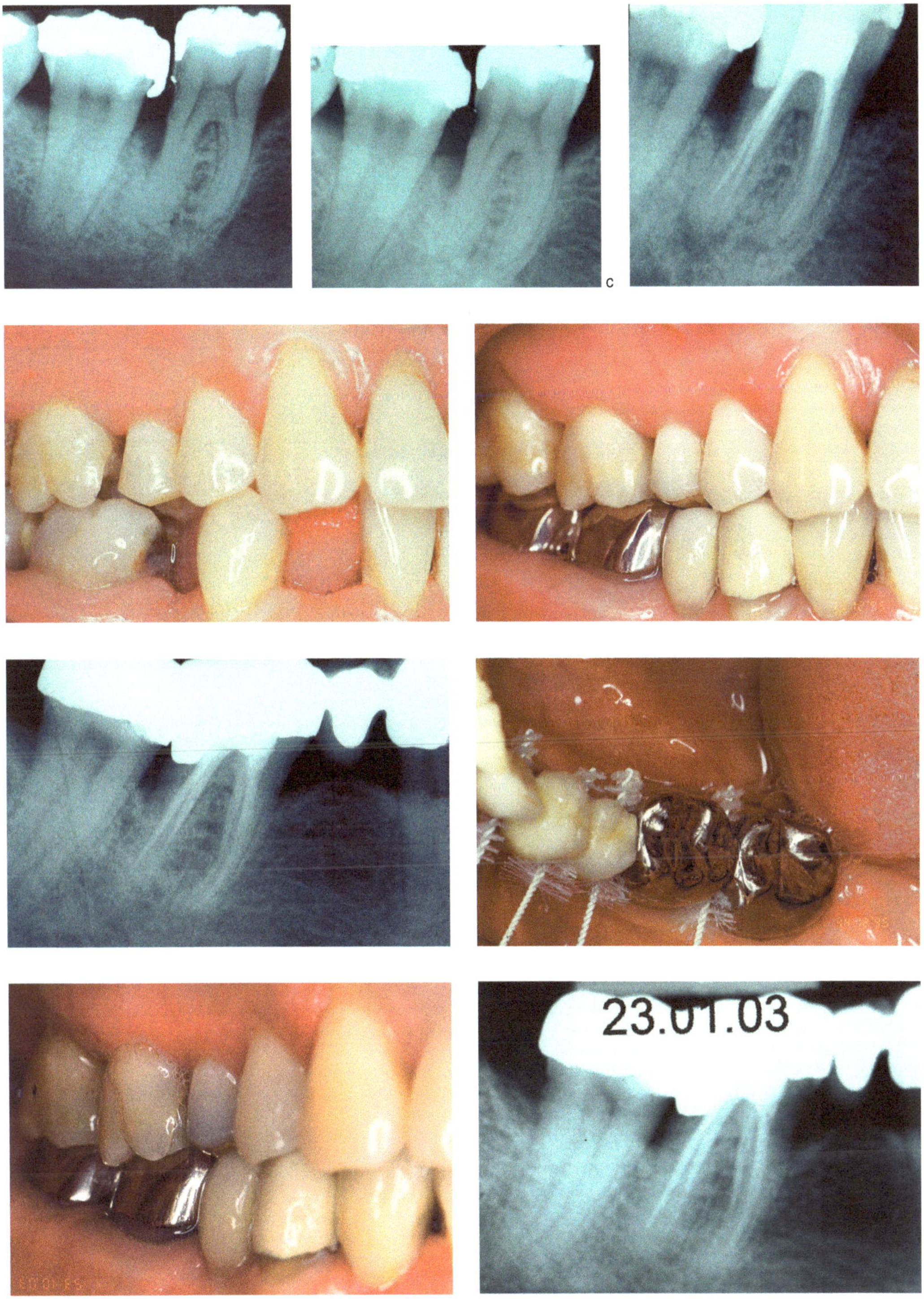

b c d e f g h i j

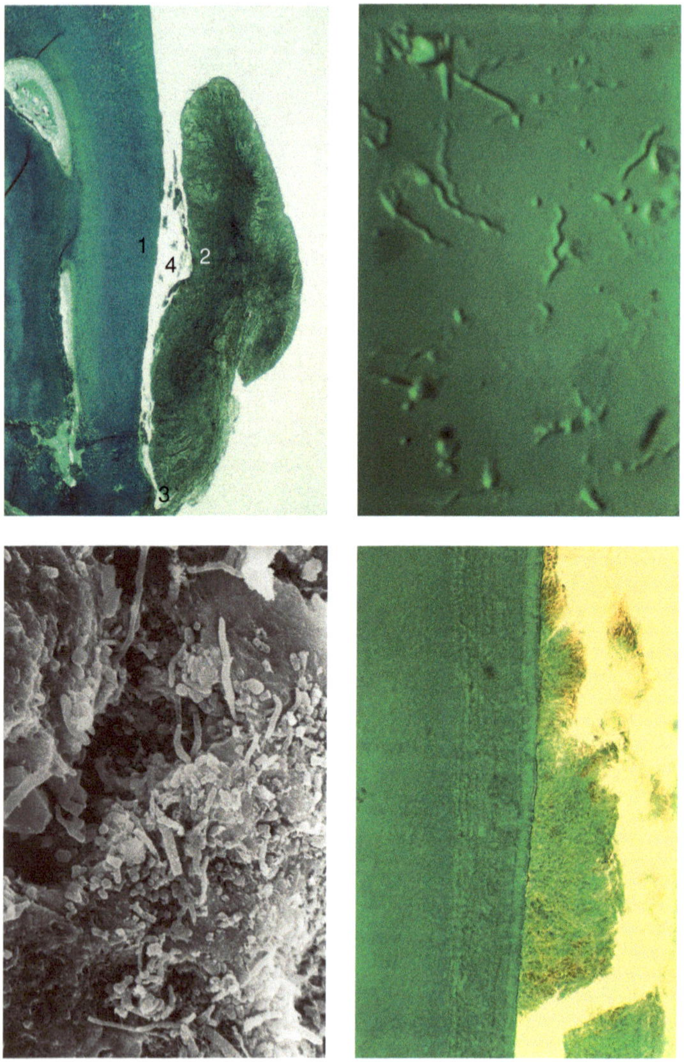

Abb. 2a bis d Taschenmorphologie und subgingivale Biofilmstruktur.
a) Im Taschenaufbau sind Hartgewebewand (1), Weichgewebewand (2), Taschenboden (3) und Tascheninhalt (4) zu differenzieren.
b) Spirochäten innerhalb der subgingivalen Biofilm- und Taschenfluidflora.
c) Stäbchenförmige Bakterien an der Taschenhartgewebewand und in Lakunen an der Wurzeloberfläche.
d) Biofilmmineralisation an der Wurzeloberfläche.

7.2.4 Therapiestrategie

Bisher gibt es keine Beweise, dass supra- und subgingivale Applikationen von Antiseptika, lokale oder systemische Verabfolgung von Antibiotika, Impfschutz oder Antiphlogistika die Belagentfernung substituieren können. Innerhalb der antiinfektiven Therapiemöglichkeiten kommt deshalb der mechanischen Infektionsbekämpfung grundsätzliche, der antibakteriellen und antiphlogistischen hingegen adjunktive Wertigkeit zu. Das ultimative Behandlungsziel wäre eine der Homöostase zwischen kommensaler Keimflora und entzündungsfreier Wirtrespons gleichwertige Biofilm-Wirt-Interaktion im Grenzflächenbereich von Zahn und Gingiva sowie in persistierenden Zahnfleischtaschen [19, 23, 26, 30, 53, 70, 79, 122, 124, 129, 139].

7.3 Supragingivale Infektionsbekämpfung

Die supragingivale Entfernung von Plaque und Zahnstein dient der Gingivitistherapie, trägt zur Chronifizierung von akuten parodontalen Erkrankungen bei und ist für eine erfolgreiche Parodontitistherapie unabdingbar (Abb. 6).

7.3.1 Behandlungsschritte und -techniken

Scaling verkörpert die Basis der mechanischen Zahnreinigung. Die Behandlungsmaßnahme beinhaltet die Instrumentation von Kronen- und Wurzeloberfläche zur Entfernung von Plaque, Zahnstein und anderen erworbenen Oberflächenschichten [43].

Handinstrumentelles Scaling

Für die handinstrumentelle Zahnreinigung kommen Scaler, Universal- und Spezialküretten vom Typ Gracey oder Hoe (Haue) in Frage. Für die Reinigung am natürlichen Zahn werden Instrumente aus Edelstahl, für die an Implantaten hingegen aus Titan- oder Kunststoff eingesetzt (Abb. 3).

Die vier Grundinstrumente unterscheiden sich in der Schneidengestaltung, ihre Griff- und Schaftformen hingegen folgen allgemein gültigen funktionellen und arbeitsphysiologischen Aspekten. Am Instrumentenkopf entsteht die Schneide an der Grenzlinie von Fazial- und Lateralfläche, deren Beziehung zueinander den Keilwinkel bestimmt.

Der optimale Ansatzwinkel an der Zahnoberfläche liegt bei Zug zwischen 45° und 90°, bei Druck hingegen zwischen 15° und 25°.

Um den variablen anatomischen Bedingungen gerecht zu werden, erscheinen typengleiche Instrumente auch in unterschiedlichen Kopfgrößen und Schaftformen. Letztere tragen der direkten Kraftübertragung, der winkelgerechten Schneidenanlage und unterschiedlichen Taschentiefen Rechnung. Vom Schneidenkopf an werden zueinander abgewinkelte Schaftabschnitte in numerischer Folge bezeichnet. Der 1er-Schaft dient der Kontrolle des Anstellwinkels. Verläuft er parallel mit der Zahn- bzw. Kronenlängsachse, liegt die Schneide winkelgerecht an. Instrumente mit verlängertem 1er-Schaft sind speziell für die subgingivale Instrumentation von tiefen Taschen ausgelegt.

Die Instrumente werden in modifizierter **Schreibfederhaltung** gehalten, wobei der Griff im Bereich der proximalen Phalanx am Daumen und der distalen Phalanx am Mittelfinger liegt und zwischen Daumen und Zeigefinger fixiert wird. Instrumentenansatz, -aktivierung und -abstützung bilden eine funktionelle Einheit. Primär wird das Instrument über den freien 4. Finger in unmittelbarer Nähe seines Einsatzgebietes an der Zahnreihe abgestützt, sekundär wird die andere Hand in die Abstützung einbezogen und werden Gegenkiefer und Kinn als Auflage genutzt. Der exakte Anstellwinkel am Zahn liegt vor, wenn der 1er-Schaft parallel zur Wurzellängsachse verläuft. Durch Drehbewegung aus dem Unterarm (Wechsel von Pronation in Supination) oder dem Handgelenk wird das Instrument aktiviert. Die Ziehbewegung (Pull Stroke) verläuft auf einer Kreisbahn, deren Drehpunkt im Auflagebereich des 4. Fingers liegt. Die scharfen Schneiden verschleißen zu beiden Seiten des Keilwinkels, und bei fehlerhaftem Anschliff geht die typische Keilwinkelkonfiguration verloren.

Die Bedeutung des **Anschleifens** hob bereits G.V. Black hervor „... kein Zahnarzt darf sich einbilden, in seinem Fache Tüchtiges zu leisten, solange er versäumt, seine Schneideinstrumente in scharf geschliffenem Zustand zu halten ..." [11]. Das Anschleifen wird vom Praxisteam oder durch professionelle Schleifer realisiert. Eine scharfe Schneide erscheint im auffallenden Licht als Linie, eine stumpfe als Band. Eine nachlassende Schneideleistung wird klinisch auffällig, die Taktilität sinkt, der Kraftaufwand steigt. Ein exakter Aufschliff wird am desinfizierten und gereinigten Instrument durchgeführt und soll die ursprüngliche Schneidenkonfiguration bewahren bzw. wiederherstellen (Abb. 3l und m). Um die Schneide wieder keilwinkelgerecht zu etablieren, ist es notwendig, die faziale Instrumentenfläche in horizontale Position zu bringen. Bei Scaler und Universalkürette liegt dies vor, wenn der 1er-Schaft vertikal verläuft, bei der Gracey-Kürette hingegen muss das Instrument geneigt werden, bis die abgeschrägte Fazialfläche (s. Abb. 3e und m) horizontal ausgerichtet ist. Der laterale Schneidenschliff für Scaler, Universal- und Gracey-Kürette erfolgt im Winkel von 100 bis 110°, am abgerundeten Arbeitskopf wird der Schleifkörper im Winkel von etwa 45° zur Rückenfläche angelegt. Hauen werden im Winkel von 45° angeschliffen.

Als **Schleifkörper** kommen natürliche (Arkansit) oder synthetische Materialien zur Anwendung, wobei der Aufschliff am mineralischen Schleifkörper mit Öl, am künstlichen mit Wasser durchgeführt wird. Die Schwierigkeit der manuellen Technik besteht in der Einhaltung des korrekten Schleifwinkels während der Schleifbewegung (Abb. 3l). Ein Schraubstock als instrumentelle Befestigungshilfe ist vorteilhaft. Für die maschinelle Vorgehensweise sprechen exaktes Justieren des Instruments und keilwinkelgerechte Schleifkopfposition (Abb. 3m).

Eine korrekt aufgeschliffene Schneide tritt als linienförmiger Lichtreflex hervor.

Typische Fehler sind zu großer oder zu kleiner Schleifwinkel, Schleifbeginn außerhalb der Schneide, Begradigung von bogenförmigen Schneiden, Anschliff der stumpfen Seite, Verlust der abgerundeten Kopfform und unzureichendes Entgraten der fazialen Fläche. Durch Abnutzung und Anschliff verliert

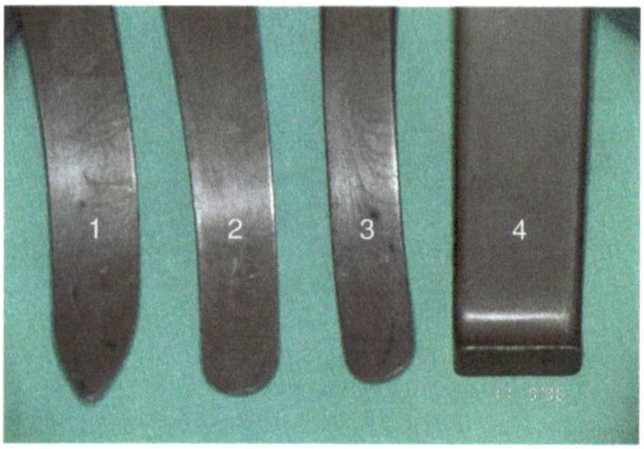

a

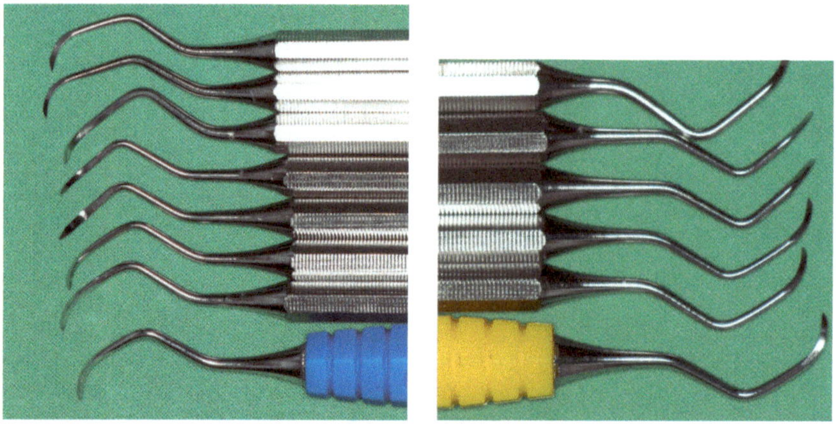

b

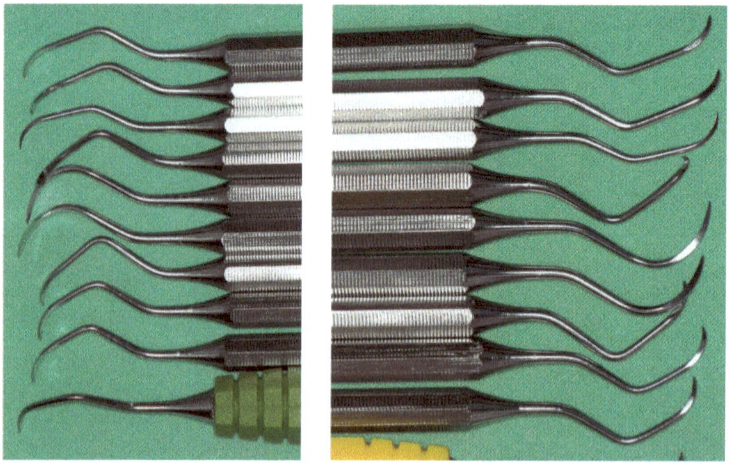

c

Abb. 3 a bis c Handinstrumente.

a) Schneidencharakteristik von Scalern (1, zweischneidig, spitz, Fazialfläche waagerecht), Universalkürette (2, zweischneidig, abgerundet, Fazialfläche waagerecht), Gracey-Kürette (3, einschneidig, abgerundet, abfallende Fazialfläche) und Hoe-Scaler (4, hakenförmig).

b) Scaler in variablen Schneidenkopflängen und Schaftformen für Front- (einendig) und Seitenzähne (doppelendig).

c) Universalküretten in variablen Schneidenkopflängen und Schaftformen für Front- und Seitenzähne.

Fortsetzung gegenüberliegende Seite

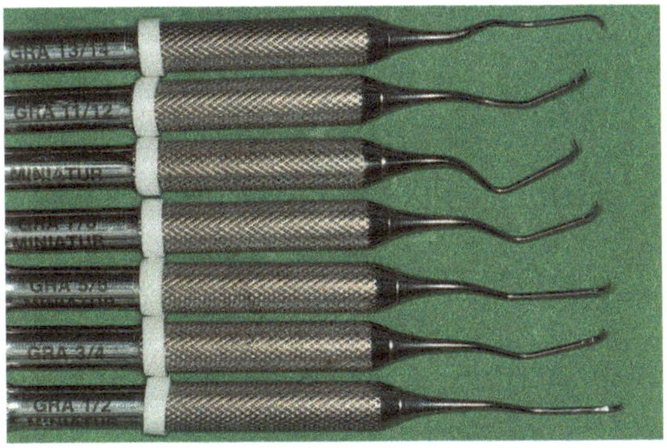
d

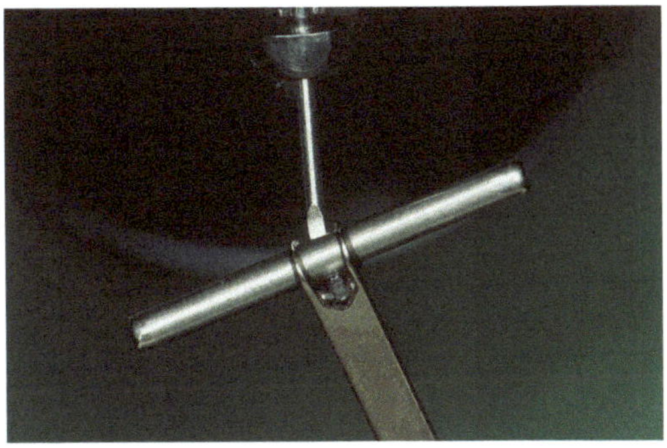
e

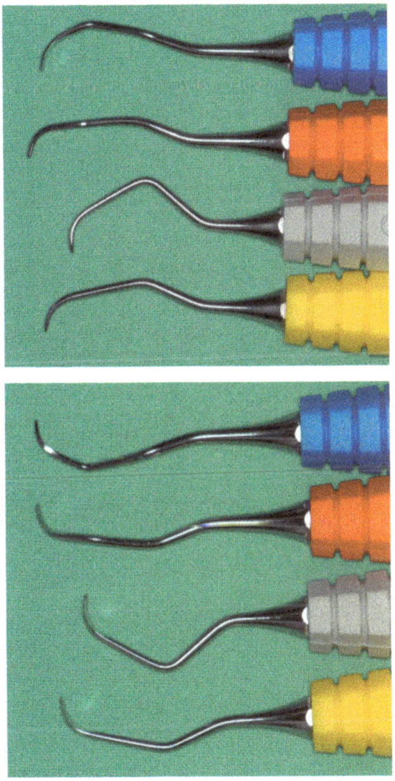
f

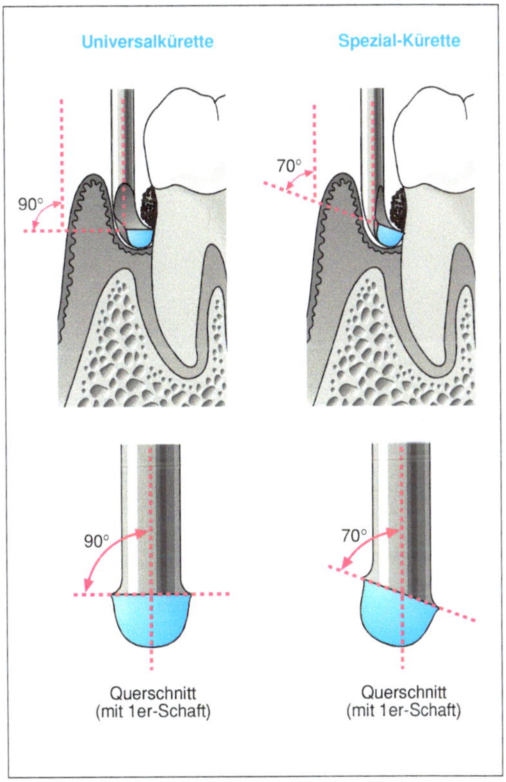

g

Abb. 3 Fortsetzung d bis g

d) Doppelendiger Gracey-Kürettensatz. Abgebildet sind die sieben Instrumentenköpfe mit gerader Kennziffer (von 2 bis 14). Bei senkrecht gehaltenem 1er-Schaft und Anblick von vorn befindet sich deren Schneide immer an der nach links abfallenden Seite. Für eine verwechslungsfreie Handhabung sind Hilfsmittel, welche die linke und rechte Schneideposition optisch markieren (im Bild durch einen weißen Ring markiert), empfehlenswert.

e) Optische Hervorhebung der abfallenden Gracey-Fazialfläche durch Auflegen eines Balkens. Die Schneide befindet sich immer an der abfallenden Seite und schließt den abgerundeten Schneidekopf mit ein. Im Beispiel befindet sich die Schneide auf der linken Seite. Innerhalb der Gracey-Küretten sind alle Instrumente mit dieser Schneideposition bei Ansicht von vorn durch eine gerade Ziffer gekennzeichnet (im klassischen Satz von 2 bis 14).

f) Reduzierter Gracey-Kürettensatz für Front- (Typ 5/6 – gelb) und Seitenzähne (Typ 7/8 – grau, für bukkolingual; Typ 11/12 – rot, für mesioproximal; Typ 13/14 – blau,für distoproximal; instrumentelle Anwendung s. Abb. 4).

g) Ansatzunterschied zwischen Universal- und Gracey-Kürette. Der Schneidenansatzwinkel beträgt bei der Universalkürette 90° und bei der Gracey-Kürette 70°.

Fortsetzung siehe nächste Seite

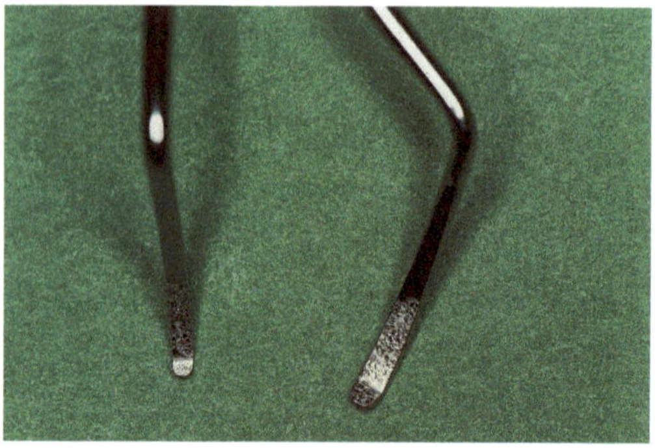
h

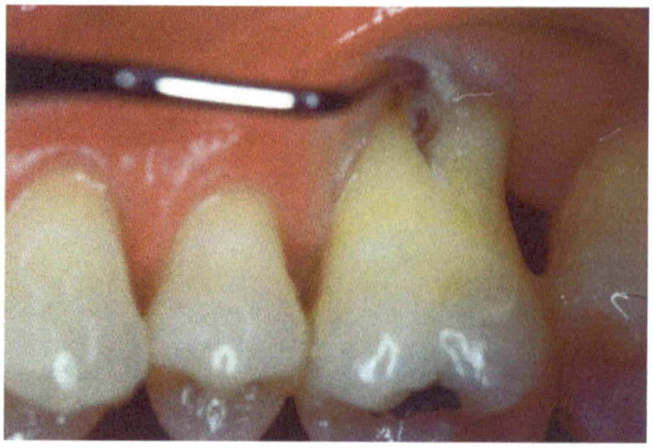
i

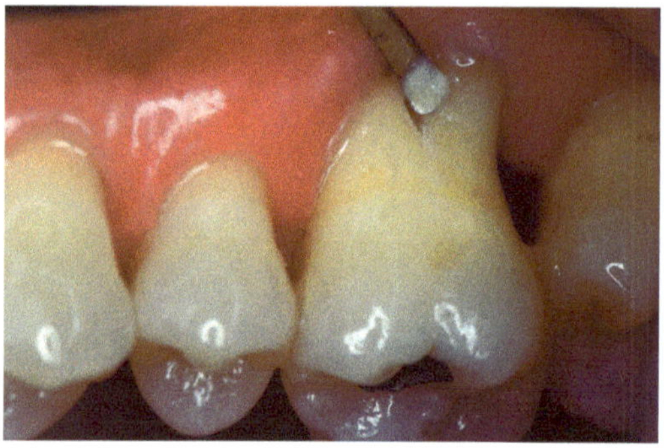
j

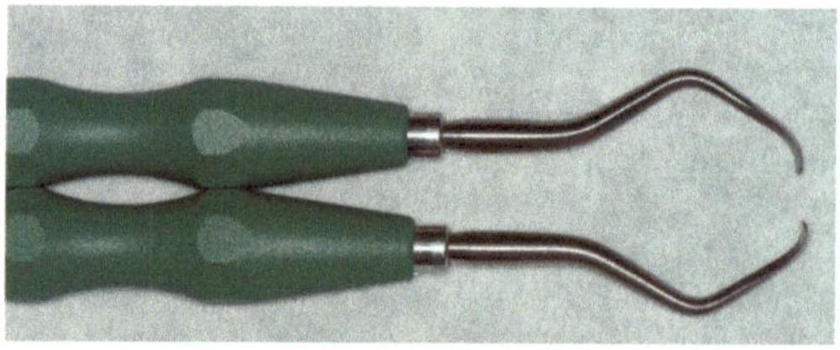
k

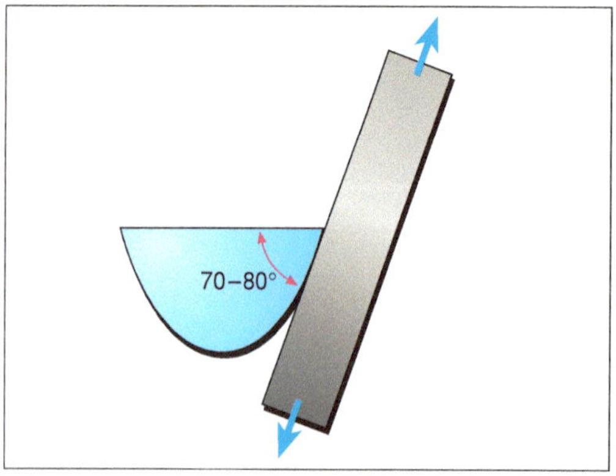

l

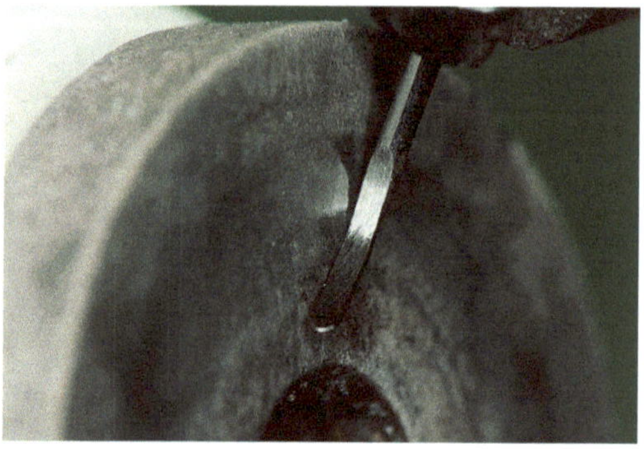
m

Abb. 3 Fortsetzung h bis m
h) Spezialküretten für Furkationen und Wurzeleinziehungen. i und j) Furkationsscaling mit Haue in situ (i) und mit ausgeräumtem Biofilm (j). k) Universalküretten aus Titan für Implantatscaling. l und m) Aufschleiftechniken: winkelgerechte Kürettenanlage und manuelle Schleifkörperführung (l); maschinelles Anschleifen, Gracey-Fazialfläche horizontal orientiert (m).

Abb. 4a bis h Kürettagetechnik am Front- und Seitenzahn. ▷
a) Gracey-Kürette Nr. 6 an der bukkomesialen Taschenwand von 31 in situ, 1er-Schaft parallel zur Zahnlängsachse orientiert.
b) Gracey-Kürette Nr. 5 an der bukkodistalen Taschenwand von 31 in situ, 1er-Schaft parallel zur Zahnlängsachse orientiert.
c) Gracey-Kürette Nr. 8 an der bukkalen Taschenwand von 31 in situ, 1er-Schaft parallel zur Zahnlängsachse orientiert.
d) Bereichsspezifische Instrumentenführung an der bukkalen und lingualen Fläche.
e) Gracey-Kürette Nr. 12 an der mesioapproximalen Taschenwand von 36 in situ, 1er-Schaft parallel zur Zahnlängsachse orientiert.
f) Bereichsspezifische Instrumentenführung an der mesialen Approximalfläche.
g) Gracey-Kürette Nr. 13 an der distoapproximalen Taschenwand von 36 in situ, 1er-Schaft parallel zur Zahnlängsachse orientiert.
h) Bereichsspezifische Instrumentenführung an der distalen Approximalfläche.

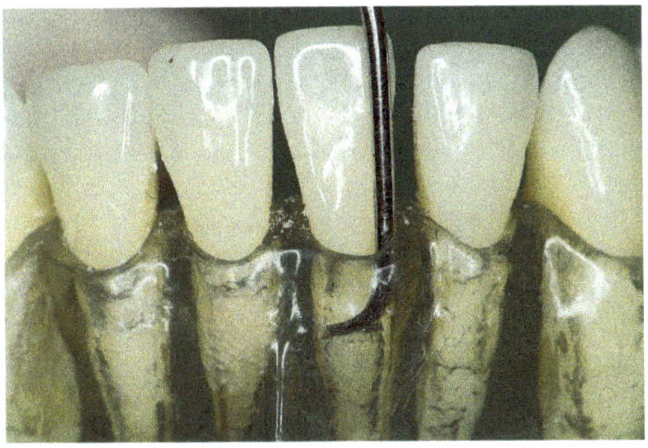
a

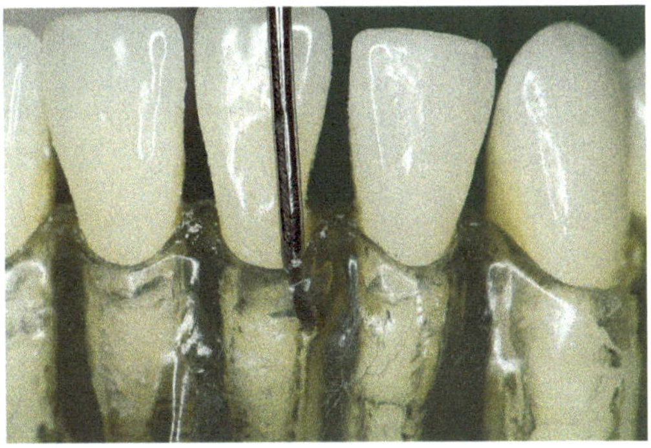
b

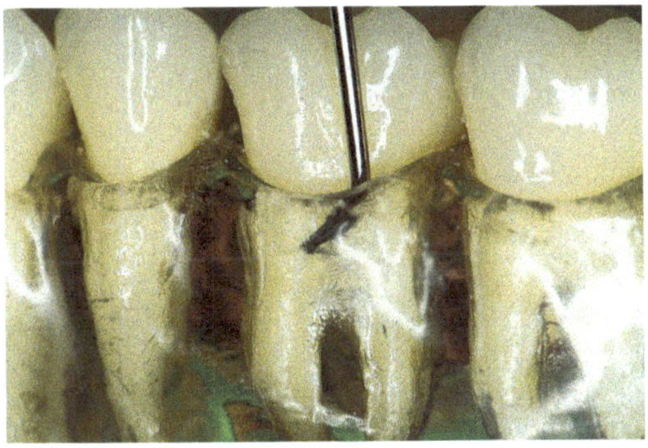
c

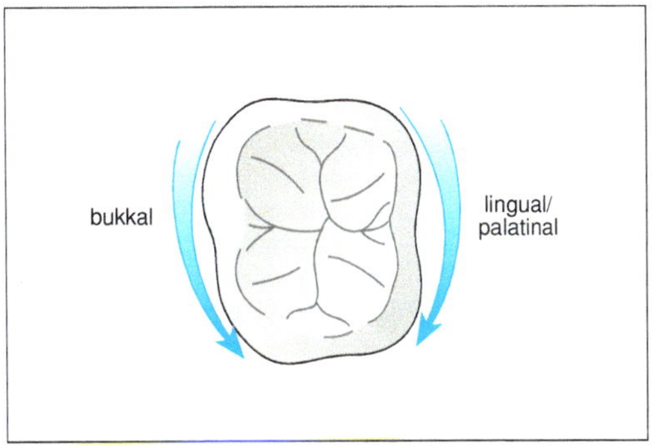
bukkal
lingual/
palatinal
d

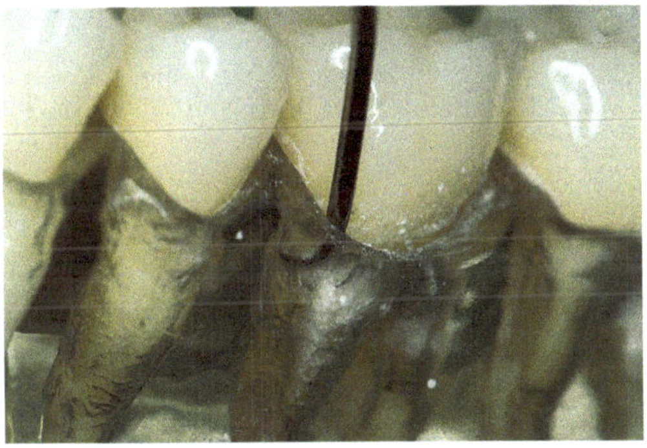
e

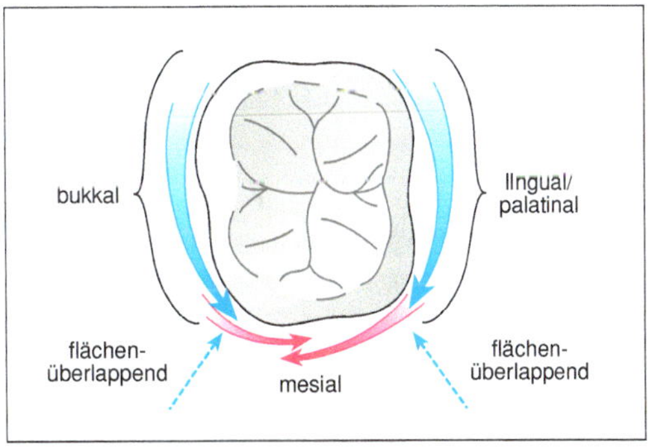
bukkal
lingual/
palatinal
flächen-
überlappend
mesial
flächen-
überlappend
f

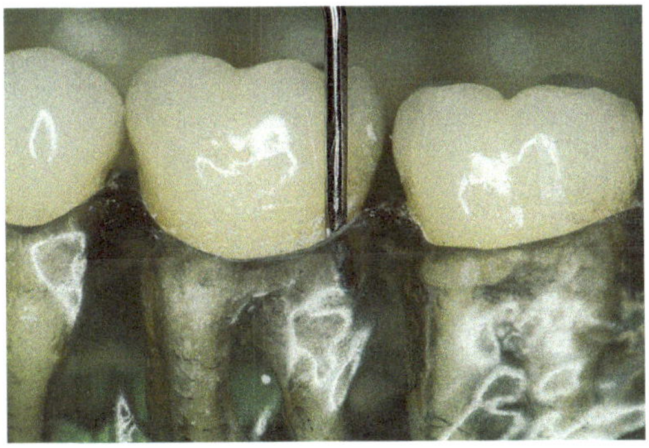
g

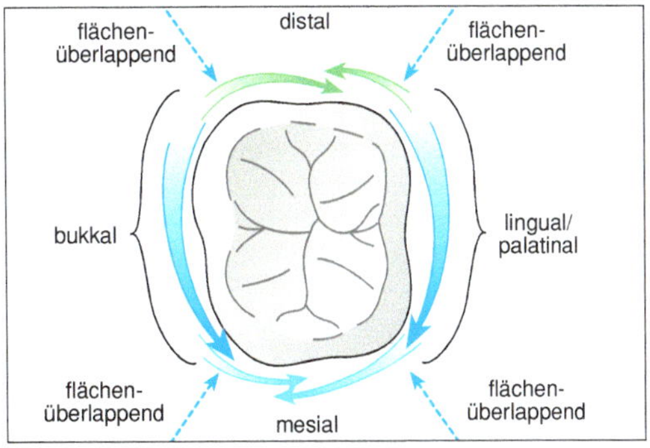
flächen-
überlappend
distal
flächen-
überlappend
bukkal
lingual/
palatinal
flächen-
überlappend
mesial
flächen-
überlappend
h

der Instrumentenkopf allmählich seine Stabilität, er gibt bei normaler Belastung nach, verbiegt sich oder frakturiert. Ein rechtzeitiger Instrumentenwechsel ist angezeigt.

Scaling mit Scalern verkörpert den handinstrumentellen Standard der supragingivalen Zahnreinigung. Die Instrumente besitzen zwei scharfe, spitz aufeinander zulaufende Schneiden (Abb. 3a und b), der Keilwinkel liegt zwischen 70 und 80°, der Zugansatzwinkel beträgt 90°. Fazialfläche und 1er-Schaft bilden einen rechten Winkel. Nach der Form sind gerade und sichelförmige Instrumente, nach dem Einsatzgebiet Scaler für Front- und Seitenzähne zu unterscheiden. Die Kopfform der Scaler trägt der interdentalen Instrumentation Rechnung. Das Instrument wird unterhalb der Zahnsteinauflagerung angesetzt und nach koronal aktiviert. Eine flächen- und zahnbezogene Technik ist angezeigt.

Schall-/Ultraschallscaling

Für die supra- und subgingivale Plaque- und Zahnsteinentfernung werden mit Schall bzw. Ultraschall aktivierte Instrumente ohne scharfe Schneide eingesetzt (Abb. 5).

Schall- bzw. Ultraschallgeräte unterscheiden sich in der Schwingungserzeugung (Luftmotor, piezoelektrischer Effekt, Magnetostriktion, Ultraschallmotor) und Schwingungsfrequenz (Airscaler 2–6 kHz, Ultraschallscaler 26–42 kHz). Die Schwingungsamplituden der Instrumentenspitze liegen bei sonischer Erregung zwischen 50 und 150 µm und bei ultrasonischer zwischen 7 und 28 µm. Kleinere Schwankungen schonen Zahn und Weichgewebe und sind für taktile Bewertungen bei subgingivaler Instrumentation von Vorteil. Nach der Ausbreitung sind monoaxiale (piezoelektrische Erzeugung), lineare und räumliche Schwingungen (elektromagnetische Erzeugung) zu differenzieren. Die Unterschiede schlagen sich nicht im klinischen Behandlungsergebnis nieder.

Als **Kavitations-** und **Spülflüssigkeit** werden Wasser oder spezifische Zubereitungen, z.B. mit Hydroxylapatit bzw. CHX, eingesetzt, um die Belagentfernung bzw. die antibakterielle Wirkung zu verstärken. Bei genügend hoher Schallintensität werden die kohäsiven Kräfte zwischen den Flüssigkeitsmolekülen überwunden, und es bilden sich intermolekulare Bläschen. Fallen Letztere zusammen, entstehen erhebliche Druckkräfte. Der Kavitationseffekt wird durch den Flüssigkeitsstrahl auf den Zahn übertragen. Die sonophysikalischen und sonochemischen Vorgänge lösen Plaque, implodieren Zahnstein und wirken antibakteriell. Die Flüssigkeit wird entweder durch röhren- oder rinnenförmige Gestaltung direkt zur Instrumentenspitze geleitet und dort versprüht oder von außen zugeführt. Durch den Flüssigkeitsstrom werden zugleich abgelöste Partikel und Blut fortgeschwemmt.

Die gegenwärtige Generation der Schall-/Ultraschallscaler ist im Niveau von Handinstrumenten und Taschenmesssonden gestaltet und erfüllt damit auch Anforderungen für die subgingivale Instrumentation (Abb. 5b und c und Abb. 11e).

Supra- und subgingivale **Handhabung** folgen einem gleichen Grundmuster. Das Arbeitsteil wird tangential, im Anstellwinkel von ca. 15°, an die Zahn- und Wurzeloberfläche angelegt und pinselstrichähnlich druckarm geführt. Eine systematische flächen- und zahnbezogene Technik ist angezeigt. Problematisch sind rinnenförmig gestaltete Kopfformen mit scharfen Kanten, weil sie bei Kontaktaufnahme die Wurzeloberfläche aufrauen bzw. abtragen. Zunahme der Schwingungsamplitude und Instrumentenfraktur sind typische Verschleißerscheinungen.

Bei der Anwendung von dentalen Ultraschallgeräten sind Risiken für Patient, Behandler und Praxis zu beachten.

Herzschrittmacher können durch einwirkende magnetische, elektrische oder elektromagnetische Felder gestört werden. Während für piezoelektrische Geräte keine Interferenz herausgestellt wird, gelten magnetostriktive Schwingungen bei einer Schrittmacherannäherung < 37,5 cm als kritisch, weshalb ihr Einsatz bei Patienten bzw. von Behandlern mit Schrittmacher nicht empfohlen wird [1]. Die der hohen Schwingungsfrequenz anhaftende Wärmeentwicklung kann bei unzureichender Kühlung **thermische Pulpa- und Gingivaschäden** verursachen. Auf eine Flussrate von ≥ 20 ml/min (mehr als 2 Esslöffel) ist zu achten. Lang anhaltende Ultraschalleinwirkungen werden verdächtigt, die **Blut-** und **Nervenversorgung** an den exponierten Fingern negativ zu beeinflussen. Als kritische tägliche Expositionszeit werden 75 min genannt, die Angaben sind nicht evidenzbasiert. Temporäre **Hörschäden** werden nicht ausgeschlossen, permanente hingegen sind nicht zweifelsfrei belegt. Durch Ultraschall- bzw. Schallscaler generierte **Aerosole** unterscheiden sich nicht im Bakteriengehalt. Unter den zahnärztlichen Maßnahmen mit Ultraschallbehandlung entsteht beim subgingivalen Scaling die höchste Konzentration an Aerosolen. Dem Kontaminationsschutz dienen präoperative Mundhöhlendesinfektion mit CHX, effektive Absaugtechnik und Gesichtsschutz. Für Patienten mit erhöhtem Infektionsrisiko wird keine Schall- bzw. Ultraschallzahnreinigung empfohlen [1, 10, 81, 119, 131, 133].

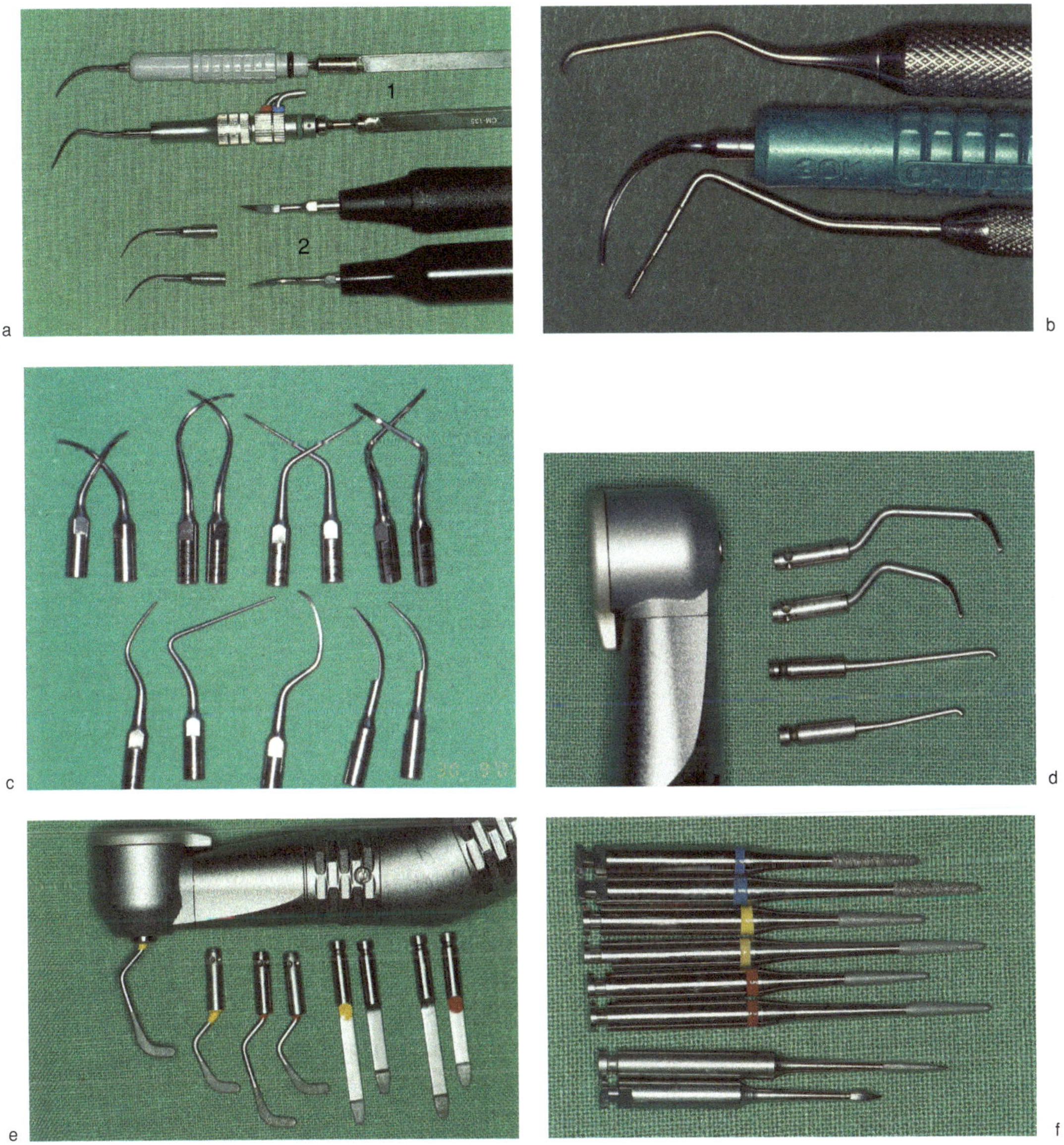

Abb. 5a bis f Maschineninstrumente.
a) Magnetostriktions- (1) und piezoelektrische Ultraschallscaler (2).
b) Dimensionsübereinstimmung zwischen Gracey-Kürette, Ultraschallscaler und Taschenmesssonde.
c) Ultraschallscalerpalette für Front- und Seitenzähne.
d) Küretten- und hoeförmige Scaler für Oszillationsscaling.
e) Diamantierte Instrumente für Oszillationswurzelglättung.
f) Rotationsinstrumente mit diamantierter bzw. metallischer Kopfgestaltung.

Pulverstrahldepuration

Für die Entfernung von **erworbenen Oberflächenschichten** am Zahn, verursacht z.B. durch Biofilm, CHX, Rauchen, Tee, Medikamente, sind Pulver-Wasser-Strahlgeräte hilfreich (Abb. 6c und d).

Als **abrasive Partikelkomponente** werden überwiegend Natriumbikarbonat-, Hydroxylapatit- und Aluminiumoxidpulver (Partikelgröße 25–60 µm) eingesetzt. Die Biokompatibilität von Bikarbonat ist als Backpulver bestätigt, die Kristalle selbst aber sind schwer löslich und verharren leicht in Taschen und Nischen. Um den salzigen Grundgeschmack von Bikarbonat zu überdecken, werden verschiedene Aromastoffe zugesetzt. Im Einzelfall werden nicht nur die Inhaltsstoffe, sondern auch die Korngrößen deklariert (Bikarbonat 95 %, Korngröße 45 µm, Prophy-Jet 30).

> Grundsätzlich ist bei der Pulverstrahldepuration auf eine nach koronal gerichtete, kontaktnahe Ansatzposition (Anstellwinkel zwischen 60° und 90°) und sorgfältiges Nachsprayen zu achten. Eine abschließende Fluoridierung ist empfehlenswert.

Zu bedenken sind Gingivaverletzung, Gewebeemphysem, Embolierisiko und kumulativer Substanzverlust an Zahnkrone und -wurzel durch wiederholte Pulverstrahlreinigung. Trotz Mundschutz, Absaugtechnik und Abdeckung belasten putzkörperhaltige Aerosole die Praxishygiene, den Patienten und das Behandlungsteam [97].

Für die subgingivale Biofilmdepuration werden feinkörnige, organische Salze mit geringer abrasiver Wirkung eingesetzt.

Professionelle Zahnreinigung

Der Behandlungsschritt professionelle Zahnreinigung beinhaltet Maßnahmen, die nicht nur der Entfernung von entwicklungsbedingten und erworbenen Oberflächenschichten an der klinischen Krone sondern auch der besseren Hygienefähigkeit dienen (Abb. 6). Struktur- und Formanomalien begünstigen die Biofilmbildung an der natürlichen Zahnoberfläche. Weiterhin können zur Zahnreinigung eingesetzte Instrumente, wie z.B. Ultraschallscaler, die Textur aufrauen. Zum Einebnen und Glätten der Krone und exponierten Wurzeloberfläche werden Feinkorndiamanten bzw. metallene Instrumente in überwiegend rotierender Arbeitsweise bevorzugt (Abb. 5). Für die Feinglättung kommen putzkörperhaltige Pasten in abnehmender Abrasivität, charakterisiert von grob bis extrafein bzw. durch ihre relative Schmelz- bzw. Dentinabrasivität (RSA- bzw. RDA-Wertangabe) in Verbindung mit rotierenden Kelchen und Bürstchen bzw. mit oszillierenden Instrumenten an proximalen Zahnflächen, zum Einsatz. Sorgfältig gereinigte, mechanisch konditionierte (geglättete) und polierte Zahnoberflächen bilden gute Voraussetzungen für Mundhygienemotivation, persönliche Zahnreinigung und subgingivale Infektionsbekämpfung (Abb. 6 und 8).

Korrektur von Plaqueretentionsnischen

Die Beseitigung von Plaqueretentionsnischen durch Kariestherapie und Korrektur von fehlerhaften restaurativen, endodontischen und prothetischen Maßnahmen trägt nicht nur zur Reduktion der Bakterienmasse bei, sondern schafft zugleich eine bessere Voraussetzung für die Belagkontrolle durch persönliche Zahnreinigung (Abb. 1). Nicht erhaltungsfähige Zähne und Wurzeln sind zu extrahieren. Problematisch sind provisorische Versorgungen, die per se weder randdicht noch funktionell vollwertig sind. Deshalb sollten restaurative Maßnahmen, wenn immer möglich, bereits in der Initialtherapie definitiv erfolgen. Semipermanente Versorgungen hingegen sind angezeigt, wenn der Kauflächenkomplex neu aufgebaut werden muss und wenn mit einer Änderung der Weichgewebekontur im Verlauf der kausalen bzw. korrigierenden Behandlungsphase zu rechnen ist (Abb. 11).

Mundhygienemotivation

Eine effektive häusliche Zahnreinigung ist für den Behandlungserfolg außerordentlich bedeutsam. Mundhygienemotivation und -instruktion sollen dazu beitragen, die persönliche Zahn- und Mundpflege zu verbessern. Mehrheitlich gilt es, fehlerhafte Vorgehensweisen zu korrigieren und dafür dem Patienten maßgeschneiderte Hilfsmittel aufzuzeigen (Abb. 1h, 6g und h, 8e).

Abb. 6a bis h Professionelle Zahnreinigung und Mundhygienemotivation. ▷
a) Typische Zahnsteinbildung bei ineffektiver Mundhygiene in der Unterkieferfront. b) Zustand nach instrumenteller Zahnreinigung. c) Typischer Farbbelag bei CHX-Anwendung. d) Mit Pulverstrahl gereinigte Zahnoberfläche. e) Plaqueinduzierte Gingivitis und Parodontitis chronica. f) Supragingivale Infektionsbekämpfung durch professionelle Zahnreinigung. g) Gingivale Entzündung im Kontrollbefund nach 14 Tagen vermindert, Selektion von adäquaten Zwischenraumbürsten mittels Interdentalraumsonde und h) Instruktion für Bürstenapplikation.

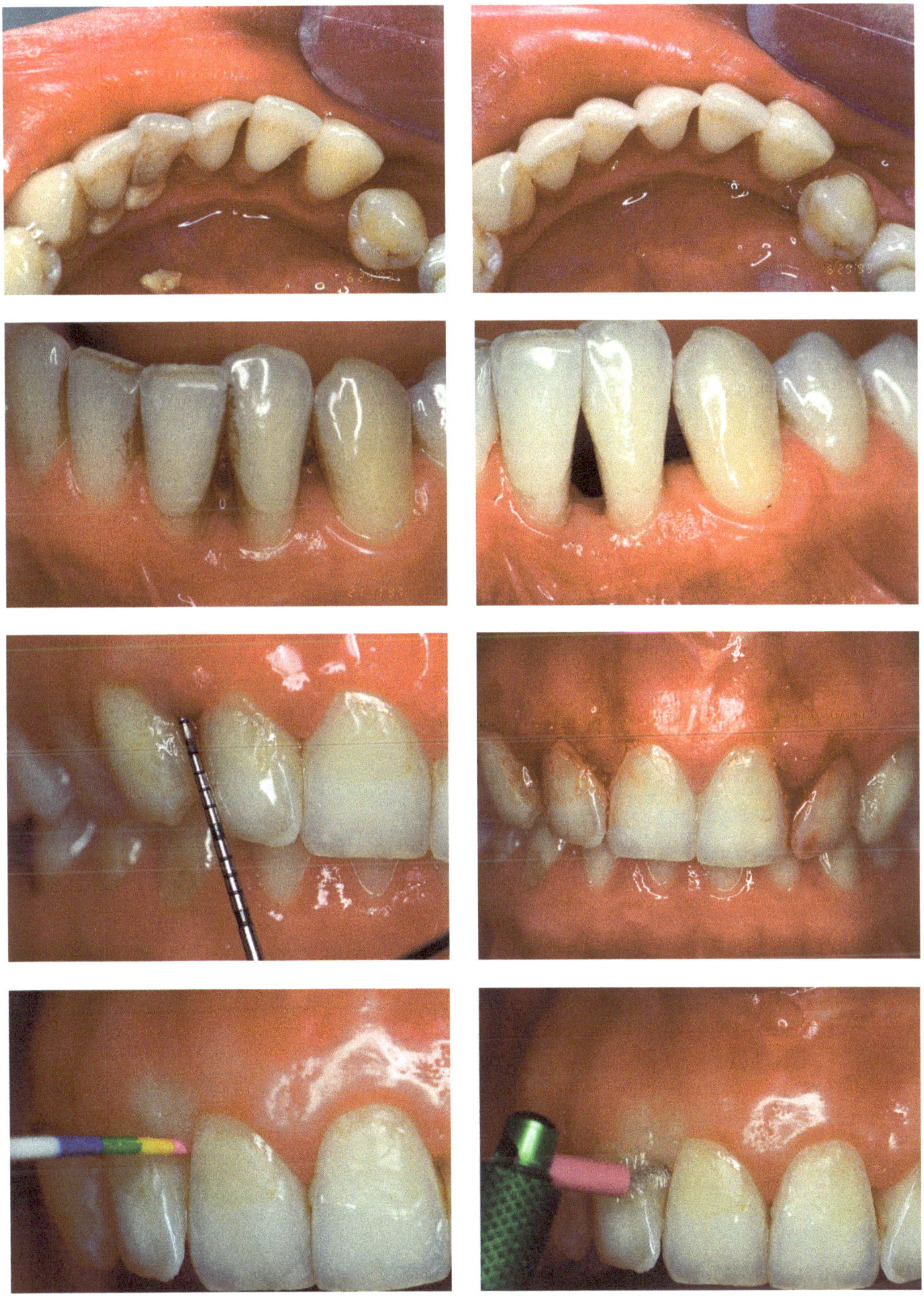

a b c d e f g h

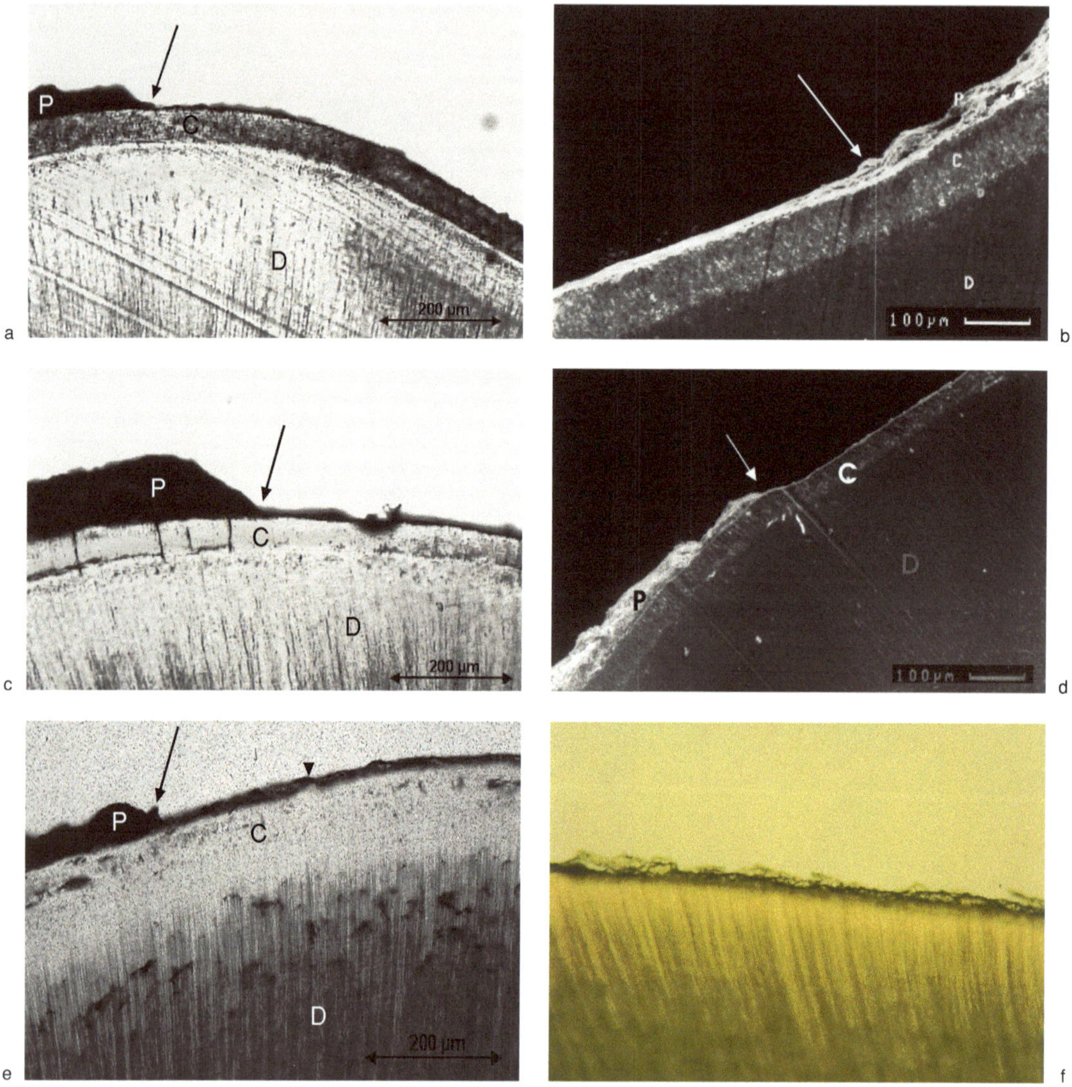

Abb. 7 a bis f Wurzeloberflächenmorphologie (lichtmikroskopisch bzw. REM-Materialkontrast) nach SRP im Vergleich zur nicht instrumentierten Taschenhartgewebewand (Pfeil: Instrumentationsgrenze; P: Plaque; C: Zement; D: Dentin).
a und b) Gracey-Scaling.
c und d) Ultraschallscaling – magnetostriktive Schwingungserzeugung (ProphyMax).
e und f) Ultraschallscaling – lineare Schwingungserzeugung (Vector).

Fortsetzung gegenüberliegende Seite ▷

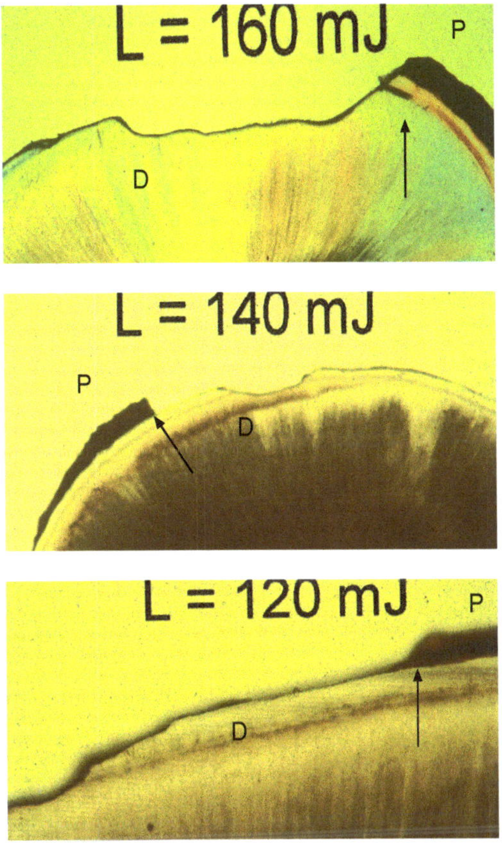

g

Abb. 7 Fortsetzung g
g) Ablation mit ErbiumYAG-Laser (Leistungsstufen 160, 140 und 120 mJ).

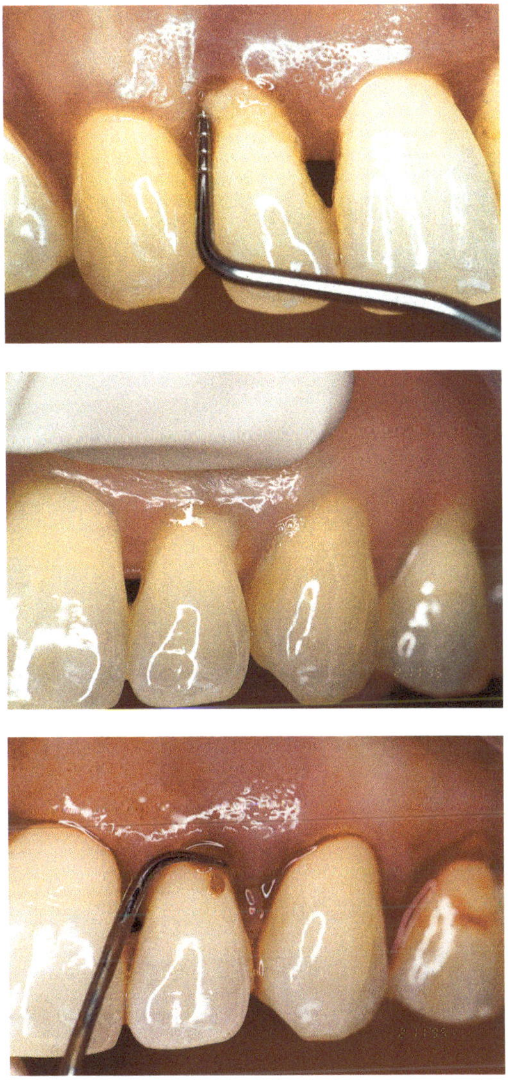

a b c

Abb. 8 a bis c Gracey-Kürettenscaling und maschinelle Wurzelglättung bei Parodontitis aggresiva adulta (Basisbefund 11/1995).
a) Vorstellungsbefund mit ausgeprägtem Befestigungsverlust (8 mm), tiefer Taschenbildung (7 mm), Reizblutung bei schonender Sondierung und eitriger Exsudation an 12.
b) Eitrige Taschenexsudation an Zahn 22 bei Druck auf die Gingiva. Im mikrobiologischen Taschenbefund mit PathoTek®-Test dominierte Porphyromonas gingivalis.
c) Subgingival mittels Gracey-Küretten (Typ 5/6) abgelöste Plaque.

Fortsetzung siehe nächste Seite

Zur **Beurteilung des Istzustands** und der **Compliance** sind Plaque- und Gingivitisindizes in Form einer Ja-Nein-Entscheidungsmatrix, z.B. mittels API, BOP oder PSI-Screening, für die tägliche Praxis vorteilhaft. Wenngleich durch Mundhygiene die supragingivale Plaque entfernbar ist, sind nur wenige Patienten in der Lage, über längere Zeit eine wirksame Belagkontrolle zu praktizieren. Es gilt, die Eigenverantwortlichkeit zu erhöhen, im Behinderungsfall Hilfe zu leisten und Fehler in der persönlichen Mundhygiene professionell zu beheben. Die Mundhygienemotivation erscheint als eine unendliche Geschichte. Betrachtet man allerdings die letzten 30 Jahre, dann sind Fortschritte im epidemiologischen Niveau nicht zu übersehen. Für den Einzelfall treffen diese Aussagen nicht zu, weshalb Mundhygienemotivation und -instruktion nach wie vor unverzichtbar sind.

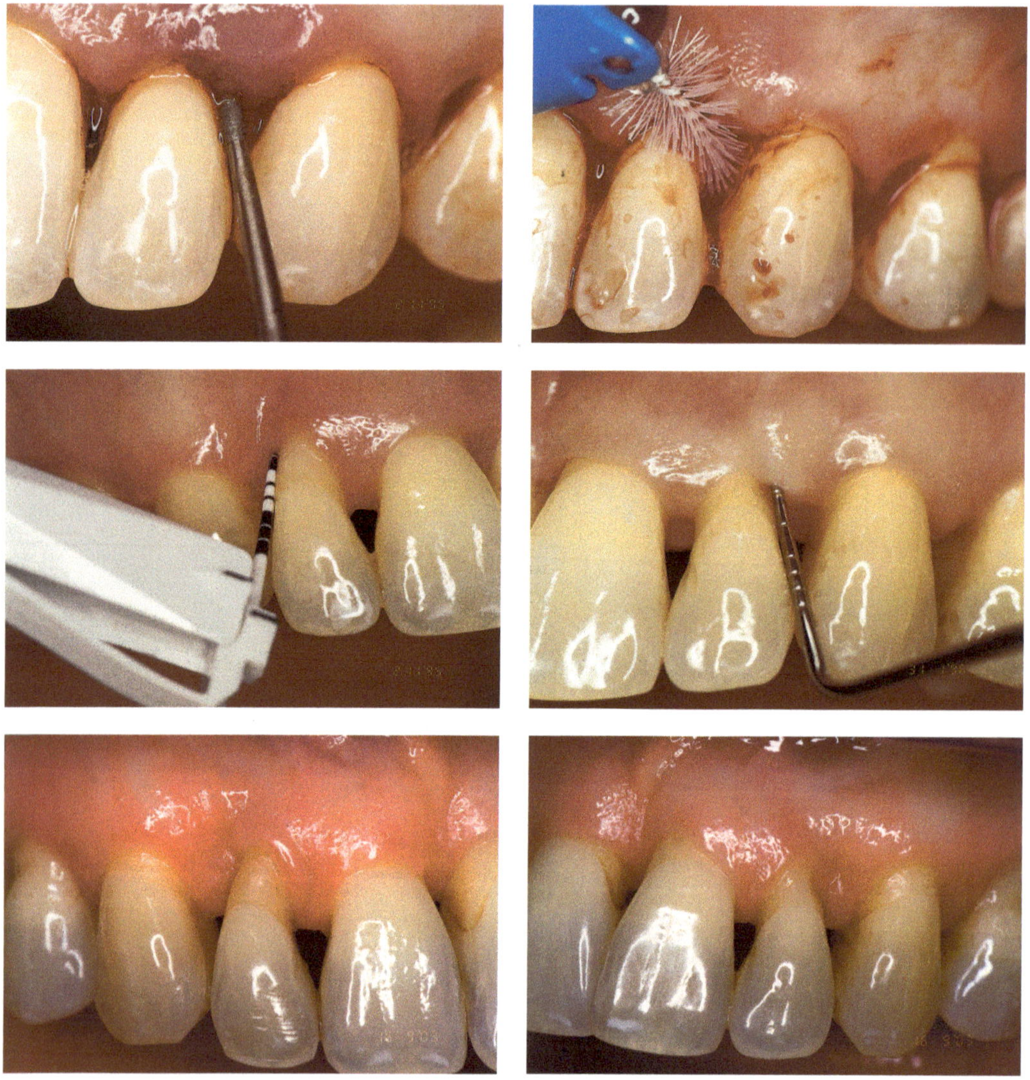

Abb. 8 Fortsetzung d bis i
d) Wurzelglättung mit Finierdiamant.
e) Mundhygieneinstruktion.
f) Therapieergebnis nach mechanischer Infektionsbekämpfung rechts: bei schonender Sondierung mit einer drucksensitiven Sonde treten weder Reizblutung noch eitriges Taschenfluid auf. Das Befestigungsniveau (8 mm) erscheint unverändert, die klinische Taschentiefe (5,5 mm) ist um 1,5 mm gegenüber dem Ausgangsbefund vermindert.
g) Therapieergebnis links: klinisch gesunde Gingiva, keine Taschenexsudation und Reizblutung (im mikrobiologischen Befund war Porphyromonas gingivalis nicht mehr nachweisbar).
h und i) 8-Jahres-Ergebnis (2003) der Erhaltungstherapie unter individualpräventiver Betreuung (3- bis 4-mal jährlich); Bewertung: Parodontitisstagnation im Oberkiefer rechts (h) und links (i).

Zahnbürsten und Zahnpasten verkörpern den Ausrüstungsstandard für die persönliche Zahnreinigung in industrialisierten Ländern. Angaben zur Putzfrequenz und Putzzeit liegen im Niveau von weniger als zweimal täglich bzw. zwischen 70 und 150 s. Als kritische Grenze hingegen, ab der die Zahnreinigung nicht mehr verbessert wird, gelten 5 min.

Für die persönliche Zahnreinigung sind **Zahnbürsten** bis heute unübertroffen. Neue technologische Herstellungsverfahren haben die Qualität der aus Polyamid bzw. Polyester hergestellten Handzahnbürsten weiter verbessert. Ihre aktuellen Wesensmerkmale sind:

- mannigfaltigere Borstenfeldgestaltung (Borstenfeld: parallel, V-förmig, abgestuft, divergierend, überkreuzend)
- spaltfreie Verankerung der Borsten im Bürstenkopf mittels Spritzgussverfahren (vermindert das Keimreservoir an Zahnbürsten)
- abgerundete Borsten (Gestaltungsstandard) und
- druckreduzierte Bürsten- bzw. konische Borstenform im Kopfdurchmesser von 0,05 mm (weniger Putzverletzungen gegenüber den ehemals starr und mit Borsten im Durchmesser von 0,16–0,35 mm gestalteten Zahnbürsten).

Diese Veränderungen kommen der Zahnreinigung allgemein und der Zwischenraumreinigung sowie dem Zahn- und Gewebeschutz spezifisch zugute.

Weiterentwicklungen bei den **maschinellen Zahnbürsten** betreffen schwerpunktmäßig neuartige Aktivierung und optimierte Bürstengestaltung. Schallzahnbürsten verstärken durch Hochfrequenzschwingungen, analog zu Schall-/Ultraschallgeräten für die professionelle Zahnreinigung, die Plaque-Entfernung. Das heißt, direkte (mechanische) und kontaktfreie (sonophysikalische) Effekte tragen zur Belagentfernung bei. In einer systematischen Recherche schnitten rotierend-oszillierend aktivierte Bürsten sowohl kurz- als auch langfristig in der Plaqueentfernung und Gingivitisreduktion günstiger ab als Handzahnbürsten. In Tabelle 2 belegen dies die Werte der statistischen Prüfergebnisse für das Vertrauensintervall 95 %. Diese Konstanz trifft aber nicht auf alle maschinellen Varianten zu. Insgesamt bemerkenswert ist, dass maschinelles Zähneputzen ebenso sicher ist wie manuelles. Nicht außer Acht geraten darf, dass die statistische Evidenz das reinigende Potenzial verkörpert, während Handhabung und Hygienegepflogenheit den persönlich erreichbaren Reinigungseffekt bestimmen. Unter diesen Anwendungsaspekten erscheinen manuelle und maschinelle Zahnbürsten praktisch gleichwertig.

Interdentalbürsten, Zahnseide und **Zahnhölzchen** unterstützen die mechanische Reinigung von Zahnzwischenräumen und proximalen Zahnflächen wirksam. Erstere liegen in einer Gestaltungspalette vor, die der variablen interdentalen Zugänglichkeit gerecht wird, sodass mittels Zwischenraumdentometer eine den individuellen Bedingungen angepasste Ausstattung dem Patienten aufgezeigt werden kann (Abb. 6e bis h).

Zahnpasten verstärken die reinigende Wirkung von Zahnbürsten und dienen als Träger für präventive und therapeutische Wirkstoffe. Verschiedene Putzkörper (u. a. Carbonate, Phosphate, Silikate), variabler Putzkörpergehalt und unterschiedliches Putzkörperverhalten bestimmen die jeweilige Abrasivität. In Tabelle 3 sind Zahnpasten anhand ihrer RDA-Werte gelistet. Für unterschiedliche Bedürfnisse, wie Vermeidung von Zahnabrasionen oder Beseitigung von erworbenen Farbbelägen, ist ein bedarfsgerechter Wechsel von Pasten mit geringer, mäßiger und hoher Abrasivität empfehlenswert. Der einfachste Weg dazu führt über Ausprobieren, denn die RDA-Werte sind nicht deklariert und auch nur schwer zugänglich. Zahnpasten dienen zugleich als Vehikel für kariesprotektive, antiseptische, entzündungs-, plaque- bzw. zahnsteinhemmende Wirkstoffe. Klinische Einzelstudien weisen für triclosan- und zinkzitrathaltige Pasten eine Plaque- und Gingivitishemmung im Niveau von 25 bis 55 % bzw. 33 bis 69 % aus. Die mit Pyrophosphat-, Diphosphonat- bzw. Zinksalzzusätzen erreichbare Zahnsteinhemmung liegt unter 50 %. Im Bezug zur hohen kariespräventiven Wirksamkeit fluoridhaltiger Zahnpasten sind die bisher eingesetzten belag- und entzündungshemmenden Wirkstoffe bedeutungslos [3, 49, 62, 116].

Um die mechanisch ausgerichtete Zahnpflege zu unterstützen, werden **Mundspüllösungen** („chemische Zahnbürsten") für die persönliche Mundhygiene, z. B. Elmex® Kariesschutz Zahnspülung, Meridol® Mundspüllösung, Oral-B® Sensitive Mundspülung, Hexoral®, Listerine® Zahn- und Zahnfleischschutz, Colgate® Total Plax Fresh, eingesetzt. Je nach der Zusammensetzung werden kariespräventive, antiseptische, plaque- und zahnsteinhemmende, desensibilisierende, antiinflammatorische bzw. antiphlogistische Wirkungen betont, obwohl für diese Aussagen oftmals wissenschaftliche Belege fehlen.

Unter den plaquehemmenden Wirkstoffen gilt **Chlorhexidin** (CHX) als Goldstandard. Sein medikamentöser Einfluss auf vorhandene Plaque ist gering, an der zuvor gesäuberten Zahnoberfläche hingegen hemmt CHX die Plaquebildung klinisch bedeutsam. Zu beachten ist, dass Natrium-Laurylsulfat (übliches Detergenz in Zahnpasten) die CHX-Wirkung beeinträchtigt, weshalb auf eine zeitliche Trennung von

Tabelle 2 Metaanalyse zwischen manuellen und elektrischen Zahnbürsten mit Drehschwingung (Rotation-Oszillation) – durchschnittliches klinisches Plaque- und Gingivitisniveau (Standardabweichung).

Kriterium (Kontrollzeitraum)	Indextyp	Elektrisch		Manuell		Metaanalyse – Vertrauensintervall 95% favorisiert elektrisch ↔ manuell
		N	Plaque	N	Plaque	
Plaqueindex (1–3 Monate)	PI – Quigley und Hein	34	2,45 (0,38)	35	2,70 (0,55)	−0,522
		55	2,28 (0,65)	50	2,55 (0,54)	−0,447
		76	1,57 (0,46)	81	1,80 (0,40)	−0,532
		50	1,26 (0,52)	24	1,53 (0,54)	−0,520
		52	2,29 (0,46)	49	2,47 (0,50)	−0,372
		28	2,66 (0,39)	28	2,66 (0,44)	−0,000
	PI – Silness und Löe	20	0,60 (0,27)	18	1,10 (0,21)	−2,010
		42	0,87 (0,35)	35	1,01 (0,33)	−0,406
	PI – modifiziert Silness u. Löe	37	1,00 (0,30)	42	1,00 (0,34)	−0,000
	PI – Ainamo und Bay	55	0,39 (0,16)	56	0,43 (0,15)	−0,256
	PI – insgesamt	**213**	**2,28 (0,65)**	**50**	**2,55 (0,54)**	−0,436
Plaqueindex (> 3 Monate)	PI – Quigley und Hein	76	1,10 (0,35)	81	1,39 (0,36)	−0,812
		40	1,50 (0,24)	38	2,20 (0,32)	−2,947
	PI – Ainamo und Bay	55	0,34 (0,16)	56	0,39 (0,19)	−0,282
	PI – Silness und Löe	42	0,55 (0,26)	35	0,73 (0,24)	−0,726
	PI – insgesamt	**213**		**210**		−1,154
Gingivaindex (1–3 Monate)	GI – modifiziert Lobene	34	2,24 (0,42)	35	2,58 (0,57)	−0,670
	GI – Löe und Silness	37	1,67 (0,18)	42	1,70 (0,17)	−0,170
		55	0,94 (0,12)	50	1,00 (0,10)	−0,537
		50	1,55 (0,21)	24	1,64 (0,22)	−0,418
		20	0,90 (0,05)	20	1,10 (0,09)	−2,693
		52	0,89 (0,12)	49	0,94 (0,13)	−0,397
	GI – Lobene	76	0,49 (0,25)	81	0,59 (0,26)	−0,390
		32	2,16 (0,28)	32	2,14 (0,32)	−0,066
		42	1,15 (0,26)	35	1,12 (0,24)	−0,118
	BOP Ainamo und Bay	55	0.24 (0,10)	55	0,26 (0,09)	−0,209
	GI – insgesamt	**453**		**423**		−0,436

−10 −5 0 5 10

häuslicher Zahnreinigung und CHX-Applikation zu achten ist (ca. 30 min Abstand). CHX-Mundspülungen gelten als Alternative bei eingeschränkter mechanischer Zahnreinigung z. B. im Zusammenhang mit chirurgischen Behandlungen. Während durch einfaches Spülen interdentale Areale kaum bzw. nicht erreicht werden, nimmt die Wirksamkeit bei Irrigation zu. Im Vergleich von täglicher supragingivaler Irrigation mit antimikrobiellen bzw. antiphlogistischen Zubereitungen (Chlorhexidin, Zinnfluorid, 0,3 %ige Acetylsalicylsäure) war Wasser vorteilhafter, um die Gingivitis- und Parodontitistherapie häuslich zu unterstützen. Bei Patienten mit therapieresistenter Gingivitis und Parodontitis hingegen trugen supragingivale Irrigationen mit 0,06 %iger Chlorhexidindigluconat- oder 0,02 %iger Zinnfluoridlösung zu einem besseren Behandlungsergebnis bei. Die durch Mundspüllösung bzw. supragingivale Irrigation bedingte Beeinflussung der subgingivalen Mikroflora ist gering, die Penetrationstiefe bei Taschentiefe ≤ 6 mm lag im Niveau bei 50 %. Ob diese auf initiale Taschentiefen limitierte chemische Ein-

Tabelle 3 Zahnpasten – relative Dentinabrasivität (RDA) [116].

Pastentyp	RDA (µm)	Hersteller
Blend-A-Med® Sensitive	76,8 ± 1,8	Procter & Gamble
Odol-Med 3®	75,7 ± 3,4	SmithKline Beecham
Colgate® Total	72,7 ± 1,7	Colgate
Meridol® Zahnpaste	72,5 ± 4,3	GABA/Wybert
Dentagard®	63,2 ± 1,9	Colgate
Mentadent® C	58,7 ± 3,3	Elida Gibbs
Elmex® Amin-Fluorid	57,1 ± 2,4	GABA/Wybert
Sensodyne® Classic	50,8 ± 2,4	Block Drug/ Stafford Miller
Mentadent® Bicarbonate	49,4 ± 1,3	Elida Gibbs
Sensodyne® F Paste	44,5 ± 1,3	Block Drug/ Stafford Miller
Sensodyne® F Gel	44,3 ± 1,8	Block Drug/ Stafford Miller
Oral-B® DS	41,3 ± 1,8	Oral-B
Sensitive Fluoride	41,3 ± 1,8	Oral-B
Parodontax® F	38,5 ± 3,3	Block Drug/ Stafford Miller
Aronal® Forte	37,6 ± 2,0	GABA/Wybert
Parodontax® C	37,2 ± 2,5	Block Drug/ Stafford Miller
Signal®	32,3 ± 2,0	Elida Gibbs
Blend-A-Med® Plus	30,4 ± 2,2	Procter & Gamble
Elmex® Sensitive	18,1 ± 1,5	GABA/Wybert

wirkung ausreicht, um eine schwere Parodontitisentwicklung zu verhindern, ist bisher nicht bekannt. Keinesfalls können Mundspülung bzw. gepulste Irrigation die subgingivale Plaqueentfernung substituieren. In Tabelle 4 sind Ergebnisse über die medikamentöse Plaque- und Gingivitisreduktion bei Einsatz von CHX, ätherischen Ölen und Triclosan gelistet [3, 28, 51, 62, 65, 68, 116, 123, 135, 139, 141].

Tabelle 4 Medikamentöse Therapie – prozentuale Plaque- und Gingivitisreduktion durch Chlorhexidin, ätherische Öle und Triclosan (Bewertungszeitraum ≥ 6 Monate) [30].

Antimikrobielle Agenzien	Plaque-reduktion	Gingivitis-reduktion
Chlorhexidin	48–61%	27–67%
ätherische Öle	19–35%	15–37%
Triclosan	0–30%	20–75%

7.4 Subgingivale Infektionsbekämpfung

Der parodontitisbedingte Abbau von gingivo-parodontaler Zahnbefestigung wird histologisch und klinisch auch als Tasche manifest (Abb. 2 und 6, Abb. 8 bis 11). Ihre Strukturmerkmale sind dentale Taschenwand, gingivale Weichgewebewand, epithelialer Taschenboden, Biofilm und Taschenfluid (Abb. 2a bis d). Die klinische Taschentiefe kann Werte um 12 mm erreichen (Abb. 8a, 9j, 10d und h sowie Abb. 11b). Eine zirkuläre, etwa 5 mm tiefe Tasche enthält ca. 0,5 µl Fluid, dessen Erneuerungsrate bei 40-mal pro Stunde liegt. In Abhängigkeit von der Taschenausdehnung besiedeln ca. 10^7 bis 10^9 Bakterienzellen dieses Mikrobiotop. Die Keimflora ist zum einen als Biofilm an der Zahnoberfläche organisiert, zum anderen im Fluid plaktonisch verteilt und bildet die Quelle für die bakterielle Invasion und Toxifikation der dentalen und gingivalen Taschenwand.

7.4.1 Therapieanliegen und Paradigmenwechsel

Allgemeinmedizinisch wird die Ausräumung und Reinigung der Wände einer Höhle (Kavität) oder der Oberfläche als Kürettage bezeichnet. Die dazu eingesetzten Instrumente heißen Küretten (Abb. 3a bis k). Nach der Zielorientierung sind Kürettage der gingivalen und dentalen Wand, nach der Vorgehensweise geschlossene via Sulkus bzw. Tasche und offene Behandlungstechnik nach Eröffnung durch Lappenbildung zu unterscheiden [43, 90].

Gingivale Kürettage – nicht mehr zeitgemäß

Die gingivale Taschenwand bildet eine Pforte für den Eintritt und die systemische Ausbreitung von Bakterien (s. „Perioperative Abschirmung"). Das Anliegen der Kürettage ist, infiziertes Gewebe zu entfernen, um dadurch den Erkrankungsprozess zu unterbrechen und zu seiner Heilung beizutragen. Die Therapiemaßnahme wird diesem Anspruch weder ätiopathogenetisch noch klinisch-histologisch-mikrobiologisch gerecht. Der Paradigmenwechsel von der Weichgewebe- zur

Hartgewebekürettage findet in der Entwicklung von einschneidigen Spezialküretten durch H. Gracey vor etwa 70 Jahren seinen Niederschlag, der Behandlungsschritt ist nicht mehr zeitgemäß [5, 17, 33, 61, 102, 107].

Kürettage der Hartgewebewand – nicht mehr zeitgemäß

Etwa vor 30 Jahren verlagerte sich das Kürettageanliegen auf eine bioakzeptable, keim- und endotoxinfreie Wurzeloberfläche. Hintergrund dafür bildete das Postulat, dass die vom Biofilm bedeckte Wurzelregion bis in etwa 30 µm Tiefe mit Endotoxin kontaminiert ist, von dem zytotoxische Wirkungen auf Epithelzellen und Fibroblasten ausgehen, die eine histogene Gewebebefestigung verhindern [4]. Dem trug die klinische Umsetzung mit einer anzustrebenden Ausschältiefe von 30–50 µm Tiefe – pro Instrumentenansatz ca. 5 bis 10 Strokes mit jeweils etwa 5–10 µm Substanzabtrag – Rechnung (Tab. 5a). Bei dieser aggressiven Scalingform reichen etwa 20 Zugbewegungen im selben Ansatzgebiet aus, um den normalen Zementmantel abzutragen und Dentin zu exponieren. Behandlungswiederholungen, z. B. wegen Parodontitisrezidiv bzw. in der Erhaltungstherapie, gehen folglich auf Kosten der biomechanischen Belastbarkeit des Zahnes. Grundsätzliche Zweifel am Vorgehen erwuchsen aus einer durch Biofilmreformation bedingten Reinfektion und -toxifikation der instrumentierten Wurzeloberfläche. Nicht zuletzt veranlassten methodische Fehler in der vorgenommenen Endotoxinbestimmung eine Überprüfung, die offenbarte, dass eine vollständige Zahnsteinentfernung an Parodontitiszähnen mit Toxinwerten

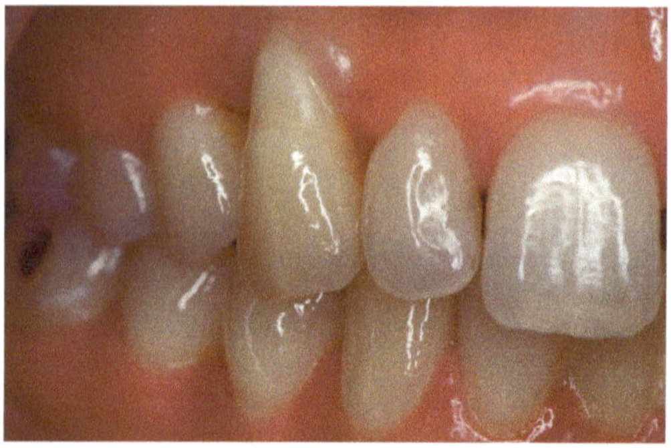
a

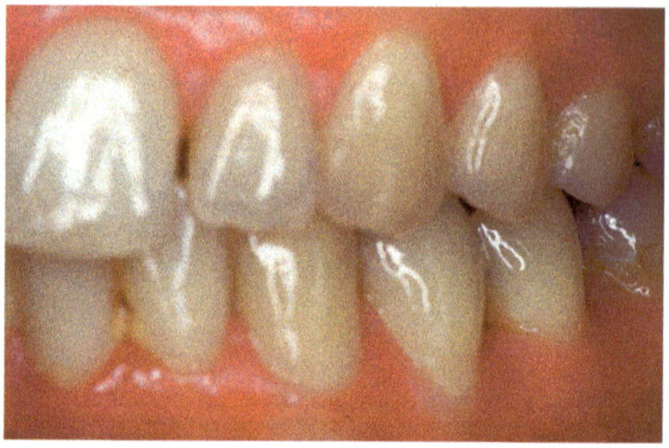
b

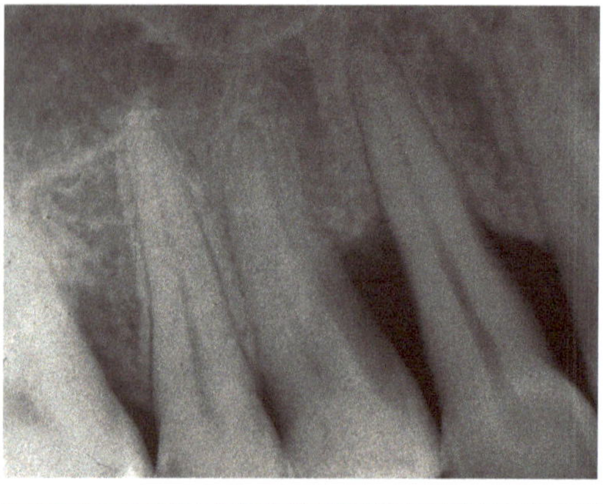
c

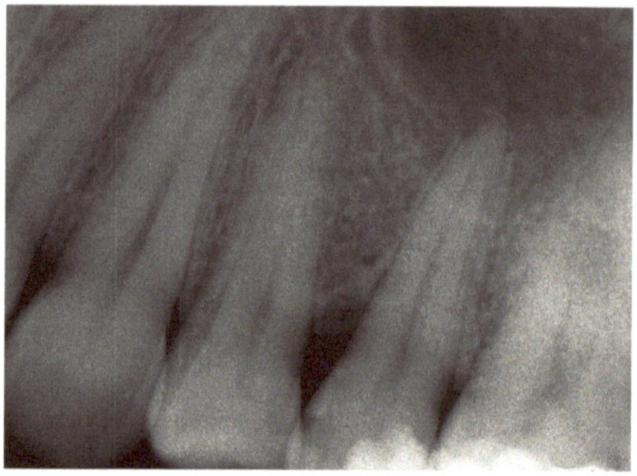
d

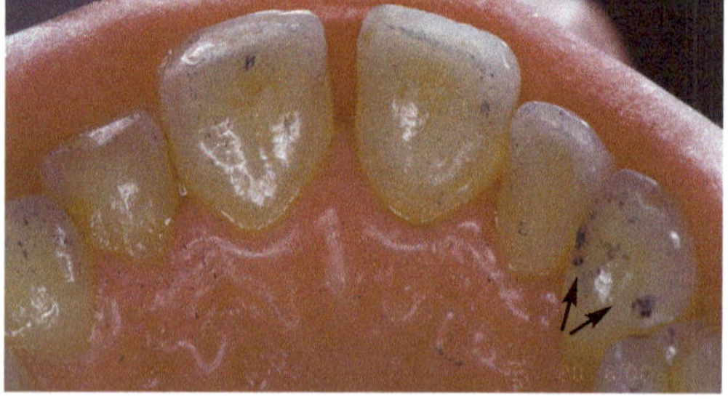
e

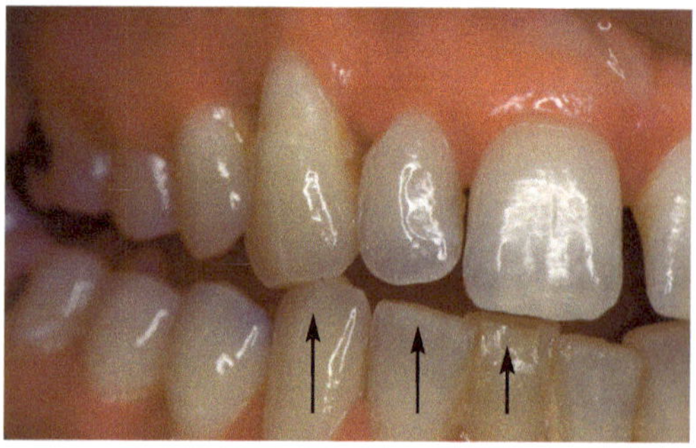
f

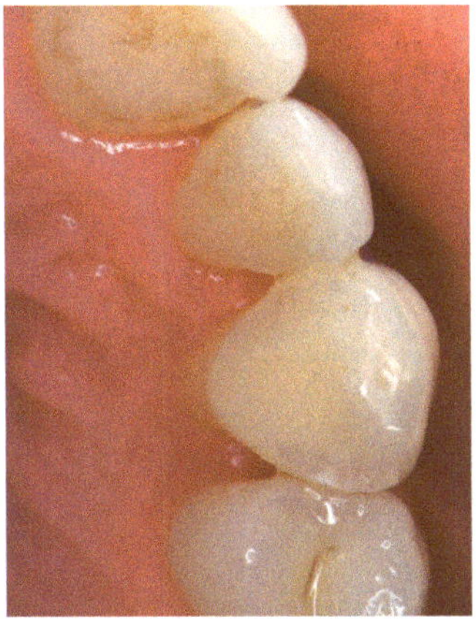
g

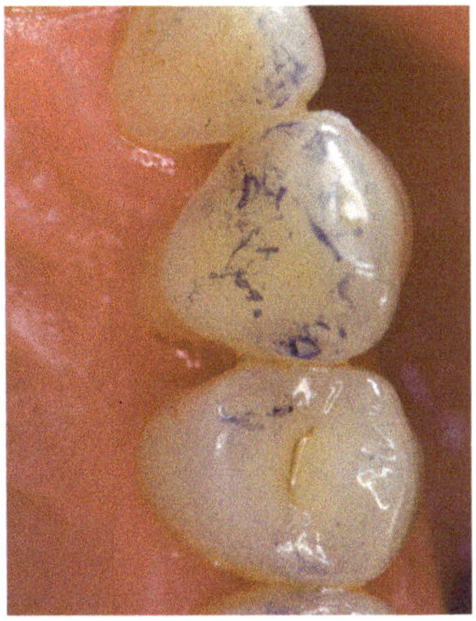
h

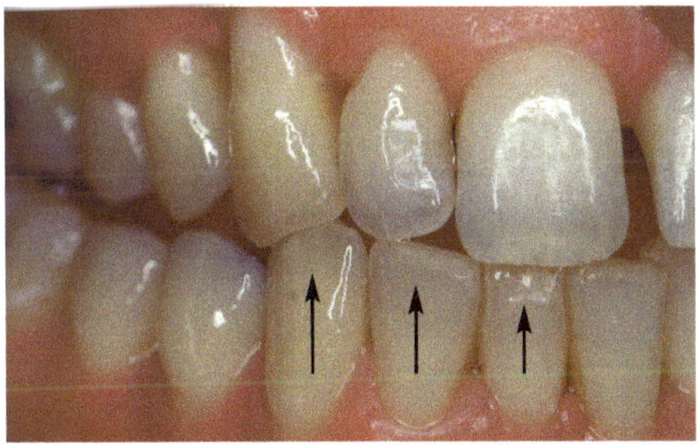
i

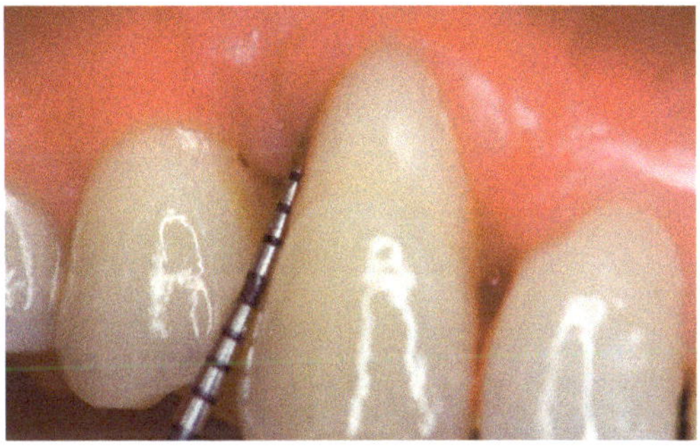
j

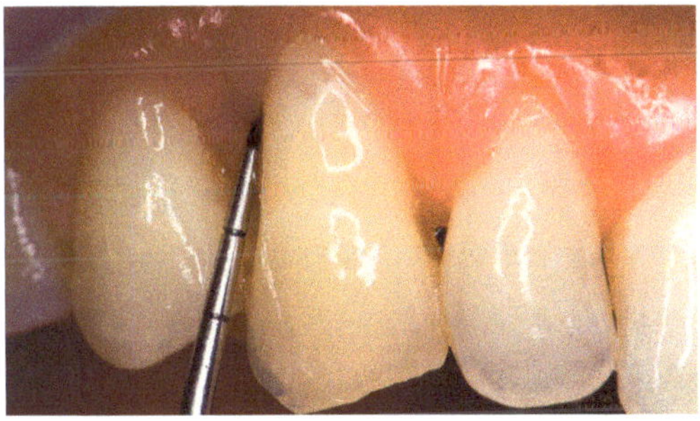
k

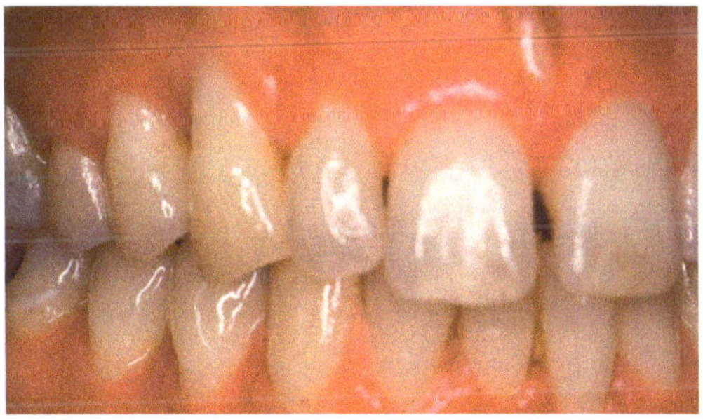
l

◁ *Abb. 9 a bis m* SRP und okklusales Trauma bei Parodontitis chronica adulta.
a bis d) Unterschiedlicher klinischer und röntgenologischer Befestigungsverlust an den Zähnen 13 und 23. e) Gegenüber Zahn 23 ist 13 gekennzeichnet durch Supraeruption, erhöhte Zahnbeweglichkeit, Vorkontakt und Gleithindernis (Pfeile). f) Zahnüberbelastung bei Laterotrusion (Pfeile).
Behandlungsschritte:
g) Morphofunktionelles Einschleifen und SRP. h und i) Kontrolle der statischen und dynamischen Okklusion. Interkuspidation störungsfrei, erweiterte Eckzahnführung bei Laterotrusion (Pfeile). j bis m) Im Vergleich zum Basisbefund (j) (6 mm) ist bei Abschluss der Initialtherapie (k) (4,5 mm) die Taschentiefe um 1,5 mm reduziert, die Okklusion ist störungsfrei (l) und die Zahnbeweglichkeit vermindert; die kontralaterale Seite (m) ist klinisch entzündungsfrei.

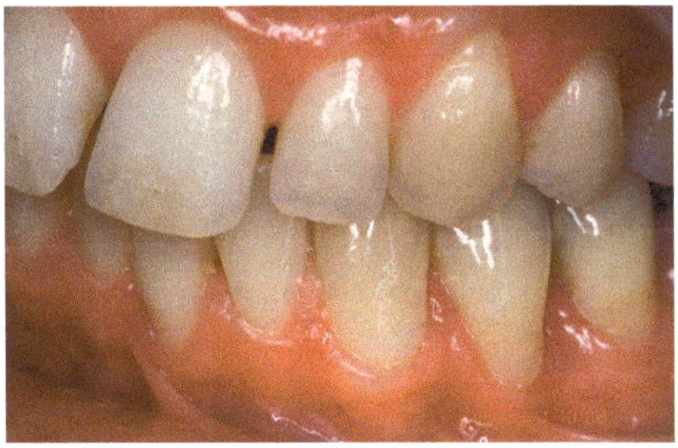
m

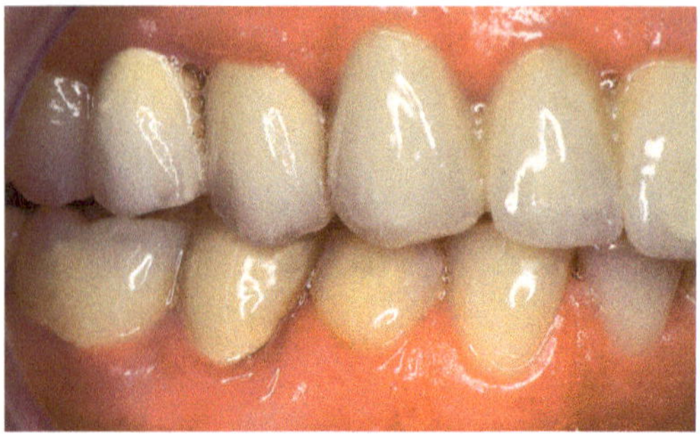
a

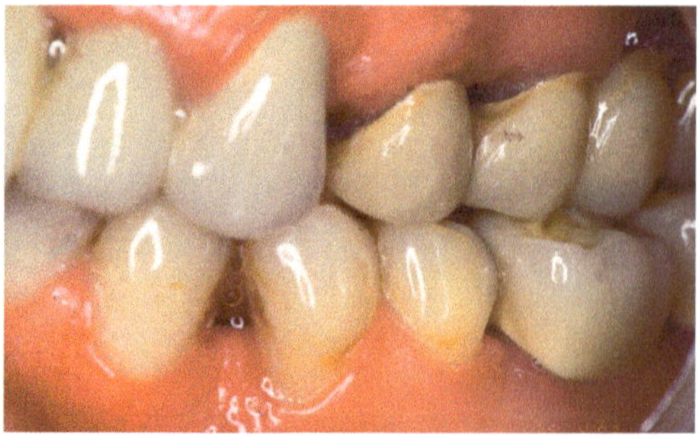
b

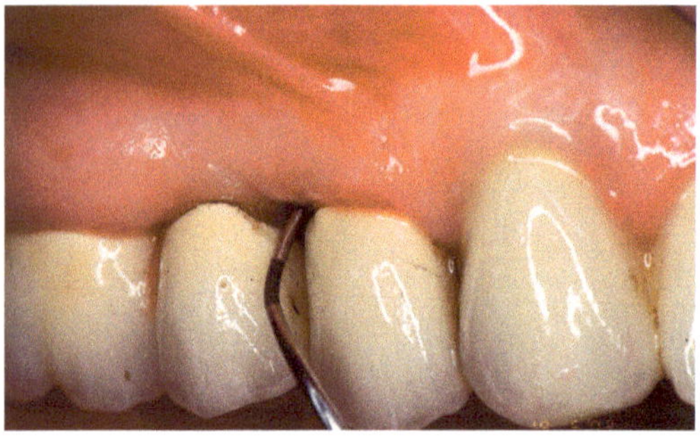
c

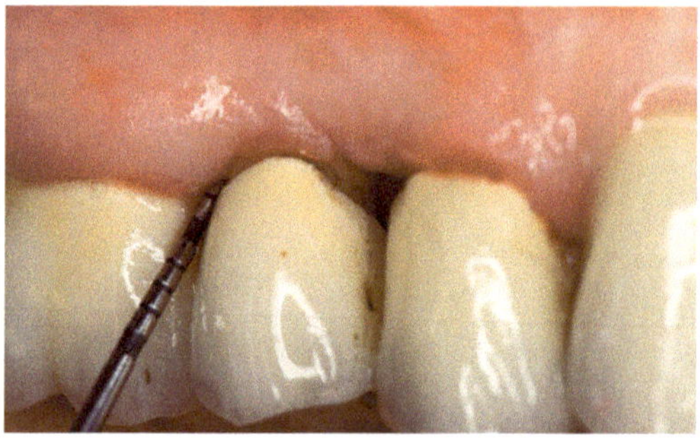
d

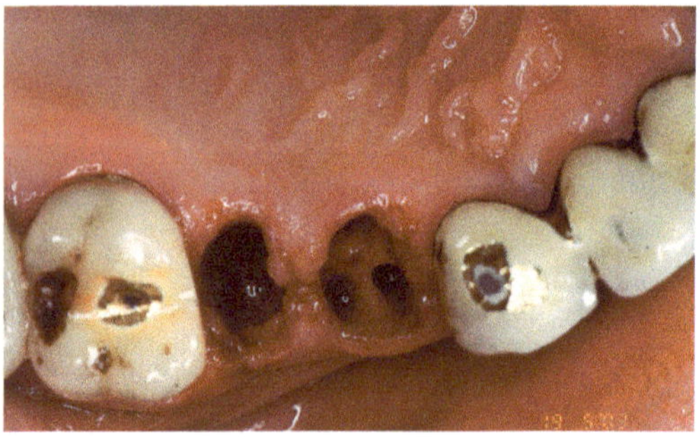
e

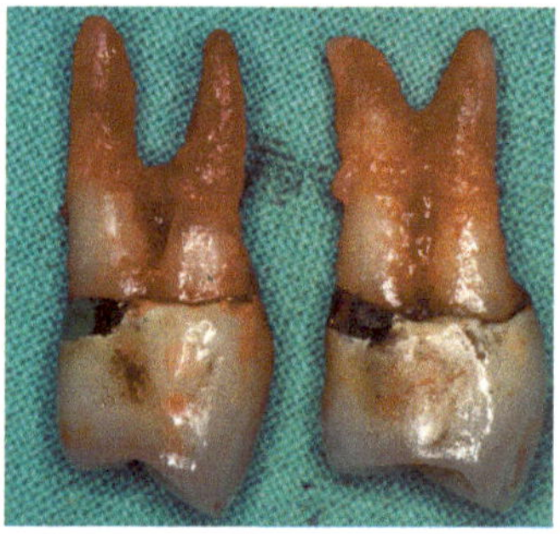
f

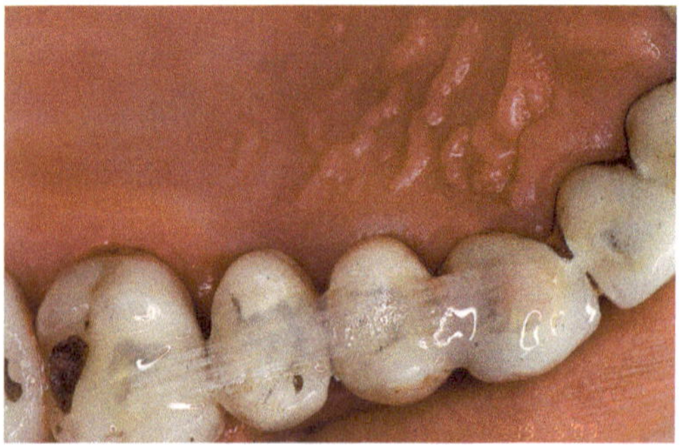
g

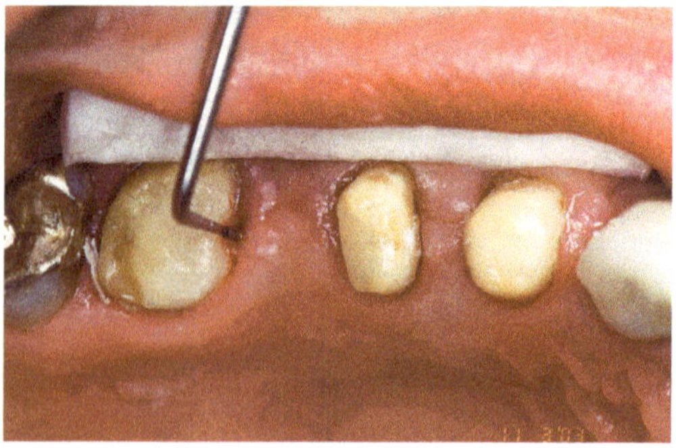
h

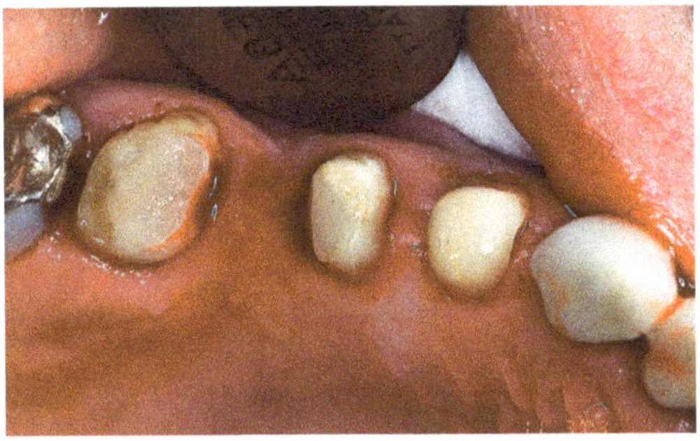
i

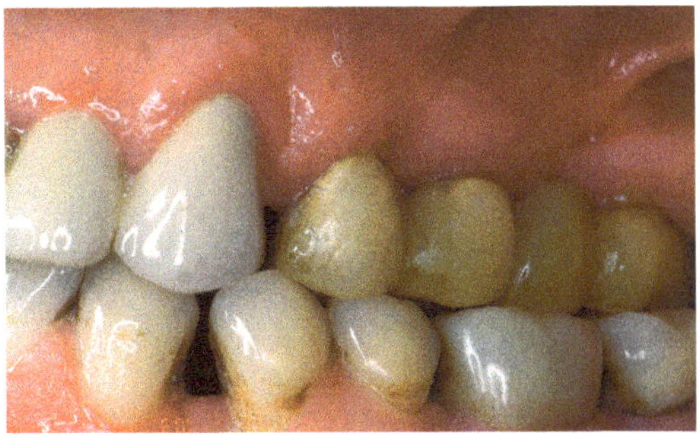
j

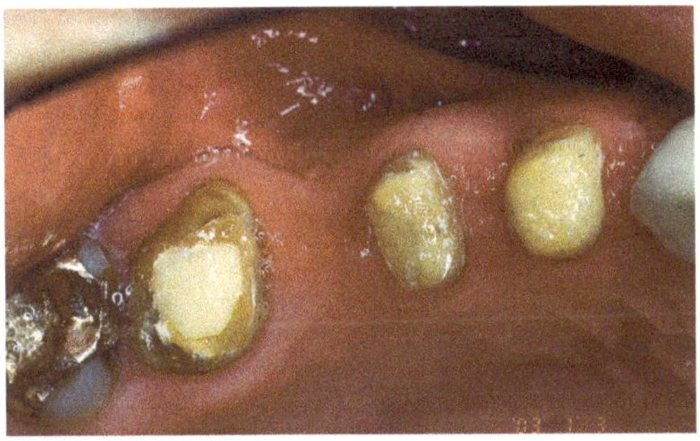
k

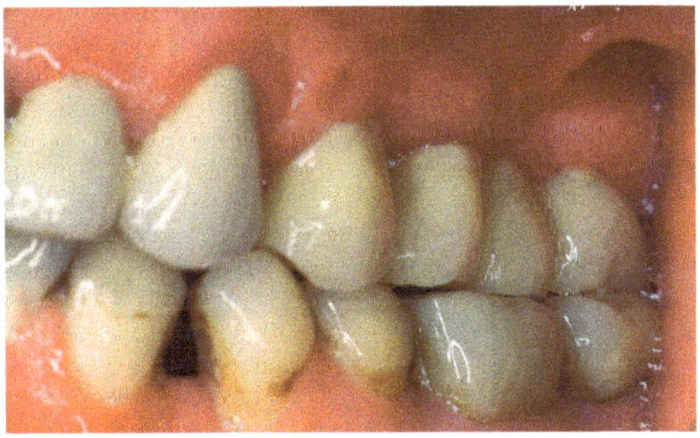
l

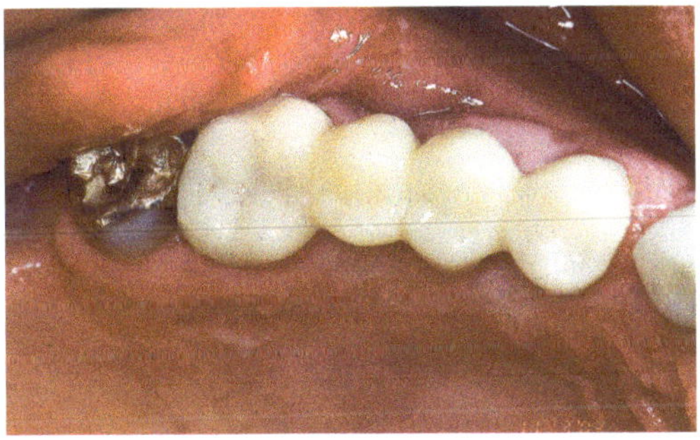
m

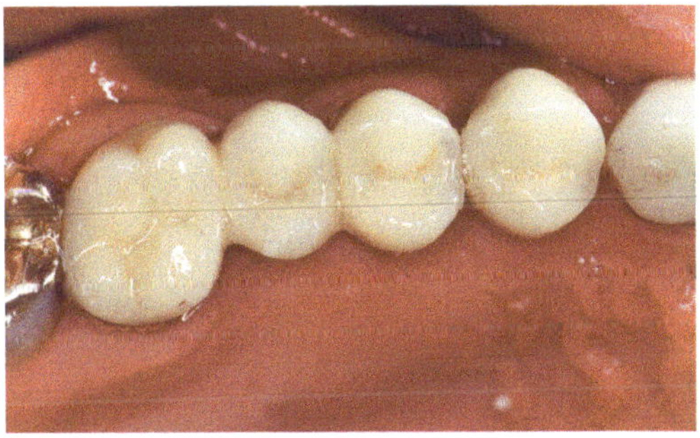
n

◁ *Abb. 10a bis o* Initialtherapie und korrigierende Behandlungsphase bei Parodontitis aggressiva.
a und b) Klinischer Basisbefund der oberen Seitenzahngebiete von rechts (a) und links (b).
c und d) Furkations- und Taschensondierung an den Zähnen 14 und 15 (Furkationsbefall Grad 3, Sondierungstiefe 8 mm, rezidivierende Taschenabszesse).
e und f) Prämolarenextraktion wegen Furkationsbefall Grad 3 (Tunnelung) und SRP an den benachbarten Pfeilerzähnen.
g) Semipermanente Versorgung unter Nutzung der vorausgegangenen Kronenversorgungen (adhäsive Verankerung mit Polyäthylenband).
h) Pfeilersituation nach Entfernung der Seitenzahnbrücke im linken Oberkiefer, Sondierungstiefe am Pfeilerzahn 27 8 mm.
i) SRP an allen Pfeilerzähnen.
j) Direkte provisorische Versorgung.
k bis m) Klinische Verlaufskontrolle (k) und semipermanente Neuversorgung (l), um Funktion und Hygienefähigkeit zu verbessern (m).
n und o) Restaurativer Therapieabschluss im Oberkiefer links (n) und rechts (o).

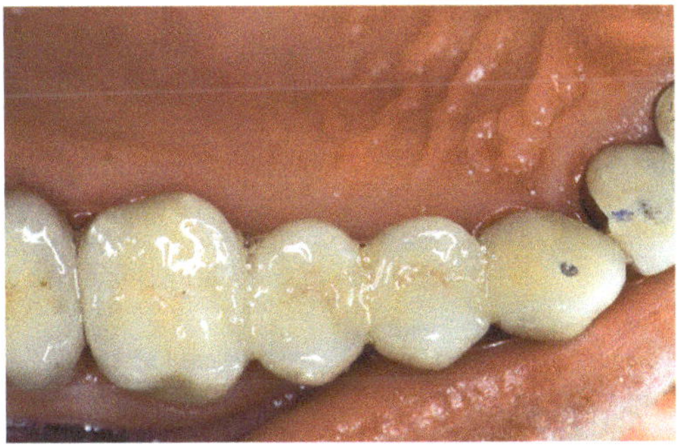
o

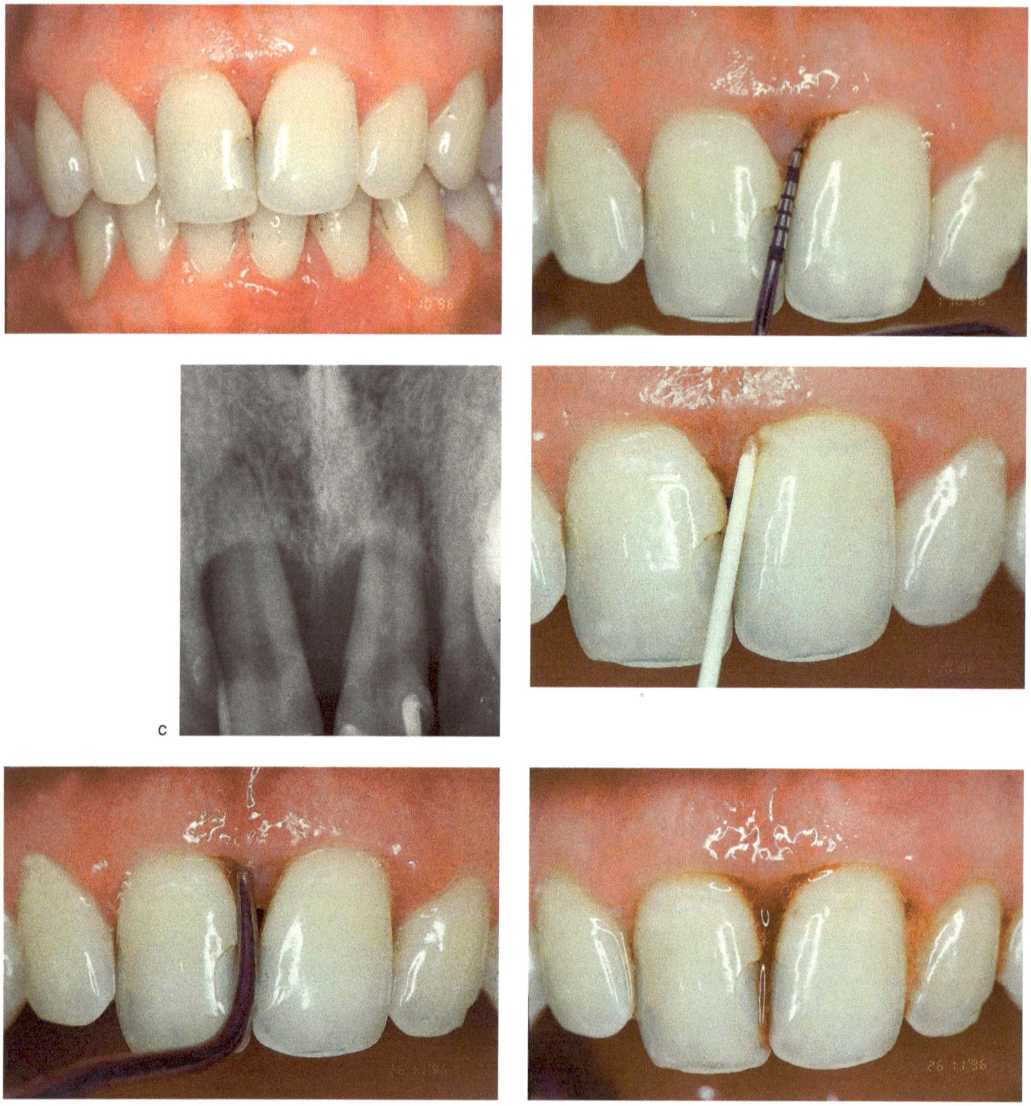

Abb. 11 a bis f Mechanisch-antibakterielle Infektionsbekämpfung bei Parodontitis aggressiva.

a) Basisbefund 10/96, Missverhältnis zwischen kaum sichtbarem Biofilm und fortgeschrittener Erkrankung bei einer 24-jährigen Patientin.

b) Zahn 21: klinischer Befestigungsverlust 9 mm, Taschentiefe 8 mm.

c) Röntgenologisches Befestigungsniveau im mittleren Wurzeldrittel bei den Zähnen 11 und 21.

d) Subgingivale Plaqueentnahme (Befund: Actinobacillus actinomycetemcomitans 10^5, Bacteroides forsythus 10^4).

e und f) während (e) und nach (f) Ultraschallscaling am Zahn 21 (adjunktiv: systemische Antibiotikatherapie mit Amoxicillin und Metronidazol).

Fortsetzung gegenüberliegende Seite

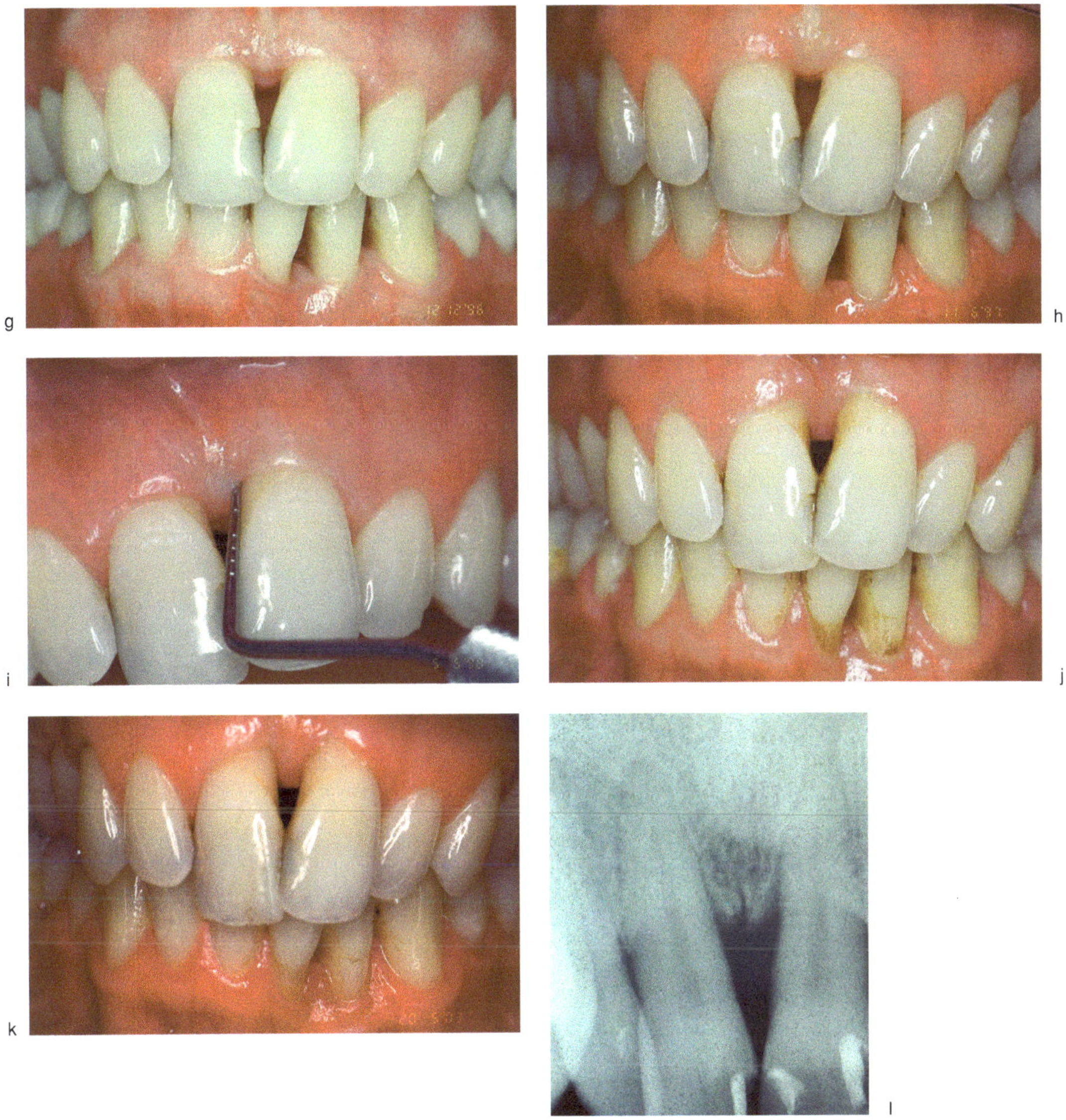

Abb. 11 Fortsetzung g bis l
g) Therapieergebnis (12/96, Entzündungsrückbildung und Wurzelfreilegung gegenüber Basisbefund in a); unterstützende Parodontitistherapie (4 × jährlich).
h) Stagnation im Kontrollbefund von 1997.
i) Kontrollbefund 1998, in Referenz zu b) klinischer Befestigungsgewinn 3 mm, Taschenreduktion 4 mm.
j) Stabiles klinisches Bild im Kontrollbefund 2001.
k und l) klinischer (k) und röntgenologischer (l) Kontrollbefund von 2003, Bewertung: Parodontitisstagnation.

einhergeht, die für klinisch gesunde Zähne charakteristisch sind (0,03–0,306 Endotoxin-Einheiten/ml). Eine Kürettage der Taschenhartgewebewand ist folglich nicht mehr zeitgemäß [4, 5, 6, 12, 13, 16].

Scaling der Hartgewebewand – substanzschonend

Die subgingivale Infektionsbekämpfung durch Scaling ist auf adäquate Entfernung und Kontrolle von bakteriellen Oberflächenschichten an der in die Biofilmbedeckung einbezogenen dentalen Taschenwand gerichtet. Die früher übliche Trennung von Kürettage und Scaling ist nicht mehr zeitgemäß, denn ihre Anliegen sind identisch. Dies kann nicht formal auf die gleichnamigen Instrumente übertragen werden, weil Scaler, Universal- und Spezialküretten adäquate Instrumente für spezifische Zahnregionen (supra- oder subgingival) bzw. Vorgehensweisen (geschlossen oder offen) sind (Abb. 3). Mineralisierte Auflagerungen stehen mit der rauen Wurzeloberfläche in enger Verbindung, weshalb Scaling auch mit Substanzabtrag, beeinflusst von der Schärfe und Handhabung der eingesetzten Instrumente, einhergeht (Abb. 7).

Insgesamt ist eine substanzschonende bzw. minimalinvasive Scalingtechnik angezeigt!

Root Planing – substanzschonend

Insel- und bandförmig mineralisierte Ablagerungen sowie Resorptionslakunen erhöhen die Rauigkeit der Wurzeloberflächen. Die Entfernung von Wurzelzement oder Oberflächendentin, welche rau, mit Zahnstein imprägniert oder mit Toxinen bzw. Mikroorganismen kontaminiert sind, ist als Wurzelglättung definiert (Root Planing). Der in der Begriffsbestimmung enthaltene Kürettageansatz ist, wie bereits dargestellt, wissenschaftlich widerlegt. Als kritische Grenze, unterhalb derer bakterielle Adhäsion und Kolonisation nicht mehr von der Oberflächenrauigkeit beeinflusst werden, gelten < 0,2 µm. Dieses Niveau entzieht sich der klinisch-visuellen bzw. taktilen Bewertung und wird von traditionellen Scaling- und Wurzelglättungstechniken mit metallischen bzw. diamantierten Instrumenten nicht erreicht (Abb. 3 bis 5 und Abb. 7, Tab. 5a und b). Zwischen Letzteren bestehen in der Rillentiefe, Homogenität und Glätte der Wurzeloberfläche keine schwerwiegenden Unterschiede. Der durchschnittliche Rauigkeitswert mit Feinkorndiamant (15 µm, rotierend), Gracey-Kürette, Perioplanerkürette, Ultraschallscaler (piezoelektrisch) und Diamant (75 µm, rotierend) liegt in aufsteigender Folge zwischen > 1,6 µm und < 2,8 µm. Das heißt, der kritische Schwellenwert wird ca. 8- bis 14fach überschritten. Folglich verbleibt die Wurzeloberfläche auch nach Scaling und Wurzelglättung plaqueretentiv. Der durch spezifische Wurzelglättung bedingte Abtrag von Zement bzw. Dentin liegt im Niveau von Küretten und geht in den totalen Substanzverlust mit ein (Tab. 5a). Klinisch zeigen anatomische Unregelmäßigkeiten wie Fissuren, Grübchen, Schmelzperlen eine gezielte Wurzelglättung durch Verschleifen bzw. Einebnen an. Für den Fall einer zusätzlichen Wurzelglättung ist eine substanzschonende Vorgehensweise angezeigt [26, 87, 94, 95, 96, 98, 115]!

Tabelle 5a Substanzverlust durch handinstrumentelle und maschinelle Scaler und Wurzelglätter (Literaturangaben).

Instrument	Applikationskraft (p)	Substanzverlust (µm)
Kürette	500	9,1
Ultrasonische Scaler	100	1,0
Luftscaler	100	7,8
Perioplaner	500	7,7–8,2
Diamant	100	9,9
Periopolisher (diamantiert)	100	2,3–3.5

7.4.2 Behandlungsschritte und -techniken

Das Anliegen, die subgingivale Hartgewebewand substanzschonend zu reinigen und zu glätten, wird im Schrifttum, mehr oder minder unabhängig von der Behandlungsmethode, unter dem Oberbegriff Scaling und Wurzelglättung (SRP) geführt bzw. als Depuratio, Débridement oder Deep Scaling beschrieben. Die Wertigkeit von eingeführten und neuen Behandlungsverfahren erwächst aus Bewertungen in vitro, in vivo und klinisch (Abb. 7 bis 11) [1, 2, 8, 26, 30, 45, 46, 52, 56, 84, 96, 98].

Handinstrumentelles Scaling

Die handinstrumentelle Technik mit Spezialküretten (Grundtyp Gracey und Hoe) verkörpert den Behandlungsstandard der subgingivalen Infektionsbekämpfung. Ihre Handhabung und die damit erreichbaren Resultate dienen zugleich als Referenz für adjunktive bzw. alternative Vorgehensweisen [103].

Gracey-Küretten sind spezifisch für die subgingivale Instrumentation der **Taschenhartgewebewand**

konzipiert und stellen das Basisinstrumentarium dar (Abb. 3a und d bis k, Abb. 7a und b). Gracey-Küretten sind einschneidig, der Kopf ist abgerundet und in die Schneide einbezogen. Im Gegensatz zu Scaler und Universalkürette, bei denen Fazialfläche und 1er-Schaft einen rechten Winkel bilden, ist bei der Gracey-Kürette die Fläche im Winkel von 70° abgeschrägt (Abb. 3e und g). Die Schneide befindet sich an der abfallenden Seite. Letztere tritt, wenn man bei senkrecht verlaufendem 1er-Schaft die Fazialfläche von oben betrachtet bzw. den Verlauf mit einem Hilfsmittel (Waage, Büroklammer etc.) markiert, visuell hervor (Abb. 3e und g). Durch die einschneidige Gestaltung wird eine spiegelbildliche Kopfform benötigt, um gegenüberliegende Wurzelregionen instrumentieren zu können. Typisch sind doppelendig gestaltete Instrumente.

Der klassische Satz umfasst sieben Paare (Abb. 3d). Von diesen sind die Typen 1/2, 3/4 und 5/6 für Frontzähne und die Typen 7/8, 9/10, 11/12 und 13/14 für Prämolaren und Molaren konzipiert. Dazu kommen weitere Modifikationen in der Schneiden- und Schaftform, die herstellerspezifisch bezeichnet werden. Als Beispiel seien Varianten vom Typ 11/12 und 13/14 aufgeführt, die als Typ 15/16 bzw. 17/18 geführt werden. Der minimale Ausrüstungsstandard, um alle Zahnflächen anlage- und keilwinkelgerecht instrumentieren zu können, umfasst die Typen 5/6 für Frontzähne (alternativ Typ 1/2 oder Typ 3/4), Typ 7/8 (alternativ 9/10) für vestibulo-orale Flächen an Prämolaren und Molaren, Typ 11/12 für mesioproximale und Typ 13/14 für distoproximale Seitenzahnflächen (Abb. 4). Ein Verzicht auf eines dieser Instrumente ist nicht möglich, denn die spezifische Schaftgestaltung steht einer winkel-/mundhöhlengerechten Ansatzposition an einer dafür nicht vorgesehenen Seitenzahnfläche entgegen. Bei Übungen außerhalb von Mundhöhlenbedingungen wird oftmals übersehen, dass zwar Instrumente flächenverkehrt ansetzfähig sind, dass aber in diesem Fall die Kürette nicht aus, sondern in die Mundhöhle führen würde.

Gerade und ungerade Ziffern markieren die Schneidenposition. Per definitionem erhält die bei Betrachtung von vorn auf der linken Seite befindliche Schneide die gerade Ziffer. Am Instrumentengriff markiert die dem jeweiligen Schaft nahe stehende Zahl die Lage der Schneide. Zusätzliche Farbmarkierungen am Griff tragen zur schnellen Identifikation von Kürettentyp und Schneidenposition bei. Allerdings ist die Farbcodierung weder einheitlich noch in sich widerspruchsfrei. Neben metallfarbenen Instrumenten sind beispielsweise Typ 1/2 grau, Typ 5/6 gelb, Typ 7/8 grün, Typ 9/10 rot, Typ 11/12 bzw. 15/16 rot und Typ 13/14 bzw. 17/18 blau markiert (s. Abb. 3f).

Hauenförmige Küretten sind speziell für die Instrumentation von **Furkationen** und **Wurzeleinziehungen** konzipiert, ihnen kommt unterstützende Wertigkeit zu. Der Instrumentenkopf ist abgerundet, der Arbeitswinkel liegt bei 45° (Abb. 3a und i bis j).

In Abbildung 4 ist die flächen- und zahnbezogene Instrumentation der Taschenwand mit Gracey-Küretten für Front- und Seitenzähne dargestellt. Das jeweilige Instrument wird an der Taschenwand entlang gleitend nach subgingival unter leichtem Andruck an die apikale Belaggrenze geführt, winkelgerecht angelegt und in einer kreisförmigen Zugbewegung (Pull

Tabelle 5b Bewertung der Behandlungstechniken Kürettenscaling (SRP-C), Piezo-Ultraschallscaling (SRP-P), Vektor-Ultraschallscaling (SRP-V) und Er:YAG-Laserscaling (SRP-EL [Laserleistung in mJ]) – Zahnsteinentfernung und Zustand der Wurzeloberfläche (eigene Untersuchungen) (s. Abb. 7).

Bewertungskriterien	Scalingtechnik					
	SRP-V	SRP-P	SRP-C	SRP-EL1 [160 mJ]	SRP-EL2 [140 mJ]	SRP-EL3 [120 mJ]
Zahnsteinresiduate, %	34 ± 20	3 ± 5	3 ± 4	3 ± 5	8 ± 7	9 ± 10
Zementabtrag, µm	2 ± 3	24 ± 18	20 ± 15	238 ± 91	122 ± 74	86 ± 62
relativer Zementabtrag, %	1 ± 2	15 ± 11	12 ± 9	145 ± 56	75 ± 46	52 ± 38
Dentinexposition	nein	nein	nein	ja	ja	ja
Oberfläche – mikroskopisch	+++	++	++	---	--	–
Oberfläche – klinisch	glatt	glatt	glatt	rau	rau	rau

Stroke) unter Andruck zum Taschenausgang geführt. Dabei wird abgelöster Belag sichtbar. Auf demselben Weg lässt man die Kürette zurückgleiten und bewertet dabei taktil, ob die Wurzeloberfläche rau oder glatt erscheint. Der Vorgang wird so lange wiederholt, bis die instrumentierte Bahn belagfrei ist. Folglich ist jede Region mindestens zweimal zu instrumentieren und kann der Andruck bei glatter Wurzeloberfläche auf ein Abschaben des Biofilms abgesenkt werden. Ist die instrumentierte Wurzeloberfläche glatt und sauber, wird der Kürettenansatz seitlich auf eine noch nicht instrumentierte Region versetzt, wobei die neue Bahn den Grenzbereich der vorausgegangenen wieder mit einbezieht, um Lücken in der Instrumentation der Zahnoberfläche zu vermeiden (Überlappungstechnik). Die überlappende Arbeitsweise wird zahnflächenbezogen fortgesetzt bis die Taschenwand in der Zahnzirkumferenz gereinigt ist. Der Weg dazu, quadranten- oder zahnbezogen, ist frei wählbar, wenngleich Ersterer durch weniger Instrumentenwechsel seltener unterbrochen wird (Abb. 4).

Obwohl Gracey-Küretten auch für die Depuration von Furkationen geeignet sind, erleichtern Hauen durch ihre besser angepasste Kopfform und anderen Zugwinkel den ohnehin komplizierten Arbeitsgang, z. B. an der Furkationskuppel und Innenkurvatur der Wurzel (Abb. 3i und j). Zugleich werden die bei der Gracey-Kürette erforderlichen Wechsel zwischen rechter und linker Schneidenseite vermieden, um gegenüberliegende Areale bearbeiten zu können.

Beim Scaling entsteht an der instrumentierten Wurzeloberfläche eine etwa 2–15 µm starke Schmierschicht, an der Gewebetrümmer, Plaque, Zahnstein, Blut und instrumenteller Abrieb beteiligt sind.

Subgingivales Scaling ist technisch anspruchsvoll und zeitaufwändig. Als Bezugsgröße für andere Behandlungsverfahren werden ca. 45 min pro Quadrant veranschlagt [70].

Schall-/Ultraschallscaling

Grazile Instrumente für subgingivales Schall- bzw. Ultraschallscaling im Durchmesserniveau von Parodontalsonden und Spezialküretten ermöglichen die Instrumentation auch bei Taschentiefen von > 7 mm (Abb. 5a bis c). Unter Berücksichtigung der bereits dargestellten allgemeinen Risiken und Einschränkungen für die Ultraschallanwendung (s. Abschnitt supragingivale Infektionsbekämpfung) ist die sonische bzw. ultrasonische subgingivale Biofilmdepuration praxisreif und von adjunktiver Wertigkeit. Der handinstrumentelle Behandlungsaufwand wird verkürzt und technisch vereinfacht. In Übereinstimmung mit der zahnflächen- und zahnbezogenen Vorgehensweise mit Gracey-Küretten wird die Taschenwand flächenhaft durch sich überlappende vertikale, horizontale und diagonale Bewegungsbahnen systematisch instrumentiert. Instrumentenspitze und die seitlichen Kanten bei rinnenförmiger Scalergestaltung rauen die Wurzeloberfläche auf und sind zu vermeiden. Folglich sind Furkationen am Eingang, nicht aber im Inneren adäquat instrumentierbar.

Oszillationsscaling

Eine maschinelle Variante für Scaling und Wurzelglättung bilden Winkelstücke, die eine oszillierende Bewegung in einer Hubhöhe von ca. 0,4 mm erzeugen (Abb. 5d und e). Die Instrumentenformen haben Gracey-Kürette und Haue zum Vorbild. Für die Anwendung wird das Instrument unterhalb der apikalen Belaggrenze angesetzt, aktiviert und an der Taschenhartgewebewand nach koronal geführt. Die erforderliche Anpassung der Kopfposition an die Zahnzirkumferenz erfolgt manuell am Winkelstückkopf einem kiefer-, zahn- und zahnflächenspezifischen Muster. Ein Anschliff der Küretten ist erforderlich.

Wurzelglättung

Klinisch wird eine glatte Wurzeloberfläche mit sauber gleichgesetzt, weshalb in praxi gereinigt wird, bis die instrumentierte Taschenhartgewebewand nicht mehr rau und die glatte Oberfläche plaquefrei erscheint (Abb. 7).

Unterschiedlich gestaltete diamantierte und metallene Instrumente für rotierende oder oszillierende Anwendung sind verfügbar (Abb. 5e und f). Während rotierende Instrumente eine kontinuierliche Arbeitsweise in der Zahnzirkumferenz ermöglichen, ist bei oszillierenden, nicht zylindrischen Ansätzen eine spezifische Anpassung des Instrumentenkopfes an die zu glättende Wurzelregion erforderlich. Die Instrumentation erfolgt drucklos im niedrigen bis mittleren Umdrehungs- bzw. Oszillationsniveau. Wie bereits dargestellt, bestehen in der Oberflächenqualität zwischen Scaling mit Spezialküretten, Schall- bzw. Ultraschallinstrumenten ohne bzw. mit zusätzlicher Wurzelglättung keine grundsätzlichen Unterschiede, der Behandlungsschritt bleibt folglich auf morphologische Korrekturen an der Wurzel begrenzt (Abb. 7) [44, 73, 87].

Pulverstrahldepuration

Durch Verwendung eines gering abrasiven Pulvers öffnete sich der Weg für eine subgingivale Pulverstrahldepuration. In mehreren Untersuchungen war das Behandlungsverfahren hinsichtlich Plaqueentfernung in 3–5 mm tiefen Taschen der Kürettentechnik überlegen. Handelsübliche Luftpoliergeräte erscheinen als nicht günstig, denn ihre Pulveraustrittsrate kann in Abhängigkeit von der Pulvermenge beträchtlich variieren. Das bisher vornehmlich in der Erhaltungstherapie geprüfte Verfahren ist hinsichtlich seiner adjunktiven Wertigkeit in der initialen Behandlungsphase noch nicht abschließend bewertbar [94, 95, 96, 98].

Laseranwendung

Parodontale Einsatzempfehlungen für Laser betonen ablative bzw. antimikrobielle Wirkungen (Abb. 7g) [40, 41, 88, 117, 130].

Speziell für die Behandlung von Parodontalerkrankungen werden CO_2-, Nd:YAG-(Neodynium:Yttrium-Aluminium-Garnet-), Er:YAG-(Erbium:YAG-) und Dioden-Laser diskutiert. Um biologische Effekte auszulösen, muss die Laserenergie vom Gewebe absorbiert werden. Der Absorptionsgrad ist eine Funktion der Wellenlänge und des optischen Verhaltens des Zielgewebes. Stimmen Emissionsspitze und Gewebeabsorption überein, resultieren spezifische interaktive Effekte. Ihre Palette reicht von photochemischer Stimulation über photothermische Erwärmung (37–60 °C), Verdampfung, und Karbonisierung (> 100 °C) bis hin zu photomechanischer Ablation und Disruption. Die freigesetzte Strahlung wird über Lichtleitsysteme via Spiegelarm und Linsen (CO_2-Laser) oder flexible optische Quarzfiberbündel (Nd:YAG/Er:YAG) transportiert. Weil die eigentlich wirksame Wellenlänge unsichtbar ist, werden z.B. Helium-Neon-Laser eingesetzt, um ihre Ausbreitungsrichtung zu markieren.

Die Wellenlänge des **CO_2-Lasers** (10600 nm) wird von Wasser sehr gut absorbiert. Aufgrund des hohen Wasseranteils von Weichgewebe (75 bis 90%) sind verdampfende Effekte ausgeprägt, wobei besonders hämostatische Wirkungen hervorzuheben sind. Für Scaling und Wurzelglättung hingegen ist der CO_2-Laser ungeeignet.

Der **Nd:YAG-Laser** (Wellenlänge 1,064 µm) wirkt in pigmentierten Geweben ablativ. Als kritische Penetrationstiefe werden 2–4 mm angegeben. Deshalb sind bei subgingivaler Anwendung Schädigungen von benachbartem Knochen und thermische Auswirkungen auf die Pulpa in Betracht zu ziehen. Der erhobene Anspruch auf Taschensterilisation bestätigte sich nicht. In eigenen klinisch-mikrobiologischen Untersuchungen ergab sich keine adjunktive Wertigkeit für die Laserdesinfektion (zweimal im Abstand einer Woche) gegenüber den handinstrumentellen und ultrasonischen SRP-Techniken (Tab. 5c bis e).

Schmelz, Dentin und Zement werden durch **Er:YAG-Laser** (Wellenlänge 2,940 µm) abgetragen (Ablation 0,017 mm³/Puls; linear 50 µm). Ein feuchtes Milieu ist für die Absorption vorteilhaft, weshalb eine Benetzung mit Wasser erfolgt. Die gelaserte Wurzeloberfläche erscheint mikroskopisch rein (Abb. 7g und Tab. 5b). Eigene In-vitro-/In-vivo-Bewertungen stützen die klinische Anwendung nicht (Tab. 5b bis f). Die bei der Behandlung auftretenden bluthaltigen Aerosole belasten Praxis, Patient und Personal.

Der **Dioden-Laser** (Wellenlänge 819 nm) wird für die Weichgewebeablation empfohlen (u.a. Gingivekto-

Tabelle 5c In-vivo-Bewertung der Behandlungstechniken Kürettenscaling (SRP-C), Piezo-Ultraschallscaling (SRP-P), Vektor-Ultraschallscaling (SRP-V) und Kürettenscaling plus Neodymiak-Laserdesinfektion (SRP-C+L) – klinisch (BOP = Blutung bei Sondierung, S = Suppuration, API = Approximalplaqueindex, PBI = Papillenblutungsindex; Angaben in %).

Kontrolle	Scalingtechnik															
	SRP-V				SRP-P				SRP-C				SRP-C+L			
Parameter (%)	BOP	S	API	PBI	BOP	S	API	PBI	BOP	S	API	PBI	BOP	S	API	PBI
Basisbefund	97	10	17	23	97	7	23	27	90	30	23	30	93	3	10	33
7 Tage post SRP	20*	0*	7	0*	13*	0*	7	0*	13*	0*	20	0*	7*	0*	10	3*
28 Tage post SRP	10*	0*	3*	7*	20*	0*	20	0*	27*	0*	23*	3*	13*	0*	17	0*
90 Tage post SRP	7*	0*	20	0*	7*	0*	20	0*	7*	0*	3*	0*	0*	0*	13	0*
180 Tage post SRP	3*	0*	7	3*	0*	0*	23	6*	3*	0*	30	0*	0*	0*	10	3*

Statistische Prüfungen:
* signifikante Unterschiede zum Basisbefund (McNemar-Test);
– keine Signifikanz zwischen den Scalinggruppen (Mann-Whitney-U-Test)

Tabelle 5d In-vivo-Bewertung der Behandlungstechniken Kürettenscaling (SRP-C), Piezo-Ultraschallscaling (SRP-P), Vektor-Ultraschallscaling (SRP-V) und Kürettenscaling plus Neodymiak-Laserdesinfektion (SRP-C+L) – klinisch (CAL = klinisches Befestigungsniveau, PPD = klinische Taschentiefe, Mittelwert und Standardabweichung in mm).

Kontrolle	Scalingtechnik							
	SRP-V		SRP-P		SRP-C		SRP-C+L	
Parameter (mm)	**CAL**	**PPD**	**CAL**	**PPD**	**CAL**	**PPD**	**CAL**	**PPD**
Basisbefund	5,9 ± 0,9	5,5 ± 0,7	5,8 ± 0,8	5,3 ± 0,7	6,1 ± 1,1	5,6 ± 0,8	6,1 ± 0,8	5,8 ± 0,7
7 Tage post SRP	5,0 ± 1,1*	4,3 ± 1,0*	4,8 ± 1,1*	4,1 ± 0,9*	4,7 ± 1,4*	4,1 ± 0,8*	4,3 ± 1,2*	3,9 ± 0,9*
28 Tage post SRP	4,1 ± 1,3*	3,3 ± 1,2*	4,2 ± 0,9*	3,3 ± 0,7*	4,1 ± 1,2*	3,3 ± 0,8*	3,6 ± 1,0*	3,1 ± 0,7*
90 Tage post SRP	3,6 ± 1,3*	2,8 ± 1,0*	3,6 ± 0,9*	2,8 ± 0,8*	3,9 ± 1,3*	3,1 ± 0,9*	3,4 ± 1,2*	3,0 ± 0,8*
180 Tage post SRP	3,3 ± 1,1*	2,6 ± 0,8*	3,3 ± 0,7*	2,5 ± 0,6*	3,6 ± 1,4*	2,8 ± 0,9*	3,3 ± 1,1*	2,9 ± 0,8*
Befundänderung	**CAL-Gewinn**	**PPD-Reduktion**	**CAL-Gewinn**	**PPD-Reduktion**	**CAL-Gewinn**	**PPD-Reduktion**	**CAL-Gewinn**	**PPD-Reduktion**
28 Tage post SRP	1,8 ± 1,0	2,2 ± 1,2	1,6 ± 0,9	2,0 ± 0,9	2,0 ± 0,7	2,3 ± 0,6	2,5 ± 0,9	2,7 ± 0,8
90 Tage post SRP	2,3 ± 1,0	2,7 ± 1,3	2,2 ± 1,0	2,5 ± 1,1	2,2 ± 0,9	2,5 ± 0,7	2,7 ± 1,0	2,8 ± 0,9
180 Tage post SRP	2,6 ± 0,8	2,9 ± 1,2	2,5 ± 1,0	2,8 ± 1,1	2,5 ± 0,8	2,8 ± 0,7	2,8 ± 0,9	2,9 ± 0,8

Statistische Prüfungen:
* signifikante Unterschiede zum Basisbefund (linear mixed-effect model)

Tabelle 5e In-vivo-Bewertung der Behandlungstechniken Kürettenscaling (SRP-C), Piezo-Ultraschallscaling (SRP-P), Vektor-Ultraschallscaling (SRP-V) und Kürettenscaling plus Neodymiak-Laserdesinfektion (SRP-C+L) – Behandlungseffektivität 28 Tage post SRP (durchschnittliche bzw. prozentuale Änderung: CAL = klinisches Befestigungsniveau, PPD = Taschentiefe, BOP = Blutung, TBN = Gesamtkeimzahl und PPN = parodontale Pathogene).

Parameter	Scalingtechnik			
	SRP-V	SRP-P	SRP-C	SRP-C+L
CAL-Gewinn (mm)	1,8	1,6	2,0	2,5
PPD-Reduktion (mm)	2,2	2,0	2,3	2,7
BOP-Reduktion (%)	90	76	71	86
TBN-Reduktion (%)	50	79	48	14
PPN-Reduktion (%)	67	50	63	75

mie, Frenektomie, Gewebeexzision). Für Scaling und Wurzelglättung ist der Dioden-Laser ungeeignet. Ähnlich wie beim Nd:YAG-Laser ist mit thermischen Schäden an der Taschenhartgewebewand zu rechnen.

In der Stellungnahme der Amerikanischen Akademie für Periodontologie zu Laser in der Parodontie von 2002 wird darauf hingewiesen, dass die von der FDI bestätigten Laseranwendungen (Safety Clearance) sich primär auf Weichgewebebehandlungen beziehen und für die routinemäßige Therapie der meisten parodontalen Erkrankungen nicht zutreffen [29, 32, 40, 41, 78, 88, 112, 117, 130].

7.4.3 Klinische Vorgehensweise

Die Effektivität von SRP bei der Parodontitistherapie wird durch zahlreiche Studien, denen unterschiedliche klinische Vorgehensweisen zu Grunde liegen, belegt (Tab. 5c bis e, Tab. 6a bis c) [8, 26, 27, 45, 46, 56, 76, 107].

SRP – handinstrumentell vs. maschinell

Nachdem über Jahrzehnte die handinstrumentelle Technik den Behandlungsstandard bildete, wobei nicht außer Acht geraten darf, dass die Vorgehens-

Tabelle 6a SRP-Therapieverlauf über 1, 3, 6, 9 bzw. 12 Monate – prozentuale Blutungsabnahme bei Sondierung (BOP) in Beziehung zur initialen Taschentiefe (IPD) [26].

Referenz	IPD (mm)	Prozentuale BOP-Abnahme				
		1	3	6	9	12
Torfason et al. (1979)	5,00	42				
Badersten et al. (1981)	4,30	6		87		87
Caton et al. (1982)	4–7,0		48			
Proye et al. (1982)	3–7,0	38				
Badersten et al. (1984a)	5,70		12	63	67	81
Loos et al. (1987)	4–6,5		17	35	39	37
Kawanami et al. (1988)	5,50	75				
Laurell & Petterson (1988)	≥ 4,0	34	80			
Al-Joburi et al. (1989)	≥ 4,0			55		
Kalkwarf et al. (1989)	5–6,0		42			
Hämmerle et al. (1991)	≥ 4,0		74			
Klinge et al. (1992)	≥ 5,0	29	24			
Pedrazzoli et al. (1992)	≥ 5,0		40	30		
Copulos et al. (1993)	5,07		20			
Sato et al. (1993)	5,0					47
Newman et al. (1994)	6,31	43	42	40		
Drisko et al. (1995)	5,34	64				60
Boretti et al. (1995)	5,60	53				
Forabosco et al. (1996)	4–6,0					76
Haffajee et al. (1997a)	> 4,0		10	12	21	
Soskolne et al. (1997)	6,01	25	25	35		
Preshaw et al. (1999)	5,73					41
Stelzel et al. (2000)	6,02				28	

weise an einwurzeligen Zähnen bestimmt und auf mehrwurzelige übertragen wurde, spricht der gegenwärtige Erkenntnisstand für eine Kombination von manueller und sonisch-ultrasonischer Vorgehensweise. Wesentliche Schlussfolgerungen einer systematischen Recherche sind:

- keine Behandlungsunterschiede bei einwurzeligen Zähnen zwischen Küretten-, Schall- und Ultraschallscaling
- keine Evidenz für mehrwurzelige Zähne
- kürzere Behandlungszeiten bei Schall-/Ultraschallscaling
- keine wesentlichen Unterschiede in den Nebenwirkungen und in der Wundheilung zwischen handinstrumenteller und sonischer/ultrasonischer Instrumentation und
- keine Informationen über Wertigkeit von rotierenden und oszillierenden Instrumenten.

In einer eigenen komplexen Bewertung unterschiedlicher Vorgehensweisen bei prinzipiell übereinstimmender Ausgangssituation ergaben sich keine bedeutsamen morphologischen, klinischen und mikrobiologischen Unterschiede zwischen Gracey-Küretten- und Ultrasschallscaling mit unterschiedlicher Schwingungscharakteristik (Abb. 7 und Tab. 5b bis f). Besondere Probleme bereitet SRP an Furkationen. Wenngleich neuartige Ultraschallscaler graziler als Handinstrumente sind, kann man daraus nicht automatisch eine effektivere Ausräumung ableiten. In der individuellen Behandlungsentscheidung besteht die freie Wahl zwischen einer rein handinstrumentellen SRP-Technik oder einer manuell-sonisch/ultrasonisch kombinierten Vorgehensweise. Für Letztere bewährt sich die Abfolge, primär maschinell und danach manuell zu instrumentieren. Die kombinierte Behandlungstechnik verkürzt den Aufwand um ca. 20 bis 50 %. Insgesamt aber können die maschinellen Verfahren SRP mit Spezialküretten noch immer nicht substituieren [1, 8, 15, 18, 21, 22, 39, 45, 112, 133].

Um am Implantat mechanische und thermische Belastungen, die Schall- und Ultraschallbearbeitungen verursachen, zu vermeiden und um die Titanoberfläche nicht durch andere Legierungen zu beeinflussen, werden für die handinstrumentelle Säuberung Küretten aus Titan oder Kunststoff eingesetzt (Abb. 3k).

SRP – Mehrschritt- vs. Einschritttechnik

Patientenbezogen wird SRP entweder in einer Behandlungssitzung oder verteilt auf mehrere, z. B. quadrantenbezogen, an allen betroffenen Zähnen umgesetzt. Die zweite Variante erscheint der anspruchsvollen und zeitaufwändigen handinstrumentellen

Technik entgegenzukommen, während für die erste notwendige perioperative Abschirmung bzw. adjunktive systemische Antibiotikatherapie sprechen, weil dadurch diesbezügliche Applikationen weniger oft erforderlich sind bzw. alle Taschen von der antimikrobiellen Therapie in ähnlicher Weise profitieren. Aufschlussreich sind mikrobiologische Befunde von Parodontitispatienten, bei denen aus anderen Gründen eingesetzte Antibiotika keinen bedeutsamen Einfluss auf die Taschenflora nahmen. In diesem Ergebnis scheint sich die Antibiotikabarriere, die einen Biofilm verkörpert, zu spiegeln. Des Weiteren wird die einzeitige Vorgehensweise dadurch gestützt, dass parodontale Keime aus unbehandelten Taschen und anderen Schlupfwinkeln über intraoarale Translokalisation bereits mit SRP behandelte Regionen rekolonisieren können. Im klinisch-mikrobiologischen Vergleich von kompletter Infektionsbekämpfung innerhalb von 24 Stunden und einer quadrantenbezogenen schrittweisen Vorgehensweise (Standardtherapie) schnitt die komplette Mundhöhlendesinfektion in Form von SRP an allen Zähnen unterstützt durch CHX-Mundspülung (2 × täglich, 0,2 %ige Lösung) und CHX-Mundspray über 2 Monate besser ab. Taschenreduktion, Befestigungsgewinn und Keimreduktion (Spirochäten und motile Stäbchen) waren acht Monate nach Behandlungsabschluss in allen Erkrankungsgruppen – adulte Parodontitis, generalisierte früh einsetzende Parodontitis und adulte Parodontitis bei Rauchern – signifikant höher. Veränderungen in benachbarten Nischen betrafen geringere CFU/ml-Werte für schwarz pigmentierte Bakterien. Im Vergleich von Einphasenbehandlung ohne bzw. mit adjunktiver antiseptischer CXH-Applikation gegenüber Standardtherapie reagierten die Patienten der ersten beiden Gruppen signifikant besser als die Kontrollgruppe. Die Taschenreduktion nahm um ± 1,5 mm, der Befestigungsgewinn um ± 2 mm bei Taschen > 7 mm zu. In beiden Testgruppen wurden ähnliche mikrobiologische Verbesserungen beobachtet (Reduktion von Spirochäten, motilen Keimen sowie von CFU/ml bei parodontalen Pathogenen). Das heißt, die beobachteten mikrobiologischen Veränderungen in den Nischen scheinen nicht Folge der adjunktiven CHX-Applikation, sondern Konsequenz der durch SRP bewirkten Keimreduktion zu sein. Eine abschließende wissenschaftliche Bewertung der beiden Vorgehensweisen steht noch aus, weil

- unterschiedliche Ergebnisse zwischen verschiedenen Untersuchungsgruppen vorliegen
- die gewählten Untersuchungsmethoden zwar die Effekte einer Testbehandlung aufzeigen, aber ungeeignet sind, um Behandlungsstandards zu prüfen
- Longitudinalstudien in großen Umfang erforderlich sind, um Unterschiede zwischen der ein- und mehrphasigen Behandlungstechnik zu bestimmen.

Außer einer dargestellten Temperaturerhöhung sind bisher keine weiteren Nachteile bei der einzeitigen Behandlung dokumentiert. Für die Praxis bedeutet dies, selbst wenn die Einphasentechnik nicht das Behandlungsergebnis verbessert, sprechen fehlende Überlegenheit der quadrantenbezogenen Instrumentation, geringerer Aufwand, eventuell erforderliche perioperative Abschirmung, adjunktive antimikrobielle und antiphlogistische Therapie grundsätzlich für diese Vorgehensweise. In die Einzelfallentscheidung gehen patientenbezogenes Bedingungsgefüge, Beeinträchtigung durch Lokal- und Leitungsanästhesie, wirtschaftliche Überlegungen sowie Präferenz des Zahnarztes ein. Ein Therapieabschluss in gebotener Kürze ist anzustreben [47, 89, 104, 105, 126].

SRP – geschlossen vs. offen

Über viele Jahre folgte man der Aussage, dass das Langzeitergebnis nicht von der Vorgehensweise (nichtchirurgisch oder chirurgisch), sondern von der Erhaltungstherapie bestimmt wird. Der geringere Aufwand spricht folglich für den ersten Weg. Die offene Behandlungstechnik blieb mehr oder minder auf schwierige Taschenbedingungen begrenzt oder wurde mit anderen Anliegen, z. B. regenerative Behandlungsverfahren, verknüpft.

Für SRP unter Exposition der dentalen Taschenwand bilden Universalküretten den instrumentellen Ausrüstungsstandard. Die Instrumente sind wie Scaler zweischneidig, ihre Kopfform ist aber nicht spitz, sondern abgerundet (Abb. 3a und c). Fazialfläche und 1er-Schaft bilden einen rechten Winkel. Lateral liegt der Keilwinkel zwischen 70 und 80°, am Instrumentenkopf hingegen bei 56°. Der korrekte Ansatzwinkel bei Zug beträgt 90° (Abb. 3g). Aktuelle Analysen machen deutlich, dass nichtchirurgische und chirurgische Parodontitistherapie von der Wahl der Ergebnisbeurteilung beeinflusst werden. Ist Letztere auf den Gewinn an klinischer Befestigung ausgerichtet, dann schneidet die geschlossene Vorgehensweise unter Lokalanästhesie im initialen Taschenniveau von 1–3 mm und 4–6 mm günstiger ab als die offene. Letztere hingegen, durchgeführt mit Widman-Lappentechnik, ist im Taschenniveau ab ≥ 7 mm vorteilhafter. Legt man den Analyseschwerpunkt jedoch auf die Taschenreduktion, dann ist die chirurgische Therapie der nichtchirurgischen in jedem der drei Taschengrade überlegen. Ergebnis einer Langzeitstudie (13 Jahre, Nachsorge 3–4 × pro Jahr) bei fortgeschrittener Parodontitis (Sondierungstiefe und Knochenabbau ≥ 6 mm an ≥ 12 Zähnen, ohne Molaren) stützen diese Aussage, denn die chirurgische Therapie war in der durchschnittlichen Taschenreduktion und in der Elimination von tiefen Taschen effektiver als Deep Scaling.

Des Weiteren fielen bei den SRP-Patienten im ersten bis dritten Jahr der Nachsorge Zeichen einer Erkrankungsprogression häufiger ins Gewicht als in der chirurgischen Gruppe. In Bezug auf das klinische Befestigungsniveau ergaben sich weder im Verlust (bei initialer Taschentiefe von < 4 mm) noch im Gewinn (bei allen anderen Sondierungstiefen) signifikante Unterschiede zwischen Lappentechnik und SRP, wenngleich in der SRP-Patientengruppe mehr Zähne wegen Parodontitis zur Extraktion kamen. Günstigere Kurz- und Langzeitergebnisse hinsichtlich der Sondierungstiefe und weniger Patienten, bei denen eine zusätzliche unterstützende Therapie erforderlich war, sprachen insgesamt für die chirurgische Behandlung [118].

Die Abhängigkeit des Behandlungserfolgs von der Taschentiefe bestätigt sich während einer 5-Jahres-Studie, bei der die Vorteile der geschlossenen Vorgehensweise sich ab klinischer Taschentiefe von > 6 mm verlieren. In diesem Niveau erscheint die chirurgische Behandlung hinsichtlich Taschenreduktion und klinischem Befestigungsgewinn als wirksamer.

Vor diesem Hintergrund ergeben sich für die praktische Umsetzung verschiedene Möglichkeiten. Die Hauptvariante folgt der aufgezeigten Therapieplanung, nach der SRP die Basistherapie bildet und chirurgische Revisionen nachgesetzt werden, um persistierende Taschen (≥ 6 mm) zu beseitigen bzw. therapierefraktäres Verhalten, bedingt durch unzureichende Zugänglichkeit, zu beheben. Für eine primär chirurgische Behandlung, sprechen im Einzelfall besonderes wirtsspezifisches Bedingungsgefüge (u. a. Behandlungsdurchführung unter Allgemeinnarkose) bzw. lokalisierte Zahnbetterkrankungen mit tiefer Taschenbildung bzw. Furkationseinbruch. Zu bedenken ist, dass SRP als Therapiestandard zur Chronifizierung beiträgt, was für nachfolgende korrigierende Maßnahmen vorteilhaft ist [7, 46, 56, 60, 72, 76, 80, 84, 99, 118].

SRP – klinische Durchführung

Ungeachtet einer auf die Hartgewebewand ausgerichteten Instrumentation, verkörpert SRP eine Maßnahme, bei der Weichgewebeverletzungen nicht vermeidbar sind. Lokal- und Leitungsanästhesie sind angezeigt. Der Übergang zur chirurgischen Eröffnung ist schmal und nicht selten ist eine interdentale Weichgewebeadaptation mittels Naht in Betracht zu ziehen. Die Wunde beschränkt die persönliche Zahnreinigung, medikamentöse Plaquebildungshemmung und professionelle Zahnreinigung sind angezeigt. Handinstrumentell ist pro Zahn mit ca. 7 bis 10 min Zeitaufwand zu rechnen, die kombinierte maschinell-manuelle Therapie verkürzt diesen um ca. 20 bis 50 %. Allenthalben ausgesprochene Empfehlungen wie Wiedereinlagerung von herausgelöstem Taschenweichgewebe oder Verband sind statistisch nicht belegt, und ihnen wird im recherchierten Schrifttum keine klinische Signifikanz beigemessen [26, 8, 30, 45, 46, 47].

7.4.4 Therapieeffektivität

Die für die subgingivale Infektionsbekämpfung in Frage kommenden Behandlungsschritte werden sowohl durch ihre statistische als auch klinische Signifikanz charakterisiert. Für Patient, Behandler und beteiligte Dritte sind insbesondere Wirksamkeit des jeweiligen Therapieregimes, Konsequenzen für die korrigierende und nachsorgende Behandlungsphase und Einfluss auf Prognose sowie Behandlungsaufwand bedeutsam [8, 34, 63, 109].

Gradmesser für die SRP-Therapieeffektivität bildet die Anhebung des oralen Gesundheitszustands durch Parodontitisstagnation bzw. -remission und Abnahme der parodontitisbedingten Zahnverlustrate (Abb. 8 und 11).

Supragingivale Plaquekontrolle

Durch wöchentliche professionelle Plaqueentfernung unmittelbar im Anschluss an SRP über einen Zeitraum von drei Monaten vermindert sich der prozentuale Anteil von Regionen mit Plaque, Gingivarötung und Sondierungsblutung. Die wiederholte Zahnreinigung spiegelt sich mikrobiologisch sowohl supragingival als auch subgingival in einer deutlichen Reduktion der mittleren Bakterienzahl wider, während Proportion und Prävalenz der Keime nur marginalen Veränderungen unterliegen [135, 141].

Subgingivale Plaque- und Zahnsteinentfernung

Die subgingivale Plaque- und Zahnsteinentfernung ist technisch anspruchsvoll und zeitaufwändig. Eine komplette Entfernung ist illusorisch, eine Massenreduktion hingegen realistisch [106]. Schwierigkeitsgrad und Fehlerquote der Behandlung korrelieren mit der Taschentiefe. Die kritische Grenze, ab der eine subgingivale Plaque- und Zahnsteinentfernung nicht mehr realistisch ist, liegt bei 3,73 mm. Ab einer Taschentiefe ≥ 5 mm überwiegen die Fehler. Besondere Probleme bereitet die Ausräumung der mineralisierten und nicht mineralisierten Plaque im Bereich von Furkationen, an Wurzeleinziehungen und an der Schmelz-Zement-Grenze. In der persistierenden Plaque spiegeln sich unzureichende Sensitivität und Spezifität der taktilen Bewertung wider. Um Zahnsteinablagerungen an der Taschenhartgewebewand zu erkennen, werden Laser-Fluoreszenz, ultraschallbasierte bzw. lichtoptische Systeme angeboten. Bei der Ultraschalltechnik wird von einem Impulsgenerator ein Signal gesendet, aus dessen Reflektion Informationen über die Oberflächencharakteristik erwachsen. In vitro liegt die kritische Nachweisgrenze, um Zahnsteinablagerungen zu diskriminieren, bei einer Flächenausdehnung von > 0,02 mm^2 (Sensitivität 73 %, Spezifität 77 %). In vivo wird mit der Methode Schmelz gegenüber Zement im Sensitivitäts- und Spezifitätsniveau von 89 % bzw. 80 % differenziert, wobei ein Kontakt mit der Taschenweichgewebewand die Abgrenzung nicht beeinflusst. Durch **fiberoptische Illumination** kann die Depuration der Hartgewebewand ebenfalls verbessert werden. Ob die subgingivale Detektion von Plaque und Zahnstein die Therapieeffektivität erhöht, die chirurgische Behandlung reduziert und langfristig der Zahnerhaltung dient, ist klinisch noch nicht entschieden [64, 74, 85, 86, 108, 125].

Wundheilung und Regeneration

Eine postoperative Unterstützung der häuslichen Mundhygiene durch CHX (Plaquebildungshemmung) ist empfehlenswert. Klinisch klingen die gingivalen Entzündungszeichen im Zeitraum von etwa 4 Wochen ab, Wundheilungsstörungen sind ausgesprochen selten. In der anschließenden Maturationsphase findet ein weiterer Gewebeumbau statt. Im Normalfall wird eine mehr oder minder girlandenförmige Gingivakonturlinie reformiert. Die Weichgeweberegeneration ist unvollständig und wird als Gingivarezession manifest. An der instrumentierten Taschenwand konkurrieren Reformation von Biofilm und histogene Verbindung. Letztere wird durch die Ausbildung von Verbindungsepithel geprägt, dessen De-novo-Formation von Basalzellen des oralen Gingivaepithels ausgeht, die nach apikal bis an die Zone der bindegewebigen Befestigung vordringen. Die von der exponierten Wurzellänge beeinflusste epitheliale Auskleidung wird als „langes Verbindungsepithel" geführt, welches gegenüber einer erneuten bakteriellen Belastung (am Modell der experimentellen Gingivitis) keinen Locus minoris resistentiae bildet. Dem Epithelansatz wirkt die Biofilmreformation an der exponierten Taschenhartgewebewand entgegen, sodass Taschenanteile verbleiben. Das Ausmaß von persistierender Tasche und neu etabliertem Epithelansatz entzieht sich der klinischen Bewertung. Im Wundheilungsverlauf sinkt der Anteil des infiltrierten Bindegewebes drastisch, eine parallel damit einhergehende Zunahme des Bindegewebes findet aber nicht statt. Insbesondere betroffen sind Verluste an strukturbestimmendem Kollagen und bindegewebiger Befestigung. Die Regeneration von Knochen ist limitiert, ein horizontaler Anbau tritt nicht ein, an vertikalen Einbrüchen ist ein Knochengewinn möglich. Bei der Instrumentation bildet sich an der Wurzeloberfläche eine typische Schmierschicht aus. Bemühungen, ihre Entfernung durch chemische Konditionierung, z. B. mit Zitronensäure oder Tetracyclin, zu erreichen und die regenerativen Gewebeleistungen zu verbessern, sind bisher gescheitert. Insgesamt entspricht die histologische Wundheilung nach SRP dem Bild einer Reparation [9, 60, 82, 136].

Klinische Taschentiefe und klinisches Befestigungsniveau

Die klinische Taschentiefe wird durch SRP vermindert. An der Abnahme haben klinischer Befestigungsgewinn und Gingivarezession Anteil. Die Veränderungen stehen in Beziehung zur initialen Taschentiefe (Tab. 5d). In Tabelle 6b sind durchschnittliche Änderungen der klinischen Taschentiefe und des klinischen Befestigungsniveaus in Abhängigkeit von der initialen Taschentiefe zusammengestellt. Nach 12 Monaten liegt die Taschenreduktion zwischen 0,5 und 2,01 mm bei einer Ausgangstiefe von 4–6 mm bzw. 5,34 mm, der klinische Befestigungsgewinn hingegen zwischen 0,1 und 1,54 mm (initiale Taschentiefe 4,3 mm bzw. ≥ 7 mm). Bei flachen Taschen (1–3 mm) liegt die Niveauveränderung bei 0,3 mm und geht mit klinischem Befestigungsverlust (– 0,34 mm) einher. Bei moderater Taschentiefe (4–6 mm) beträgt die durchschnittliche Reduktion 1,29 mm, wobei ein Befestigungsgewinn von 0,55 mm zu verzeichnen ist. Tiefe parodontale Taschen (≥ 7 mm) werden im Mittel um 2,16 mm reduziert und weisen einen Befestigungsgewinn von 1,19 mm auf (Tab. 6c). Der durchschnittliche Gewinn an klinischem Befestigungsniveau ist regelmäßig geringer als die zugehörige Taschenreduktion. Im zeitlichen Verlauf treten die größten Gewebeveränderungen in den ersten drei Monaten nach SRP-Durchführung ein, und nach etwa 12 Monaten gilt die klinische Heilung als abgeschlossen (Abb. 11). Damit scheidet der 1-Monats-Befund für eine klinische Bewertung des Behandlungserfolgs aus. Der bei geringer initialer Taschentiefe auffallende klinische Befestigungsverlust (Tab. 6c) steht mit Überinstrumentation und einem daraus resultierenden Verlust an bindegewebiger Befestigung in Verbindung. Residuale Taschentiefen von ≥ 6 mm sind für

Tabelle 6b SRP-Therapieverlauf bei Kürettenscaling nach 1, 3, 6, 9 bzw. 12 Monaten – durchschnittliche Änderung (mm) der klinischen Taschentiefe (PPD) und des klinischen Befestigungsniveaus (CAL) in Beziehung zur initialen Taschentiefe (IPD) [26].

Referenz	IPD (mm)	Durchschnittliche PPD-Änderung (mm)					Durchschnittliche CAL-Änderung (mm)				
		1	3	6	9	12	1	3	6	9	12
Torfason et al. (1979)	5,0	1,10									
Badersten et al. (1981)	4,30	0,0		1,25		1,10	−0,10		0,25		0,10
Pihlstrom et al. (1981)	4–6,0			0,94					0,56		
	≥ 6,0			1,66					1,40		
Caton et al. (1982)	4–7,0		1,39					0,70			
Cercek et al. (1983)	3,5–5		1,00					0,10			
Badersten et al. (1984a)	5,70		0,0	1,20	1,40	1,60	−0,10	0,10	0,20	0,20	
Becker et al. (1988)	≥ 6,0					0,86					0,49
	≥ 7,0					1,54					1,54
Claffey et al. (1988)	4–6,5					1,30					0,40
Kahldahl et al. (1988)	5–6,0		1,23					0,96			
	≥ 7,0		2,18					1,66			
Laurell & Pettersson (1988)	≥ 4,0	26%	66%								
Copulos et al. (1993)	5,07		0,70	0,75							
Drisko et al. (1995)	5,34					2,01					1,20
Haffajee et al. (1997a)	4–6,0		0,4	0,45	0,50	0,50		0,2	0,25	0,25	0,20
Noyan et al. (1997)	≥ 5,0	1,30					0,59				
Soskolne et al. (1997)	6,01	0,56									
Jeffcoat et al. (1998)	5–8,0	0,73	0,73	0,72	0,65		0,63	0,63	0,70	0,58	
Garrett et al. (1999)	5,30			1,00	0,90				0,45	0,50	
	7,55			1,70	1,65				0,95	1,05	
Kinane & Radvar (1999)	≥ 5,0			0,71							
Preshaw et al. (1999)	5,73					1,56					0,19
Cugini et al. (2000)	> 6,0		1,0	1,20	1,70	1,56		0,5	0,5	0,5	0,90
Machtei et al. (2000)								0,50			0,44
Stelzel et al. (2000)	6,02				1,20						

Tabelle 6c SRP-Ergebniszusammenfassung von 27 Studien (ohne Molaren) – durchschnittliche Änderung der klinischen Taschentiefe (PPD) und des klinischen Befestigungsniveaus (CAL) in Referenz zur initialen klinischen Taschentiefe (IPD) [26].

IPD (in mm)	PPD (in mm)	CAL (in mm)
1–3	0,03	–0,34
4–6	1,29	0,55
> 6	2,16	1,19

Tabelle 6d Prozentuale Entwicklung der Keimflora nach Scaling und Wurzelglättung (Bl – Basiswert, Th – Therapieergebnis, Rp – Tage bis zur Repopulation; *Ausgangswert nicht erreicht) [28].

Bakterien	Bl	Th	Rp
bewegliche Keime	14.80	3.80	7
Spirochäten	33.60	2.00	42
Spirochäten & bewegliche Keime	28.00	12.00	28–65
bewegliche Keime	12.00	6.00	28–56*
Spirochäten	27.00	17.00	28–56
P. gingivalis	8.70	1.60	60
P. intermedia	3.20	.40	
Gram (+)	53.90	68.80	7–70
Gram (–)	43.40	29.50	7–70
P. gingivalis	3.90	.90	77
bewegliche Keime	21.20	6.10	84
Spirochäten	26.62	.22	84
Anaerobier	44.00	15.00	84
Gram (–)	46.00	10.00	105
bewegliche Keime	12.00	0.00	70
Spirochäten	9.00	.07	49*
bewegliche Keime	4.00	.10	49*
Spirochäten	23.70	5.90	56*
P. gingivalis	28.30	8.40	56*
Spirochäten	30.00	1.00	161*
Spirochäten	9.20	.30	168*
Spirochäten	34.80	10.70	175*

eine weitere Entzündungsprogression von kritischer Wertigkeit und verkörpern Entscheidungskriterien für eine korrigierende chirurgische Therapie [26, 24, 34, 109].

Gingivale Entzündung und Reizblutung

Klinisch geht SRP mit einer Abnahme der gingivalen Entzündung und Blutungsneigung einher (Tab. 5c und e). In Tabelle 6a ist der SRP-Einfluss auf die Reizblutung im Zeitraum des ersten Jahres dargestellt. Innerhalb einer großen Streubreite wird deutlich, dass die initiale BOP-Abnahme im ersten Jahr relativ stabil bleibt oder sich mit der Zeit noch verstärkt. Die Reduktion nach 12 Monaten liegt zwischen 37 und 87%. Bei Taschentiefen von 4–6,5 mm beträgt die mittlere BOP-Abnahme etwa 45%. In kurz-, mittel- und langfristigen Studien werden keine gingivalen Entzündungsunterschiede zwischen der geschlossenen und offenen Vorgehensweise auffällig. Wegen der schwachen Korrelation zwischen BOP und Erkrankungsaktivität kommt der Reizblutung keine prädiktive Wertigkeit für weiteren Befestigungsverlust zu, ein negativer Befund hingegen gilt als klinisch geheilt. Supragingivale Plaquekontrolle allein reicht nicht aus, die gingivale Entzündung bei Parodontitis wirksam zu kontrollieren. Im Vergleich ohne oder mit SRP gehen supra- und subgingivale Infektionsbekämpfung mit einer deutlich höheren Entzündungsabnahme einher (Abfall des Gingivalindex von Grad 2 auf Grad 1) [8, 20, 26, 45, 46, 66, 75].

Subgingivale Keimflora

Die mikrobiologischen Veränderungen in der Taschenflora nach SRP werden durch Wandel von gramnegativ zu grampositiv charakterisiert. Unter Letzterer dominieren Stäbchen und Kokken, wobei die Keimzusammensetzung mehr oder minder mit der Biofilmflora bei klinisch gesund assoziiert. Insgesamt werden bis zu 99% der Keime entfernt. Bei den parodontalen Pathogenen ist eine Abnahme u.a. von Porphyromonas gingivalis, Bacteroides forsythus und Treponema denticula zu verzeichnen, während andere Bakterien wie Actinomyceten, Capnocytophagen, Fusobacterium nucleatum, Streptococcus mitis und Veillonella parvula zunehmen. In Tabelle 5e sind die unterschiedlichen SRP-Techniken assoziierten klinischen und mikrobiologischen Befunde der eigenen Untersuchungen zusammengefasst. Insgesamt werden hohe Ähnlichkeiten zwischen den Basisbefunden und keine grundsätzlichen Unterschiede im Therapieergebnis nach 28 Tagen zwischen den Behandlungsverfahren auffällig (keine signifikanten Unterschiede zwischen den vier Scalinggruppen). Jede Vorgehensweise geht mit einer Reduktion der parodontalen Pathogene und der totalen Bakterienzahl einher (zwischen 50 und 75% bzw. 14 und 79%). Eine adjunktive Wertigkeit der Laserdesinfektion wird statistisch nicht gestützt.

Die therapiebedingten Veränderung der Keimflora sind wie recherchierte Angaben ausweisen (Tab. 6d), mehr oder minder von transitorischer Natur. Es fällt auf, dass einige Keime den Ausgangswert bereits nach 7 bis 105 Tagen erreichen, während andere im Zeitraum zwischen 28 und 175 Tagen noch nicht wieder reetabliert sind. An der Rekolonisation und -infektion sind auch Keime beteiligt, die durch SRP nicht erreicht werden und im Taschenweich- und -hartgewebe verbleiben. Zu den mechanisch schwer eliminierbaren Bakterien gehören Actinobacillus actinomycetemcomitans, Prevotella intermedia, Treponema denticola und Porphyromonas gingivalis. Klinisch-mikrobiologisch werden hohe Assoziation zwischen persistierenden Keimen und Reizblutung sowie direkte Korrelation zwischen Taschentiefen > 4 mm und subgingivalen Regionen mit positivem Nachweis von Porphyromonas gingivalis auffällig. Folgt man dem Pathogenesepostulat, dass die bakterielle Keimflora den Erkrankungsprozess initiiert, dann spricht die Repopulation für eine risikoorientierte und nicht am Gingivitis-/Parodontitisrezidiv ausgerichtete Erhaltungstherapie [18, 26, 27, 45, 46, 124].

Molarenparodontitis

SRP an Molaren und speziell an Furkationen ist auch für erfahrene Behandler technisch schwierig. Die bestehenden Probleme werden wissenschaftlich regelmäßig durch Ausschluss dieser Zahngruppe umgangen (Tab. 6c). Im Vergleich zu einwurzeligen Zähnen sind SRP-Ergebnisse an Molaren wesentlich ungünstiger, die Zahnverlustrate ist höher und nimmt bei ungenügender Erhaltungstherapie dramatisch zu. Verlaufskontrollen an Molaren, die nach einem kausalorientierten Therapieregime behandelt werden (initiale Parodontitistherapie mit Mundhygieneinstruktion und SRP an allen Zähnen, chirurgische Therapie bei residualer Taschentiefe von > 6 mm und Reizblutung, wenn erforderlich untersetzt durch Wurzelseparation bzw. -resektion, unterstützende Parodontitistherapie) zeigen, dass die konservative Behandlung selbst bei tiefem Furkationseinbruch eine hohe Erfolgsrate zeitigt, wenn eine adäquate Erhaltungstherapie angenommen wird. Nur sporadisch werden im Schrifttum mehrwurzelige Prämolaren mit Furkationseinbruch dargestellt, weil die Region in der Regel nicht für SRP zugänglich ist (Abb. 10) [39, 56, 67, 84, 91, 100, 109, 127].

Röntgenografisches Befestigungsniveau

Die aufgezeigte Defektheilung wird röntgenografisch bestätigt. Ein horizontaler Aufbau an alveolärer Knochenbefestigung findet nicht statt. Stabiles knöchernes Befestigungsniveau, Zunahme der marginalen Knochendichte und Abnahme der infraossalen Taschentiefe sind Zeichen der Stagnation bzw. Remission der Erkrankung und sprechen für eine erfolgreiche Therapie.

Wurzelhypersensibilität

Klinisch geht SRP regelmäßig mit Wurzelhypersensibilität einher. Eine systematische Recherche, der letztlich nur zwei Arbeiten, die den definierten Ein- und Ausschlusskriterien entsprachen, zu Grunde liegen, zeigt, dass bei etwa 50 % der behandelten Patienten eine Wurzelhypersensibilität auftritt. Bei mehr als der Hälfte der betroffenen Patienten nimmt die Intensität in der ersten bis dritten Woche nach SRP zu und fällt danach wieder ab, wobei zwei Monate nach der Therapie die Patienten noch immer über eine erhöhte Sensibilität klagen. Folglich ist es notwendig, den Patienten vor Behandlungsbeginn über das Hypersensibilitätsrisiko zu informieren. Um die Wurzeloberfläche zu versiegeln, werden Adhäsivsysteme, z. B. vom Typ selbstätzende Adhäsive, aber auch Versiegelung mit Er:YAG-Laser eingesetzt [128, 130, 132].

SRP und antiseptische Therapie

Ein bakterienfreies Taschenmilieu ist weder therapeutisch erreichbar noch biologisch möglich. Akzeptabel wäre ein Biofilmniveau, das mit einer Progressionsrate korreliert, welche eine ausreichende parodontale Befestigung über die Lebensperiode gewährleistet. Um den durch Repopulation gefährdeten SRP-Effekt längerfristig zu gewährleisten, werden antiseptische Lösungen, z. B. CHX (0,02- bis 0,12 %ige Zubereitungen) und Polyvinylpyrrolidon-Jod (10 %ige PVP-Lösung), zur Irrigation eingesetzt. Im Vergleich mit Wasser verbessert CHX das Endresultat der Behandlung nicht, während bei PVP-Jodlösung mehr Taschen mit 95 %iger Keimreduktion verbleiben als bei SRP allein (Anteil 44 vs. 6–13 %). Ob und in welchem Umfang diese lokal antiseptischen Maßnahmen die Parodontitisprognose verbessern, ist noch nicht bekannt. Ein Gruppenvergleich zwischen Jodapplikation ohne bzw. mit SRP macht deutlich, dass letztere Vorgehensweise nicht durch Irrigation ersetzbar ist [57, 120, 121, 122, 137, 139].

SRP und systemische antimikrobielle Therapie

Analysen zur adjunktiven Wertigkeit von systemisch eingesetzten Antibiotika bei der SRP-Behandlung bei chronischer oder aggressiver Parodontitis belegen positive Auswirkungen auf Befestigungsniveau und Taschentiefe (Tab. 7). Es scheint, dass Patienten mit tiefen Taschen, progressiver bzw. aktiver Erkrankung oder mit spezifischem mikrobiologischen Profil von dieser adjunktiven Therapie unterschiedlich profitieren. So werden bei der lokalisierten aggressiven Parodontitis hohe, bei der aggressiven generalisierten Erkrankungsform und bei Parodontalabszess moderate Zusatzeffekte auffällig. Andererseits schränken me-

Tabelle 7 SRP und systemische antimikrobielle Therapie – Keimreduktion (s: signifikant/n: nicht signifikant); CAL: klinischer Befestigungsgewinn/PPD: Taschenreduktion; (Aa: A. actinomycetemcomitans; Cr: C. rectus; Ec: E. corrodens; Pg: P. gingivalis; Bf: B. forsythus; Td: T. denticola; Pi/Pn: P. intermedia/nigrenscens; Fn: F. nucleatum; Eub: Eubacteriumspezies; Spir: Spirochäten) [79].

Parodontitis	Behandlungsregime SRP + systemisch	N	Keimnachweis	Bakterienspezies										CAL-Gewinn PPD-Reduktion
				Aa	Cr	Ec	Pg	Bf	Td	Pi/Pn	Fn	Eub	Spir	
P. chronica/ P. aggressiva	Metronidazol (M)	64	Kultur/ Mikroskop											signifikant
P. chronica	M & Amoxicillin	46	DNA	ns			s			s				signifikant
P. chronica	Zithomax	46	Kultur/ Mikroskop	ns			s			s			s	signifikant
P. chronica/ P. aggressiva	M	40	Kultur/ Mikroskop				s			s	ns		s	signifikant
P. chronica/ P. aggressiva	M	39	Kultur/ Mikroskop	ns						s				signifikant
P. chronica/ P. aggressiva	M	33	Kultur/ Mikroskop	ns						s	s		s	signifikant
P. chronica	Augmentan	21	Kultur/ Mikroskop	ns			ns			ns				kein Effekt
P. aggressiva	Tetracyclin (T)	16	Kultur	ns									ns	kein Effekt
P. aggressiva	T oder M	27	Kultur											M besser T
P. aggressiva	M & Amoxicillin	118	Kultur	s						ns				signifikant
P. aggressiva	M	27	Kultur											signifikant
P. chronica	M	9	DNA	ns	ns	ns	s	s	s	ns	ns	ns		signifikant

thodische Unterschiede zwischen in Frage kommenden Untersuchungen und fehlende Daten eine umfassende Auswertung ein, sodass eine abschließende Bewertung nicht möglich ist. Verschiedene Antibiotika scheinen geeignet zu sein, die mechanische Infektionsbekämpfung bei aggressiver Parodontitis (lokalisiert bzw. generalisiert), schwerer chronischer Parodontitis und bei „Nicht-Aa-Parodontitis" (Aa = Actinobacillus actinomycetemcomitans) zu verbessern. Dazu zählen u.a. Tetracyclin, Doxycyclin, Minocyclin, Metronidazol, Clindamycin, Amoxicillin und die Kombination von Amoxicillin und Metronidazol („van-Winkelhoff-Cocktail"). Eine systematische Recherche führt allerdings nicht zu definitiven oder spezifischen Empfehlungen für die klinische Praxis. In der fehlenden Aussage spiegeln sich ebenfalls konträre Untersuchungsergebnisse wider. So liegen Berichte vor, die zeigen, dass die systemische Anwendung von Tetracyclin bei adulter Parodontitis das konventionelle SRP-Ergebnis nicht verbessert [50]. Gegen eine routinemäßige systemische Antibiotikatherapie bei Parodontitis chronica adulta sprechen fehlende additive Wirkung und erhöhtes Risiko für mikrobielle Resistenzentwicklung. Diesbezügliche Analysen belegen, dass der größte Anteil der subgingivalen Keimflora unter einer antibiotischen Therapie sensitiv bleibt, einige Spezies bereits im Vorfeld resistent sind und bei den übrigen Bakterien eine transitorische Resistenzentwicklung auftritt, die innerhalb von 90 Tagen in die Basisempfindlichkeit zurückkehrt [37]. Als weitere Nebenwirkung sind gastrointestinale Störungen zu bedenken (in 11 von 25 Studien dokumentiert). Die mikrobiologischen Veränderungen in der Keimflora spiegeln sich im Anstieg von Kokken und in einer Abnahme von beweglichen Mikroorganismen und Spirochäten wider. Ähnliche Veränderungen sind für SRP allein typisch. Der antibakterielle Effekt geht im Zeitraum von ca. drei Monaten wieder verloren. Mit positiven Auswirkungen auf die unterstützende Parodontitistherapie ist demzufolge nicht zu rechnen [23, 36, 37, 42, 48, 50, 54, 55, 59, 77, 79, 85, 93, 110, 111, 134, 138].

SRP und lokale antimikrobielle Therapie

Die mechano-pharmakokinetische Lokaltherapie bei Parodontitis bildet eine antiinfektive Behandlungsalternative zur adjunktiven systemischen Antibiotikaanwendung. Wie aus den Tabellen 8a und b hervorgeht, liegt die Differenz im Befestigungsgewinn zwischen SRP ohne versus mit lokaler antimikrobieller Therapie nach sechs Wochen zwischen 0,03 mm (SRP plus Minocyclin-Gel) und 0,381 mm (SRP plus Tetracyclin-Faden), die der Taschenreduktion zwischen 0,30 mm (SRP plus Chlorhexidin-Chip bzw. Minocyclin-Gel) und 0,73 mm (SRP plus Tetracyclin-Faden). [Zweifel an der klinischen Signifikanz dieser statistischen Ergebnisse werden entkräftet, wenn man im gleichen Niveau liegende Unterschiede im klinischen Befestigungsniveau zwischen offenem und geschlossenem Scaling anerkennt.]

Der adjunktive Therapieeffekt nach sechs Wochen im klinischen Befestigungsgewinn schwächt sich nach drei Monaten ab und ist sechs Monate später kaum noch sichtbar. Innerhalb der antimikrobiellen Wirkstoffe werden Effektivitätsunterschiede auffällig (Tab. 8a und b). Für Metronidazol (Elyzol®) und CHX (PerioChip®) werden geringe bzw. auf mäßig tiefe Taschen begrenzte Behandlungsvorteile dargestellt. Im Gegensatz dazu wird lokal appliziertes Doxycyclin (Atridox®) auch in Taschen ≥ 6 mm als hoch wirksam eingestuft. Bei Einsatz von Doxycyclin oder Minocyclin Microspheres (Arestin®) wird nur an wenigen Taschen eine statistisch nicht signifikante Verschlechterung von ≥ 2 mm beobachtet. In der Doxycyclin-Gruppe sind nach drei Monaten noch 69 % der ursprünglich 5–6 mm tiefen Taschen im Niveau ≤ 5 mm (SRP-Kontrolle 60 %). Bei einer initialen Taschentiefe von > 5 mm verbleiben im gleichen Zeitraum noch 58 % im Niveau von ≤ 5 mm (SRP-Gruppe 50 %). Der zusätzliche Einsatz von Minocyclin ist gekennzeichnet durch 65 %ige Abnahme der ursprünglichen Taschentiefe > 6 mm auf < 5 mm nach neun Monaten (SRP-Gruppe 35 %). Für die Applikation von PerioChip®, Atridox® und Arestin® wird weniger Zeit benötigt als für SRP. Beurteilt am

Tabelle 8a SRP und lokale antimikrobielle Therapie – klinischer Befestigungsgewinn (CAL) nach 6 Wochen, 3 und 6 Monaten [30].

Behandlungsgruppe	CAL 6 Wochen (mm)	CAL 3 Monate (mm)	CAL 6 Monate (mm)
SRP	0,292	0,544	0,537
SRP + Minocyclin-Gel	0,323	0,417	0,573
SRP + Tetracyclin-Faden	0,673	0,729	0,687
SRP + Metronidazol-Gel	0,404	0,543	0,541

Tabelle 8b SRP und lokale antimikrobielle Therapie (LDD) – Taschenreduktion (mm) [30].

Antimikrobielles System	SRP	LDD-Monotherapie	SRP plus LDD
Tetracyclin-Faden	1,08	–	1,81
Chlorhexidin-Chip	0,65	–	0,95
Minocyclin-Gel	1,70	–	1,40
Metronidazol-Gel	1,30	1,50	–
Doxycyclinpolymer	1,30	1,30	–

selben Endresultat und gemessen an der SRP-Bezugsgröße 45 min pro Quadrant, verkürzt die Kombination SRP und lokale Antibiose mit Atridox® die Behandlungsdauer an allen Zähnen um 71 min.

Über den **Zeitpunkt der adjunktiven Lokaltherapie,** entweder zusammen mit SRP oder nachfolgend für therapierefraktäre Regionen, bestehen unterschiedliche Auffassungen. Wennström et al. (2001) [140] favorisieren den abwartenden Weg, Killoy (2002) [70] hingegen spricht sich für eine unmittelbare Verknüpfung mit SRP aus. Eine allenthalben sichtbare Tendenz, SRP bzw. die unterstützende Parodontitistherapie durch wiederkehrende subgingivale Antibiotikaapplikation zu substituieren, wird wissenschaftlich nicht gestützt. Gleichfalls unbeantwortet ist die Frage, ob die antimikrobielle Lokaltherapie die chirurgische Behandlungsnotwendigkeit vermindert und die Effektivität der Furkationsbehandlung erhöht. Bisherige Analysen weisen für die topische Antibiotikatherapie weder ein erhöhtes Resistenzrisiko noch systemische Nebenwirkungen aus [31, 35, 42, 46, 48, 54, 69, 70, 85, 92, 110, 113].

SRP und antiphlogistische Therapie

Um destruktive Entzündungsabläufe zu blockieren bzw. zu unterbinden werden verschiedene, die Wirtreaktion modulierende Wirkstoffe u.a. nichtsteroidale Antiphlogistika, z.B. Acetylsalicylsäure und Matrix-Metallo-Proteinase-Inhibitoren, z.B. Doxycyclin, eingesetzt. Die lokale Applikation einer 0,3%igen gepufferten Acetylsalicylsäurelösung mittels supragingivaler Irrigation führt bei Parodontitispatienten zwar zu einer signifikanten Verbesserung der gingivalen Gesundheit, die therapeutische Effizienz war jedoch nur gering höher als die der Irrigation mit Wasser [38]. Doxycyclin hemmt in sehr niedriger Dosierung (20 mg) die Kollagenaseaktivität von Matrix-Metallo-Proteinasen. Im klinischen Vergleich führt die Therapievariante SRP und 20 mg Doxycyclin (2-mal pro d) zu einer signifikanten Verbesserung des klinischen Befundes in moderaten (4–6 mm) und tiefen Taschen (≥ 7 mm). In Tabelle 9 sprechen Reduktion der klinischen Taschentiefe und Gewinn an klinischer Befestigung nach neun Monaten in Referenz zur initialen Ausgangstiefe und zu Placebo für die Wirkstoffgruppe. Das Behandlungsergebnis ist über eine Dreimonatsperiode stabil und in der Testgruppe werden Regionen mit Erkrankungsprogression von ≥ 2 mm seltener auffällig. Im kurzzeitigen Kontrollverlauf (< 2 Jahre) mit Verordnung über drei Monate treten weder Nebenwirkungen noch Resistenzentwicklungen hervor. Eine der Parodontitsform bzw. Wirtsspezifik gerecht werdende Validierung des Behandlungskonzeptes durch klinisch kontrollierte Studien steht noch aus. In der Beipackinformation werden als Indikation Patienten mit adulter Parodontitis angegeben. Weder dort noch im Schrifttum sind Daten verfügbar, die für eine Anwendung bei kritischer Wirtsspezifik, z.B. Papillon-Lefevre- bzw. Ehlers-Danlos-Syndrom, sprechen. Ebenfalls spekulativ ist, ob die antiphlogistische Therapie für Patienten in Frage kommt, bei denen mechanische und antibakterielle Infektionsbekämpfung versagen. Die wirtsspezifische Einflusskomponente bei Parodontitis wird eher unter- als überschätzt. Solange aber keine ausreichenden Daten die antiphlogistische Lokaltherapie stützen, ist eine restriktive Haltung angezeigt [23, 92].

Tabelle 9 SRP und adjunktive antiphlogistische Therapie (20 mg Doxycyclin) nach 9 Monaten – Therapieergebnis in Referenz zur initialen klinischen Taschentiefe (IPD) im Vergleich von Wirkstoff- und Placeboapplikation (CAL – klinischer Befestigungsgewinn, PPD – Taschenreduktion, CAL ≥ 2 mm – prozentualer Anteil von Regionen mit klinischem Befestigungsverlust) [30].

Behandlungsgruppen	IPD 0–3 mm	IPD 4–6 mm	IPD ≥ 7 mm
CAL			
Doxycyclin	0,25 mm	1,03 mm	1,55 mm
Placebo	0,20 mm	0,86 mm	1,17 mm
PPD			
Doxycyclin	0,16 mm	0,95 mm	1,68 mm
Placebo	0,05 mm	0,69 mm	1,20 mm
Regionen mit CAL ≥ 2 mm			
Doxycyclin	1,9%	1,3%	0,3%
Placebo	2,2%	2,4%	3,6%

Komplexe Infektionsbekämpfung

In Bezug zum initialen Schweregrad und zur Taschenreduktion profitieren leichtere Erkrankungen von der Kombination SRP und professionelle Zahnreinigungen ohne bzw. mit Metronidazol gleichermaßen. Bei Patienten mit schwerem initialen Krankheitsbild werden mehr Verbesserungen durch SRP plus Metronidazol allein oder in Verbindung mit professioneller Plaqueentfernung erreicht [49]. Bei Patienten mit therapierefraktärer Parodontitis führt die Behandlungskombination SRP plus lokale Tetracyclinapplikation (Taschentiefe > 4 mm) plus systemische Amoxicillin- und Metronidazolgabe (500 mg und 250 mg über 14 Tage) und wöchentliche professionelle Zahnreinigung über drei Monate mit Ausnahme der gingivalen Rötung zu einer signifikanten Verbesserung aller klinischen Parameter. Der Behandlungseffekt dauert etwa zwei Jahre an. Therapiekombinationen werden bisher mehr klinisch als statistisch gestützt, ein Behandlungsstandard für eine umfassende antiinfektive Therapie in Kombination von mechanischer, antimikrobieller und antiphlogistischer Infektionsbekämpfung ist noch nicht definiert [79, 134, 139, 141].

Erhaltungstherapie

Um die mit SRP einhergehenden klinischen und mikrobiologischen Verbesserungen zu konsolidieren, ist eine unterstützende Parodontitistherapie in Betreuungsintervallen zwischen drei und vier Monaten angezeigt. Die in Abbildung 8 und 11 dargestellten Kasuistiken demonstrieren, dass sowohl aggressive als auch fortgeschrittene Erkrankungen in therapeutischer Einheit von supra- und subgingivaler Infektionsbekämpfung auf diese Weise langfristig kontrollierbar sind. Es scheint, dass diese Therapiestrategie für etwa 60 % der Patienten mit adulter Parodontitis erfolgreich ist. Unter dieser Vorgehensweise erscheinen Parodontitisrezidiv bzw. therpierefraktäres Verhalten als Ausdruck einer unzureichenden diagnostischen Bewertung, z.B. bestehende Grenzen in der Abklärung des wirtsspezifischen Bedingungsgefüges, und/oder einer nicht adäquaten Therapie zu sein (mit den verfügbaren Mitteln nicht behandelbare destruktive Entzündungsreaktion). Für Fälle mit ungünstiger Prognose ist eine höhere Nachsorgefrequenz in Betracht zu ziehen. Die Erhaltungstherapie wird durch klinische Signifikanz gestützt, zu denken geben Progressionsraten im statistischen Niveau der natürlichen Parodontitisprogression (ohne Intervention und Nachsorge). Solange dieses Phänomen nicht in seiner Komplexität analysiert ist, gilt das Postulat der unterstützenden Parodontitistherapie. Im Einzelfall, z.B. bei Papillon-Lefèvre- oder Ehlers-Danlos-Syndrom, kommt dieser Betreuungsstrategie keine kausale, sondern palliative Wertigkeit zu [27, 76].

7.5 Ausblick

Die zur kausalen Parodontitistherapie gereifte Initialbehandlung wird aktuell durch innovative diagnostische Verfahren, Behandlungsschritte und -techniken geprägt, um ober- und unterhalb der Zahnfleischgrenze den Biofilm effektiver entfernen und kontrollieren zu können. Als eigentliches Wesensmerkmal deutet sich im Schrifttum ein Paradigmenwechsel von Basistherapie SRP zu mechano-pharmakokinetischer Infektionsbekämpfung an. Die für den Patienten zu treffende Therapieentscheidung folgt aber nicht einer Ja-Nein-Matrix, sondern sie wird durch die Wahl von Behandlungsmethoden charakterisiert, die dem Einzelfall am besten gerecht werden. Die Parodontitistherapie befindet sich weiterhin in Progression [42, 70, 93, 114, 138].

7.6 Literatur

[1] Academy Report: Sonic and ultrasonic scalers in periodontitis. J Periodontol 71, 1792 (2000).

[2] Academy Report: Lasers in Periodontics. J Periodontol 73, 1231 (2002).

[3] Addy, M., Moran, J. M.: Toothpaste, mouthrinse and other topical remedies in periodontics. Periodontology 2000, 15 (1997).

[4] Adelson, L., Hanks, C., Ramfjord, S. et al.: In vitro cytotoxicity of periodontally diseased root surfaces. J Periodontol 51, 700 (1980).

[5] Adriaens, P.: Ultrastructural observation on bacterial invasion in roots of periodontally deseased caries-free human teeth. J Dent Res 59, 493 (1988).

[6] Aleo, J., DeRenzis, F., Farber, P., Carboncoeru, A.: The presence and biological activity of cementum-bound endotoxin. J Periodontol 45, 672 (1974).

[7] Antczak-Bouckoms, A., Joshipura, K., Burdick, E., Tulloch, J. F. C.: Meta-analysis of surgical versus non-surgical methods of treatment for periodontal disease. J Clin Periodontol 20, 259 (1993).

[8] Badersten, A., Nilveus, R., Egelberg, J.: Effect of non-surgical periodontal therapy.
[I. Moderately advanced periodontitis. J Clin Periodontol 8, 57 (1981).
[II. Severely advanced periodontitis. J Clin Periodontol 11, 63 (1984).
[III. Single versus repeated instrumentation. J Clin Periodontol 11, 114 (1984).
[IV. Operator variability. J Clin Periodontol 12, 190 (1985).
[V. Patterns of probing attachment loss in non-responding sites. J Clin Periodontol 12, 270 (1985).
[VI. Localization of sites with probing attachment loss. J Clin Periodontol 12, 351 (1985).
[VII. Bleeding, suppuration and probing depth in sites with probing attachment loss. J Clin Periodontol 12, 432 (1985).

[9] Beaumont, R., O'Leary, T., Kafrawy, A.: Relative resistance of long junctional epithelial adhesions and connective tissue attachments to plaque-induced inflammation. J Periodontol 55, 213 (1984).

[10] Bennett, A. M., Fulford, M. R., Walker, J. T. et al.: Microbial aerosols in general dental practice. Brit Dent J 189, 664 (2000).

[11] Black, G.: Konservierende Zahnheilkunde. Band I: Die Pathologie der harten Zahngewebe., Band II: Die Technik des Zahnfüllens. Hermann Meusser, Berlin 1914.

[12] Blomlöf, L., Lindskog, S., Appelgren, R. et al.: New attachment in monkeys with experimental periodontitis with and without the removal o the cementum. J Clin Periodontol 14, 136 (1987).

[13] Blomlöf, L. et al.: Influence of granulation tissue, dental calculus and contaminated root cementum in periodontal wound healing. An experimental study on monkeys. J Clin Periodontol 16, 27 (1989).

[14] Bollen, C. M. L., Quirynen, M.: Microbiological response to mechanical treatment in combination with adjunctive therapy. A review of the literature. J Periodontol 67, 1143 (1996).

[15] Breininger, D., O'Leary, T., Blumenshine, K.: Comparative effectiveness of ultrasonic and hand scaling for the removal of subgingival plaque and calculus. J Periodontol 58, 9 (1987).

[16] Cadosch, J., Zimmermann, U., Ruppert, M. et al.: Root surface debridement and endotoxin removal. J Periodontal Res 38, 229 (2003).

[17] Caffesse, R., Sweeney, P., Smith, B.: Scaling and root planing with and without periodontal flap surgery. J Clin Periodontol 13, 205 (1986).

[18] Casas, A., Herrera, D., Mateos, B. et al.: Microbiological effect of four debridement approaches. J Clin Periodontol 4, 5, Poster 1 (2003).

[19] Caton, J. G., Ciancio S. G., Blieden, T. M. et al.: Subantimicrobial dose doxycycline as an adjunct to scaling and root planning: post-treatment effects. J Clin Periodontol 28, 782 (2001).

[20] Chaves, E. S., Wood, R. C., Jones, A. A. et al.: Relationship of „bleeding on probing" and „gingival index bleeding" as clinical parameters of gingival inflammation. J Clin Periodontol 20, 139 (1993).

[21] Christgau, M., Beuer, S., Gläßl, M., Schmalz, G.: Non-surgical periodontal therapy: Vector® vs. S/RP. J Clin Periodontol 4, (2003), 5, Poster 2.

[22] Christgau, M., Männer, T., Gläßl, M., Schmalz, G. et al.: Sonicflex® vs. S/RP in periodontal therapy. J Clin Periodontol 4 5, Poster 4 (2003).
[23] Ciancio, S. G.: Systemic medications: clinical significance on periodontics. J Clin Periodontol 29, Suppl. 2, 17 (2002).
[24] Claffey, N., Egelberg, J.: Clinical indicators of probing attachment loss following initial periodontal treatment in advanced periodontitis patients. J Clin Periodontol 22, 690 (1995).
[25] Clerehugh, V., Tugnait A.: Diagnosis and management of periodontal diseases in children and adolscent. Periodontology 2000, 26, 146 (2001).
[26] Cobb, C. M.: Clinical significance of non-surgical periodontal therapy: an evidence-based perspective of scaling and root planing. J Clin Periodontol 29, Suppl. 2, 6 (2002).
[27] Cugini, M. A., Haffajee, A. D., Smith, C. et al.: The effect of scaling and root planning on the clinical and microbiological parameters of periodontal diseases: 12-month results. J Clin Periodontol 27, 30 (2000).
[28] Davies, R. M., Ellwood, R. P., Volpe, A. R., Petrone, M. E.: Supragingival calculus and periodontal disease. Periodontology 2000, 15, 74 (1997).
[29] Dederich, D. N.: Laser curettage: an overview. Compend Contin Educ Dent 23 11A, 1079 (2002).
[30] Drisko, C. H.: Nonsurgical periodontal therapy. Periodontology 25, 77 (2000).
[31] van Dyke, T. E., Offenbacher, S., Braswell, L., Lessem, J.: Enhancing the value of scaling and root-planing: Arestin clinical trial results. J Int Acad Periodontol 4, 72 (2002).
[32] Eberhard, J., Ehlers, H., Falk, W. et al.: Efficacy of subgingival calculus removal with Er:YAG laser compared to mechanical debridement: an in situ study. J Clin Periodontol 30, 511 (2003).
[33] Eccheverria, J., Caffesse, R.: Effects of gingival curettage when performed one month after root instrumentation. A biometric evaluation. J Clin periodontol 10, 277 (1983).
[34] Egelberg, J.: The scientific basic of periodontal therapy. Nederlandse Vereniging voor Parodontologie, Voorjaarsvergardering 17en 18 februari 1984, Jaarbeurscomplex – Utrecht.
[35] Eickholz, P., Kim, T. S., Bürklin, T. et al.: Non-surgical periodontal therapy with adjunctive topical doxycycline: a double-blind randomized controlled multicenter study. (I). Study design and clinical results. J Clin Periodontol 29, 108 (2002).
[36] Elter, J. R., Lawrence, H. P., Offenbacher, S., Beck, J. D.: Meta-analysis of the effect of systemic metronidazole as an adjunct to scaling and root planing for adult periodontitis. J Periodont Res 32, 487 (1997).
[37] Feres, M., Haffajee, A. D., Allard, K. et al.: Antibiotic resistance of subgingival species during and after antibiotic therapy. J Clin Periodontol 29, 724 (2002).
[38] Flemig, T.: Supragingivale Irrigation zur Unterstützung der Gingivitis- und Parodontitistherapie. Parodontologie 4, 259 (1993).
[39] Fleischer, H., Mellonig, J., Brayer, W. K. et al.: Scaling and root planing efficacy in multirooted teeth. J Periodontol 60, 402 (1989).
[40] Folwaczny, M., Aggstaller, H., Mejl, A., Hickel, R.: Removal of bacterial endotoxin from root surface with Er:YAG-laser. Am J Dent 16, 3 (2003).
[41] Folwaczny, M., Benner, K.-U., Flasskamp, B. et al.: Effects of 2.94 µm Er:YAG Laser radiation on root surfaces treated in situ: A histological study. J Periodontol 74, 360 (2003).
[42] Garrett, S., Adams, D. F., Bogle, G. et al.: The effect of locally delivered controlled-release doxyxycline or scaling and root planing on periodontal maintenance patients over 9 months. J Periodontol 71, 22 (2000).
[43] Glossary of Periodontic Terms. J Periodontol, 3rd ed. The American Academy of Periodontology (1992).
[44] Gmür, R., Saxer, U., Guggenheim, B.: Effects of blunt scaling on periodontal status and subgingival microorganisms. Schweiz Monatsschr Zahnmed 104, 430 (1994).
[45] Greenstein, G.: Periodontal response to mechanical nonsurgical therapy: A review. J Periodontol 63, 118 (1992).
[46] Greenstein, G.: Nonsurgical periodontal therapy in 2000: a literature review. J Am Dent Ass 13, 1580 (2000).
[47] Greenstein, G.; Full-mouth therapy versus individual quadrant root planning: A critical commentary. J Periodontol 73, 797 (2002).
[48] Griffiths, G. S., Smart, G. J., Bulman, J. S. et al.: Comparison of clinical autcomes following treatment of chronic adult periodontitis with subgingival scaling or subgingival scaling plus metronidazole gel. J Clin Periodontol 27, 910 (2000).
[49] Haffajee, A. D., Arguello E. I., Ximenez-Fyvie L. A., Socransky, S. S.: Controlling the plaque biofilm. Int Dent J 53, 191 (2003).
[50] Hayes, C., Antczak-Bouckoms, A., Burdick, E.: Quality assessment and meta-analysis of systemic tetracycline use in chronic adult periodontitis. J Clin Periodontol 19, 164 (1992).
[51] Heanue, M. et al.: Manual versus powered toothbrushing for oral health (Cochrane Review) in: The Cochrane Library 1 (2003), Oxford: Update Software.
[52] Heitz-Mayfield, L. J. A., Trombelli, L., Heitz, F., Needleman, I., Moles, D.: A systematic review of the effect of surgical debridement vs. non-surgical debridement for the treatment of chronic periodontitis. J Clin Periodontol 29, 92 (2002).
[53] Henderson, B., Wilson, M.: Commensal Communism and the Oral Cavity. J Dent Res 77, 1674 (1998).
[54] Henderson, R. J., Boyens, J. V., Holborow, D. W., Pack, A. R.: Scaling and root-planing treatment with adjunctive subgingival minocycline. A clinical pilot study over six months, of sites adjacent to and remote from the antibiotic application. J Int Acad Periodontol 4, 77 (2002).
[55] Herrera, D., Sąnz, M., Jepsen, S., Needleman, I., Roldán, S.: A systematic review on the effect of systemic antimicrobials as an adjunct to scaling and root planing in periodontitis patients. J Clin Periodontol 29, 136 (2002).
[56] Hirschfeld, L., Wassermann, B.: A long term survey of tooth loss in 600 treated periodontal patients. J Periodontol 49, 225 (1978).
[57] Hoang, T., Jorgensen, M. G., Keim, R. G., Pattison, A. M., Slots, J.: Povidone-iodine as a periodontal pocket disinfectant. J Periodont Res 38, 311 (2003).
[58] Hof, H.: Antibiotikatherapie und -prophylaxe in der Zahnheilkunde. Zahnarzt Magazin 2, 6 (1999).
[59] Hung, H. C., Douglass, C. W.: Meta-analysis of the effect of scaling and root planing, surgical treatment and antibiotic therapies on periodontal probing depth and attachment loss. J Clin Periodontol 29, 975 (2002).
[60] Isidor, F., Karring, T., Nyman, S., Lindhe, J.: New attachment – reattachment following reconstructive periodontal surgery. J Clin Periodontol 12, 728 (1985).
[61] Isidor, F., Karring, T.: Long-term effect of surgical and non-surgical periodontal treatment. A 5-year clinical study. J Periodontol 21, 462 (1986).
[62] Jackson, R. J.: Metal salts, essential oils and phenols – old or new? Periodontology 2000, 15, 63 (1997).
[63] Jeffcoat, M.: What is clinical significance? J Clin Periodontol 29, Suppl. 2, 30 (2002).
[64] Johnson, G. K., Reinhardt, R. A., Tussing, G. J., Krejci, R. F.: Fiber optic probe augmented scaling versus conventional scaling. J Periodontol 60, 131 (1989).
[65] Jones, C.: Chlorhexidine: is it still the gold standard? Periodontology 2000, 15, 55 (1997).
[66] Joss, A., Adler, R., Lang, N. P.: Bleeding on probing. A parameter for monitoring periodontal conditions in clinical practice. J Clin Periodontol 21, 402 (1994).

[67] Kalkwarf, K. L., Kaldahl, W. B., Kashinath, D. P.: Evaluation of furcation region response to periodontal therapy. J Periodontol 59, 794 (1988).
[68] Kallio, P. J.: Health promotion and behavioral approaches in the prevention of periodontal disease in children and adolescents. Periodontology 2000, 26, 135 (2001).
[69] Killoy, W. J.: Local delivery of antimicrobials: A new era in the treatment of adult periodontitis. Compendium of Continuing Education in Dentistry®, Special Issue 4, 13 (1999).
[70] Killoy, W. J.: The clinical significance of local chemotherapies. J Clin Periodontol 29, Suppl. 2, 22 (2002).
[71] Knirsch, W., Adam, M., Vogel, M. et al.: So erkennen und schützen Sie Ihren Endokarditis-Risikopatienten. ZM 89, 46 (1999).
[72] Knowles, J., Burgett, F., Nissle, R. et al.: Results of periodontal treatment related to pocket depth and attachment level. Eight years. J Periodontol 50, 225 (1979).
[73] Kocher, Th., Langenbeck, M., Rühling, A., Plagmann, H.-C.: Subgingival polishing with a Teflon-coated sonic scaler insert in comparison to conventional instruments as assessed on extracted teeth. (I) Residual deposits. J Clin Periodontol 27, 243 (2000).
[74] Krause F., Braun, A., Frentzen, M.: The possibility of detecting subgingival calculus by laser-fluorescence in vitro. Lasers Med Sci 18, 32 (2003).
[75] Lang, N. P., Adler, R., Joss, A., Nyman, S.: Absence of bleeding on probing. An indicator of periodontal stability. J Clin Periodontol 17, 714 (1990).
[76] Lindhe, J., Nymann, S.: Long-term maintenance of patients treated for advanced periodontal disease. J Clin Periodontol 11, 504 (1984).
[77] Listgarten, M., Lindhe, J., Hellden, L.: Effect of tetracycline and/or scaling on human periodontal isease. J Clin Periodontol 5, 246 (1978).
[78] Liu, C. M., Shyu, Y. C., Pei, S. C. et al.: In vitro effect of laser irradiation on cementum-bound endotoxin isolated from periodontally diseased roots. J Periodontol 73, 1260 (2002).
[79] Loesche, W. J., Grossmann, N. S.: Periodontal disease as a specific, albeit chronic, infection: diagnosis and treatment. Clin Microbiol Rev 14, 727 (2001).
[80] Loesche, W. J., Giordano, J. R., Soehren, S., Kaciroti, N.: The nonsurgical treatment of patients with periodontal disease results after five years. J Am Dent Assoc 133, 311 (2002).
[81] Loos, B., Kiger, R., Egelberg, J.: An evaluation of basic periodontal therapy using sonic and ultrasonic scalers. J Clin Periodontol 14, 29 (1987).
[82] Magnusson, I., Runstad, L., Nyman, S., Lindhe, J.: A long junctional epithelium – A locus minoris resistentiae in plaque infection? J Clin Periodontol 10, 333 (1983).
[83] Martin, M.: Is there a link between tooth brushing and infective endocarditis? Int Dent J 53, 187 (2003).
[84] McFall, Jr., W. T.: Tooth loss in 100 treated patients with periodontal disease. A long term study. J Periodontol 53, 539 (1982).
[85] Meinberg, T. A., Barnes, C. M., Dunning, D. G., Reinhardt, R. A.: Comparison of conventional periodontal maintenance versus scaling and root planing with subgingival minocycline. J Periodontol 73, 167 (2002).
[86] Meissner, G., Oehme, B., Strackeljan J., Kocher T.: Recognition limits of a surface detection system. J Clin Periodontol 4, 43, Poster 155 (2003).
[I Results of a surface detection system in vivo. Clin Periodontol 4, 43, Poster 158 (2003).
[87] Mengel, R., Stelzel, M., Flores-de-Jacoby, L.: Die Säuberung und Glättung der Wurzeloberfläche mit verschiedenen Instrumenten. Zahnarztmagazin 2, 9 (1994).
[Mengel, R., Buns, C., Stelzel, M., Flores-de-Jacoby, L.: Die Säuberung und Glättung der Wurzeloberfläche mit verschiedenen Instrumenten – Teil 2] Zahnarztmagazin 3 (1994), 6.
[Mengel, R., Demel, D., Koch, H., Flores-de-Jacoby, L.: Die Säuberung und Glättung der Wurzeloberfläche mit verschiedenen Instrumenten – Teil 3] Zahnarztmagazin 4, 52 (1994).
[88] Miyazaki, A., Yamaguchi, T., Nishikata, J. et al.: Effects of Nd:YAG and CO_2 laser treatment and ultrasonic scaling on periodontal pockets of chronic periodontitis patients. J Periodontol 74, 175 (2003).
[89] Mongardini, C., van Steenberghe, D., Dekeyser, C., Quirynen, M.: One stage full- versus partial-mouth disinfection in the treatment of chronic adult or generalized early-onset periodontitis.
I. Long-term clinical observations. J Periodontol 70, 6, 632 (1999).
II. Long-Term Impact on Microbial Load. J Periodontol 70, 6, 646 (1999).
[90] Noiri, Y., Li, L. Ebisu, S.: The localization of periodontal-disease-associated bacteria in human peridontal pockets. J Dent Res 80, 1930 (2001).
[91] Nordland, P., Garrett, S., Kiger, R.: The effect of plaque control and root debridement in molar teeth. J Clin Periodontol 14, 231 (1987).
[92] Oringer, R. J.: Academy Report. Modulation of the host response in periodontal therapy. J Periodontol 73, 460 (2002).
[93] Pavia, M., Nobile, C. G. A., Angelillo, I. F.: Meta-analysis of local tetracycline in treating chronic periodontitis. J Periodontol 74, 916 (2003).
[94] Petersilka, G. J., Schenck, U., Flemmig, T. F.: Powder emission rates of four air polishing devices. J Clin Periodontol 29, 694 (2002).
[95] Petersilka, G. J., Tunkel, J., Barakos, K. et al.: Subgingival plaque removal at interdental sites using a low-abrasive air polishing powder. J Periodontol 74, 307 (2003).
[96] Petersilka, G. J., Bell, M., Häberlein, I. et al.: In vitro evaluation of novel low abrasive air polishing powders. J Clin Periodontol 30, 9 (2003).
[97] Petersilka, G. J., Bell, M., Mehl, A. et al.: Root defects following air polishing. J Clin Periodontol 30, 165 (2003).
[98] Petersilka, G. J., Steinmann, D., Häberlein, I. et al.: Subgingival plaque removal in buccal and lingual sites using a novel low abrasive air-polishing powder. J Clin Periodontol 30, 328 (2003).
[99] Pihlstrom, B., McHugh, R., Oliphant, T., Cortiz-Campos, C.: Comparison of surgical and nonsurgical treatment of periodontal disease. A review of current studies and additional results after 6 and one-half years. J Clin Periodontol 10, 524 (1983).
[100] Pihlstrom, B., McHugh, R., Oliphant, T.: Molar and nonmolar teeth compared over 6 ½ years following two methods o periodontal therapy. J Periodontol 55, 499 (1984).
[101] Pihlstrom, B. L.: Periodontal risk assessment, diagnosis and treatment planing. Periodontology 2000, 25, 37 (2001).
[102] Plagmann, H.-Chr., Kocher, Th., Engelsmann, U.: Epitheliales Neu-Attachment nach Wurzeloberflächenbearbeitung mit verschiedenen Instrumenten. Dtsch Zahnärztl Z 43, 686 (1988).
[103] Plagmann, H.-Chr., Rühling, A.: Trainingsprogramm zum Scaling mit Gracey-Küretten. Copy Paradies, Kiel 1994.
[104] Quirynen, M., Mongardini, C., Pauwels, M. et al.: One stage full – versus partial-mouth disinfection in the treatment of chronic adult or generalized early-onset periodontitis. II. Long-term impact on microbial load. J Periodontol 70, 646 (b) (1999).
[105] Quirynen, M., Mongardini, C., de Soete, M. et al.: The role of chlorhexidine in the one-stage full-mouth disinfection treatment of patients with advanced adult periodontitis. J Clin Periodontol 27, 578 (2000).

[106] Rabbani, G. M., Ash, M. M., Caffesse, R. G.: The effectiveness of subgingival scaling and root planing in calculus removal. J Periodontol 52, 119 (1981).
[107] Ramfjord, S., Caffesse, R., Morrison, E. et al.: Four modalities of periodontal treatment compared over 5 years, J Clin Periodontol 14, 445 (1987).
[108] Reinhardt, R. A., Johnson, G. K., Tussing, G. J.: Root planing with interdental papilla reflection and fiber optic illumination. J Periodontol 56, 721 (1985).
[109] Renvert, S., Persson, G. R.: A systematic review on the use of residual probing depth, bleeding on probing and furcation status following initial periodontal therapy to predict further attachment and tooth loss. J Clin Periodontol 29, 82 (2002).
[110] Riep, B., Purucker, P., Bernimoulin J. P.: Repeated local metronidazole-therapy as adjunct to scaling and root planing in maintenance patients. J Clin Periodontol 26, 710 (1999).
[111] Rooney, J., Wade, W. G., Sprague, S. V. et al.: Adjunctive effects to non-surgical periodontal therapy of systemic metronidazole and amoxycillin alone and combined. A placebo controlled study. J Clin Periodontol 29, 342 (2002).
[112] Rupf, S., Brader, I., Vonderlind, D., Kannengiesser, S., Eschrich, K., Roeder, I., Merte, K.: In vito, clinical and microbiological evaluation of a linear oscillating device for scaling and root planning, J Periodontology (2005).
[113] Sakellari, D., Vouros, I., Konstantinidis, A.: The use of tetracycline fibres in the treatment of generalised aggressive periodontitis: clinical and microbiological findings. J Int Acad Periodontol 5, 52 (2003).
[114] Salvi, G. E., Mombelli, A., Mayfield, L. et al.: Local antimicrobial therapy after initial periodontal treatment. J Clin Periodontol 29, 540 (2002).
[115] Schlageter, L., Rateitschak-Plüss, E. M., Schwarz, J.-P.: Root surface smoothness or roughness following open debridement. An in vivo study. J of Clin Periodontol 23, 460 (1996).
[116] Schemehorn, M. S., Ley, F.: Vergleichende Dentinabrasionswerte deutscher Zahnpasten. Sonderdruck aus: prophylaxe impuls 4 (1999).
[117] Schwarz, F., Berakdar, M., Georg, T. et al.: Clinical evaluation of an Er:YAG laser combined with scaling and root planing for non-surgical periodontal treatment. A controlled, prospective clinical study. J Clin Periodontol 30, 26 (2003).
[118] Serino, G., Rosling, B., Ramberg, P. et al.: Initial outcome and long-term effect of surgical and non-surgical treatment of advanced periodontal disease. J Clin Periodontol 28, 910 (2001).
[119] Shah, S., Walmsley, A. D., Chapple, I. L. C., Lumley, P. J.: Variability of sonic scaling tip movement. J Clin Periodontol 21, 705 (1994).
[120] Sheiham, A.: Is the chemical prevention of gingivitis necessary to prevent severe periodontitis? Periodontology 2000, 15, 15 (1997).
[121] Shiloah, J., Hovious, L.: The role of subgingival irrigations in the treatment of periodontitis. J Periodontol 64, 835 (1993).
[122] Slots, J., Jorgensen, M. G.: Effective, save, practical and affordable periodontal antimicrobial therapy: where are we going, and are we there yet? Periodontol 2000 28, 298 (2002).
[123] Slots, J.: Update on general health risk of periodontal disease. Int Dent J 53, 200 (2003).
[124] Socransky, S., Haffajee, A.: Effect of therapy on periodontal infections. J Periodontol 64, 754 (1993).
[125] Stambaugh, R. V., Myers, G., Ebling, W. et al.: Endoscopic visualization of the submarginal gingiva dental sulcus and tooth root surfaces. J Periodontol 73, 374 (2002).
[126] de Soete, M., Mongardini, C., Pauwels, M. et al.: One-stage full-mouth disinfection. Long-term microbiological results analysed by checkerboard DNA-DNA hybridisation. J Periodontol 72, 374 (2001).
[127] Svärdström, G., Wennström, J. L.: Periodontal treatment decision for molars: An analysis of influencing factors and long-term outcome. J Periodontol 71, 579 (2000).
[128] Tammaro, S., Wennström, J. L., Bergenholtz, G.: Root-dentin sensitivity following non-surgical periodontal treatment. J Clin Periodontol 27, 690 (2000).
[129] Tervahartiala T., Pirilä, E., Ceponis, A. et al.: The in vivo expression of the collagenolytic matrix metalloproteinases (MMP-2, -8, -13, and -14) and matrilysin (MMP-7) in adult and localized juvenile periodontitis. J Dent Res 79, 1969 (2000).
[130] Theodoro, L. H., Haypek, P., Bachmann, L. et al.: Effect of Er: YAG and diode laser irradiation on the root surface: morphological and thermal analysis. J Periodontol 74, 838 (2003).
[131] Trenter, S. C., Walmsley, A. D.: Ultrasonic dental scaler: associated hazards. J Clin Periodontol 30, 95 (2003).
[132] von Troil, B., Needleman, I., Sanz, M.: A systematic review of the prevalence of root sensitivity following periodontal therapy. J Clin Periodontol 29, 173 (2002).
[133] Tunkel, J., Heinecke, A., Flemmig, T. F.: A systematic review of efficacy of machine-driven and manual subgingival debridement in the treatment of chronic periodontitis. J Clin Periodontol 29, 72 (2002).
[134] van Winkelhoff, A. J., Pavicic M. J., de Graaff, J.: Antibiotics in periodontal therapy: Proceedings of the 1st European Workshop in Periodontology 1993.
[135] Wade, W. G., Slayne, M. A.: Controlling plaque by disrupting the process of plaque formation. Periodontology 2000 15, 25 (1997).
[136] Waerhaug, J.: Healing of the dento-epithelial junction following subgingival plaque scaling. J Periodontol 49, 119 (1978).
[137] Walsh, T. F., Glenwright, H., Hull, P.: Clinical effects of pulsed oral irrigation with 0,2 % Chlorhexidine digluconate in patients with adult periodontitis. J Clin Periodontol 19, 245 (1992).
[138] Walker, C., Karpinia, K.: Rationale for use of antibiotics in periodontics. J Periodontol 73, 1188 (2002).
[139] Wennström, J. L.: Rinsing, irrigation and sustained local delivery: Proceedings of the 2nd European Workshop on Periodontology 1996.
[140] Wennström, J. L., Newman, H. N., Griffiths, G. S.: Utilization of locally delivered doxycycline in non-surgical treatment of chronic periodontitis. A comparative multicenter trial of two treatment approaches. J Clin Periodontol 72, 753 (2001).
[141] Ximénez-Fyvie, L. A., Haffajee, A. D., Som, S. et al.: The effect of repeated professional supragingival plaque removal on the composition of the supra- and subgingival microbiota. J Clin Periodontol 27, 637 (2000).

8 Parodontalchirurgie

von Hüsamettin Günay, Min Young Kim

Inhaltsübersicht

Abkürzungen und deren Erklärung

AAP	American Association of Periodontology
AVL	Apikaler Verschiebelappen
BaS	Blutung auf Sondieren
BMP	Bone Morphogenetic Protein
CHX	Chlorhexidindigluconat
DFDBA	Demineralized Freeze Dried Bone Allograft
EDTA	Ethylen-Diamin-Tetraacetat (Dinatrium Edetat)
EGR	EMD Guided Regeneration
EMD	Enamel-Matrix-Derivate
ENAP	Excisional New Attachment Procedure
ePTFE	Expandiertes (gerecktes) Polytetrafluorethylen, Gore-Tex®
FMD	Full Mouth Disinfection
FMT	Full Mouth Therapy
GBR	Guided Bone Regeneration
GE	Gingivektomie
GTR	Guided Tissue Regeneration
HIV	Human Immunodeficiency Virus
KAL	Klinischer Attachmentlevel
KFO	Kieferorthopädie
MH	Mundhygiene
MWL	Modifizierter Widman-Lappen
OSFMD	One Stage Full Mouth Disinfection
PAR	Parodontal-
PGF	Polypeptid Growth Factor
postOP	Nach Operation
präOP	Vor Operation
PDL-Zellen	Zellen des parodontalen Ligaments
PSI	Periodontal Screening Index
SMP	Schmelz-Matrix-Protein
ST	Sondierungstiefe
UPT	Unterstützende Parodontitistherapie

8.1 Einleitung

Das historische Ziel chirurgischer Parodontalbehandlungen lag in der effektiven Reinigung und Glättung der Wurzeloberfläche (Scaling und Root Planing) sowie in der Elimination und Reduktion der parodontalen Tasche. Dabei wurden die infizierten Gewebe (Weichgewebswand der Tasche und Alveolarknochen) entfernt. Robicsek [158] und später Zentler [176] führten die Gingivektomie als zusätzliche Therapie zum subgingivalen Scaling durch. Goldman [50, 51] und Stern [158] beschrieben letztlich eine chirurgische Vorgehensweise, auf der die Gingivektomietechnik unserer Zeit basiert.

Widman [170] und Neumann [112] veröffentlichten ein chirurgisches Verfahren, bei dem erstmals ein Mukoperiostlappen gebildet wurde. Auch hier stand der resektive Therapieansatz im Vordergrund. Durch die Positionierung des Lappens auf Knochenkammhöhe und die Rekonturierung des Knochens wurde die parodontale Tasche eliminiert.

Kirkland [85, 86] beschrieb ein chirurgisches Vorgehen, dass lediglich die Effizienz der Wurzeloberflächenreinigung steigern sollte, ohne dabei primär Gewebe zu entfernen. Diese Technik wurde auch „modifizierter Lappen" genannt. Dabei mobilisierte er die Gingiva nur so weit, bis die Wurzeloberflächen gut zugänglich und bearbeitbar waren. Die Behandlung intraalveolärer Knochendefekte beschränkte sich auf eine Kürettage. Der Lappen wurde anschließend in seiner ursprünglichen koronalen Position reponiert.

Schluger [150] und Goldman [50] erkannten, dass die parodontale Entzündung häufig einen unebenen Knochenabbau zur Folge hatte und dass die Weichgewebskontur von der Knochenmorphologie abhängig war. Die Osteoplastik wurde als zusätzlicher Behandlungsschritt bei der Eliminierung von infraalveolären Knochendefekten eingeführt.

Nabers [111] veröffentlichte die Technik der „Reposition der befestigten Gingiva". Diese Technik ist heute bekannt als apikaler Verschiebelappen (AVL). Bis heute findet die AVL-Technik ihre praktische Anwendung in den verschiedensten Modifikationen [18]. Im Gegensatz zur Gingivektomie können mit dieser Technik Taschen mit Beteiligung des Knochens unter Erhalt der keratinisierten Gingiva eliminiert werden.

Yukna et al. [172, 173, 175] untersuchten eine neue Methode, die sog. „Excisional New Attachment Procedure" (ENAP). Die Hoffnung auf regenerative Heilung im Sinn eines neuen bindegewebigen Attachments (New Attachment) erfüllte sich jedoch nicht [172]. Hierbei handelte es sich um die gezielte chirurgische Entfernung des pathologisch veränderten Taschenepithels. Die übrigen parodontalen Gewebe wurden bei diesem Vorgehen möglichst geschont.

Ramfjord und Nissle [137, 140] griffen die alte Technik von Widman [170] wieder auf. Allerdings war es nicht das primäre Ziel, den Lappen auf Kammhöhe zu positionieren oder osteoplastische Maßnahmen durchzuführen, sondern eine effektive Wurzeloberflächenbearbeitung zu ermöglichen und parodontales Gewebe maximal zu erhalten.

Parallel zur Entwicklung der moderaten resektiven Verfahren versuchte man Behandlungsmethoden mit dem Ziel echter regenerativer Heilung (New Attachment) zu entwickeln. Ab den 60er Jahren wurden verstärkt Knochen und Knochenersatzmaterialien verwendet, um in knöchernen Läsionen regenerative Heilungsprozesse zu stimulieren [162]. Seit Anfang der 80er Jahre wurde ein chirurgisches Verfahren, die so genannte „gesteuerte Geweberegeneration“ (Guided Tissue Regeneration, GTR), eingeführt, das zur echten regenerativen Heilung führte [53, 54, 116, 119, 156].

Anfang der 90er Jahre bildeten die Fortschritte in der Molekularbiologie die Grundlage für neue Therapieansätze. Wachstums- und Differenzierungsfaktoren wie die „Polypeptid Growth Factors“ (PGF) oder der „Bone Morphogenetic Factor“ (BMP) fanden ihre Anwendung in der Parodontalchirurgie [70, 72, 143, 144]. Besonders die Verwendung von biologischen Mediatoren wie das Schmelz-Matrix-Protein (SMP) erlangte höchste Aufmerksamkeit [48, 49, 58, 59, 131].

Während also überwiegend im letzten Jahrhundert eine Vielzahl von tascheneliminierenden und -reduzierenden Maßnahmen im Vordergrund standen, ist basierend auf zahlreichen klinischen Langzeituntersuchungen heute jedoch bekannt, dass die Methoden, seien sie chirurgischer oder nicht chirurgischer Art, sich im klinischen Ergebnis nur wenig voneinander unterscheiden [6–9, 75–77, 79, 97, 98, 138, 139, 141]. Die einzelnen Techniken, von der Gingivektomie bis hin zu den Lappenoperationen mit und ohne Knochenchirurgie, besitzen jede für sich ihre Vor- und Nachteile [168]. Doch bei Betrachtung der Entwicklung scheint sich ein Trend zu Gunsten gewebeschonender und -aufbauender Verfahren abzuzeichnen. Die minimalinvasive Therapie rückt daher mehr und mehr in den Vordergrund. Das Prinzip des atraumatischen Vorgehens ist in der modernen Parodontalchirurgie fest verankert.

Die Vorbeugung von parodontalen Erkrankungen, die Wiederherstellung der oralen Gesundheit und der Erhalt und Schutz der noch vorhandenen oder durch Therapie wiedergewonnen Stützgewebe sind das Hauptziel der modernen Parodontaltherapie. Die Regeneration von verloren gegangenem Gewebe ist schon heute möglich, aber sie bleibt auf wenige einzelne Zähne oder Zahngruppen beschränkt. Die gegen die Infektion gerichteten Behandlungsmaßnahmen sichern den klinischen Langzeiterfolg der chirurgischen Parodontaltherapie.

Methodische Neuentwicklungen sollen das Erreichen der oben genannten Ziele realistischer und vorhersagbarer machen. Der technische Therapieansatz der Vergangenheit wird zugunsten eines natürlichen, biologischen Konzepts verdrängt.

8.1.1 Stellenwert der Parodontalchirurgie im Rahmen der systematischen Parodontaltherapie

Bei der Behandlung des parodontal erkrankten Sanierungspatienten sollte die chirurgische Behandlung niemals isoliert, sondern als Teil des Gesamtkonzepts betrachtet werden. Nach Erhebung der allgemeinen und speziellen Anamnese sowie der Notfallbehandlung (Schmerzbehandlung) folgen, unter besonderer Berücksichtigung von systemischen Erkrankungen, die Phasen der systematischen Parodontaltherapie (Abb. 1):

- Initialbehandlung (Hygienephase, Antiinfektionstherapie)
- korrektive Phase (chirurgische Phase)
- Erhaltungsphase (Unterstützende Parodontitistherapie, UPT).

Initialbehandlung

Die eigentliche kausale Therapie wird in der Initialbehandlung durchgeführt. Sie beinhaltet die Hygienephase in zwei bis vier Sitzungen sowie die anschließende geschlossene Wurzelreinigung und -glättung (Scaling und Root Planing) unter lokaler Anästhesie innerhalb von 24 h (**One Stage Full Mouth Disinfection**, s. u.) oder einer Woche. Der Patient wird in dieser Hygienephase umfassend über seine Erkrankung und die Ursachen aufgeklärt. Nur dann ist er in der Lage, Instruktionen optimal umzusetzen.

Des Weiteren werden alle nötigen Maßnahmen getroffen, um das Keimniveau der gesamten Mundhöhle zu reduzieren. Dieses Konzept der so genannten „Full Mouth Therapy“ bezieht die gesamte Mundhöhle mit in die Therapie ein. Die Fähigkeit der Mikroorganismen, von einer Nische zur anderen zu wechseln (Transmission), gilt sowohl innerhalb eines Individuums (intraorale Translokation) [136] als auch zwischen unterschiedlichen Individuen (interorale Kreuzinfektion) [127, 128, 132, 148, 165]. Diese Ansätze müssen bei der Antiinfektionstherapie berücksichtigt werden. Die **Partnerbehandlung** ist daher seit längerer Zeit ein fester Bestandteil der Parodontaltherapie.

Maßnahmen zur Keimreduktion im Rahmen der Full-Mouth-Therapie (FMT):

- frühzeitige Extraktion nicht erhaltungswürdiger Zähne
- provisorische Behandlung offener kariöser Läsionen
- endodontische Behandlung kombinierter Paro-Endo-Läsionen und vor geplanter resektiver Furkationsbehandlung
- Entfernung iatrogener Nischen (überstehende Kronen- und Füllungsränder)

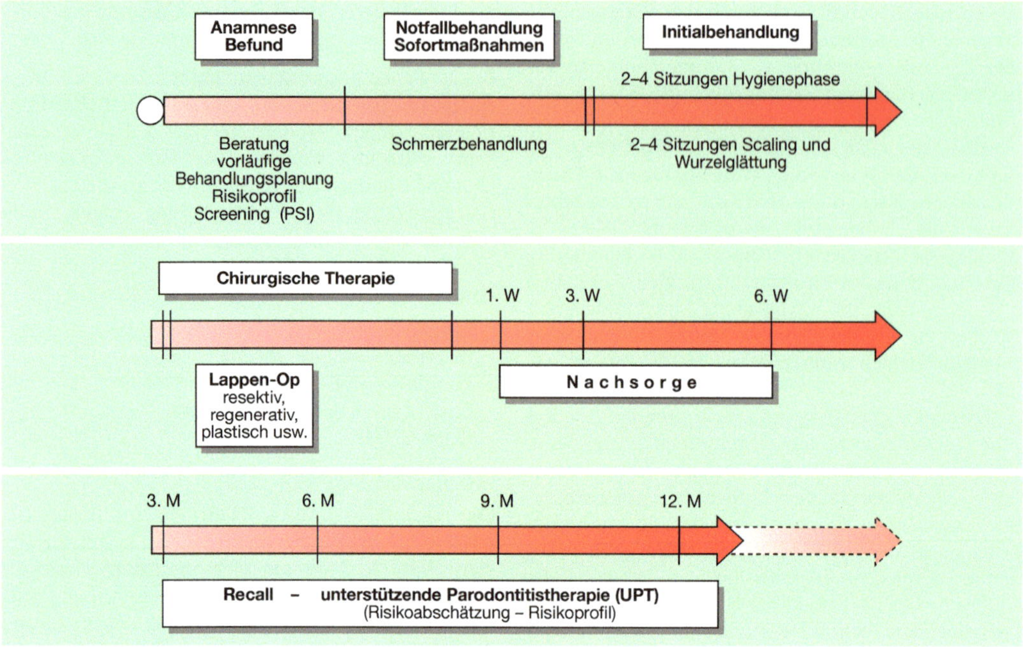

Abb. 1 Möglicher zeitlicher Ablauf der systematischen Parodontaltherapie.

- Reinigung von ggf. vorhandenen herausnehmbaren Prothesen
- unterstützende Taschenspülungen (Chlorhexidindigluconat 0,06–0,2 %, Povidon-Iodid 0,1–0,5 %)
- provisorische prothetische Versorgung.

Full Mouth Disinfection (FMD). Die Standardtherapie der subgingivalen Wurzeloberflächenreinigung und -glättung sieht die geschlossene Behandlung mit oder ohne systemische Antibiose vor, wobei die einzelnen Sitzungen etwa eine Woche auseinander liegen. Bei der so genannten „One Stage Full Mouth Disinfection" (OSFMD) handelte es sich um eine professionelle Zahn- und Wurzeloberflächenreinigung innerhalb von 24 h (One Stage) und die Behandlung aller oralen Nischen (Tonsillen, Speichel, Zunge, Zahnfleischtaschen) mit 0,2 % Chlorhexidindigluconat-Spülung (CHX) oder 1 % Chlorhexidindigluconatgel (Full Mouth Disinfection) [36, 109, 134, 135, 166]. Modifizierend kann die FMD innerhalb einer Woche durchgeführt werden, wenn der medizinische Allgemeinzustand des Patienten aufgrund der zu erwartenden Bakteriämie gefährdet erscheint. Das Ziel dabei ist, die Transmission parodontopathogener Keime zu unterdrücken und bereits gereinigte Bereiche vor einer Rekolonisation zu schützen.

Unterstützende Parodontitistherapie (UPT)

Für das klinische Ergebnis scheint weniger die chirurgische Methode als eher die postoperative Plaquekontrolle im Rahmen der UPT entscheidend zu sein [94]. Die **chirurgische Nachsorge** besteht vor allem in der Plaquekontrolle, der Wundtoilette, der Behandlung von hypersensiblen Zähnen und anderer postchirurgischer Komplikationen sowie in der Beurteilung und Kontrolle des Heilungsverlaufs. Um die erreichten Therapieerfolge auch langfristig zu bewahren, bedarf es der ständigen Kontrolle und Behandlung in einem **Recallsystem.** Die Notwendigkeit und der Stellenwert der **Erhaltungstherapie** (UPT) im Gesamtkonzept und in der chirurgischen Parodontaltherapie sind heute unumstritten. Je nach **Risikoprofil** und aktualisiertem parodontalem Befund werden in der Regel UPT-Intervalle zwischen drei und sechs Monaten angestrebt.

8.1.2 Klinischer und röntgenologischer Befund

Der klinische und röntgenologische Befund sollte richtig interpretiert werden. Nur dann ist eine Einschätzung des Therapieverlaufs möglich. Die Messung der **Sondierungstiefe** ist aufgrund vielfältiger

Fehlerquellen kein zuverlässiger Parameter. Bei entzündlich verändertem Parodont dringt die Sonde über die koronale Grenze des Attachments vor. Die klinische Messung des bindegewebigen Attachmentlevels ist durch Sondierung nicht möglich [5, 99]. Daher spricht man vom **klinischen Attachmentlevel** (KAL). Im entzündungsfreien Zustand nach der Therapie kommt es zur Verdichtung der parodontalen Gewebe. Die Sonde stoppt vor der apikalen Ausdehnung des epithelialen Attachments [99]. Außerdem kann die Sonde bei Knochenneubildung in intraalveolären Defekten am Eindringen gehindert werden [22].

Die Sondierungstiefe beeinflussende Faktoren [5, 99, 101]:

- Sondendicke
- Sondendruck
- Fehlstellung der Sonde
- Entzündungsgrad der Gingiva.

Da die Knochenregeneration nicht mit der Bildung neuen bindegewebigen Attachments assoziiert ist [117], wird deutlich, dass durch parodontales Sondieren allein keine Aussage über einen regenerativen Heilungsprozess oder bindegewebigen Attachmentgewinn möglich ist.

Die Reduktion der Sondierungstiefe nach parodontaler Behandlung ist lediglich ein Indikator für die Entzündungsfreiheit der Weichgewebe. Sie ist jedoch kein Beweis für den Gewinn von echtem bindegewebigem Attachment.

Röntgenbilder sind für die Diagnose von parodontalen Defekten und zur Erfolgskontrolle nach regenerativer Parodontalchirurgie von geringem Wert [40]. Ein langes bindegewebiges Attachment, das röntgenologisch nicht darstellbar ist, ist genauso stabil wie das physiologische Attachment mit normaler Breite des Bindegewebsattachments und Höhe des Alveolarknochens. Die Alveolarknochenhöhe, wie sie sich im Röntgenbild darstellt, sagt nur wenig über den Grad der parodontalen Zerstörung aus [15].

Durch standardisierte Einzelzahnfilme und Reentry-Operationen ist lediglich die Regeneration des Knochens nachweisbar. Es lässt sich jedoch durch keine der angesprochenen Untersuchungen klären, ob es auch zur Regeneration des Zements oder der Kollagenfasern gekommen ist. Vielmehr konnte gezeigt werden, dass sich zwischen Wurzeloberfläche und neu gebildetem Knochen ein langes Saumepithel ausbilden kann [22].

8.1.3 Einteilung parodontaler Knochendefekte

Der Verlust von zahnstützendem Knochen ist das klinische Zeichen fortschreitender Parodontitis. Die Morphologie parodontaler Knochendefekte bestimmt sowohl Diagnose als auch Behandlungsplan und Prognose des Patienten. Die Klassifikation sieht die Einteilung in **supraalveoläre, infraalveoläre Defekte** und **Furkationsdefekte** vor [125]. Die Diagnose umfasst die sorgfältige klinische und röntgenologische Inspektion. Dennoch ist die Komplexität des Knochendefekts durch präoperative Diagnostik nur annäherungsweise erfassbar. Die Defektlokalisation, ihre Ausdehnung und ihre grobe Architektur sollten vor Lappenoperationen geklärt sein. Furkationsdefekte nehmen aufgrund ihrer schlechten Zugänglichkeit und Morphologie eine Sonderstellung in der Reihe knöcherner Defekte ein.

Infraalveoläre Defekte

Infraalveoläre Defekte liegen vor, wenn der Boden der parodontalen Tasche apikal des Alveolarknochenniveaus liegt. Man unterscheidet hierbei intraalveoläre Defekte mit unterschiedlicher Anzahl defektbegrenzender Knochenwände von krater- oder schüsselförmigen Defekten (Abb. 2) [52]. Für das regenerative Potenzial knöcherner Defekte und für die Einschätzung der Vorhersagbarkeit regenerativer Behandlungen stellt diese Klassifikation eine praktische Orientierungshilfe dar [28, 34, 80].

Prinzipiell gilt, dass das regenerative Potenzial mit steigender Anzahl defektbegrenzender Wände steigt.

Kraterförmige Defekte können zwischen zwei benachbarten Zähnen (interdentale Krater) oder an einem Zahn (schüsselförmiger Defekt) vorliegen. Die **schüsselförmige** Defektmorphologie eignet sich nicht für regenerative Techniken. Aufgrund der dreidimensionalen Morphologie ist die Klassifikation knöcherner Defekte präoperativ nur nach klinischer und röntgenologischer Untersuchung einschätzbar.

Furkationsdefekte

Knöcherne Defekte im Bereich von Furkationen können in **horizontaler** [60] sowie in **vertikaler** [160] Dimension klassifiziert werden (Abb. 3 und 4).

8.1.4 Einteilung parodontalchirurgischer Maßnahmen

In der Vergangenheit wurde bei der Einteilung parodontalchirurgischer Maßnahmen das Ziel der The-

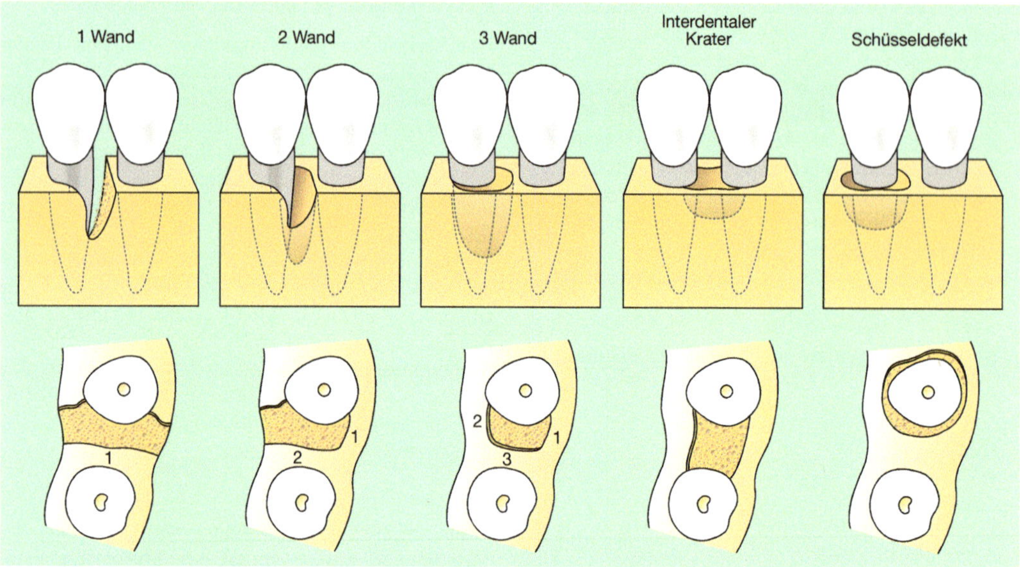

Abb. 2 Klassifikation infraalveolärer Knochendefekte.

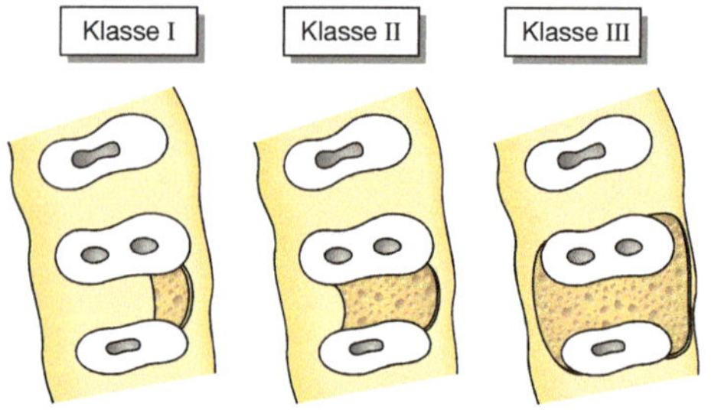

Klasse I	Initialer, tastbarer Furkationsbefall (< 3 mm)
Klasse II	Unterschiedlich starke Destruktion, Furkation ist nicht durchgängig (> 3 mm)
Klasse III	Furkation ist durchgängig

Abb. 3 Klassifikation der horizontalen Ausdehnung des Furkationsbefalls.

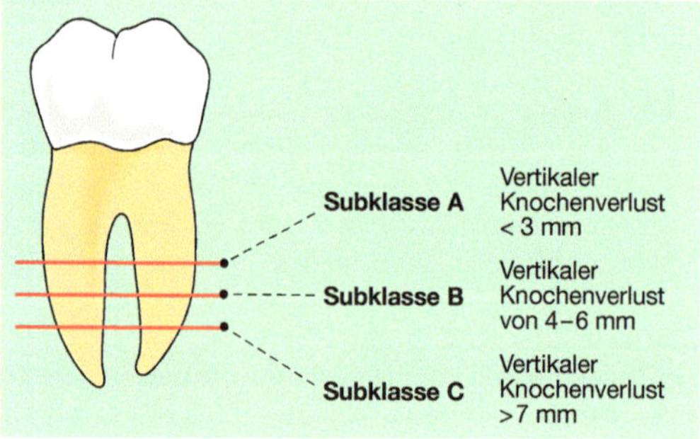

Abb. 4 Klassifikation der vertikalen Ausdehnung des Furkationsbefalls.

rapie in den Vordergrund gestellt. Man unterschied die resektiven von den **regenerativen** Verfahren. Weiterhin wurde in der **resektiven** Chirurgie zwischen **taschenreduzierenden** (modifizierter WIDMAN-Lappen, Gingivalappen/ENAP, Gingivakürettage) und **-eliminierenden** (apikaler Verschiebelappen, externe Gingivektomie) Methoden unterschieden.

Die weiterführende Parodontaltherapie umfasst die geschlossene (nichtchirurgische) und die offene (chirurgische) Behandlung. Die offene Behandlung erlaubt sowohl resektive als auch regenerative und plastische chirurgische Eingriffe.

Geschlossene Behandlung

Die Möglichkeiten der geschlossenen Behandlung bestehen aus dem Reinigen und Glätten der Wurzeloberfläche sowie der Weichgewebskürettage unter lokaler Anästhesie. Dabei wird aufgrund des minimalen Gewebeabtrags das Weichgewebe geschont. Besonders in ästhetisch sichtbaren Bereichen ist diese Vorgehensweise der offenen Behandlung vorzuziehen.

Reinigung und Glättung der Wurzeloberfläche (Scaling und Root Planing). Neben der Patienteninformation und der häuslichen Mundhygiene gehört die gründliche Reinigung und Glättung der Wurzeloberfläche zur kausalen Therapie. Sie ist ein unverzichtbarer Teil im Gesamtkonzept der Parodontaltherapie. Dabei werden supra- und subgingivale harte und weiche Beläge, bakterieller Biofilm sowie pathologisch verändertes Wurzelzement entfernt. Die Wurzeloberfläche sollte nach ihrer Bearbeitung hart und glatt sein. Das Indikationsgebiet der geschlossenen Wurzeloberflächenreinigung und -glättung ergibt sich aus ihrer Effizienz. Unter bestimmten Voraussetzungen (s. Kap. 8.2) reicht die geschlossene Behandlung nicht aus. Dann ist es erforderlich, das Débridement mit einer offenen chirurgischen Behandlung zu kombinieren.

Gingivakürettage (Gingival Curettage). Hierunter versteht man das (chirurgische) Entfernen des infizierten und entzündeten Weichgewebes aus der Taschenwand, bestehend aus Taschenepithel, epithelialem Attachment sowie teilweise subepithelialem Bindegewebe mit Hilfe von Küretten [1]. Diese Methode wurde in Kombination mit dem subgingivalen Scaling und Wurzeloberflächenglättung angewandt. Die Grenzfläche zwischen Zahn und Weichgewebe heilt über ein langes dünnes Saumepithel aus [21].

Offene chirurgische Behandlung – Lappenoperationen

Die Parodontalchirurgie teilt sich auf in die Lappenoperation als alleinige Maßnahme (Access Surgery), die regenerative Parodontalchirurgie (Regenerative Surgery) sowie die plastische Parodontalchirurgie (Plastic Surgery) (Abb. 5).

Lappenoperation (Access Surgery). Die Lappenoperation bildet die Grundlage aller chirurgischen Maßnahmen. Je nach Lappenmobilisierung wird sie unterteilt in **teilmobilisiert** und **vollmobilisiert**. Weiterhin kann man nach Lappentyp zwischen **Volllappen** (Mukoperiostlappen) und **Teillappen** (Mukosalappen) unterscheiden. Kombinationen zwischen den Möglichkeiten der Mobilisation und der Lappenart sind in der Regel notwendig, und sie werden hier nur aus didaktischen Gründen einzeln aufgeführt. Durch die Lappenbildung wird ein direkter Zugang zu den pathologisch veränderten parodontalen Geweben ermöglicht. Unter Sicht können die Ursache – i. d. R. Konkremente und Biofilm, aber auch anatomische Besonderheiten wie Schmelzsporne, -projektionen und -perlen im Furkationsbereich, vertikale Längsfrakturen oder Furchen und Einkerbungen auf der Wurzeloberfläche – sicher erkannt und behandelt werden.

Teilmobilisierte Lappen werden bevorzugt, wenn keine Korrekturen am Knochen vorgenommen werden sollen. Sie bieten die Möglichkeit, minimalinvasiv durch den chirurgischen Zugang zur Wurzeloberfläche die Effizienz der Wurzeloberflächenreinigung und -glättung zu erhöhen. Dabei wird der Lappen nur 2–3 mm über den knöchernen Rand des Defekts mobilisiert. Die Verlagerung des Lappens ist nicht möglich.

Vollmobilisierte Lappen ermöglichen neben osteoplastischen Eingriffen zudem noch die Kombination mit vielen anderen chirurgischen Techniken. Dieser Lappen wird weit über den knöchernen Alveolarrand über die mukogingivale Grenze hinweg mobilisiert. Die individuelle Lappenpositionierung ist in Kombination mit vertikalen Entlastungschnitten und Periostschlitzung möglich.

Mukosalappen oder so genannte **Spaltlappen** (Split-thickness Flap) bestehen aus oralem Epithel und subepithelialem Bindegewebe. Sie dienen zur Bewahrung und Erhaltung der periostalen Bedeckung des Knochens. Durch scharfe Dissektion wird der Mukosalappen vom Periost und Knochen getrennt, wodurch eine hohe Mobilität erreicht wird. Diese Technik wird bei dünnen Knochenlamellen (Gefahr der Resorption und Fenestration) und bei mukogingivalen Eingriffen angewandt.

Beim **Mukoperiostlappen,** auch **Volllappen** (Full-thickness Flap) genannt, wird das Periost mit den übrigen Lappenanteilen von der knöchernen Unterlage abgehoben und mobilisiert, sodass der Alveolarknochen übersichtlich dargestellt werden kann. Diese Technik wird mit dem Ziel der Knochenchirurgie, dem Erhalt von befestigter Gingiva sowie der Taschenelimination angewandt. Die Inzision kann je nach Zielsetzung sulkulär, marginal oder paramarginal durchgeführt werden. Besonders bei kleinem Operationsgebiet sind zusätzliche vertikale paramediane Entlastungsinzisionen angezeigt.

Regenerative Parodontalchirurgie (Regenerative Surgery). Ein gewebeschonendes Vorgehen steht bei dieser Art der Chirurgie im Vordergrund. Ziel ist es, verloren gegangenes parodontales Gewebe durch gezielte Maßnahmen in Form und Funktion wiederherzustellen (Regeneration). Je nach Ausmaß der parodontalen Läsion steht eine Reihe von Operationstechniken zur Verfügung. Die regenerative Behandlung kann bei bestimmten Knochendefekttypen

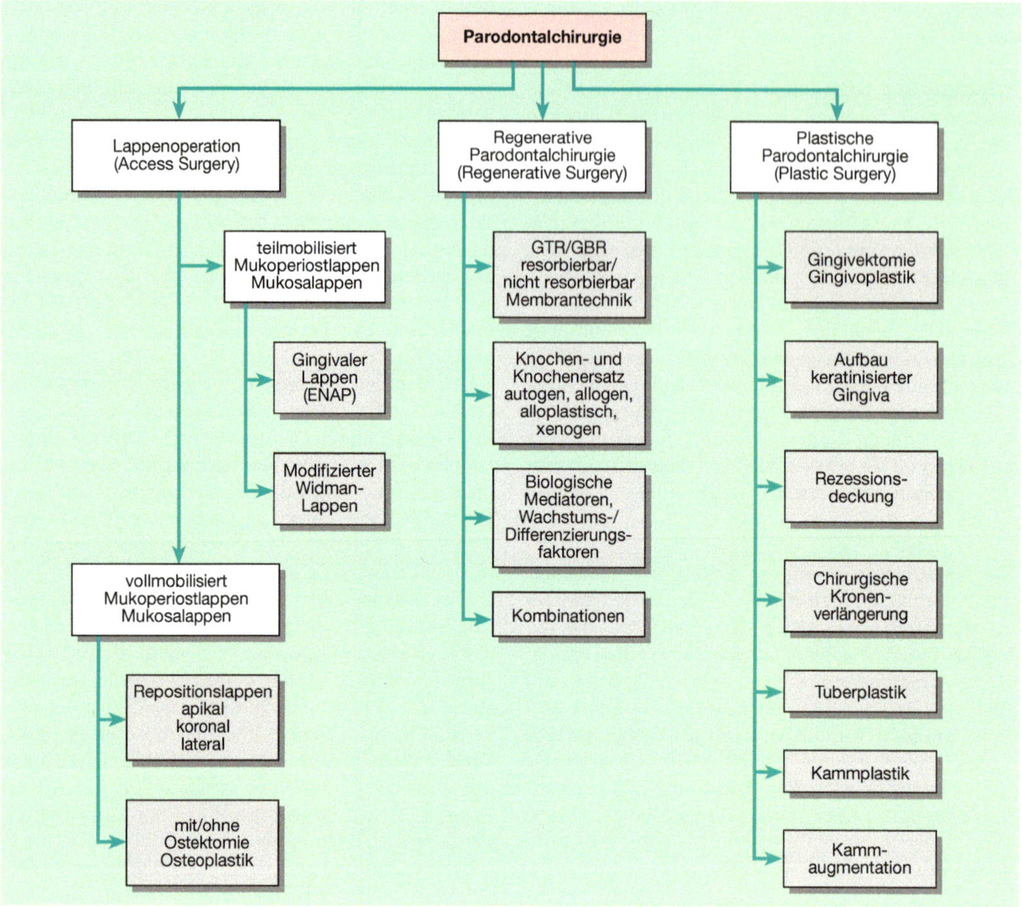

Abb. 5 Übersicht Parodontalchirurgie.

angewandt werden. Die Erfolgsrate hängt direkt von patientenbezogenen Faktoren (wie z.B. Rauchen, Mundhygiene, Restinfektion usw.) und der parodontalen Defektkonfiguration ab [28]. Die präoperative Diagnostik ist somit einer der ausschlaggebenden Faktoren für den Behandlungserfolg.

Plastische Parodontalchirurgie (Plastic Surgery). Die plastische Parodontalchirurgie hat sich aus der Mukogingivalchirurgie entwickelt. Ihre klassischen Hauptgebiete liegen in der Verbreiterung und im Aufbau der befestigten Gingiva sowie in der Rezessionsdeckung und der chirurgischen Kronenverlängerung. Plastische Korrekturen in zahnlosen Kieferabschnitten und im Bereich von Zahnimplantaten gehören ebenfalls dazu (s. Kapitel „Mukogingivalchirurgie").

Hierzu zählt auch die **Gingivektomie.** Sie ist bei supraalveolären Taschen mit horizontalem Knochenabbau oder bei Gingivavergrößerungen zur Elimination von Pseudotaschen indiziert. Voraussetzung ist eine entsprechend breite Zone keratinisierter Gingiva.

8.2 Lappenoperation (Access Surgery)

Die nichtchirurgische Behandlung wird den Ansprüchen einer minimalinvasiven und kosteneffektiven Behandlung parodontal geschädigter Patienten gerecht und ist über Jahrzehnte hinweg als Goldstandard angesehen worden.

Bevor eine chirurgische Therapie gewählt wird, muss man berücksichtigen, dass auch durch das geschlossene Verfahren das Reinigen und Glätten der Wurzeloberfläche erreicht, die Sondierungstiefe reduziert und Attachmentgewinne erzielt werden können [26].

Die geschlossene Therapie sollte im Rahmen der Antiinfektionstherapie vor einer chirurgischen Behandlung durchgeführt werden.

Alle parodontalchirurgischen Behandlungsmethoden (Gingivektomie, MWL mit oder ohne Knochenchirurgie, AVL mit oder ohne Knochenchirurgie) führen zum Verzögern oder Stoppen eines Attachmentverlustes. Den größten Attachmentgewinn erzielt man jedoch bei Techniken, die den Knochen schonen und die komplette Knochenbedeckung durch primären Nahtverschluss gewährleisten [95, 120, 146].

Die Vorteile bei resektiven tascheneliminierenden Verfahren mit Knochenchirurgie liegen in der effektiven Taschenelimination und in der Erleichterung der Infektionskontrolle [123, 155]. Scheinbar korreliert die Rezidivgefahr mit der parodontalen Taschentiefe. Die tascheneliminierenden Techniken, wie der apikale Verschiebelappen mit Knochenresektion, zeigten gegenüber der geschlossenen Wurzelreinigung und -glättung und dem modifizierten Widman-Lappen (MWL) eine geringere Rezidivrate [77].

Limitierend auf das Ergebnis der geschlossenen Behandlung wirken sich besonders Furkationen sowie Zahnflächen aus, deren Oberflächen nicht flach sind und sich somit nicht für eine geschlossene Bearbeitung mit Küretten/Kürvetten und Scalern eignen. Einige Studien zeigen, dass die Tiefe der parodontalen Tasche die Effizienz des Scalings direkt beeinflusst [19, 157]. Vor allem bei mitteltiefen (ST 4–6 mm) und tiefen (ST > 6 mm) Taschen wird die Scalingeffektivität durch einen chirurgischen Zugang (Access Surgery) zur Wurzeloberfläche erhöht. Besonders problematisch sind Bereiche mit Grübchen, Spalten und Furkationen. Zusätzlich konnte gezeigt werden, dass durch ein chirurgisches Vorgehen bei Vorliegen tiefer Taschen (ST > 6 mm) höhere Attachmentgewinne auch über einen längeren Zeitraum erzielt werden konnten als mit subgingivalem Scaling allein [3].

Konservative Therapien sind nicht in der Lage, gezielte morphologische Veränderungen der Hart- und Weichgewebe herbeizuführen. Neben der Effizienzerhöhung bezüglich der Wurzelreinigung und -glättung rückt ein anderes fundamentales Ziel der Parodontalchirurgie in den Vordergrund, nämlich die Verbesserung der Mundhygienefähigkeit des Patienten durch die Korrektur der Morphologie parodontaler Gewebe. Dieses Ziel kann durch verschiedene plastische Eingriffe erreicht werden und sichert langfristig gesehen den Erfolg der Therapie. Die Weichgewebsmorphologie sollte besonders im ästhetisch sichtbaren Bereich berücksichtigt werden. In solchen Fällen ist ggf. auch ein mehrmaliges geschlossenes Scaling angezeigt. Wird eine chirurgische Behandlung notwendig, ist auf die Schonung vor allem des interdentalen Weichgewebes zu achten. Die Aufklärung des Patienten ist unbedingt erforderlich.

8.2.1 Indikationen und Kontraindikationen

Lappenoperationen werden notwendig, wenn aufgrund der erhöhten Taschentiefe oder komplizierter morphologischer Verhältnisse – besonders im Bereich von Furkationen – ein effektives Reinigen und Glätten nicht möglich ist. Die chirurgische Behandlung sollte auf parodontale Defekte beschränkt bleiben, bei denen durch konservative Behandlung kein ausreichendes Ergebnis erzielt werden kann. Ein klinisches Zeichen dafür ist u. a. die Blutung auf vorsichtiges Sondieren (BaS).

In der Regel wird die Indikation nach einer drei- bis sechswöchigen Phase nach Abschluss der Initialbehandlung gestellt.

Ob ein geschlossenes Scaling allein oder aber ein Scaling mit folgender offener Behandlung indiziert ist, muss individuell entschieden werden.

Indikationen:
- eingeschränkter Zugang für geschlossene Behandlung
- Sondierungstiefe > 6 mm
- interdentale Knochendefekte
- parodontale Läsionen im Furkationsbereich
- chirurgische Kronenverlängerung
- Wurzelamputation und Hemisektion/Trisektion
- Korrektur der Hart- und Weichgewebe für verbesserte Hygienefähigkeit.

Kontraindikationen:
- flache supraalveoläre Taschen, v. a. im sichtbaren Bereich
- fibrös verdickte Gingiva ohne infraalveolären Defekt
- systemische Erkrankungen (HIV, Hämophilie, schlecht oder nicht eingestellter Diabetes).

Die Sondierungstiefe reicht als alleiniger Parameter für die chirurgische Indikation nicht aus (s. Kap. 8.1.2).

8.2.2 Prinzipien der Parodontalchirurgie

Die gewebeschonenden oder -aufbauenden Verfahren erhalten prinzipiell den Vorzug vor den resektiven Maßnahmen.

Die Schaffung günstiger morphologischer Verhältnisse setzt ein gewebeschonendes und atraumatisches Vorgehen voraus. Für ein gewebeschonendes und heilungsförderndes Vorgehen sollten folgende Punkte berücksichtigt werden:

- adäquate lokale Anästhesie
- präoperative Mund- und Parodontaltaschenspülung mit CHX-Lösung
- scharfe Instrumente
- atraumatischer Umgang mit den Geweben
- kurze Operationszeit
- Vermeidung unnötiger Kontamination (Speichel und Fremdkörper)
- gewebsschonende Schnitt- und Nahttechnik
- schonendes Absaugen, evtl. durch externe Sauganlage.

Meist sieht sich der Behandler intraoperativ mit verschiedenen, vor allem technischen Problemen konfrontiert. Der Defekt kann sich anders als in der präoperativen Untersuchung eingeschätzt – häufig größer und komplexer – darstellen. Die Standardtherapien, wie hier beschrieben, schließen einander nicht aus. Vielmehr ist es notwendig, die verschiedenen Techniken auch kurzfristig nach intraoperativem Befund miteinander zu kombinieren. Voraussetzungen für einen relativ reibungslosen Operationsverlauf ohne nennenswerte Komplikationen sind jedoch der sorgfältig erhobene präoperative Befund und die vorläufige Planung.

Prinzipiell gilt, dass Patienten mit schlechter Compliance (schlechte MH, Raucher) sowie Patienten mit kompromittierenden Allgemeinerkrankungen (nicht oder schlecht eingestellter Diabetes mellitus, HIV, Leukämie, Hämophilie usw.) in der Regel von chirurgischen Maßnahmen ausgeschlossen werden. Ebenso muss bei älteren Patienten kritisch Nutzen und Risiko abgeschätzt werden [28].

Die Parodontalchirurgie stellt aufgrund der hohen Erwartungen bezüglich Ästhetik und Funktion besondere Anforderungen: sorgfältige prächirurgische Planung, hygienische Verhältnisse am chirurgischen Arbeitsplatz, chirurgische Technik, Ausrüstung und Ausbildung der an der Behandlung beteiligten Personen (gut eingespieltes Team). Neben der präoperativen Information muss der Patient auch hygienisch auf die Operation vorbereitet werden: präoperative Mundspülung mit 0,2 %igem CHX für 1–2 min [43], Reinigung und Desinfektion der perioralen Region mit einem hautverträglichen Desinfektionsmittel (z. B. Softasept® N, B. Braun, Melsungen).

8.2.3 Instrumente und Geräte

Prinzipiell gilt, dass das Instrumentarium so übersichtlich und klein wie möglich gewählt werden sollte. Instrumente, die weniger häufig gebraucht werden, sollen dennoch immer bereitliegen. Hierbei kann eine zweite Assistenz (Springer) sehr nützlich sein. Für mikrochirurgische Eingriffe werden spezielle Instrumentensets angeboten. Die Möglichkeit des intraoperativen Nachschärfens von Instrumenten sollte berücksichtigt werden (steriler Arkansasstein).

Das chirurgische Instrumentarium besteht aus Skalpellen, Raspatorien und Nadelhalter sowie Pinzetten, zahnärztlichen Sonden, Parodontalsonden, Zahnfleischscheren und Klemmen. Neben dem üblichen zahnärztlichen Instrumentarium gehören ein reduzierter Satz Küretten und spezielle Scaler dazu (Abb. 6). Für die Behandlung der Hart- und Weichgewebe sind zudem spezielle Instrumente erforderlich (s. Anhang „Geräte und Instrumentenliste").

8.2.4 Nahtmaterial/-technik und Schnittführung

Ziele der Nahttechnik

Allgemein dient die Nahttechnik der Annäherung von iatrogenen Schnittflächen und zur Blutstillung. Sie erleichtert die Wundheilung der Geweberänder und reduziert, verglichen mit der sekundären „offenen" Heilung, die Heilungszeit und die postoperativen Beschwerden. Durch den primären Verschluss werden die Knochenexposition und ihre Folgen, wie

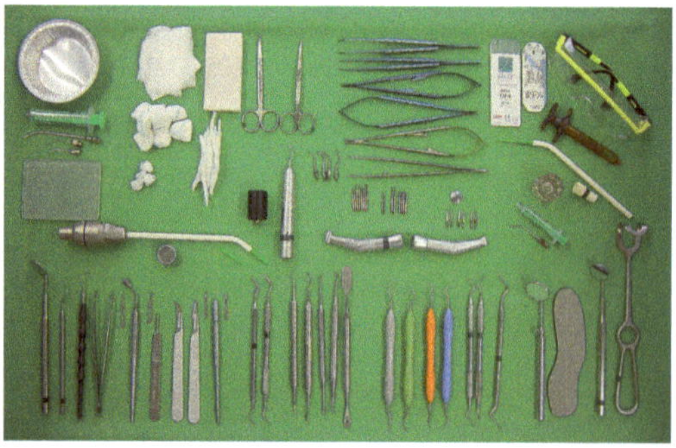

Abb. 6 OP-Tisch (Beispiel) für parodontalchirurgische Eingriffe (eine tabellarische Zusammenstellung möglicher Instrumente befindet sich im Anhang).

z.B. die verzögerte Wundheilung und die Knochenresorption, im Wesentlichen vermieden. Die Nahttechnik ist eine der wichtigsten Bestandteile der Parodontalchirurgie. Durch sie kann der Lappen individuell, je nach Zielsetzung, positioniert werden. Falls der Lappen nicht oder nur unter Spannung in die gewünschte Position gebracht werden kann, muss eine entsprechende Lappenmobilisierung über Periostschlitzung erfolgen. Bei Mukosalappen tritt dieses Problem seltener auf, da diese Lappenart in der Regel sehr elastisch ist.

Bei falscher Vorgehensweise ist der Erfolg der Behandlung gefährdet. Wird die Naht nicht korrekt platziert oder ist der Druck zu hoch, kommt es zur Ischämie des Gewebes und potenziell zu Gewebenekrosen. Das Heilungspotenzial wird stark eingeschränkt, die Heilungszeit dadurch unnötig verlängert. Die primäre Heilung ist in solchen Fällen fehlgeschlagen.

Nadeln und Nahtmaterial

Es gibt eine Vielzahl unterschiedlicher Nahtmaterialien. In der Parodontalchirurgie werden atraumatische monofile Nähte auf synthetischer Basis mit $^3/_8$- oder $^1/_2$-Nadeln (schneidend, Rundkörper-schneidend und atraumatische Nadel-Faden-Kombination) verwendet (s. Kap. 8.7). Monofile Nahtmaterialien bieten Bakterien weniger Retention und rufen daher geringere Entzündungsreaktionen hervor. Nadelhalter, Nadeln und Nahtmaterialien sollten aufeinander abgestimmt sein. Welches Material sich letztlich für parodontalchirurgische Eingriffe eignet, hängt von bestimmten Kriterien ab. Es werden in der Parodontalchirurgie folgende **Anforderungen an das „ideale" Nahtmaterial** gestellt:

- Biokompatibilität
- geringe Plaqueakkumulation
- leichte Handhabung (Biegsamkeit und Geschmeidigkeit)
- Knoten dürfen sich nicht lockern oder von selbst öffnen
- optimale Elastizität
- Reißfestigkeit und Stabilität.

Es werden in der Regel Nahtmaterialien in der Stärke 5-0 bis 6-0 verwendet. Mikrochirurgische Eingriffe erfordern zusätzlich Nahtmaterialien in der Stärke 7-0 und 8-0 (Abb. 7 und 8). Dafür ist ein spezielles mikrochirurgisches Instrumentarium notwendig. Die Liegedauer von nicht resorbierbaren Nahtmaterialien sollte sieben bis 14 Tage nicht überschreiten.

Nahttechniken

Praktisch gesehen kommen bei Lappenoperationen hauptsächlich Einzelknopfnähte, Matratzennähte sowie fortlaufende Nähte zum Einsatz (s. Abb. 9 bis 12). Je nach Nahtmaterial werden verschiedene chirurgische Knoten angewandt (z.B. 2-1-1 oder 2-2).

Häufig verwendete Nahttechniken bei der Lappenoperation:

- Einzelknopfnaht
- Matratzennaht (horizontal & vertikal)
- modifizierte Matratzennaht
- fortlaufende Umschlingungsnaht
- fortlaufende Naht.

Einzelknopfnaht. Die Einzelknopfnaht verbindet die Wundränder miteinander und adaptiert sie dicht an die Knochenbasis. Dabei ist zu beachten, dass der

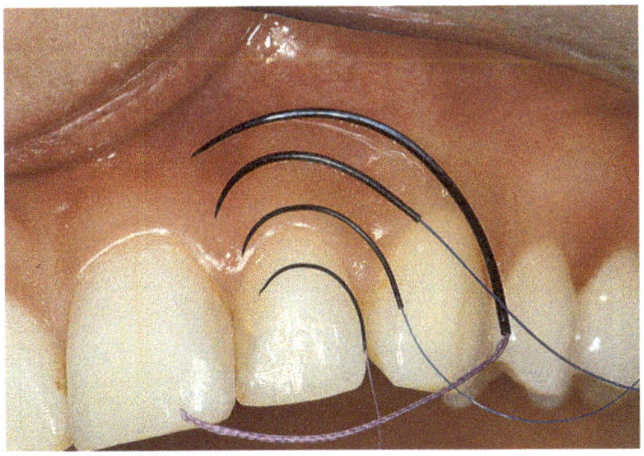

Abb. 7 DA-Nadeln® (Ethicon, D-22851 Norderstedt): 3/0 Ethibond DA, 5/0 Prolene DA-1, 6/0 Prolene DA-2, 7/0 Prolene DA-3.

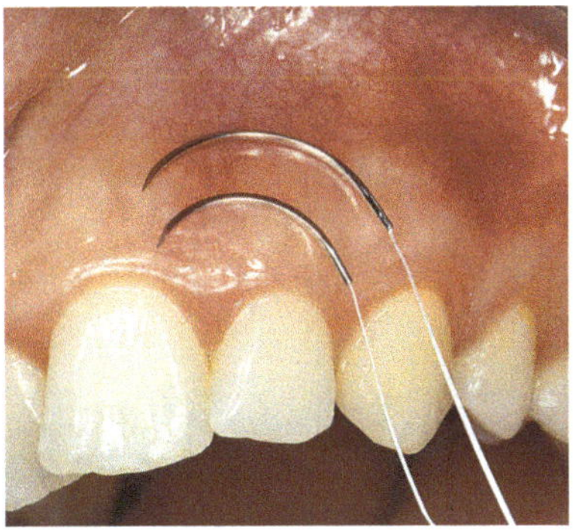

Abb. 8 Gore-Tex® CV-5/6 Nadeln und Nahtmaterial (W. L. Gore).

Knoten fest und nicht über der Inzision liegt (Abb. 9). Sie wird zum Verschluss der interdentalen Gingiva und bei vertikalen Entlastungsschnitten angewandt. Die Einstichstellen sollten in einem angemessenen Abstand vom Wundrand entfernt liegen, da das feine Nahtmaterial leicht durch das Gewebe schneiden kann.

Matratzennaht. Man unterscheidet zwischen **horizontalen** und **vertikalen** Matratzennähten (Abb. 10a und b). Je nach Lage des Nahtmaterials kann sie unter- oder oberhalb der Gingiva verlaufen (**interne** oder **externe** Matratzennaht) (s. Abb. 10a bis c). Bei gewebeerhaltenden oder regenerativen Lappenoperationen ist die Positionierung des Lappens in möglichst koronaler Position anzustreben. Die Matratzennaht dient nicht nur der flächigen Adaptation der Lappenränder, sondern auch der Positionierung des gesamten Mukoperiostlappens. Es eignen sich Nahtmaterialien mit der Mindeststärke 5-0 und 6-0. Aufgrund der geringeren Beeinträchtigung der Blutzufuhr und Lappenernährung wird die vertikale Technik bevorzugt (s. Abb. 10b).

Die externe Matratzennaht wird bei teil- und vollmobilisierten Lappenoperationen angewandt. Die interne horizontale und vertikale Matratzennaht findet überwiegend in der regenerativen Parodontalchirurgie ihre Anwendung. Sie kann in Kombination mit Einzelknopfnähten oder modifiziert durchgeführt werden, um die Adaptation der interdentalen Wundränder zu sichern.

Modifizierte Matratzennaht. Die modifizierte Matratzennaht ist eine Kombinationsnaht. Durch sie werden die Lappenbasis sowie die interdentalen

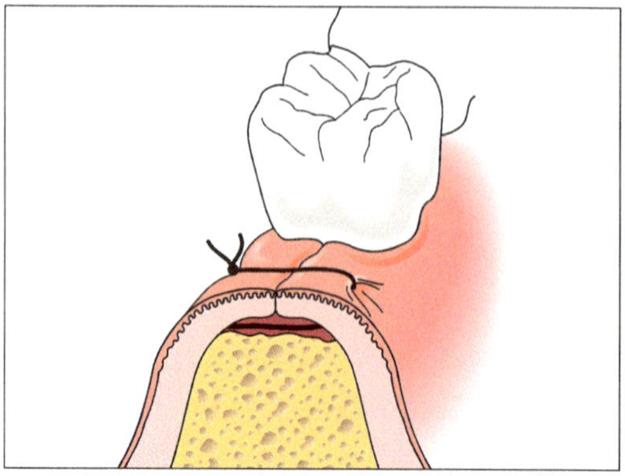

Abb. 9 Einzelknopfnaht.

Wundränder adaptiert und positioniert. Die separate interdentale Einzelknopfnaht wird dadurch überflüssig. Die vierfache Verbindung der Lappenanteile durch den Interdentalraum unter- sowie oberhalb des Lappens ermöglicht eine sichere und zügige Methode der Adaptation und Positionierung (Abb. 11).

Fortlaufende Umschlingungsnaht. Bei einseitig mobilisiertem Lappen im Bereich von Einzelzähnen oder Zahngruppen, aber auch bei zweiseitigem Lappen zur unabhängigen Lappenpositionierung kann diese Nahttechnik angewandt werden. Vor allem beim AVL findet sie ihre Anwendung. Dabei wird die Naht durch den vestibulären Lappen von distal beginnend von außen durchstochen und oral ohne Einstich um den Zahn gelegt. Danach wird sie durch den nächsten

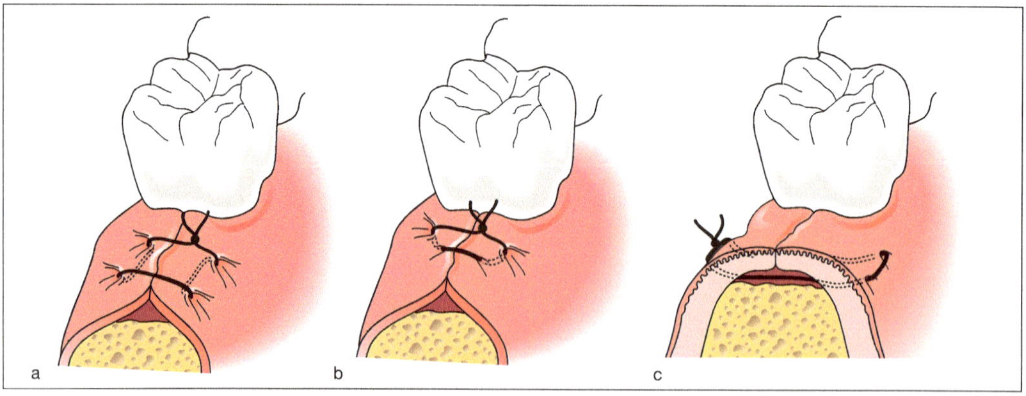

Abb. 10a Horizontale externe Matratzennaht.

Abb. 10b Vertikale externe Matratzennaht.

Abb. 10c Horizontale interne Matratzennaht.

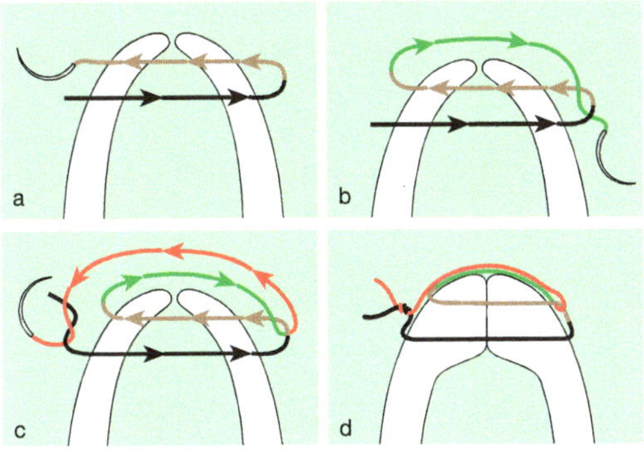

Abb. 11 Modifizierte Matratzennaht.

Interdentalraum nach vestibulär gezogen und durchsticht den Lappen wieder von außen. Auf diese Weise kann die Umschlingungsnaht fortlaufend bis zum Lappenende geführt werden, wo sie bei einseitigem Lappen geknüpft wird (Abb. 12a).

Fortlaufende Naht. Diese Technik wird im Bereich größerer zahnloser Kieferabschnitte und distaler Endbereiche verwendet (Abb. 12b).

Schnittführungen

Die gewählte Inzision soll möglichst einfach durchgeführt werden. Dabei muss beachtet werden, dass das Gewebe sauber, gleichmäßig und definiert durchschnitten wird, um eine optimale Adaptation der Wundränder zu gewährleisten und so die Heilungszeit nicht unnötig zu verlängern. Man unterscheidet zwischen intrasulkulären, marginalen, paramarginalen und vertikalen Inzisionen (Abb. 13 und 14). Sie eignen sich sowohl für vestibuläre als auch für palatinale Lappenoperationen.

Papillenerhaltungslappen *(Papilla Preservation Flap)*

Das Ziel des Papillenerhaltungslappens ist es, durch die Optimierung des primären Wundverschlusses die interdentale Kraterbildung in der frühen Heilungsphase zu vermeiden. Diese Weichgewebskrater erschweren dem Patienten die häusliche Mundhygiene und gefährden den Lanzeiterfolg der Therapie.

Der Papillenerhaltungslappen wurde häufig beschrieben und modifiziert [32, 33, 57, 159]. In der regenerativen Parodontalchirurgie ist die gestörte Wundheilung eine der häufigsten Komplikationen. Der misslungene interdentale Weichgewebsverschluss führt zur Exposition und zum Verlust der eingebrachten Materialien (Knochen und -ersatzmaterialien, Membranen und biologische Mediatoren) und ermöglicht den oralen Mikroorganismen die Kolonisierung des Wundgebietes. Das klinische Ergebnis kann dadurch negativ beeinträchtigt werden.

Voraussetzung für die papillenerhaltende und -schonende Inzisionstechnik (Abb. 15 und 16) ist eine entzündungsfreie, stabile und feste Gingiva. Die betreffende Papille sollte an ihrer schmalsten mesiodistalen Distanz über 2 mm breit sein. Schmalere Papillen tendieren häufiger zu Komplikationen wie Nekrose und Kraterbildung. Hier eignen sich die

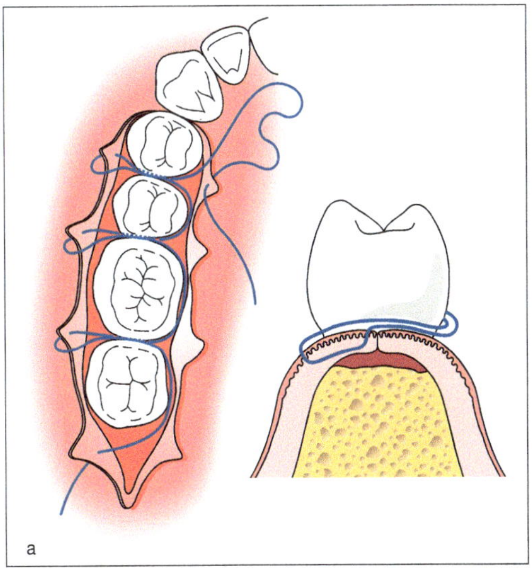

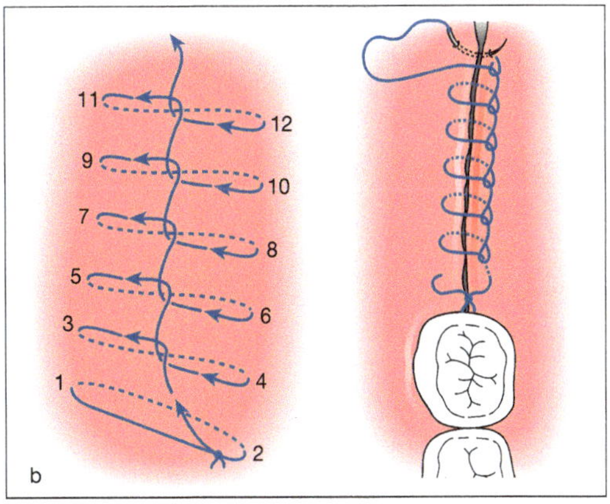

Abb. 12 a und b
a) Fortlaufende Umschlingungsnaht.
b) Fortlaufende Naht.

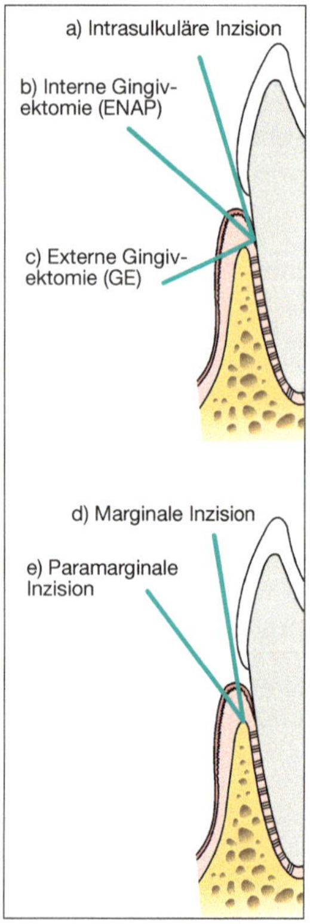

Abb. 13 Verschiedene marginale Inzisionen in der Parodontalchirurgie.
a) Intrasulkuläre Inzision.
b) Interne Gingivektomie (ENAP).
c) Externe Gingivektomie (GE).
d) Marginale Inzision.
e) Paramarginale Inzision.

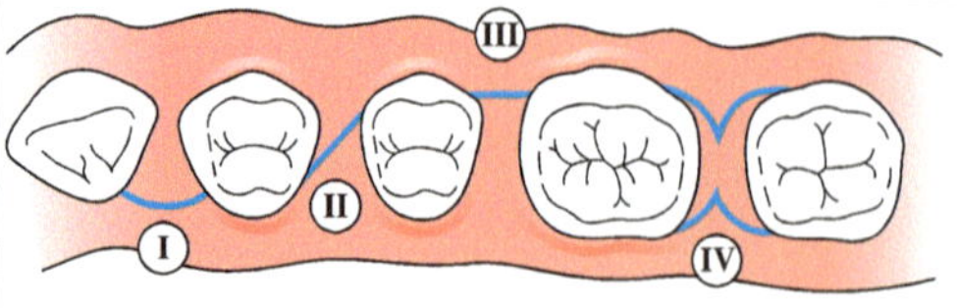

	Bezeichnung	Indikation	Deckung
I	Papillen-erhaltungs-inzision palatinal halbmondförmig	Papillenbreite > 2 mm	+
II	Schräge Inzision	Bei schmalen und breiten Papillen	+
III	Papillen-erhaltungs-inzision vestibulär gerade	Papillenbreite > 2 mm	+
IV	Girlandenförmige Inzision	Primär resektiv	-

Abb. 15 Schematische Darstellung möglicher interdentaler Inzisionen.

„einfache Papillenerhaltungstechnik" [33, 35] oder die schräge Inzisionen.

Chirurgisches Vorgehen (Abb. 16). Die intrasulkuläre Inzision wird um den gesamten Zahn herumgeführt, ohne das interdentale Gewebe zu durchschneiden. Nach interdental muss darauf geachtet werden, dass die Skalpellspitze in ständigem Kontakt zur Wurzeloberfläche geführt wird, um möglichst viel Gewebe von der Zahnoberfläche zu separieren und zu schonen. Palatinal oder lingual wird ebenfalls eine sulkuläre Inzision mit halbmondförmiger interdentaler Schnittführung durchgeführt. Die modifizierten Techniken sehen eine gerade horizontale oder bogenförmige bis abgewinkelte Schnittführung im Interdentalraum vor [32, 7, 159]. Die Papilleninzision wird so gewählt, dass die Inzisionslinie möglichst nicht direkt über dem Knochendefekt zum Liegen kommt. Die Defektlokalisation bestimmt letztlich, ob die Papillenbasis von vestibulär oder oral durchtrennt wird.

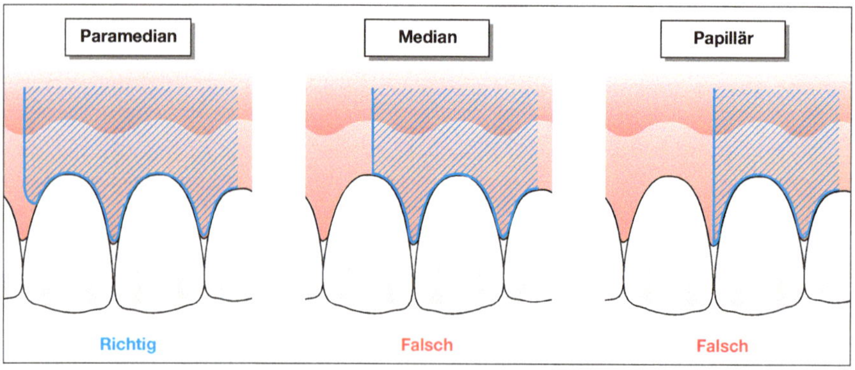

Abb. 14 Verschiedene vertikale Inzisionen in der Parodontalchirurgie.

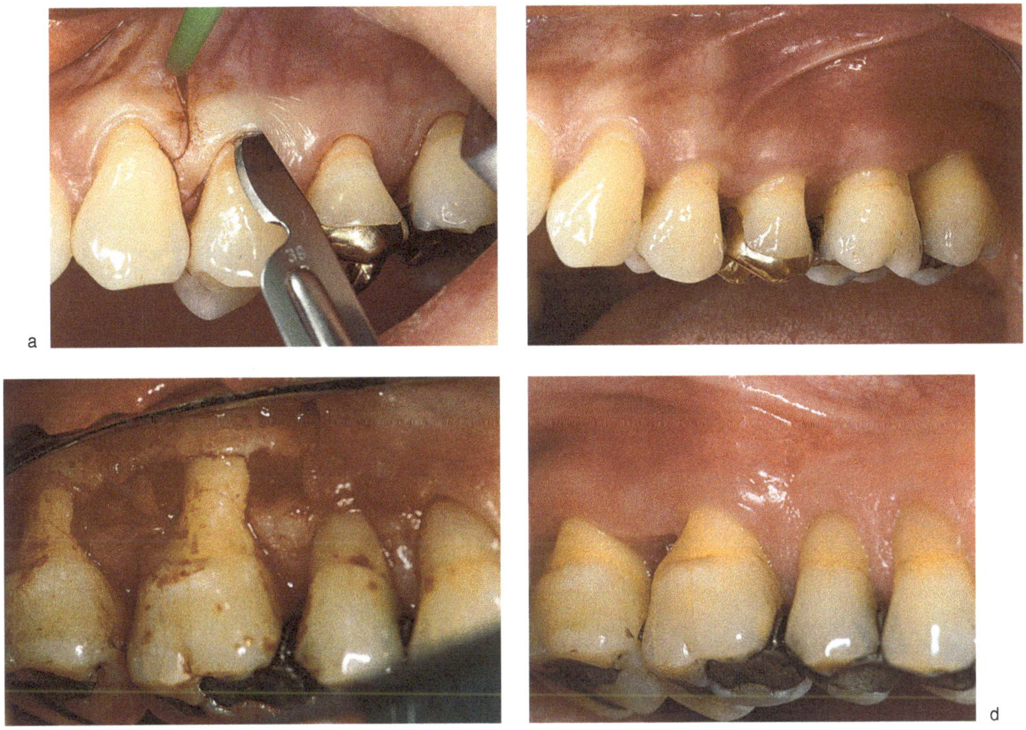

Abb. 16 Klinische Darstellung der papillenerhaltenden Inzisionen.
a) Paramediane vertikale Entlastungsinzision und schräge Inzision interdental.
b) Klinischer Zustand nach 3 Wochen postOp: Interdental sehr gut ausgeheilte Papillen.
c) Papillenerhaltungsinzision vestibulär gerade und Lappenbildung.
d) Heilung nach 3 Wochen postOp.

Im Frontzahnbereich ist die Inzision und Dissektion der Papille von palatinal empfehlenswert, damit beim Auftreten von Komplikationen und Nekrosen der vestibuläre sichtbare Bereich verschont bleibt. Es ist darauf zu achten, dass alle Flächen, die zum Zahn oder zum Knochen hin Kontakt haben, sauber gelöst worden sind, bevor die Papille zur Gegenseite mit geeigneten Papillenraspatorien und -elevatoren zurückgeklappt wird. Um eine ausreichende Blutversorgung des empfindlichen interdentalen Gewebes zu gewährleisten, soll beim Entfernen von überschüssigem Granulationsgewebe und Taschenepithel mit feinen Gewebeschneidern oder -scheren die vertikale Dimension des interdentalen Gewebes von 2 mm nicht unterschritten werden. Im Frontzahnbereich, beim Vorliegen von horizontalem Knochenabbau, wird die Papille nicht oder nur minimal ausgedünnt, um so wenig wie möglich Gingivarezession zu verursachen.

Nach der Darstellung und Bearbeitung des Defekts wird das Periost des bukkalen Lappens tief auf Höhe der Lappenbasis oder weiter apikal in horizontaler Richtung geschlitzt, um eine spannungsfreie Verlagerung des Lappens nach koronal zu gewährleisten. Danach wird eine interne Matratzennaht der Stärke 5-0 (z. B. Gore-Tex®) wenige Millimeter unterhalb der mukogingivalen Grenze angelegt. Die Fixierung der Papille sollte durch eine Einzelknopfnaht oder Matratzennaht der Stärke 6-0 oder 7-0 (z. B. Prolene®) spannungsfrei gesichert werden. Die Verwendung atraumatischer, schneidender und rundkörperschneidender gebogener Nadeln ist hierbei äußerst wichtig, da das Gewebe durch Traumatisierung schnell nekrotisiert (s. Abb. 7 und 8). Das direkte Durchstechen der Papillenspitze ist zu vermeiden. Optimal ist es, wenn die Papillennaht im Bereich der Papillenbasis durchgeführt wird. Erst nach Einbringen des Materials werden die Nähte gespannt und verschlossen.

8.2.5 Bearbeitung der Wurzeloberfläche

Mechanisch

Die sorgfältige mechanische Reinigung (Scaling) und Glättung (Root Planing) der Wurzeloberfläche zur Eliminierung oder Reduktion der parodontopathogenen Mikroorganismen ist die eigentliche Therapie. Die Mikroorganismen sind in einem Biofilm organisiert und daher gegenüber adjuvanten antibiotischen Therapien sehr widerstandsfähig. Nur das mechanische Débridement entfernt die Bakterien wirkungsvoll und verhindert die Rekolonisation.

Die Biokompatibilität der Wurzeloberfläche darf durch die mechanische Bearbeitung nicht beeinträchtigt werden. Es ist daher nicht notwendig, das Wurzelzement vollständig abzutragen [121], lediglich harte und weiche Ablagerungen sowie erweichtes Zement werden entfernt. Nach schonungsvoller Bearbeitung sollte die Oberfläche hart und glatt sein. Eine raue Oberfläche beschleunigt durch ihre physikalischen Eigenschaften die bakterielle Rekolonisierung.

Die **Instrumentierung** kann mit Handinstrumenten durchgeführt werden. Aber auch oszillierende oder rotierende Instrumente finden ihren Einsatz zur Bearbeitung und Finierung der Wurzeloberfläche. Besonders im Bereich von Furkationen und Konkavitäten haben sich Schall- und Ultraschallinstrumente mit dünner Arbeitspitze oder rotierende Feinkorndiamanten bewährt. Bei ihrer Anwendung ist jedoch auf eine ausreichende Kühlung mit isotonischer Kochsalzlösung zu achten, um Überhitzungen auf der Wurzeloberfläche zu vermeiden.

In der Parodontalchirurgie hat sich folgende Vorgehensweise für eine schonende, schnelle und effektive Bearbeitung der Wurzeloberfläche bewährt: Nach Entfernung des Granulationsgewebes mit Küretten werden weiche und harte Beläge inklusive Biofilm mit Airscaler entfernt. Anschließendes Scaling und Glätten der Wurzeloberfläche mit Küretten und Finierinstrumenten (z. B. Perio-Set®, Rootshape®) und ggf. die chemische Konditionierung (s. u.) schließen die Wurzeloberflächenbearbeitung ab.

Konditionierung der Wurzeloberfläche

Eine chemische Bearbeitung der Wurzeloberfläche hat zum Ziel, die Voraussetzung für die regenerative Heilung zu verbessern. Durch die mechanische Bearbeitung entsteht auf der Wurzeloberfläche eine Schmierschicht, die das neue Anhaften kollagener Fasern verhindert und den Mikroorganismen als Substrat dienen kann [62, 130]. Der Einsatz chemischer Agenzien löst die Schmierschicht auf und entfernt zusätzlich gewebeirritierende Endotoxine [12].

Eine weitere Voraussetzung für die Ausbildung von neuem bindegewebigem Attachment entlang der bearbeiteten Wurzeloberfläche ist die Bildung und die Stabilisation eines Fibrinfilms. Dieser Film ermöglicht den Zellen des parodontalen Ligaments (PDL) die Besiedelung der Wurzeloberfläche und erschwert gleichzeitig die Apikalwanderung des oralen Epithels.

Am häufigsten werden Zitronensäure, Tetracyclin-HCL sowie EDTA-Lösung verwendet. Experimentelle und klinische Untersuchungen zeigen, dass durch die Konditionierung der Wurzeloberfläche die Besiedelung und Haftung durch Fibroblasten verbessert werden und sich neues bindegewebiges Attachment ausbilden kann [11, 12, 61]. Die Oberfläche wird durch die Säuren angeätzt, sodass das Kollagen freiliegt [129]. Dieser Vorgang vergrößert die Wurzeloberfläche und verbessert ihre Benetzbarkeit. Der Fibrinfilm kann sich stabil an die Oberfläche anlagern. Dieser muss jedoch durch die spannungsfreie Adaptation der Lappen und durch eine korrekte Nahttechnik zusätzlich stabilisiert werden.

8.2.6 Methoden

Teilmobilisiert

Gingivalappen (ENAP) oder so genannte „offene Kürettage“. Die von Yukna et al. [173] beschriebene Technik der „Excisional New Attachment Procedure“ (ENAP) hatte zum Ziel, durch minimalinvasives Vorgehen und Resektion des Taschenepithels die Bildung von neuem Attachment zu erreichen. Jedoch stellte sich in histologischen tierexperimentellen Untersuchungen heraus, dass die Wundfläche zwischen gebildetem Gingivalappen und Wurzeloberfläche in der Regel durch ein dünnes Saumepithel ausheilte [172]. Es zeigte sich in einer klinischen Langzeituntersuchung aber auch die Verbesserung der klinischen Parameter gegenüber dem präoperativen Befund [175].

Im Unterschied zum geschlossenen Scaling wird hierbei gezielt Gewebe entfernt:

Zielgewebe der ENAP:
- Taschenepithel
- epitheliales Attachment
- Granulationsgewebe und entzündliches Bindegewebe
- Konkrement
- erweichtes Wurzelzement.

Es handelte sich im Wesentlichen um den chirurgischen Versuch, das Operationsgebiet zugänglicher zu machen und besser darzustellen, um unter visueller Kontrolle die Wurzeloberfläche zu bearbeiten, gleichzeitig aber auch so viel wie möglich Gewebe zu erhalten. Die ENAP steht also technisch gesehen zwischen dem geschlossenen Deep Scaling und der offenen Lappenoperation (Abb. 17).

Indikationen:
- leichte und mittelschwere Parodontitiden
- supraalveoläre Taschen (ST > 3,5 mm).

Kontraindikationen:
- weit fortgeschrittener parodontaler Abbau
- Vorliegen intraalveolärer Defekte
- Furkationsbefall
- Fehlen keratinisierter Gingiva
- hyperplastisches Gewebe.

Chirurgisches Vorgehen: Nach entsprechender lokaler Anästhesie wird der Verlauf des Taschenfundus über Blutpunkte auf der korrespondierenden Gingivaoberfläche markiert. Die Inzision wird marginal und leicht intern abgeschrägt mit einem Skalpell (Klinge Nr. 11, 15c oder Mikroklinge) parallel zum Gingivaverlauf bis auf den Boden der Tasche durchgeführt. Orientiert man sich an den präoperativen Blutpunkten (die Klingenspitze wird leicht apikal der Blutpunkte geführt), ist die Gewebeexzision bis zum tiefsten Punkt der Tasche sichergestellt. Vertikale Entlastungsschnitte sind nicht notwendig. Der Alveolarknochen wird nicht tangiert.

Im interdentalen Bereich wird die Papille durch eine schräge Inzision scharf getrennt und ausgedünnt. Das verbleibende, durch die Exzision isolierte Zielgewebe wird mit Küretten vollständig entfernt. Die denudierte Wurzeloberfläche kann jetzt unter Sicht von Konkrement- und Geweberesten befreit werden.

Nach sorgfältiger Spülung des Operationsgebietes mit isotonischer Kochsalzlösung (0,9 %) wird der Mukosalappen mit interdentalen Nähten in seiner ursprünglichen Höhe positioniert. Die primäre Wundheilung wird vor allem interdental angestrebt. Gleichzeitig soll eine enge Adaptation des Lappens sowie der Papille im Bereich der Zahnhälse sichergestellt sein. Die Komprimierung des Lappens mit Hilfe von Tupfern verbessert die Adaptation des Gingivalappens an die Zahnoberfläche.

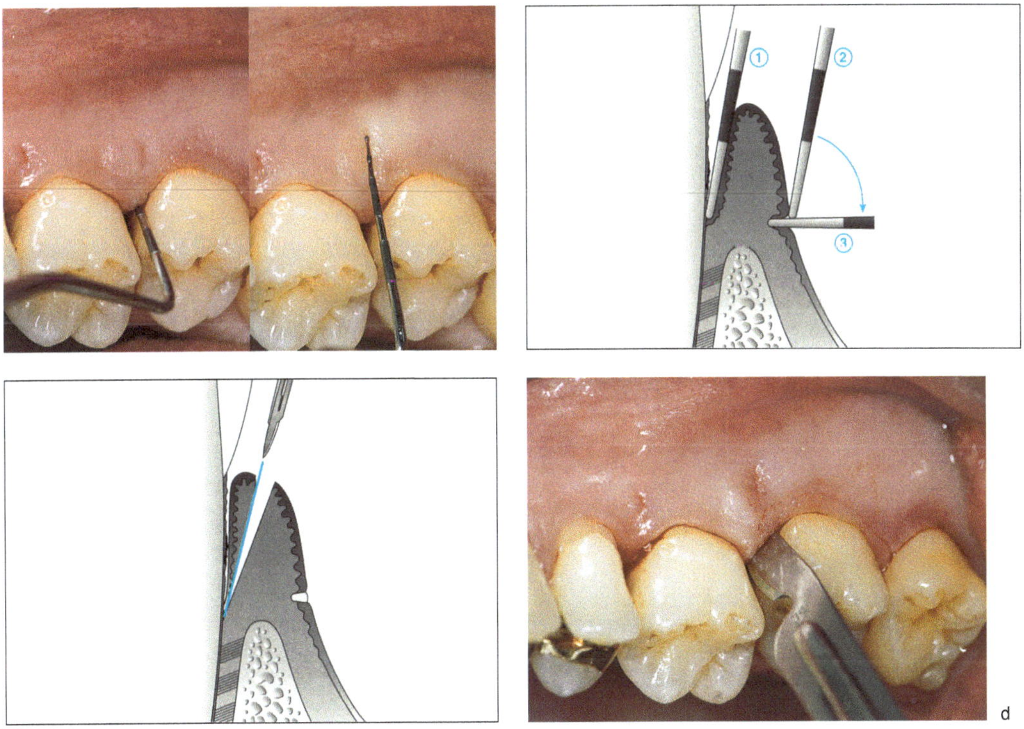

Abb. 17 a bis d Patient mit generalisierter chronischer Parodontitis.
a und b) Messung der Sondierungstiefe präOp (6 mm) und Übertragung der ST auf die äußere Gingivaseite.
c und d) Marginale Inzision (interne Gingivektomie) bis zu einem Punkt unterhalb des Taschenbodens (interdental schräger Verlauf).
Fortsetzung siehe nächste Seite

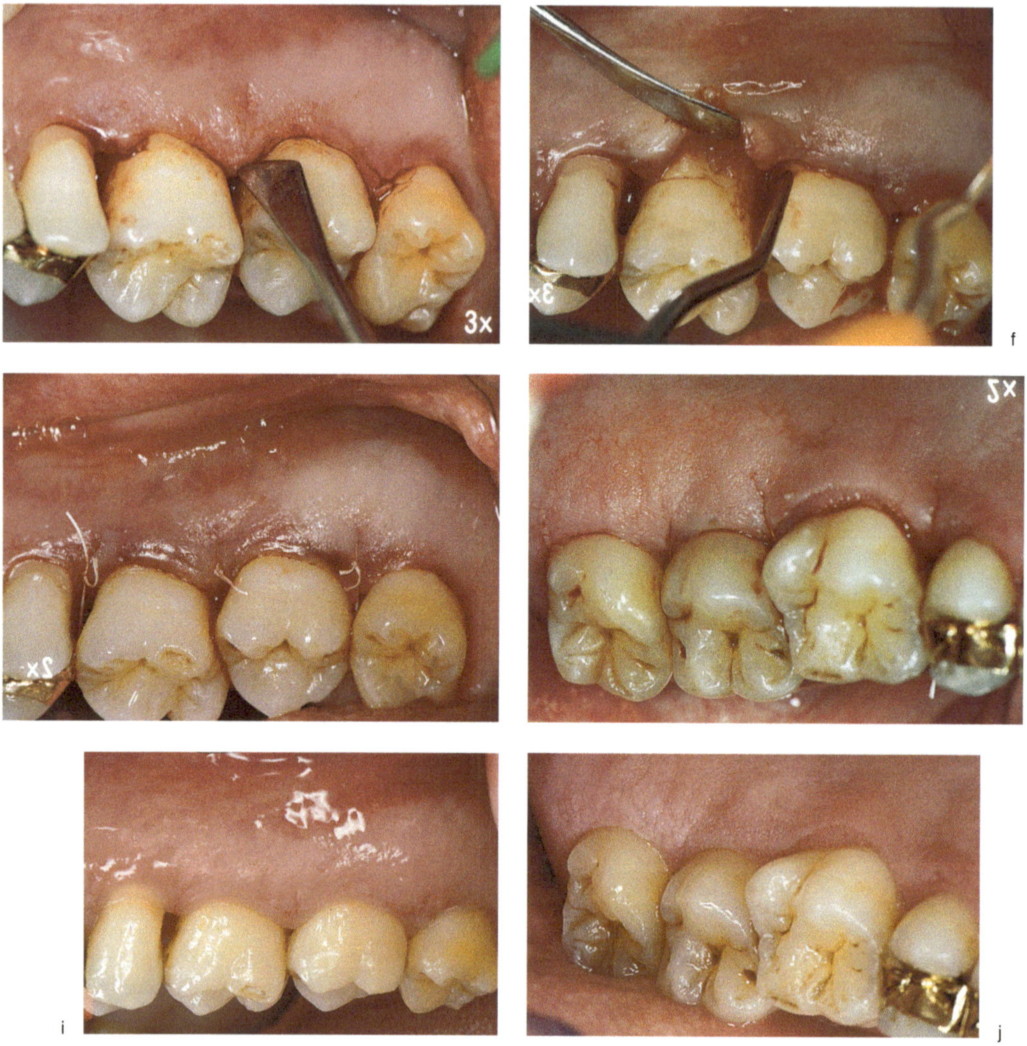

e f g h i j

Abb. 17 Fortsetzung e bis j
e) Vorsichtige Mobilisierung des Gingivalappens vestibulär und palatinal.
f) Bearbeitung der Wurzeloberfläche unter Sicht.
g und h) Vestibuläre und palatinale Sicht nach Einzelknopfnahtverschluss.
i und j) Kontrolle nach 3 Wochen.

Teilmobilisierte Lappenoperation (MWL). Der modifizierte Widman-Lappen [137, 140] zielt im Gegensatz zum Original [170] nicht auf die restlose Eliminierung der Tasche oder auf osteoplastische Eingriffe ab. Dieses modifizierte Vorgehen ist auch bekannt als „Ramfjord-Technik" (Abb. 18). Die typischen Schnittführungen dieser Methode sollten die Teilmobilisierung des Mukoperiostlappens sowie ein gewebeschonendes Vorgehen ermöglichen. Ziel war es unter anderem, durch die girlandenförmige Schnittführung im Interdentalraum einen dichten kompletten Weichgewebsverschluss für eine primäre Wundheilung zu etablieren. In der Praxis zeigt sich aber, dass die interdentale Weichgewebsadaptation schwierig oder häufig nicht möglich ist und es zur Ausbildung interdentaler Krater kommt [9]. Durch papillenerhaltende Schnittführungen können diese Komplikationen umgangen werden (s. Abb. 15 und 16).

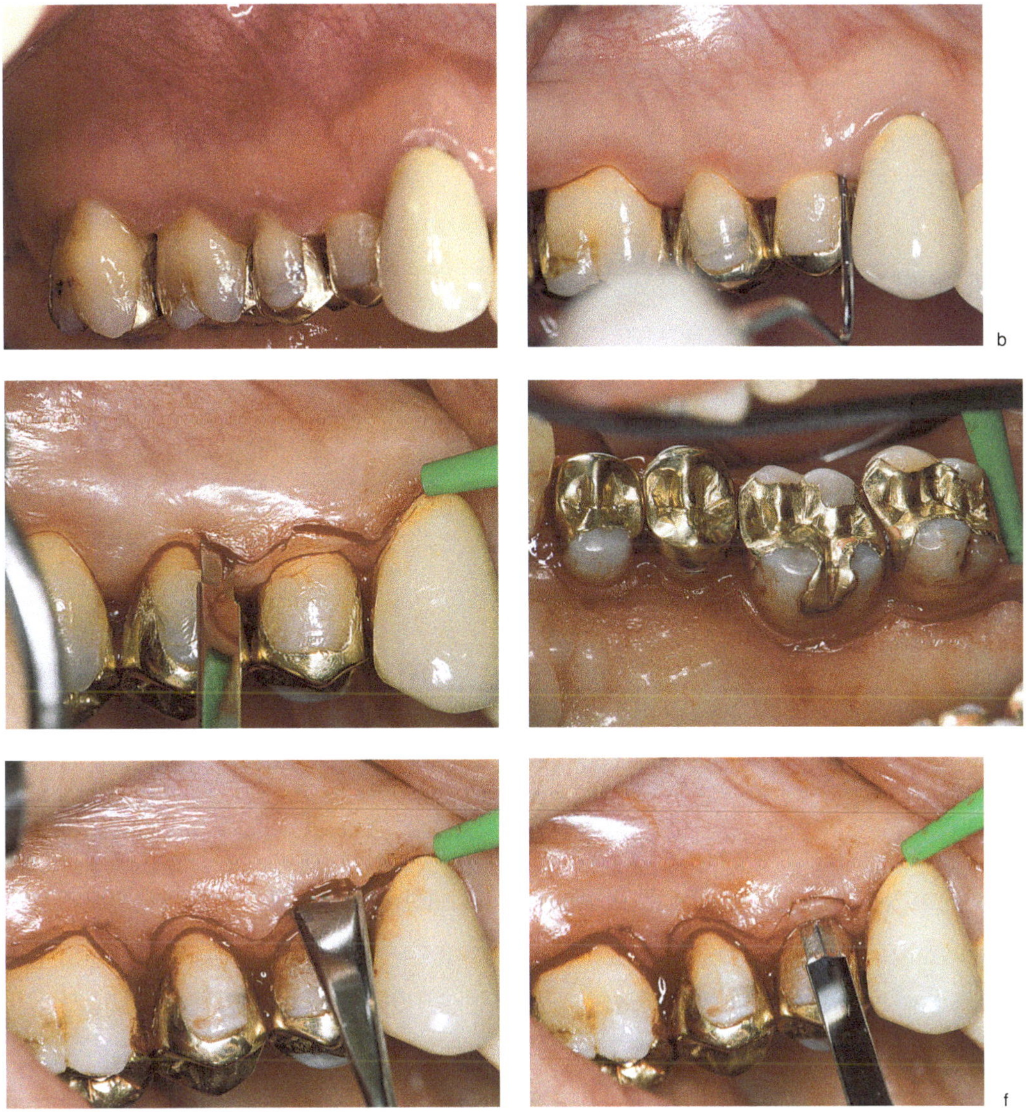

Abb. 18 a bis f Patientin mit generalisierter chronischer Parodontitis.
a) Klinische Situation des rechten Oberkiefers nach Antiinfektionstherapie (Initialbehandlung).
b) Sondierungstiefe ≥ 6 mm.
c) Primäre paramarginale und marginale girlandenförmige Inzision.
d) Palatinale Schnittführung.
e) Präparation des Mukoperiostlappens.
f) Sekundäre sulkuläre Inzision.

Fortsetzung siehe nächste Seite

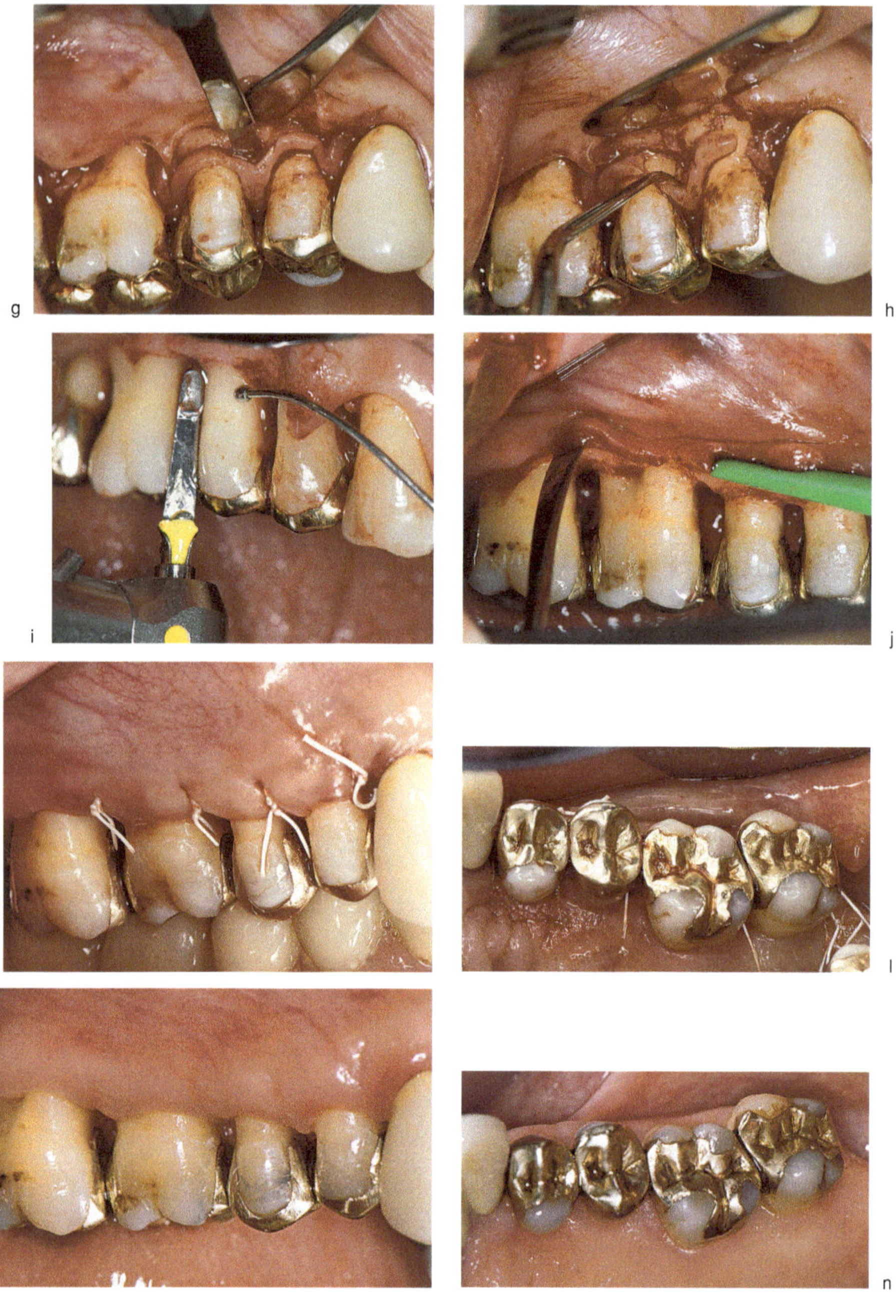

Abb. 18 Fortsetzung g bis n
g) Tertiäre horizontale Inzision.
h) Entfernung der supraalveolären Weichgewebe.
i) Wurzeloberflächenbearbeitung mit Rootshape®.
j) Zustand nach Scaling und Glättung der Wurzeloberfläche.
k und l) Vollständige interdentale Lappenadaptation mit Einzelknopfnähten.
m und n) Kontrolle 3 Wochen postOp.

Ziele der modifizierten Widman-Lappenoperation:
- Resektion des Taschenepithels
- verbesserter Zugang
- primärer interdentaler Verschluss
- minimaler Verlust parodontalen Gewebes.

Chirurgisches Vorgehen: Nach lokaler Anästhesie wird die **primäre Inzision** 0,5–1 mm paramarginal bis auf den krestalen Knochen geführt und verläuft sowohl vestibulär als auch palatinal girlandenförmig. Das infizierte Taschenepithel wird vom restlichen Lappenanteil scharf getrennt. Der Mukoperiostlappen wird mit einem Raspatorium nur wenige Millimeter vorsichtig über den Alveolarknochenrand hinweg mobilisiert. Im ästhetisch sichtbaren Bereich oder bei leichten Knochendefekten bukkal ist eine sulkuläre und papillenerhaltende Schnittführung jedoch sinnvoller.

Die **sekundäre intrasulkuläre Inzision** löst das zu entfernende Weichgewebe von der Zahnoberfläche.

Die **tertiäre horizontale Inzision** trennt das Weichgewebe nahe über dem Knochenkamm scharf ab. Praktisch hat es sich bewährt, das Weichgewebe nach der sekundären Inzision mit einer scharfen Kürette bis in die Tiefe des knöchernen Defekts in toto zu entfernen. Anschließend wird die Wurzeloberfläche gereinigt und geglättet. Um die parodontalen Ligamentzellen (PDL) zu schonen, sollte die Region nahe am Knochenfundus ausgespart werden. Wenn eine vollständige Knochenbedeckung interdental nicht erreicht werden kann, könnte der Knochen entsprechend abgetragen und der Lappen mit einer chirurgischen Schere von basal ausgedünnt werden. Ansonsten wird der Lappen ohne Knochenchirurgie mit interdentalen Nähten adaptiert und fixiert, sodass dieser möglichst nah am Zahnhals anliegt. Die Entfernung der Nähte sollte nach acht Tagen erfolgen.

Vollmobilisiert

Der vollmobilisierte Lappen wird über die mukogingivale Grenze von der knöchernen Unterlage gelöst. Diese Technik erlaubt auch die Kombination mit knochenchirurgischen Eingriffen. Die Lappenpositionierung ist je nach Situation individuell möglich. Zur Taschenelimination kommt häufig der apikale Verschiebelappen zur Anwendung (Abb. 19).

Apikaler Verschiebelappen (AVL). Die heutige Operationsmethode entwickelte sich aus der Technik, die Nabers [111] als „Repositioning of Attached Gingiva" beschrieb und die später von Ariaudo & Tyrell modifiziert wurde [4]. Friedman [45] schließlich beschrieb unter dem Begriff des „apikal repositionierten Lappens" ein Vorgehen, das bis heute noch Gültigkeit besitzt. Generell kann bei dem chirurgischen Vorgehen der apikalen Verschiebung zwischen dem Mukosalappen (Spaltlappen) und dem Mukoperiostlappen (Volllappen) unterschieden werden (Tab. 1) [27].

Chirurgisches Vorgehen: Der Abstand der Inzision vom Gingivarand ist abhängig von der Breite der keratinisierten Gingiva, der Gewebedicke und von der Taschentiefe. Vertikale paramediane Entlastungsinzisionen, die deutlich über die mukogingivale Grenze hinaus bis in die Alveolarmukosa reichen, sind zwingend für diese Technik notwendig und begrenzen das Gebiet, das nach apikal verschoben wird.

Für den interdentalen Wundverschluss benötigt man so viel gingivales Weichgewebe wie möglich. Die schräge Inzision gewährleistet die interdentale Weichgewebsbedeckung des Knochens. Der vestibuläre Lappen wird über die mukogingivale Grenze hin-

Tabelle 1 Vor- und Nachteile des Mukosalappens und des Mukoperiostlappens beim apikalen Verschiebelappen (AVL).

Lappenart	Vorteile	Nachteile
Mukosalappen	• Eliminierung von Weichgewebstaschen • Verbreiterung der keratinisierten Gingiva (Kombination mit mukogingivalen Techniken) • Knochen wird geschützt • Periostale Haltenaht zur exakten Lappenpositionierung und -fixierung möglich	• Keine Korrekturen am Knochen möglich • Eingeschränkte Übersicht • Technisch sehr schwierig
Mukoperiostlappen	• Taschenelimination • Erhaltung der keratinisierten Gingiva • Knochenchirurgie möglich • Höhere Scalingeffizienz • Kombination mit chirurgischer Kronenverlängerung	• Knochenexposition und -resorption • Im Vergleich zu anderen taschenreduzierenden Methoden weniger KAL-Gewinn • Indikation im ästhetisch sichtbaren Bereich stark eingeschränkt • Technisch mäßiger Schwierigkeitsgrad

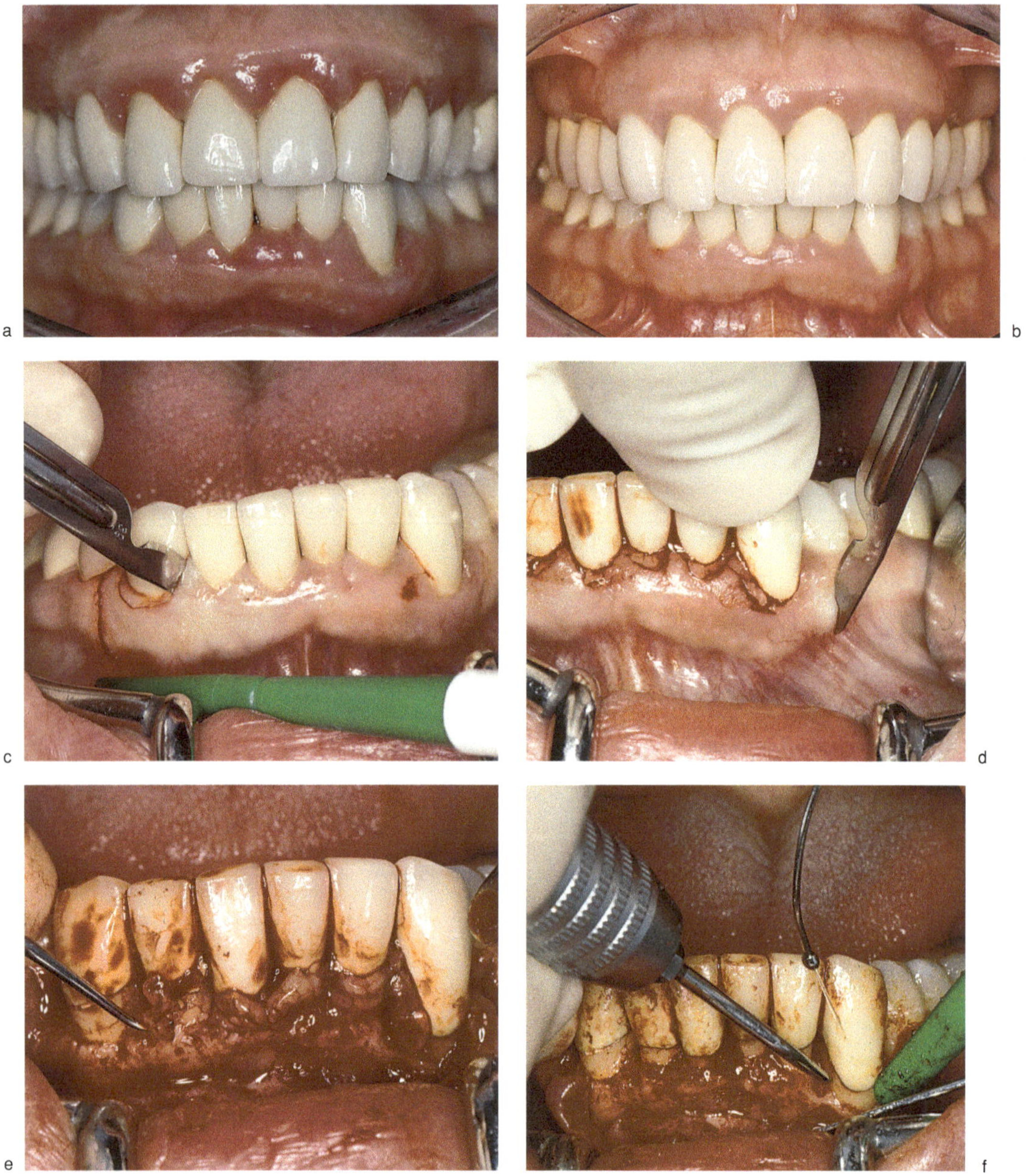

Abb. 19 a bis f Patient mit chronischer mittelschwerer Parodontitis (generalisiert) und hyperplastischer Gingivavergrößerung.
a) Klinischer Zustand vor Initialbehandlung.
b) Klinischer Zustand nach Initialtherapie (Antiinfektionstherapie) unmittelbar vor Parodontalchirurgie.
c) Paramarginale Inzision.
d) Anlegen von paramedianen vertikalen Inzisionen.
e) Aufgeklappter Mukoperiostlappen und Entfernung der Weichgewebe.
f) Reinigung der Wurzeloberfläche mit Airscaler und isotonischer Kochsalzlösung.

Fortsetzung siehe gegenüberliegende Seite

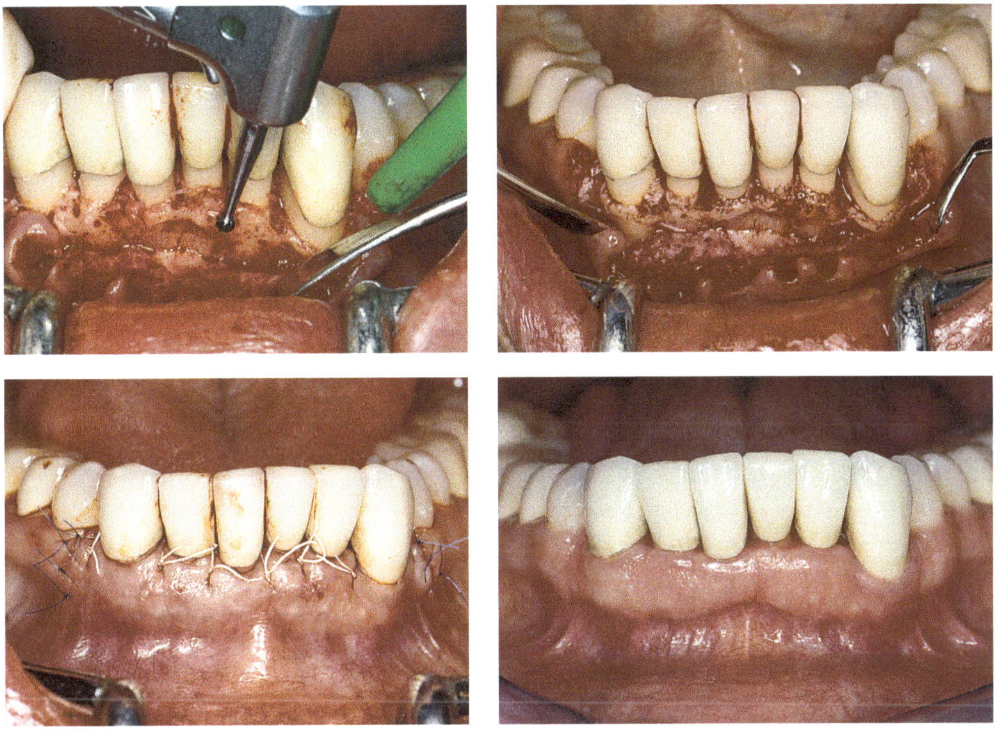

Abb. 19 Fortsetzung g bis j
g) Ostektomie und Osteoplastik.
h) Situation vor apikaler Lappenreposition.
i) Vestibuläre Ansicht nach Beendigung der Fixierung.
j) Kontrolle nach 4 Wochen.

weg mobilisiert. Die Knochendefekte werden sorgfältig kürettiert. Die Bearbeitung der Wurzeloberfläche ist obligat. Durch Abtrag des Knochens wird die Alveolarkammhöhe reduziert, wobei die Knochenkontur möglichst erhalten bleibt. Die osteoplastischen Maßnahmen können mit Hilfe von Knochenfräsen, Knochenmeißeln und Küretten durchgeführt werden.

Palatinal ist eine Apikalverschiebung nicht möglich. Daher wird hier exzidiert. FRIEDMAN [45] beschreibt die Technik des „abgeschrägten Lappens" zur Tascheneliminierung palatinal lokalisierter Taschen. Die primäre Inzision verläuft intrasulkulär. Der Mukoperiostlappen wird mobilisiert und die Wurzeloberfläche sowie der Knochen werden entsprechend bearbeitet. Nach Zurückschlagen des palatinalen Lappens in seine ursprüngliche Lage trennt eine zweite umgekehrt abgeschrägte Inzision das übrige Weichgewebe in der neuen Knochenhöhe ab. Der palatinale Lappen wird mit Einzelknopfnähten an dem vestibulären Anteil adaptiert.

Um eine apikale Positionierung des vestibulären Mukoperiostlappens zu gewährleisten, sollte der Lappen zunächst im Bereich der vertikalen Inzisionen durch Einzelknopfnähte in dieser Position fixiert werden. Die Adaptation des bukkalen und oralen Lappens wird interdental mit Einzelknopfnähten durchgeführt.

Bei dem interdentalen Wundverschluss besteht die Gefahr der Knochenexposition während der Heilungsphase. Der Patient ist über Schmerzen während der Heilungsphase aufzuklären. Ein Parodontalverband schützt und fixiert den Lappen in seiner Position.

Sind Wundverbände indiziert (z.B. bei Vorliegen von offenen Hart- und Weichgewebswunden wie nach Gingivektomie und AVL), sollten eugenolfreie Verbände verwendet werden, die eine elastische Härte besitzen, sodass keine scharfen Kanten entstehen können (z.B. Coe-Pak®, GC America Inc., USA).

Bei der Applikation ist es hilfreich, die Finger vorher mit steriler Kochsalzlösung zu benetzen.

8.2.7 Postoperative Nachsorge

Durch die lokale Anästhesie, aber auch durch den Operationsstress wird die Reaktionsfähigkeit des Patienten eingeschränkt. Von der aktiven Teilnahme am Straßenverkehr sollte abgeraten werden. Während der nächsten 24 h sind heilungsstörende Faktoren (Kaffee, schwarzer Tee, Nikotin, Alkohol, CHX) zu vermeiden. Solange die Betäubung anhält, sollte auf Essen und heiße Getränke verzichtet werden. Auch für die nächsten Tage ist weiche, milde und nicht heiße Kost zu empfehlen. Die vorbeugende Kühlung des Wundgebietes mit feuchten Umschlägen reduziert das Ausmaß der postoperativen Schwellung. Die häuslichen Mundhygienemaßnahmen werden, außer im Operationsgebiet, weiterhin durchgeführt. Die verordneten Medikamente sollten nach Vorschrift angewendet und eingenommen werden. Der Patient darf sich in der ersten postoperativen Woche keinen großen körperlichen Anstrengungen aussetzen.

Die Sensibilität und Wichtigkeit der komplikationslosen Heilung wird in einem Aufklärungsgespräch hervorgehoben. Nachfolgend werden tabellarisch der Heilungsablauf und die dazugehörigen Maßnahmen und Komplikationen beschrieben (Tab. 2).

Die Verordnung eines Antibiotikums wurde in der Vergangenheit empfohlen, um postoperative Komplikationen zu reduzieren.

Beim gesunden Patienten ist keine adjuvante Antibiotikumtherapie notwendig.

Im Rahmen der prächirurgischen Antiinfektionstherapie (FMT) wird durch die Reduktion oraler parodontopathogener Keime bereits im Vorfeld das Infektionsrisiko minimiert.

Die Spülung mit einer 0,2 %igen CHX-Lösung während der ersten drei Wochen wird zweimal täglich ca. 30 min nach dem Zähneputzen empfohlen. Der Patient sollte zur Nachsorge in der 1., 3. und 6. Woche erscheinen (s. Abb. 1). Eine vorsichtige professionelle Zahnreinigung in jeder dieser Kontrollsitzungen ist sinnvoll.

8.3 Regenerative Parodontalchirurgie

Die Methode der regenerativen Behandlung intraalveolärer Defekte und Furkationen stellt sich äußerst vielfältig dar. Man unterscheidet zwischen Knochen und -ersatzmaterialien, GTR-Verfahren und biologischen Mediatoren (Abb. 20). Die Behandlung komplexer und größerer Defekte macht die Kombination dieser Techniken zur Defektfüllung und -stabilsierung erforderlich (s. Abb. 26).

Das Ziel der regenerativen Behandlung besteht darin, verloren gegangenes parodontales Gewebe funktionell und morphologisch wiederherzustellen.

Tabelle 2 Maßnahmen nach Parodontalchirurgie.

Zeit	Empfohlene Maßnahmen
Tag 1	Verordnung von Analgetika, wenn notwendig Moderate Kühlung (kein Eis oder Kühlelemente aus dem Gefrierschrank!), Spülung mit isotonischer Kochsalzlösung Ggf. Parodontalwundverband, totale Vermeidung von heilungsstörenden Faktoren (Rauchen, Kaffee, schwarzer Tee, Alkohol, Chlorhexidin) Große Anstrengung vermeiden
Nach Tag 1	Schmerzen, Schwellungen und Blutungen können auftreten Leichte Aktivitäten erlaubt Beginn der chemischen Plaquekontrolle
Nach 7–10 Tagen (1. postoperative Nachsorge)	Entfernung der Nähte, vorsichtige Wundreinigung Vorsichtige professionelle supragingivale Zahnreinigung Wiederaufnehmen vorsichtiger Mundhygienemaßnahmen im Operationsgebiet
Nach 3 und 6 Wochen (2. postoperative Nachsorge)	Kontrollen der Wundheilung Professionelle Zahnreinigung und Fluoridierung überempfindlicher Zahnhälse Remotivation und Reinstruktion
Sondieren und subgingivales Instrumentieren frühestens nach 3–6 Monaten	

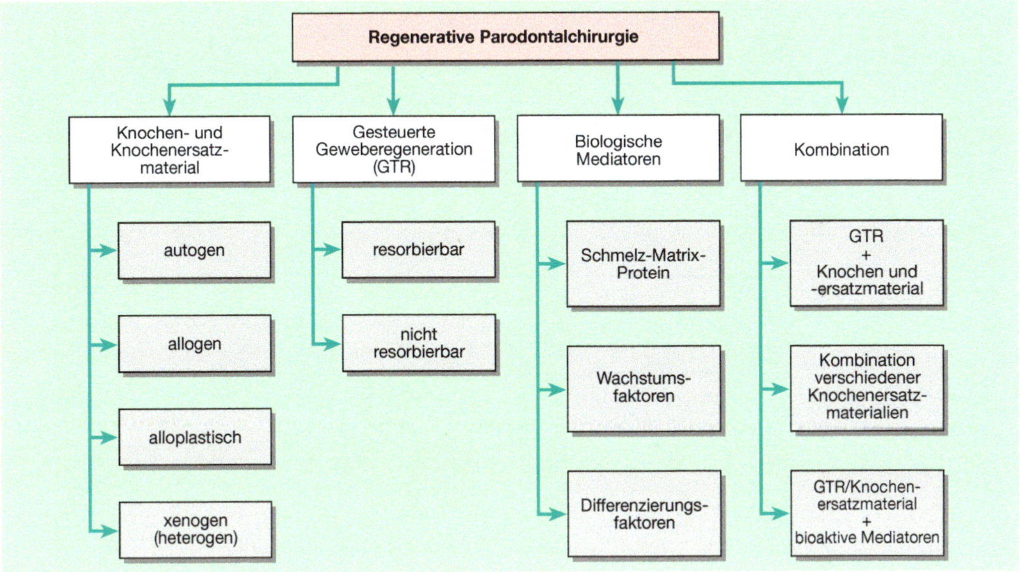

Abb. 20 Möglichkeiten der regenerativen Behandlung.

Die bearbeitete Wurzeloberfläche wird also durch so genannte „regenerative Maßnahmen" neu in ihre Umgebung integriert.

Der Begriff „**New Attachment**" beschreibt eine Situation, die durch die Neubildung von Wurzelzement mit inserierenden, funktionell ausgerichteten Kollagenfasern auf einer parodontal vorgeschädigten Wurzeloberfläche gekennzeichnet ist [93]. Die Neubildung von Alveolarknochen allein stellt keine regenerative Heilung im Sinn des „New Attachment" dar.

Ist die Wurzeloberfläche nicht vorgeschädigt und Träger von noch vitalen desmodontalen Zellen, so spricht man nach der Wiedervereinigung der gingivalen Bindegewebszellen mit der Wurzeloberfläche von **„Reattachment"** [69].

Die **„Regeneration"** beschreibt das erneute Hervorbringen von verloren gegangenem Gewebe in Form und Funktion. In der Parodontologie ist damit die Neubildung von Zement, Ligament und Alveolarknochen gemeint [93].

Nur histologische Untersuchungen können die Existenz parodontaler Regeneration wissenschaftlich evident darlegen. Zahlreiche Studien zeigen, dass durch bestimmte regenerative Maßnahmen die regenerative Heilung zuvor parodontal geschädigter Wurzeloberflächen möglich ist [53, 54, 58, 59, 106, 119, 151, 153, 154, 156].

8.3.1 Parodontale Heilung

Drei Gewebetypen sind zur Etablierung einer echten regenerativen Heilung notwendig: Das **Wurzelzement,** der **Faserapparat** in funktioneller Ausrichtung sowie der **Alveolarknochen.** Erst wenn diese Gewebe neu gebildet wurden und zudem in funktioneller Weise untereinander in Verbindung stehen, können wir von parodontaler Regeneration sprechen. Um aber verloren gegangene parodontale Gewebe neu zu regenerieren, bedarf es gewisser Voraussetzungen (Tab. 3).

Klinisch ist es weder durch Sondierung, noch anhand von Röntgenbildern oder Reentry-Operationen möglich, echte regenerative Heilung nachzuweisen. Die Neubildung von Alveolarknochen wird nicht immer als unverzichtbar für die parodontale Regeneration angesehen. Brägger et al. [15] zeigte in einer Langzeitstudie bei Patienten mit Lippen-, Kiefer- und Gaumenspalten, dass die parodontale Gesundheit unabhängig von der Alveolarhöhe und der Länge des Bindegewebsattachments ist. Wie es scheint, ist die Bildung von neuem Alveolarknochen und bindegewebigem Attachment voneinander unabhängig [83, 96, 117].

Im Wesentlichen kommt es auf den Zelltypus an, der die Wurzeloberfläche nach chirurgischer Behandlung repopularisiert. Danach wird der weitere Heilungsverlauf beeinflusst (Abb. 21) [104]. Es gibt **vier**

Tabelle 3 Voraussetzung für die regenerative Heilung parodontaler Läsionen.

Progenitorzellen	Proliferation und Imigration in den Defekt. Differenzierung und Synthese von bioaktiven Komponenten zu Initiierung der regenerativen Heilung
Biokompatibiltät der Wurzeloberfläche	Scaling und root planing zur Elimination von Bakterien und ihrer Toxine. Entfernung der Schmierschicht mit Zitronensäure, Tetracyclin-HCL oder EDTA. Die Zementschicht kann belassen werden, Konkrement jedoch nicht
Blockierung des Epithels	Epithel mit höherer Proliferationsrate als Bindegewebe oder Knochen. Es erreicht nach 1 Woche den Defektboden und verhindert durch Verdrängung der anderen Gewebe die regenerative Heilung. Epitheliales Attachment über Integrine an der Wurzeloberfläche
Wundstabilisierung	Stabilisierung des Fibrinkoagels. Problem der labilen Verbindung zwischen Fibrinfilm und harter, glatter Wurzeloberfläche. Bei mechanischer Belastung wird die Verbindung unterbrochen und gingivales Epithel kann einwandern. Regenerative Maßnahmen wie Membrantechnik, Knochentransplantate und Konditionierung der Wurzeloberflächen mit Säuren sollen das Koagel stabilisieren

konkurrierende Zellarten, die im Wettlauf untereinander während der Heilungsphase die behandelte Wurzeloberfläche besiedeln [104]:

- Epithelzellen
- gingivale Bindegewebszellen
- Knochenzellen und
- Zellen des parodontalen Ligaments (PDL-Zellen).

Den PDL-Zellen kommt bei dem Ziel der regenerativen Heilung anscheinend eine Schlüsselrolle zu. Lediglich das parodontale Desmodont enthält diese Zellen, die im direkten Kontakt mit der Wurzeloberfläche zur Zementogenese und zur Bildung desmodontaler Fasern führen [16, 17, 169]. Die Zellen des Alveolarknochens sind nicht in der Lage, neues Bindegewebsattachment zu induzieren [82]. Ebenso scheinen die Zellen des gingivalen Bindegewebes nicht geeignet zu sein, ein New Attachment auszubilden [118]. Die Wurzelresorption ist häufig eine iatrogene Komplikation in der chirurgischen Therapie von parodontalen Läsionen. Der Kontakt zwischen dem Granulationsgewebe, gebildet von den Zellen des gingivalen Bindegewebes, oder den Zellen des Alveolarknochens mit der kürettierten und denudierten Wurzeloberfläche kann zu Wurzelresorptionen und Ankylosen führen [82, 118].

Die Besiedelung der Wurzeloberfläche mit schnell proliferierenden Epithelzellen reduziert das Ausmaß der Regeneration deutlich [81]. Daher ist die Stabilisierung des bestehenden Blutkoagels auf der Wurzeloberfläche so wünschenswert, da durch die Fibrinschicht die apikale Epithelproliferation erschwert wird.

8.3.2 Allgemeine Indikation

Für die verschiedenen Methoden der regenerativen Parodontalchirurgie gelten ähnliche Einschränkungen und Indikationen. Daher werden die Indikationen und Kontraindikationen hier für alle Methoden zusammengefasst. Intraalveoläre und Furkationsdefekte sind die klassischen Einsatzgebiete regenerativer Behandlungsmethoden. Dabei sind Defektmorphologie und -lokalisation wichtige Parameter für die Vorhersagbarkeit des Therapieerfolges.

Indikationen:

- intraalveoläre vertikale Knochendefekte
  - knöcherne Defekttiefe > 3 mm
  - möglichst tiefe schmale Defekte
  - zwei- bis dreiwandige Defekte
- Furkationsbehandlung
  - UK-Molaren bukkal und lingual Klasse I und II
  - OK-Molar bukkal Klasse I und II
  - Furkationen Grad I und II bei mesialen und distalen Furkationen von Oberkiefermolaren (stark eingeschränkte Indikation).

Kontraindikationen:

- horizontaler Knochenabbau
- Furkationen Grad III
- Furkationsbefall von Prämolaren und Weisheitszähnen
- nicht erhaltungswürdige Zähne (fehlendes Restattachment, starker Lockerungsgrad)
- allgemeine Risikofaktoren (z.B. systemische Erkrankungen mit nicht vertretbarem Operationsrisiko, Raucher, schlechte Compliance des Patienten).

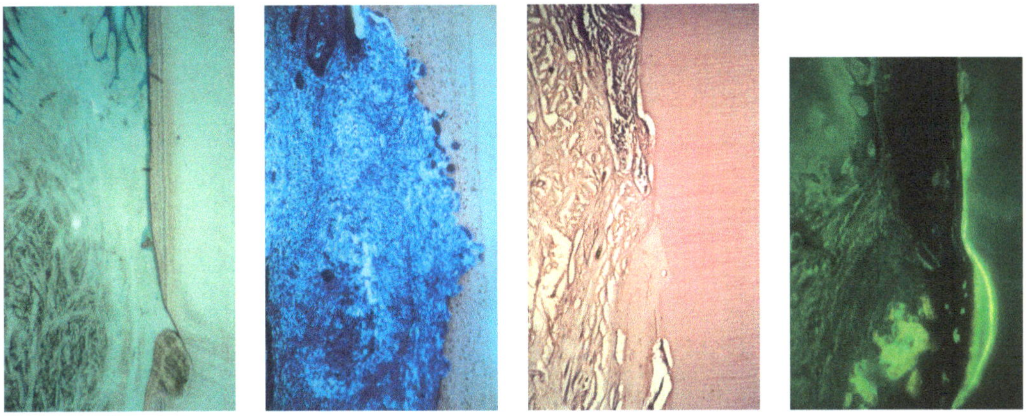

a b c d

Abb. 21 Unterschiedliche Zelltypen in Kontakt mit der Wurzeloberfläche und ihre möglichen Folgen.
a) Epithelzellen (kein neues Attachement); b) gingivale Bindegewebszellen (Resorption); c) Knochenzellen (Ankylose); d) PDL-Zellen (Regeneration).

8.3.3 Einfluss verschiedener Faktoren auf das klinische Ergebnis regenerativer Behandlungen

Das Therapieergebnis der regenerativen Behandlung hängt von einer Reihe von Faktoren ab [34, 47, 80, 89]. Es handelt sich hierbei um eine Gruppe von Faktoren, wie die Compliance des Patienten und seine Mundhygiene, der Erfolg der prächirurgischen Antiinfektionstherapie, das natürliche Wundheilungspotenzial, die flächenspezifischen Charakteristika sowie die chirurgische Technik. Für die erfolgreiche regenerative Therapie ist es notwendig, diese Faktoren bereits bei der Indikationsstellung zu berücksichtigen, um unnötige Eingriffe zu vermeiden.

In der Praxis ist die Vorhersagbarkeit der Methoden eingeschränkt. Deshalb sollte der Patient detailliert aufgeklärt werden, um seine Erwartungen nicht unnötig zu steigern. Die Aufgabe des Behandlers besteht auch darin, dem Patienten unnötige Kosten und Behandlungsmaßnahmen durch sorgfältige Indikationsstellung zu ersparen.

8.3.4 Knochen und Knochenersatzmaterialien

Verschiedenste Knochen und -ersatzmaterialien wurden in den parodontalen Knochendefekt zur Stimulierung der parodontalen Regeneration eingebracht. Man unterscheidet zwischen autogenen, allogenen, alloplastischen und xeno- bzw. heterogenen Knochenmaterialien (Abb. 22). Die Knochenmaterialien weisen unterschiedliche biologische Eigenschaften auf [42, 115]. Man unterscheidet **osteogene** (Knochen wird durch Zellen im Transplantatmaterial selbst gebildet) von **osteokonduktiven** (Transplantatmaterial als Gerüst zur Knochenbildung) und **osteoinduktiven** (Knochenneubildung im benachbarten Weichgewebe neben dem Transplantatmaterial) Materialien [90].

Autogene Knochentransplantate

Es handelt sich hierbei um körpereigenen Knochen des gleichen Individuums. **Spender und Empfänger sind dieselbe Person.** Das Material wird dabei von intraoralen Stellen, wie zahnlosen Kieferabschnitten, Tuberbereichen, retromolaren Bereichen im Unterkiefer oder aus dem Operationsgebiet selbst entnommen. Es eignen sich hierfür Knochenkollektoren oder Knochenschaber. Es kann sich bei autogenen Transplantaten um Knochenmaterial aus der Spongiosa oder der Kompakta handeln. Das Material wird in der Regel mit Blut vermischt und in den Defekt eingebracht.

Die Vorteile dieser Technik liegen in der optimalen Einheilung des Materials. Ebenfalls ist das Risiko der Übertragung infektiöser Erkrankungen ausgeschlossen. Für den Patienten entstehen keine zusätzlichen Kosten für das implantierte Material. Nachteilig erscheint das zweite Operationsgebiet zur Knochenentnahme.

Allogene Knochenersatzmaterialien

Knochenmaterialien, die von **verschiedenen Individuen gleicher Spezies** gewonnen und verarbeitet wurden, bezeichnet man als allogene Knochenersatz-

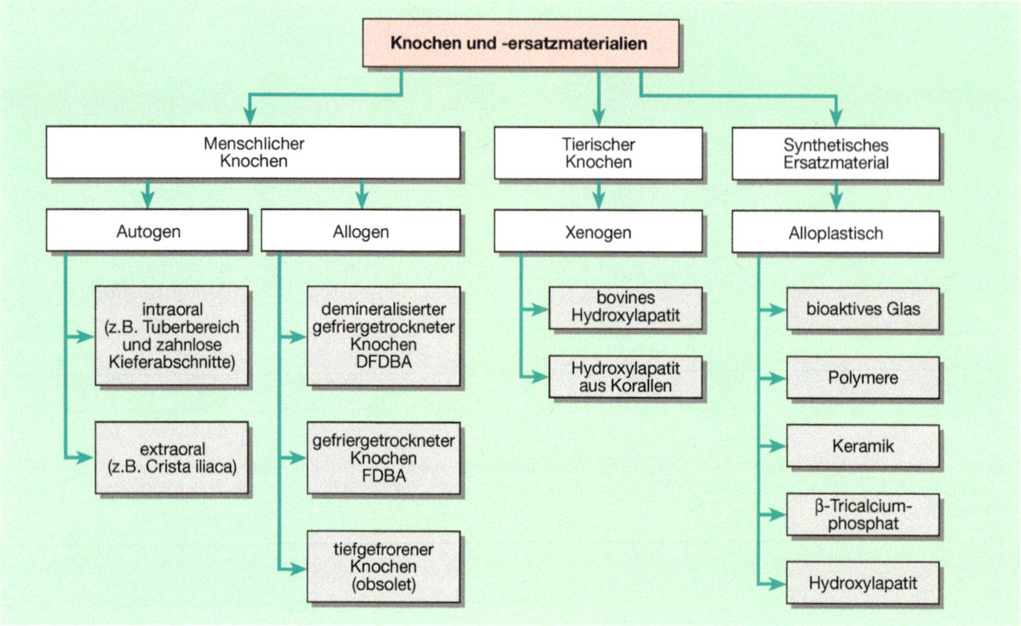

Abb. 22 Knochen und -ersatzmaterialien.

materialien. Dabei kann es sich um lebende oder sterilisierte Zellen der Spongiosa und des Knochenmarks sowie um gefriergetrockneten Knochen handeln. Die knöcherne Regeneration ist durch das Einbringen allogener Knochen und -ersatzmaterialien möglich [44, 103, 105, 107]. Dabei spielen Differenzierungsfaktoren wie das Bone Morphogenetic Protein (BMP) anscheinend eine wichtige Rolle.

Das Verbleiben von Restpartikeln sowie die Abstoßung des Materials (Fremdkörperreaktion) oder das Infektionsrisiko des Spenders mit übertragbaren Krankheiten sind Komplikationen, über die der Patient genauestens aufgeklärt werden muss.

Alloplastische Knochenersatzmaterialien

Alloplastische Materialien sind **synthetisch** hergestellte, **inerte** Knochenersatzmaterialien zur Auffüllung von Knochendefekten und zur Unterstützung der Knochenneubildung. Sie werden in der Regel mit Defektblut angemischt. Die häufigsten verwendeten Materialien sind β-Tricalciumphosphat und bioaktives Glas sowie Hydroxylapatit und Kalziumkarbonat.

Bei dem Bioglas handelt es sich um osteokonduktive Materialien bestehend aus einer Silizium-Kalzium-Phosphat-Keramik. Sie wird als bioaktiv bezeichnet, weil es durch den Kontakt mit Blut seine Oberfläche durch Ausbildung einer Silikatgelschicht ändert [66].

Klinische Fallstudien zeigen, dass es durch alloplastische Knochenersatzmaterialien, eingebracht in parodontalen Knochendefekten, zur Zementneubildung mit inserierenden Fasern und knöchernen Umbauprozessen kommen kann [20, 114, 147, 167].

Xenogene (heterogene) Knochenersatzmaterialien

Bei den xenogenen Materialien handelt es sich um Knochengewebe **anderer Spezies.** In der Parodontalchirurgie finden der demineralisierte gefriergetrocknete bovine Knochen (DMFDBA) und das Hydroxylapatit aus Korallen ihre Anwendung. Der bovine Knochen ist deproteiniert und enthält keine sonstigen organischen Bestandteile. Das osteokonduktive Knochenmaterial wird in den Defekt eingebracht, um den Raum zu erhalten und das Blutkoagel zu stabilisieren. Histologische Studien zeigen, dass boviner Knochen, eingebracht in intraalveolären Defekten, die Regeneration parodontaler Gewebe stimulieren kann [113, 154]. In Kombination mit bestimmten osseoinduzierenden bioaktiven Mediatoren, wie z. B. das rekombinante humane Bone Morphogenetic Protein (rhBMP-7), zeigen sich viel versprechende Resultate hinsichtlich des Ausmaßes an neu gebildetem

Knochen [161]. Besonders in der Implantologie ist der Einsatz xenogener boviner Knochen im Rahmen der gesteuerten Knochenregeneration (Guided Bone Regeneration, GBR) weit verbreitet.

8.3.5 Gesteuerte Geweberegeneration (GTR)

Die GTR-Technik ist eine anerkannte Methode zur regenerativen Behandlung von intraalveolären Defekten, von Grad-II-Furkationsdefekten und von parodontalen Rezessionen. Das Grundprinzip basiert auf der räumlichen Trennung der während der Heilungsphase konkurrierenden Gewebe. Man unterscheidet resorbierbare von nicht resorbierbaren Membranen (Abb. 23). Die Membranen der ersten Generation bestehen aus expandiertem Polytetrafluorethylen (ePTFE). Sie gelten heutzutage immer noch als Goldstandard (s. Abb. 24). Jedoch zeigte sich in der Praxis, dass die Membranen besonders über größeren, komplexen Defekten kollabieren können. Um dem entgegenzuwirken, wurden die Membranen modifiziert. Titanverstärkungen in der Membran sorgten für die nötige Stabilität. Ein Nachteil der nicht resorbierbaren Membranen ist die Notwendigkeit des Zweiteingriffs. Nach vier bis sechs Wochen muss die Membran in einer zweiten Operation entfernt werden. Außerdem besteht bei Exposition der Membran die Gefahr der bakteriellen Besiedelung der Membranoberfläche und der Wundinfektion.

Resorbierbare Membranen haben den Vorteil, dass ein Zweiteingriff unnötig ist. Bei komplexen und größeren Defekten empfiehlt sich eine Kombinationsbehandlung mit Knochen und -ersatzmaterialien (s. Abb. 26). Klinische Studien zeigen, dass der Einsatz von nichtresorbierbaren und resorbierbaren Membranen ähnlich effektiv ist [31, 41, 84, 131].

Chirurgisches Vorgehen

Nach ausreichender lokaler Anästhesie und Desinfektion der Mundhöhle mit einer 0,2%igen CHX-Mundspüllösung wird eine sulkuläre Schnittführung oral und vestibulär durchgeführt. Prinzipiell gilt, dass vor allem interdental maximal weichgewebserhaltend präpariert wird, um eine vollständige Deckung der Membran zu erzielen. Je nach Breite und Dicke des interdentalen Gewebes wird über der Defektstelle eine diagonale Schnittführung oder – wenn

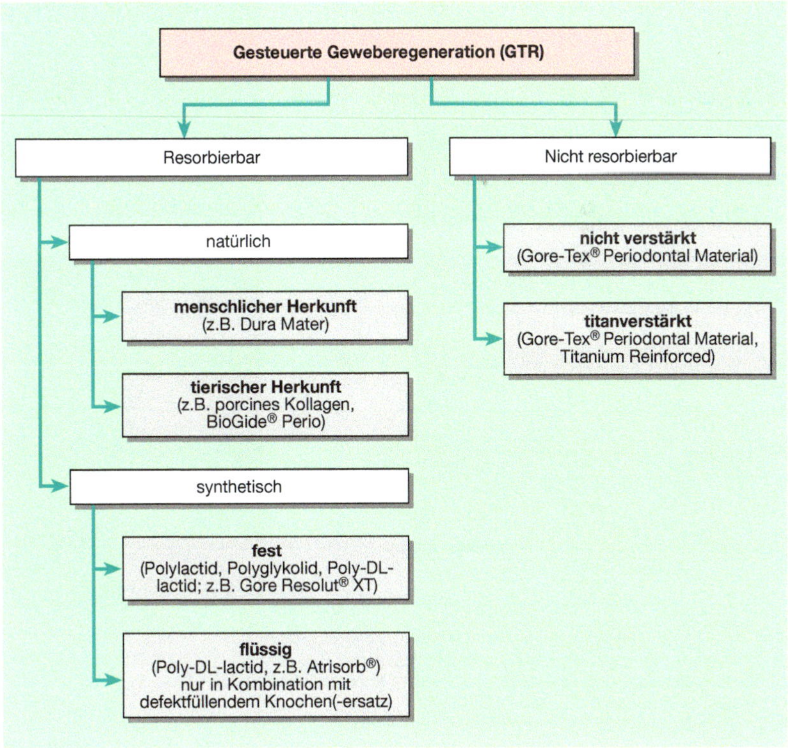

Abb. 23 GTR-Membranen.

möglich – die Technik des modifizierten Papillenerhaltungslappens angewandt. Der Mukoperiostlappen (vollmobilisierter Lappen) wird soweit nach apikal mobilisiert, dass der knöcherne Defekt vollständig dargestellt werden kann. Nach Entfernung des Granulationsgewebes wird die Wurzeloberfläche mechanisch und chemisch bearbeitet. Die Membran wird je nach Defektmorphologie so getrimmt, dass sie überall um mindestens 2 mm den Defektrand überragt. Sie wird über Einzelzahnumschlingungsnähte fixiert (Abb. 24).

Zur vollständigen spannungsfreien Membrandeckung wird der vestibuläre Lappen über eine horizontale Periostschlitzung mobilisiert. Nach einer Kontrolle der Lappenadaptation werden die Lappen über Matratzennähte (Gore-Tex® 5-0) in ihre koronale Position verschoben und fixiert. Die interdentale Feinadaptation wird über Einzelknopfnähte (Prolene® 6-0, 7-0) durchgeführt. Abschließend werden, falls vorhanden, die vertikalen Entlastunginzisionen mit Einzelknopfnähten verschlossen (Prolene® 6-0, 7-0).

Komplikationen

Die Membranexposition ist das häufigste Problem während der Heilungsphase nach einer GTR-Therapie [25, 29, 30]. Diese Komplikation geht einher mit der Weichgewebsnekrose und der interdentalen Kraterbildung. Obwohl einige Studien zeigen konnten, dass die Membranexposition während der Heilungsphase keinen nennenswerten Einfluss auf die regenerative Heilung hat [25, 110], gilt es allgemein als anerkannt, dass die geschlossene Heilung unbedingt angestrebt werden muss und dass Misserfolge in der GTR-Therapie damit zusammenhängen [67]. Die Compliance des Patienten spielt in diesem Zusammenhang eine wesentliche Rolle (Abb. 25). Anscheinend hängen Prävalenz und Ausmaß der Membranexpositionen jedoch auch von der Struktur der

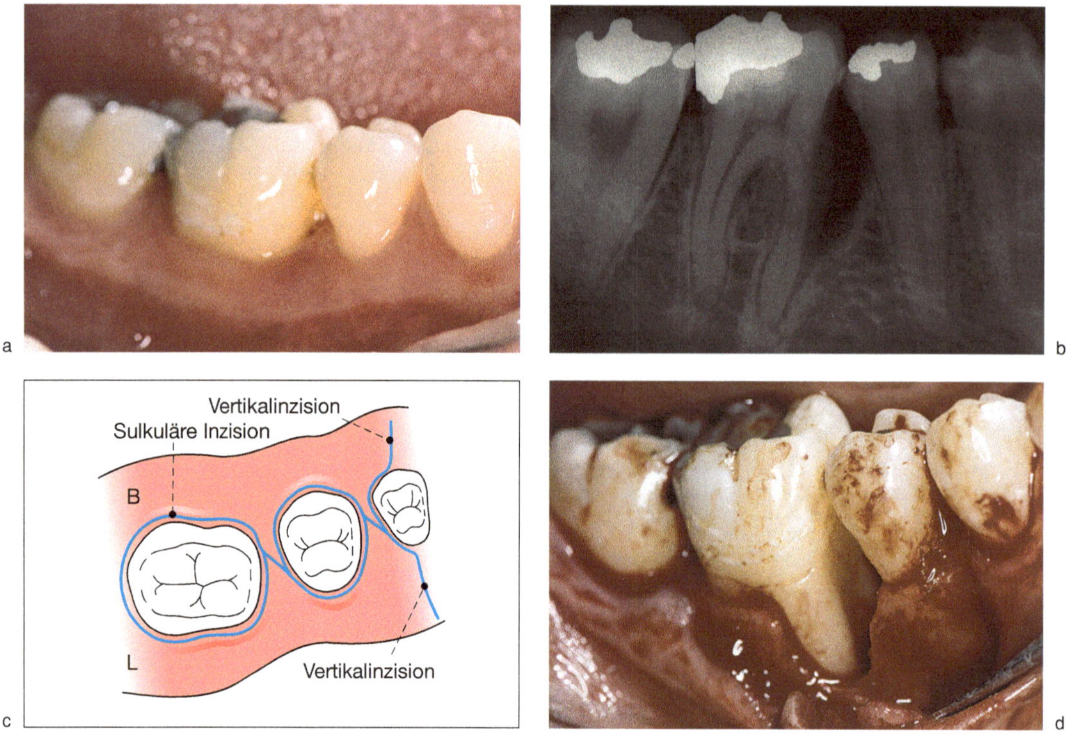

Abb. 24 a bis d Patientin mit lokalisierter aggressiver Parodontitis.
a) Klinische Ausgangssituation nach Initialbehandlung (ST 10,0 mm).
b) Ausgangssituation im Röntgenbild mit vertikalem Knochenabbau an Zahn 36.
c) Schematische Darstellung der Schnittführung.
d) Intraoperativer Befund des einwandigen Knochendefekts.

Fortsetzung siehe gegenüberliegende Seite

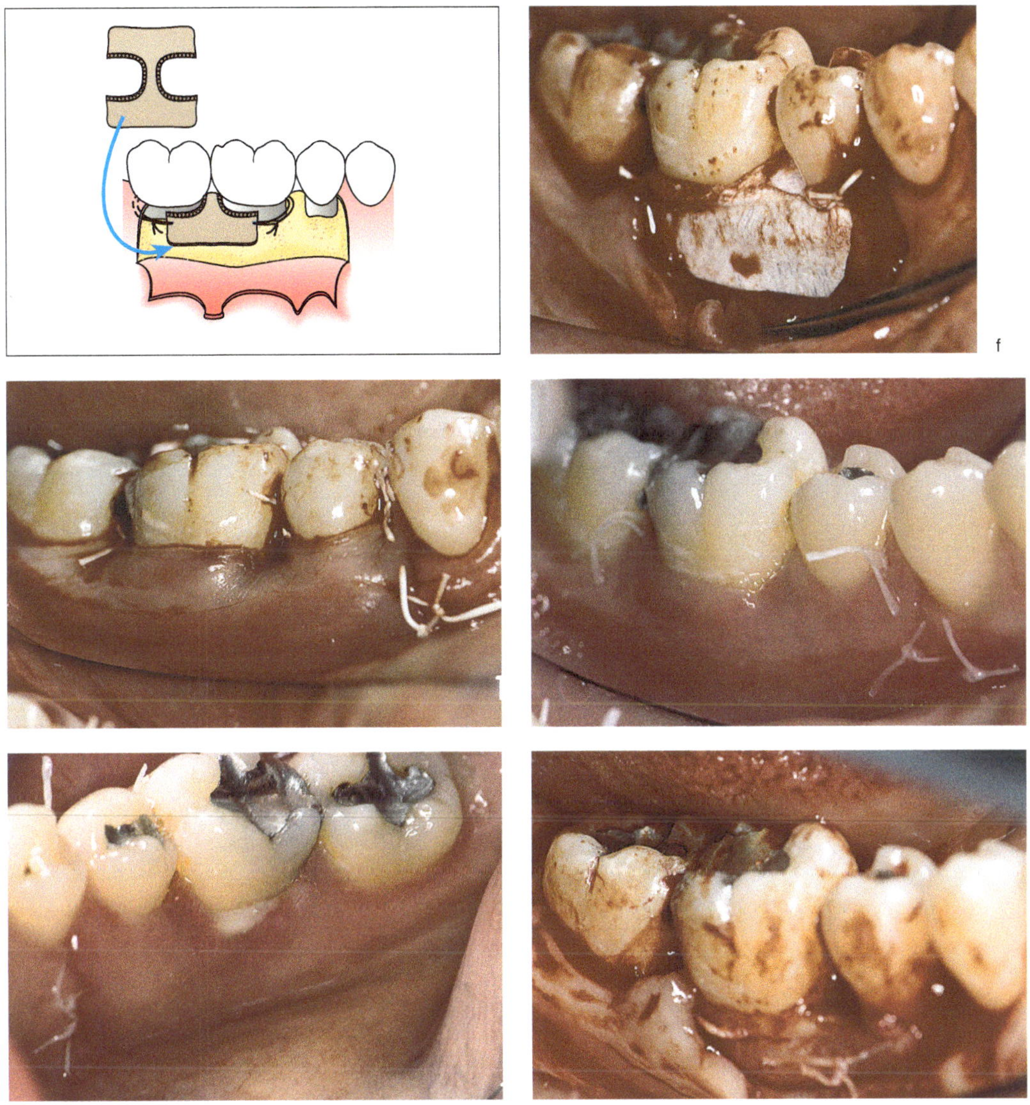
e f g h i j

Abb. 24 Fortsetzung e bis j
e und f) Anpassung und Fixation der nichtresorbierbaren interproximalen posterioren Membran (Gore-Tex®-Membran) schematisch und in situ dargestellt.
g) Adaptation des bukkalen und lingualen Lappens mit Einzelknopfnähten.
h) Kontrolle nach 1 Woche vestibulär (entzündungsfreier klinischer Zustand).
i) Lingual exponierter Membrankragen mit klinisch reizlosem Weichgewebe.
j) Vor der Membranentfernung präparierter Mukoperiostlappen. Vollständige und reizlose Gewebeintegration der Membran.

Fortsetzung siehe nächste Seite

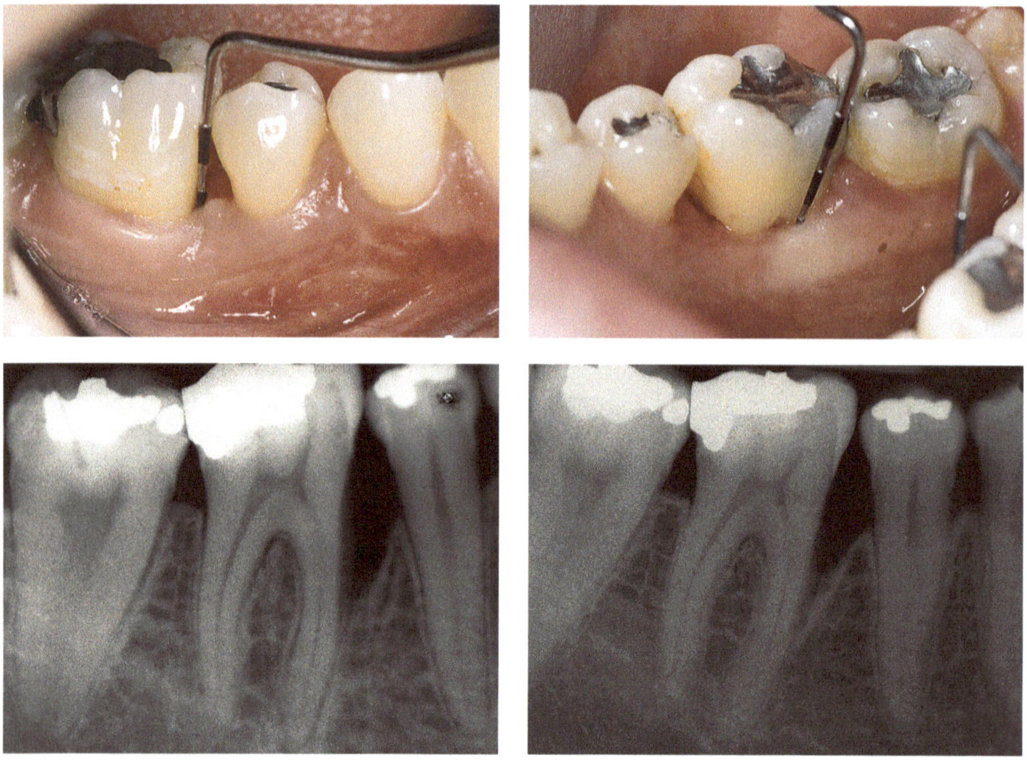

k l m n

Abb. 24 Fortsetzung k bis n
k und l) Kontrolle nach 1 Jahr. Sondierungstiefe stark reduziert (ST 4,5 mm) und lingual ST 1,5 mm.
m) Röntgenbild nach 1 Jahr. Köcherne Defektauffüllung sichtbar (vgl. Abb. 24b).
n) Röntgenologischer Befund nach 10 Jahren.

Membran ab. Bei resorbierbaren Membranen beeinflusst die Resorptionsrate den klinischen Erfolg [25]. Die Resorption bei Membranexposition wird durch den Einfluss von Speichel, Plaqueakkumulation und mechanischer Irritation beschleunigt. Die eigentliche Barrierefunktion der Membran wird dadurch eingeschränkt.

8.3.6 Biologische Mediatoren

Schmelz-Matrix-Protein (SMP)

Auf Grundlage neuer biologischer Erkenntnisse wurde das Schmelzmatrixprotein (SMP) Ende der 90er-Jahre in der parodontalen regenerativen Therapie eingeführt [58, 59]. Die Anwendung von SMP zur Induktion echter regenerativer Heilung wird auch als „EMD (Enamel Matrix Derivate) Guided Regeneration" (EGR) bezeichnet [8]. Ihre klinische Effizienz wurde in zwei Multicenterstudien bezüglich der Sondierungstiefe und des röntgenologischem Knochengewinns gezeigt [64, 177]. Es wird angenommen, dass durch das chirurgische Einbringen von exogener SMP natürliche Vorgänge, die während der Entwicklungsphase parodontaler Gewebe stattfinden, nachgeahmt werden. Man spricht hier auch vom so genannten **„Biomimikry"** [49]. Es wurde gezeigt, dass die Zellen der inneren Hertwig-Epithelscheide kurz vor der Zementbildung das SMP auf die Wurzeloberfläche sezernieren. Dort initiiert das SMP den Prozess der Zementogenese [58]. Die Entstehung des parodontalen Ligaments sowie des Alveolarknochens ist mit diesem Vorgang assoziiert.

> Mit SMP benetzte Oberflächen verbessern die Haftung, das Wachstum und den Metabolismus von PDL-Zellen.

Dagegen hat SMP keinen solchen Effekt auf gingivale Fibroblasten und Epithelzellen [48, 100, 164]. Somit wird durch die Förderung der PDL-Zellen zur Besie-

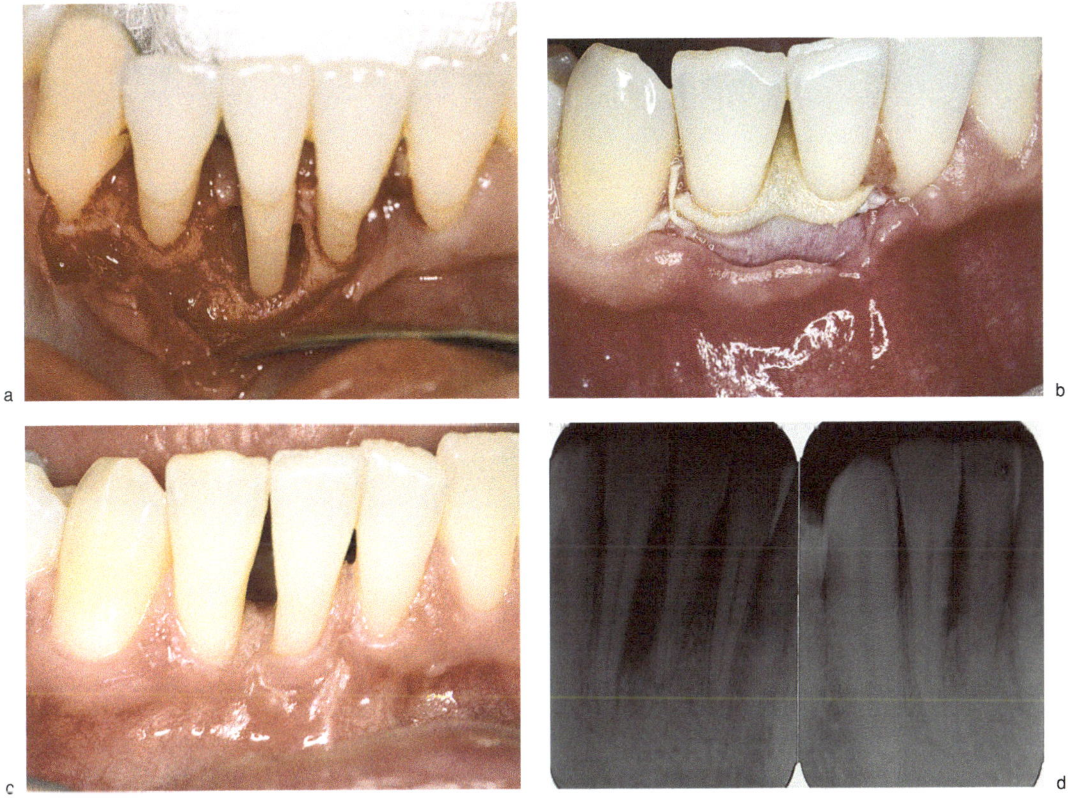

Abb. 25 Patient mit chronischer lokalisierter Parodontitis und mit ausgezeichneter Compliance. Fallbeispiel für GTR-Komplikation mit klinischem Erfolg.
a) Schüsselförmiger Knochendefekt mit Restattachment lingual.
b) Klinische Situation vor Membranentfernung 4 Wochen postOP: großflächige Membranexposition Regio 41/42 (beachte plaquefreie Membranoberfläche und reizlos).
c) Kontrolle nach 1 Jahr.
d) Zahnfilm. Links: unmittelbar vor GTR-Therapie; rechts: Kontrolle nach 1 Jahr mit deutlichem Knochenaufbau.

delung der Wurzeloberfläche die regenerative Wundheilung unterstützt. Histologische Untersuchungen zeigen weiterhin, dass es nach SMP-Applikation auf der Wurzeloberfläche zur Regeneration aller parodontalen Strukturen mit Ausbildung von neuem Wurzelzement kommen kann [58, 59, 63, 106, 152, 153, 174].

Das klinische Ergebnis sowie das Indikationsgebiet der SMP-Therapie ist vergleichbar mit der GTR-Therapie (Abb. 26) [131]. Der Einsatz von SMP ist durch ein geringes immunogenes Potenzial auch bei mehrfacher klinischer Anwendung unbedenklich [177]. Obwohl in klinischen Studien die Effizienz von SMP durch die signifikante Verbesserung der klinischen Parameter unumstritten ist [39, 63, 64, 71, 131, 152, 153], zeigt ihre Anwendung dennoch Unterschiede in der Vorhersagbarkeit ihrer klinischen Ergebnisse [80]. Möglicherweise lässt sich das dadurch erklären, dass durch eine Reihe von modifizierenden Faktoren das klinische Resultat nicht unerheblich beeinträchtigt wird.

Wachstums- und Differenzierungsfaktoren (bioaktive Faktoren)

Das Ziel des parodontalen **„Tissue Engineering“** ist die gezielte Förderung bestimmter Zellen zur regenerativen Heilung der verloren gegangenen parodontalen Gewebe. **Signalmoleküle,** so genannte „biologisch aktive Faktoren“, beeinflussen nicht unerheblich die Geweberegeneration und werden in der Parodontologie eingesetzt. Chemotaxis, Differenzierung, Proliferation und Synthese von extrazellulärer Matrix werden durch sie reguliert [2, 70].

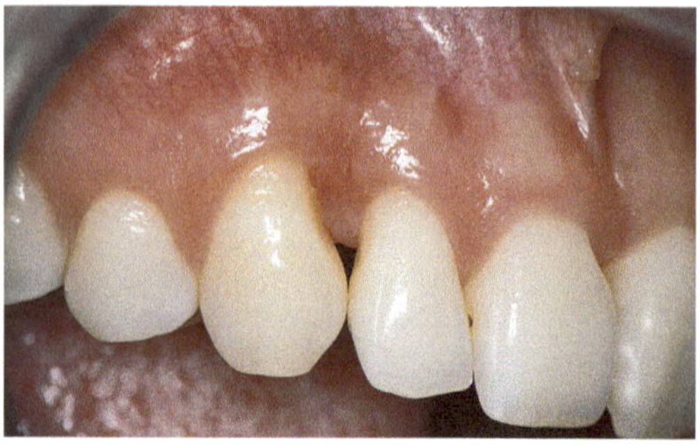
a

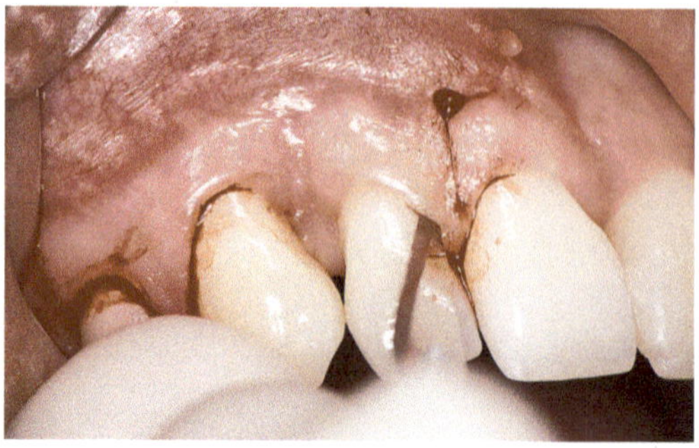
b

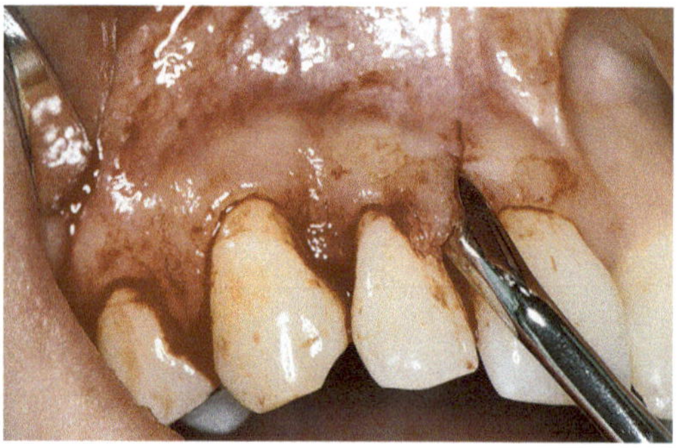
c

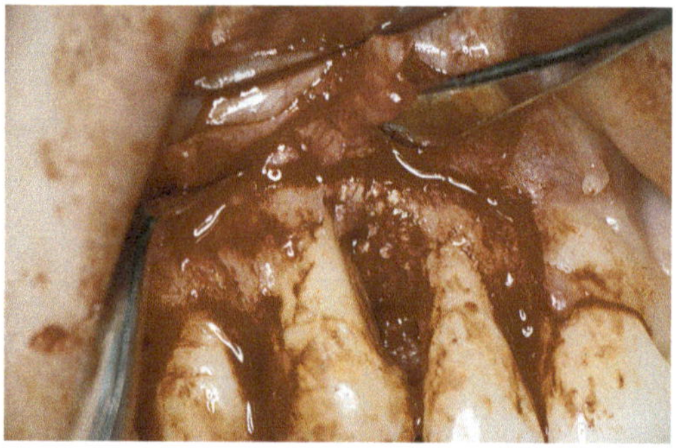
d

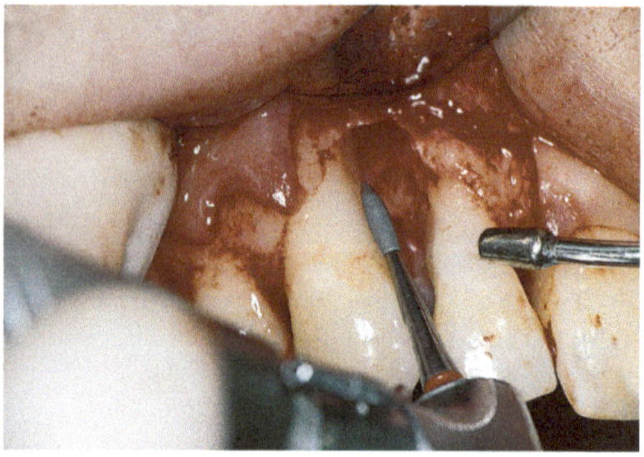
e

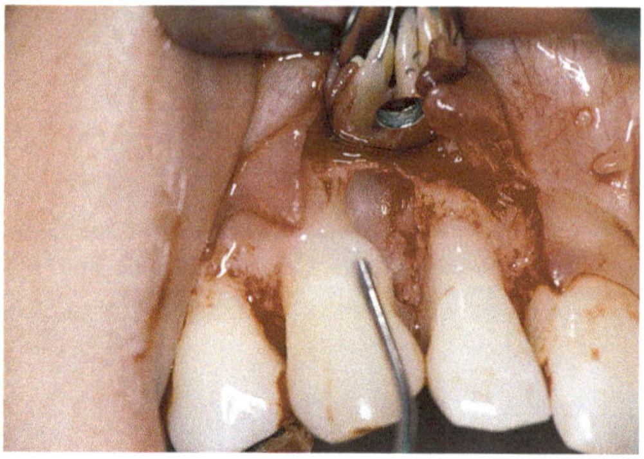
f

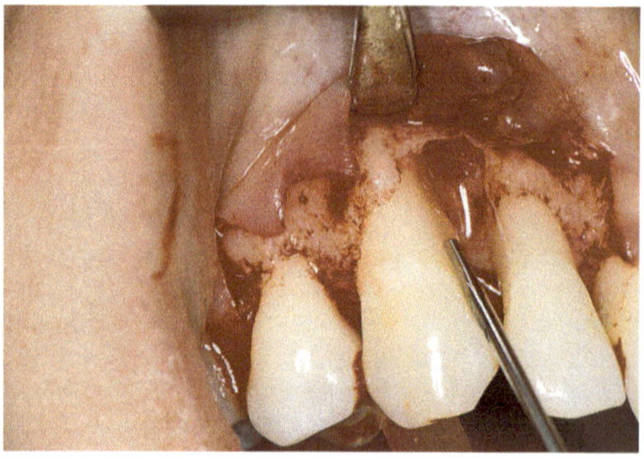
g

Abb. 26 a bis g Die Patientin mit aggressiver lokalisierter Parodontitis wurde alio loco bereits parodontalchirurgisch behandelt. Nach rezidivierender Entzündung wurde die Behandlung der Patientin mit sehr guter Compliance übernommen.

a) Klinischer Zustand nach Initialbehandlung (Antiinfektionstherapie).

b) Gewebeschonende Inzisionen (interdental schräg, sulkulär) und vertikale paramediane Entlastungsschnitte.

c) Atraumatisches Aufklappen des Lappens (Raspatorium, Hu-Friedy).

d) Alio loco eingebrachtes Hydoxylapatitgranulat, nicht eingeheilt.

e) Ausräumung des Defekts sowie Reinigung und Glättung der Wurzeloberfläche.

f) Konditionierung der Wurzeloberfläche mit EDTA-Gel (PrefGel®, Straumann, D-79111 Freiburg).

g) Benetzung der Oberfläche mit einem Schmelz-Matrix-Protein (Emdogain®, Straumann, D-79111 Freiburg).

Fortsetzung siehe gegenüberliegende Seite

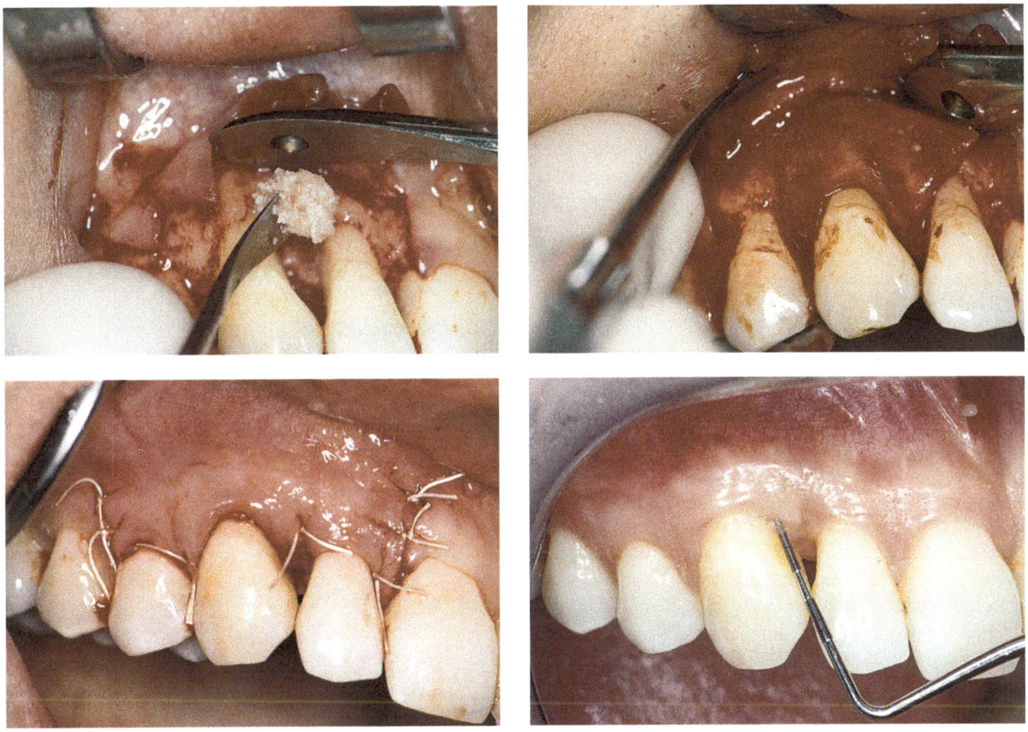

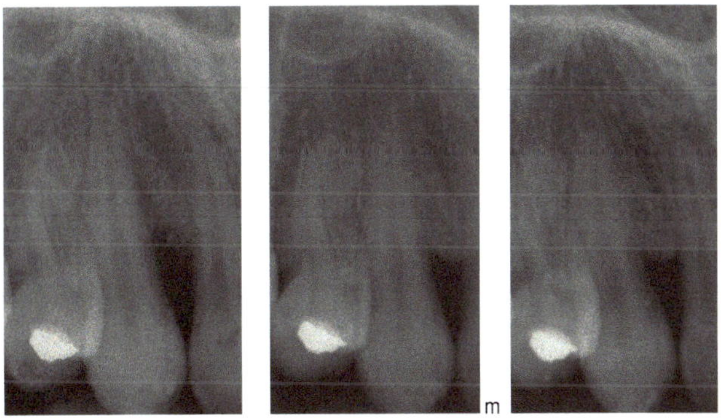

Abb. 26 Fortsetzung h bis n
h) Einbringen von Knochenersatzmaterial (Bio-Oss® Spongiosa Granulat, Geistlich, Baden-Baden).
i) Einbringen einer Kollagenmembran (Bio-Gide® Perio, Geistlich, Baden-Baden).
j) Reposition des Lappens mit interdentalen Einzelknopfnähten.
k) Kontrolle nach 4 Jahren, mesiobukkale ST 2 mm.
l) Zahnfilm unmittelbar vor der regenerativen Parodontalchirurgie (Granulat sichtbar).
m) Zahnfilm nach 2 Jahren (knöcherner Defekt scheint röntgenologisch ausgeheilt).
n) Zahnfilm nach 4 Jahren (Situation stabil).

Eine Reihe von bioaktiven Faktoren können mittlerweile gentechnisch in hoch reiner Form und in großen Mengen produziert werden [73]. Die Signalmoleküle entfalten ihre Wirkung in **autokriner** (Faktoren wirken sich auch auf die Zelle aus, aus der sie hervorgegangen sind) oder **parakriner** (Faktoren beeinflussen dagegen nur die Zielzelle und ihre Produkte) Weise. Man unterscheidet zwischen Wachstums- und Differenzierungsfaktoren.

Wachstumsfaktoren sind mitogene Polypeptide (z. B. PDGF, TGF-β, IGF-I und -II), die die Zellteilung und -proliferation regulieren. Sie können lokal oder systemisch das Wachstum und die Funktion von unterschiedlichen Zellen beeinflussen. **Differenzierungsfaktoren** beeinflussen dagegen die „Qualität", d. h. den Phänotyp, der gewebebildenden Zellen. Die Vorläuferzellen werden unter ihrem Einfluss zu reifen, potenten Zellen differenziert. Das „Bone Morphogenetic Protein" (BMP) [163] beispielsweise wirkt sich auf ortsständige Mesenchymzellen so aus, dass sie zu Osteoblasten differenzieren und somit die alveoläre Heilung beeinflussen können. Bioaktive Faktoren regulieren zudem auch die Wundheilung des Hart- und Weichgewebes. Daher werden sie zur Beschleunigung und Unterstützung der physiologischen Wundheilung in der Parodontalchirurgie eingesetzt.

Obwohl eine Mehrzahl von Faktoren bekannt sind, haben sich viele in vorklinischen Tests als nicht geeignet erwiesen. In der Parodontologie werden relativ wenige klinisch angewandt und untersucht.

8.3.7 Postoperative Nachsorge nach regenerativer Behandlung

Die Patienten werden über die Besonderheiten der Heilungsphase durch ein ausführliches Gespräch aufgeklärt. Die prächirurgische Antiinfektionstherapie während der Initialphase macht die Verordnung von Antibiotika nach regenerativer Parodontalchirurgie überflüssig. Zur Infektionsprophylaxe spült der Patient zweimal täglich mit einer 0,2%igen CHX-Lösung über vier bis sechs Wochen. Postoperative Kontrollen finden nach ein, zwei, drei und sechs Wochen statt. Da der Patient in einem Zeitraum von drei Wochen das Operationsgebiet nicht durch Hygienemaßnahmen wie Zähneputzen und interdentales Fädeln traumatisieren darf, ist es i. d. R. erforderlich, dass die weichen Beläge durch den Behandler vorsichtig entfernt werden. Außerdem ist eine Kaubelastung im Operationsgebiet für vier bis sechs Wochen zu vermeiden. Bei einer Membranexposition ohne weitere Komplikationen wird die Membran nicht vorzeitig entfernt. Der Patient bestreicht die Stelle zweimal täglich mit einem 1% Chlohexidin-Gel. Von einer erneuten Deckung wird abgeraten. Die Entfernung der Nähte findet nach 14 Tagen statt.

Nicht resorbierbare Membranen werden nach vier bis sechs Wochen chirurgisch entfernt. Dazu wird nach sulkulärer Inzision der Lappen nur soweit mobilisiert, bis die Membran vollständig dargestellt ist. Die Umschlingungsnähte werden durchtrennt und die Membran wird vorsichtig mit einem feinen Raspatorium von der Unterlage abpräpariert und mit einer Pinzette entfernt, ohne das darunter liegende regenerierte Gewebe zu verletzten. Die Lappeninnenseite sollte vor Nahtverschluss mit einer Kürette oder einer feinen Schere getrimmt werden, ohne den Lappen zu stark auszudünnen. Der primäre Verschluss wird durch interdentale Einzelknopfnähte erreicht.

Um die erreichten Ergebnisse langfristig zu erhalten, muss im Rahmen der UPT unter Berücksichtigung des Risikoprofils die klinische Situation neu beurteilt werden.

Bei Vorliegen von tiefen Resttaschen (Restknochendefekt) auch nach regenerativer Parodontalchirurgie sollte entweder eine chirurgische Taschenelimination oder eine regenerative Behandlung (schrittweise regenerative Parodontaltherapie) durchgeführt werden.

8.4 Plastische Parodontalchirurgie

8.4.1 Weichgewebe

Gingivektomie/Gingivoplastik

Bei dieser Technik steht die chirurgische Entfernung des infizierten und morphologisch veränderten Weichgewebes im Mittelpunkt (Abb. 28 und 29). Es handelt sich hierbei um eine kombinierte **plastisch-resektive Behandlung**, bei der die Gingiva eine physiologische Form erhalten soll. Die Gingivektomie wird selten als alleinige Maßnahme zur Taschenelimination durchgeführt (Abb. 27). Sie zählt eher zu den plastischen Maßnahmen parodontalchirurgischer Eingriffe.

Man unterscheidet die **interne** sowie die **externe** Gingivektomie von gingivoplastischen Therapien.

Interne Gingivektomie. Die interne Gingivektomie wird heutzutage selten angewendet. Lediglich bei der resektiven Behandlung im Oberkiefer kann palatinal eine interne Gingivektomie zur Eliminierung der Weichgewebstasche durchgeführt werden, da hier keine Apikalverschiebung des palatinalen Lappens möglich ist.

Ansonsten ähnelt die Indikation und Kontraindikation sowie die Schnittführung der ENAP-Technik (s.

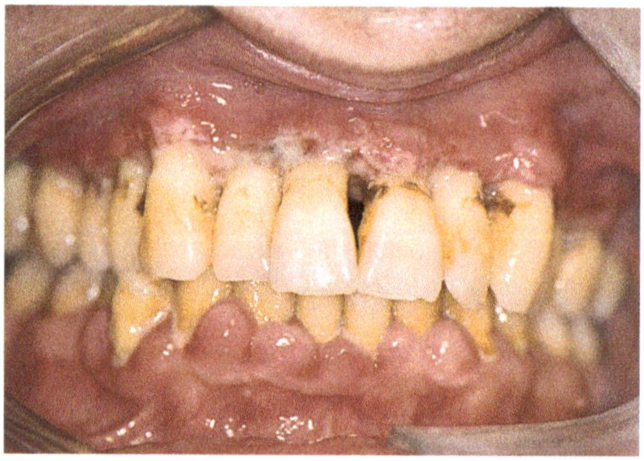

Abb. 27 Patient mit chronischer mittelschwerer Parodontitis (generalisiert) und hyperplastischer Gingivavergrößerung im Frontzahnbereich. Zustand nach isoliert durchgeführter Gingivektomie (alio loco) ohne Einbindung in ein parodontales Gesamttherapiekonzept.

Kap. 8.2.6). Interdentale Nähte (Gore-Tex® CV-6, Prolene® 6-0) fixieren die vestibulären und oralen Gingivalappen. Vertikale Inzisionen sind kontraindiziert.

Externe Gingivektomie und Gingivoplastik. Die Wiederherstellung einer physiologischen Gingivamorphologie und die Elimination von Pseudotaschen bei Gingivavergrößerungen sind die Hauptziele der Gingivektomie und Gingivoplastik. Der Indikationsbereich ist stark eingeschränkt. Diese Technik sollte primär nicht zur Eliminierung reiner Weichgewebstaschen angewandt werden, da zur Reduktion der Sondierungstiefe andere, gewebeschonendere Techniken zur Verfügung stehen.

Indikation:
- reine fibrotisch verdickte Weichgewebstaschen/ Pseudotaschen > 4 mm (vererbte, hormonelle, idiopathische oder medikamentöse Gingivavergrößerung) und Tuberplastik ohne intraalveoläre Knochentasche
- Freilegung von besonders tiefen Präparationsgrenzen vor der Abformung (enge Indikationsstellung)
- Freilegung von retinierten Zähnen
- interne Gingivektomie kombiniert bei resektiven Verfahren bevorzugte Methode palatinal
- chirurgische Kronenverlängerung („Gummy Smile") bei ausreichend breiter Gingiva
- interdentale Krater nach nekrotisierenden parodontalen Erkrankungen.

Kontraindikation:
- supraalveoläre Taschen (besonders im Frontzahnbereich) ohne Gingivavergrößerung
- keine adäquat breite und dicke angewachsene Gingiva
- intraalveoläre Knochentaschen
- Knochenverdickung im Operationsgebiet (Gefahr der Freilegung).

Chirurgisches Vorgehen der externen Gingivektomie: Vor dem chirurgischen Eingriff wird mit einer 0,2 %igen CHX-Spülung für 1 min gespült und das Weichgewebe lokal anästhesiert. Bei der externen Gingivektomie ist zusätzlich die direkte Injektion im Bereich der Papille (Infiltration in die Papille) empfehlenswert. Dadurch wird eine relative Blutungskontrolle im Operationsgebiet erreicht.

Zunächst werden Blutpunkte als Orientierungshilfe mit speziellen Markierungspinzetten auf die Außenseite der Gingiva übertragen. Dabei lässt sich kontrollieren, ob sich der Taschenfundus in einem ausreichenden Abstand zur Mukogingivalgrenze befindet. Weder der Alveolarknochen noch die mukogingivale Grenze dürfen bei der Inzision tangiert werden.

Die primäre Inzision verläuft schräg nach apikal offen (ca. 45°) 1–2 mm apikal der Blutpunkte. Der kontinuierliche Schrägschnitt wird mit einem Gingivektomiebeil und abschließend mit dem Papillenmesser interdental durchgeführt. Die Inzisionslinie sollte nach Möglichkeit girlandenförmig verlaufen. Das zu exzidierende Gewebe wird scharf von seiner Unterlage getrennt.

Nach Freilegung und Blutstillung werden die Zähne mit Hand- und Ultraschallinstrumenten gereinigt (Scaling und Wurzelglättung). Die anschließenden **gingivoplastischen** Maßnahmen (Brechen der Inzisionskante, Papillenplastik sowie die Ausformung der Jugae alveolaris) werden mit schlingen- oder rhombusförmigen Elektrotomansätzen durchgeführt, sodass eine physiologische Gingivaform entsteht. Es ist darauf zu achten, dass sich nur eine dünne Koagelschicht auf der Wunde befinden darf. Durch Kompression mit einem mit Kochsalzlösung (0,9 %) getränktem Tupfer für 2 min lässt sich die Blutung kontrollieren. Das breite Exzisionsbett muss mit einem **Wundverband** oder einer zuvor hergestellten **Verbandplatte** geschützt werden. Der Wundverband sitzt drucklos auf und darf nicht die bewegliche Schleimhaut bedecken, da ansonsten Druckstellen entstehen können (Abb. 28 und 29).

Postoperative Nachsorge: Nach sieben bis zehn Tagen kann der Wundverband abgenommen werden. Die Zahnoberflächen werden vorsichtig mit einem Prophylaxekelch und Polierpaste gereinigt. Es folgt die Säuberung der Wundfläche (Wundtoilette). Unterstützende CHX-Spülungen werden so lange verordnet, bis der Patient sein volles Mundhygieneprogramm wieder aufnehmen kann. Die Heilung erfolgt über sekundäre Granulation. Die interdentale Wundfläche epithelialisiert zuletzt. Nach drei Wochen ist die Heilung abgeschlossen.

Tuberplastik

Häufig erschweren fibröse Gingivaverdickungen die professionelle und individuelle Plaquekontrolle. Daher wurden plastische parodontalchirurgische Techniken entwickelt, um eine günstigere Gingivamorphologie zu schaffen und gleichzeitig parodontale Taschen zu reduzieren oder zu eliminieren (s. Abb. 30 bis 32).

Supraalveoläre Taschen können durch den reinen Weichgewebsabtrag eliminiert werden (Gingivektomie). Eine horizontale Inzision, beginnend distal des Tubers, entfernt die Weichgewebswand und das fibrös verdickte Material. Diese Technik kann nur bei ausreichend breiter Gingiva erfolgen. **Infraalveoläre** Taschen dagegen werden in Kombination mit einer Lappenoperation behandelt. Aufgrund des chirurgi-

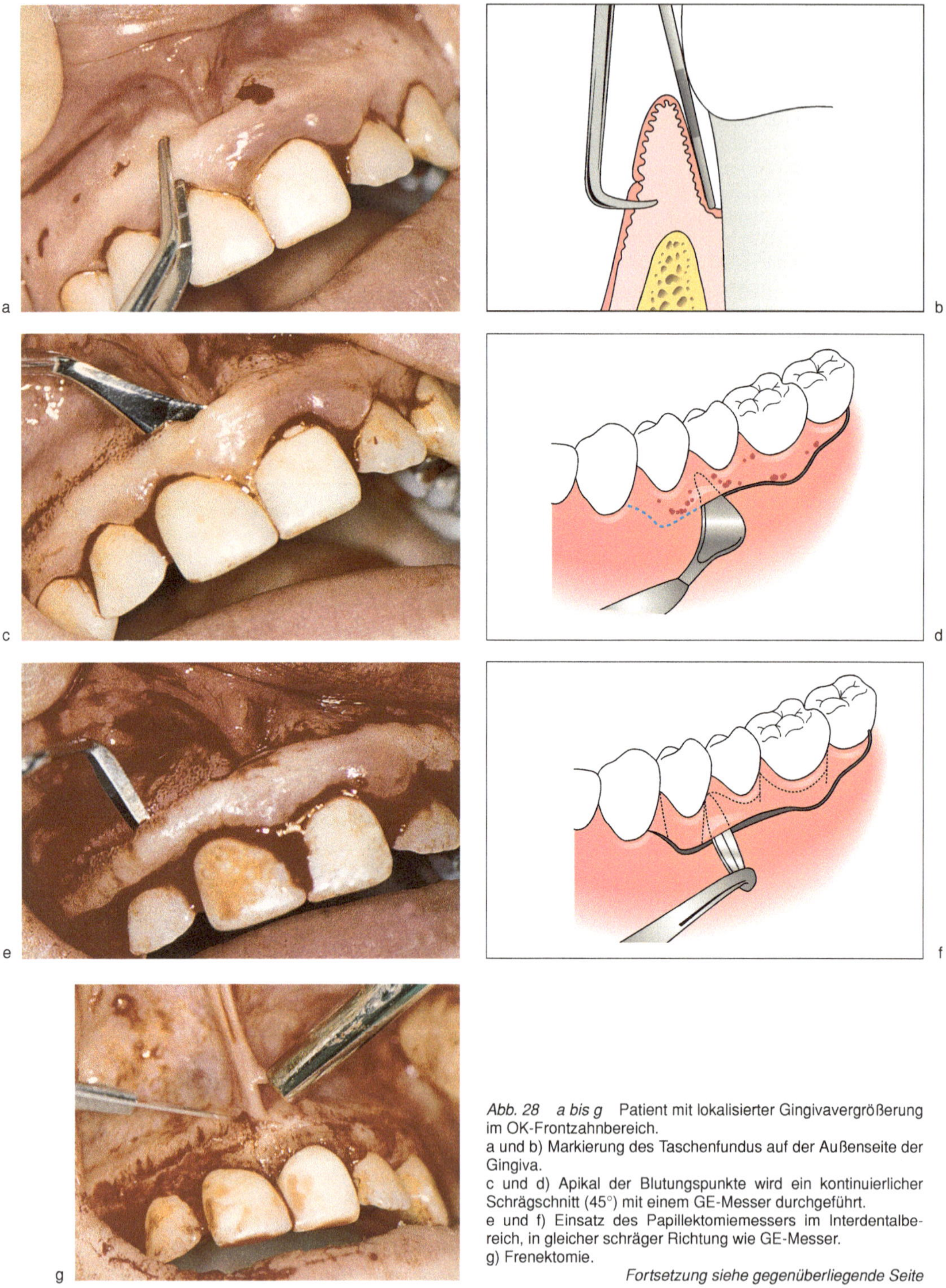

Abb. 28 a bis g Patient mit lokalisierter Gingivavergrößerung im OK-Frontzahnbereich.

a und b) Markierung des Taschenfundus auf der Außenseite der Gingiva.

c und d) Apikal der Blutungspunkte wird ein kontinuierlicher Schrägschnitt (45°) mit einem GE-Messer durchgeführt.

e und f) Einsatz des Papillektomiemessers im Interdentalbereich, in gleicher schräger Richtung wie GE-Messer.

g) Frenektomie.

Fortsetzung siehe gegenüberliegende Seite

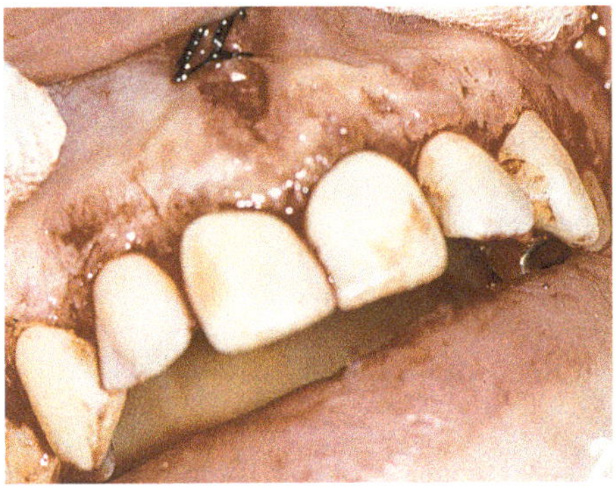

h

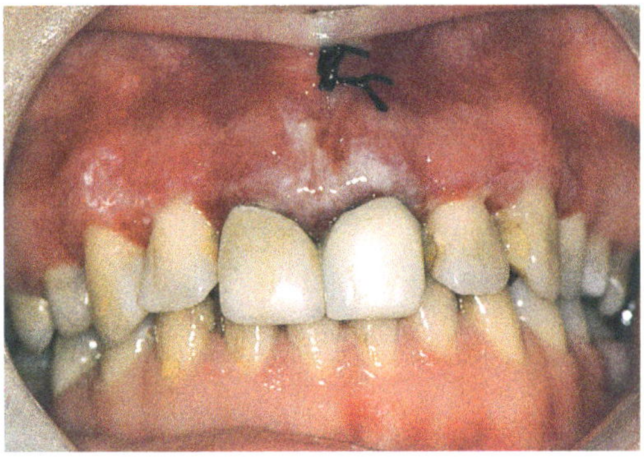

i

Abb. 28 Fortsetzung h und i
h) Zustand nach Gingivektomie, Gingivoplastik und Frenektomie.
i) Heilung nach 1 Woche postOp.

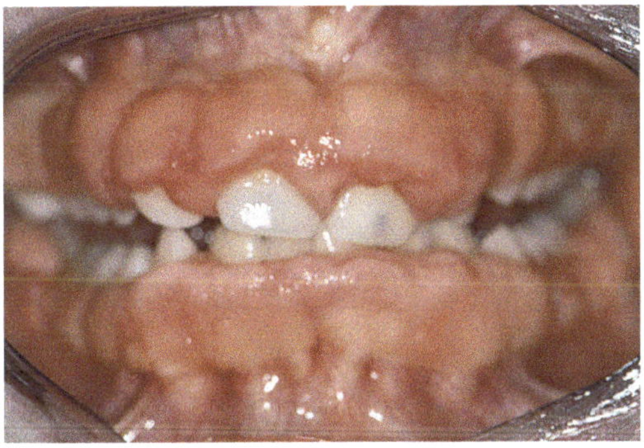

a

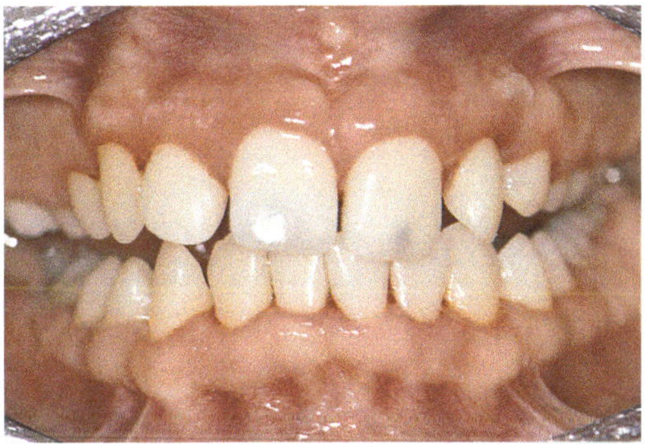

b

Abb. 29 Patient mit hereditär verankerter Gingivavergrößerung. Der Patient wurde vor kieferorthopädischer Behandlung überwiesen. Die Compliance war nur mittelmäßig bis schlecht.
a) Zustand vor der Gingivektomie/Gingivoplastik.
b) Kontrolle nach 6 Wochen.

schen Zugangs kann die Wurzeloberfläche, besonders im Bereich der distalen Furkation, effektiv gereinigt und geglättet werden. Osteoplastische Maßnahmen können bei infraalveolären Defekten zusätzlich eingesetzt werden.

Die Tuberplastik wird in der Regel distal bei endständigen Zähnen durchgeführt (distale Keilexzision). Sie kann aber auch an anderen Flächen und Zähnen mit fibrös verdickter Gingiva indiziert sein (einzeln stehende Zähne). Man unterscheidet zwischen der klassischen distalen Keilexizision (Abb. 30) [145] (Distal-Wedge-Operation) und einer Vielzahl von Modifikationen wie die modifizierte distale Keilexzision (Abb. 31) [142], der halbmondförmig gestielte Lappen [24] und die asymmetrisch schräge Inzision (Z-Form) (Abb. 32).

Indikation. Bei einzeln stehenden oder endständigen Zähnen mit

- fibrös verdickter Gingiva
- supraalveolären Taschen (Pseudotaschen)
- infraalveolären Taschen
- ausreichend befestigter Gingiva.

Chirurgisches Vorgehen

Klassische Keilexizision: Die erste Inzision wird im Bereich (retromolar bzw. Tuberbereich) der Knochentasche bis auf den Taschenfundus durchgeführt. Dabei entsteht ein keilförmiges Gingivaexzidat, das in toto entfernt werden kann. Die Inzision wird sulkulär oder paramarginal halbmondförmig nach mesial geführt, um die Lappenbildung sowie die anschließende Entfernung des Gingivakeils und die Lappenadaptation zu erleichtern (Abb. 30). Eine zweite, unterminierende Inzision dünnt den bukkalen und oralen Lappen aus. Nach Mobilisation und Entfernung des Exzidats wird die Wurzeloberfläche gereinigt und geglättet. Der Knochen wird in der Regel resektiv bearbeitet. Die Lappenränder werden durch Einzelknopfnähte flächig adaptiert.

Modifizierte distale Keilexzision: Bei dieser Technik werden zwei parallele Inzisionen im Tuberbereich posterior bis auf den Knochen durchgeführt.

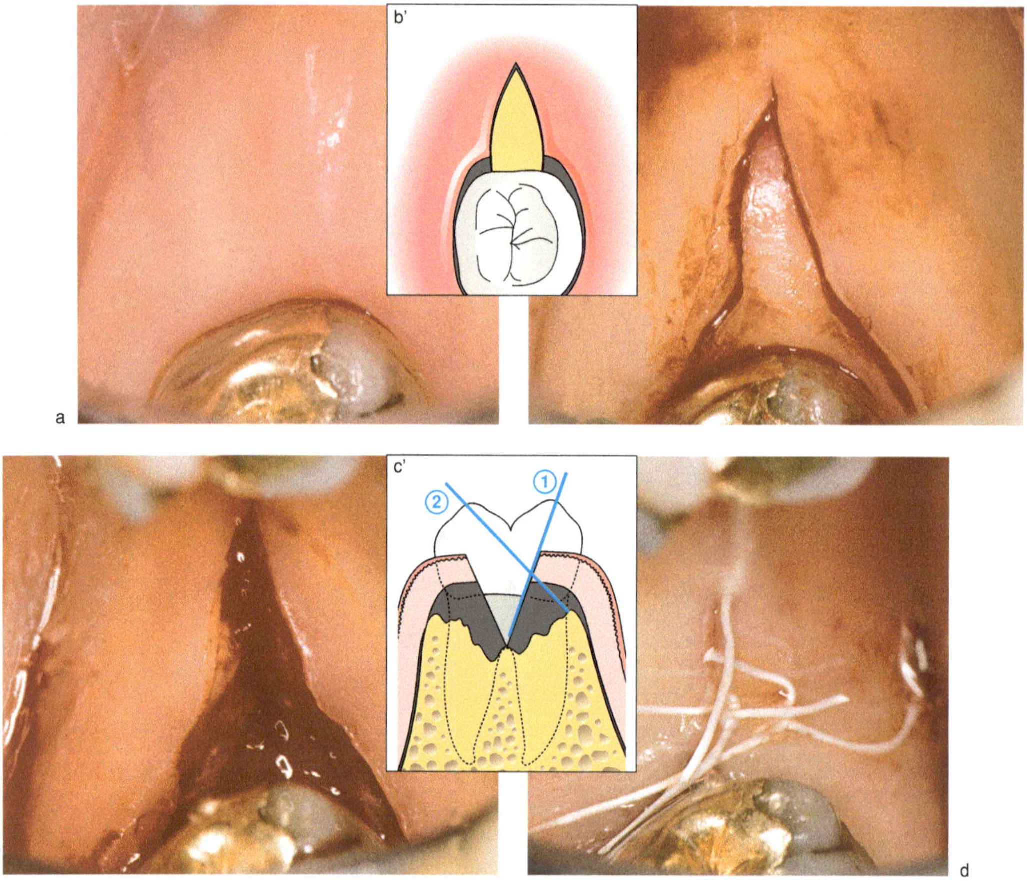

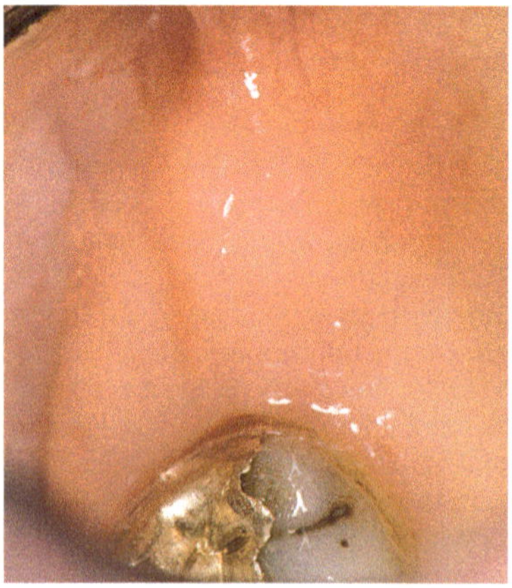

Abb. 30 Patientin mit mitteltiefen Taschen distal 17.
a) Zustand vor der Operation distal 17.
b', b) Klassische keilförmige Inzision mit semilunarem, paramarginalem Übergang nach mesial.
c', c) Nach Entfernung des Exzidats wird durch eine zweite unterminierende Inzision der Lappen ausgedünnt.
d) Nach Bearbeitung der Wurzeloberfläche erfolgt die Adaptation der Lappen durch Einzelknopfnähte.
e) Kontrolle nach 3 Wochen.

Am Ende der Inzisionen sorgt ein rechtwinklig verlaufender Schnitt für die nötige Entlastung und Übersicht. Paramarginale Inzisionen nach mesial können die Lappenmobilisierung zusätzlich erleichtern.

Der Lappen wird durch eine sekundäre unterminierende Inzision oder mit einer Gingivaschere ausgedünnt. Nach Entfernung der umschnittenen Gingiva und des Granulationsgewebes wird die Wurzeloberfläche gereinigt und geglättet. Die Lappenränder werden über Einzelknopfnähte flächig adaptiert. Jenseits der senkrechten Entlastungsinzision wird das distal überstehende Gingivagewebe im Rahmen einer Gingivoplastik mit einem Gingivabeil oder Elektrotom (Schlingenansatz) entfernt.

Asymmetrische schräge Inzision (Z-Plastik): Die erste sulkuläre Inzision wird distal durchgeführt. Die zweite Inzision, die je nach Defektlokalisation von distopalatinal oder -vestibulär beginnt, verläuft auf dem Knochen schräg nach posterior. Eine dritte Inzision schließt den **Z-förmigen Schnittverlauf** ab und sorgt für die nötige Lappenmobilität. Nach der Entfernung des Granulationsgewebes sowie der Wurzeloberflächenreinigung und -glättung können die Lappenanteile durch Einzelknopfnähte verschlossen werden. Der Vorteil dieser Technik besteht darin,

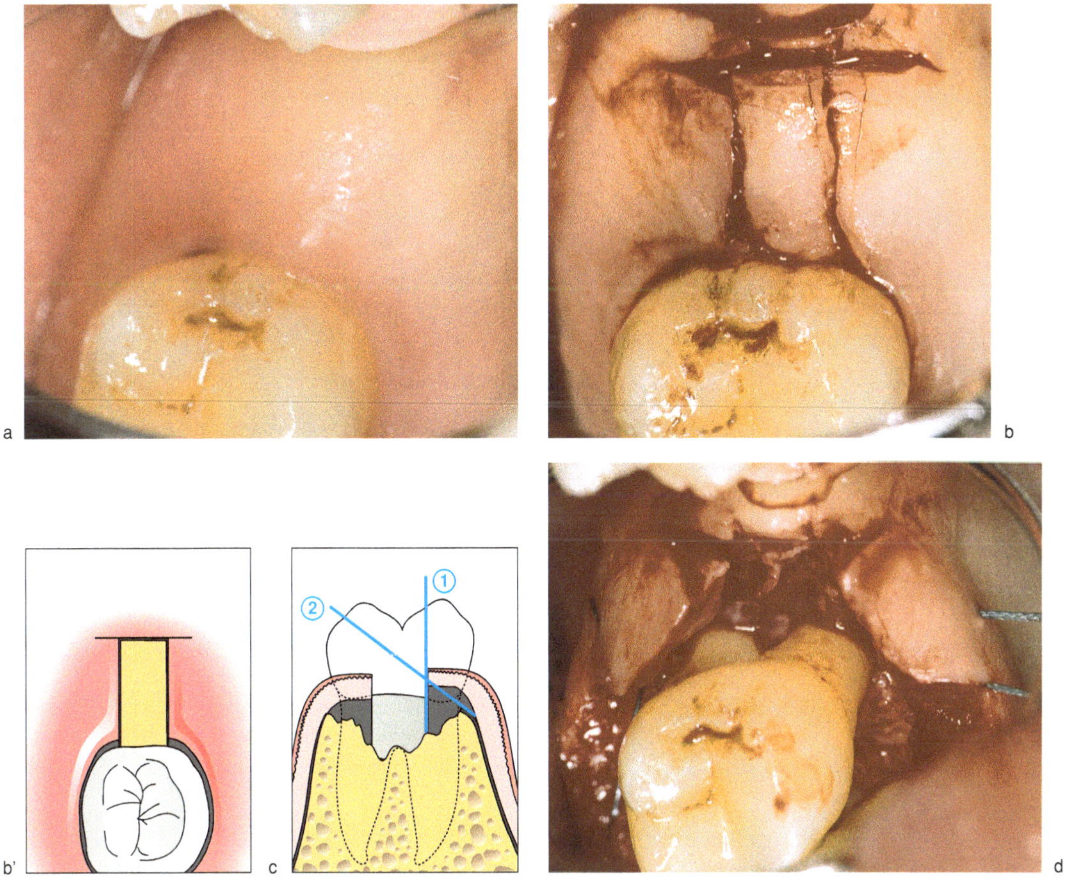

Abb. 31 Patientin mit distopalatinalem Furkationsbefall (Grad I/A) am Zahn 17.
a) Klinischer Zustand vor OP.
b', b) Modifizierte Keilexzision mit paralleler Schnittführung nach distal und paramarginal nach mesial. Eine senkrechte Inzision verbindet die beiden distalen Inzisionen.
c) Eine zweite unterminierende Inzision dünnt die Lappen aus.
d) Situation nach Scaling und Glättung der Wurzeloberfläche.

Fortsetzung siehe nächste Seite

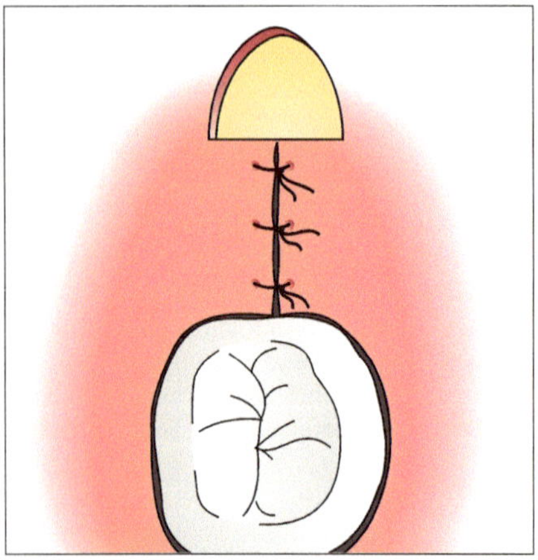

e

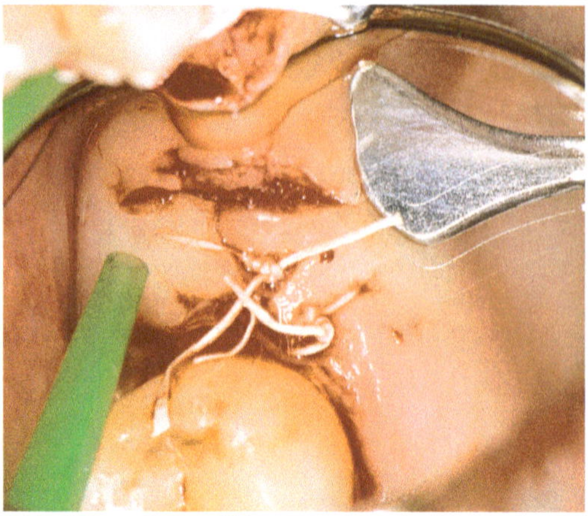

f

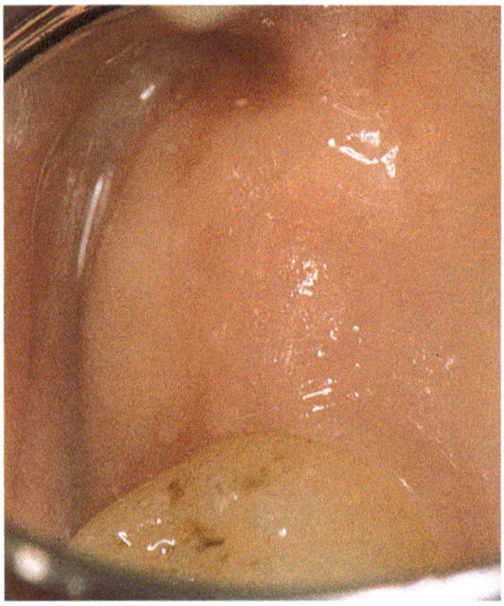

g

Abb. 31 Fortsetzung e bis g
e und f) Adaptation der Lappen durch Einzelknopfnähte und gingivoplastische Bearbeitung des distalen Weichgewebsüberhanges mit GE-Messer oder Elektrom (Ansatz Nr. 12).
g) Klinische Situation nach 3 Wochen.

dass der Wundverschluss nicht im Bereich der distalen Furkation zu Liegen kommt und Weichgewebsdefekte nahezu ausgeschlossen sind.

8.4.2 Hartgewebe

Ostektomie/Osteoplastik

Man unterteilt die Knochenchirurgie in die Technik der Osteoplastik und der Ostektomie (Tab. 4). Osteoplastische Maßnahmen haben die Schaffung einer physiologischen Hart- und somit auch Weichgewebsform zum Ziel. Dabei wird Knochen abgetragen, der nicht direkt zum Stützapparat des Zahnes gehört. Die Ostektomie beschreibt das Entfernen auch von zahnstützendem Knochen. Sie wird hauptsächlich zur Tascheneliminierung angewandt. Ziel ist es hierbei, das gesamte Niveau des Limbus alveolaris zu nivellieren und interdental eine flache bis positive Knochenarchitektur zu schaffen [122].

Die moderne Parodontalchirurgie ist jedoch nach allen Möglichkeiten bestrebt, die zahntragenden Gewebe, also auch den Alveolarknochen, zu erhalten. Die Notwendigkeit der Entfernung von Alveolarknochen ist in der Regel nur im Rahmen von osteoplastischen Maßnahmen erlaubt. Die Schaffung einer Morphologie, die dem Patienten eine optimale Mundhygiene ermöglicht, ist das oberste Ziel der Knochenchirurgie. Lediglich aus präprothetischer Sicht ist ein Abtrag erlaubt, wie z. B. bei der **Kronenverlängerung**. Bei gleichzeitigem Vorliegen intraossärer Knochendefekte kann die Technik der Osteoplastik mit regenerativen Techniken kombiniert werden.

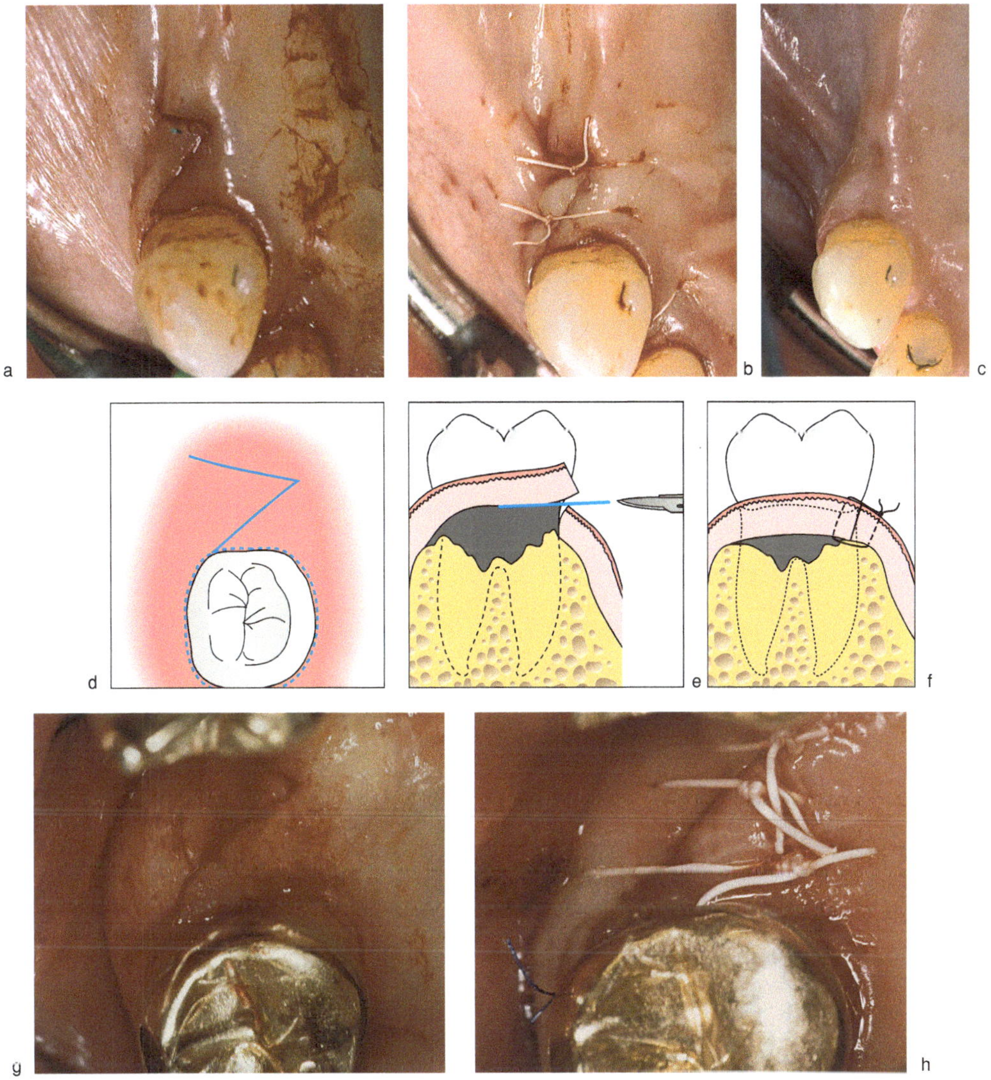

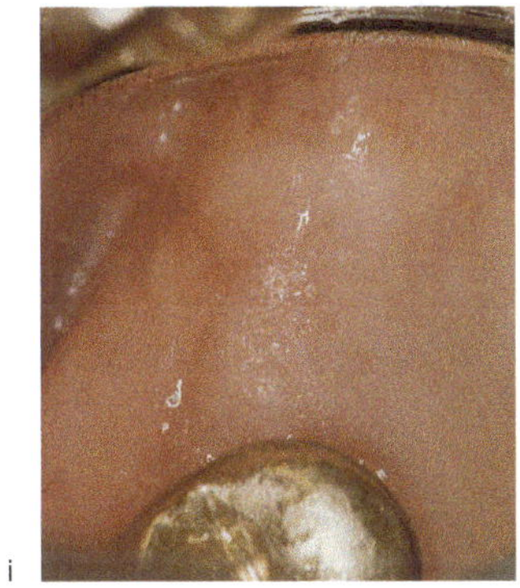

Abb. 32 Fallbeispiel der Z-förmigen Tuberplastik anhand der endständigen Zähne 13 und 17.

a) Modifizierter Z-förmiger Lappen (asymmetrisch schräge Schnittführung), distal sukuläre Inzision und paramarginal nach mesial. Eine senkrechte Inzision schließt die Z-förmige Schnittführung ab.

b) Nach Scaling und Glättung der Wurzeloberfläche erfolgt die Lappenadaptation durch Einzelknopfnähte.

c) Heilung nach 3 Wochen.

d) Schematische Darstellung der Schnittführung.

e und f) Ausdünnung der Lappen durch zusätzliche unterminierende Inzision und Nahtverschluss.

g und h) Fallbeispiel der Z-Plastik im Tuberbereich distal des Zahnes 17.

i) Heilung nach 3 Wochen.

Tabelle 4 Vor- und Nachteile der Osteoplastik verglichen mit der Ostektomie.

Osteoplastik	Ostektomie
Schaffung einer physiologischen Hart- und Weichgewebsform	Schaffung einer physiologischen Hart- und Weichgewebsform
Kein Verlust an parodontalem Stützgewebe – kein Attachmentverlust	Abtrag auch von zahnstützendem Hartgewebe – Attachmentverlust
Kein direkter Einfluss auf Taschenreduktion (Ausnahme schüsselförmiger Defekt)	Maximale Taschenreduktion möglich („Zero Pocket Therapy")
Kombination mit regenerativen Behandlungen möglich	Rein resektive Therapie

Vor diesem Hintergrund bietet es sich bei knochenchirurgischen Maßnahmen an, von Beginn an mit Knochenkollektoren, die zusätzlich in der Absauganlage integriert sind, zu arbeiten.

Chirurgische Kronenverlängerung

Die Verlängerung der klinischen Krone kann notwendig sein, um die Prognose strategisch wichtiger Pfeilerzähne zu verbessern und ansonsten zu stark zerstörte Zähne zu erhalten [13].

Diese Technik kann aber auch in vielen anderen klinischen Situationen indiziert sein [13, 14, 74, 92, 108, 126, 133, 171].

Man unterscheidet bei der Verlängerung der klinischen Krone zwischen der apikalen und koronalen Extension. Die Verlängerung der klinischen Krone in koronaler Richtung (**koronale Extension**) wird in der Regel nur bei Einzelzähnen durch kieferorthopädische Maßnahmen durchgeführt (forcierte Extrusion, um ein Mitwachsen des Knochens zu verhindern). Bei der Verlängerung der klinischen Krone in apikaler Richtung (**apikale Extension**) wird über den zirkumferenten Abtrag von zahnstützendem Knochen (Ostektomie) das Niveau des Limbus alveolaris gesenkt, sodass die **biologische Breite** bei der anschließenden Präparation des Zahnes nicht verletzt wird (Abb. 33 und 34) [37, 92]. Dabei soll ein Abstand von 3 mm zwischen Limbus alveolaris und künftigem Präparationsrand eingehalten werden [13, 91], um die Heilung der parodontalen Gewebe nicht zu stören (s. Abb. 33). 2 mm sind dabei notwendig für die Neubildung der biologischen Breite, während 1 mm die benötigte Distanz ist, um den Kronenrand im Gingivasulkus oberhalb des epithelialen Attachments zu positionieren [68].

Bei der Wahl der Methode müssen neben der biologischen Breite eine Vielzahl von Faktoren (strategische Bedeutung, morphologische Aspekte, Attachmentlevel der Nachbarzähne, Breite der befestigten Gingiva, Anzahl der zu behandelnden Zähne, Ästhetik und Phonetik usw.) berücksichtigt werden.

Die chirurgische Kronenverlängerung bezieht sich nur auf Maßnahmen der apikalen Extension. Zuvor sollte durch den klinischen und röntgenologischen Befund festgestellt werden, ob nur das Weichgewebe oder aber auch das Hartgewebe mit in die Therapie einbezogen werden muss. Entscheidend kann hierbei die Beurteilung der so genannten „biologischen Breite" sein (Abb. 33 bis 35).

Biologische Breite. Man versteht unter dem Begriff der biologischen Breite den Bereich des Parodontiums koronal des Limbus alveolaris. Dieser Bereich umfasst das bindegewebige und epitheliale Attachment. Man geht davon aus, dass die biologische Breite eines gesunden Parodonts eine durchschnittliche vertikale Dimension von 2,0–2,5 mm hat [46]. Wird die biologische Breite nicht beeinträchtigt, kann über die Gingivektomie bei ausreichend breiter Gingiva oder durch apikale Verschiebung des Gingiva-Mukosa-Komplexes die klinische Krone verlängert werden. Bei Verletzung der biologischen Breite sind knochenchirurgische Maßnahmen erforderlich. Die Erhaltung der biologischen Breite wird allgemein für die parodontale Gesundheit restaurierter Zähne als maßgeblich angesehen [10]. Sub- bzw. infragingivale Restaurationränder sind assoziiert mit ausgeprägten Entzündungen des marginalen Parodonts [56, 124, 126]. Die Verletzung dieser Breite kann zur erhöhten Blutungsneigung und zu Sondierungstiefen führen [56].

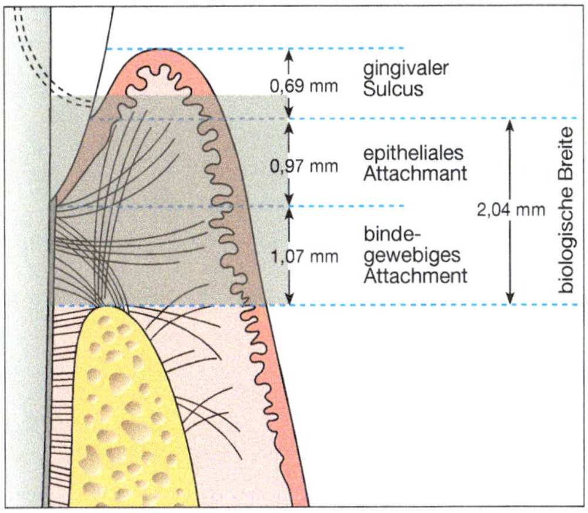

Abb. 33 Durchschnittliche Dimension der biologische Breite eines gesunden Parodontiums [46]. Der schraffierte Teil kennzeichnet die einzuhaltende vertikale Dimension zum Restaurationsrand (biologische Zone) [55].

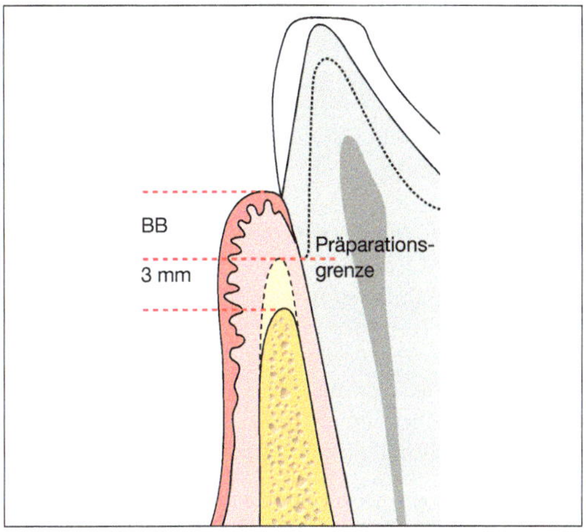

Abb. 34 Schematische Darstellung der chirurgischen Wiederherstellung der biologischen Breite: Zwischen Präparationsgrenze und Crista alveolaris soll ein Abstand von ca. 3 mm eingehalten werden. Der schraffierte Teil kennzeichnet den abzutragenden Knochen (Ostektomie/Osteoplastik).

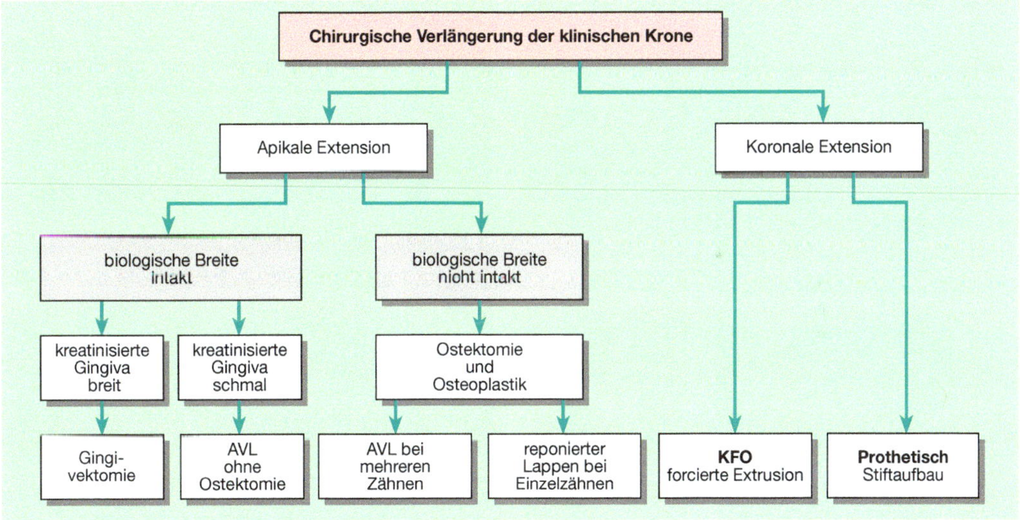

Abb. 35 Mögliches Behandlungskonzept bei chirurgischer Kronenverlängerung.

Indikationen:

- Retentionsgewinn bei zu kurzen klinischen Kronen
- tief subgingivale Präparationsgrenzen (Problem der Abformung) oder tiefe kariöse Läsionen
- Perforationen (z. B. parapulpäre Stifte), Wurzelresorptionen und kombinierte Kronen-/Wurzelfrakturen im oberen Wurzeldrittel
- Rekonstruktion stark abradierter Gebisse
- ästhetische Einschränkung bei Frontzähnen mit zu kurzen klinischen Kronen und hoher Lachlinie („Gummy Smile")
- bestehende nicht hygienefähige prothetische Versorgungen mit tief subgingivalen Rändern (Neuversorgung wird umgangen)
- Kombination mit Wurzelamputation, Wurzelresektion oder Hemisektion.

Kontraindikationen:
- fehlende Hygienephase und schlechte Mundhygiene (erhöhtes Kariesrisiko!)
- Pseudotaschen
- Apikalverschiebung bei Einzelzähnen (besonders OK-Frontzähne).

Chirurgisches Vorgehen (Ostektomie, Abb. 36**).** Nach lokaler Anästhesie und Desinfektion der Mundhöhle mit 0,2 %iger CHX-Spülung folgt die vorläufige Präparation und Abformung für das laborgefertigte Provisorium. Je nach Befund wird eine sulkuläre oder marginale bzw. paramarginale (0,5–1 mm) Schnittführung gewählt. Im ästhetisch sichtbaren Bereich sollte eine sulkuläre Inzision vorgezogen werden, um möglichst die Ästhetik wenig zu beeinflussen. Wenn eine apikale Verschiebung des Lappens geplant ist, sind vertikale Entlastungsinzisionen unumgänglich.

Bei chirurgischer Kronenverlängerung eines einzelnen Zahnes im ästhetisch sichtbaren Bereich ist ein apikal reponierter Lappen kontraindiziert.

Nach der Präparation eines Mukoperiostlappens und der Darstellung des Alveolarknochens wird die Höhe des Limbus alveolaris gemessen. Im Anschluss kann die Verlegung der Präparationsgrenze nach apikal folgen. Es soll neben einer ausreichenden Kühlung mit isotonischer Kochsalzlösung auch auf eine geringe

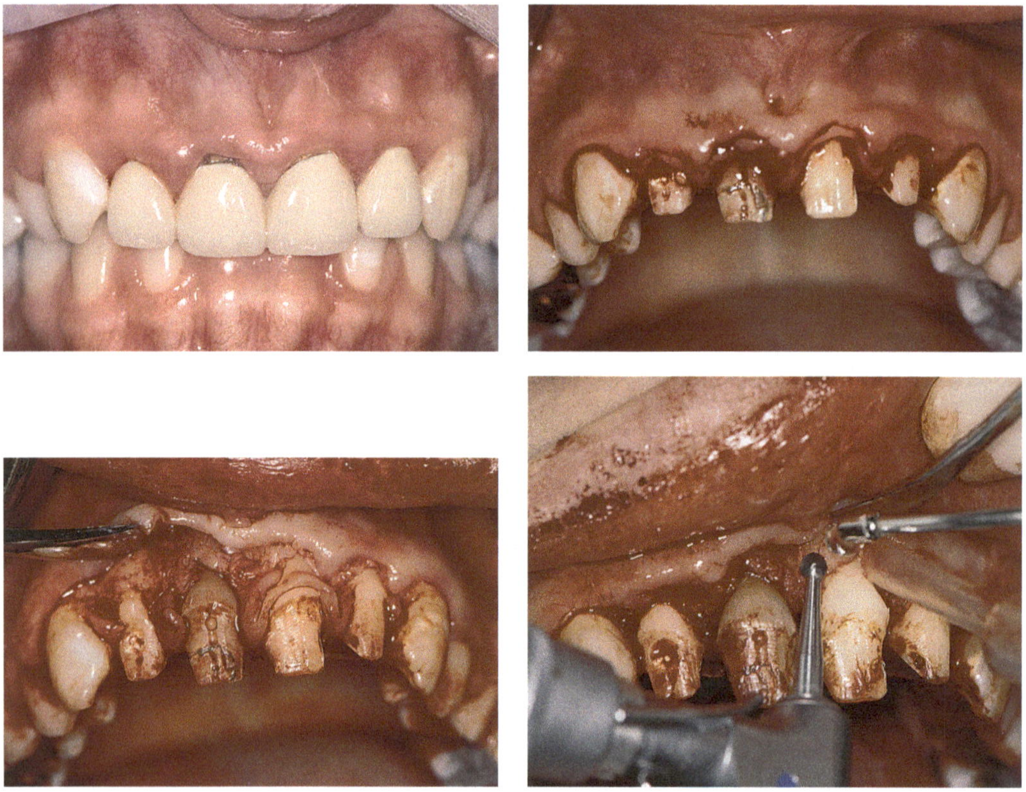

a b c d

Abb. 36 a bis d Patientin mit insuffizienter Kronenversorgung 12 bis 22 und hyperplastisch veränderter Gingiva.
a) Klinischer Zustand unmittelbar vor chirurgischer Kronenverlängerung.
b) Paramarginale girlandenförmige Schnittführung.
c) Mobilisierung des Mukoperiostlappens.
d) Nach Entfernung der Weichgewebe und Reinigung der Wurzeloberfläche wird die Ostektomie/Osteoplastik an den Zähnen 12 bis 22 mit einer Knochenfräse und Küretten durchgeführt (Abstand zwischen Limbus alveolaris und späterem Kronenrand von 3 mm berücksichtigen).

Fortsetzung siehe gegenüberliegende Seite

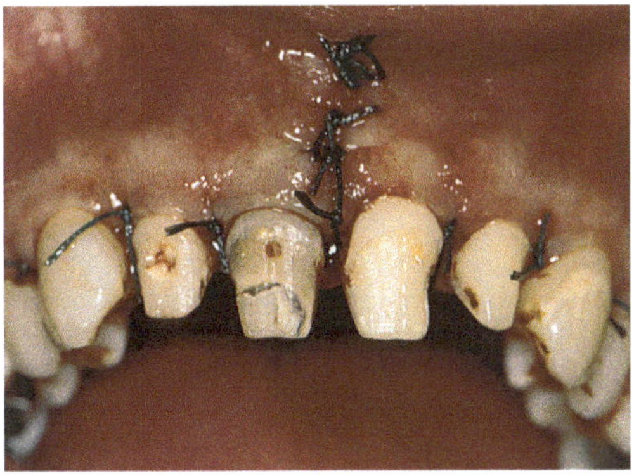
e

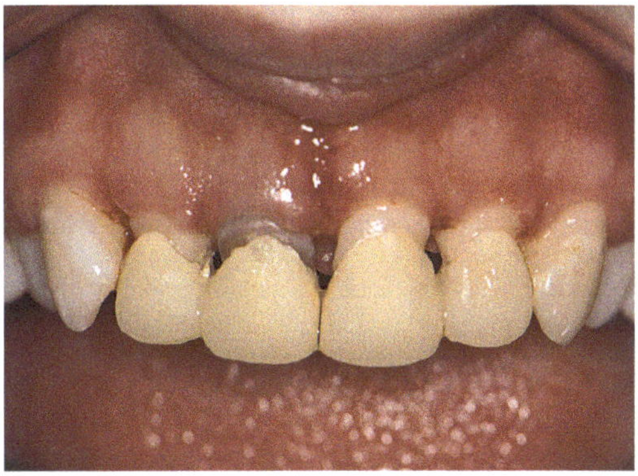
f

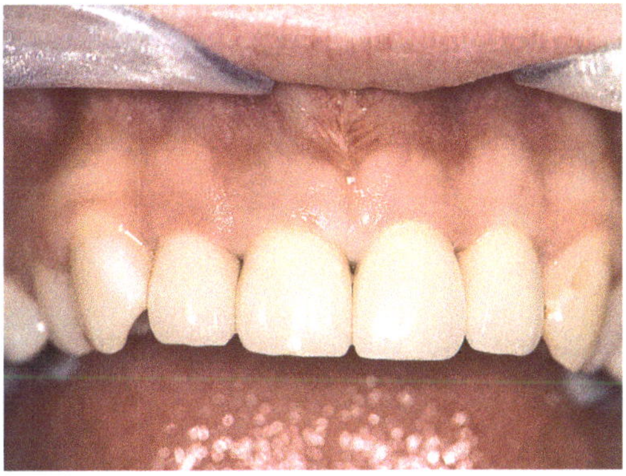
g

Abb. 36 Fortsetzung e bis g
e) Adaptation des palatinalen und vestibulären Lappens durch interdentale Einzelknopfnähte.
f) Klinischer Zustand nach 1 Woche postOP mit Chairside-Provisorium.
g) Klinischer Zustand nach prothetischer Versorgung (6 Monate postOP).

Drehzahl bei der Präparation geachtet werden. Hierfür eignen sich besonders gut Diamantinstrumente mit Führungsstift [55] (s. Anhang).

Mit rotierenden Bohrern (Knochenbohrer und -fräsen) wird in einem Sicherheitsabstand der zahntragende Knochen zirkulär entfernt. Die verbliebene schmale Knochenlamelle lässt sich mit Küretten, Knochenmeißeln und -feilen brechen und ausformen. Die Ostektomie findet immer in Kombination mit osteoplastischen Maßnahmen statt. Es ist interdental darauf zu achten, dass nach Knochenchirurgie eine flache bis positive Knochenarchitektur vorliegt [122]. Ist der Abstand von 3 mm zwischen der Präparationsgrenze und der Crista alveolaris hergestellt, folgt die Reinigung der Wurzeloberfläche (Scaling und Root Planing). Ein laborgefertigtes Provisorium wird an die neue Präparationsgrenze adaptiert. Nach Befestigung des Provisoriums und sorgfältiger Entfernung der Zementreste kann der Lappen je nach Situation individuell positioniert werden.

Um die Weichgewebsheilung nicht durch subgingivale Restaurationsränder zu stören, können alternativ die Verlegung der Präparationsgrenze und die Neuanfertigung des Provisoriums nach einem Zeitraum von ein bis drei Wochen erfolgen.

Postoperative Nachsorge. Es finden in den ersten drei Wochen mindestens einmal wöchentlich Kontrollen statt, wobei vorsichtig weiche Beläge entfernt werden. Die Nahtentfernung findet in der zweiten Woche statt. Eine definitive prothetische Versorgung kann nach acht bis 12 Wochen durchgeführt werden, wenn die Heilung des Hart- und Weichgewebes vollständig abgeschlossen ist [14]. Ist durch den Rückgang des Gewebes die Präparationsgrenze frei, kann nachpräpariert und abgeformt werden. Bei Einzelzähnen kann es notwendig sein, die Gingiva der benachbarten Zähne an das neue Niveau anzugleichen.

In der prächirurgischen Planung sollte bereits feststehen, ob die Anpassung im Rahmen der Ostektomie stattfinden soll oder erst postoperativ. Postoperative Korrekturen beschränken sich auf gingivoplastische Maßnahmen.

8.5 Furkationsbehandlung

Die Behandlung des Furkationsbefalls stellt aufgrund des erschwerten Zugangs und der äußerst vielfältigen morphologischen Strukturen eine Herausforderung für den Behandler dar (Klassifikation der horizontalen und vertikalen Ausdehnung des Furkationsbefalls s. Kap. 8.1.3). Nicht nur die Prognose des befallenen Einzelzahnes verschlechtert sich, sondern auch das klinische Gesamtergebnis der Parodontitistherapie (FMT) wird durch die unkontrollierbare Nische, in der parodontopathogene Mikroorganismen vorliegen und proliferieren, negativ beeinflusst [149].

Die chirurgische Therapie ist eine von vielen Möglichkeiten zur Behandlung des Furkationsbefalls (-parodontitis). Sie sollte jedoch nicht die erste Wahl sein. Bevor ein furkationsbefallener Molar aufwändig therapiert wird, muss seine Prognose sowie seine strategische Bedeutung genau eingeschätzt werden. Einzuschätzen ist, ob das Belassen der Nische oder aber die Kosten und Risiken, die nach einer Extraktiontherapie durch die prothetische Lückentherapie entstehen, für die orale Gesundheit des Patienten förderlicher sind. Das Prinzip „Zahnerhalt um jeden Preis" soll einer kritischen Einschätzung und der strategischen Bedeutung im Gesamtgebiss weichen (s. Abb. 42).

Die Prognose von Zähnen mit Furkationsbefall II und III verschlechtert sich trotz unterstützender Parodontaltherapie beträchtlich [102]. In Anbetracht des Kosten-Risiko-Verhältnisses muss bei Weisheitszähnen und zweiten Molaren kritisch untersucht werden, ob eine frühzeitige Extraktion nicht sinnvoller erscheint. Per se ist ein Furkationsbefall jedoch keine Indikation für eine Extraktionstherapie [23].

Die Furkationstherapie lässt sich in eine konservative, eine regenerative und in eine resektive Behandlung unterteilen. Zur **konservativen** Behandlung zählen odontoplastische Eingriffe sowie das geschlossene Scaling und die Wurzelglättung unter lokaler Anästhesie. Die **regenerative** Behandlung bietet zusätzlich durch Verwendung von Membranen, Knochen und -ersatzmaterialien sowie biologischen Mediatoren die Möglichkeit, den Heilungsverlauf gezielt zu steuern. Die **resektive** Therapie wird angewandt, um die Nische durch Manipulation am Hart- und Weichgewebe zu öffnen und für individuelle und professionelle Hygienemaßnahmen zugänglich zu machen [23, 38, 149].

8.5.1 Besondere Strukturen im Furkationsbereich und Furkationsmorphologie

Aufgrund entwicklungsbedingter Vorgänge können besondere lokalisierte morphologische Situationen im Bereich der Wurzeloberfläche und Furkationen (Schmelzprojektionen und -perlen, starke Zementablagerungen und Mikronischen) dafür sorgen, dass die Immigration und Kolonisierung der Wurzeloberfläche im Furkationsbereich mit parodontopathogenen Bakterien erleichtert wird. Aber auch iatrogene Reize (überstehende Füllungsränder, endodontische Komplikationen, parapulpäre Stifte und andere) können ursächlich an der Entstehung von überwiegend isolierten Furkationsdefekten beteiligt sein.

Die Eliminierung oder Reduktion der parodontopathogenen Keime ist mit den üblichen Therapiemethoden oft nur unvollständig und langfristig erfolglos. Die Folgen für die Therapie zeigen sich in unkontrollierbaren progressiven Entzündungsherden sowie in einer hohen Rezidivgefahr und anschließender Extraktion. Besonders bei isolierten Furkationsdefekten sind eine gezielte Diagnostik und die ursachengerichtete Therapieplanung unerlässlich. Oft aber sind diese Strukturen erst nach chirurgischem Zugang und visuellem Befund als Nebenbefund identifizierbar.

8.5.2 Konservative Furkationsbehandlung

Die konservative Behandlung von Furkationen besteht neben der rein mechanischen Entfernung (**Débridement**) von Konkrement und bakteriellem Biofilm auch aus der **Wurzelglättung** (Root Planing) und **odontoplastischen** Maßnahmen. Die reinigende und formgebende Bearbeitung der Wurzeloberfläche und der minimale Verlust von parodontalen Geweben stehen im Mittelpunkt dieser Behandlung.

Sie ist indiziert bei **Klasse-I-** und **beginnenden Klasse-II-Furkationsdefekten** und dann, wenn odontoplastische Maßnahmen notwendig werden. Bei Klasse-III-Furkationen und strategisch wichtigen Zähnen vor restaurativer Neuversorgung sind konservative Furkationsbehandlungen als alleinige Maßnahmen kontraindiziert.

Handinstrumente sind für den Einsatz im Furkationsbereich nur eingeschränkt effektiv. Das Furkationsdach ist mit Standardküretten nicht ausreichend bearbeitbar. Die Verwendung spezieller graziler Furkationsküretten ist für ein gründliches geschlossenes Scaling Voraussetzung. Die Anwendung von Schall- und Ultraschallinstrumenten kann gerade in diesem Bereich nützlich sein [87, 88]. Durch ihre Wirkungsweise und die Kombination mit einem desinfizierenden Spülungsmittel könnte der Biofilm auch in für Handinstrumente unzugänglichen Bereiche (Nischen, Spalten und Grübchen) zerstört werden.

Indikationen:
- Furkationsgrad I und beginnender Grad II
- Odontoplastik (Entfernung natürlicher und iatrogener Reize).

Kontraindikationen:
als alleinige Maßnahme (palliativ) bei
- Furkationsgrad III
- hohe strategische Bedeutung (geplanter neuer Zahnersatz)
- fehlende Compliance des Patienten.

Nach odontoplastischen Eingriffen (Furkationsplastik) kann es aufgrund besonderer morphologischer Beziehungen zur Pulpa zu Überempfindlichkeiten des Zahnes bis hin zu pulpitischen Beschwerden kommen. Diese möglichen Komplikationen sollen in der Nachsorgephase besonders behandelt werden.

8.5.3 Regenerative Behandlung

Der Erfolg regenerativer Parodontalchirurgie im Bereich von Furkationen hängt von einer Vielzahl verschiedener Faktoren ab. Die Effektivität dieser regenerativen Behandlungsmethoden ist sehr variabel und nicht voraussagbar [149]. Die Entfernung der lokalen (sog. Biofilm und Konkrement) als auch der morphologischen Reize steht immer im Vordergrund der Behandlung, sodass odontoplastische Eingriffe häufig mit der regenerativen Therapie kombiniert werden. Ohne diese Maßnahmen ist die Entzündung langfristig nicht kontrollierbar. Der Misserfolg der regenerativen Therapie ist somit vorbestimmt. Verschiedene Techniken und Materialien (GTR-Technik, Schmelz-Matrix-Protein, Knochen und -ersatzmaterialien) sowie ihre Kombinationen sind zur regenerativen Behandlung furkationsbefallener Zähne möglich.

Indikationen:
- Unterkiefermolaren mit bukkalem und lingualem Furkationsbefall Grad II mit erhaltenem interdentalen Knochen
- Oberkiefermolaren mit vestibulärem Furkationsgrad II (eingeschränkt).

Kontraindikationen:
- allgemein: Furkationsgrad III
- schlechte Compliance und Mundhygiene
- Raucherstatus (starker Raucher)
- distopalatinaler Furkationsbefall von Oberkiefermolaren
- kombinierter Defekt mit stark fortgeschrittenem interdentalem Knochenabbau.

Chirurgisches Vorgehen mit GTR

Nach Desinfektion und lokaler Anästhesie wird eine maximal weichgewebsschonende Inzisionstechnik angewandt. Intrasulkuläre Inzisionen werden oral, bukkal sowie interdental durchgeführt. Je nach Ausdehnung des knöchernen Defekts wird entschieden, ob die äußerst empfindliche Papille mobilisiert wird oder nicht.

Vertikale Entlastungsinzisionen werden bukkal so angelegt, dass der Lappen den Furkationsdefekt nach lateral etwa um eine halbe Zahnbreite überragt. Der Mukoperiostlappen wird bis über den Knochenrand mobilisiert. Nach Entfernung des Granulationsgewebes kann der Furkationsbereich dargestellt werden. Es folgt die Bearbeitung der Wurzeloberfläche wie bereits beschrieben.

Nach Konditionierung der Wurzeloberfläche folgen die Auswahl und das Trimmen der entsprechenden Membran. Die Membran überdeckt den knöchernen Defekt apikal um etwa 2–3 mm. Die Fixierung erfolgt über eine Einzelzahnaufhängenaht mit resorbierbarem Nahtmaterial. Der Knoten sollte im approximalem Bereich liegen und kurz abgeschnitten sein. Angrenzende Knochentaschen werden ebenfalls freigelegt und bearbeitet. Um eine spannungsfreie Lappenadaptation zu erreichen, wird im Bereich der Lappenbasis das Periost vorsichtig geschlitzt (Cave: Lappenperforation!). Ist ein Koronalverschieben des Lappens immer noch nicht möglich, kann weiter nach apikal ein Spaltlappen präpariert werden. Interdental sorgen vertikale Matratzennähte für eine koronale Lappenfixierung. Einzelknopfnähte verschließen die interdentalen und vertikalen Inzisionen (Abb. 37).

Postoperative Nachsorge

Ein parodontaler Wundverband sowie die prophylaktische Antibiotikumgabe sind nicht erforderlich. Ansonsten gelten die gleichen prophylaktischen Maßnahmen wie bei jeder regenerativen Behandlung. Bei der Verwendung nicht resorbierbarer Membranen erfolgt die Entfernung nach vier bis sechs Wochen.

Es ist im Rahmen der „unterstützenden Parodontaltherapie" (UPT) besonders auf furkationsbefallene Zähne zu achten. Nach rein konservativer Behandlung sollten engmaschige Kontrollen (3-Monats-Intervalle) stattfinden.

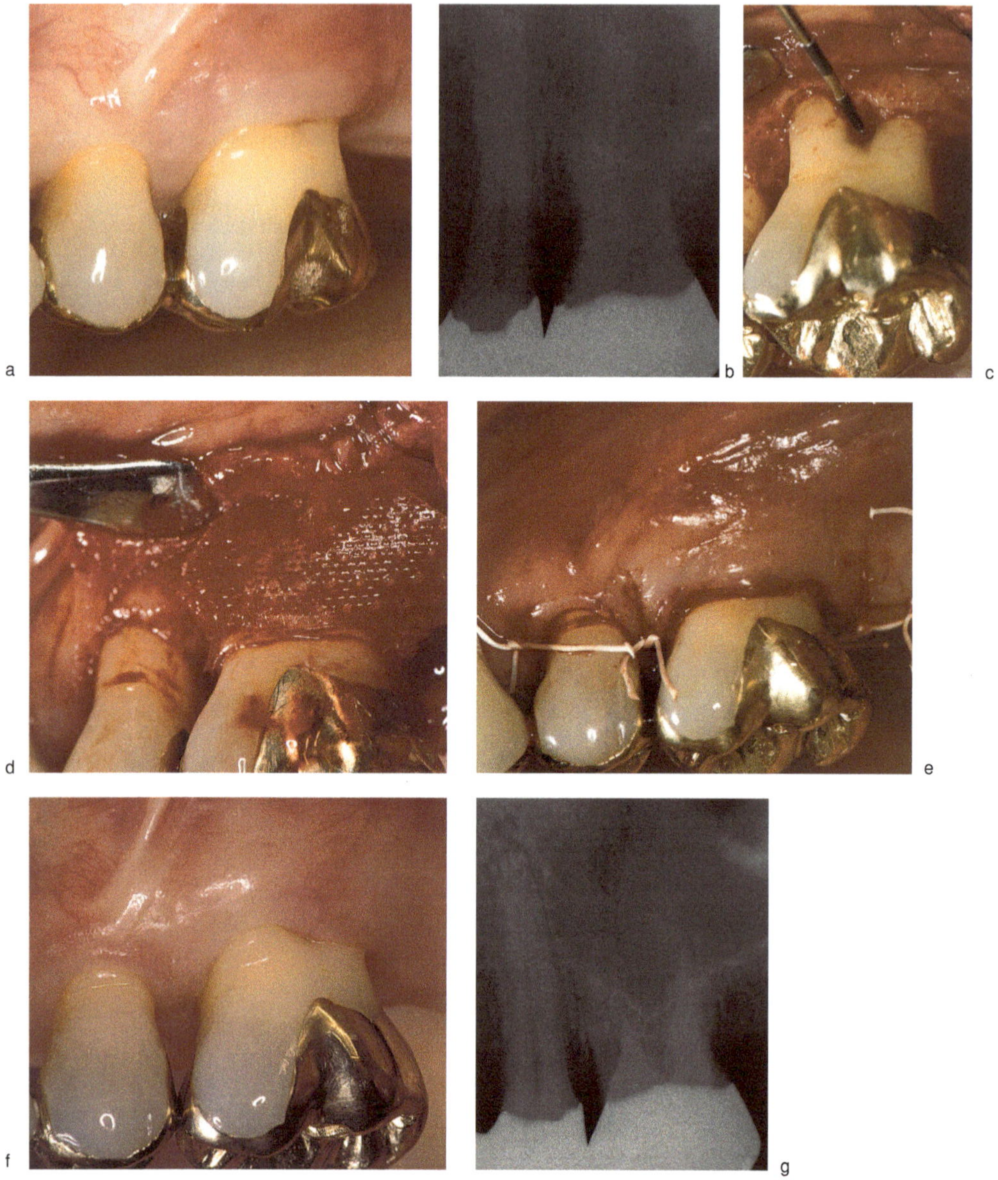

Abb. 37 a bis g Patient mit chronisch lokalisierter Parodontitis. Zahn 16 mit Furkationsbefall Grad II/B.
a und b) Klinischer und röntgenologischer Befund unmittelbar vor regenerativer Furkationstherapie 16.
c) Furkationsdefekt intraoperativ Grad II/B.
d) Resorbierbare Membran vestibulär über Einzelzahnaufhängenaht fixiert.
e) Nahtverschluss postOp.
f und g) Klinischer und röntgenologischer Befund nach 6 Monaten.

Fortsetzung siehe gegenüberliegende Seite

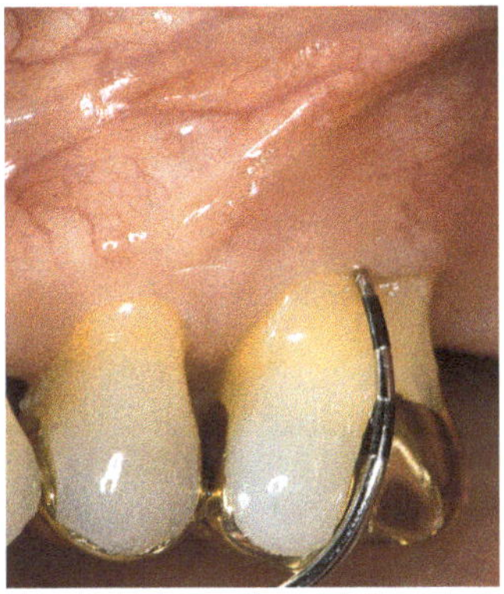

h

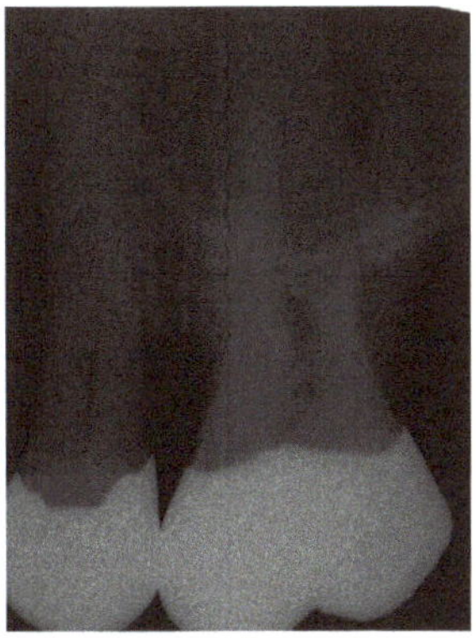

i

Abb. 37 Fortsetzung h und i
h und i) Klinischer und röntgenologischer Befund nach 5 Jahren.

8.5.4 Resektive Furkationsbehandlung

Wurzelamputation und Hemisektion/Trisekion

Ziel ist es, die Furkationsnische durch die chirurgische Entfernung einer oder mehrerer Wurzeln für die Mundhygiene zugänglich zu machen und somit langfristig mikrobielle Nischen zu eliminieren. Die Wurzelamputation beinhaltet lediglich die Entfernung des anatomischen Wurzelkomplexes unter Erhalt des Kronenanteils, wohingegen die Hemisektion (UK-Molaren) und Trisektion (OK-Molaren) die Entfernung der Wurzel einschließlich des darüber liegenden Kronenanteils mit einbezieht (Abb. 38 und 39).

Diese resektive Technik ist nur dann sinnvoll, wenn der Zahn eine wichtige strategische Bedeutung für den neuen Zahnersatz besitzt und gleichzeitig bestimmte Kriterien erfüllt. In Anbetracht des hohen Behandlungsaufkommens (endodontische Behandlung, Lappenoperation und prothetische Versorgung) und bei unsicherer Prognose der zu behandelnden Zähne sollte immer auch die Möglichkeit von implantatgetragenem Zahnersatz erwogen werden.

Indikationen:
- Furkationsgrad II und III (1. und 2. Molaren)
- ggf. kombinierte Knochendefekte
- endodontisches Problem (obliterierter Kanal, Wurzelinstrument frakturiert, via falsa)
- Wurzeloberflächenkaries.

Chirurgisches Vorgehen. Nach Desinfektion der Mundhöhle und lokaler Anästhesie wird je nach Intention eine sulkuläre, marginale oder paramarginale Inzision gewählt. Vertikale Entlastungsinzisionen sind sinnvoll, um eine gute Übersicht zu schaffen. Außerdem ist zur spannungsfreien und vollständigen Deckung die Mobilisation des Lappens von Vorteil. Palatinal kann zur Tascheneliminierung und Kronenverlängerung eine interne Gingivektomie angezeigt sein.

Der Mukoperiostlappen wird vorsichtig 2–3 mm über den knöchernen Defektrand moblisiert, der Defekt muss vollständig darstellbar sein. Das Granulationsgewebe wird sorgfältig entfernt. Erst jetzt wird unter ständiger Kühlung mit istonischer Kochsalzlösung begonnen, den anatomischen Wurzelkomplex mit (Hemi- oder Trisektion) oder ohne Kronenanteil (Wurzelamputation) zu separieren. Dazu eignen sich nadelförmige diamantierte Instrumente. Es ist darauf zu achten, die zu erhaltende Wurzel sowie den Alveolarknochen nicht zu schädigen. Die Separation findet immer auf Kosten der zu entfernenden Wurzel statt, sodass möglichst viel Zahnhartsubstanz der verbleibenden Wurzel erhalten bleibt. Die endgültige Separation erfolgt durch einen schmalen Hebel oder ein Raspatorium.

Nach Extraktion der Wurzel wird der Alveolarknochen mit sterilen Rosenbohrern, Knochenfeilen und Küretten geglättet und plastisch bearbeitet. Bei der Amputation wird die Amputationsfläche mit fein- und feinstkörnigen diamantierten Schleifkörpern geglättet, nachdem die Überhänge in diesem Bereich beseitigt wurden. Eine restaurative Versorgung ist aufgrund der Frakturgefahr und der Abdichtung endodontisch behandelter Zähne sinnvoll. Die Präparation erfolgt nach der Heilungsphase.

Bei der Hemisektion wird der Wurzelstumpf intraoperativ präpariert und nach Nahtverschluss provisorisch versorgt. Bei der Trisektion und dem Belassen von zwei Wurzelkomplexen werden beide Wurzeln vor der Präparation separiert und einzeln beschliffen. Es folgt die Reinigung und Glättung der Wurzeloberfläche. Der Lappen wird individuell reponiert. In den häufigsten Fällen wird eine apikale Verlagerung zur klinischen Kronenverlängerung angestrebt.

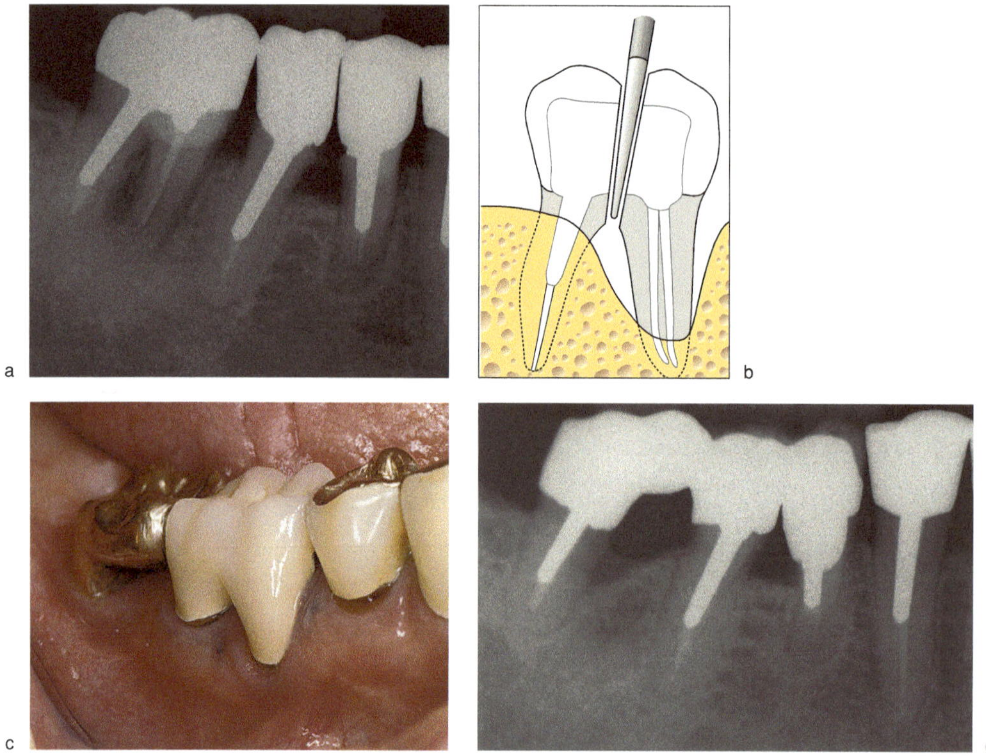

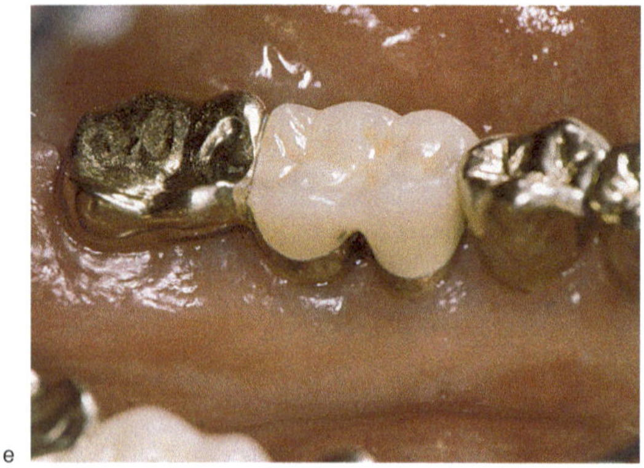

Abb. 38 Patientin mit Paro-Endo-Läsion der mesialen Wurzel des Zahnes 47. Der röntgenologische Befund des Zahnes 46: 15 Jahre nach Prämolarisation und Einzelkronenversorgung mit jeweils einem Stiftaufbau mesial und distal.
a) Röntgenologischer Befund 47 unmittelbar vor Hemisektion.
b und c) Separierung des Zahnes unter Erhaltung des distalen Stiftaufbaus und Entfernung der mesialen Wurzel. Nach provisorischer Versorgung (Chairside) für 3 Monate folgte die definitive prothetische Versorgung mit einer Metallkeramikbrücke.
d und e) Klinische und röntgenologische Kontrolle nach 2 Jahren.

Postoperative Nachsorge. Die Nachsorge wird in üblicher Weise durchgeführt (desinfizierende Mundspüllösung für drei Wochen, Nahtentfernung nach zwei Wochen, Mundhygieneinstruktionen). Die Amputationsfläche kann intraoperativ oder nach Abschluss der Wundheilung mit einem Glasionomerzement oder Kompomer erfolgen (Wurzelamputation). Die definitive prothetische Versorgung mit einer Teil- oder Vollgusskrone ist nach vollständiger Heilung des Hart- und Weichgewebes (frühestens nach drei Monaten) zu empfehlen. Bei zu kurzer klinischer Krone ist die Anfertigung eines Stiftaufbaus oder eines adhäsiven Aufbaus notwendig (Hemisektion/Trisektion).

Prämolarisierung

Diese Technik kommt nur äußerst selten bei Unterkiefermolaren zum Einsatz (Abb. 40). Sie wird nur in Ausnahmefällen angewandt, da die Voraussetzungen häufig nicht gegeben sind oder andere, weniger inva-

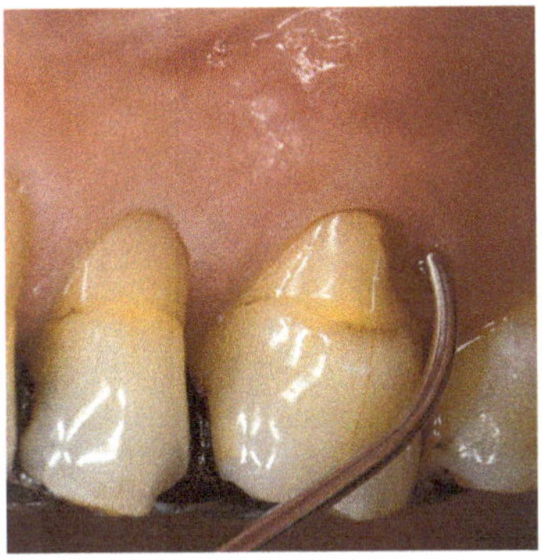
a

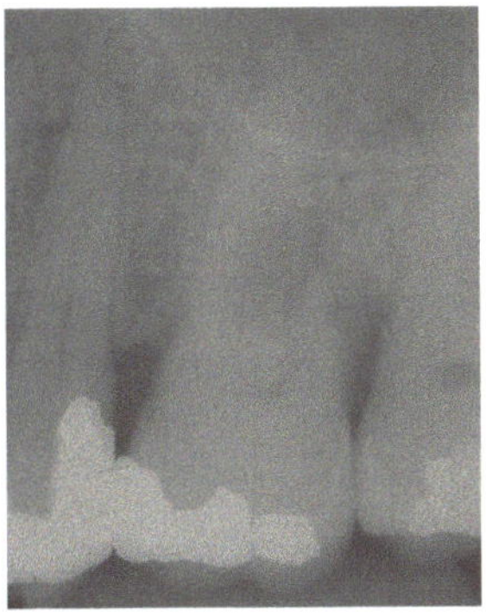
b

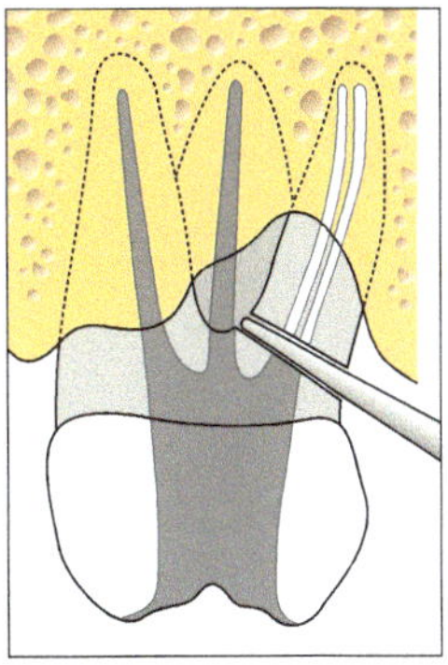
c

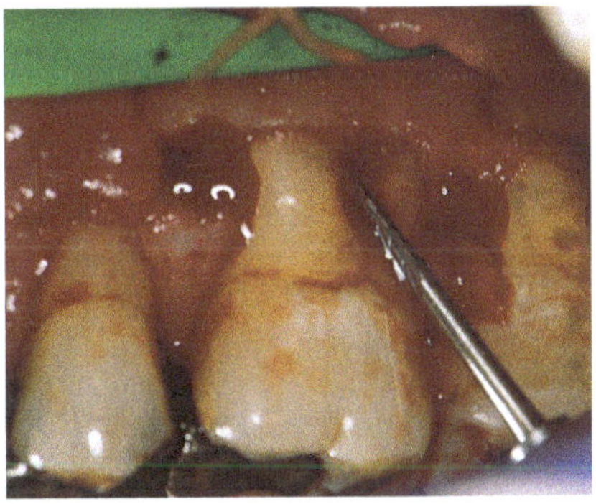
d

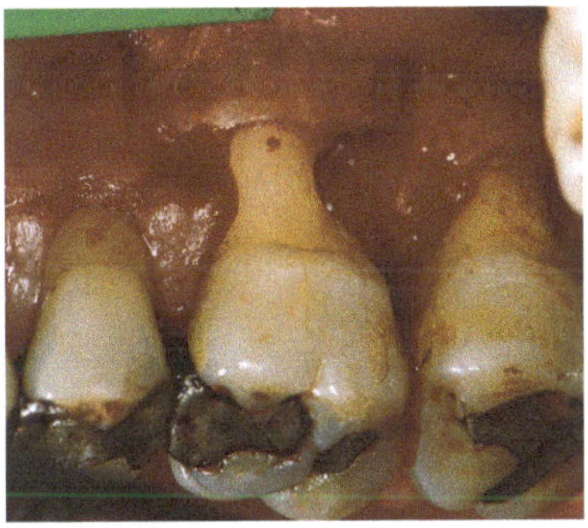
e

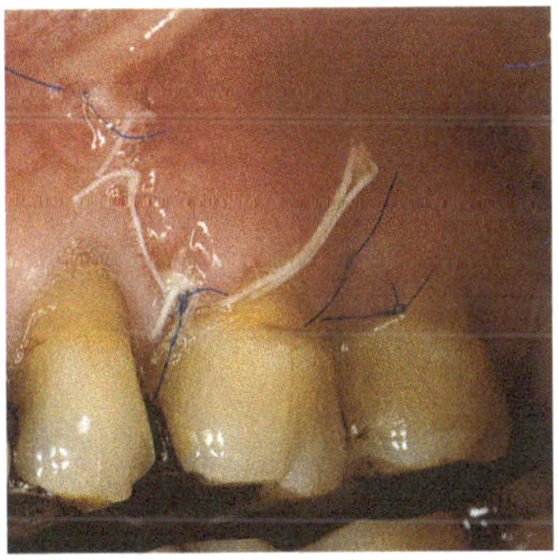
f

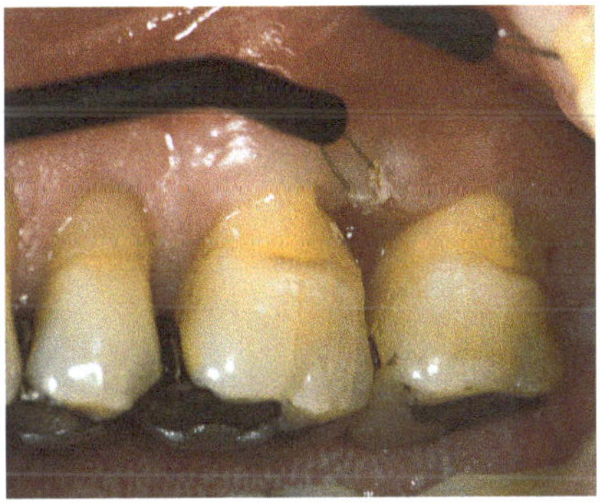
g

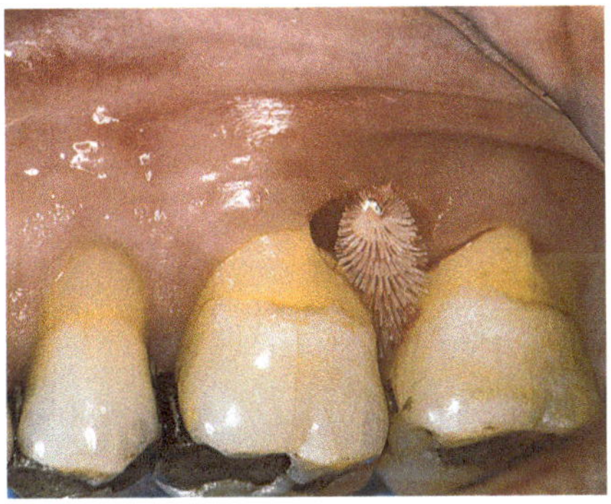
h

Abb. 39 a bis h Demonstration einer Wurzelamputation am Beispiel eines Oberkiefermolaren.
a) Klinische Situation des Zahnes 26 präOp mit Furkationsgrad III (vestibulär und distopalatinal).
b) Röntgenbefund präOp.
c bis e) Schematische und klinische Darstellung der distobukkalen Wurzelamputation eines oberen Molaren.
f) Klinischer Zustand nach 1 Woche.
g) Gingivoplastik 6 Wochen postOp mit Elektrotomansatz.
h) Kontrolle der Zugänglichkeit für die Interdentalbürste.

Fortsetzung siehe nächste Seite

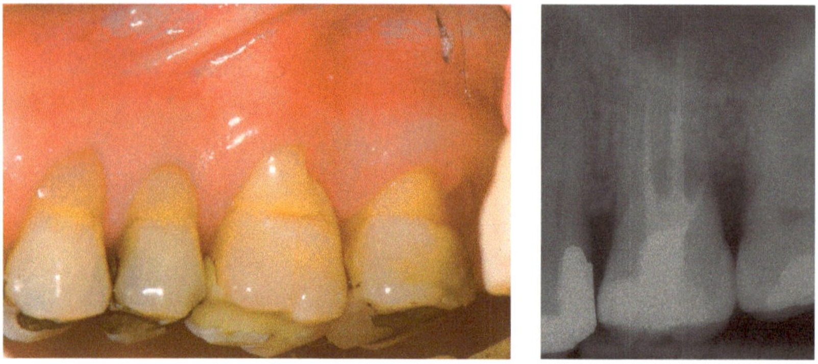

i j

Abb. 39 Fortsetzung i bis j
i, j) Klinischer und röntgenologischer Befund nach 2 Jahren.

sive Behandlungsmöglichkeiten (z.B. Tunnelierung) bestehen.

Indikationen:
- isolierter Furkationsbefall II und III bei 1. Molaren
- iatrogene Perforationen des Pulpabodens
- Wurzeln ausreichend breit und lang
- Wurzeldivergenz ausreichend (> 30°)
- Relation zwischen Krone und Wurzel beachten
- ausreichend Restattachment (insbesondere interdental muss der Knochen fast unverändert sein).

Tunnelierung

Es stehen je nach Befund verschiedene Möglichkeiten zur Verfügung, um chirurgisch den Furkationsbereich zu vergrößern. Ziel ist auch hierbei die langfristige Elimination der Furkationsnische, indem man die Zugänglichkeit für die häusliche Mundhygiene erhöht (Abb. 41). Neben morphologischer Voraussetzung sind vor allem patientenbezogene Faktoren ausschlaggebend für den Erfolg dieser Therapie. Wegen des hohen Kariesrisikos in diesem Bereich sind eine gute Compliance des Patienten und ein regelmäßiger Recall erforderlich [38, 65].

Voraussetzungen:
- sehr gute Compliance des Patienten

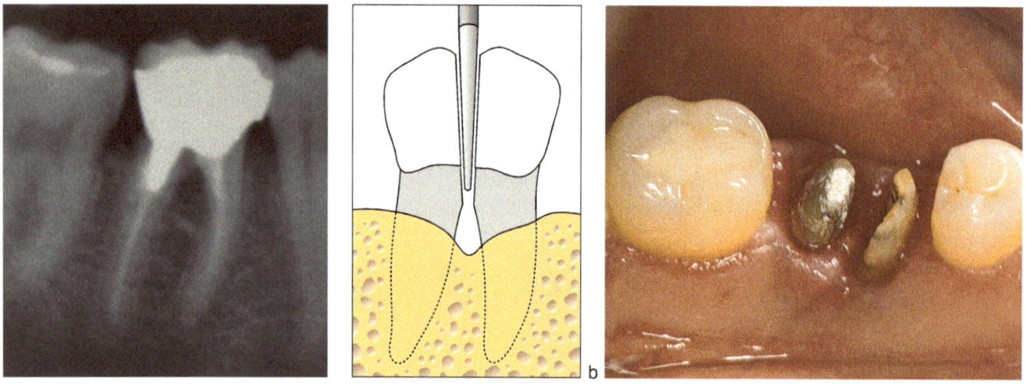

a b c

Abb. 40 a bis c Patient mit inzuffizientem Stiftaufbau und Metallkeramikkrone (Zahn 46). Furkationsbefall III/B wegen iatrogener Perforation im Bereich der Bifurkation.
a) Röntgenbild unmittelbar vor Prämolarisierung 46.
b) Schematische Darstellung der Wurzelseparation im Bereich der Furkation.
c) Nach Entfernung der Krone und Versorgung beider Wurzeln mit neuem Stiftaufbau wurde der Zahn 46 separiert.

Fortsetzung siehe gegenüberliegende Seite

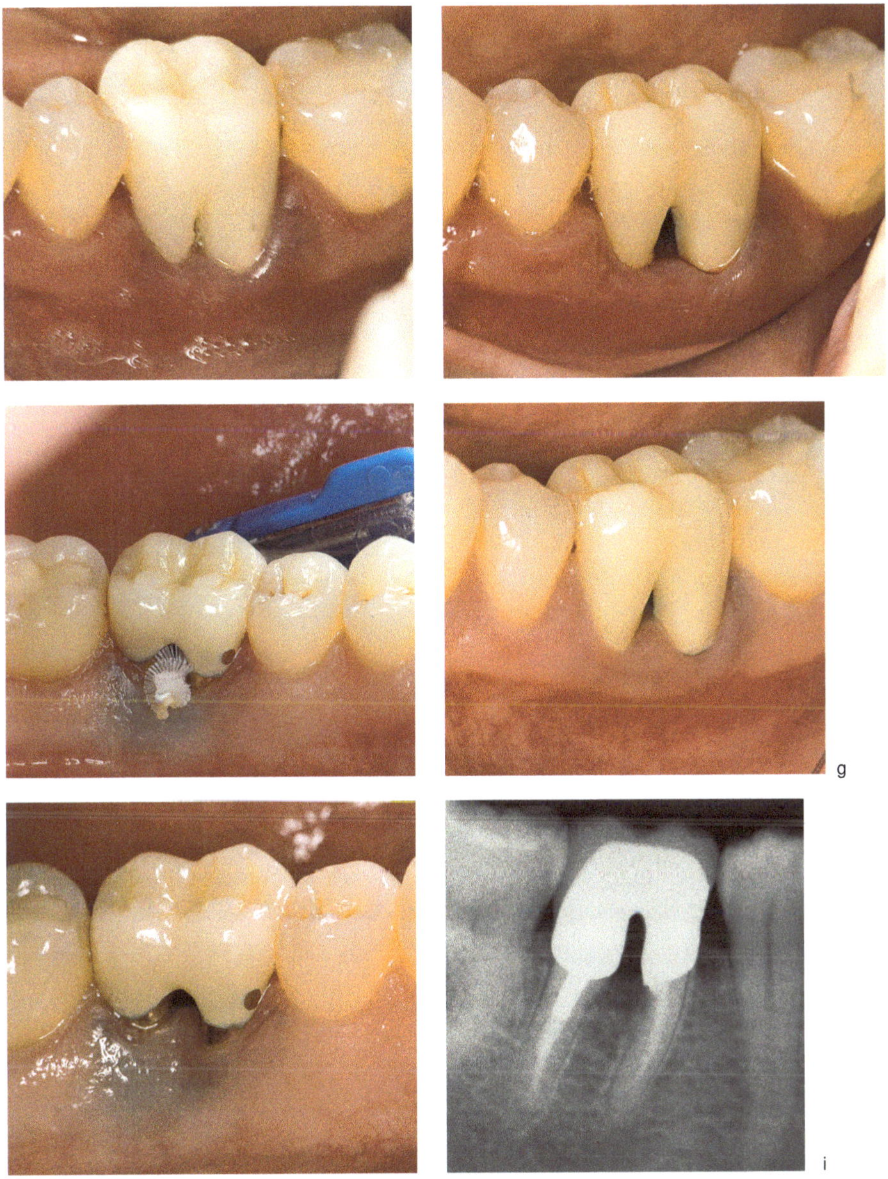

d e f g h i

Abb. 40 Fortsetzung d bis i
d) Provisorische Versorgung (Chairside).
e) Klinische Einprobe der Metallkeramikkrone 46.
f) Definitives Einsetzen und Kontrolle der Durchgängigkeit mit Interdentalbürstchen.
g bis i) Klinischer und röntgenologischer Befund nach 9 Jahren.

- sehr gute Mundhygiene
- engmaschige Kontrollen (UPT)
- keine motorischen oder visuellen Einschränkungen des Patienten
- geringes Kariesrisiko (ggf. vorher mikrobiologische Kariesrisikobestimmung)
- Prophylaxe der Wurzeloberflächenkaries.

Indikationen:

- fortgeschrittener isolierter Furkationsbefall Klasse III
- interdentaler Knochen darf nur wenig abgebaut sein
- Divergenz der Wurzeln > 30°.

Chirurgisches Vorgehen. Nach üblicher Desinfektion und lokaler Anästhesie wird bukkal der Zahn intrasulkulär umschnitten. Lingual kann intrasulkulär oder marginal inzidiert werden. Mesial und distal werden vestibulär vertikale Entlastungsinzisionen an den Nachbarzähnen bis über die Mukogingival-

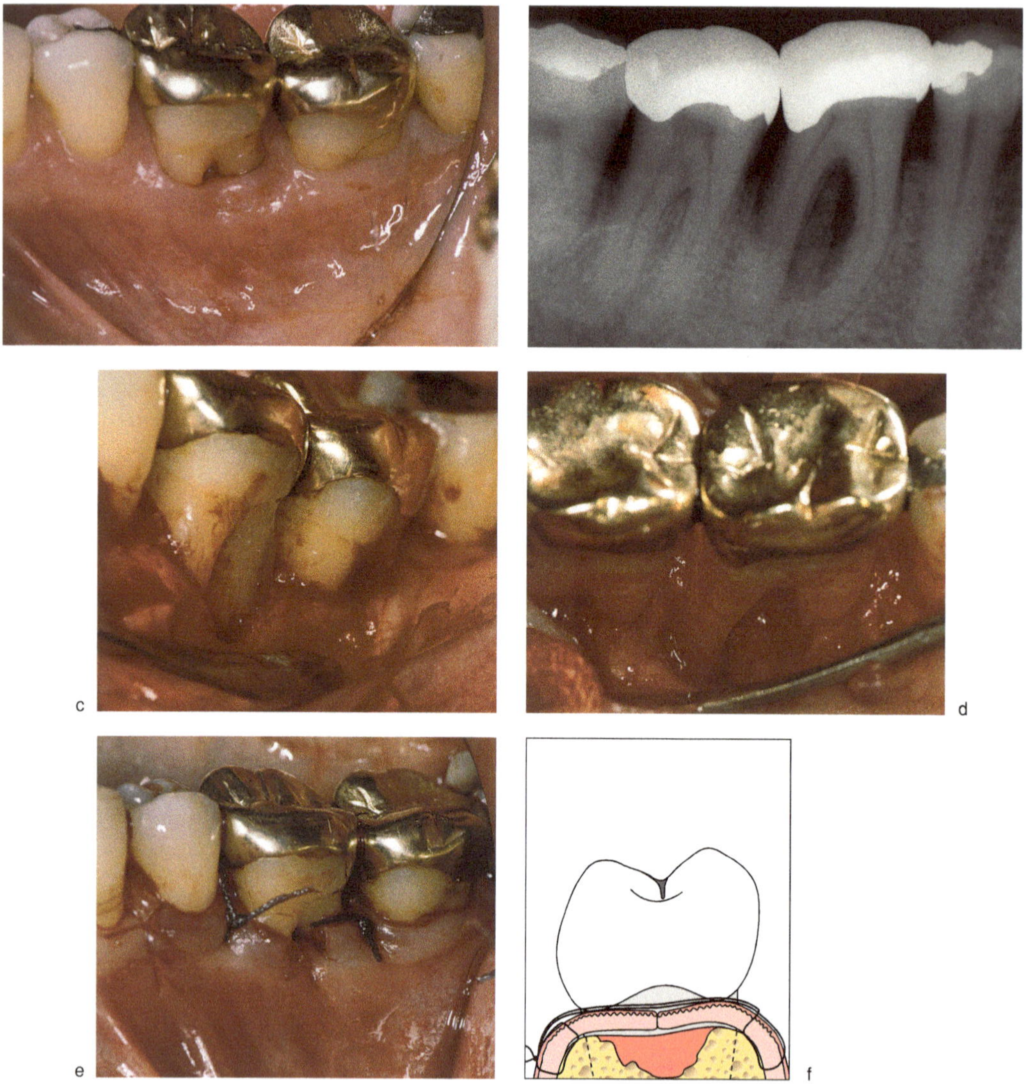

Abb. 41 *a bis f* Patient mit Furkationsbefall 46 Grad III/C und sehr guter Compliance.
a) Klinische Situation unmittelbar vor der chirurgischen Tunnelierung.
b) Präoperativer röntgenologischer Befund.
c und d) Gewebeerhaltende Inzision und Lappenbildung für die möglichst dichte interradikuläre Adaptation.
e und f) Nach Anlegen kleiner vertikaler Inzision am Übergang zur Furkation werden die Lappen interdental mit Einzelknopfnähten und interradikulär mit Matratzennaht adaptiert.

Fortsetzung siehe gegenüberliegende Seite

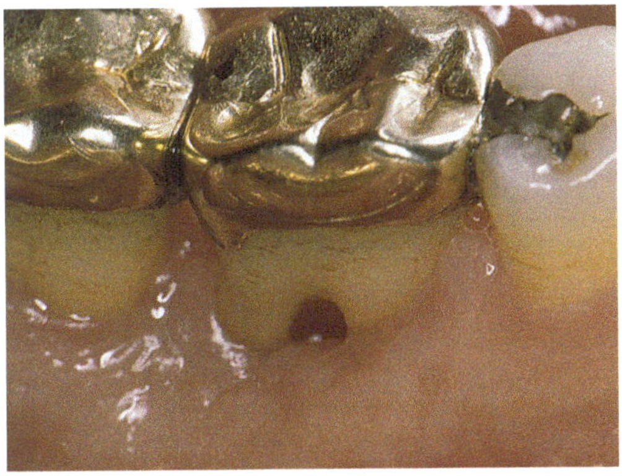

g

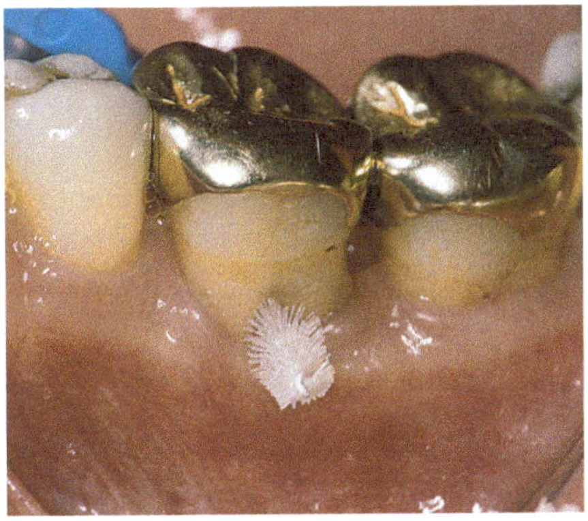

h

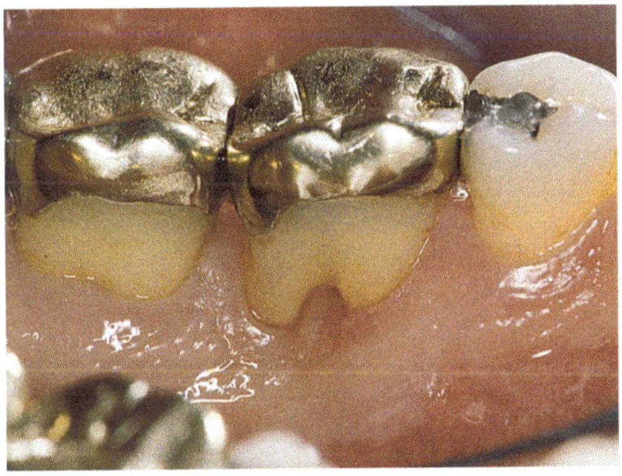

i

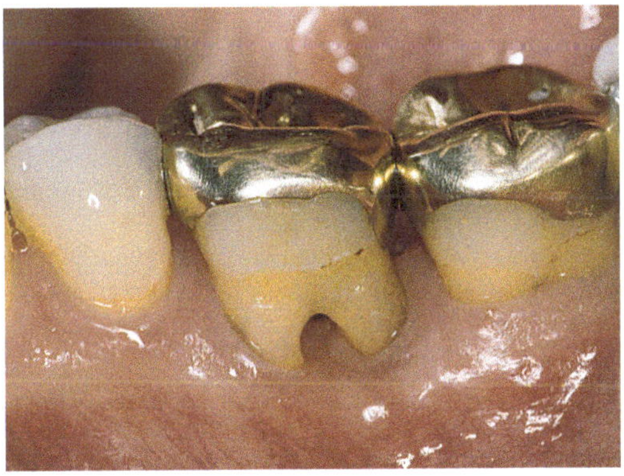

j

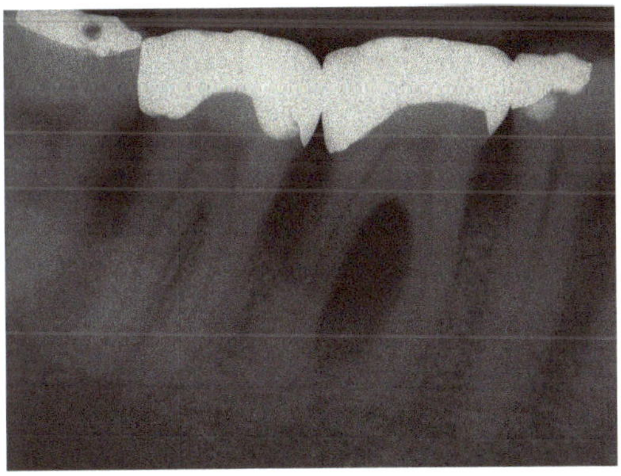

k

Abb. 41 Fortsetzung g bis k
g und h) Kontrolle nach 3 Wochen.
i und j) Kontrolle nach 3 Jahren.
k) Röntgen- und Sensibilitätskontrolle nach 3 Jahren. Zahn 46 ist karies- und beschwerdefrei. Der Sensibilitätstest nach 3 Jahren ist positiv.

grenze angebracht, sodass der Lappen den Defekt um etwa eine halbe Zahnbreite nach lateral überragt. Der Mukoperiostlappen wird bukkal bis über die Mukogingivalgrenze (vollmobilisierter Lappen) und lingual knapp über den Knochenrand (teilmobilisierter Lappen) mobilisiert (alternativ sind Spaltlappen indiziert, wenn keine Knochenchirurgie geplant ist).

Das Granulationsgewebe wird entfernt bis der Knochendefekt vollständig dargestellt ist. Im Furkationsbereich wird der Knochen vorsichtig mit Rosenbohrern und Küretten oder Feilen entfernt (Ostektomie und -plastik). Konkremente und Biofilm werden mit oszillierenden Instrumenten (z. B. Airscaler) und Küretten entfernt.

Die Wurzeloberfläche wird, wie bereits beschrieben, geglättet und nach der Prüfung der Zugänglichkeit im Sinn einer Furkationsplastik mit rotierenden Finierdiamanten bearbeitet. Der bukkale Lappen wird in leicht apikale Position gebracht. Nach Adaptation des bukkalen und lingualen Lappens über interdentale Einzelknopfnähte werden am Übergang zur Furkation kleine vertikale Inzisionen angelegt. Der interradikuläre Lappenanteil kann mit einer Matratzennaht adaptiert werden. Ein unterstützender Parodontalverband hilft bei der Lappenfixierung und verhindert den Verschluss der Furkationsöffnung.

Postoperative Nachsorge. Die übliche Nachsorge mit desinfizierender Mundspüllösung (z.B. CHX 0,2% Mundspüllösung) und Nahtentfernung nach acht Tagen ist angezeigt. Der Patient wird eingehend über die Notwendigkeit und die Technik der Mundhygiene in diesem Bereich instruiert: Die offene Furkation wird mit Interdentalraumbürsten zweimal täglich gereinigt (abwechselnd CHX- und Fluoridgelapplikation morgens und abends). Falls die Bürstenspitze nicht widerstandfrei eingeführt werden kann, soll eine Gingivektomie mit einem Elektrotom oder eine zweite korrigierende Operation (Gingivoplastik) in Betracht gezogen werden.

Postoperativ kann es zur Überempfindlichkeit bis hin zu pulpitischen Beschwerden kommen. Im Rahmen der UPT (3-Monats-Intervalle) wird prophylaktisch ein flouridhaltiges Präparat (Lacke, Gele) appliziert. Bei persistierenden Beschwerden ist die endodontische Behandlung die letzte Therapiemöglichkeit.

Wegen des hohen Kariesrisikos in diesem Bereich sind eine gute Compliance des Patienten und ein regelmäßiges Recall erforderlich. Aufgrund der anatomischen Besonderheiten im Furkationsbereich kann es zu Komplikationen im Endodont kommen. Deshalb sind neben der parodontalen Nachsorge auch regelmäßige Sensibilitätstests des Zahnes erforderlich.

8.6 Ausblick

Das Ziel für die Zukunft besteht in der Entwicklung von Konzepten und Techniken, mit denen kosteneffektiv und vor allem vorhersagbar die Ziele der modernen Parodontaltherapie zu erreichen sind. Resektive Methoden sollten in Zukunft nicht mehr Standardtherapie sein, sondern nur noch in Einzelfällen ihre Anwendung finden. Die Prävention parodontaler Erkrankungen kann aus chirurgischer Sicht durch plastische Eingriffe ergänzt werden. Die regenerative Therapie von Knochen- und Furkationsdefekten wird künftig durch die Weiterentwicklung

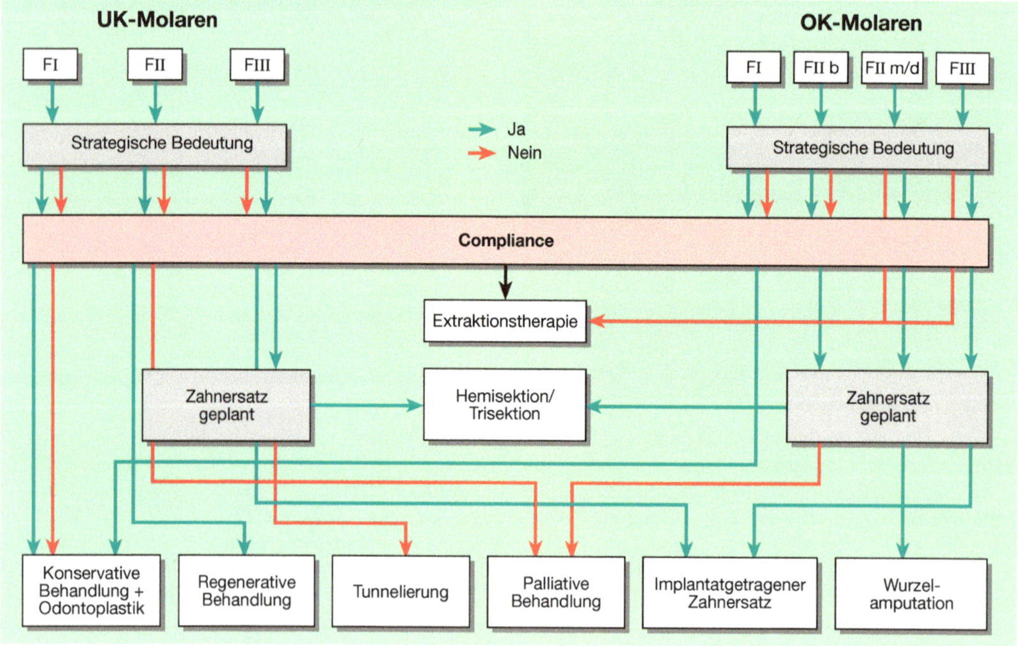

Abb. 42 Strategie der Furkationsbehandlung.

von biologischen Mediatoren und Wachstumsfaktoren verbessert. Neue biologische Erkenntnisse in der Stammzellenforschung (Tissue Engineering) könnten die regenerativen Behandlungen effizienter und somit praktikabler machen. In diesem Zusammenhang wird auch alternativ über eine mögliche Gentherapie berichtet. Die Transfektion (in vitro oder in vivo) geeigneter Zellen mit Genen für die Bildung und Sezernierung biologisch aktiver Faktoren könnten die Wirkung verstärken [73].

Letzlich liegt das heute noch unerreichte Ziel in der totalen Regeneration des parodontal vorgeschädigten Zahnhalteapparates im Sinn einer restitutio ad integrum. Die chirurgische Therapie parodontaler Läsionen wird jedoch auch künftig einen wichtigen Platz in der Parodontologie einnehmen.

8.7 Anhang

Instrumente und Material	Beschreibung	Artikelnummer	Firma
Sonden	• PAR-Sonde (Kalibrierung 3-3-2-3) • Furkationssonde	• Gy-12 DMS • PQ2N	• Deppeler • Hu-Friedy
Pinzetten	• anatomische Pinzette gebogen • chirurgische Pinzette gerade Gerald 1×2 • anatomische Micropinzette • chirurgische Micropinzette • Markierungspinzette • Goldman-Fox re.+li.	• BD 229 R • TP 5051 • TPASTMBH • TPSSTMBH • PMG F1 / PMG F2	• Aesculap • Hu-Friedy • Hu-Friedy • Hu-Friedy • Hu-Friedy
Küretten	• Mini-Gracey-Küretten	• LM 201-202 MXSI • LM 207-208 MXSI • LM 211-212 MXSI • LM 213-214 MXSI	• LM-Instruments • LM-Instruments • LM-Instruments • LM-Instruments
	• Gracey-Mini-Küretten	• SAS 1/2 71 M • SAS 7/8 77 M • SAS 11/12 73 M • SAS 13/14 76 M	• Hu-Friedy • Hu-Friedy • Hu-Friedy • Hu-Friedy
*Reduzierter Satz (1/2, 7/8, 11/12, 13/14)	• Furkationsküretten Quetin	• SQBL 1 • SQMD 1	• Hu-Friedy • Hu-Friedy
Skalpellklingenhalter	• Microklingenhalter • Klingenhalter Nr. 3 • Universalklingenhalter 360°	• BB 045 T • 10-130-03 • K360	• Aesculap • Hu-Friedy • Hu-Friedy
Skalpellklingen	• Microklinge spitz • Microklinge rund • Klinge Größe 11 • Klinge Größe 12 • Klinge Größe 15c	• BB 363 R • BB 369 R • 10-255-11 • 10-255-12 • 10-256-15	• Aesculap • Aesculap • Hu-Friedy • Hu-Friedy • Hu-Friedy
Gingivektomiemesser	• Papillenmesser GF 8 • Gingivabeil Guldener • Gingivabeil Mühlemann	• DB 939 R • GR 1 • ZI 13	• Aesculap • Deppeler • Deppeler
Raspatorien	• Papillenraspatorium nach Dr. Spahr • Wachtel PHW • Raspatorium 24G • Zingheim-Raspatorium • Raspa./Elevatorium	• PPSPAHR 6 • DB 826 R • P 24 G • IPZ 1 • PPR 3/9A	• Hu-Friedy • Aesculap • Hu-Friedy • Hu-Friedy • Hu-Friedy
Scharfer Löffel	• Hemmingway Figur 2 oder 3	• DO 672 R/DO 673 R	• Aesculap

Instrumente und Material	Beschreibung	Artikelnummer	Firma
HF-Chirurgie-Ansätze (Elektrotom)	• Figur 2 • Figur 14 • Figur 15 • Figur 12	• 12210 • 12214 • 12215 • 12213	• Leibinger • Leibinger • Leibinger • Leibinger
Bone-Collector	• Bone-Trap • Frios Bone-Collector	• Ref. 22179 • 59-9010	• Astra Tech • Friadent
Airscaler und Ansätze	• Sonicflex Lux 2000L • SonicParo-Spitzen Nr. 24 Knospe links Nr. 25 Knospe rechts Nr. 26 Knospe uni. Nr. 27 Knospe perio	• 571-5110 • 571-5621 • 571-5631 • 571-5641 • 571-5651	• KaVo • KaVo • KaVo • KaVo • KaVo
Winkelstücke und Ansätze	• blaues Winkelstück Intramatic Lux 2 • grünes Winkelstück Intramatic Lux 2 • EVA-Kopf • Perio-Set rot • Perio-Set gelb • Rootshape • Knochenfräsen • Rosenbohrer lang • Rosenbohrer extra lang	• 20 LN • 7 LN • 61 LRG • 831.514013 • 832.514014 • 831.514013 • 832.514014 • 831.504.012 • 832.504.012 • 832.504.014 • 831.504.014 • R 40 / R 40 L • R 15 / R 15 L • R 4 / R 4 L • H 162 A.204.016 • H 162 A.205.016 • H 163 A.204.014 • H 141.205.018 • H 141.205.023 • H 141.205.027 • H 141.206.018 • H 141.206.023 • H 141.206.027	• KaVo • KaVo • Intensiv • Intensiv • Intensiv • Intensiv • Intensiv • Intensiv • Intensiv • Intensiv • Intensiv • Intensiv • Intensiv • Intensiv • Komet • Komet • Komet • Komet • Komet • Komet • Komet • Komet • Komet
Kanülen	• Knopfkanüle groß gebogen • Knopfkanüle klein gebogen • Kanüle stumpf, gebogen, 3-Loch • Kanüle stumpf, gebogen, konisch Größe 3	• 1465 LL • 1428 a LL • Sonderanfertigung • 1425 a LL	• Acufirm • Acufirm • Acufirm • Acufirm
Nadelhalter	• microchirurgischer Nadelhalter • Nadelhalter fein • Nadelhalter groß	• NHTMBH • NH-5024 • NHLBPS	• Hu-Friedy • Hu-Friedy • Hu-Friedy
Scheren	• Micro-Schere • 14 LaGrange • 16 Goldman-Fox	• STMBH • S14 • S16	• Hu-Friedy • Hu-Friedy • Hu-Friedy

Instrumente und Material	Beschreibung	Artikelnummer	Firma
Nahtmaterial	• 5/0 Prolene DA-1 • 6/0 Prolene DA-2 • 7/0 Prolene DA-3 • 5/0 Vicryl rapid DA-1 • 6/0 Vicryl rapid P 1 • 7/0 Vicryl rapid DA-3 • CV-5 Gore-Tex RT16 • CV-6 Gore-Tex RT13	• 18548G. • 18543G • 18541G • V2911G. • V32H • 18547G. • P5K 17A • P6K 23A	• Ethicon • Ethicon • Ethicon • Ethicon • Ethicon • Ethicon • W.L. Gore • W.L. Gore
Wangenhalter	• Langenbeck • Middeldorpf	• BT 343 R • BT 405 R	• Aesculap • Aesculap
Fotospiegel	• Mundspiegel 28 mm • Spiegelgriff • Fotospiegel Nr. 3 o. 4	• K 10 • AC 481 C • 300-003/300-004	• Aesculap • Aesculap • Ortho-Organizers
Sauger	• Surgitip-micro	• 24140	• Roeko
Schleifstein	• Arkansas keilförmig Nr. 6A	• SS 6A	• Hu-Friedy
Externe Sauganlage	• Chirurgie Sauger Sucon® I	• GF90	• Aesculap
Diamantinstrumente mit Führungsstift	• Kronenpräparationsset	• Set 4384 A	• Komet
Schutzbrille	• Uvex Astro Schutzbrille (sterilisierbar)	• 46635	Hager & Werken

8.8 Literatur

[1] American Academy of Periodontology: The American Academy of Periodontology Statement Regarding Gingival Curettage. J Periodontol 73, 1229 (2002).

[2] American Academy of Periodontology: The potential role of growth and differentiation factors in periodontal regeneration. J Periodontol 67, 545 (1996).

[3] Antczak-Bouckoms, A., Joshipura, K., Burdick, E., Tulloch, J.F.: Meta-analysis of surgical versus non-surgical methods of treatment for periodontal disease. J Clin Periodontol 20, 259 (1993).

[4] Ariaudo, A.A., Tyrell, H.A.: Repositioning and increasing the zone of attached gingiva. J Periodontol 28, 106 (1957).

[5] Armitage, G. C., Svanberg, G. K., Loe, H.: Microscopic evaluation of clinical measurements of connective tissue attachment levels. J Clin Periodontol 4, 173 (1977).

[6] Becker, B. E., Becker, W., Caffesse, R. G., et al.: Three modalities of periodontal therapy. II. 5 year final results. J Dent Res 69, 219 (1990).

[7] Becker, B. E., Kerry, G. J., Becker, W., et al.: Changes after three modalities of treatment-3 year follow up. J Dent Res 67, 272 (1988).

[8] Becker, W., Becker, B. E., Caffesse, R., et al.: A longitudinal study comparing scaling, osseous surgery, and modified Widman procedures: results after 5 years. J Periodontol 72, 1675 (2001).

[9] Becker, W., Becker, B. E., Ochsenbein, C., et al.: A longitudinal study comparing scaling, osseous surgery and modified Widman procedures. Results after one year. J Periodontol 59, 351 (1988).

[10] Block, P. L.: Restorative margins and periodontal health: a new look at an old perspective. J Prosthet Dent 57, 683 (1987).

[11] Blomlof, J.: Root cementum appearance in healthy monkeys and periodontitis-prone patients after different etching modalities. J Clin Periodontol 23, 12 (1996).

[12] Blomlof, J. P., Blomlof, L. B., Lindskog, S. F.: Smear removal and collagen exposure after non-surgical root planing followed by etching with an EDTA gel preparation. J Periodontol 67, 841 (1996).

[13] Brägger, U., Lang, N. P.: Chirurgische Verlängerung der klinischen Krone. Schweiz Monatsschr Zahnmed 98, 645 (1988).

[14] Brägger, U., Lauchenauer, D., Lang, N. P.: Surgical lengthening of the clinical crown. J Clin Periodontol 19, 58 (1992).

[15] Brägger, U., Nyman, S., Lang, N. P., et al.: The significance of alveolar bone in periodontal disease. A long-term observation in patients with cleft lip, alveolus and palate. J Clin Periodontol 17, 379 (1990).

[16] Buser, D., Warrer, K., Karring, T.: Formation of a periodontal ligament around titanium implants. J Periodontol 61, 597 (1990).

[17] Buser, D., Warrer, K., Karring, T., Stich, H.: Titanium implants with a true periodontal ligament: an alternative to osseointegrated implants? Int J Oral Maxillofac Implants 5, 113 (1990).

[18] Caffesse, R. G.: Resective procedures. In: Nevins, M., Becker, W., Kornman, K. (eds.): Proceedings of the world workshop in clinical periodontics, p IV-1, American Academy of Periodontolgy, Chicago 1989.

[19] Caffesse, R. G., Sweeney, P. L., Smith, B. A.: Scaling and root

planing with and without periodontal flap surgery. J Clin Periodontol 13, 205 (1986).
[20] Carranza, F. A. Jr., Kenney, E. B., Lekovic, V., et al.: Histologic study of healing of human periodontal defects after placement of porous hydroxylapatite implants. J Periodontol 58, 682 (1987).
[21] Caton, J., Nyman, S., Zander, H.: Histometric evaluation of periodontal surgery. II. Connective tissue attachment levels after four regenerative procedures. J Clin Periodontol 7, 224 (1980).
[22] Caton, J., Zander, H. A.: Osseous repair of an infrabony pocket without new attachment of connective tissue. J Clin Periodontol 3, 54 (1976).
[23] Cattabriga, M., Pedrazzoli, V., Wilson, T. G. Jr.: The conservative approach in the treatment of furcation lesions. Periodontol 2000 22, 133 (2000).
[24] Chaikin, R. W.: Elements of surgical treatment in the delivery of periodontal therapy. Quintessence Int 8, 49 (1977).
[25] Christgau, M., Bader, N., Schmalz, G., et al.: Postoperative exposure of bioresorbable GTR membranes: effect on healing results. Clin Oral Investig 1, 109 (1997).
[26] Cobb, C. M.: Non-surgical pocket therapy: mechanical. Ann Periodontol 1, 443 (1996).
[27] Cohen, E. S.: Atlas of Cosmetic and Reconstructive Periodontal Surgery. 2nd edition. Lea & Febiger, Philadelphia 1994.
[28] Cortellini, P., Bowers, G. M.: Parodontale Regeneration intraossärer Defekte. Ein evidenzgestütztes Behandlungsverfahren. Int J Parodont Rest Zahnheilkd 15, 17 (1995).
[29] Cortellini, P., Pini Prato, G., Baldi, C., Clauser, C.: Guided tissue regeneration with different materials. Int J Periodontics Restorative Dent 10, 136 (1990).
[30] Cortellini, P., Pini Prato, G., Tonetti, M. S.: Periodontal regeneration of human infrabony defects. I. Clinical measures. J Periodontol 64, 254 (1993).
[31] Cortellini, P., Pini Prato, G., Tonetti, M. S.: Periodontal regeneration of human intrabony defects with bioresorbable membranes. A controlled clinical trial. J Periodontol 67, 217 (1996).
[32] Cortellini, P., Pini Prato, G. P., Tonetti, M. S.: The modified papilla preservation technique. A new surgical approach for interproximal regenerative procedures. J Periodontol 66, 261 (1995).
[33] Cortellini, P., Pini Prato, G. P., Tonetti, M. S.: The simplified papilla preservation flap. A novel surgical approach for the management of soft tissues in regenerative procedures. Int J Periodontics Restorative Dent 19, 589 (1999).
[34] Cortellini, P., Tonetti, M. S.: Focus on intrabony defects: guided tissue regeneration. Periodontol 2000 22, 104 (2000).
[35] Cortellini, P., Tonetti, M. S., Lang, N. P., et al.: The simplified papilla preservation flap in the regenerative treatment of deep intrabony defects: clinical outcomes and postoperative morbidity. J Periodontol 72, 1702 (2001).
[36] De Soete, M., Mongardini, C., Peuwels, M., et al.: One-stage full-mouth disinfection. Long-term microbiological results analyzed by checkerboard DNA-DNA hybridization. J Periodontol 72, 374 (2001).
[37] de Waal, H., Castellucci, G.: The importance of restorative margin placement to the biologic width and periodontal health. Part II. Int J Periodontics Restorative Dent 14, 70 (1994).
[38] DeSanctis, M., Murphy, K. G.: The role of resective periodontal surgery in the treatment of furcation defects. Periodontol 2000 22, 154 (2000).
[39] Eger, T., Müller, H. P.: Parodontale Regeneration in vertikalen Knochendefekten mit resorbierbaren Membranen und Schmelz-Matrix-Proteinen. Eine vergleichende klinische Untersuchung. Dtsch Zahnärztl Z 53, 3 (1998).
[40] Eickholz, P., Hausmann, E.: Evidence for healing of periodontal defects 5 years after conventional and regenerative therapy: digital subtraction and bone level measurements. J Clin Periodontol 29, 922 (2002).
[41] Eickholz, P., Kim, T. S., Holle, R., Hausmann, E.: Long-term results of guided tissue regeneration therapy with non-resorbable and bioabsorbable barriers. I. Class II furcations. J Periodontol 72, 35 (2001).
[42] Ellegaard, B., Nielsen, I. M., Karring, T.: Composite jaw and iliac cancellous bone grafts in intrabony defects in monkeys. J Periodontal Res 11, 299 (1976).
[43] Elworthy, A., Greenman, J., Doherty, F. M., et al.: The substantivity of a number of oral hygiene products determined by the duration of effects on salivary bacteria. J Periodontol 67, 572 (1996).
[44] Flemmig, T. F., Ehmke, B., Bolz, K., et al.: Long-term maintenance of alveolar bone gain after implantation of autolyzed, antigen-extracted, allogenic bone in periodontal intraosseous defects. J Periodontol 69, 47 (1998).
[45] Friedman, N.: Mucogingival surgery: The apical repositioned flap. J Periodontol 33, 328 (1962).
[46] Gargiulo, A.: Dimensions and relationship of the dento-gingival junctions in humans. J Periodontol 32, 261 (1961).
[47] Garrett, S.: Periodontal regeneration around natural teeth. Ann Periodontol 1, 621 (1996).
[48] Gestrelius, S., Andersson, C., Lidstrom, D., et al.: In vitro studies on periodontal ligament cells and enamel matrix derivative. J Clin Periodontol 24, 685 (1997).
[49] Gestrelius, S., Lyngstadaas, S. P., Hammarstrom, L.: Emdogain – periodontal regeneration based on biomimicry. Clin Oral Investig 4, 120 (2000).
[50] Goldman, H. M.: Development of physiologic gingival contours by gingivoplasty. Oral Surg Oral Med Oral Pathol 3, 879 (1950).
[51] Goldman, H. M.: Gingivectomy. Oral Surg Oral Med Oral Pathol 4, 1136 (1951).
[52] Goldman, H. M., Cohen, D. W.: The infrabony pocket. Classification and treatment. J Periodontol 38, 455 (1958).
[53] Gottlow, J., Nyman, S., Karring, T., Lindhe, J.: New attachment formation as the result of controlled tissue regeneration. J Clin Periodontol 11, 494 (1984).
[54] Gottlow, J., Nyman, S., Lindhe, J., et al.: New attachment formation in the human periodontium by guided tissue regeneration. Case reports. J Clin Periodontol 13, 604 (1986).
[55] Günay, H., Rossbach, A., Geurtsen, W.: Schonende Zahnpräparation unter Berücksichtigung der „biologischen Breite". Dtsch Zahnärztl Z 56, 583 (2001).
[56] Günay, H., Seeger, A., Tschernitschek, H., Geurtsen, W.: Placement of the preparation line and periodontal health – a prospective 2-year clinical study. Int J Periodontics Restorative Dent 20, 171 (2000).
[57] Günay, H.: Neue Operationstechnik für Transplantate und Implantate in der parodontalen Knochenchirurgie (Vollpapillenlappen). Dtsch Zahnärztl Z 41, 645 (1986).
[58] Hammarstrom, L.: Enamel matrix, cementum development and regeneration. J Clin Periodontol 24, 658 (1997).
[59] Hammarstrom, L., Heijl, L., Gestrelius, S.: Periodontal regeneration in a buccal dehiscence model in monkeys after application of enamel matrix proteins. J Clin Periodontol 24, 669 (1997).
[60] Hamp, S. E., Nyman, S., Lindhe, J.: Periodontal treatment of multirooted teeth. Results after 5 years. J Clin Periodontol 2, 126 (1975).
[61] Hanes, P. J., O'Brien, N. J., Garnick, J. J.: A morphological comparison of radicular dentin following root planing and treatment with citric acid or tetracycline HCl. J Clin Periodontol 18, 660 (1991).
[62] Hanes, P. J., Polson, A. M., Frederick, G. T.: Root and pulpal dentin after surface demineralization. Endodontics & Dental Traumatology 2, 190 (1987).

[63] Heijl, L.: Periodontal regeneration with enamel matrix derivative in one human experimental defect. A case report. J Clin Periodontol 24, 693 (1997).

[64] Heijl, L., Heden, G., Svardstrom, G., Ostgren, A.: Enamel matrix derivative (EMDOGAIN) in the treatment of intrabony periodontal defects. J Clin Periodontol 24, 705 (1997).

[65] Hellden, L. B., Elliot, A., Steffensen, B., Steffensen, J. E.: The prognosis of tunnel preparations in treatment of class III furcations. A follow-up study. J Periodontol 60, 182 (1989).

[66] Hench, L. L., Paschall, H. A.: Histochemical responses at a biomaterial's interface. J Biomed Mater Res 8, 49 (1974).

[67] Hugoson, A., Ravald, N., Fornell, J., et al.: Treatment of class II furcation involvements in humans with bioresorbable and nonresorbable guided tissue regeneration barriers. A randomized multi-center study. J Periodontol 66, 624 (1995).

[68] Ingber, J. S., Rose, L. F., Coslet, J. G.: The „biologic width" – a concept in periodontics and restorative dentistry. Alpha Omegan 70, 62 (1977).

[69] Isidor, F., Karring, T., Nyman, S., Lindhe, J.: New attachment-reattachment following reconstructive periodontal surgery. J Clin Periodontol 12, 728 (1985).

[70] Jepsen, S.: Wachstumsfaktoren und BMPs in der parodontalen Regeneration. Parodontologie 2, 131 (1996).

[71] Jepsen, S., Heinz, B., Wachtel, H.: Regenerative Therapie mit einem Schmelzmatrixprotein. In: Stellungnahme der Deutschen Gesellschaft für Parodontologie. www.dgparo.de (2002).

[72] Jepsen, S., Terheyden, H.: Growth factors and morphogenetic proteins in periodontal regeneration and oral implant integration. Journal de Parodontologie & d'Implantologie Orale 19, 289 (2000).

[73] Jepsen, S., Terheyden, H.: Perspektiven für die Geweberegeneration durch biologisch aktive Faktoren. Zahnärztl Mitteil 91, 1146 (2001).

[74] Johnson, R. H.: Lengthening clinical crowns. J Am Dent Assoc 121, 473 (1990).

[75] Kaldahl, W. B., Kalkwarf, K. L., Patil, K. D.: A review of longitudinal studies that compared periodontal therapies. J Periodontol 64, 243 (1993).

[76] Kaldahl, W. B., Kalkwarf, K. L., Patil, K. D., et al.: Long-term evaluation of periodontal therapy: I. Response to 4 therapeutic modalities. J Periodontol 67, 93 (1996).

[77] Kaldahl, W. B., Kalkwarf, K. L., Patil, K. D., et al.: Long-term evaluation of periodontal therapy: II. Incidence of sites breaking down. J Periodontol 67, 103 (1996).

[78] Kalkwarf, K. L.: Tissue attachment. In: Nevins, M., Becker, W., Kornman, K. (eds.): Proceedings of the World Workshop in Clinical Periodontics. p V1. American Academy of Periodontology. Chicago 1989.

[79] Kalkwarf, K. L., Kaldahl, W. B., Patil, K. D.: Patient preference regarding 4 types of periodontal therapy following 3 years of maintenance follow-up. J Clin Periodontol 19, 788 (1992).

[80] Kalpidis, C. D., Ruben, M. P.: Treatment of intrabony periodontal defects with enamel matrix derivative: a literature review. J Periodontol 73, 1360 (2002).

[81] Karring, T., Isidor, F., Nyman, S., Lindhe, J.: New attachment formation on teeth with a reduced but healthy periodontal ligament. J Clin Periodontol 12, 51 (1985).

[82] Karring, T., Nyman, S., Lindhe, J.: Healing following implantation of periodontitis affected roots into bone tissue. J Clin Periodontol 7, 96 (1980).

[83] Karring, T., Nyman, S., Thilander, B., Magnusson, I.: Bone regeneration in orthodontically produced alveolar bone dehiscences. J Periodontal Res 17, 309 (1982).

[84] Kim, T. S., Holle, R., Hausmann, E., Eickholz, P.: Long-term results of guided tissue regeneration therapy with non-resorbable and bioabsorbable barriers. II. A case series of infrabony defects. J Periodontol 73, 450 (2002).

[85] Kirkland, O.: The suppurative periodontzal pus pocket. J Am Dent Assoc 18, 1462 (1931).

[86] Kirkland, O.: Surgical flap and semiflap technique in periodontal surgery. Dent Dig 42, 125 (1936).

[87] Kocher, T., Ruhling, A., Herweg, M., Plagman, H. C.: Proof of efficacy of different modified sonic scaler inserts used for debridement in furcations – a dummy head trial. J Clin Periodontol 23, 662 (1996).

[88] Kocher, T., Tersic-Orth, B., Plagmann, H. C.: Instrumentation of furcation with modified sonic scaler inserts: a study on manikins (II). J Clin Periodontol 25, 451 (1998).

[89] Kornman, K. S., Robertson, P. B.: Fundamental principles affecting the outcomes of therapy for osseous lesions. Periodontol 2000 22, 22 (2000).

[90] Kübler, N. R.: Osteoinduktion and -reparation. Mund Kiefer Gesichtschir 1, 2 (1997).

[91] Lanning, S. K., Waldrop, T. C., Gunsolley, J. C., Maynard, J. G.: Surgical crown lengthening: Evaluation of the biological width. J Periodontol 74, 468 (2003).

[92] Lauchenauer, D., Brägger, U., Lang, N. P.: Methoden zur Verlängerung der klinischen Krone – Eine Übersichtsarbeit. Parodontol 2, 139 (1991).

[93] Lindhe, J., Cortellini, P.: Consensus report of session IV. In: Lang, N., Karring, T., Lindhe, J. (eds.): Proceedings of the 2nd European Workshop on Periodontology, pp. 359, Quintessence, Berlin 1997.

[94] Lindhe, J., Echeverria, J.: Consensus report of session II. In: Lang, N., Karring, T. (eds.): Proceedings of the 1st European Workshop on Periodontology, pp. 210, Quintessence, Berlin 1994.

[95] Lindhe, J., Nyman, S.: The effect of plaque control and surgical pocket elimination on the establishment and maintenance of periodontal health. A longitudinal study of periodontal therapy in cases of advanced disease. J Clin Periodontol 2, 67 (1975).

[96] Lindhe, J., Nyman, S., Karring, T.: Connective tissue reattachment as related to presence or absence of alveolar bone. J Clin Periodontol 11, 33 (1984).

[97] Lindhe, J., Westfelt, E., Nyman, S., et al.: Long-term effect of surgical/non-surgical treatment of periodontal disease. J Clin Periodontol 11, 448 (1984).

[98] Lindhe, J., Westfelt, E., Nyman, S., et al.: Healing following surgical/non-surgical treatment of periodontal disease. A clinical study. J Clin Periodontol 9, 115 (1982).

[99] Listgarten, M. A., Mao, R., Robinson, P. J.: Periodontal probing and the relationship of the probe tip to periodontal tissues. J Periodontol 47, 511 (1976).

[100] Lyngstadaas, S. P., Lundberg, E., Ekdahl, H., et al.: Autocrine growth factors in human periodontal ligament cells cultured on enamel matrix derivative. J Clin Periodontol 28, 181 (2001).

[101] Magnusson, I., Listgarten, M. A.: Histological evaluation of probing depth following periodontal treatment. J Clin Periodontol 7, 26 (1980).

[102] McGuire, M. K., Nunn, M. E.: Prognosis versus actual outcome. III. The effectiveness of clinical parameters in accurately predicting tooth survival. J Periodontol 67, 666 (1996).

[103] Meadows, C. L., Gher, M. E., Quintero, G., Lafferty, T. A.: A comparison of polylactic acid granules and decalcified freeze-dried bone allograft in human periodontal osseous defects. J Periodontol 64, 103 (1993).

[104] Melcher, A. H.: On the repair potential of periodontal tissues. J Periodontol 47, 256 (1976).

[105] Mellonig, J. T.: Decalcified freeze-dried bone allograft as an implant material in human periodontal defects. Int J Periodontics Restorative Dent 4, 40 (1984).

[106] Mellonig, J. T.: Enamel matrix derivative for periodontal reconstructive surgery: technique and clinical and histolo-

gic case report. Int J Periodontics Restorative Dent 19, 8 (1999).
[107] Mellonig, J. T.: Freeze-dried bone allografts in periodontal reconstructive surgery. Dent Clin North Am 35, 505 (1991).
[108] Mishkin, D. J., Gellin, R. G.: Biologic width and crown lengthening. J Periodontol 64, 920 (1993).
[109] Mongardini, C., van Steenberghe, D., Dekeyser, C., Quirynen, M.: One stage full- versus partial-mouth disinfection in the treatment of chronic adult or generalized early-onset periodontitis. I. Long-term clinical observations. J Periodontol 70, 632 (1999).
[110] Murphy, K. G.: Postoperative healing complications associated with Gore-Tex Periodontal Material. Part II. Effect of complications on regeneration. Int J Periodontics Restorative Dent 15, 548 (1995).
[111] Nabers, C. L.: Repositioning the attached gingiva. J Periodontol 25, 38 (1954).
[112] Neumann, R.: Die Alveolar-Pyorrhöe und ihre Behandlung, 3.Aufl., Hermann Meusser, Berlin 1920.
[113] Nevins, M. L., Camelo, M., Lynch, S. E., et al.: Evaluation of periodontal regeneration following grafting intrabony defects with bio-oss collagen: a human histologic report. Int J Periodontics Restorative Dent 23, 9 (2003).
[114] Nevins, M. L., Camelo, M., Nevins, M., et al.: Human histologic evaluation of bioactive ceramic in the treatment of periodontal osseous defects. Int J Periodontics Restorative Dent 20, 458 (2000).
[115] Nielsen, I. M., Ellegaard, B., Karring, T.: Kielbone in healing interradicular lesions in monkeys. J Periodontal Res 15, 328 (1980).
[116] Nyman, S., Gottlow, J., Karring, T., Lindhe, J.: The regenerative potential of the periodontal ligament. An experimental study in the monkey. J Clin Periodontol 9, 257 (1982).
[117] Nyman, S., Karring, T.: Regeneration of surgically removed buccal alveolar bone in dogs. J Periodontal Res 14, 86 (1979).
[118] Nyman, S., Karring, T., Lindhe, J., Planten, S.: Healing following implantation of periodontitis-affected roots into gingival connective tissue. J Clin Periodontol 7, 394 (1980).
[119] Nyman, S., Lindhe, J., Karring, T., Rylander, H.: New attachment following surgical treatment of human periodontal disease. J Clin Periodontol 9, 290 (1982).
[120] Nyman, S., Lindhe, J., Rosling, B.: Periodontal surgery in plaque-infected dentitions. J Clin Periodontol 4, 240 (1977).
[121] Nyman, S., Westfelt, E., Sarhed, G., Karring, T.: Role of „diseased" root cementum in healing following treatment of periodontal disease. A clinical study. J Clin Periodontol 15, 464 (1988).
[122] Ochsenbein, C., Bohannan, H. M.: The palatal approach to osseous resection. I. Rationale. J Periodontol 34, 60 (1963).
[123] Olsen, C. T., Ammons, W. F., van Belle, G.: A longitudinal study comparing apically repositioned flaps, with and without osseous surgery. Int J Periodontics Restorative Dent 5, 10 (1985).
[124] Orkin, D. A., Reddy, J., Bradshaw, D.: The relationship of the position of crown margins to gingival health. J Prosthet Dent 57, 421 (1987).
[125] Papapanou, P. N., Tonetti, M. S.: Diagnosis and epidemiology of periodontal osseous lesions. Periodontol 2000 22, 8 (2000).
[126] Parma-Benfenali, S., Fugazzoto, P. A., Ruben, M. P.: The effect of restorative margins on the postsurgical development and nature of the periodontium. Part I. Int J Periodontics Restorative Dent 5, 30 (1985).
[127] Petit, M. D., Van Steenbergen, T. J., De Graaff, J., Van der Velden, U.: Transmission of Actinobacillus actinomycetemcomitans in families of adult periodontitis patients. J Periodontal Res 28, 335 (1993).
[128] Petit, M. D., van Steenbergen, T. J., Scholte, L. M., et al.: Epidemiology and transmission of Porphyromonas gingivalis and Actinobacillus actinomycetemcomitans among children and their family members. A report of 4 surveys. J Clin Periodontol 20, 641 (1993).
[129] Pitaru, S., Melcher, A. H.: Organization of an oriented fiber system in vitro by human gingival fibroblasts attached to dental tissue: relationship between cells and mineralized and demineralized tissue. J Periodontal Res 22, 6 (1987).
[130] Polson, A. M., Frederick, G. T., Ladenheim, S., Hanes, P. J.: The production of a root surface smear layer by instrumentation and its removal by citric acid. J Periodontol 55, 443 (1984).
[131] Pontoriero, R., Wennstrom, J., Lindhe, J.: The use of barrier membranes and enamel matrix proteins in the treatment of angular bone defects. A prospective controlled clinical study. J Clin Periodontol 26, 833 (1999).
[132] Preus, H. R., Zambon, J. J., Dunford, R. G., Genco, R. J.: The distribution and transmission of Actinobacillus actinomycetemcomitans in families with established adult periodontitis. J Periodontol 65, 2 (1994).
[133] Pruthi, V. K.: Surgical crown lengthening in periodontics. J Can Dent Assoc 53, 911 (1987).
[134] Quirynen, M., Mongardini, C., De Soete, M., et al.: The role of chlorhexidine in the one-stage full-mouth disinfection treatment of patients with advanced adult periodontitis. Long-term clinical and microbiological observations. J Clin Periodontol 27, 578 (2000).
[135] Quirynen, M., Mongardini, C., Pauwels, M., et al.: One stage full- versus partial-mouth disinfection in the treatment of chronic adult or generalized early-onset periodontitis. II. Long-term impact on microbial load. J Periodontol 70, 646 (1999).
[136] Quirynen, M., Papaioannou, W., van Steenberghe, D.: Intraoral transmission and the colonization of oral hard surfaces. J Periodontol 67, 986 (1996).
[137] Ramfjord, S. P.: Present status of the modified Widman flap procedure. J Periodontol 48, 558 (1977).
[138] Ramfjord, S. P., Caffesse, R. G., Morrison, E. C., et al.: 4 modalities of periodontal treatment compared over 5 years. J Clin Periodontol 14, 445 (1987).
[139] Ramfjord, S. P., Knowles, J. W., Nissle, R. R., et al.: Results following three modalities of periodontal therapy. J Periodontol 46, 522 (1975).
[140] Ramfjord, S. P., Nissle, R. R.: The modified widman flap. J Periodontol 45, 601 (1974).
[141] Ramfjord, S. P., Nissle, R. R., Shick, R. A., Cooper, H. Jr.: Subgingival curettage versus surgical elimination of periodontal pockets. J Periodontol 39, 167 (1968).
[142] Rateitschak, K. H., Rateitschak, E. M., Wolf, H. F.: Parodontologie, 2. Aufl. Thieme, Stuttgart–New York 1989.
[143] Ripamonti, U., Heliotis, M., Rueger, D. C., Sampath, T. K.: Induction of cementogenesis by recombinant human osteogenic protein-1 (hop-1/bmp-7) in the baboon (Papio ursinus). Arch Oral Biol 41, 121 (1996).
[144] Ripamonti, U., Heliotis, M., van den Heever, B., Reddi, A. H.: Bone morphogenetic proteins induce periodontal regeneration in the baboon (Papio ursinus). J Periodontal Res 29, 439 (1994).
[145] Robinson, R. E.: The distal wedge operation. Periodontics 4, 256 (1966).
[146] Rosling, B., Nyman, S., Lindhe, J., Jern, B.: The healing potential of the periodontal tissues following different techniques of periodontal surgery in plaque-free dentitions. A 2-year clinical study. J Clin Periodontol 3, 233 (1976).
[147] Rühling, A., Plagmann, H. C.: Hydroxylapatit und Bioglas

in parodontalen Knochentaschen – Klinisch-röntgenologische versus histologische Befunde. Parodontologie 12, 261 (2001).

[148] Saarela, M., von Troil-Linden, B, Torkko, H., et al.: Transmission of oral bacterial species between spouses. Oral Microbiol Immunol 8, 349 (1993).

[149] Sanz, M., Giovannoli, J. L.: Focus on furcation defects: guided tissue regeneration. Periodontol 2000 22, 169 (2000).

[150] Schluger, S.: Osseous resection-a basic principle in periodontal surgery? Oral Surg Oral Med Oral Pathol 2, 316 (1949).

[151] Sculean, A., Donos, N., Chiantella, G. C., et al.: GTR with bioresorbable membranes in the treatment of intrabony defects: a clinical and histologic study. Int J Periodontics Restorative Dent 19, 501 (1999).

[152] Sculean, A., Donos, N., Windisch, P., et al.: Healing of human intrabony defects following treatment with enamel matrix proteins or guided tissue regeneration. J Periodontal Res 34, 310 (1999).

[153] Sculean, A., Reich, E., Chiantella, G. C., Brecx, M.: Treatment of intrabony periodontal defects with an enamel matrix protein derivative (Emdogain): a report of 32 cases. Int J Periodontics Restorative Dent 19, 157 (1999).

[154] Sculean, A., Windisch, P., Keglevich, T., et al.: Clinical and histologic evaluation of human intrabony defects treated with an enamel matrix protein derivative combined with a bovine-derived xenograft. Int J Periodontics Restorative Dent 23, 47 (2003).

[155] Smith. D. H., Ammons, W. F. Jr., Van Belle, G.: A longitudinal study of peridontal status comparing osseous recontouring with flap curettage. I. Results after 6 months. J Periodontol 51, 367 (1980).

[156] Stahl, S. S., Froum, S., Tarnow, D.: Human histologic responses to guided tissue regenerative techniques in intrabony lesions. Case reports on 9 sites. J Clin Periodontol 17, 191 (1990).

[157] Stambaugh, R. V., Dragoo, M., Smith, D. M., Carasali, L.: The limits of subgingival scaling. Int J Periodontics Restorative Dent 1, 30 (1981).

[158] Stern, T., Everett, F., Robicsek, K. S.: Robicsek: a pioneer in the surgical treatment of periodontal disease. J Periodontol 36, 265 (1965).

[159] Takei, H. H., Han, T. J., Carranza, F. A. Jr., et al.: Flap technique for periodontal bone implants. Papilla preservation technique. J Periodontol 56, 204 (1985).

[160] Tarnow, D., Fletcher, P.: Classification of the vertical component of furcation involvement. J Periodontol 55, 283 (1984).

[161] Terheyden, H., Roldan, J. C., Miller, J., et al.: Zwei präklinische Studien zur Bestimmung der Wirksamkeit von OP-1 und PRP in Verbindung mit Bio-Oss und autologem Knochen. Implatologie 10, 195 (2002).

[162] Urist, M. R.: Bone: formation by autoinduction. Science 150, 893 (1965).

[163] Urist, M. R., Strates, B. S.: Bone morphogenetic protein. J Dent Res 50, 1392 (1971).

[164] Van der Pauw, M. T., Van den Bos, T., Everts, V., Beertsen, W.: Enamel matrix-derived protein stimulates attachment of periodontal ligament fibroblasts and enhances alkaline phosphatase activity and transforming growth factor beta1 release of periodontal ligament and gingival fibroblasts. J Periodontol 71, 31 (2000).

[165] van Steenbergen, T. J., Petit, M. D., Scholte, L. H., et al.: Transmission of Porphyromonas gingivalis between spouses. J Clin Periodontol 20, 340 (1993).

[166] Vandekerckhove, B. N., Bollen, C. M., Dekeyser, C., et al.: Full- versus partial-mouth disinfection in the treatment of periodontal infections. Long-term clinical observations of a pilot study. J Periodontol 67, 1251 (1996).

[167] Wachtel, H. C., Noppe, C., Zimmermann, B., Bernimoulin, J. P.: [Implantation of porous hydroxyapatite into periodontal bony defects]. Dtsch Zahnarztl Z 44, 277 (1989).

[168] Wang, H. L., Greenwell, H.: Surgical periodontal therapy. Periodontol 2000 25, 89 (2001).

[169] Warrer, K., Karring, T., Gotfredsen, K.: Periodontal ligament formation around different types of dental titanium implants. I. The self-tapping screw type implant system. J Periodontol 64, 29 (1993).

[170] Widman, L.: The operative treatment of pyorrhea alveolaris. A new surgical method. Svensk Tandläkaretidskrift (1918). Reviewed in: Brit Dent J 1, 293 (1920).

[171] Wolffe, G. N., van der Weijden, F. A., Spanauf, A. J., de Quincey, G. N.: Lengthening clinical crowns – a solution for specific periodontal, restorative, and esthetic problems. Quintessence Int 25, 81 (1994).

[172] Yukna, R. A.: A clinical and histologic study of healing following the excisional new attachment procedure in rhesus monkeys. J Periodontol 47, 701 (1976).

[173] Yukna, R. A., Bowers, G. M., Lawrence, J. J., Fedi, P. F. Jr,: A clinical study of healing in humans following the excisional new attachment procedure. J Periodontol 47, 696 (1976).

[174] Yukna, R. A., Mellonig, J. T.: Histologic evaluation of periodontal healing in humans following regenerative therapy with enamel matrix derivative. A 10-case series. J Periodontol 71, 752 (2000).

[175] Yukna, R. A., Williams, J. E. Jr,: Five year evaluation of the excisional new attachment procedure. J Periodontol 51, 382 (1980).

[176] Zentler, A.: Suppurative gingivitis with alveolar involvement. A new surgical procedure. J Am Med Assoc 71, 1530 (1918).

[177] Zetterstrom, O., Andersson, C., Eriksson, L., et al.: Clinical safety of enamel matrix derivative (EMDOGAIN) in the treatment of periodontal defects. J Clin Periodontol 24, 697 (1997).

9 Plastische und mukogingivale Chirurgie

von Benjamin Ehmke und Thomas Frank Flemmig

Inhaltsübersicht

9.1 Mukogingivale Region

Zur mukogingivalen Region werden die Gingiva und die Alveolarmukosa gezählt. Die Gingiva erstreckt sich vom Zahnfleischrand bis zur Mukogingivallinie, wo sich nach apikal die Alveolarmukosa anschließt. Der **Zahnfleischrand (Gingivalsaum)** liegt physiologischerweise etwa 2 mm koronal der Schmelz-Zement-Grenze und hat im Frontzahngebiet einen ausgeprägteren girlandenförmigen Verlauf als im Seitenzahngebiet. Die **Gingiva** wird in ihrem koronalen Anteil, wo sie die laterale Wand des Gingivalsulkus bildet, als **marginale (freie) Gingiva** bezeichnet. Die freie Gingiva entspricht in ihrer Höhe etwa der Sondierungstiefe. Apikal von ihr schließt sich die **befestigte Gingiva** an, die über Bindegewebefasern mit dem supraalveolären Wurzelzement und dem Periost des Alveolarfortsatzes unverschieblich verbunden ist. Vestibulär ist die befestigte Gingiva im Bereich der Schneidezähne etwa 3–4 mm höher als im Bereich der Seitenzähne, wo sie etwa 2 mm hoch ist. Hingegen nimmt die Höhe der befestigten Gingiva im Unterkiefer von lingual an den Schneidezähnen (etwa 2 mm) bis hin zum ersten Molaren (etwa 4–5 mm) zu. Da der befestigten Gingiva keine besondere Rolle zuzuordnen ist, wird die Gingiva als funktionelle Einheit betrachtet und es wird nicht mehr zwischen befestigter und freier Gingiva unterschieden.

Die Gingiva ist mit einem verhornten, die Alveolarmukosa mit einem unverhornten mehrschichtigen Plattenepithel überzogen. Die **Alveolarmukosa** ist mit dem Alveolarfortsatz nur lose verbunden und diesem gegenüber verschieblich. Am harten Gaumen fehlt die Mukogingivallinie, hier geht die mit einem verhornten mehrschichtigen Plattenepithel ausgekleidete Gaumenschleimhaut direkt in die freie Gingiva über [28].

Abweichungen von der oben beschriebenen physiologischen Anatomie der mukogingivalen Region werden als **mukogingivale Aberrationen** bezeichnet. Hierzu gehören:

- parodontale Rezessionen
- das Fehlen befestigter Gingiva
- ein flaches Vestibulum und
- ein hoch ansetzendes, durchstrahlendes Frenulum.

Im Folgenden werden die verschiedenen mukogingivalen Aberrationen getrennt aufgeführt, um dem Leser problembezogen Informationen bezüglich deren klinischer Relevanz und Therapie zu geben.

9.2 Parodontale Rezession

Bei einer parodontalen (gingivalen) Rezession liegen Gingivalsaum und Alveolarknochenkamm apikal ihrer physiologischen Position, sodass die Schmelz-Zement-Grenze wie auch die marginalen Anteile der Zahnwurzel exponiert sind. Parodontale Rezessionen sind je nach ihrer Ätiologie auf die vestibuläre Wurzelfläche beschränkt oder umfassen mehrere Wurzelflächen.

9.2.1 Epidemiologie

Die Prävalenz parodontaler Rezessionen sowie deren Ausdehnung in koronoapikaler Richtung nehmen mit steigendem Lebensalter zu [2]. In Bevölkerungen, die eine regelmäßige Mundhygiene betreiben, hat etwa jeder zweite Erwachsene im Alter von 35–44 Jahren und fast jeder über 64 Jahre parodontale Rezessionen an mindestens einem Zahn (Abb. 1). Parodontale Rezessionen findet man meistens an den Vestibulärflächen. Bei Kindern und Jugendlichen (bis 20 Jahre) sind am häufigsten die mittleren Unterkieferschneidezähne und bei Erwachsenen (bis 60 Jahre) am häufigsten die Oberkiefereckzähne sowie die ersten Unterkieferprämolaren befallen [23]. In Bevölkerungen, in denen keine (adäquate) Mundhygiene betrieben wird, treten parodontale Rezessionen im Vergleich zu denen, die regelmäßige Mundhygiene praktizieren, generalisierter und mit höherem Schweregrad auf. Die befallenen Zahnflächen sind gleichmäßiger verteilt, d.h. die Rezessionen umfassen den Zahn häufiger zirkulär [14].

9.2.2 Klassifikation

Zur Einordnung parodontaler Rezessionen wurden bisher eine Reihe unterschiedlicher Kriterien empfohlen. Heute findet die von Miller 1985 [17] beschriebene Klassifikation die weiteste Anwendung. Hierbei werden parodontale Rezessionen entsprechend ihrer korono-apikalen Ausdehnung in Bezug auf die Mukogingivallinie, die Zahnstellung und die Höhe des interdentalen Alveolarknochenkamms in vier Schweregrade eingeteilt (Abb. 2). Diese Klassifikation eignet sich zur Einschätzung der mit den unten beschriebenen operativen Verfahren erzielbaren Wurzeldeckung und ist deshalb für die klinische Diagnostik wertvoll.

9.2.3 Ätiologie

Nach den heutigen Erkenntnissen scheinen parodontale Rezessionen durch **mechanische Traumata** wie inkorrekte Mundhygiene [11, 32] und/oder durch

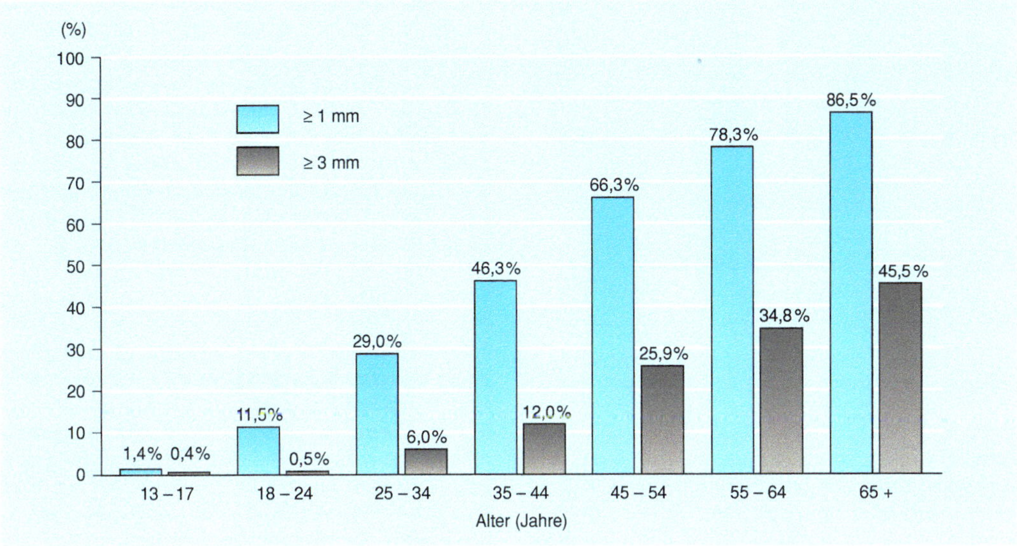

Abb. 1 Prävalenz parodontaler Rezessionen in verschiedenen Altersgruppen (USA, nach [2]).

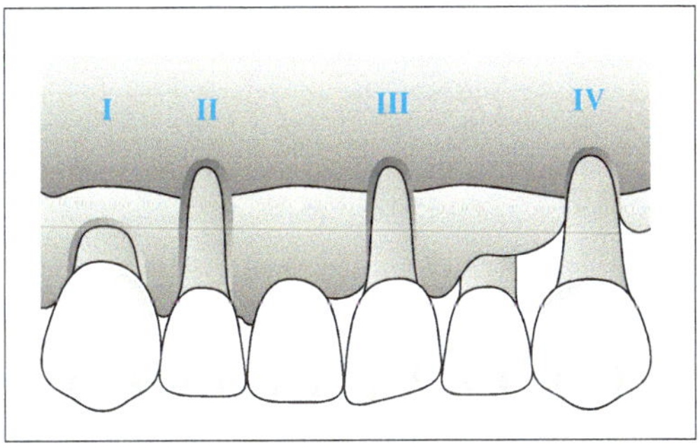

Abb. 2 Klassifikation parodontaler Rezessionen nach MILLER 1985 [17].

Grad I: Die Rezession reicht nicht bis zur Mukogingivallinie. Es liegt kein interdentaler Alveolarknochen- und Weichgewebeverlust vor.

Grad II: Die Rezession reicht bis an die Mukogingivallinie heran oder überschreitet sie. Es liegt kein interdentaler Alveolarknochen- und Gingivaverlust vor.

Grad III: Die Rezession reicht bis an die Mukogingivallinie heran oder überschreitet sie. Es liegen eine Zahnfehlstellung und/oder leichter interdentaler Alveolarknochen- und Gingivaverlust vor.

Grad IV: Die Rezession reicht bis an die Mukogingivallinie heran oder überschreitet sie. Es liegen eine Zahnfehlstellung und/oder schwerer interdentaler Alveolarknochen- und Gingivaverlust vor.

bakterielle Infektionen des marginalen Parodontiums verursacht zu werden [29]. Wenn es bei einer durch kraftintensives Zähneputzen entstandenen Erosion der Gingiva zur Schädigung der darunter liegenden desmodontalen Fasern kommt, kann ein bindegewebiges Reattachment nicht mehr stattfinden und es bildet sich eine parodontale Rezession (Abb. 3). Als begünstigende Faktoren werden eine gegen mechanische Belastungen nur wenig widerstandsfähige, in bukkolingualer Richtung dünne Gingiva [35] sowie Alveolarknochendehiszenzen angesehen. Letztere werden vestibulär an etwa 20 % der Parodontien gefunden [16]. Ihr Vorkommen hängt von der Position des Zahnes und der Breite des Alveolarfortsatzes ab. Alveolarknochendehiszenzen können auch entstehen, wenn im Rahmen einer kieferorthopädischen Behandlung eine Zahnwurzel über die äußere Kompakta des Alveolarfortsatzes hinausbewegt wird [1]. Ein mechanisches Trauma scheint bei Rezessionen vom Grad I bis II und zum Teil auch vom Grad III (bei Zahnfehlstellung ohne interdentale Attachmentverluste) der vorherrschende ätiologische Faktor zu sein.

Parodontale Rezessionen vom Grad IV und zum Teil auch vom Grad III (bei interdentalen Attachmentverlusten) entsprechen klinisch dem Bild einer Parodontitis, bei der der Gingivalsaum auf mindestens einer Seite apikal der Schmelz-Zement-Grenze liegt. Hier scheint eine bakterielle Infektion der wesentliche ätiologische Faktor zu sein.

Andere in der Vergangenheit zur Ätiologie parodontaler Rezessionen entwickelte Theorien stützten sich im Wesentlichen auf empirische Beobach-

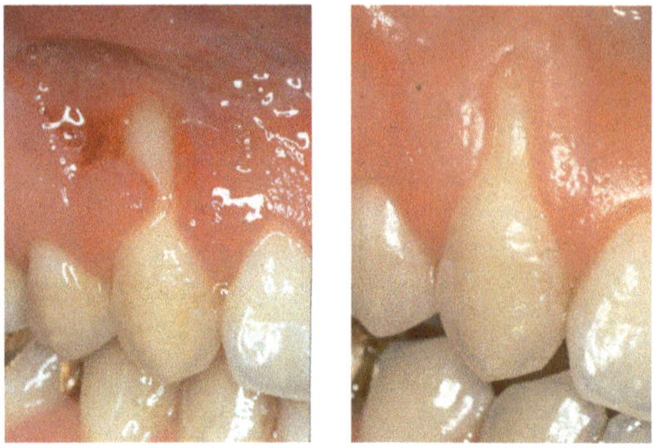

Abb. 3 Schweres Gingivatrauma durch Zähneputzen (links), aus dem sich eine parodontale Rezession entwickelt (rechts).

tungen. Tierexperimente, Querschnitts- und Longitudinaluntersuchungen am Menschen haben jedoch gezeigt, dass okklusale Attrition, Trauma durch Okklusion, hoch ansetzende Frenula und eine unzureichende apikokoronale Höhe der (keratinisierten und/oder befestigten) Gingiva keine entscheidende Rolle in der Ätiologie parodontaler Rezessionen spielen [6, 27, 33, 35].

9.2.4 Klinische Relevanz

Bei der oben beschriebenen hohen Prävalenz parodontaler Rezessionen ist zu unterscheiden, welche Rezessionen von klinischer Bedeutung sind. Die klinische Relevanz parodontaler Rezessionen wird durch die Funktionsfähigkeit des Zahnes (Mobilität), Progredienz von Attachmentverlusten im Rezessionsbereich, eine gingivale Entzündung, Karies, Abrasionen und/oder Erosionen im Bereich der frei liegenden Wurzel oder eine Beeinträchtigung der Ästhetik bestimmt.

Zähne mit parodontalen Rezessionen vom Grad I bis III sind meist nicht wesentlich gelockert und ihre **Funktionsfähigkeit** ist deshalb auch nur selten eingeschränkt. Bei Rezessionen, die häufig auf die vestibuläre Zahnfläche beschränkt sind, reicht das verbleibende Attachment an den anderen Zahnflächen meist aus, um die Kaufunktion ohne wesentliche Einschränkung zu übernehmen. Bei diesen Rezessionen ist die Gefahr eines Zahnverlustes äußerst gering und nur dann gegeben, wenn die Rezession **progredient** ist. Bei Rezessionen vom Grad IV ist dies anders, da die zirkulären Attachmentverluste zu einer erhöhten Mobilität und damit zu einer reduzierten Funktionsfähigkeit des Zahnes führen können.

Isolierte, tief in das Vestibulum reichende parodontale Rezessionen (Grad II und III) sind für den Patienten meist nur schwer zu reinigen. Gelingt es nicht, durch wiederholte Instruktionen zur Anpassung der Mundhygiene an die anatomische Situation und durch regelmäßige professionelle Zahnreinigungen im Rezessionsbereich eine adäquate Plaquekontrolle zu erreichen, etabliert sich eine **gingivale Entzündung,** die zur Progredienz der Rezession führen kann. Zusätzlich besteht bei etablierter Plaque und entsprechender Substratzufuhr auch ein erhöhtes Risiko für die Entstehung einer **Wurzelkaries** (Abb. 4).

Die im zervikalen Wurzelbereich dünne Schicht des azellulären Fremdfaserzements kann bei einer parodontalen Rezession durch inkorrektes, insbesondere horizontales Zähneputzen leicht verloren gehen. Wenn beim frei liegenden Dentin die Tubuli eröffnet sind, treten für den Patienten unangenehme **Wurzelhypersensibilitäten** auf [36]. Wird die Putztechnik nicht rechtzeitig auf eine vertikale Putztechnik (z. B. nach STILLMAN) umgestellt, können durch die **Abrasion** des Dentins schwere Substanzverluste entstehen, sodass in einigen Fällen eine Restauration notwendig wird.

Im Frontzahngebiet, insbesondere bei hoher Lachlinie, können parodontale Rezessionen **ästhetisch beeinträchtigend** sein, indem sie die Harmonie und Symmetrie des girlandenförmigen Gingivalsaumverlaufs durchbrechen. Die damit einhergehende Verlängerung der klinischen Krone hat zusätzlich einen negativen Effekt auf die dentale Ästhetik.

9.2.5 Therapie

Zur Beurteilung, ob eine Situation mit dünner Gingiva oder eine bereits vorliegende parodontale Rezession therapiebedürftig sind, werden die gingivale Entzündung, die Progredienz klinischer Attachmentverluste und/oder der parodontalen Rezession und das Ausmaß der ästhetischen Beeinträchtigung herangezogen.

Indikationen

Die **gingivale Entzündung** wird klinisch anhand der Blutung auf Sondierung bestimmt. Blutung auf Sondierung im Rezessionsbereich ist im Allgemeinen mit einer Plaqueakkumulation an dieser Stelle vergesellschaftet. Deshalb wird die frei liegende Zahnwurzel im ersten Behandlungsabschnitt professionell gereinigt und dem Patienten die entsprechende Mundhygienetechnik demonstriert, mit der er die frei liegende Zahnwurzel effizient reinigen kann. Heilt die gingivale Entzündung aus, ist der Patient in der Lage, die frei liegende Wurzel sauber zu halten. Ist die parodontale Rezession stationär, ist bis auf regelmäßige professionelle Zahnreinigungen im Rahmen

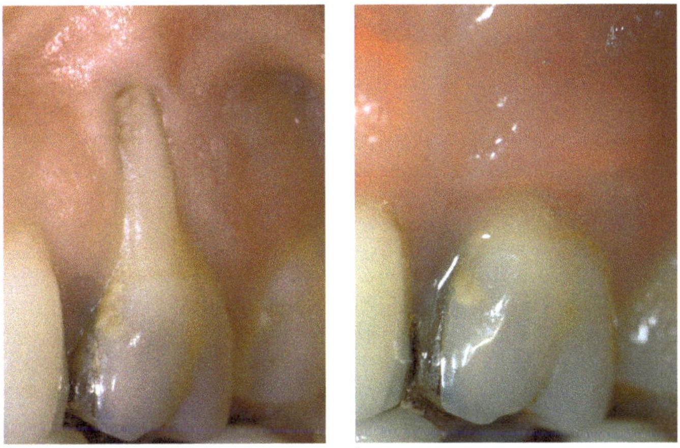

Abb. 4 a) Eine tief in das Vestibulum reichende Rezession (Grad III) mit Wurzelkaries.
b) Durch die chirurgische Wurzeldeckung mit Bindegewebetransplantat und beidseitig lateral verschobenem Lappen konnte der Gingivalsaum in einen Bereich gebracht werden, der durch die routinemäßige Mundhygiene erfasst wird.

a b

einer unterstützenden Parodontitistherapie keine weitere Behandlung angezeigt. Bei tiefen, isolierten Rezessionen kann es jedoch auch für den motivierten Patienten zuweilen schwierig sein, den nach apikal ausscherenden Gingivalsaum effektiv zu säubern. In diesem Fall sollte die Rezession operativ gedeckt werden, um den Gingivalsaum auf das Niveau der Nachbarzähne, also in die Putzzone, zu legen (Abb. 4).

Die **Progredienz** der parodontalen Rezession bzw. der Attachmentverluste im Rezessionsbereich kann nur longitudinal (retro- oder prospektiv) beurteilt werden. Hierfür eignen sich Messungen des Attachmentniveaus (Schmelz-Zement-Grenze als Referenzpunkt), Situationsmodelle oder intraorale Fotos zu unterschiedlichen Zeitpunkten. Da davon auszugehen ist, dass parodontale Rezessionen im Allgemeinen langsam voranschreiten, sollte das Intervall zwischen den Untersuchungen mehrere (etwa sechs bis zwölf) Monate betragen. Eine progrediente Rezession bei gesunder Gingiva ist wahrscheinlich auf eine traumatisierende Mundhygiene zurückzuführen. Deshalb sollte in diesen Fällen zuerst die Mundhygiene entsprechend der für die Prävention aufgeführten Kriterien modifiziert werden. Nur wenn die Rezession trotzdem voranschreitet, ist die Gingiva zur Erhöhung ihrer mechanischen Belastung zu verdicken. Da mit dem hierfür notwendigen operativen Eingriff gleichzeitig eine Wurzeldeckung möglich ist, sollte diese auch zusätzlich angestrebt werden.

Bei Beeinträchtigung der dentalen **Ästhetik** durch die parodontale Rezession kann auch bei stationärer Rezession und entzündungsfreier Gingiva eine operative Wurzeldeckung angezeigt sein. Mit einer prothetischen Versorgung allein ist das durch eine parodontale Rezession verursachte ästhetische Problem meist nicht befriedigend zu lösen. Das gilt besonders für parodontale Rezessionen in den vom Verlauf der Lachlinie bestimmten ästhetisch relevanten Bereichen. Nach entsprechender Aufklärung sollte die Indikation zur operativen Wurzeldeckung zusammen mit dem Patienten gestellt werden, da es sich hierbei um einen ausschließlich der Ästhetik dienenden Wahleingriff handelt. Eine stationäre parodontale Rezession bei gesunder Gingiva, die für den Patienten kein ästhetisches Problem darstellt, benötigt keine Therapie. **Rauchen** scheint für den Erfolg der operativen Wurzeldeckung ein wesentlicher **Risikofaktor** zu sein. Deshalb sollte die Indikation zur Wurzeldeckung bei Rauchern eingeschränkt werden.

Bei geplanter Rezessionsdeckung reicht es bei flachen, durch Abrasion entstandenen, **keilförmigen Defekten** aus, die Kanten während der Operation zu glätten. Tiefe keilförmige Defekte sollten vor einer geplanten operativen Wurzeldeckung restauriert werden, auch wenn dann im Bereich der Restauration ein neues Attachment nicht mehr zu erwarten ist. Ist keine operative Wurzeldeckung geplant, brauchen keilförmige Defekte nur dann restauriert zu werden, wenn sie so tief sind, dass sie vom Patienten nicht mehr gereinigt werden können oder die Stabilität des Zahnes infrage stellen. Bei **Wurzelkaries** im Bereich der frei liegenden Wurzel wird je nach Tiefe und Ausdehnung die Karies exkaviert, geglättet und/oder restauriert.

Ziel

Aus den obigen Ausführungen wird ersichtlich, dass unter klinischen Gesichtspunkten das wesentliche Ziel der Behandlung die **Prävention der Rezessionsentstehung** oder bei bestehender parodontaler Rezession die **Deckung der frei liegenden Wurzeloberfläche** ist. Unter histologischen Kriterien wäre darüber hinaus eine vollständige Wiederherstellung der verloren gegangenen parodontalen Gewebe in ihrer Form, Struktur und Funktion wünschenswert. Um jedoch eine solche Regeneration des Parodontiums zu erzielen, müssen neues Zement auf der pathologisch exponierten Wurzeloberfläche, neuer Alveolarknochen und ein neues Desmodont, dessen Fasern im neu gebildeten Zement und Alveolarknochen eingebettet sind, entstehen.

Parodontale Rezessionen vom Grad I bis III können mit den heute zur Verfügung stehenden operativen Techniken größtenteils gedeckt werden. Die besten Ergebnisse sind bei Rezessionen zu erwarten, bei denen die zu deckende Wurzelfläche klein ist und kein interdentaler Attachmentverlust vorliegt (Rezessionen vom Typ Grad I und II). Bei Rezessionen vom Grad III richtet sich das Ausmaß der zu erwartenden Wurzeldeckung im Wesentlichen nach dem interdentalen Attachment- bzw. Alveolarknochenniveau. Parodontale Rezessionen vom Grad IV lassen sich im Allgemeinen nicht erfolgreich decken.

Primärprävention

Bisher ist nicht geklärt, wie parodontale Rezessionen sicher verhindert werden können. Obwohl diesbezüglich keine kontrollierten klinischen Untersuchungen vorliegen, scheint es dennoch sinnvoll, die prophylaktischen Maßnahmen auf die Elimination bzw. Reduktion der oben genannten ätiologischen Faktoren auszurichten. **Korrektes Zähneputzen** und regelmäßiges **supragingivales** und bei erhöhten Sondierwerten auch **subgingivales mechanisches Debridement** sollten zur Prävention parodontaler Rezessionen durchgeführt werden. Bei gleichzeitigem Vorliegen einer bukkolingual dünnen Gingiva und einer Alveolarknochendehiszenz wird empfohlen, die modifizierte Stillman-Technik mit geringer Putzkraft (weniger als 2 N) anzuwenden. Als klinische Zeichen einer möglichen Alveolarknochendehiszenz werden prominente, gut palpierbare Jugae alveolariae und das Durchscheinen der Zahnwurzeln gewertet.

Bei Patienten, die **kieferorthopädisch** behandelt werden und deren Zähne im Frontzahnbereich **protrudiert,** im Seitenzahnbereich **laterotrudiert** werden sollen, kann beim Vorliegen einer dünnen Gingiva die **Gingivaverdickung** indiziert sein (s. u.). Wenn der Zahn aus dem Alveolarfortsatz herausbewegt wird, kann es auf der Druckseite der orthodontischen Bewegung zur Resorption der äußeren und inneren Kompakta des Alveolarfortsatzes und somit zu einer **Alveolarknochendehiszenz** kommen [1]. Bei einer dünnen Gingiva könnte, vor allem im Zusammenhang mit kraftintensiver Mundhygiene, eine Rezession entstehen. Im Rahmen kieferorthopädischer Behandlungen treten parodontale Rezessionen mit einer Inzidenz von 1–25 % auf [4, 5].

Operative Rezessionsdeckung

Im Folgenden werden für verschiedene Indikationen die **praxisrelevanten Methoden** zur operativen Wurzeldeckung dargestellt und bewertet. Zur operativen Rezessionsdeckung wurden verschiedene Techniken beschrieben, die im Wesentlichen in **koronale** oder **laterale Verschiebelappen** und **freie Bindegewebe-** oder **Gingivatransplantate** eingeteilt werden können. Eine wichtige Rolle spielen jedoch die **Kombinationen** der unterschiedlichen Methoden, vornehmlich die **lateralen Verschiebelappen mit Bindegewebetransplantaten.** Prinzipiell muss bei der Durchführung der operativen Wurzeldeckung immer bedacht werden, dass das über die Wurzel gelegte Gewebe von der Wurzeloberfläche her nicht ernährt wird. Es kann nur dann anwachsen, wenn es bei den Verschiebelappen durch den Stiel des Lappens und bei freien Transplantaten durch Diffusion aus dem Transplantatlager (1. bis 3. Tag) bzw. durch Anastomosierung der Gefäße des Transplantats mit denen des Transplantatlagers (4. bis 11. Tag) ausreichend Ernährung findet [19].

Generell ist vor dem operativen Eingriff an allen Zähnen **supra-** und – wo notwendig – auch **subgingivales mechanisches Debridement** durchzuführen, um das bakterielle Reservoir der Mundhöhle zu reduzieren. Wenn eine gingivale Entzündung im Bereich der parodontalen Rezession vorlag, sollte nach dem mechanischen Debridement für die Heilung der Gingiva etwa zwei bis vier Wochen abgewartet werden, bevor der operative Eingriff durchgeführt wird.

Nach Anästhesie mit einem adrenalinhaltigen Anästhetikum, aber noch vor der Lappenpräparation ist die frei liegende Wurzeloberfläche gründlich von Plaque, Verfärbungen und Zahnstein zu reinigen. Die **Reinigung vor Lappenpräparation** verhindert, dass ein intakter parodontaler Faserapparat, der nicht von Alveolarknochen bedeckt ist, beschädigt wird, und schafft damit die Voraussetzung für ein Reattachment.

Die intraoperative Konditionierung der Wurzeloberfläche mit gesättigter Zitronensäure, Tetrazyklin-HCl oder EDTA zur Verbesserung der Ausbildung eines neuen Attachments wird kontrovers diskutiert. Obwohl Tierexperimente Hinweise für eine Förderung des neuen Attachments geben, konnte dieser Effekt in klinischen Studien nicht bestätigt werden [8, 31]. Die oben beschriebenen Verfahren scheinen nach den bisherigen Erkenntnissen keinen relevanten klinischen Nutzen zu haben, weshalb die

Wurzelkonditionierung aus Gründen der Behandlungseffizienz **verzichtbar** ist.

Rezessionen Grad I: koronal verschobener Lappen. Bei Rezessionen vom Grad I handelt es sich meist um flache Rezessionen, bei denen die Wurzeldeckung am leichtesten durch Verschiebung der vorhandenen Gingiva nach koronal zu erzielen ist (Abb. 5). Diese Technik benötigt keine Transplantatentnahme aus anderen Regionen und harmoniert farblich sehr gut mit der ortsständigen Gingiva. Ob hierbei ein Mukoperiost- oder Mukosalappen präpariert wird, sollte sich nach der Dicke und Höhe der Gingiva richten. Bei einer dünnen Gingiva (deutlich erkennbare Wurzelprominenzen und/oder durchscheinende Wurzeln) ist aus Gründen der Praktikabilität ein Mukosalappen kontraindiziert. Grundsätzlich sollte der Mukoperiostlappen wegen der besseren Handhabung bevorzugt werden.

Beim koronal verschobenen Mukoperiostlappen wird die apikal der Rezession liegende Gingiva nach koronal verschoben [24]. Diese Technik eignet sich sowohl für isolierte als auch für multiple parodontale Rezessionen vom Grad I (Abb. 6). Beidseitig lateral der parodontalen Rezession werden nach apikal divergierende, bis in die Alveolarmukosa hineinreichende Vertikalinzisionen angelegt. Hiernach wird ein Mukoperiostlappen gebildet, der nach Periostschlitzung so weit nach koronal verlagert wird, dass der Gingivalsaum geringfügig koronal der Schmelz-Zement-Grenze vernäht werden kann.

Mit der Koronalverschiebung lassen sich Rezessionen im Mittel um 2,9 ± 0,68 mm verkleinern, was einer prozentualen Rezessionsdeckung von 71,8 ± 10,94 % entspricht [25]. Bei etwa 35 % der mit dem koronal verschobenen Lappen behandelten Rezessionen kann eine vollständige (100 %ige) Wurzeldeckung erzielt werden [25].

Rezessionen Grad II: freie Bindegewebetransplantate. Bei Rezessionen vom Grad II liegt der Rezessionsrand vollständig in der Alveolarmukosa oder es liegt nur noch ein schmales Band von keratinisierter Gingiva vor. Rezessionen vom Grad II können in mesiodistaler Richtung auf Höhe der Schmelz-Zement-Grenze schmal (nicht mehr als etwa 4 mm) oder weit (etwa 5 mm und mehr) sein. Bei der Behandlung dieser Rezessionstypen haben sich die verschiedenen Behandlungstechniken mit freien Bindegewebetransplantaten als verlässliche Operationsverfahren herausgestellt [25]. Es wird zuerst das Empfängerbett präpariert (s. u.) und danach das Bindegewebetransplantat aus dem Gaumen entnommen und ohne Verzögerung transplantiert. Sollen tiefe und ausgedehnte

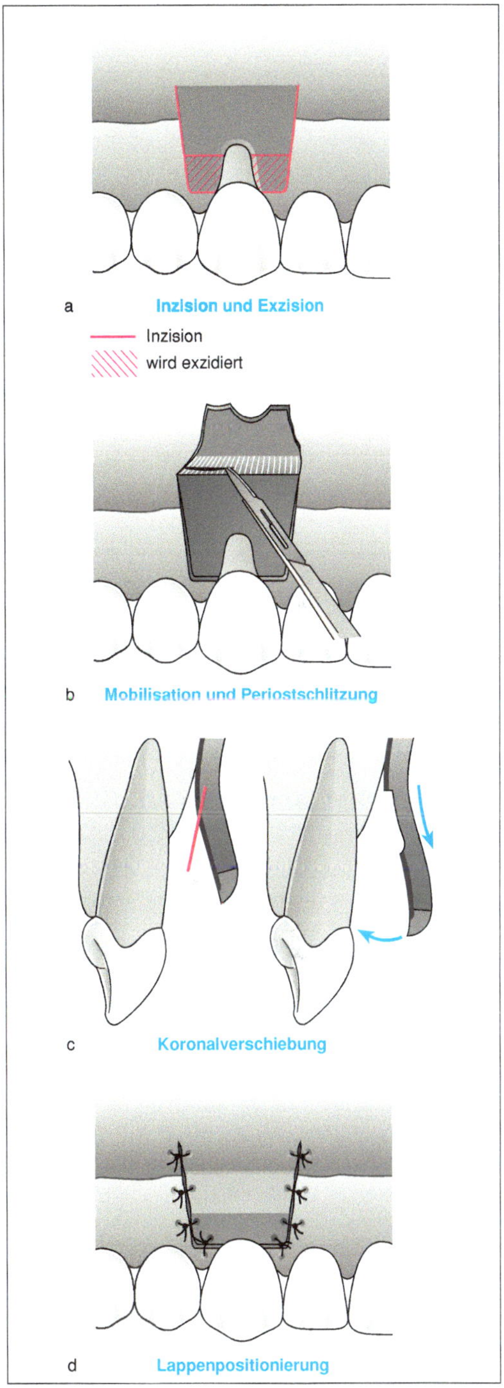

Abb. 5 Koronal verschobener Mukoperiostlappen zur Wurzeldeckung bei parodontalen Rezessionen Grad I.

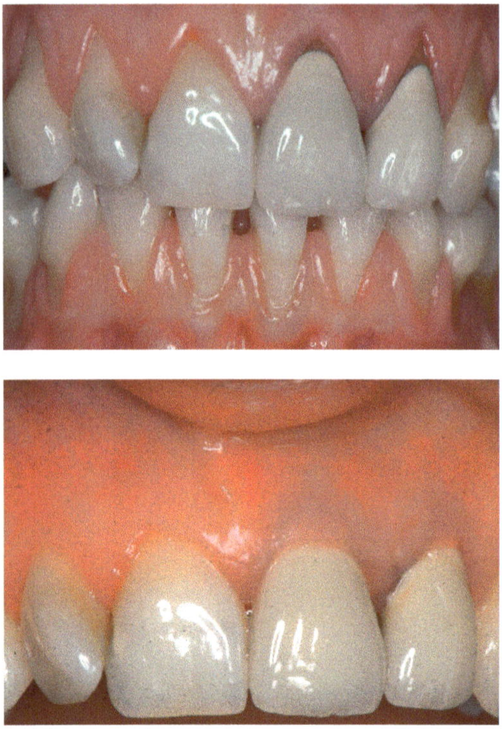
a
b

Abb. 6 Koronal verschobener Lappen zur Wurzeldeckung bei parodontalen Rezessionen Grad I. Zustand vor (a) und 12 Monate nach der Behandlung (b).

Rezessionen behandelt werden, kann es auch sinnvoll sein, die Wurzeldeckung in zwei Operationen im Abstand von etwa acht bis zwölf Wochen vorzunehmen. Mit freien Bindegewebetransplantaten lassen sich Rezessionen im Mittel um 3,04 ± 0,79 mm verschließen, was einer prozentualen Deckung von 84,2 ± 8,91 % entspricht. Die Operationstechniken mit freien Bindegewebetransplantaten zeigen den höchsten Anteil vollständiger Rezessionsdeckungen (50,5 %) und darüber hinaus die geringste Variabilität der Ergebnisse [25]. Diese klinischen Ergebnisse nach Bindegewebetransplantation bleiben mindestens über einen 5-Jahres-Zeitraum stabil [21]. Histologisch wurden in Fallberichten Anzeichen für eine Heilung mit langem Saumepithel, aber auch für eine partielle parodontale Regeneration gefunden [7, 15].

Bindegewebetransplantate harmonieren farblich sehr gut mit dem umgebenden Gewebe, da das transplantierte Gewebe von angrenzenden Epithelzellen überzogen wird, die für die Farbgebung bestimmend sind [20]. Eine unregelmäßige Gingivakontur nach Rezessionsdeckung mit Bindegewebetransplantaten kann, wenn nötig, in einem zweiten Eingriff durch eine Gingivaplastik korrigiert werden [10]. In der Regel ist dies aber nicht notwendig, da sich solche Konturunregelmäßigkeiten oft von allein ausgleichen. Im Folgenden werden für die häufigsten klinischen Situationen praktikable Operationstechniken dargestellt.

Schmale Rezessionen Grad II: „Umschlagtechnik" („Envelope-Technik"). Dieser oft auftretende Rezessionstyp (in mesiodistaler Richtung nicht mehr als etwa 4 mm auf Höhe der Schmelz-Zement-Grenze) kann gut mit der „Umschlagtechnik" behandelt werden [22]. Hierbei wird die Gingiva scharf, zirkulär um die Rezession herum ungefähr 5–6 mm weit unterminiert, wobei das Skalpell – oder alternativ das Orban-Gingivektomiemesser – möglichst dicht über dem Alveolarknochen geführt werden sollte. Um das Transplantat ausreichend koronal fixieren zu können, muss die Gingiva mindestens bis zur Schmelz-Zement-Grenze unterminiert werden. Durch diese Präparation wird das Transplantat in den meisten Bereichen von zwei Seiten, dem Periost und dem Lappen, ernährt. Der Transplantatanteil, der über der zu deckenden Wurzeloberfläche liegt und nicht vom Lappen gedeckt wird, ist gering.

Vor allem wenn mehrere benachbarte Rezessionen gleichzeitig behandelt werden, ist es sinnvoll, nach Abschluss der Präparation genau zu überprüfen, ob die Gingiva überall gleichmäßig vom Alveolarknochen gelöst wurde (z. B. die Parodontalsonde mit einer pendelnden Bewegung durch das Operationsgebiet führen). Die Gingiva kann mit einer Furkationssonde angehoben und das Transplantat mit einer Parodontalsonde in die endgültige Position geschoben werden. Der zeitliche Mehraufwand für die schwierigere Lappenpräparation und das Einbringen des Transplantats wird meist durch die bessere Transplantatlage und die einfachere und schnellere Naht ausgeglichen. Zudem werden das ästhetische Ergebnis beeinträchtigende Narben und Konturaufwerfungen weitestgehend vermieden.

Die Größe des Bindegewebetransplantats sollte so bemessen sein, dass es die nicht vaskularisierte Wurzeloberfläche nach mesial, distal und apikal jeweils um mindestens etwa 4 mm überragt und auf Periost oder Knochen liegt und von der Gingiva bedeckt wird. So sollte z. B. das Transplantat bei einer 4 mm weiten und 4 mm tiefen Rezession eine Länge von mindestens 12 mm und eine Höhe von 8 mm aufweisen. Das Transplantat sollte mindestens auf Schmelz-Zement-Grenzen-Niveau, besser noch 1 mm koronal davon positioniert und dort mit Einzelnähten oder einer fortlaufenden Naht fixiert werden (Abb. 7, 8, 17 und 18).

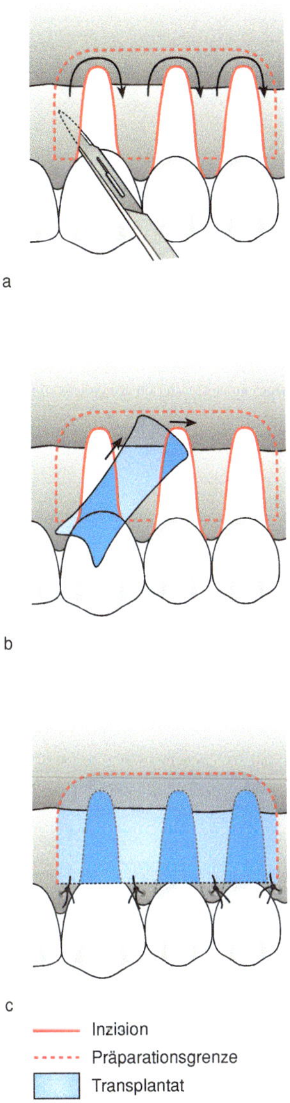

Abb. 7 „Umschlagtechnik“ [22]: Präparation des Transplantatlagers und Einbringen des subepithelialen Bindegewebetransplantats bei Rezessionen Grad II und III.

Weite Rezessionen Grad II: lateral verschobener Lappen mit Bindegewebetransplantat. Bei weiten Rezessionen vom Grad II (in mesial-distaler Richtung etwa 5 mm und mehr auf Höhe der Schmelz-Zement-Grenze) liegt das Bindegewebetransplantat über große Strecken auf der nicht vaskularisierten Wurzeloberfläche, wodurch die Einheilung gefährdet ist und die Gefahr einer Transplantatnekrose steigt. Um diese Komplikation zu vermeiden, sollte die Technik des einseitigen oder beidseitigen lateralen Verschiebelappens angewendet werden (Abb. 9). Hierbei werden an der interdentalen Gingiva horizontale Inzisionen auf Höhe der Schmelz-Zement-Grenze durchgeführt. Mesial oder distal der Rezession werden danach trapezförmige, zunächst divergierende Vertikalinzisionen (bei beidseitiger Verschiebung mesial und distal) angelegt. Diese Vertikalinzisionen sollten, nachdem sie die Mukogingivallinie deutlich überschritten haben, in der Alveolarmukosa leicht konvergierend aufeinander zu verlaufen (Abb. 10). Danach wird das Epithel des Gingivalsaums im Bereich der Rezession, über der die Gingivalappen vernäht werden sollen, angefrischt. Bei multiplen Rezessionen bietet sich hierfür die weiteste Rezession an. Jetzt wird zunächst auf einer Seite ein Mukosa- [10] oder Mukoperiostlappen [18] vollständig präpariert, der so mobilisiert wird (bei Mukoperiostlappen ist zusätzlich eine Periostschlitzung notwendig), dass der Lappen spannungsfrei auf die Wurzeloberfläche bis an den gegenüberliegenden Gingivarand geschoben und mit diesem mit Matratzennähten vernäht werden kann. Die nicht vollständig mobilisierte Seite kann zur besseren Durchführbarkeit vor der Naht etwas mobilisiert werden. Nach der Naht wird der Lappen vollständig mobilisiert. Das Bindegewebetransplantat wird im Empfängerbett zunächst separat fixiert, dann wird der Lappen über das Transplantat gelegt und vernäht. Durch die Lateralverschiebung wird der auf der Zahnwurzel liegende Transplantatanteil vom Lappen bedeckt, in den übrigen Bereichen liegt das Transplantat auf dem Periost oder dem Alveolarknochen.

Rezessionen Grad III: freie Bindegewebetransplantate. Zähne mit parodontalen Rezessionen vom Grad III weisen neben der Rezession auch interdentale Attachmentverluste und/oder Zahnfehlstellungen auf. Oft ist ein Großteil des Wurzelquerschnitts zirkulär exponiert, sodass zur Deckung weite Strecken überbrückt werden müssen. Im Vergleich zu Grad-I- und -II-Rezessionen verschlechtert dies die Prognose für die Wurzeldeckung. Zur plastischen Deckung sollten wegen der besseren Ernährung des Bindegewebetransplantats bei Grad-III-Rezessionen vornehmlich Bindegewebetransplantate in Kombination mit lateralen Verschiebelappen zum Einsatz kommen. Um bei großen Defekten die Ernährung des Transplantats zu verbessern, kann bei lateralen Verschiebelappen die Präparation mesial und distal der Rezession jeweils auf ein bis zwei Nachbarzähne ausgedehnt werden (Abb. 11).

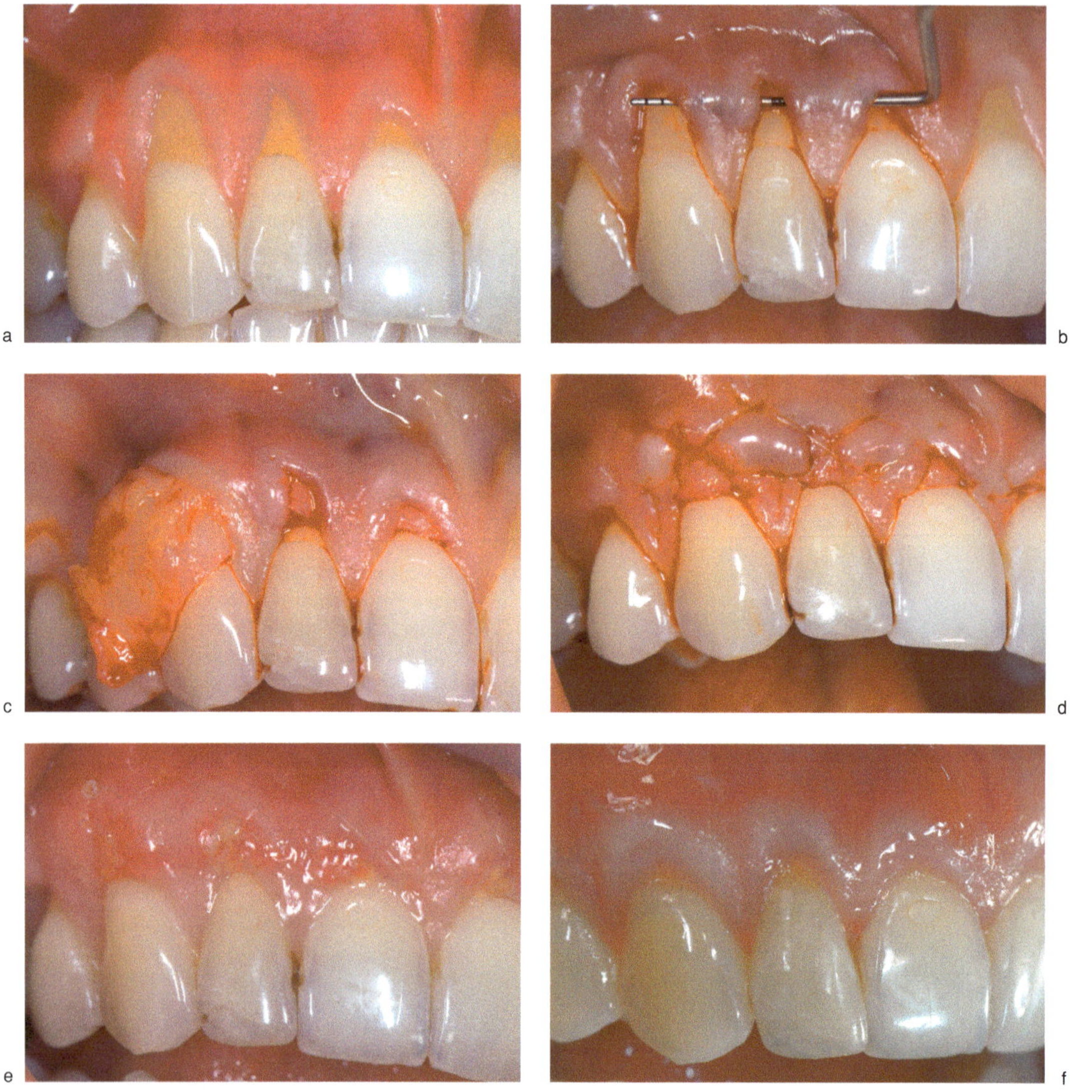

Abb. 8 Plastische Wurzeldeckung multipler schmaler Rezessionen Grad II im Oberkiefer (a) mit der „Umschlagtechnik“ [22].
a) Ausgangssituation.
b Unterminierende Präparation.
c) Einbringen des Transplantats.
d) Fortlaufende Kreuznaht.
e) Sieben Tage post OP.
f) Ergebnis nach sechs Monaten.

Da die frei liegende Wurzel nur etwa bis zur Höhe des interdentalen Alveolarknochenkamms gedeckt werden kann, sind vollständige Wurzeldeckungen meist nicht zu erzielen. Nach vollständiger Heilung kann das Endergebnis häufig jedoch mit einer Zahnverbreiterung und -verlängerung mittels Komposit verbessert werden (Abb. 12).

Rezessionen Grad IV. Da die parodontale Rezession vom Grad IV einer Parodontitis mit Gingivarezession

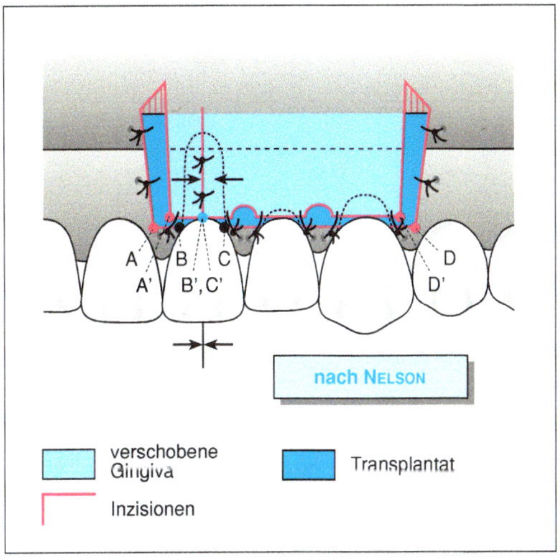

Abb. 9 Freies autogenes Bindegewebetransplantat mit beidseits lateral verschobenem Lappen zur Wurzeldeckung bei parodontalen Rezessionen Grad II und III [18]. Die beiden Lappen werden zusammengeschoben und miteinander über dem die Wurzel bedeckenden Bindegewebetransplantat vernäht. Durch die Lateralverschiebung kommen die aus den Interdentalpapillen entnommenen Lappenanteile über der Wurzel zu liegen.

gleicht, ist eine konventionelle Parodontitistherapie indiziert. Eine chirurgische Wurzeldeckung ist mit den heute zur Verfügung stehenden Methoden im Allgemeinen nicht erfolgreich und deshalb kontraindiziert. Wenn vom Patienten eine ästhetische Verbesserung gewünscht wird, sollte bei Rezessionen vom Grad IV zunächst die Zahnverbreiterung mittels Komposittechnik oder mit prothetischen Maßnahmen in Betracht gezogen werden. Gingivaepithesen aus weich bleibendem Kunststoff sind aufgrund ihrer porösen Oberfläche schlecht zu reinigen sowie anfällig für extrinsische Verfärbungen (Rotwein, Zigarettenrauch) und müssen deshalb häufig erneuert werden. Aus diesen Gründen sollten sie nur dann angefertigt werden, wenn andere Lösungen nicht praktikabel sind.

Andere Techniken zur Wurzeldeckung

Neben den oben für die operative Behandlung von Grad-I- bis -III-Rezessionen vorgeschlagenen chirurgischen Techniken sind noch verschiedene andere Methoden zur Wurzeldeckung in der Literatur beschrieben. Aus unterschiedlichen Gründen haben diese Techniken jedoch an Bedeutung verloren und sollten nur nach sorgfältiger Abwägung der Vor- und Nachteile angewandt werden.

Gesteuerte Geweberegeneration zur Rezessionsdeckung. Bei der gesteuerten Geweberegeneration wird neben der Weichgewebedeckung eine Regeneration von Wurzelzement, Desmodont und Alveolarknochen durch das Platzieren einer Barrieremembran angestrebt. Die Membran wird zwischen einem nach koronal verschobenen Mukoperiostlappen und der frei liegenden Zahnwurzel sowie dem Alveolarknochen so eingelegt, dass ein Hohlraum geschaffen und Epithel und Bindegewebe von der Wurzel fern gehalten werden. Hierdurch wird den langsamer proliferierenden Zellen von Desmodont und Alveolarknochen die Möglichkeit gegeben, den Raum unter der Membran zu besiedeln. In einem Fallbericht konnte eine partielle Regeneration nachgewiesen werden [3].

Obgleich sich mit der gesteuerten Geweberegeneration ästhetisch sehr ansprechende Ergebnisse erzielen lassen, ist dieses Operationsverfahren techniksensitiv und zeigt eine hohe Variabilität der Ergebnisse. Mit den verschiedenen zur Verfügung stehenden Membrantypen lassen sich bei Grad-I- und -II-Rezessionen im Mittel 72,6 ± 13,04 % der frei liegenden Wurzeloberfläche decken, jedoch kommt es nur bei 27,6 % der Fälle zu einer vollständigen Wurzeldeckung [25]. Aufgrund dieser hohen Variabilität und der damit im Vergleich zu Bindegewebetransplantaten ungünstigeren Prognose für die vollständige Wurzeldeckung hat die gesteuerte Geweberegeneration heute an Relevanz verloren.

Freies Gingivatransplantat. Bei freien Gingivatransplantaten wird im Gegensatz zu freien Bindegewebetransplantaten das Epithel der Gaumenschleimhaut mit transplantiert. Hieraus ergeben sich im Vergleich zum Bindegewebetransplantat Unterschiede bezüglich der klinischen Anwendung und der Ergebnisse. Da die epithelialisierten Transplantate nicht wie Bindegewebetransplantate teilweise von Schleimhautlappen bedeckt werden können, werden sie nur von der Unterseite durch das Transplantatlager ernährt. In den ersten Tagen erfolgt die Ernährung eines Gingivatransplantats über die Diffusion aus dem Transplantatlager (sog. „plasmatische Zirkulation"). Da die Ernährung für das gesamte Transplantat nicht ausreicht, kommt es dabei zur Abschilferung oberflächlicher Epithelschichten. Nach etwa vier Tagen sind Anastomosen zwischen den Gefäßen des Transplantats und des Lagers sowie neu in das Transplantat eingesprossene Kapillaren zu erkennen, und nach etwa zwei Wochen ist die Vaskularisierung des Transplantats abgeschlossen [19]. Bei der Wurzeldeckung mit einem freien Transplantat ist dies insbesondere im Bereich der zu deckenden Wurzeloberflä-

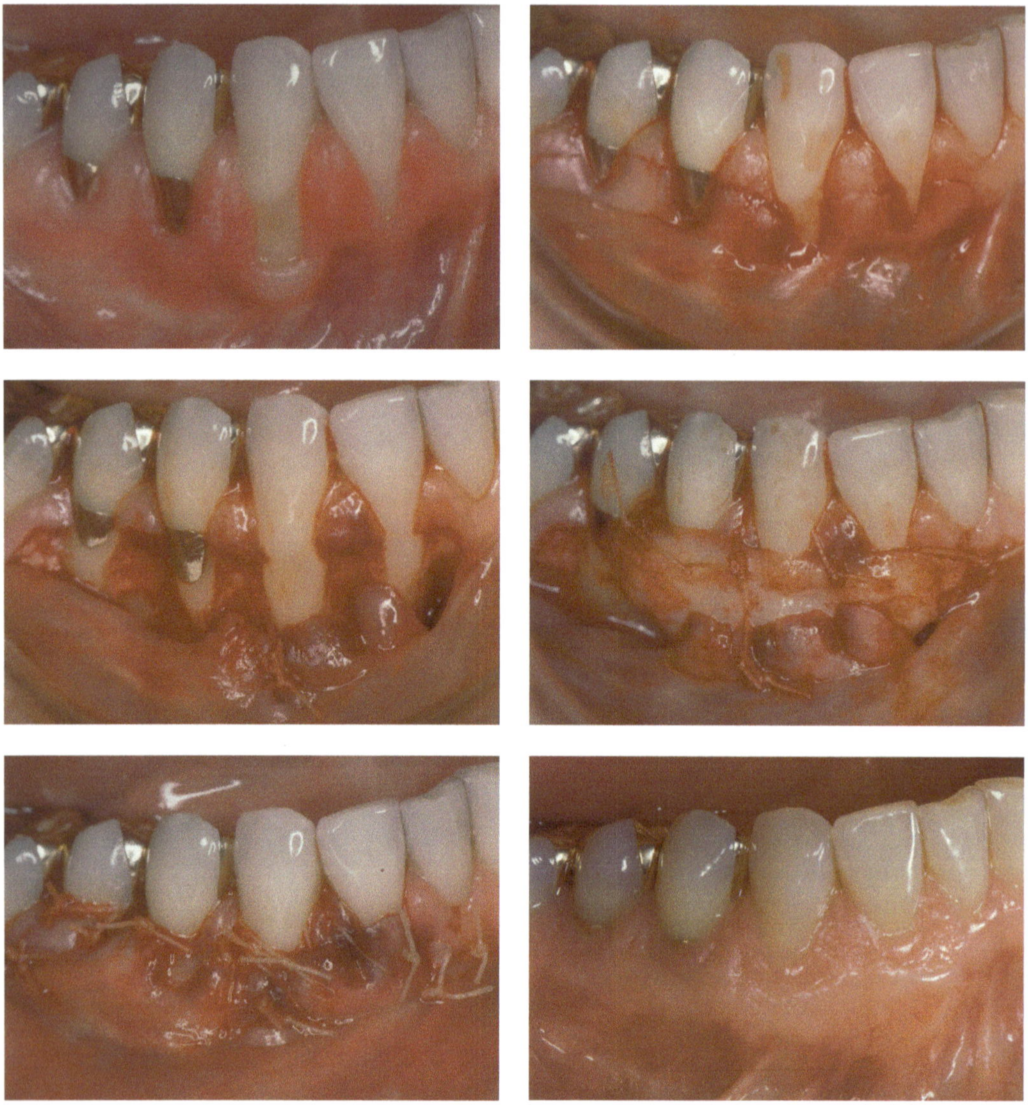

a b c d e f

Abb. 10 Plastische Wurzeldeckung bei multiplen schmalen und weiten Rezessionen Grad II mit einem beidseits lateral verschobenen Lappen und Bindegewebetransplantat [18].
a) Ausgangssituation.
b) Inzision.
c) Mobilisation und Lateralverschiebung Regio 33.
d) Fixation des Transplantats.
e) Verschluss durch Einzelnähte.
f) Stabiles Ergebnis nach sechs Jahren.

che kritisch, da hier das Transplantat einer nicht vaskularisierten Unterlage (Zahnwurzel) aufliegt und nur von den Seiten her ernährt werden kann. Da die genetische Information des Gingivaepithels (u.a. Farbe) in den Zellen der Basallamina gespeichert ist [20], nimmt das Gingivatransplantat nicht die Farbe des umgebenden Gewebes an. Nach Verwendung von freien Gingivatransplantaten werden im Mittel bei

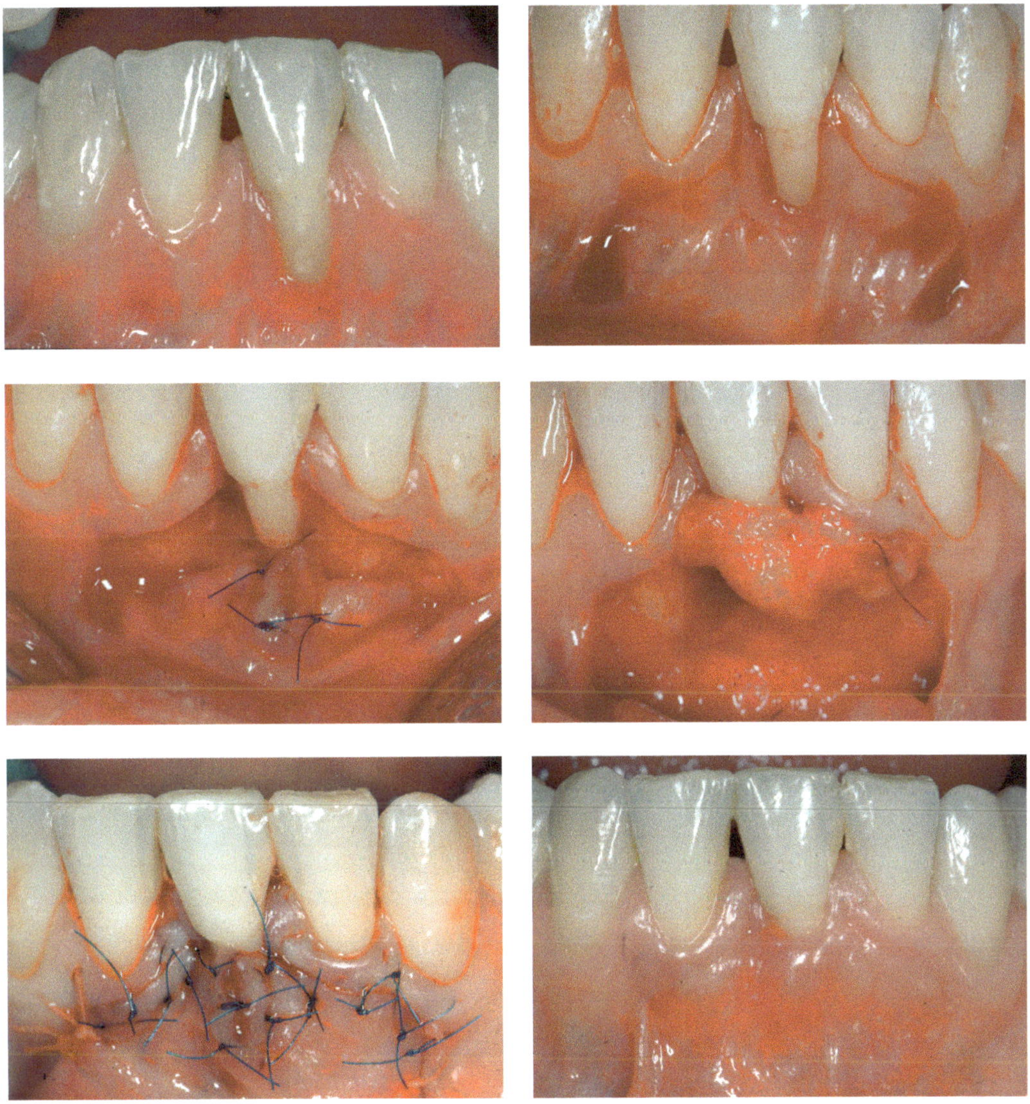

Abb. 11 Plastische Deckung einer isolierten Rezession Grad III nach kieferorthopädischer Behandlung (a) mit Bindegewebetransplantat und beidseits lateral verschobenem Lappen [18].
a) Ausgangssituation.
b) Inzision.
c) Lateralverschiebung.
d) Transplantatfixation.
e) Verschluss durch Einzelnähte.
f) Ergebnis nach einem Jahr.

Grad-I- und -II-Rezessionen 60,5 ± 22,1 % der frei liegenden Wurzeloberfläche gedeckt. Eine vollständige Wurzeldeckung kann nur bei 21,3 % der Behandlungen erwartet werden [25]. Die hohe Variabilität der Ergebnisse und die schlechte Farbharmonie mit der umgebenden Gingiva haben dazu geführt, dass freie Gingivatransplantate heute kaum noch zur Deckung parodontaler Rezessionen verwendet werden.

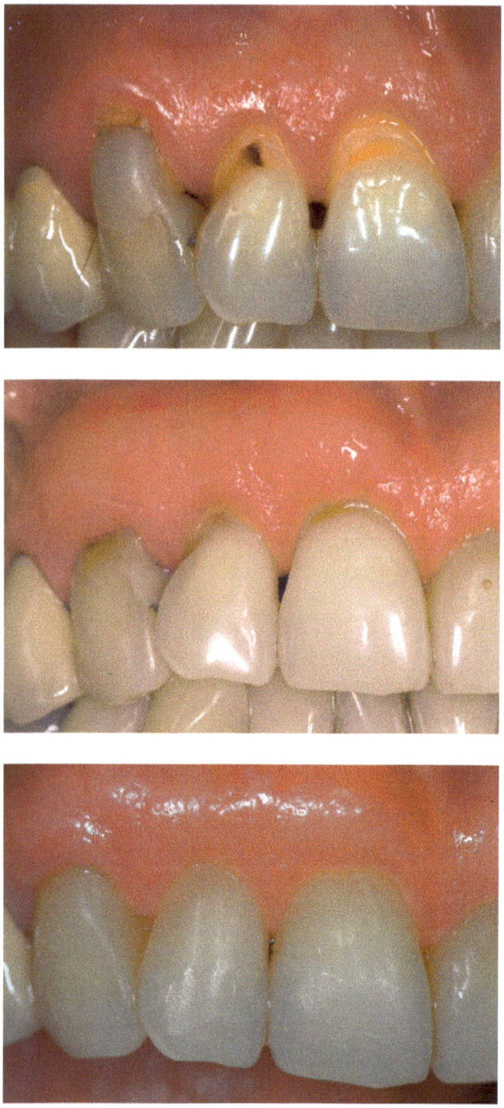

a

b

c

Abb. 12 Deckung multipler Rezessionen Grad III mit der „Umschlagtechnik" und nachfolgender Zahnverbreiterung mit Komposit.
a) Ausgangssituation.
b) Ergebnis nach acht Wochen und
c) nach Formkorrektur mittels Komposit.

Lateral verschobene Lappen (ohne Bindegewebetransplantat). Die lateralen Verschiebelappen, einseitig oder beidseitig, sind die ältesten beschriebenen Techniken zur Deckung frei liegender Wurzeloberflächen [9]. Bei dieser Technik wird die Gingiva in unmittelbarer Nachbarschaft zur parodontalen Rezession als Spenderregion für die Wurzeldeckung herangezogen. Die Gingiva oder keratinisierte Mukosa kann sowohl von benachbarten Zähnen als auch von zahnlosen Kieferkämmen entnommen und nach Mobilisierung nach lateral über die zu deckende Wurzel verschoben und dort vernäht werden. Beide Techniken lassen sich nur sinnvoll bei einer hohen und dicken Gingiva in der Nachbarschaft der Rezession anwenden. Da diese Voraussetzungen für lateral verschobene Lappen (insbesondere für beidseitige Verschiebung) nur selten gegeben sind und im Spendergebiet häufig parodontale Rezessionen im Mittel von 1,3 mm auftreten [9], haben die lateral verschobenen Lappen ohne Bindegewebetransplantation eine eingeschränkte Indikation.

Prophylaktische Gingivaverdickung vor kieferorthopädischer Therapie

Wenn es im Rahmen einer kieferorthopädischen Behandlung notwendig ist, im Frontzahnbereich Protrusions- oder im Seitenzahnbereich Laterotrusionsbewegungen soweit durchzuführen, dass eine Alveolarknochendehiszenz entstehen kann und zusätzlich eine in bukkolingualer Richtung dünne Gingiva vorliegt, sollte vor Beginn der kieferorthopädischen Behandlung eine Gingivaverdickung erfolgen. Da hierüber bisher keine kontrollierten klinischen Untersuchungen vorliegen, kann dieses Vorgehen zur Reduktion des Risikos einer parodontaler Rezession bisher nur auf der Basis empirischer Beobachtungen empfohlen werden. Gingivaextensionen mit dem Ziel, die apikokoronale Höhe der Gingiva zu vergrößern, werden hingegen nicht mehr durchgeführt.

Das subepitheliale Bindegewebetransplantat mit Präparation des Empfängerbetts nach Schädle [26] eignet sich gut zur Verdickung der Gingiva. Da hierbei nur unterminierend präpariert wird, bleibt die Ernährung der Gingiva ausreichend erhalten und die Gefahr einer Nekrose ist gering (Abb. 13 und 14). Obwohl Langzeituntersuchungen fehlen, scheinen die erzielten Ergebnisse bei entsprechender Reduktion/Elimination der anderen ätiologischen Faktoren weitestgehend stabil zu bleiben.

Bei Verwendung eines freien autogenen Gingivatransplantats muss die vorhandene Gingiva zur Schaffung des Transplantatlagers vollständig entfernt werden. Wächst das freie Transplantat nicht vollständig an, kann es zur parodontalen Rezession kommen. Da dieser Eingriff aus präventiven Gründen an einem gesunden Parodontium erfolgt, sollte ein Verfahren mit möglichst geringer Komplikationsrate vorgezogen werden (s.o.). Im sichtbaren Bereich weist das Gingivatransplantat gegenüber dem Binde-

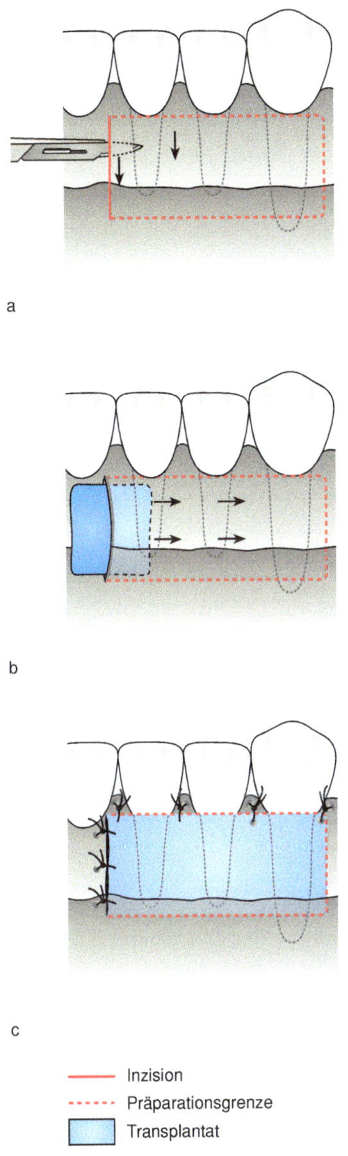

Abb. 13 Gingivaverdickung vor kieferorthopädischer Protrusion/Laterotrusion. Präparation des Transplantatlagers und Einbringen des subepithelialen Bindegewebetransplantats [26].

gewebetransplantat eine schlechtere Farbanpassung zur umgebenden Gingiva auf.

Wie oben schon erwähnt, prädisponiert eine Alveolarknochendehiszenz zwar die Entstehung einer parodontalen Rezession, es kommt jedoch nur dann zu einer parodontalen Rezession, wenn der Zahn in eine bukkolingual **dünne Gingiva** hineinbewegt wird. Das Risiko für die Entstehung einer parodontalen Rezession scheint bei dicker Gingiva reduziert zu sein. Die apikokoronale Höhe der keratinisierten und/oder befestigten Gingiva spielt dabei entgegen der weit verbreiteten Annahme keine entscheidende Rolle [35].

Entnahme von Bindegewebetransplantaten

Die Entnahme des freien autogenen Bindegewebetransplantats ist bei den verschiedenen Techniken zur Präparation des Transplantatlagers gleich. Die Größe des benötigten Bindegewebetransplantats wird nach abgeschlossener Präparation des Transplantatlagers abgemessen und dementsprechend auf die Entnahmestelle für das Transplantat übertragen. Als Spenderregion eignet sich insbesondere der harte Gaumen im Frontzahn- und Prämolarenbereich. Da bei der Entnahme des Bindegewebetransplantats das Epithel in der Spenderregion belassen wird, stellen die Rugae palatinae im Frontzahnbereich keine Einschränkung dar. Um eine Verletzung der Arteria palatina, die mit schwer beherrschbaren Blutungen einhergehen kann, zu vermeiden, sollte die Präparation an der Entnahmestelle nicht über den ersten Molaren nach distal hinausgeführt werden. In der ausgewählten Spenderregion kann die Dicke der Mukosa mittels spitzer Sonde abgeschätzt werden. Um einer Lappennekrose vorzubeugen, sollte die Mukosa mindestens etwa 4 mm dick sein, damit der nach der Entnahme eines etwa 2 mm dicken Bindegewebetransplantats zurückbleibende Mukosalappen in der Spenderregion eine für seine Ernährung ausreichende Dicke behält.

Zur Entnahme des Bindegewebetransplantats wird die erste Inzision senkrecht zum Alveolarfortsatz ausgerichtet und parallel zur Zahnreihe etwa 3 mm paramarginal durchgeführt (Abb. 15). Sie sollte etwas länger sein als das Transplantatlager, damit ein ausreichend großes Transplantat entnommen werden kann. Die zweite Inzision folgt der ersten, jedoch wird das Skalpell zur unterminierenden Präparation eines Mukosalappens jetzt parallel zur Schleimhautoberfläche ausgerichtet. Um zu vermeiden, dass der Mukosalappen zu dünn wird, sollte das Skalpell nicht durch die Mukosa durchschimmern. Das vom Mukosalappen separierte Bindegewebe wird durch eine senkrecht zum Alveolarknochen ausgerichtete dritte Inzision umschnitten und kann dann mit einem Raspatorium vom Knochen gelöst und entnommen werden. Der Mukosalappen an der Entnahmestelle wird mit einer fortlaufenden Naht verschlossen (Abb. 16 und 19).

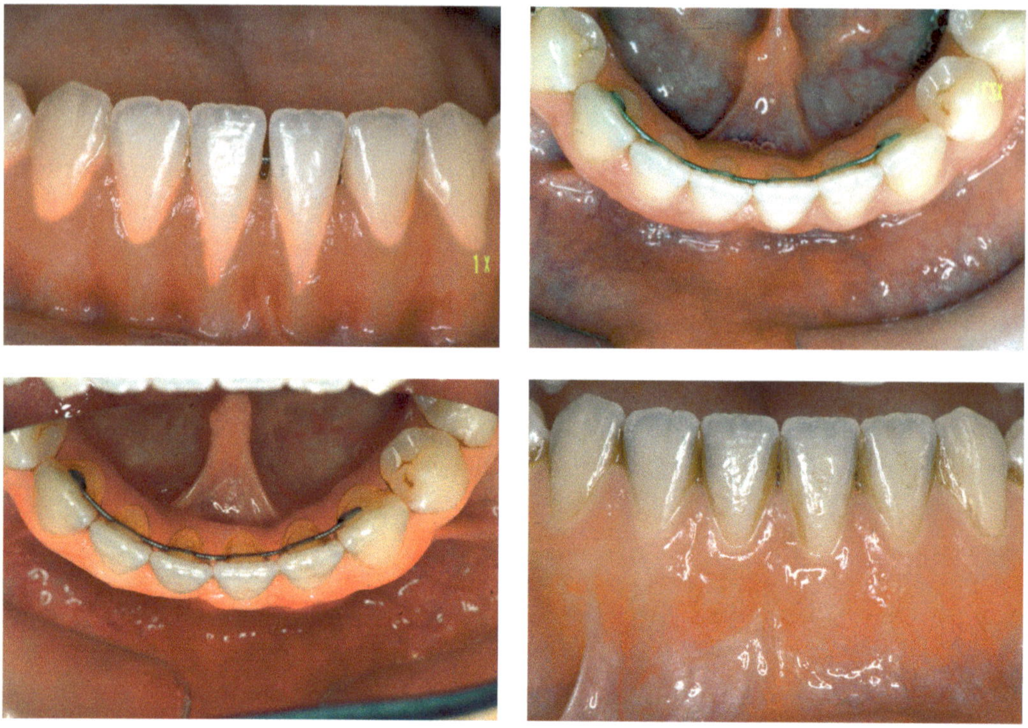

Abb. 14 Verdickung einer dünnen Gingiva mit subepithelialem Bindegewebetransplantat vor weiterführender kieferorthopädischer Protrusion [26]. Das Transplantatlager wurde von lateral präpariert.
a) Ausgangsbefund.
b und c) Zustand nach Gingivaverdickung in Regio 43 bis 41 und Regio 31 bis 33.
d) Abschlussbefund. Die exogene Zahnverfärbung ist auf die postoperative Spülung mit 0,2% Chlorhexidindigluconat zurückzuführen.

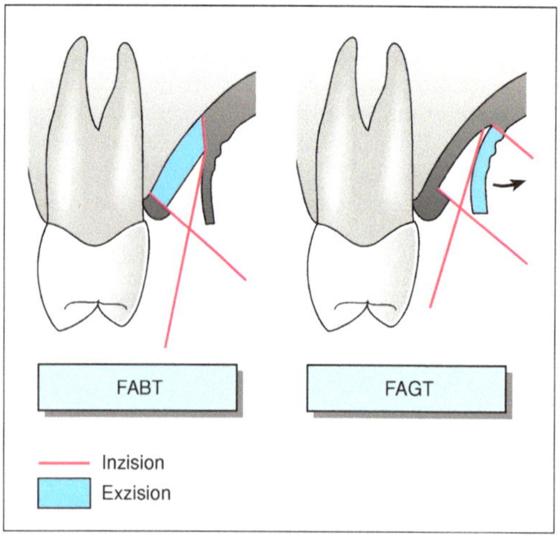

Abb. 15 Entnahme eines freien Bindegewebe- (FABT) und Gingivatransplantats (FAGT) aus dem harten Gaumen.

Nahttechnik

Für die plastische Parodontalchirurgie wird monofiles, resorbierbares Nahtmaterial der Stärke 6-0 mit dünnen, außen schneidenden Nadeln (z.B. P-1 oder P-3) vorgezogen. Die Verwendung einer Lupenbrille mit 2- bis 5facher Vergrößerung erleichtert die Verarbeitung der feineren Nahtmaterialien und ist deshalb zu empfehlen. Die Naht soll das Transplantat und den Lappen sicher fixieren (Wundstabilität) und zugleich eine Hohlraumbildung zwischen Transplantat und den umgebenden Geweben verhindern. Ein Hohlraum, ausgefüllt mit einem Blutkoagel, würde die Ernährung des Lappens beeinträchtigen.

Lappenfixation. Nach **Koronalverschiebung** sollte bei dicker interdentaler Gingiva der Lappen im Bereich der Papillen durch einzelne Kreisnähte in der koronalen Position fixiert werden. Bei dünner Gingiva sind Umschlingungsnähte günstiger. Die vertikalen Entlastungsschnitte werden ebenfalls mit Kreisnäh-

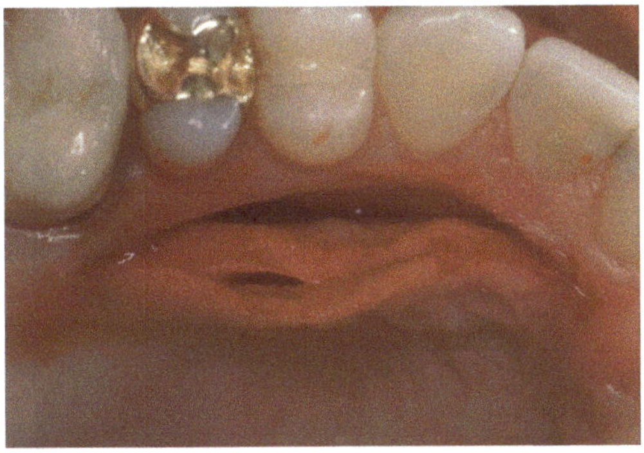

a

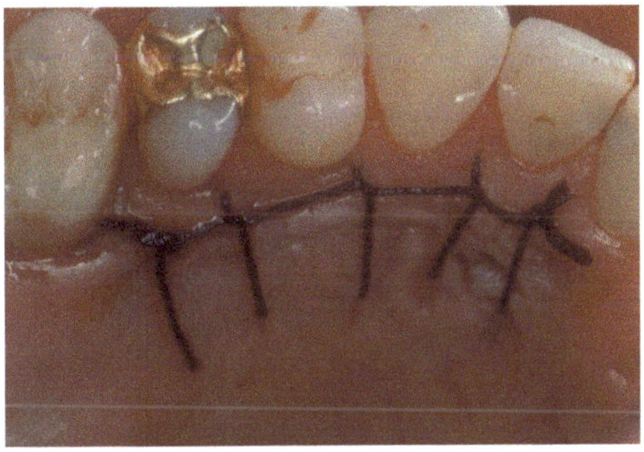

b

Abb. 16 Entnahme eines freien Bindegewebstransplantates (a) und Verschluss der Entnahmestelle mit einer fortlaufenden Naht (b).

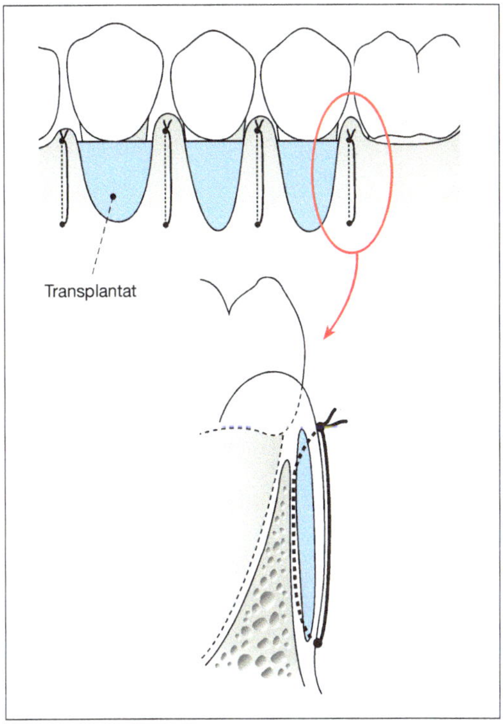

Abb. 17 Einzelne Kreisnähte. Diese Technik kann zur Fixation bei Rezessionsdeckungen mit der „Umschlagtechnik" [22] oder nach Gingivavordickung mit freien Bindegewebstransplantaten verwendet werden [26].

ten im Abstand von ungefähr 3–4 mm verschlossen (s. Abb. 5). Nach **Lateralverschiebung** werden die auf die Wurzeloberfläche verschobenen, angefrischten Gingivaränder (s. Abb. 10c und 11c) mit horizontalen Matratzennähten aneinander adaptiert. Wurden multiple Rezessionen behandelt, werden die anderen auf die Wurzeloberfläche verschobenen Gingivaanteile jeweils mesial und distal entweder mit Kreisnähten oder mit Umschlingungsnähten befestigt (s. Abb. 10e).

Transplantatfixation. Bei lateralen Verschiebelappen wird das Transplantat zunächst unabhängig vom Gingivalappen befestigt. In der Regel kann eine ausreichend sichere Fixierung durch einzelne Kreisnähte im Bereich der Papillen erzielt werden. Führen die Nähte im koronalen Bereich nicht zum gewünschten Halt, können die seitlichen Transplantatenden zusätzlich mit Kreisnähten verankert werden.

Gleichzeitige Lappen- und Transplantatfixation. Bei der „Umschlagtechnik" [22] sowie bei der Gingivaverdickung vor kieferorthopädischer Pro-/Laterotrusion [26] muss das Transplantat wegen der minimalen Lappenmobilisation mit der darüber liegenden Gingiva gleichzeitig vernäht werden. Hierfür eignen sich einzelne Kreisnähte (Abb. 17) oder, bei ungünstiger Transplantatlage, fortlaufende Kreuznähte (Abb. 18). Bei fortlaufenden Kreuznähten wird das transplantierte Gewebe durch die über dem Transplantat kreuzenden Nähte zusätzlich auf der Zahnoberfläche adaptiert.

Verschluss der Entnahmestelle am Gaumen. Die Transplantatentnahmestelle am Gaumen kann mit einer fortlaufenden Seidennaht (4-0, Nadel J-1) verschlossen werden (Abb. 19). Die Zugrichtung der Naht verläuft so immer senkrecht zur Inzision. Da bei dieser Technik auch nach ausgedehnten Transplantatentnahmen nur zwei Knoten erforderlich sind, ist diese Naht im Vergleich zu mehreren Einzelnähten zudem zeitsparender.

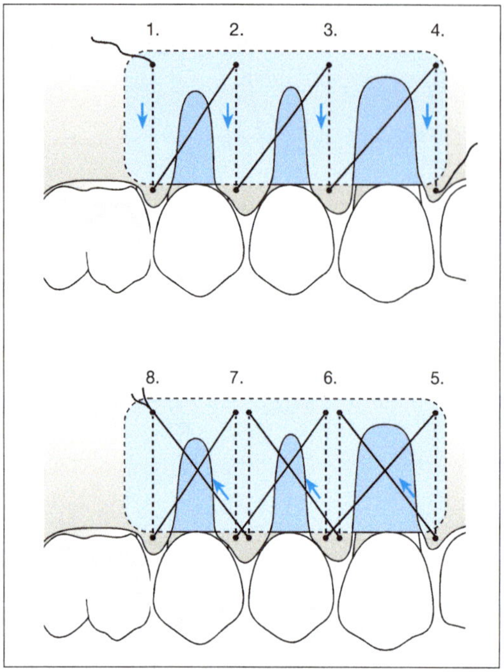

Abb. 18 Fortlaufende Kreuznaht. Mit dieser Technik wird das freie Bindegewebstransplantat neben der Fixation auch gleichzeitig auf die Wurzeloberfläche gedrückt. Diese Nahttechnik ist in Kombination mit der „Umschlagtechnik" bei weiten Grad-II- sowie bei Grad-III-Rezessionen sinnvoll.

9.3 Fehlende befestigte Gingiva

Wie oben beschrieben, wurden früher bei der physiologischen Gingiva anatomisch ein befestigter und ein freier Anteil unterschieden. Ist die Höhe der Gingiva geringer als die Tiefe des gingivalen Sulkus oder der parodontalen Tasche, fehlt die befestigte Gingiva.

Die **Relevanz** der befestigten Gingiva für die Gesundheit des marginalen Parodontiums wurde lange Zeit kontrovers diskutiert. Früher wurde angenommen, dass die befestigte Gingiva das marginale Parodontium gegen die mechanischen Belastungen bei der Mastikation schützt und den Zug der Alveolarmukosa auf die freie Gingiva abfängt. Eine „inadäquate" Höhe der befestigten Gingiva sollte die subgingivale Biofilmetablierung sowie die Entstehung parodontaler Rezessionen und parodontaler Attachmentverluste begünstigen.

Obwohl die Entzündungszeichen, wie Rötung und Schwellung, bei fehlender befestigter Gingiva klinisch häufig schwerer erscheinen als bei vorhandener befestigter Gingiva [13], ist histologisch die Ausdehnung des Entzündungszellinfiltrats nach apikal in beiden Fällen gleich [34]. Das klinisch ausgeprägtere Erscheinungsbild einer gingivalen Entzündung mag dadurch zu erklären sein, dass die erweiterten gingivalen Gefäße aufgrund der bei fehlender befestigter Gingiva dünneren Hornschicht besser sichtbar sind. In Tierexperimenten und klinischen Langzeituntersuchungen über Zeiträume von bis zu sechs Jahren konnte gezeigt werden, dass das Vorhandensein oder Fehlen der befestigten Gingiva keinen klinisch relevanten Einfluss auf die Progredienz parodontaler Rezessionen und/oder klinischer Attachmentverluste hat. So können unabhängig vom Vorliegen einer befestigten Gingiva das klinische Attachment und die Lage des Gingivalsaums bei adäquater Plaquekontrolle im Rahmen einer unterstützenden Parodontitistherapie erhalten werden (Abb. 20). Selbst ohne unterstützende Parodontitistherapie bestehen zwischen Parodontien ohne befestigte Gingiva und Parodontien mit befestigter Gingiva nach freiem autogenen Gingivatransplantat keine klinischen Unterschiede bezüglich der Progredienz parodontaler Attachmentverluste [12]. Auch bei subgingival gelegenen Kronenrändern scheint die Breite der befestigten Gingiva keinen Einfluss auf das Attachmentniveau zu haben [30].

Aufgrund der früher angenommenen Funktion der befestigten Gingiva für die Gesunderhaltung des marginalen Parodontiums wurde eine Reihe von Methoden zur Schaffung und/oder Verbreiterung der befestigten Gingiva entwickelt. Nach heutigem Erkenntnisstand ist die **alleinige Gingivaextension nicht indiziert,** da dieser Eingriff weder zur Prävention noch zur Therapie von Parodontitiden geeignet ist. Die Prävention und Therapie von Parodontopathien ist, unabhängig von der Höhe der befestigten Gingiva, im Wesentlichen auf die Reduktion des bakteriellen Biofilms ausgerichtet.

9.4 Flaches Vestibulum

Bei einem generalisierten flachen Vestibulum liegt der vestibuläre Übergang von Alveolar- in Lippen- bzw. Wangenmukosa nur wenig apikal der Mukogingivallinie. Früher glaubte man, dass ein generalisiertes flaches Vestibulum die Mundhygiene des Patienten behindern könnte und in diesen Fällen deshalb eine Vertiefung des Vestibulums notwendig wäre. Da jedoch bisher nicht gezeigt werden konnte, dass eine Vestibulumextension die parodontale Gesundheit verbessert, sind die verschiedenen für diesen Zweck beschriebenen Operationsmethoden zur Behandlung oder Prävention von Parodontopathien **obsolet.**

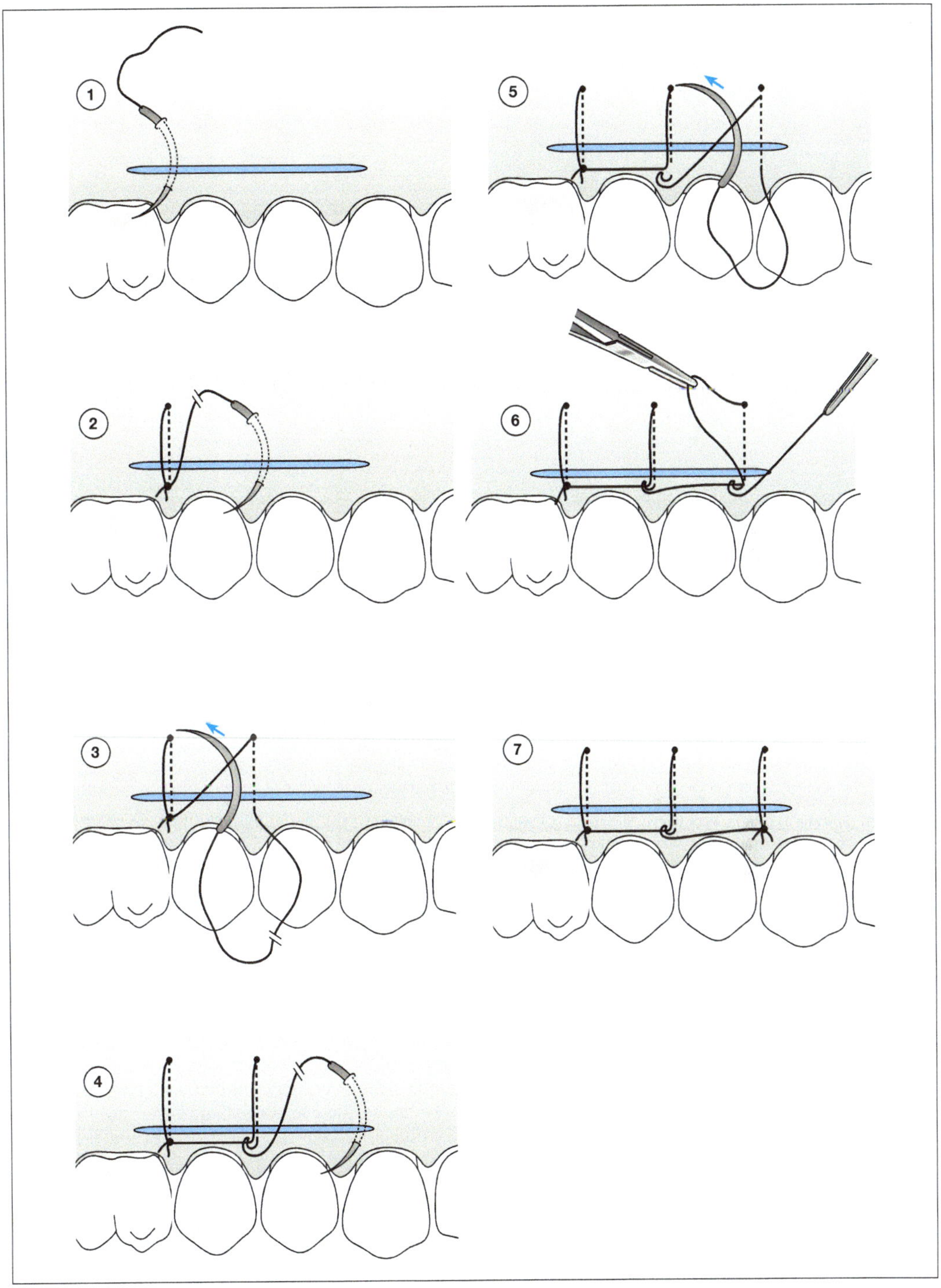

Abb. 19 Fortlaufende Naht zum Verschluss der Transplantatentnahmestelle nach freier Bindegewebetransplantation am Gaumen.

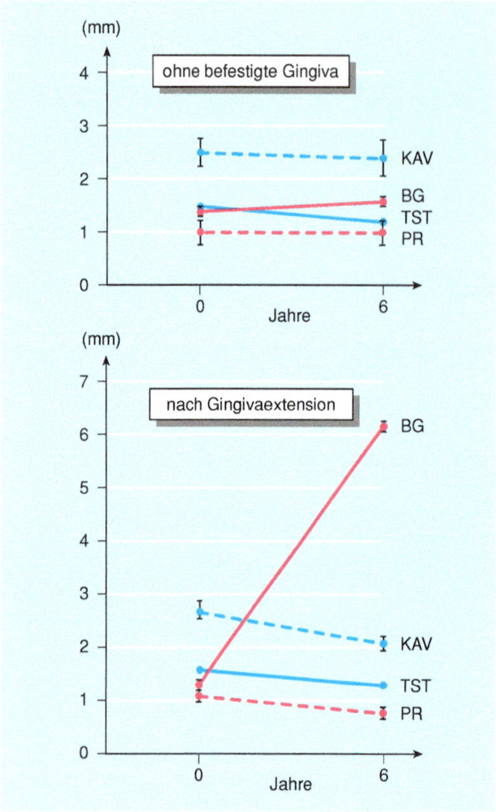

Abb. 20 Fehlende klinische Relevanz der befestigten Gingiva. An Zähnen, die keine befestigte Gingiva aufwiesen, wurde keine Therapie oder eine Gingivaextension durchgeführt. Obwohl nach sechs Jahren die befestigte Gingiva (BG) nach Gingivaextension erhöht war, zeigten sich bezüglich der klinischen Attachmentverluste (KAV), Taschensondierungstiefen (TST) und parodontalen Rezession (PR) keine signifikanten Unterschiede zwischen Zähnen mit und ohne Gingivaextension [12].

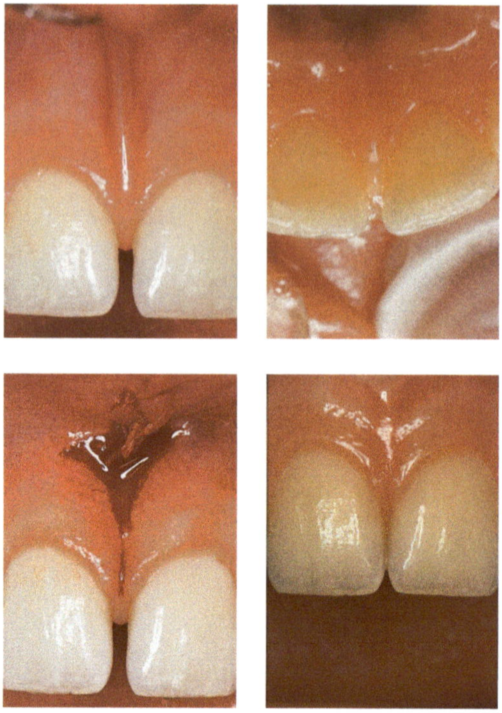

Abb. 21 Frenulektomie eines hoch ansetzenden, durchstrahlenden Frenulums mit anschließendem kieferorthopädischen Schluss des Diastema mediale. Die Anämie der Papilla incisivi auf Zug an dem Frenulum wird als klinisches Zeichen für das Durchstrahlen gewertet (a). Die Exzision des Frenulums (b, links) reduziert die Rezidivgefahr nach kieferorthopädischem Lückenschluss (b, rechts).

9.5 Hoch ansetzendes, durchstrahlendes Frenulum

Ein hoch ansetzendes Frenulum kann zwischen den beiden ersten Oberkieferschneidezähnen nach palatinal durchstrahlen. Die eintretende Anämie der Papilla incisivi bei Zug am Frenulum wird dafür im Allgemeinen als klinisches Zeichen gewertet (Abb. 21a).

Ein hoch ansetzendes, durchstrahlendes Frenulum verhindert beim Durchbruch der bleibenden Frontzähne nur selten den Lückenschluss und ist daher meist von geringer klinischer Bedeutung. Es ist nur dann von Relevanz, wenn nach vollständigem Durchbruch aller Frontzähne ein **Diastema mediale** persistiert. In diesem Fall ist ein kieferorthopädischer Verschluss des Diastema mediale erschwert und mit einem erhöhten Rezidivrisiko verbunden. Als alleinige Maßnahme ohne kieferorthopädische Behandlung ist eine Frenulektomie nicht von Nutzen.

Frenulektomie. Ein hoch ansetzendes, durchstrahlendes Frenulum ist nur dann zu behandeln, wenn nach vollständigem Durchbruch aller Frontzähne ein Diastema mediale vorliegt und dieses kieferorthopädisch verschlossen werden soll. Durch die Entfernung des Frenulums soll das Risiko für ein Rezidiv des Diastema mediale gesenkt werden. Bei der Frenulektomie wird das Frenulum leicht angehoben, V-förmig an der Basis umschnitten und apikal abgetrennt. Es ist darauf zu achten, dass das unter dem Frenulum liegende Bindegewebe bis nahe auf das Periost entfernt wird. Die lateralen und apikalen Wundränder können, wenn nötig, mit dem Periost vernäht werden (Abb. 21b).

9.6 Postoperative Versorgung

Damit die Verschiebelappen und/oder Transplantate ungestört heilen können, sind **Immobilisation und Schutz der Wunde** von großer Wichtigkeit. Die Patienten sollten im Operationsgebiet nicht abbeißen und sich die Zähne dort für die ersten drei bis vier postoperativen Wochen nicht mit der Zahnbürste putzen. Stattdessen sollte zur Reduktion des Biofilms zweimal täglich mit 0,2 %iger Chlorhexidindigluconatlösung gespült werden.

Da keine Hinweise auf den Nutzen systemisch verabreichter Antibiotika bei dieser Indikation vorliegen, sollte zur Vermeidung möglicher damit verbundener unerwünschter Nebenwirkungen auf die systemische Verabreichung von Antibiotika verzichtet werden. Das Anlegen eines Zahnfleischverbands ist optional. Ein Verband dient vornehmlich dem Patientenkomfort, der Heilungsverlauf wird hierdurch jedoch nicht entscheidend beeinflusst.

Die erste **postoperative Nachkontrolle** erfolgt eine Woche nach dem Eingriff. Hierbei werden gelockerte Fäden entfernt, die Wunde wird mit in 0,2 %iger Chlorhexidindigluconatlösung getränkten Gazetupfern vorsichtig gereinigt und die supragingivale Plaque vorsichtig mit einer Kürette entfernt. Weitere Nachuntersuchungen mit supragingivaler Politur sind nach zwei und vier Wochen zu empfehlen, bei denen dann auch die restlichen Fäden vollständig entfernt werden.

9.7 Komplikationen

Bei der chirurgischen Deckung parodontaler Rezessionen ist die Komplikationsrate bei adäquater Durchführung gering. Im Folgenden werden typische Komplikationen sowie deren Management dargestellt.

Blutung bei der Transplantatentnahme. Je ausgedehnter die zu entnehmenden Transplantate sind, desto größer ist das Risiko für eine Verletzung der Arteria palatina oder eines ihrer Seitenäste. Nach der Entnahme des Transplantats sollte zunächst versucht werden, eine auftretende Blutung durch Kompression für mehrere Minuten mit einem feuchten Gazetupfer zu stillen. In der Regel ist diese Maßnahme ausreichend. Hiernach sollte die Entnahmestelle mittels Naht verschlossen werden. Versuche, das blutende Gefäß zu umstechen, sind schwierig, und diese Manipulationen können im ungünstigsten Fall die Blutung noch verstärken.

Nekrose an der Entnahmestelle. Nekrosen an den Entnahmestellen freier Bindegewebetransplantate treten auf, wenn der Lappen bei der Transplantatentnahme zu stark ausgedünnt oder perforiert wurde. Hierbei ist die Wundheilung deutlich verzögert und geht für den Patienten mit einem erhöhten Wundschmerz einher. An der Entnahmestelle selbst sind langfristig keine Nachteile zu erwarten.

Nekrose des Transplantats. Nekrosen des Bindegewebetransplantats sind zu erwarten, wenn das Gewebe während der Entnahme traumatisiert wurde oder wenn bei Verzögerungen im Operationsablauf (z. B. unzureichende Präparation der Empfängerstelle) das Transplantat längere Zeit außerhalb des Mundes aufbewahrt werden musste. Darüber hinaus kann durch unzureichende Blutstillung das Transplantat von einem Hämatom umgeben sein, wodurch die Ernährung und Einheilung des Bindegewebes beeinträchtigt wird. Im Fall einer Transplantatnekrose sollte in kurzen Abständen eine Wundtoilette durchgeführt werden, bis die überlebenden Anteile des Transplantats epithelisiert sind. Nach abgeschlossener Heilung kann, wenn notwendig, nach ungefähr acht bis 12 Wochen ein erneuter Eingriff vorgenommen werden.

9.8 Literatur

[1] Batenhorst, K. F., Bowers, G. M., Williams, J. E. Jr.: Tissue changes resulting from facial tipping and extrusion of incisors in monkeys. J Periodontol 45, 660 (1974).

[2] Brown, L. J., Brunelle, J. A., Kingman, A.: Periodontal status in the United States, 1988–1991: prevalence, extent, and demographic variation. J Dent Res 75 Spec No, 672 (1996).

[3] Cortellini, P., Clauser, C., Pini Prato, G. P.: Histologic assessment of new attachment following the treatment of a human buccal recession by means of a guided tissue regeneration procedure. J Periodontol 64, 387 (1993).

[4] Dorfman, H. S.: Mucogingival changes resulting from mandibular incisor tooth movement. Am J Orthod 74, 286 (1978).

[5] Foushee, D. G., Moriarty, J. D., Simpson, D. M.: Effects of mandibular orthognathic treatment on mucogingival tissues. J Periodontol 56, 727 (1985).

[6] Freedman, A. L., Salkin, L. M., Stein, M. D., Green, K.: A 10-year longitudinal study of untreated mucogingival defects. J Periodontol 63, 71 (1992).

[7] Goldstein, M., Boyan, B. D., Cochran, D. L., Schwartz, Z.: Human histology of new attachment after root coverage using subepithelial connective tissue graft. J Clin Periodontol 28, 657 (2001).

[8] Gottlow, J., Nyman, S., Karring, T., Lindhe, J.: Treatment of localized gingival recessions with coronally displaced flaps and citric acid. An experimental study in the dog. J Clin Periodontol 13, 57 (1986).

[9] Guinard, E. A., Caffesse, R. G.: Treatment of localized gingival recessions. Part III. Comparison of results obtained with lateral sliding and coronally repositioned flaps. J Periodontol 49, 457 (1978).

[10] Harris, R. J.: The connective tissue with partial thickness

double pedicle graft: the results of 100 consecutively-treated defects. J Periodontol 65, 448 (1994).
[11] Joshipura, K. J., Kent, R. L., DePaola, P. F.: Gingival recession: intra-oral distribution and associated factors. J Periodontol 65, 864 (1994).
[12] Kennedy, J. E., Bird, W. C., Palcanis, K. G., Dorfman, H. S.: A longitudinal evaluation of varying widths of attached gingiva. J Clin Periodontol 12, 667 (1985).
[13] Lang, N. P., Löe, H.: The relationship between the width of keratinized gingiva and gingival health. J Periodontol 43, 623 (1972).
[14] Löe, H., Anerud, A., Boysen, H.: The natural history of periodontal disease in man: prevalence, severity, and extent of gingival recession. J Periodontol 63, 489 (1992).
[15] Majzoub, Z., Landi, L., Grusovin, M. G., Cordioli, G.: Histology of connective tissue graft. A case report. J Periodontol 72, 1607 (2001).
[16] Mierau, H. D., Haubitz, I., Volk, W.: Habit patterns in the use of the manual toothbrush. Dtsch Zahnarztl Z 44, 836 (1989).
[17] Miller, P. D. Jr.: A classification of marginal tissue recession. Int J Periodontics Restorative Dent 5, 8 (1985).
[18] Nelson, S. W.: The subpedicle connective tissue graft. A bilaminar reconstructive procedure for the coverage of denuded root surfaces. J Periodontol 58, 95 (1987).
[19] Oliver, R. C., Löe, H., Karring, T.: Microscopic evaluation of the healing and revascularization of free gingival grafts. J Periodontal Res 3, 84 (1968).
[20] Ouhayoun, J. P., Sawaf, M. H., Gofflaux, J. C., Etienne, D., Forest, N.: Re-epithelialization of a palatal connective tissue graft transplanted in a non-keratinized alveolar mucosa: a histological and biochemical study in humans. J Periodontal Res 23, 127 (1988).
[21] Paolantonio, M., di Murro, C., Cattabriga, A., Cattabriga, M.: Subpedicle connective tissue graft versus free gingival graft in the coverage of exposed root surfaces. A 5-year clinical study. J Clin Periodontol 24, 51 (1997).
[22] Raetzke, P. B.: Covering localized areas of root exposure employing the „envelope" technique. J Periodontol 56, 397 (1985).
[23] Raetzke, P. B.: Die Parodontale Rezession, S. 31. Hanser, München 1985.
[24] Restrepo, O. J.: Coronally repositioned flap: report of four cases. J Periodontol 44, 564 (1973).
[25] Roccuzzo, M., Bunino, M., Sanz, M.: Are periodontal plastic surgical procedures effective in achieving root coverage in the treatment of localized gingival recessions? A systematic review of the literature. J Clin Periodontol 29 (Suppl), 178 (2003).
[26] Schädle, C., Matter-Grutter, C.: Neue Methode zur Deckung freier Zahnhälse. Eine Modifikation des Bindegewebstransplantates. Schweiz Monatsschr Zahnmed 103, 1300 (1993).
[27] Schoo, W. H., van der Velden, U.: Marginal soft tissue recessions with and without attached gingiva. A five year longitudinal study. J Periodontal Res 20, 209 (1985).
[28] Schroeder, H. E.: The Periodontium, S. 233. Springer, Berlin 1986.
[29] Schroeder, H. E., Lindhe, J.: Conditions and pathological features of rapidly destructive, experimental periodontitis in dogs. J Periodontol 51, 6 (1980).
[30] Stetler, K. J., Bissada, N. F.: Significance of the width of keratinized gingiva on the periodontal status of teeth with submarginal restorations. J Periodontol 58, 696 (1987).
[31] Trombelli, L., Schincaglia, G., Checchi, L., Calura, G.: Combined guided tissue regeneration, root conditioning, and fibrin-fibronectin system application in the treatment of gingival recession. A 15-case report. J Periodontol 65, 796 (1994).
[32] Vehkalahti, M.: Occurrence of gingival recession in adults. J Periodontol 60, 599 (1989).
[33] Wennström, J. L., Lindhe, J., Nyman, S.: Role of keratinized gingiva for gingival health. Clinical and histologic study of normal and regenerated gingival tissue in dogs. J Clin Periodontol 8, 311 (1981).
[34] Wennström, J. L.: Lack of association between width of attached gingiva and development of soft tissue recession. A 5-year longitudinal study. J Clin Periodontol 14, 181 (1987).
[35] Wennström, J. L., Lindhe, J., Sinclair, F., Thilander, B.: Some periodontal tissue reactions to orthodontic tooth movement in monkeys. J Clin Periodontol 14, 121 (1987).
[36] Yoshiyama, M., Masada, J., Uchida, A., Ishida, H.: Scanning electron microscopic characterization of sensitive vs. insensitive human radicular dentin. J Dent Res 68, 1498 (1989).

10 Funktionelle Aspekte

von Peter Raetzke

Inhaltsübersicht

10.1 Historische Grundlagen

Die zum Teil auch heute noch vertretene Ansicht, dass funktionelle Störungen in unserem Kausystem die Ursache entzündlicher Parodontopathien seien, beruht ganz wesentlich auf den von KÁROLYI 1901 publizierten Überlegungen [17]. In einem Vortrag anlässlich der 40. Jahresversammlung des Centralvereines Deutscher Zahnärzte in Leipzig hatte er darauf hingewiesen, dass man einen großen Teil der „Pyorrhoe-Erkrankungen" auf Störungen der normalen Artikulation zurückführen könne. Damit war die „Überlastungs- oder Aufbisstheorie" geboren [1]. Danach bewirkt die Überlastung einzelner Zähne eine abnorm heftige Erschütterung der „Zahnzelle", was Zirkulations- und Ernährungsstörungen der Gewebe herbeiführen und deren Widerstandsfähigkeit herabsetzen soll. Später hat WESKI auf die Rolle der Zahnbelastung für das Zustandekommen der „Pyorrhoe" hingewiesen [48]. Seiner Ansicht nach nimmt sie sich zwar „anders aus, als KÁROLYI es sich gedacht hat, ist aber doch für die Entwicklung des Krankheitsbildes ein entscheidender Faktor", ohne dass er diese Meinung weiter erläutert. BODÓ präzisiert die Rolle der funktionellen Überbelastung in der Ätiologie der „Alveolarpyorrhoe" dahingehend, dass sie nicht in jedem Fall die Erkrankung hervorrufen könne, sondern nur dann, wenn der Zahn sie als seitlichen, hebelwirkenden Druck erleide [2]. Er gibt auch bereits an, weshalb eine solche Disposition entstehen könne: Ein großer Teil der Fälle sei artifiziellen Ursprungs, nämlich durch zahntechnische Arbeiten hervorgerufen!

Sehr viel später hat DRUM die These genährt, dass die Parodontitis traumatische Ursachen habe [6]. Er macht dafür Parafunktionen im mastikatorischen System verantwortlich und bezeichnet seine Auffassung als „Autodestruktionstheorie". Nach Ansicht von DRUM korrigierte diese Theorie den Irrtum, dass eine parodontale Erkrankung mit der Bildung einer Zahnfleischtasche, d. h. mit dem Einbruch einer Infektion vom Margo gingivalis aus, beginne.

Dieser Auffassung von der Ursache der Parodontalerkrankungen entsprachen auch die damaligen Therapieversuche. KÁROLYI hat die Höcker der Zähne als „Feinde" angesehen und den „geraden Biss", d. h. das Abschleifen, empfohlen [nach 3]. BODÓ hatte, als er auf die Hebelwirkung auf den Zahn als eine „Alveolarpyorrhoe" erzeugende Komponente hinwies, erklärt, dass diese Erkenntnis „... für die Therapie von besonderer Wichtigkeit erscheint, weil dieselbe in dieser Richtung eingeleitet werden muss" [2]. Nach WESKI basiert die „Paradentosebehandlung" auf einer Lokal- und Allgemeintherapie, aber auch auf einer Entlastungsbehandlung [nach 16]. Dazu hat ELBRECHT seine abnehmbare „Paradentoseschiene" empfohlen und ging dabei von dem Gedanken aus, dass die Entlastung durch Erhöhung des Gewebewiderstandes aufgrund von Versteifung mehrerer „Paradentien" zu erreichen sei [8]. THIELEMANN hat in seinem Werk „Die Biomechanik der Paradentose" auf eine andere Art der „Entlastungsbehandlung" hingewiesen [45]: Er empfahl die Einebnung der Okklusalflächen und damit die Schaffung einer „Schlittenartikulation" [nach 38]. Natürlich mussten auch nach DRUM die traumatischen Parafunktionen ausgeschaltet werden [6]. Habe man solches früher mit Aufbissschienen und -platten versucht, die den Patienten stark belästigten, so empfahl er dafür die „DRUM-Schienen", die von den Patienten angeblich gern getragen würden. Es bleibt nachzutragen, dass auch bereits KÁROLYI das Tragen von „Aufbisskappen" empfohlen hatte [nach 13].

Die Popularität, die sich solche Ansichten von der Ätiologie und Therapie der Parodontopathien zum Teil bis in die heutige Zeit bewahrt haben, rührt wohl zu einem großen Teil vom Ansehen her, das die genannten Autoren zu ihrer Zeit besaßen. Ihre Theorien allerdings gründen sich zumeist auf klinische Beobachtungen, Untersuchungen an Leichenmaterial oder ganz einfach auf gedankliche Folgerungen; experimentelle Untersuchungen nach wissenschaftlichen Kriterien unter Einbeziehung von Kontrollen, sei es im Tierversuch oder an Patienten, lagen solchen Ansichten nicht zu Grunde. Bezeichnungen wie „KÁROLYI-Effekt" [34], „WESKI-Formel" zur Ätiologie der „Paradentose" [16], „WESKIS therapeutische Trias der Paradentosebehandlung" [16], „THIELEMANNsches Diagonalgesetz" [25], „Paradentoseschiene" nach ELBRECHT [8], „DRUM-Schiene" [6] vermitteln lediglich den Eindruck, als ob es sich hierbei um wissenschaftlich gesicherte Erkenntnisse handelte.

Dabei sind alle genannten Überlegungen zur Rolle funktioneller Störungen bei der Entstehung der Parodontopathien stets auch angezweifelt worden. Bereits GOTTLIEB hatte es als verfehlt bezeichnet, gegen Gingivitis oder „Paradentalpyorrhoe" Aufbisskappen zu empfehlen und dabei die verursachenden unhygienischen Verhältnisse zu belassen [13]. Seiner Ansicht nach haben „Pyorrhoe" und Aufbisskappe miteinander überhaupt nichts zu tun. Vermutungen, dass ebendie von GOTTLIEB erwähnten unhygienischen Mundverhältnisse, d. h. die den Zähnen anhaftende und in den Zahnzwischenräumen, in kariösen Läsionen, unter abstehenden Kronenrändern etc. befindliche mikrobielle Plaque (auch in Form von Zahnstein und Konkrementen), die Entzündung des Parodontiums verursachen, haben bereits Autoren vor GOTTLIEB geäußert [1]. Nachgewiesen durch ein klinisches Experiment wurde der Zusammenhang zwischen mikrobieller Plaque und der Entzündung des marginalen Parodontiums aber erst 1965 durch LÖE, THEILADE und JENSEN [24]. Sie beobachteten bei Probanden mit exzellenter überwachter Mundhygiene und einwandfreien parodontalen Verhältnissen, dass nach Einstellung jeglicher Mundhygienemaßnahmen nicht nur Umfang und Dicke der bakteriellen Beläge zunahmen, sondern dass es innerhalb von drei Wochen zum Auftreten typischer Symptome einer Entzündung, wie Rötung, Schwellung und Blutung auf Sondierung an der marginalen Gingiva, kam. Nach konsequenter Entfernung der Beläge von den Zähnen und Einhaltung einer regelmäßigen gründlichen Mundhygiene durch die Probanden konnte innerhalb weniger Tage die vollständige Wiedergesundung der Gingiva beobachtet werden.

Es sind im Wesentlichen die Ergebnisse dieser Untersuchung, die schließlich innerhalb der wissenschaftlich orientierten Zahnärzteschaft die bis dahin vermutete ursächliche Mitwirkung funktioneller Faktoren bei der Entstehung der parodontalen Entzündung in den Hintergrund gedrängt haben. Die Erkenntnisse von LÖE, THEILADE und JENSEN haben seitdem in weiteren klinisch-experimentellen Untersuchungen sowie in der täglichen Praxis des Parodontologen ihre Bestätigung gefunden. Dennoch hat sich bei vielen das Gedankengut der „Funktionalisten" bis auf den heutigen Tage erhalten und geht deshalb vielfach in Therapieversuche ein. Sind aber solche Maßnahmen berechtigt, auch wenn die maßgebliche Rolle der mikrobiellen Plaque in der Ätiologie der Parodontitis geklärt scheint?

10.2 Funktionelle Aspekte in der Ätiologie und Pathogenese von Gingivitis und Parodontitis aus neuerer Sicht

Die Gesundheit des parodontalen Gewebes ist ohne Zweifel auch abhängig von der funktionellen Aktivität der Zähne. Insuffiziente okklusale Kräfte bewirken eine Verringerung der Anzahl desmodontaler Fasern, eine Verschmälerung des Desmodonts und eine Verminderung der Stärke des Alveolarknochens (röntgenologisch Lamina dura, Abb. 1). Wird der Zahn extrahiert, so geht auch sein Parodontium verloren.

Andererseits vermag ein Parodontium Kräften, die das „normale" Maß zwar übersteigen, sich aber noch innerhalb physiologischer Grenzen halten, durch **Adaptation** ohne Schaden zu widerstehen. Hier kommt es als Reaktion auf die vom Zahn auf das Parodontium übertragenen Impulse zu einer Vermehrung der Anzahl der desmodontalen Fasern, Verdickung der Faserbündel und Verbreiterung des Desmodonts sowie einer Verstärkung der Alveolenwand [29]. Im **Röntgenbild** werden solche Veränderungen durch Verbreiterung des Desmodontalspaltes und Verdichtung der Lamina dura deutlich (Abb. 1 und 2).

Überschreiten okklusale Kräfte jedoch die Toleranzschwelle des Parodontiums, dann resultieren pathologische Verändungen. Es wird über die Hyalinisierung desmodontaler Fasern, Blutungen, Thrombosen und Nekrosen im Desmodont sowie über eine lokalisierte Resorption des Alveolarknochens berichtet [5]. **Klinische Symptome** sind Lockerung und Stellungsveränderung betroffener Zähne; im Röntgenbild wirkt der Desmodontalspalt besonders im zervikalen Anteil verbreitert (Abb. 3).

Eine traumatisch wirkende **Überbelastung von Zähnen** kann sich ergeben:

- durch Frühkontakt nach entzündungsbedingter Elongation
- durch Frühkontakt wegen zu hoher Füllungen, Kronen, Brückenglieder, Klammern und Geschiebe bei Teilprothesen
- bei nicht axialer Krafteinwirkung, z.B. durch Parafunktion
- durch eine an sich „normale" Beanspruchung von Zähnen, wenn deren Parodontium aber wegen einer früheren oder noch bestehenden Parodontitis nur eine reduzierte Kapazität besitzt (Abb. 4 und 5).

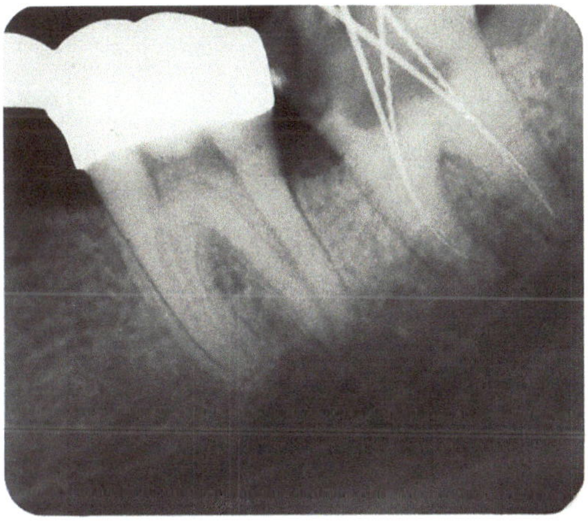

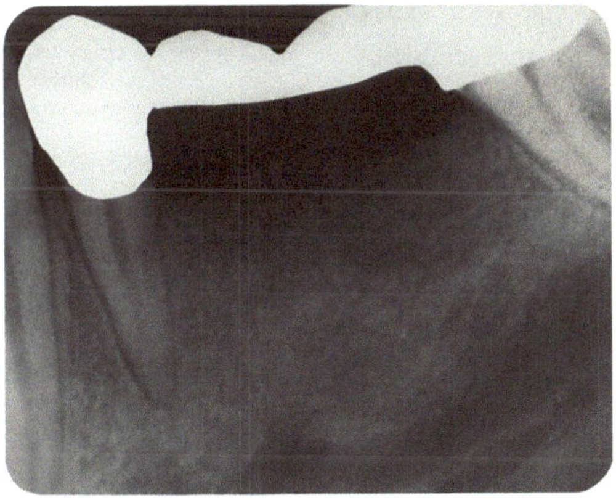

Abb. 1a und b Der okklusal zerstörte Zahn 38 (a) hat nur noch geringe Kaukräfte erfahren. Sein desmodontaler Raum ist nur wenig deutlich ausgeprägt, und eine Lamina dura fehlt. Im Gegensatz dazu zeigt sich an den stark belasteten Pfeilerzähnen 37 (a) und 35 (b) ein weiter Desmodontalspalt und eine deutlich gezeichnete Lamina dura.

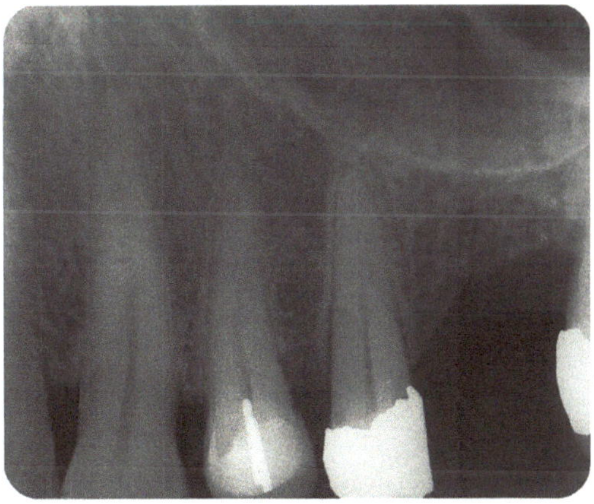

Abb. 2 Auch bei dem wegen Fehlens seines distalen Nachbars stärker beanspruchten Zahn 25 imponieren bei regelrechtem Verlauf des Limbus alveolaris ein weiter desmodontaler Spalt und eine stark ausgeprägte Lamina dura.

An dieser Stelle sei ein Kommentar erlaubt zur Deutung von in Röntgenbildern gesehenen parodontalen Veränderungen, bei denen ein Zusammenhang mit okklusalem Trauma vermutet wird.

- Verbreiterung des Desmodontalspalts und Verdickung der Lamina dura müssen nicht zwangsläufig auf eine stärkere Belastung des Zahns hindeuten. Wir haben solche Merkmale auch bei Zähnen gesehen, die keiner besonderen okklusalen Beanspruchung unterlagen (Abb. 6). Offenbar spielen auch die Projektion und Expositionsdaten bei der Darstellung der Feinheit der Strukturen auf einem Röntgenbild eine wichtige Rolle [31].

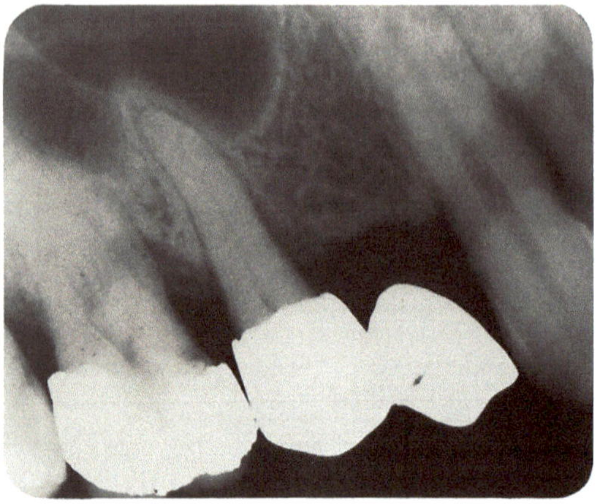

Abb. 3 Verbreiterter Desmodontalspalt als Zeichen einer Überbelastung von Zahn 15 durch Hebelwirkung des Freiendbrückenglieds. Es besteht gleichzeitig eine marginale Parodontitis.

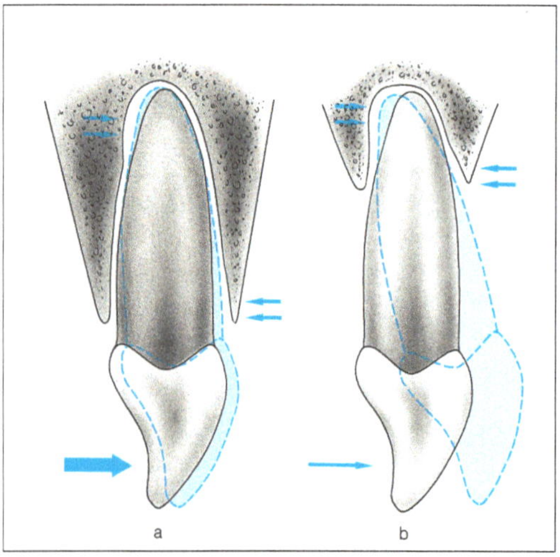

Abb. 4 Überbelastung eines Zahns durch horizontal einwirkende Kräfte.

a) Eine starke horizontal auf den Zahn einwirkende Kraft lenkt diesen aus. Im Bereich der Doppelpfeile kommt es durch Druck zur Knochenresorption.

b) Eine gleich große oder sogar geringere Kraft kann den Zahn mit reduziertem Parodontium weit mehr auslenken, mit den im Text beschriebenen möglichen Folgen für Desmodont und Knochen.

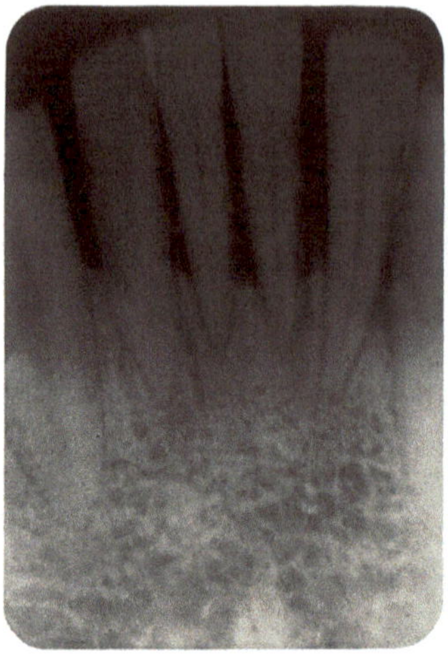

Abb. 5 Durch Parodontitis verursachter Knochenverlust bis ins letzte Wurzeldrittel, besonders bei den Zähnen 31 und 41. Die vitalen Zähne sind wegen unzulänglicher Abstützung im Knochen stark gelockert. Ihr Desmodont erscheint diffus verbreitert, eine Lamina dura fehlt. Es ist kein angulärer Knochenverlust (Triangulation) zu erkennen.

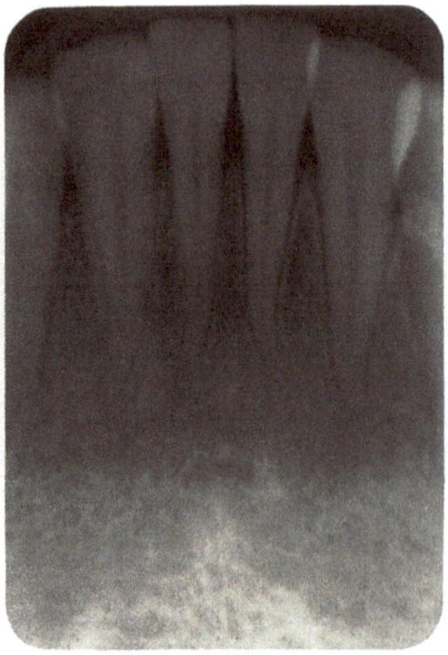

Abb. 6 Die Zähne 31 und 32 weisen im Röntgenbild einen weiten Desmodontalspalt und eine deutliche Lamina dura auf. Beide Zähne sind klinisch (auch funktionell) unauffällig.

- Der von LINDHE [22] und anderen Autoren beschriebene „anguläre Knochenabbau" (auch **Triangulation** genannt), wie er unter Einwirkung traumatisch wirkender Kräfte auf ein Parodontium entstehen soll, muss im Röntgenbild nicht unbedingt sichtbar sein. Das mag meist daran liegen, dass die Zähne sich gewöhnlich in sagittaler Richtung bewegen lassen und die vestibulär und lingual von ihnen erfolgte Knochenresorption sich im Röntgenbild nicht darstellt. Aber auch an Zähnen, die nach allen Seiten bewegbar sind, zeigt das Röntgenbild oft keinerlei Triangulation (s. Abb. 5). Dagegen sieht man solche Veränderungen durchaus einmal in der Röntgenaufnahme von Zähnen, die weder gelockert noch in anderer Hinsicht auffällig sind (Abb. 7). Nach PASLER kann auch dieser Effekt durch Projektionsrichtung und Art der Exposition bedingt sein [31]. Es bleibt zu erwähnen, dass sich auch parodontale Knochentaschen bei mikrobiell bedingter marginaler Parodontitis im Röntgenbild als „Triangulationen" darstellen können (Abb. 8).
- Schließlich muss auch eine sich im Röntgenbild zeigende Verbreiterung des Desmodontalspalts ohne gleichzeitige Verdickung der Lamina dura nicht in jedem Fall auf ein okklusales Trauma hindeuten. Nach unseren Beobachtungen sieht man solche Merkmale auch an avitalen Zähnen, wohl wegen seriöser Auflockerung ihres Desmodonts und einer dadurch verursachten leichten Elongation (Abb. 9).

Röntgenbilder können deshalb auch in diesem Zusammenhang nur Hilfsmittel sein, die erst in Verbindung mit allen klinischen Befunden die Diagnose einer Erkrankung oder einer bestimmten Veränderung erlauben.

Wenn bisher von pathologischen Auswirkungen übermäßig starker okklusaler Kräfte auf das Parodontium die Rede war, so betraf dies einzig den Bereich des Desmodonts und des Alveolarknochens. Es bleibt zu klären, ob sich auch für den mehr marginalen Anteil des Parodontiums, nämlich die **Gingiva** mit ihrer epithelialen und bindegewebigen Befestigung am Zahn, solche Effekte nachweisen lassen. Kardinalsymptom der Parodontitis ist die Zahnfleischtasche, die sich dadurch bildet, dass das Saumepithel bei gleichzeitiger Auflösung der bindegewebigen Anheftung der Gingiva am Zahn in die Tiefe proliferiert.

Kann das okklusale Trauma eine Taschenbildung hervorrufen? GLICKMAN und SMULOW haben noch 1962 und 1965 festgestellt, dass der Weg der Entzündung von der Gingiva in die darunter liegenden parodontalen Stützgewebe durch Richtung und Schwere okklusaler Kräfte beeinflusst wird [11, 12]. Danach üben gingivale Entzündungen und okklusales Trauma einen kombinierten kodestruktiven Effekt aus, der zu trichterförmigen Resorptionen in der Alveole und somit zu infraalveolären Taschen führt. Spätere Autoren haben dagegen in kontrollierten Studien bei Tieren und Beobachtung bei Patienten keine Anzei-

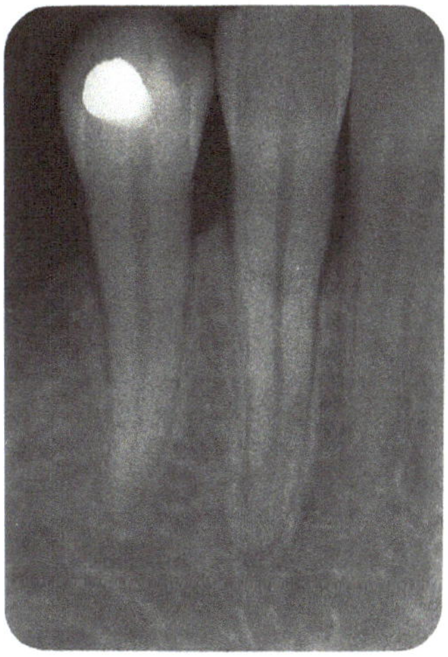

Abb. 7 Triangulation (auffällige Aufweitung des Desmodontalspalts im Alveoleneingang) an Zahn 43 bei unauffälligem klinischem Befund.

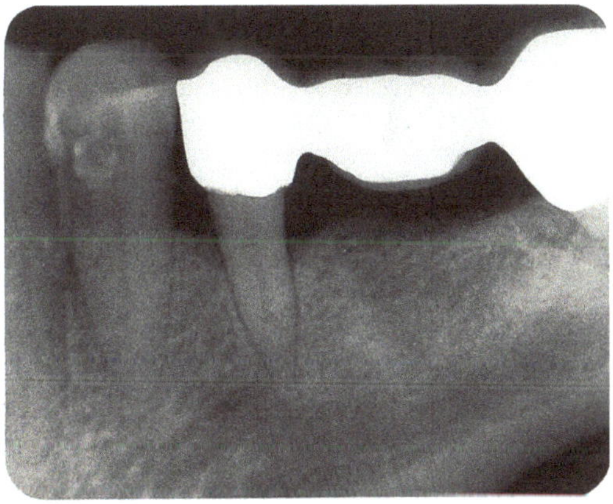

Abb. 8 Ein durch Parodontitis verursachter periradikulärer Knochendefekt an Zahn 35, der sich im Röntgenbild triangelförmig darstellt.

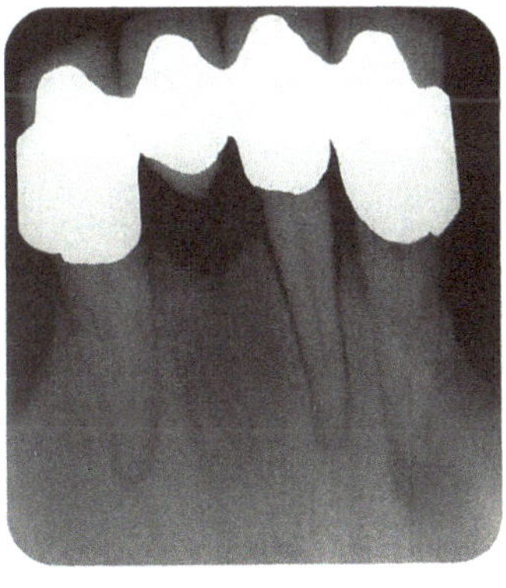

Abb. 9 Die Zähne 42, 31 und 32 sind avital (Zahn 42 und 32 mit periapikalen Transluzenzen); bei Zahn 31 ist der gesamte Desmodontalspalt deutlich erweitert. Eine Lumina dura fehlt.

chen dafür entdecken können, dass die von GLICKMAN und SMULOW gemachten Angaben tatsächlichen Gegebenheiten entsprechen. Besonders die Forschergruppe um LINDHE hat aufwändige Studien betrieben [22]: Danach kommt es bei Einwirkung traumatischer Kräfte auf ein normales, nicht entzündetes Parodontium zu einer Verbreiterung des Desmodontalspalts, einem angulären Knochenabbau und einer erhöhten Zahnbeweglichkeit. Das supraalveoläre bindegewebige Attachment wird von solchen Kräften jedoch nicht beeinträchtigt! **Demnach initiiert das okklusale Trauma keine Parodontitis.** ERICSSON und LINDHE hatten bereits bei Versuchen an Hunden festgestellt, dass traumatische okklusale Kräfte selbst bei einem durch Parodontitis reduzierten, durch nachfolgende Therapie jedoch behandelten und dadurch wieder gesundeten Parodontium keine progressive Destruktion hervorrufen konnten [9]. Allerdings hatten NYMAN, LINDHE und ERICSSON bei weiteren Studien mit Hunden feststellen müssen, dass okklusale traumatische Schaukelkräfte bei Hunden mit bestehender Parodontitis nicht nur eine progressive Erhöhung der Zahnbeweglichkeit, sondern auch eine erhöhte Destruktionsrate des Stützapparates verursachten [10, 30].

Weder unilaterale noch Schaukelkräfte resultieren bei Zähnen mit einem gesunden Parodontium in Taschenbildung und Verlust bindegewebigen Attachments.

Beobachtungen von Resorptionen im Bereich des Alveolarknochens (angulären Knochendefekten) und von erhöhter Zahnbeweglichkeit müssen als vorübergehende Erscheinungen und deshalb als physiologische Adaptationen im Desmodont und im Alveolarknochen angesehen werden.

Bei Zähnen mit bestehender Parodontalerkrankung kann das okklusale Trauma die Rate der Progression der Erkrankung beschleunigen und deshalb als ein Kofaktor des destruktiven Prozesses angesehen werden. Jedoch wird eine systematische Parodontalbehandlung die Erkrankung des Parodontiums eliminieren, und zwar auch dann, wenn das okklusale Trauma persistiert. Nur die mikrobielle Plaque unterhält eine progressive Parodontalerkrankung!

Die Ergebnisse der LINDHE-Gruppe werden durch Beobachtungen anderer Untersucher ergänzt. BUDTZ-JORGENSEN hat während experimenteller Studien zum okklusalen Trauma an Makkaka-Affen keine klinischen oder histologischen Hinweise dafür gefunden, dass Bruxismus die Progression einer Gingivitis zur destruktiven, chronisch marginalen Parodontitis bewirkt [4]. SHEFTER und MCFALL konstatieren aufgrund ihrer Studie über okklusale Verhältnisse und Parodontalstatus bei Erwachsenen, dass nur ein minimaler Einfluss okklusaler Kräfte auf das Fortschreiten einer Parodontalerkrankung besteht [42]. Polson erklärt, dass ein okklusales Trauma allein keine parodontale Destruktion verursachen kann; er geht jedoch noch weiter und schließt aus den Ergebnissen entsprechender Studien an Affen, dass auch ein Trauma, das zu einer bereits bestehenden Parodontitis hinzukommt, **keinen** progredienten Attachmentverlust bedeutet [35]! Unterschiede zu den Auffassungen von LINDHE und Mitarbeitern führt POLSON u.a. darauf zurück, dass jeweils andere Tiermodelle benutzt wurden. Demgegenüber hat eine langjährige Studie von HARREL und NUNN an 89 Patienten die Rolle des okklusalen Traumas als Kofaktor bei der Progression einer bestehenden Parodontitis wiederum bestätigt. Diese Studie ergab darüber hinaus, dass sich allein durch Wiederherstellung der okklusalen Harmonie die Rate der Progression der weiterhin bestehenden Parodontitis signifikant verminderte [17].

Der Vollständigkeit halber muss erwähnt werden, dass die Entstehung von *parodontalen Rezessionen* (früher „Parodontosis" genannt) gern im Kausalzusammenhang mit einer traumatischen Okklusion gesehen wurde [26, 40, 41]. Diese Ansicht wird auch heute noch von Wissenschaftlern [39, 44], vor allem aber in der praktizierenden Zahnärzteschaft vertreten. Einer Überprüfung durch kontrollierte Studien hat sie nicht standgehalten. Aus diesen Studien ergibt sich die bereits beschriebene Auswirkung eines okklusalen Traumas auf Desmodont und Alveolarknochen, woraus klinisch eine Zahnlockerung resultiert. Das bedeckende Weichgewebe und seine Befestigung am Zahn werden dadurch jedoch nicht beeinträchtigt, sodass eine parodontale Rezession nicht auftreten kann. Ihr Auftreten steht vielmehr im Zusammenhang mit Zahnstellungsanomalien und plaquebedingten Entzündungsvorgängen; dabei spielen auch direkte traumatische Einflüsse auf das marginale Parodontium (durch Art und Mittel der täglichen Mundhygiene, insuffiziente submarginale Kronen- und Füllungsränder etc.) eine Rolle [36].

10.3 Funktionsbehandlung im Rahmen der Parodontaltherapie

Ziel der Behandlung war nach bisheriger Ansicht, optimale Okklusions- und Artikulationsverhältnisse wiederherzustellen und, durch Behebung von Parafunktionen, ein **Gleichgewicht zwischen Belastung und Belastungsfähigkeit** des erkrankten Parodontiums zu erreichen. Dazu gehören üblicherweise folgende Maßnahmen:

- Änderung des Kauflächenreliefs
- Stabilisierungsmaßnahmen
- Lückenschluss (kieferorthopädisch, prothetisch)
- Kieferlageveränderungen durch Aufbissschienen oder Zahnersatz

Angesichts der oben besprochenen Erkenntnisse muss der Stellenwert einer Funktionsbehandlung im Rahmen der systematischen Parodontaltherapie jedoch neu definiert werden.

10.3.1 Änderung des Kauflächenreliefs

Beseitigung vorzeitiger Kontakte und Gleithindernisse

Vorzeitige Kontakte und Gleithindernisse können nach Zahnverlust und Unterlassung eines baldigen Lückenschlusses durch Stellungsveränderungen der benachbarten Zähne in demselben Kiefer und Elongation des nunmehr antagonistenlosen Zahns im Gegenkiefer entstehen. Auch die Heraushebung eines Zahns aus seiner Alveole, die durch das eine Parodontitis begleitende Ödem im Desmodont verursacht wird, führt zu einem vorzeitigen Kontakt [47]. Schließlich können sich nach restaurativer Behandlung vorzeitige Kontakte durch zu hohe Füllungen, Kronen und Brückenglieder ergeben. Die dabei auftretenden Kräfte bewirken eine adaptive Resorption des Alveolarknochens in den Bereichen, in denen über die Zahnwurzel Druck ausgeübt wird. Der betroffene Zahn imponiert klinisch sehr bald durch eine Lockerung. Wird es ihm dadurch ermöglicht, der unphysiologischen Belastung auszuweichen und eine neue Stellung im Zahnbogen einzunehmen, so kann er sich wieder festigen, und negative Auswirkungen auf sein Parodontium sind nicht zu befürchten.

Eine **Behandlungsbedürftigkeit durch Einschleifen** besteht folglich nur dann, wenn der Zahn zur Wiederherstellung einer ungestörten Kaufunktion oder aus ästhetischen Gründen wieder in seine ursprügliche Stellung zurückbewegt werden soll. Kann sich ein betroffener Zahn wegen der Art seiner Okklusionsbeziehung zum Gegenkiefer der übermäßigen Belastung nicht, wie oben beschrieben, entziehen, so resultiert durch Knochenresorption und Weitung des desmodontalen Raums eine bleibende Zahnlockerung, die sich störend auf die Kaufunktion auswirken kann. In solchen Fällen sollte die Reduzierung zu hoher Füllungen, Kronen oder Elemente partiellen Zahnersatzes im Vordergrund stehen. Bei bestehender Gingivitis oder Parodontitis muss selbstverständlich auch die Entfernung von Plaque, Zahnstein und Konkrementen erfolgen. Beim Zusammenbeißen auftretende Schmerzen mögen den Zahnarzt veranlassen, den höheren Zahn selbst und seinen Antagonisten sogleich einzuschleifen, so dass unphysiologische Kräfte nicht mehr wirksam werden können.

- Bei Zähnen mit zum Zeitpunkt des okklusalen Traumas **entzündungsfreiem** Parodontium wird dieses Trauma allein keine Entzündung des marginalen Gewebes und damit auch keine Taschenbildung verursachen. Die Lockerung stellt eine Anpassung des Parodontiums an die einwirkenden Kräfte dar. Nach deren Ausschaltung festigt sich der Zahn wieder [49].
- Bei lockeren Zähnen mit bestehender parodontaler Entzündung bewirkt die Einschleiftherapie nach der Erfahrung einiger Untersucher eine Abnahme der Zahnlockerung [7, 21], nach anderer Ansicht wird sie nicht reduziert [35]. Übereinstimmung besteht jedoch darin, dass die parodontale Entzündung durch das Einschleifen nicht eliminiert wird [21, 35]. Dies lässt sich u. a. durch Messung der Sulkusflüssigkeit-Fließrate vor und nach Einschleiftherapie verifizieren, wobei Lex und Schrems [21] und Hakkarainen [15] **keine** signifikante Reduktion beobachteten, solange nicht zusätzlich eine Entfernung der mikrobiellen Beläge durch Scaling und Wurzelglättung stattfand.

Demnach ist auch bei Vorhandensein eines „okklusalen Traumas" die Behandlung der marginalen Entzündung durch Belagentfernung von primärer Bedeutung für die Gesundung des Parodontiums und die Festigung des betroffenen Zahns [35, 47, 49]. Diese Behandlung allein kann die Destruktion der parodontalen Gewebe arretieren, selbst dann, wenn das okklusale Trauma persistieren sollte [23].

Verkleinerung von Schliff-Facetten

Schliff-Facetten sind nicht immer ein Zeichen dafür, dass der betroffene Zahn einer übermäßigen okklusalen Belastung unterliegt. Sie könnten ebenso gut lediglich Spuren früherer **okklusaler Interferenzen** oder früher ausgeübter **Parafunktionen** sein. Ist der mit einer Schliff-Facette gekennzeichnete Zahn nicht gelockert, so muss man davon ausgehen, dass er sich inzwischen entweder der okklusalen Überbelastung durch Stellungsveränderung bzw. Substanzverlust entzogen hat [14] oder dass, bei parafunktionell entstandener Beschädigung der Zahnhartsubstanz, der zu Grunde liegende psychische Stress inzwischen abgebaut und das Pressen und Knirschen eingestellt wurden. In solchen Fällen ist keinerlei Therapie vonnöten.

Nur wenn Schliff-Facetten und Zahnlockerung zusammen angetroffen werden, kann eine Therapie angebracht sein.

Lässt sich ein parafunktioneller „Missbrauch" des Zahns eruieren, wird man die Schliff-Facette verkleinern und damit den Anreiz für die Parafunktion eliminieren (die dann möglicherweise an einer anderen Stelle des Gebisses wieder aufgenommen wird!). Ergibt sich bereits beim normalen Zubeißen eine Lateralbewegung des betroffenen Zahns, ist zunächst zu prüfen, ob eine parodontale Entzündung an diesem Zahn besteht, deren Behandlung allein ausreichen könnte, den Zahn den traumatischen Kräften zu entziehen. Zum Einschleifen sollte man sich gegebenenfalls erst nach Abwarten des Effekts der Parodontalbehandlung entschließen [49].

10.3.2 Stabilisierungsmaßnahmen

Die Annahme, dass sich die im Verlauf einer Parodontalerkrankung gelockerten Zähne durch Stabilisierungsmaßnahmen wieder festigen würden, ist irrig. Das Gegenteil trifft zu!

Werden Zähne durch Verblockung (Ligaturen, verblockte Kronen, tiefgezogene Schienen etc.) immobilisiert, so entfällt gleichzeitig der **Reiz**, der die ständige Anpassung des Stützapparates an die unterschiedlichsten Anforderungen bewirkt. Es kommt dann zu einem **Überwiegen kataboler Mechanismen**. Entsprechend den geringer gewordenen Anforderungen an das Parodontium wird die Zahl der Desmodontalfasern verringert, der Alveolarknochen, in den hinein die Desmodontalfasern als SHARPEY-Fasern inserieren, wird dünner und der gesamte Desmodontalraum schmaler. Entfernt man das stabilisierende Element (z. B. die Schiene) nach einiger Zeit, so wird deutlich, dass keine Festigung ehemals lockerer Zähne eingetreten ist. Auch die in die Schiene einbezogenen festen Zähne weisen nun eine gewisse Lockerung auf [20].

Bei Zähnen mit einem ansonsten gesunden Parodontium ist diese Lockerung reversibel; bereits nach wenigen Wochen tritt eine Festigung ein. Bei schon vorher parodontal erkrankten Zähnen ist ein solcher Effekt nicht zu erwarten [46].

Praktische Gesichtspunkte sprechen trotzdem für zwei **Indikationen** der Stabilisierungsmaßnahmen:

- Sind Zähne einer **geschlossenen Zahnreihe** so **gelockert**, dass der Patient sich ängstigt, damit abzubeißen oder zu kauen, dann sollte zur **Erhöhung des Kaukomforts** eine baldige Schienung vorgenommen werden, etwa durch Ligaturen und Composite (Säureätztechnik). Man muss sich lediglich darüber im Klaren sein, dass es sich um eine dauerhafte Verblockung handelt, die zwar eine Immobilisierung bewirkt, einer „biologischen" Festigung des einzelnen Zahnes aber entgegenwirkt.
- Sind Zähne im **Lückengebiss so gelockert**, dass das Kauen erschwert ist, können diese Zähne zunächst provisorisch und später im Zuge der prothetischen Versorgung dauerhaft so verblockt werden, dass ein gewisser Kaukomfort wiederhergestellt wird.

Jeder Stabilisierungsmaßnahme aus anderen Gründen und für einen vorübergehenden Zeitraum fehlt die wissenschaftliche Grundlage.

Will man lediglich kurzzeitig während einer systematischen Parodontaltherapie stabilisieren, um „das Behandlungstrauma" aufzufangen, so kann dieses sehr gut mittels eines über zwei Wochen getragenen **Wundverbands** geschehen, mit einem Verbandwechsel nach einer Woche. Danach ist der Patient aufzufordern, für weitere 2–3 Wochen nur weichere Nahrung zu sich zu nehmen. Bereits dadurch findet eine Stimulierung der Parodontien statt, so dass es zu einer gewissen Festigung der Zähne kommt. Eine Verringerung des IL-1β, eines Mediators parodontalen Knochenabbaus, in der Sulkusflüssigkeit fanden MCDEVITT et al. bereits 48 h nach Abnahme der Schiene [27].

10.3.3 Lückenschluss

Eine Zahnlücke stellt primär keinen Reizfaktor für die benachbarten Parodontien dar. Allerdings kann es zu Zahnwanderungen in die Lücke hinein kommen. Dabei gehen Zahnkontakte verloren, was die Impaktion von Speisen ermöglicht. Deren Besiedelung mit Mikroorganismen führt zur Entzündung der betroffenen Parodontien.

Auch die Funktion approximaler Randleisten geht bei Zahnwanderungen, mit dem gleichen Effekt wie oben beschrieben, verloren. Schließlich erfahren die nach Zahnextraktion antagonistenlosen Zähne des Gegenkiefers nur so insignifikante okklusale Kräfte, dass ihr Parodontium sich abschwächt, die Zähne elongieren und dann eventuell ein Gleithindernis bei den Exkursionen des Unterkiefers darstellen. Deshalb sollten Zahnlücken besser geschlossen werden, ob nun auf prothetische Weise oder durch kieferorthopädische Behandlung.

Lediglich seit langem bestehende Zahnlücken, die die Patienten nicht stören und bei denen aufgrund günstiger Okklusalbeziehung keine Zahnwanderung und keine Elongation eingetreten sind, bedürfen, wenn es der Patient nicht ausdrücklich wünscht, keiner Behandlung.

10.3.4 Kieferlageveränderung bei traumatisierender Okklusion

Eine morphofunktionelle Disharmonie mit pathologischen Auswirkungen auf die beanspruchten Gewebe kann durch **geänderte okklusale Kontaktverhält-**

nisse oder durch **muskuläre Hyperaktivität** bedingt sein [19].

Okklusale Kontaktverhältnisse ändern sich z. B. durch die natürliche Attrition des Gebisses im Verlauf des Lebens, durch Zahnverlust und nachfolgende Wanderung und Kippung von Nachbarzähnen oder Elongation von Antagonisten sowie durch kieferorthopädische, restaurative und prothetische Maßnahmen. Einer **muskulären Hyperaktivität** liegen oft psychische Faktoren (Stress) oder schädliche Angewohnheiten (Habits) zu Grunde. Dabei können die Okklusionsverhältnisse durchaus akzeptabel sein!

Zum Symptomenkomplex bei einer „traumatisierenden Okklusion" gehören u. a. Kiefergelenkbeschwerden und Schmerzen der Kaumuskulatur. Es genügt hier, durch Kieferlageveränderung mittels einer okklusal adjustierten Aufbissschiene (und sekundär durch restaurative, prothetische und eventuell kieferorthopädische Maßnahmen) die verloren gegangene Harmonie zwischen okklusalen Kontaktverhältnissen und neuromuskulärer Aktivität wiederherzustellen.

Aufbissschienen stellen in diesem Zusammenhang keine mit der systematischen Parodontalbehandlung ursächlich verbundene Therapiemaßnahme dar.

Andererseits wirken insbesondere bei emotional bedingten oder gewohnheitsmäßig ausgeübten Parafunktionen oft Kräfte, die Schäden auch an den Zähnen und ihrem Halteapparat anzurichten vermögen. Dazu gehören Lockerung, Fraktur, Intrusion und Extrusion, Wanderung und Abrasion von Zähnen, Verlust des Kontaktes benachbarter Zähne und Pulpaschädigung [32]. In Einzelfällen, z. B. bei heftigem Knirschen oder Pressen, können diese Kräfte so stark sein, dass sich Nekrosen im Desmodont, Ankylosen und Resorptionen ergeben. Temporär zu tragende Aufbissbehelfe, die dem Patienten das Ausüben der Parafunktion unmöglich machen, stellen eine effektive Therapiehilfe dar. Dabei handelt es sich meist um die herkömmlichen, aus klarem Kunststoff hergestellten und okklusal adjustierten **„Knirscherschienen"**. SCHULTE beschreibt den punktförmigen Aufbissbehelf in Stahlausführung, den „Interzeptor" [41]. Allerdings wirkt die Schienenbehandlung nur **symptomatisch**; der behandelnde Zahnarzt ist meist nicht berufen, auch die der Parafunktion zu Grunde liegende psychische Störung zu eliminieren. Er muss jedoch die eingegliederte Schiene in regelmäßigen Abständen (von etwa vier Wochen) auf Funktionstüchtigkeit überprüfen und auch darauf, ob ihr Tragen überhaupt noch angebracht ist, weil sich ja die Seelenlage des Patienten geändert haben kann.

Eine unüberwachte, vom Patienten nach Gutdünken durchgeführte „Schienenbehandlung" kann infolge Abnutzung des Kunststoffs oder Auftretens von andersartigen, durch neue Triggerpunkte ausgelöste Parafunktionen schwere Schäden im Gebiss bewirken.

So kann es zu Zahnwanderungen und -kippungen, zur Entstehung eines offenen Bisses und damit zu einer Fehlokklusion kommen, die die Kaufunktion erschwert.

Kiefergelenk- und muskuläre Beschwerden bedürfen nicht in jedem Fall der Therapie durch Aufbissschienen. Auch durch myofunktionelle Maßnahmen sind in vielen Fällen Verbesserungen des pathologischen Zustandes erreicht worden.

10.4 Zusammenfassung

Zusammenfassend ist festzustellen, dass sich eine Funktionsbehandlung im Rahmen der systematischen Parodontaltherapie im Licht der Erkenntnisse über das Parodontium und seine Erkrankungen nur auf wenige Indikationen beschränkt. Es bleibt hervorzuheben, dass die Mundhygiene der entscheidende Faktor zur Gesunderhaltung bzw. zur Wiedergenesung des erkrankten Parodontiums ist.

Gelingt es dem Patienten, seine Zähne weitgehend frei von mikrobieller Plaque zu halten, so können selbst das physiologische Maß übersteigende okklusale Kräfte das Parodontium kaum nachhaltig beeinflussen. Auf keinen Fall werden dadurch das Auftreten einer marginalen Entzündung und die Entstehung pathologischer Taschen provoziert!

Nur unter der realistischen Einschätzung, dass die meisten Menschen eben keine effektive Mundhygiene betreiben, und auch aus der Überlegung heraus, dass noch nicht alle Zweifel darüber ausgeräumt sind, ob ein okklusales Trauma **bei bestehender Parodontalerkrankung** deren Progression forcieren kann, sind folgende **Indikationen für eine Funktionsbehandlung** im Rahmen der systematischen Parodontaltherapie gerechtfertigt:

- Wird ein **okklusales Trauma** diagnostiziert, weil vorzeitige Kontakte oder Gleithindernisse bestehen, so sollte der Behandlung des entzündeten Parodontiums erste Priorität eingeräumt werden. Die im Zusammenhang mit okklusalen Traumata gesehene Entzündung ist nämlich primär plaquebedingt! Die Einschleiftherapie zur Änderung des Kauflächenreliefs sollte erst danach und nur dann unternommen werden, wenn Frühkontakte und Gleithindernisse persistieren. Vorher ist jedoch zu überprüfen, ob die okklusalen Frühkontakte toleriert werden oder sich sogar innerhalb der physiologischen Toleranzbreite des parodontalen Gewebes befinden. Die Okklusion muss nämlich allein den Bedürfnissen des Parodontiums, der Muskulatur und der Kiefergelenke, nicht jedoch den Wunschvorstellungen des Therapeuten entsprechen [5].

- Im Verlauf einer Parodontitis gelockerte Zähne können eine gewisse Festigung nur dann erfahren, wenn ihr Parodontium einer physiologischen Stimulation unterliegt. Dieses ist dann nicht der Fall, wenn sie miteinander verblockt werden, sodass dann auch keine „biologische" Festigung stattfinden kann. Eine Schienung gelockerter Zähne ist demnach nur angebracht, wenn der Kaukomfort erheblich gestört ist; eine Schienung muss in solchen Fällen dauerhaft geschehen, denn bei Abnahme der Schiene würde die gleiche oder eine stärkere Lockerung der Zähne bestehen wie am Anfang der Maßnahme.
  Eine **temporäre Schienung** gelockerter Zähne zur Wiederherstellung des Kaukomforts ist angebracht, wenn im Anschluss an die systematische Parodontaltherapie prothetische Maßnahmen vorgesehen sind, mit denen die Zähne durch Verblockung oder Stützung ohnehin immobilisiert werden.
  Der im Rahmen der Parodontaltherapie eintretenden weiteren Lockerung betroffener Zähne auf das so genannte **Behandlungstrauma** hin kann dadurch begegnet werden, dass die lockeren Zähne während der ersten zwei postoperativen Wochen durch einen Parodontalverband eine gewisse Stützung erfahren.
- Kieferlageveränderungen durch Aufbissschienen bei traumatischer Okklusion des Patienten stellen primär keine Maßnahme der systematischen Parodontalbehandlung dar, da in solchen Fällen, sofern die Mundhygiene einwandfrei ist, keine marginale Entzündung des Parodontiums und damit keine Taschenbildung zu erwarten ist.

Parafunktionen wie etwa stressbedingtes Knirschen oder Pressen können in besonders gelagerten Fällen aber so stark sein, dass Schädigungen im Desmodont und am Alveolarknochen resultieren. Dann stellt die Eingliederung einer okklusal adjustierten Aufbissschiene oder eines punktförmig aufliegenden Interzeptors eine wirksame temporäre Therapiehilfe dar. Wichtig ist dabei, dass in regelmäßigen Abständen eine Überprüfung erfolgt, ob ein solcher Aufbissbehelf noch funktionstüchtig ist. Durch unüberwachte Schienenbehandlung können sich schwere Schäden für das Gebiss ergeben! Ein enges Recall ist deshalb Voraussetzung für den Behandlungserfolg.

Ein **Recall** ist auch deshalb erforderlich, weil der zu Grunde liegende Stress oder die eine Parafunktion bedingende seelische Belastung oft nur temporär bestehen. Wird dieser Zeitpunkt erkannt, muss der Aufbissbehelf aus dem Mund entfernt werden. Auch eine probeweise Karenz nach mehrwöchiger Tragezeit kann zeigen, ob eine weitere Therapie mit diesem Hilfsmittel notwendig ist oder nicht.

Aber: Nicht jedes festgestellte gelegentliche Knirschen oder Pressen erfordert eine solche Therapie! Der Körper ist sehr wohl selbst in der Lage, sich auf veränderte Bedingungen einzustellen. Verdickung der Lamina dura und Verbreiterung des Desmodontalspalts (Vermehrung der desmodontalen Fasern) sind als adaptive Mechanismen anzusehen. Hier ist zunächst keine Schienenbehandlung erforderlich.

Eine Beschreibung der Technik des Einschleifens, der Schienung gelockerter Zähne und der Anfertigung von Aufbissbehelfen würde den Rahmen dieses Kapitels überschreiten. Anleitungen dazu finden sich in Band 8 und in den relevanten Lehrbüchern der Parodontologie (z. B. [33]), weitere Hinweise in speziellen Lehrbüchern zur Funktionsdiagnostik und -therapie (z. B. [28, 37, 43]).

10.5 Literatur

[1] Blessing, G.: Pyorrhoea alveolaris. Eine aetiologisch-klinische und therapeutische Studie. Verlag der Dykschen Buchhandlung, Leipzig 1911.
[2] Bodó (Blumenfeld), J.: Die Ätiologie der Alveolarpyorrhoe. Vierteljahrsschrift für Zahnheilkunde 38, 30 (1922).
[3] Bodó (Blumenfeld), J.: Zur Ätiologie der Alveolarpyorrhoe. Vierteljahrsschrift für Zahnheilkunde 39, 145 (1923).
[4] Budtz-Jorgensen, E.: Bruxism and trauma from occlusion. J Clin Periodontol 7, 149 (1980).
[5] Carranza, F. A.: Glickman's clinical periodontology. Prevention, diagnosis and treatment of periodontal disease in the practice of general dentistry. Saunders, Philadelphia–London–Toronto 1979.
[6] Drum, W.: Parafunktionen und Autodestruktionsprozesse. Ein neues Parodontose-Bild. Quintessenz, Berlin 1969.
[7] Einrauch-Hornecker, D., Krüger, W., Mausberg R.: Verhalten der Mobilität funktionell traumatisierter oberer Frontzähne nach Einschleiftherapie. Dtsch Zahnärztl Z 37, 912 (1982).
[8] Elbrecht, A.: Die abnehmbare Paradentoseschiene und ihre Indikation. In: Eine Schriftensammlung über Paradentose

zum 60. Geburtstag von Oskar Weski. 8. August 1939. Gehlen, Berlin–Leipzig 1939.
[9] Ericsson, I., Lindhe, J.: Lack of effect of trauma from occlusion on the recurrence of experimental periodontitis. J Clin Periodontol 4, 115 (1977).
[10] Ericsson, I., Lindhe J.: Effect of longstanding jiggling on experimental marginal periodontitis in the beagle dog. J Clin Periodontol 9, 497 (1982).
[11] Glickman, I., Smulow, J.: Alterations in the pathway of gingival inflammation into the underlying tissues induced by excessive occlusal forces. J Periodontol 33, 7 (1962).
[12] Glickman, I., Smulow, J.: Effect of excessive occlusal forces upon the pathway of gingival inflammation in humans. J Periodontol 36, 141 (1965).
[13] Gottlieb, E.: Schmutzpyorrhoe, Paradentalpyorrhoe und Alveolaratrophie. Klinik, Ätiologie, Prophylaxe und Praxis. Urban & Schwarzenberg, Berlin–Wien 1925.
[14] Graber, G.: Ätiologie, Diagnose und Therapie der dysfunktionsbedingten Erkrankungen des Kausystems. Referat anläßlich einer Fortbildungsveranstaltung der Landeszahnärztekammer Hessen am 6.2.1988 in Frankfurt.
[15] Hakkarainen, K.: Relative influence of scaling and root planing and occlusal adjustment on sulcular fluid flow. J Periodontol 57, 681 (1986).
[16] Handloser: 12 Jahre Paradentose-Behandlung in der Wehrmacht. In: Eine Schriftensammlung über Paradentose zum 60. Geburtstag von Oskar Weski. 8. August 1939. Gehlen, Berlin–Leipzig 1939.
[17] Harrel, S. K., Nunn, M. E.: The effect of occlusal discrepancies on periodontitis. II. Relationship of occlusal treatment to the progression of periodontal disease. J Periodontol 72, 495 (2001).
[18] Károlyi, M.: Beobachtungen über Pyorrhoea-Alveolaris. Vortrag anläßlich der 40. Jahresversammlung des Centralvereines Deutscher Zahnärzte in Leipzig, 1901. Österreichisch-ungarische Vierteljahrsschrift für Zahnheilkunde 17, 279 (1901).
[19] Krogh-Poulsen, W.: Orthofunktion und Pathofunktion des mastikatorischen Systems unter Berücksichtigung der beteiligten Muskelgruppen. In: Drücke, W., Klemt, B. (Hrsg.): Kiefergelenk und Okklusion. Quintessenz, Berlin–Chicago–Tokio 1980.
[20] Lentrodt, J., Ahrens, G., Maerker, R., Liebe, H.: Über den Einfluß von Drahtbogen-Kunststoffschienen auf Zahnbeweglichkeit und Parodontium. Dtsch Zahnärztl Z 28, 276 (1973).
[21] Lex, Ch., Schrems, H. Ch.: Funktionelle Fehlbelastung und marginale Entzündung. Dtsch Zahnärztl Z 31, 422 (1976).
[22] Lindhe, J.: Trauma from occlusion, Dtsch Zahnärztl Z 35, 680 (1980).
[23] Lindhe, J.: Textbook of clinical periodontology. 2nd. ed., Munksgaard, Kopenhagen 1990.
[24] Löe, H., Theilade, E., Jensen S. B.: Experimental gingivitis in man. J Periodontol 36, 177 (1965).
[25] Lübeck, A.: Sechs-Jahr-Molaren und Paradentose. In: Eine Schriftensammlung über Paradentose zum 60. Geburtstag von Oskar Weski. 8. August 1939. Gehlen, Berlin–Leipzig 1939.
[26] McCall, J. O.: Traumatic occlusion. J Am Dent Assoc 26, 519 (1939).
[27] McDevitt, M. J., Russel, C. M., Schmid, M. J., Reinhardt, R. A.: Impact of increased occlusal contact, Interleukin-1 genotype, and periodontitis severity on gingival crevicular fluid IL-1β levels. J Periodontol 74, 1302 (2003).
[28] Mohl, N. D., Zarb, G. A., Carlsson, G. E., Rugh, J. D.: Lehrbuch der Okklusion. Quintessenz, Berlin 1990.
[29] Melcher, A. H., Bowen, W. H.: Biology of the periodontium. Academic Press, London–New York 1969.
[30] Nyman, S., Lindhe, J., Ericsson, I.: The effect of progressive tooth mobility on destructive periodontitis in the dog. J Clin Periodontol 5, 213 (1978).
[31] Pasler, F. A.: Zahnärztliche Radiologie. Thieme, Stuttgart–New York 1981.
[32] Pavone, B. W.: Bruxism and its effect on the natural teeth. J Prosthet Dent 53, 692 (1985).
[33] Plagmann, H. C.: Lehrbuch der Parodontologie. S. 504ff. Hanser, München 1998.
[34] Pössel, C. W.: Paradentose-Therapie im Wandel der Zeiten. In: Eine Schriftensammlung über Paradentose zum 60. Geburtstag von Oskar Weski. 8. August 1939. Gehlen, Berlin–Leipzig 1939.
[35] Polson A. M.: Interrelationship of inflammation and tooth mobility (trauma) in pathogenesis of periodontal disease. J Clin Periodontol 7, 351 (1980).
[36] Raetzke, P.: Die parodontale Rezession. Untersuchung zur Prävalenz, Ätiologie, Signifikanz und zur Therapie. Hanser, München–Wien 1988.
[37] Ramfjord, S., Ash, M.: Okklusion und Funktion. Quintessenz, Berlin 1988.
[38] Ring, A. L.: Funktionsberichtigung durch Einschleifmaßnahmen. In: Fesseler, A., Ketterl, W., Maschinski, G., Ring, A. L., Schübel, F., Sonnabend, E. (Hrsg.): Einführung in die Behandlung der marginalen Parodontopathien. Schriften zur Praxis des Zahnarztes, Bd. 1, Banaschewski, München 1973.
[39] Schäffer, H.: Therapeutische Konsequenzen einer umfassenden Diagnose bei Goldgußfüllungen. Zahnärztl Welt/Reform 97, 134 (1988).
[40] Schluger, S., Yuodelis, R. A., Page, R. C.: Periodontal disease. Lea & Febiger, Philadelphia 1977.
[41] Schulte, W.: Der heutige Standpunkt zur Aufbissschiene im Hinblick auf die Parodontaltherapie. Dtsch Zahnärztl Z 31, 405 (1976).
[42] Shefter, G. J., McFall, W. T.: Occlusal relations and periodontal status in human adults. J Periodontol 55, 368 (1984).
[43] Siebert, G.: Zahnärztliche Funktionsdiagnostik mit und ohne Hilfsmittel. Hanser, München–Wien 1984.
[44] Solnit, A., Stambaugh, R. V.: Die Behandlung von gingivalen Spalten durch Einschleiftherapie. Int J Parodont Rest Zahnheilk 3/3, 39 (1983).
[45] Thielemann, K.: Biomechanik der Paradentose, insbesondere Artikulationsausgleich durch Einschleifen. Meusser, Leipzig 1938.
[46] Waerhaug, J.: The angular bone defect and its relationship to trauma from occlusion and downgrowth of subgingival plaque. J Clin Periodontol 6, 61 (1979).
[47] Waerhaug, J.: The infra bony pocket and its relationship to trauma from occlusion and subgingival plaque. J Clin Periodontol 7, 355 (1980).
[48] Weski, O.: Röntgenologisch-anatomische Studien aus dem Gebiete der Kieferpathologie, II: Die chronischen marginalen Entzündungen des Alveolarfortsatzes mit besonderer Berücksichtigung der Alveolar-Pyorrhoe. Vierteljahrsschrift für Zahnheilkunde 37, 1 (1921).
[49] Zander, A. H.: Zum gegenwärtigen Stand der Okklusionstheorien und der Therapie okklusaler Störungen in der Parodontologie. Quintess Zahnärztl Lit 29, 83 (1978).

11 Risikoorientierte Erhaltungstherapie

von PETRA RATKA-KRÜGER, BEATE SCHACHER, ALEXANDROS MANOLAKIS und RAPHAEL BORCHARD

Inhaltsübersicht

11.1 Einleitung

Unter Erhaltungstherapie versteht man die kontinuierliche, zu bestimmten Zeitpunkten durchgeführte Untersuchung und Behandlung parodontaler, dentaler und periimplantärer Strukturen.

Die Begriffe „Recall" und „Maintenance" wurden 1989 anlässlich des World Workshop in Clinical Periodontics in „Erhaltungstherapie" umbenannt [5].

Die Erhaltungstherapie startet nach Abschluss der systematischen Parodontitistherapie und wird risikoorientiert zu bestimmten Zeitpunkten wiederholt; bei Verschlechterung der Befunde wird eine Nachbehandlung notwendig. Die Bedeutung dieser Behandlungsmaßnahme wurde in vielen Studien nachgewiesen [7, 38, 43, 51].

Das Ziel der Erhaltungstherapie ist es, die Progression oder das Wiederauftreten einer parodontalen Erkrankung durch frühzeitige Intervention und Behandlung zu verhindern oder zu reduzieren und damit Zahn- und/oder Implantatverluste zu vermeiden.

11.2 Notwendigkeit regelmäßiger Erhaltungstherapie

Gingivitis und Parodontitis sind plaqueinduzierte opportunistische orale Infektionen. Der Zusammenhang zwischen der bakteriellen Plaque und dem Auftreten einer Gingivitis wurde bereits vor 40 Jahren nachgewiesen [54]. Ebenso konnte gezeigt werden, dass sich nach Entfernung der Beläge wieder ein gesunder Zustand am Parodont einstellte.

Im Tierversuch kam es, ausgehend von einer Gingivitis, nach 48-monatiger Plaqueakkumulation zu einem Abbau an bindegewebigem Attachment und an Alveolarknochen [50]. Es entwickelten aber nicht alle Tiere eine Parodontitis, sodass von einer individuellen Disposition mit entsprechender Anfälligkeit oder Abwehrschwäche ausgegangen werden muss. Ebenso konnte gezeigt werden, dass eine regelmäßige Erhaltungstherapie mit Instrumentierung der Wurzeloberfläche eine schlechte Mundhygiene zu einem gewissen Teil kompensieren kann [63].

Demnach kommt der Erhaltung einer gesunden Gingiva und der Durchführung einer guten Mundhygiene bei der Prävention der Gingivitis und der sich daraus möglicherweise entwickelnden Parodontitis eine entscheidende Rolle zu. Erhaltungstherapie beginnt daher schon mit der Erhaltung einer gesunden Gingiva. Es gelingt aber meist nicht, die ursächlichen Faktoren – die parodontalpathogenen Mikroorganismen – vollständig aus der Mundhöhle zu eliminieren.

In klinischen Langzeituntersuchungen konnte der positive Einfluss einer regelmäßigen Erhaltungstherapie auf die Ergebnisse nach unterschiedlichen parodontalen Therapieverfahren festgestellt werden, unabhängig vom jeweiligen Therapieverfahren [36, 42, 72, 75, 76, 78].

Wird keine konsequente Erhaltungstherapie nach chirurgischer Parodontitistherapie durchgeführt, kommt es zur Verschlechterung der Parodontalbefunde und zu Parodontitisrezidiven. Axelsson und Lindhe [7] haben diese Ergebnisse im Rahmen ihrer Langzeituntersuchung über sechs Jahre festgestellt. Patienten der Testgruppe, die alle zwei bis drei Monate eine Instruktion zur Mundhygiene erhielten und zusätzlich an Prophylaxemaßnahmen teilnahmen, konnten einen stabilen Zahn- und Parodontalstatus aufrechterhalten. Weitere Studien bestätigten, dass eine Parodontitistherapie ohne nachfolgende Erhaltungstherapie zu einer weiteren parodontalen Progression führt [9, 19].

Der Verlust an Attachment bei parodontalchirurgisch behandelten Patienten ohne Compliance beträgt etwa 1 mm pro Jahr [67] und liegt damit deutlich über dem normalen Verlust von Attachment infolge parodontaler Progression von 0,3 mm [53].

Ergebnisse neuerer Studien zeigen eine geringere Zahnverlustrate bei Patienten nach durchgeführter Parodontitistherapie in Verbindung mit einem engen Nachsorgeprogramm [43]. Patienten, die nicht regelmäßig an der unterstützenden Parodontitistherapie teilnahmen, hatten ein um den Faktor 5,6 höheres Risiko für Zahnverlust im Vergleich zu den Patienten, die die unterstützende Parodontitistherapie regelmäßig wahrnahmen [17].

11.3 Zeitintervalle

11.3.1 Bei Patienten mit gingivalen Erkrankungen

Art und Umfang der Erhaltungstherapie sollen in Relation zum individuellen Risiko festgesetzt werden. Bei Patienten mit ausschließlich gingivalen Erkrankungen ohne Attachmentverlust reichen ein- bis zweimalige Kontrollen pro Jahr aus. Durch effektive häusliche Mundhygiene und regelmäßige Teilnahme an professionellem Recall gelingt es, den Gingivazustand zu verbessern. Auch bei Kindern und Jugendlichen soll die Möglichkeit einer regelmäßigen Erhaltungstherapie genutzt werden. Mehrere Studien haben auf den positiven Effekt periodischer Prophylaxesitzungen insbesondere in dieser Patientengruppe hingewiesen [8, 11, 73].

11.3.2 Bei Patienten mit Parodontitis

Bei Patienten, die an einer Parodontitis erkrankt waren, haben sich Kontrollzeiträume von unter sechs Monaten als vorteilhaft erwiesen. Die subgingivale Plaque, die durch Scaling und Wurzelglättung meist reduziert und unterdrückt wird, etabliert sich wieder über einen durchschnittlichen Zeitraum von neun bis elf Wochen [27]. Soll es erst gar nicht zu einer Wiederbesiedelung parodontaler Taschen kommen, müssen die Zeitintervalle entsprechend kurz gewählt werden, das heißt Kontrollsitzungen alle zwei bis drei Monate. Dies trifft insbesondere auf Patienten mit aggressiven Parodontalerkrankungen zu.

Lediglich bei einem kleinen Prozentsatz tritt unvorhersehbar eine weitere Progression auf [15, 51]. Diese spezielle Patientengruppe gilt es in der zahnärztlichen Praxis zu erkennen und sie durch eine individuelle Erhaltungstherapie vor einem Parodontitisrezidiv zu bewahren.

Der zeitliche Abstand der Erhaltungstherapie muss demnach je nach Risiko für eine weitere Progression individuell festgelegt werden.

11.4 Risikoanalyse

Die unspezifische parodontale Erhaltungstherapie ist für manche Patienten ausreichend, sie kann aber bei einigen Patienten zu einer Über- oder Unterbehandlung führen [48]. Durch die Auswertung mehrerer Faktoren ist eine risikoorientierte, individuelle Gestaltung der Nachsorgephase möglich. LANG und TONETTI schlagen eine Unterteilung in Patientenrisiko, Zahnrisiko und Stellenrisiko vor [49].

11.4.1 Patientenrisiko

Plaque ist der wichtigste ätiologische Faktor der Parodontitis [44]. Die regelmäßige Plaqueentfernung mittels einer adäquaten Mundhygiene ist also eine Grundvoraussetzung für eine erfolgreiche Erhaltungstherapie.

Das Gesundheitsbewusstsein der Menschen variiert stark und hängt von zahlreichen Faktoren wie Alter, Geschlecht oder psychische Belastung ab. Nach einer erfolgreichen Parodontalbehandlung haben Patienten mit guter Compliance eine bessere Prognose als solche, die nicht regelmäßig an der Erhaltungstherapie teilnehmen [71].

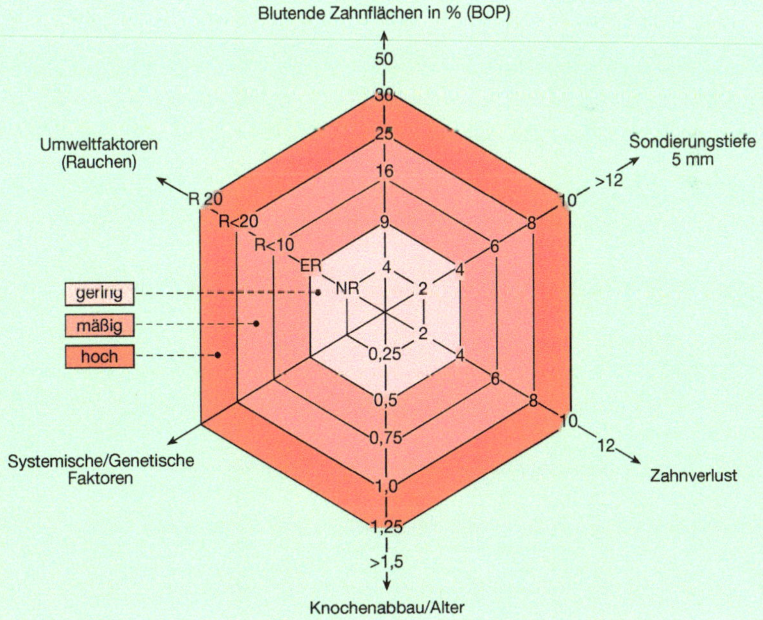

Abb. 1 Risikoprofil (nach LANG und TONETTI [49]).

Mithilfe folgender Faktoren kann das **Gesamtrisiko** eines Patienten ermittelt werden. Diese Faktoren werden in einem Patientenrisiko-Diagramm berücksichtigt (Abb. 1).

- **BOP**
  Die Beurteilung der Blutung nach Sondierung (BOP) mit konstanter Kraft (≤ 0,25 N) ist eine zuverlässige Methode, um den Entzündungszustand des Parodonts zu beurteilen. Zeigen mehr als 25 % der untersuchten Stellen einen positiven BOP, besteht ein erhöhtes Risiko für ein Rezidiv.
- **Sondierungstiefen ≥ 5 mm**
  Die Sondierungstiefe als alleiniger Parameter hat eine begrenzte Bedeutung; Zähne mit erhöhten Sondierungstiefen können über lange Zeit stabil bleiben. In Kombination mit anderen Parametern, wie BOP und Exsudation, deutet sie auf ein erhöhtes Risiko hin.
- **Zahnverlust** (ohne Berücksichtigung der Weisheitszähne)
  Die Anzahl der verloren gegangenen bzw. der noch verbleibenden Zähne eines Patienten gibt Anhaltspunkte über frühere Erkrankungen oder Traumata. Bei Verlust von bis zu acht Zähnen ist die Funktion des Kausystems nicht beeinträchtigt (Prämolarenokklusion). Patienten mit Verlust von mehr als acht Zähnen haben ein höheres Risiko für Parodontitis, da meistens eine Fehlfunktion, begleitet von einer Überbelastung einzelner Zähne, vorliegt.
- **Knochenverlust/Alter**
  Das reduzierte Parodont stellt einen Risikofaktor für ein parodontales Rezidiv dar. Dabei wird der Knochenverlust in Relation zum Alter bewertet. Bei dem am stärksten parodontal betroffenen Zahn im Seitenzahnbereich wird der röntgenologisch sichtbare Knochenabbau in Relation zur Wurzellänge ermittelt (Angabe in Prozent) und durch das Alter des Patienten dividiert. Beispiel: 40 %iger Knochenabbau in regio 46 bei einem 40-jährigen Patienten ergibt einen Wert von 1 (noch mittleres Risiko).
- **Systemische Faktoren/genetische Disposition**
  Allgemeine Erkrankungen haben einen Einfluss auf eine bestehende Parodontalerkrankung. Insbesondere der schlecht eingestellte Diabetes mellitus ist ein Risikofaktor für eine parodontale Erkrankung [26, 69, 70, 71]. Umgekehrt wird aber auch die Einstellung des Diabetes von einer nicht behandelten Parodontitis beeinflusst [56, 57, 70, 77].

Tabelle 1 Parodontitisabschätzung und praktische Umsetzung (nach [49]); hier: Patient mit hohem Risiko für eine Parodontitis.

Risikofaktoren	Niedriges Risiko		Mittleres Risiko		Hohes Risiko	
Bluten auf Sondieren (BOP) in %	≤ 4	5–9	10–16	17–24	25–35	≥ 36
Zahl der Stellen mit ST ≥ 5mm	≤ 2	4	6	8	9	≥ 10
Zahl der verlorenen Zähne (ohne 8er)	≤ 2	4	6	8	9	≥ 10
Knochenabbau (Index)	≤ 0,25	0,26–0,5	0,51–0,75	0,76–1,0	1,1–1,24	> 1,25
Zigarettenkonsum	Nichtraucher	ehemaliger Raucher	≤ 10/Tag	10–19/Tag	> 20/Tag	
Systemische/genetische Faktoren • Diabetes mellitus • HIV-Infektion • gingivoparodontale Manifestation • systemische Erkrankungen • Interleukin-1β-Polymorphismus	Faktor nicht vorhanden				Faktor vorhanden	
Endgültige Risikoeinschätzung	niedrig alle Parameter in der niedrigen Kategorie, max. 1 Parameter in der mittleren Kategorie		mittel 2 Parameter in der mittleren Kategorie, 1 Parameter in der hohen Kategorie		hoch mind. 2 Parameter in der hohen Kategorie	
Frequenz UPT	1/Jahr		2/Jahr		3–4/Jahr	

Genetische Faktoren haben einen signifikanten Einfluss auf die Entstehung und Progression der chronischen Parodontitis [71]. So werden Mutationen (Polymorphismus) auf den Genen des Interleukin 1 (IL-1) und des IgG-Rezeptors Fc in Zusammenhang mit einer Beeinflussung der Infektabwehr gebracht. IL-1-Genotyp-positive Patienten, also Träger eines mutierten Allels, haben ein höheres Risiko sowohl für Parodontitis als auch für Periimplantitis, außerdem ist bei diesen Patienten insgesamt die Prognose eher als ungünstig einzustufen [24, 58, 79]. Es gibt aber auch Untersuchungen, die keinen Zusammenhang feststellten [16, 32]. Auf dem Markt gibt es bereits genetische Tests, um den IL-Typ des Patienten zu bestimmen. Die Ergebnisse solcher Tests sollten aber vorsichtig interpretiert werden und sind zur Therapieentscheidung nur bedingt anzuwenden [28].

- **Umweltfaktoren**
  Tabakkonsum stellt einen Risikofaktor für Parodontitis dar [26, 70]. Raucher haben ein 2,6- bis 6fach höheres Risiko für eine Ersterkrankung [6]. Außerdem sprechen sie bei konservativen, chirurgischen, medikamentösen (z.B. Antibiotika [41]) und regenerativen therapeutischen Maßnahmen schlechter an als Nichtraucher [83]. Die Progression der Parodontitis erfolgt bei Rauchern schneller [55] und die Rezidivgefahr nach erfolgreicher Behandlung ist höher [83]. Aber auch die Diagnosestellung ist bei Rauchern schwieriger, da sie trotz bestehender Entzündung relativ wenig Blutung auf Sondierung zeigen, was ein gesundes Parodont vortäuschen kann [13]. Der Tabakkonsum verursacht am Parodont eine Änderung der Keimmenge und Qualität [26, 39]. Hinzu kommt bei Rauchern aber auch eine schlechtere Mundhygiene und ein geringeres Gesundheitsbewusstsein [48]. Raucher mit einer schlechten Compliance haben ein signifikant höheres Risiko eines Rezidivs trotz erfolgreicher Parodontitisbehandlung [35]. Die Wirkung des Tabakkonsums auf das Parodont und dessen Erkrankungen scheint aber dosisabhängig und reversibel zu sein [83].

11.4.2 Zahnbezogenes Risiko

- **Position**
  Zähne mit Fehlpositionen im Zahnbogen haben kein erhöhtes Risiko für eine parodontale Destruktion. Lediglich der Engstand von Zähnen stellt eine Schmutznische dar und ist oft von höherem Plaquebefall begleitet [48].
- **Furkationsbefall**
  Mehrwurzelige Zähne mit Furkationsbefall haben eine schlechtere Prognose als einwurzelige Zähne oder mehrwurzelige Zähne ohne Furkationsbefall [71].
- **Iatrogene Faktoren**
  Überstehende Füllungsränder oder insuffiziente Kronenränder stellen ebenfalls Schmutznischen dar. Dadurch werden bessere Wachstumsbedingungen für gramnegative anaerobe parodontalpathogene Mikroorganismen geschaffen [47].
- **Parodontal geschwächte Zähne**
  Zähne mit reduziertem Parodont haben eigenständig oder als Pfeiler keine schlechtere Prognose, wenn ihr Parodont nach einer erfolgreichen Erstbehandlung gesund erhalten werden kann [48].
- **Beweglichkeit**
  Die Zahnbeweglichkeit hat eine begrenzte Aussagekraft bezüglich des Zustands des Parodonts, da Zähne aus verschiedenen Gründen eine erhöhte Beweglichkeit aufweisen können. Bei reduziertem, aber gesundem Parodont ist eine erhöhte Mobilität normal [66].

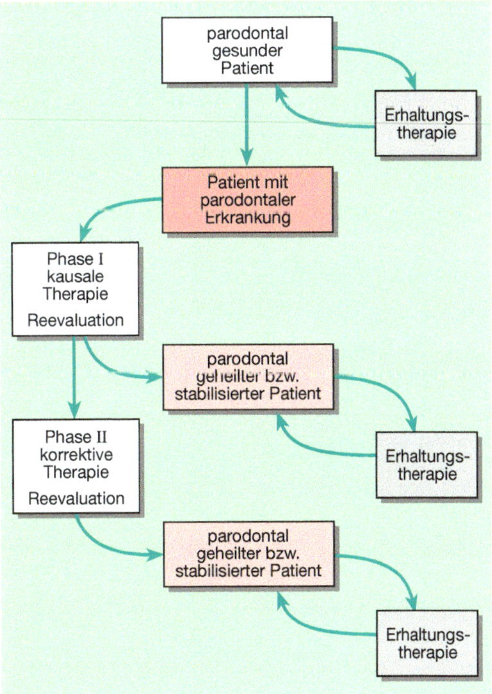

Abb. 2 Die Stellung der Erhaltungstherapie im parodontologischen Therapiekonzept.

11.4.3 Lokales parodontales Risiko

- **Blutung auf Sondierung**
  Stellen, die wiederholt Blutung auf Sondierung zeigen, weisen eine persisitierende Entzündung auf und haben somit ein erhöhtes Risiko für Progression der Parodontitis und weiteren Attachmentverlust [48].
- **Sondierungstiefe und Attachmentverlust**
  Mit der Bestimmung der Sondierungstiefe und des Attachmentverlusts können Entstehung und Progression der Parodontitis dokumentiert werden. Allerdings deuten erhöhte Sondierungstiefen nur in Verbindung mit einem positiven BOP-Wert auf rezidivierende Stellen hin. Die Werte der Sondierungstiefe, die bei der Erstbefundung vor der Parodontalbehandlung erhoben werden, sind relativ ungenau, sodass zur Dokumentation des Verlaufs der Parodontitis die Werte bei der ersten Reevaluation nach der Initialbehandlung als Ausgangswerte dienen [18].
- **Exsudation**
  Exsudataustritt aus dem Sulkus nach erfolgreicher parodontaler Therapie ist ein Zeichen einer weiterhin aktiven Exazerbation dieser Stelle. Exsudation in Kombination mit positivem BOP-Wert und er-

Tabelle 2a Diagnostik im Rahmen der Erhaltungstherapie – Übersicht.

Diagnostische Maßnahme	Relevanz
1. Aktualisierung der allgemeinen Anamnese	• Erkrankungen • Einnahme von Medikamenten
2. Erfragen der speziellen Anamnese	• aktuelle Beschwerden oder Veränderungen • zahnärztliche Behandlungen • Probleme im Hinblick auf die Mundhygiene
3. Orale Inspektion	• Farb- und Formveränderungen der Gingiva • Fisteln (evtl. Hinweis auf apikale Erkrankung oder Paro-endo-Läsion) • Mundschleimhautveränderungen • Früherkennung von Neoplasien • Funktionstüchtigkeit von herausnehmbarem Zahnersatz
4. Ggf. Erhebung eines parodontalen Screening-Index (z.B. PSI)	Beurteilung der evtl. Behandlungsbedürftigkeit bei Patienten, die bisher parodontal gesund waren
5. Erhebung eines Mundhygiene-Index (z.B. API, PLI, PCR)	• Beurteilung der häuslichen Mundhygiene • Erkennen von Problemzonen
6. Zahnbefund	• Stellungsänderungen • Schäden der Zahnhartsubstanz • Okklusionskontrolle • Funktionstüchtigkeit von Restaurationen/festsitzendem Zahnersatz
7. Parodontaler Befund	siehe Tab. 2b
8. Ggf. Implantatkontrolle	• Erkennen einer Periimplantitis • Beurteilung der Implantatstabilität • Überprüfung der Suprakonstruktion
9. Ggf. mikrobiologische Diagnostik	• bei Verdacht auf Vorliegen einer aggressiven Parodontitis • zur Erfolgskontrolle nach Gabe von Antibiotika als Begleittherapie bei aggressiver Parodontitis
10. Ggf. Röntgendiagnostik	• bei klinischer Symptomatik • zur Verlaufskontrolle nach Parodontitistherapie • bei hohem Kariesrisiko • im Rahmen der Implantatkontrolle

Tabelle 2b Diagnostik im Rahmen der Erhaltungstherapie – parodontaler Befund.

Parodontaler Befund	Relevanz
a) Sondierungstiefen	• Identifikation von Resttaschen • Erkennen von Rezidiven • auffälliger Einzelbefund evtl. Hinweis auf Paro-endo-Läsion oder vertikale Wurzelfraktur
b) Bluten auf Sondierung (BOP) Taschenexsudation	• Parameter des Entzündungsgrades • ggf. Erhebung eines Blutungsindex (z. B. GI, SBI)
c) Furkationssondierung	Beurteilung der Prognose von Zähnen mit Furkationsbeteiligung
d) Rezessionen	• Beurteilung der Retraktion der Gingiva • Erfolgskontrolle nach plastischer Parodontalchirurgie (Wurzeldeckung)
e) Attachmentlevel	• Erkennen eines fortschreitenden Attachmentverlusts • Beurteilung von Attachmentgewinn nach Therapie
f) Zahnbeweglichkeit	• Zunahme der Beweglichkeit bei – fortschreitendem parodontalen Abbau – okklusaler Überbelastung

Tabelle 3 Behandlung im Rahmen der Erhaltungstherapie – Übersicht.

Behandlungsmaßnahme	Relevanz
1. Remotivierung, Reinstruktion	jeweils Berücksichtigung ggf. veränderter allgemeiner und/oder lokaler Faktoren • ggf. Anfärbung der Plaque zur Demonstration • Bestätigung bei guter Mundhygiene • verstärkte Motivierung bei unzureichender Mundhygiene • Korrektur von Putzfehlern, insbesondere auch bei übermotivierten Patienten • ggf. Information und Anleitung zu weiteren häuslichen Maßnahmen, z. B. Fluoridierung
2. Professionelle Zahnreinigung	• supragingivales Scaling • ggf. Reinigung (Ultraschallbad) und Nachpolitur von herausnehmbarem Zahnersatz
3. Nachbehandlung reinfizierter Stellen	• subgingivales Scaling und Wurzelglättung – Stellen mit Sondiertiefen > 3 mm und Bluten auf Sondierung – Stellen mit Sondiertiefen > 5 mm – offene Furkationen • ggf. chirurgische Therapie (separate Terminvereinbarung)
4. Ggf. lokale Anwendung antimikrobieller Substanzen (Chlorhexidin [PerioChip®], Doxyzyklin [Atridox®], Metronidazol [Elyzol®])	• alternativ zu Scaling und Wurzelglättung – bei ausgeprägter Dentinhypersensibilität – bei bereits bestehendem Hartsubstanzverlust durch wiederholtes Scaling • adjunktiv zu Scaling und Wurzelglättung – Resttaschen, die auf mechanische Therapie nicht ansprechen – tiefe Taschen, indizierte chirurgische Therapie z. B. aus allgemeinmedizinischen Gründen nicht möglich – offene Furkationen
5. Politur, Fluoridierung	• Politur mit Polierpaste • Fluoridierung mit hoch konzentriertem Fluoridpräparat (z. B. Bifluorid®, Duraphat®)

höhter Sondierungstiefe deutet auf eine Progression und damit schlechtere Prognose der entsprechenden Zahnstelle hin [37].

Die Analyse des Patientenrisikos sollte bei der Planung und Durchführung der Erhaltungstherapie berücksichtigt werden (Tab. 1).

11.5 Praktische Durchführung

Der Begriff „Erhaltungstherapie" steht traditionell für ein Programm der dauerhaften regelmäßigen Kontrolle, Nachbehandlung und Prophylaxe im Anschluss an eine systematische Parodontitistherapie.

Mit Ausnahme der mechanischen und ggf. medikamentösen Nachbehandlung dienen jedoch alle Maßnahmen der Erhaltungstherapie (Tab. 2a, 2b und 3) im Sinn einer primären Prophylaxe auch der Gesunderhaltung bei primär gesunden parodontalen Verhältnissen.

Das Programm der Erhaltungstherapie mit dem Ziel des langfristigen Erhalts bestehender oder wiedererlangter parodontaler Gesundheit bzw. Stabilität kommt somit allen Patienten zugute (Abb. 2).

Die Maßnahmen der Erhaltungstherapie werden in regelmäßigen Recallsitzungen durchgeführt und lassen sich in **vier Phasen** mit unterschiedlichem Zeitbedarf aufteilen [46]:

- Untersuchung, Reevaluation, Diagnose (ca. 10–15 min)
- Remotivierung, Reinstruktion, Instrumentation (ca. 30–40 min)
- ggf. Behandlung reinfizierter Stellen in eigener Sitzung (Zeitbedarf je nach Umfang)
- Politur, Fluoridierung, Festlegung des nächsten Recalltermins (ca. 8 min).

Die Tabellen 2a und 2b geben eine Übersicht zur Diagnostik im Rahmen der Erhaltungstherapie.

Nicht alle diagnostischen Maßnahmen müssen bei jedem Patienten bzw. zu jedem Recalltermin erbracht werden. Die Angaben zur Anamnese, die orale Inspektion und die Erhebung eines Parodontalbefundes sind jedoch immer erforderlich, um den parodontalen Zustand beurteilen zu können.

Die Ergebnisse der klinischen Untersuchung im Rahmen der Erhaltungstherapie geben Hinweise auf die möglichen Risiken einer Neuerkrankung oder eines Fortschreitens der Erkrankung [48].

In Tabelle 3 werden die Behandlungsmaßnahmen innerhalb der Erhaltungstherapie beschrieben.

Zur Wurzeloberflächenbearbeitung sind Handinstrumente ebenso wie Schall- und Ultraschallansätze geeignet. Bei Patienten mit Infektionserkrankungen sollten Schall- und Ultraschallgeräte im Hinblick auf die Aerosolbildung [33] jedoch nicht zum Einsatz kommen. Bei Patienten mit Herzschrittmachern ist aufgrund möglicher Beeinflussung der Schrittmachertätigkeit auf die Verwendung von magnetostriktiven Ultraschallansätzen zu verzichten [20].

Im Rahmen der Erhaltungstherapie ist besonders darauf zu achten, dass nur behandlungsbedürftige Stellen instrumentiert werden; eine Mitbehandlung gesunder Stellen führt dort zu Attachmentverlusten [52]. Bei der Instrumentierung selbst sollte schonend vorgegangen werden: Hier ist für Handinstrumente vor allem die Begrenzung der Zugzahl und der angewendeten Kraft zu nennen; bei Ultraschall- und Schallgeräten sind mittlere Geräteeinstellungen, kontrollierte Anpresskräfte und die Positionierung der Arbeitseinsätze parallel zur Wurzeloberfläche zu berücksichtigen. Das Entfernen von „infiziertem" Wurzelzement ist nicht gerechtfertigt [68]; wiederholtes Instrumentieren unter Abtragung von Zement kann Wurzeldeformationen zur Folge haben [74].

Die alleinige lokale Gabe von Antibiotika (Doxyzyklin, Metronidazol) in der Erhaltungstherapie führt zu vergleichbaren klinischen Ergebnissen wie subgingivales Scaling [25, 40, 81]. Die im Zusammenhang mit subgingivalem Scaling zusätzliche Applikation lokal wirksamer antimikrobieller Substanzen (Chlorhexidin, Doxyzyklin, Metronidazol) verbessert die klinischen Ergebnisse im Vergleich zur alleinigen mechanischen Therapie [21, 80, 82].

Zum Abschluss einer Recallsitzung sollte jeweils ein neuer Recalltermin fest vereinbart werden; dabei richten sich die Recallintervalle nach den individuellen Patientenfallsituationen [60].

11.6 Erhaltungstherapie bei Implantatpatienten

Die umfangreichen Studien zum Langzeiterfolg osseointegrierter Implantate [2, 3] zur oralen Rehabilitation legen den Schluss nahe, dass bei einem Großteil der untersuchten Patienten der Zahnverlust auf parodontale Ursachen zurückzuführen ist. Wenngleich Patienten mit diagnostizierter Parodontitis selbst bei aggressiven Formen keinen signifikanten Anstieg der Implantatverluste aufwiesen [22, 34, 59, 65], zeigt eine neuere Untersuchung, dass es eine Korrelation zwischen dem Knochenabbau um Implantate und der parodontalen Destruktion gibt [30]. Dies ist umso wahrscheinlicher, als die Mikroflora im periimplantären wie parodontalen Sulkus vergleichbar ist. Im gesunden Sulkus überwiegen Kok-

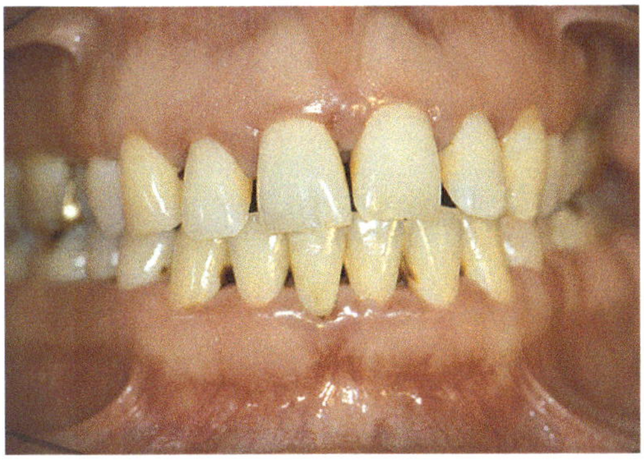
a

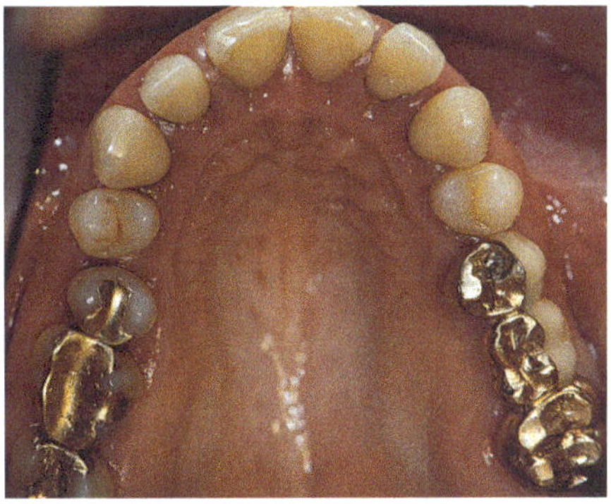
b

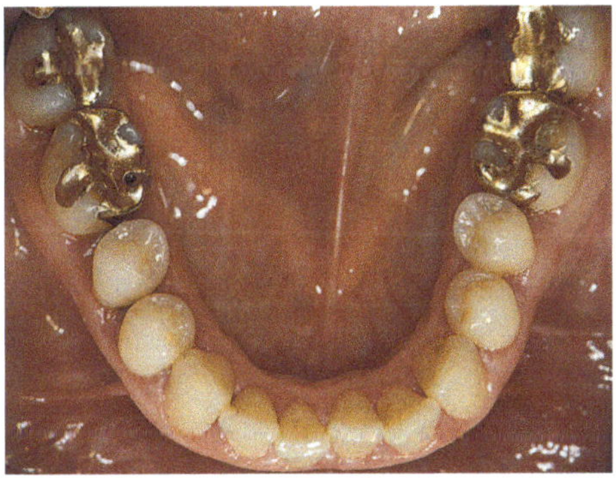
c

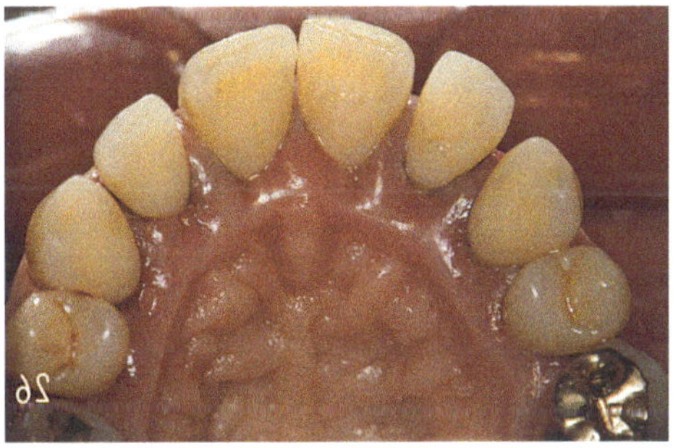
d

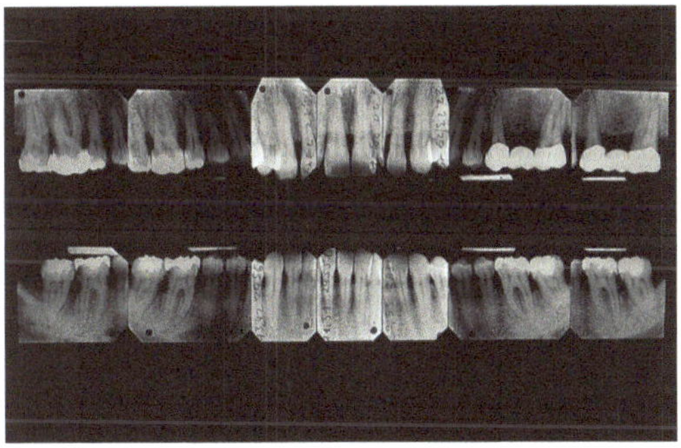
e

Abb. 3 a bis c) Klinischer Ausgangsbefund: vollständiges Gebiss mit generalisierter marginaler Entzündung, Lückenbildung im Oberkiefer-Frontzahnbereich und umfangreichen Restaurationen in allen Seitenzahnbereichen.
d) Klinischer Ausgangsbefund, Detailaufnahme: extreme Schwellung und Rötung der marginalen Gingiva, deutliche Lückenbildung in Regio 13 bis 23, stellenweise Konkremente sichtbar.
e) Röntgenologischer Ausgangsbefund: geringer horizontaler Abbau im Oberkieferfront- und Prämolarenbereich, stärkerer Abbau in allen Molarenbereichen. Keine intraossären Defekte, keine Furkationsbeteiligungen (Quelle: H. Erpenstein, R. Borchard).

ken und nichtmobile Stäbchen, während im entzündeten Sulkus Spirochäten und bewegliche Stäbchen dominieren [61, 62].

Die Erhaltungstherapie orientiert sich daher an den aus der Parodontologie bekannten Untersuchungsparametern [10]. Ziel ist es, die Effektivität der Mundhygiene, den Zustand der periimplantären Hart- und Weichgewebe und die funktionelle Integration der Suprastruktur zu beurteilen sowie prophylaktische und ggf. auch therapeutische Maßnahmen durchzuführen.

Beläge an der Suprastruktur können anhand des von Mombelli **modifizierten Plaqueindex** beurteilt werden [62]:

- Grad 0: keine Plaquebesiedelung
- Grad 1: durch Abstreifen mit der Sonde nachweisbare Plaque
- Grad 2: mit bloßem Auge sichtbare Plaque
- Grad 3: massive Ausbildung von Zahnstein und Belägen.

Der **modifizierte Sulkus-Blutungsindex von Mombelli** [62] ist wegen der anatomischen Unterschiede zwischen Parodont und periimplantärem Weichgewebe als Parameter für eine Entzündung weniger aussagekräftig als am natürlichen Zahn.

- Grad 0: keine Blutung
- Grad 1: isolierte Blutpunkte
- Grad 2: Blut bildet eine konfluierende Linie am marginalen Saum
- Grad 3: massive Blutung/Spontanblutung.

Die **Sondierungstiefe** an Implantaten ist im Gegensatz zum natürlichen Zahn von der Dicke des periimplantären Weichgewebes abhängig. In der Erhaltungsphase gilt es daher, auf Veränderungen zum Ausgangsbefund zu achten. Wegen des erforderlichen Weichgewebevolumens im ästhetisch relevanten Bereich kann die Initialsondierungstiefe zwischen 3 und 7 mm betragen.

Eine Prüfung der **Mobilität** (Pinzette/Klopfschall) kann manuell oder mittels Schwingungsanregung (Periotest®) durchgeführt werden.

Beweglichkeit ist ein sicheres Zeichen für fehlende Osseointegration und somit eines Implantatmisserfolges.

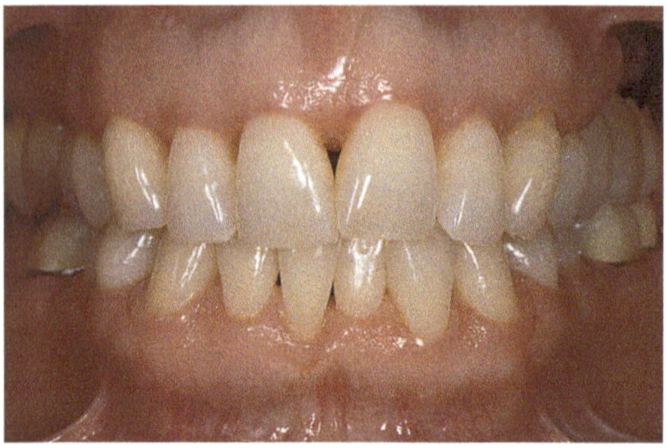
a

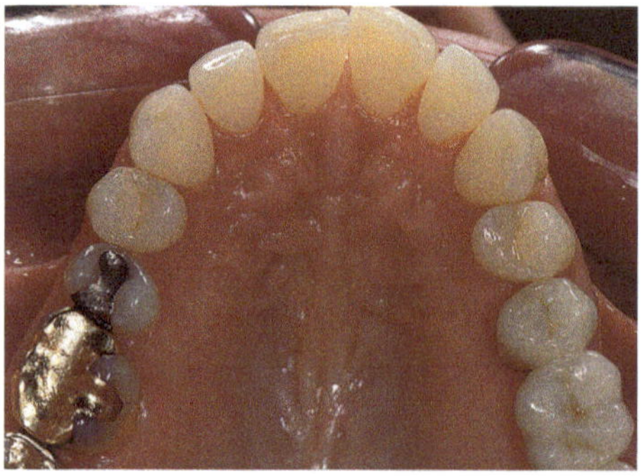
b

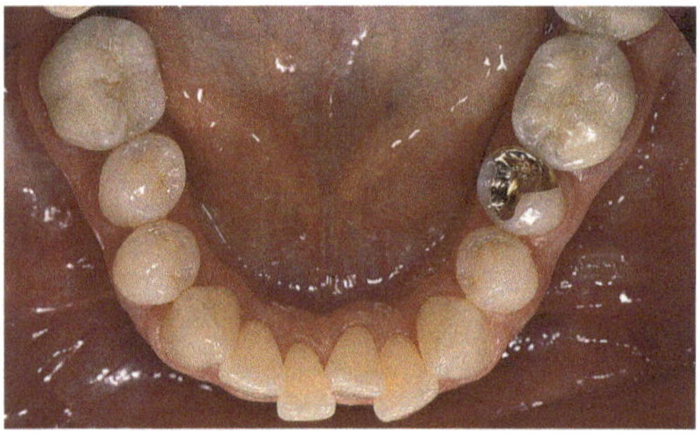
c

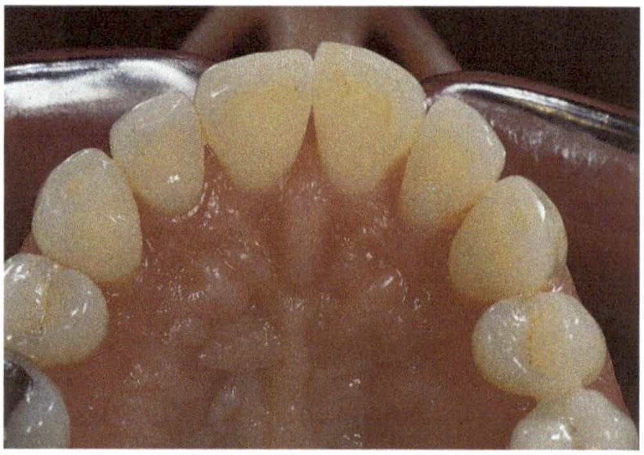
d

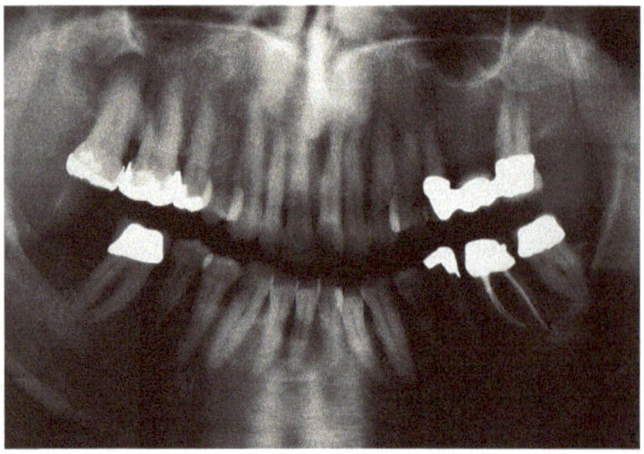
e

Abb. 4 a bis c) Klinischer Schlussbefund 20 Jahre nach Behandlungsbeginn und Teilnahme an regelmäßiger Erhaltungstherapie: Die Behandlungsziele Entzündungsfreiheit, physiologische Sondierungstiefen und Erhalt aller Zähne mit Ausnahme des Zahnes 47 konnten erreicht und langfristig stabilisiert werden.

d) Klinischer Schlussbefund 20 Jahre nach Behandlungsbeginn; Detailaufnahme: entzündungsfreies Parodont. Die Lücken in Regio 13 bis 23 haben sich ohne kieferorthopädische Behandlung vollständig geschlossen.

e) OPG 24 Jahre nach Behandlungsbeginn: stabiler, unveränderter Verlauf des Limbus alveolaris (Quelle: H. Erpenstein, R. Borchard).

Fortsetzung siehe nächste Seite

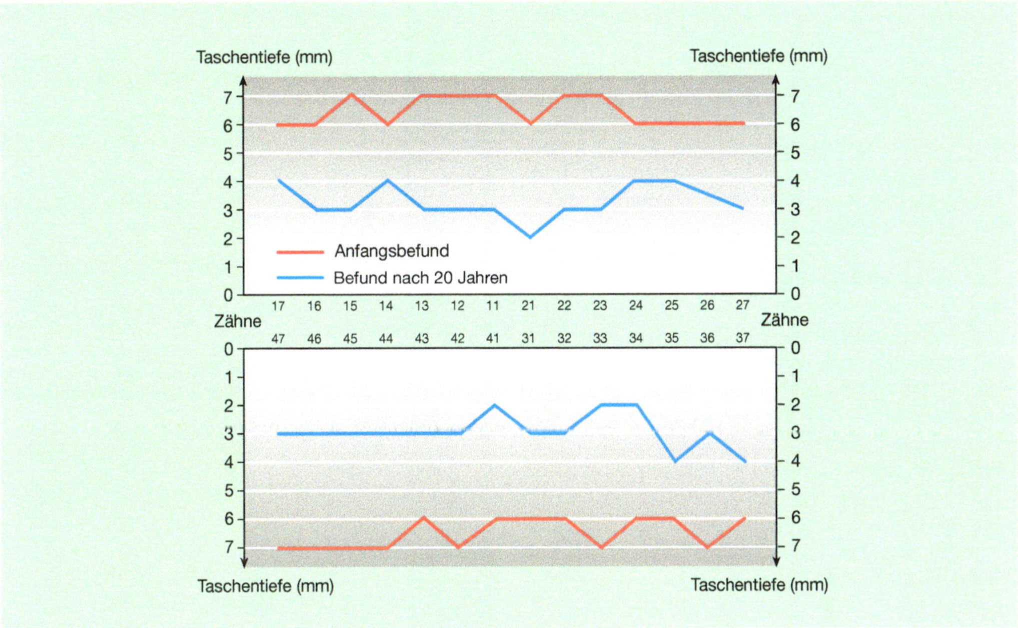

Abb. 4 Fortsetzung.
f) Parodontalstatus vor und 20 Jahre nach der Behandlung (Quelle: H. Erpenstein).

a 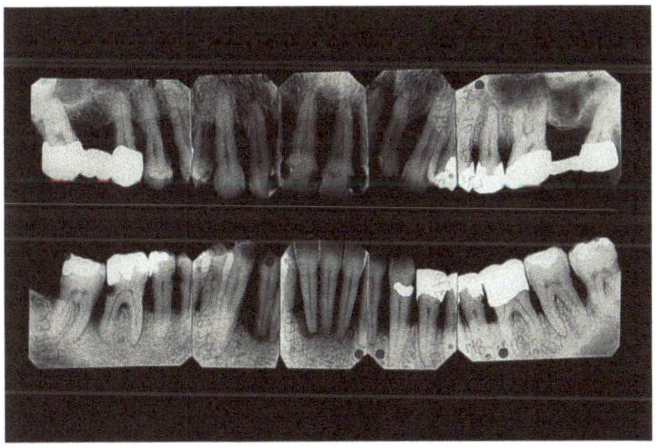

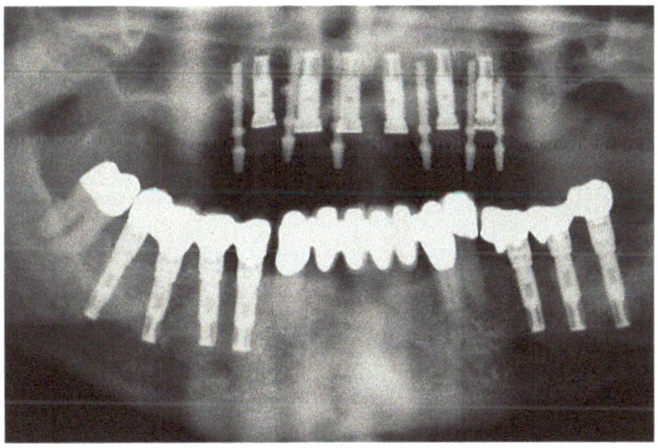 b

c 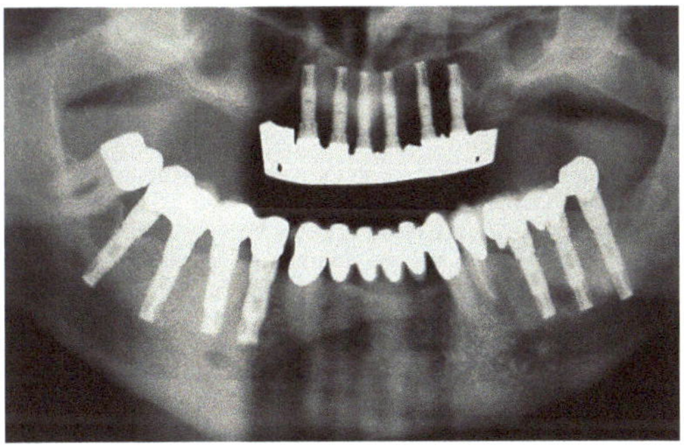

Abb. 5a bis c
a) Ausgangsröntgenstatus eines 41-jährigen Patienten mit generalisierter aggressiver Parodontitis (1983).
b) OPG nach Implantation im Oberkiefer (2000), Kronen auf Implantaten Regio 44 bis 46 (1994) und 35 bis 37 (1996).
c) Röntgenkontrolle, Recall, Implantate Oberkiefer nach drei Jahren, Regio 35 bis 37 nach sieben Jahren, Regio 44 bis 46 nach neun Jahren, Krone 47 und Brücke Regio 33 bis 43 nach 17 Jahren (2003) (Quelle: H. Erpenstein, R. Borchard).

Das Ausmaß des **periimplantären Knochenabbaus** beträgt im ersten Jahr nach Implantation zwischen 0,5 und 1,5 mm, danach entsprechend den Erfolgskriterien von ALBREKTSSON et al. [4] nicht mehr als 0,2 mm pro Jahr. Die radiologische Kontrolle kann sowohl mittels Orthopantomogramm als auch mit enoralen Aufnahmen in der Rechtwinkeltechnik durchgeführt werden. Das Intervall kann nach anfänglich kurzen Abständen bei gleich bleibenden Befunden ausgeweitet werden.

Die professionelle **Entfernung von Plaque und Zahnstein** wird instrumentell ausschließlich mit Kunststoffinstrumenten mechanisch oder ggf. auch schall-/ultraschallunterstützt durchgeführt. Die Politur erfolgt mit Gummiansätzen und gering abrasiver Paste. Pulverstrahlgeräte sind wegen der Gefährdung der Oberflächenbeschichtung [14] und der Gefahr der Emphysembildung nicht empfehlenswert [12]. Ebenso schädigen Metallinstrumente die Implantatoberfläche. Der Zahnersatz wird, falls abnehmbar, schonend im Ultraschallbad gereinigt und regelmäßig funktionell untersucht.

11.7 Schlussfolgerungen

Die Erhaltungstherapie stellt in der Parodontologie und Implantologie einen maßgeblichen Faktor für den langfristigen Therapieerfolg dar (Abb. 3, 4 und 5). Sie dient der Früherkennung pathologischer Prozesse und ermöglicht somit die frühe Intervention zur Vermeidung gravierender Folgeschäden. Zur Vermeidung von Über- oder Unterbehandlung sollte sie risikoorientiert durchgeführt werden.

11.8 Literaturverzeichnis

[1] Abdellatif, H. M., Burt, B. A.: An epidemiological investigation into the relative importance of age and oral hygiene status as determinants of periodontitis. J Dent Res 66, 13 (1987).

[2] Adell, R., Eriksson, B., Lekholm, U., Brånemark, P. I., Jemt, T.: Long-term follow-up study of osseointegrated implants in the treatment of totally edentulous jaws. Int J Oral Maxillofac Implants 5, 347 (1990).

[3] Adell, R., Lekholm, U., Rockler, B., Brånemark, P. I.: A 15-year study of osseointegrated implants in the treatment of the edentulous jaw. Int J Oral Surg 10, 387 (1981).

[4] Albrektsson, T., Zarb, G., Worthington, P., Eriksson, A. R.: The long-term efficacy of currently used dental implants: a review and proposed criteria of success. Int J Oral Maxillofac Implants 1, 11 (1986).

[5] American Academy of Periodontology: Proceedings of the World Workshop in Clinical Periodontics. American Academy of Periodontology, Chicago 1989.

[6] American Academy of Periodontology: Tobacco use and the periodontal patient. J Periodontol 70, 1419 (1999).

[7] Axelsson, P., Lindhe, J.: The significance of maintenance care in the treatment of periodontal disease. J Clin Periodontol 8, 281 (1981).

[8] Badersten, A., Egelberg, J., Koch, G.: Effect of monthly prophylaxis on caries and gingivitis in schoolchildren. Community Dent Oral Epidemiol 3, 1 (1975).

[9] Becker, W., Becker, B. E., Berg, L. E.: Periodontal treatment without maintenance. A retrospective study in 44 patients. J Periodontol 55, 505 (1984).

[10] Behneke, A., Behneke, N.: Recall und Nachsorge. In: Koeck, B., Wagner, W. (Hrsg.): Implantologie, Praxis der Zahnheilkunde Bd. 13. S. 316. Urban & Fischer, München-Jena 2004.

[11] Bellini, H. T., Campi, R., Denardi, J. L.: Four years of monthly professional toothcleaning and topical fluoride application in Brazilian schoolchildren. I. Effect on gingivitis. J Clin Periodontol 8, 231 (1981).

[12] Bergendal, T., Forsgren, L., Kvint, S., Löwstedt, E.: The effect of an abrasive instrument on soft and hard tissues around osseointegrated implants. A case report. Swed Dent J 14, 219 (1990).

[13] Bergstrom, J., Bostrom, L.: Tobacco smoking and periodontal hemorrhagic responsiveness. J Clin Periodontol 28, 680 (2001).

[14] Borchard, R.: Einfluß eines Pulverstrahlgerätes auf plasmabeschichtete und unbeschichtete Titanoberflächen in vitro. Diss., Berlin 1996.

[15] Brägger, U., Hakanson, D., Lang, N. P.: Progression of periodontal disease in patients with mild to moderate adult periodontitis. J Clin Periodontol 19, 659 (1992).

[16] Cattabriga, M., Rotundo, R., Muzzi, L., Nieri, M., Verrocchi, G. et al.: Retrospective evaluation of the influence of the interleukin-1 genotype on radiographic bone levels in treated periodontal patients over 10 years. J Periodontol 72, 767 (2001).

[17] Checchi, L., Montevecchi, M., Gatto, M. R., Trombelli, L.: Retrospective study of tooth loss in 92 treated periodontal patients. J Clin Periodontol 29, 651 (2002).

[18] Claffey, N.: Gold Standard. Clinical and radiographic assessment of disease activity. In: Lang, N. P., Karring, T. (eds.): Proceedings of the 1st European Workshop on Periodontology, p. 42. Quintessenz, Berlin 1994.

[19] DeVore, C. H., Duckworth, J. E., Beck, F. M., Hicks, M. J., Brumfield, F. W., Horton, J. E.: Bone loss following periodontal therapy in subjects without frequent periodontal maintenance. J Periodontol 57, 354 (1986).

[20] Drisko, C. L., Cochran, D. L., Blieden, T., Bouwsma, O. J., Cohen, R. E. et al.: Position paper: sonic and ultrasonic scalers in periodontics. Research, Science and Therapy Committee of the American Academy of Periodontology. J Periodontol 71, 1792 (2000).

[21] Eickholz, P., Kim, T. S., Bürklin, T., Schacher, B., Renggli, H. H., Schaecken, M. T., Holle, R., Kubler, A., Ratka-Krüger, P.: Non-surgical periodontal therapy with adjunctive topical doxycycline: a double-blind randomized controlled multicenter study. J Clin Periodontol 29, 108 (2002).

[22] Ellegaard, B., Baelum, V., Karring, T.: Implant therapy in periodontally compromised patients. Clin Oral Implants Res 8, 180 (1997).

[23] Elter, J. R., Beck, J. D., Slade, G. D., Offenbacher, S.: Etiologic models for incident periodontal attachment loss in older adults. J Clin Periodontol 26, 113 (1999).

[24] Feloutzis, A., Lang, N. P., Tonetti, M. S., Burgin, W., Brägger, U. et al.: IL-1 gene polymorphism and smoking as risk factors for peri-implant bone loss in a well-maintained population. Clin Oral Implants Res 14, 10 (2003).

[25] Garrett, S., Adams, D. F., Bogle, G., Donly, K., Drisko, C. H. et al.: The effect of locally delivered controlled-release doxycycline or scaling and root planing on periodontal maintenance patients over 9 months. J Periodontol 71, 22 (2000).

[26] Genco, R. J.: Current view of risk factors for periodontal diseases. J Periodontol 67, 1041 (1996).
[27] Greenstein, G.: Periodontal response to mechanical non-surgical therapy: a review. J Periodontol 63, 118 (1992).
[28] Greenstein, G., Hart, T. C.: A critical assessment of interleukin-1 (IL-1) genotyping when used in a genetic susceptibility test for severe chronic periodontitis. J Periodontol 73, 231 (2002).
[29] Grossi, S.: Smoking and stress: common denominators for periodontal disease, heart disease, and diabetes mellitus. Compend Contin Educ Dent Suppl 31 (2000).
[30] Hardt, C. R., Gröndahl, K., Lekholm, U., Wennström, J. L.: Outcome of implant therapy in relation to experienced loss of periodontal bone support: a retrospective 5-year study. Clin Oral Implants Res 13, 488 (2002).
[31] Hobdell, M. H., Oliveira, E. R., Bautista, R., Myburgh, N. G., Lalloo, R. et al.: Oral diseases and socio-economic status (SES). Br Dent J 194, 91 (2003).
[32] Hodge, P. J., Riggio, M. P., Kinane, D. F.: Failure to detect an association with IL1 genotypes in European Caucasians with generalised early onset periodontitis. J Clin Periodontol 28, 430 (2001).
[33] Holbrook, W. P., Muir, K. F., Macphee, I. T., Ross, P. W.: Bacteriological investigation of the aerosol from ultrasonic scalers. Br Dent J 144, 245 (1978).
[34] Jalbout, Z., Cho, S., Lee, J., Rosenberg, E.: Characteristics of implant failure and survival between periodontally compromised and periodontally healthy patients. J Periodontol 71, 1813 (2000).
[35] Jansson, L. E., Hagström, K. E.: Relationship between compliance and periodontal treatment outcome in smokers. J Periodontol 73, 602 (2002).
[36] Kaldahl, W. B., Kalkwarf, K. L., Patil, K. D., Dyer, J. K., Bates, R. E. Jr.: Evaluation of four modalities of periodontal therapy. Mean probing depth, probing attachment level and recession changes. J Periodontol 59, 783 (1988).
[37] Kaldahl, W. B., Kalkwarf, K. L., Patil, K. D., Molvar, M. P.: Evaluation of gingival suppuration and supragingival plaque following 4 modalities of periodontal therapy. J Clin Periodontol 17, 642 (1990).
[38] Kaldahl, W. B., Kalkwarf, K. L., Patil, K. D., Molvar, M. P., Dyer, J. K.: Long-term evaluation of periodontal therapy. II. Incidence of sites breaking down. J Periodontol 67, 103 (1996).
[39] Kamma, J. J., Nakou, M., Baehni, P. C.: Clinical and microbiological characteristics of smokers with early onset periodontitis. J Periodontal Res 34, 25 (1999).
[40] Kim, T. S., Eickholz, P., Bürklin, T.: Lokale Antibiotikagabe versus Instrumentierung in der unterstützenden Parodontitistherapie. Parodontologie 13/3, 300 (2002).
[41] Kinane, D. F., Radvar, M.: The effect of smoking on mechanical and antimicrobial periodontal therapy. J Periodontol 68, 467 (1997).
[42] Knowles, J. W., Burgett, F. G., Nissle, R. R., Shick, R. A., Morrison, E. C., Ramfjord, S. P.: Results of periodontal treatment related to pocket depth and attachment level. Eight years. J Periodontol 50, 225 (1979).
[43] Kocher, T., König, J., Dzierzon, U., Sawaf, H., Plagmann, H. C.: Disease progression in periodontally treated and untreated patients – a retrospective study. J Clin Periodontol 27, 866 (2000).
[44] Kornman, K. S., Löe, H.: The role of local factors in the etiology of periodontal diseases. Periodontol 2000 2, 83 (1993).
[45] Krahwinkel, T., Boekstegen, C., Willershausen, B.: Zusammenhang zwischen Stressparametern und Parodontopathien. Quintessenz 54, 169 (2003).
[46] Lang, N., Brägger, U., Tonetti, M., Hämmerle, C.: Supportive Periodontal Therapy (SPT). In: Lindhe, J., Karring, T., Lang, N. (eds.): Clinical Periodontology and Implant Dentistry, p. 839. 3rd ed., Munksgaard, Copenhagen 1998.
[47] Lang, N. P., Kiel, R. A., Anderhalden, K.: Clinical and microbiological effects of subgingival restorations with overhanging or clinically perfect margins. J Clin Periodontol 10, 563 (1983).
[48] Lang, N. P., Tonetti, M. S.: Periodontal diagnosis in treated periodontitis. Why, when and how to use clinical parameters. J Clin Periodontol 23, 240 (1996).
[49] Lang, N. P., Tonetti, M. S.: Periodontal Risk Assessment (PRA) for Patients in Supportive Periodontal Therapy (SPT). Oral Health Prev Dent 1, 7 (2003).
[50] Lindhe, J., Hamp, S. E., Löe, H.: Plaque induced periodontal disease in beagle dogs. A 4-year clinical, roentgenographical and histometrical study. J Periodontal Res 10, 243 (1975).
[51] Lindhe, J., Nyman, S.: Long-term maintenance of patients treated for advanced periodontal disease. J Clin Periodontol 11, 504 (1984).
[52] Lindhe, J., Nyman, S., Karring, T.: Scaling and root planing in shallow pockets. J Clin Periodontol 9, 415 (1982).
[53] Löe, H., Anerud, A., Boysen, H., Morrison, E.: Natural history of periodontal disease in man. Rapid, moderate and no loss of attachment in Sri Lankan laborers 14 to 46 years of age. J Clin Periodontol 13, 431 (1986).
[54] Löe, H., Theilade, E., Jensen, S.: Experimental gingivitis in man. J Periodontol 36, 177 (1965).
[55] Machtei, E. E., Hausmann, E., Dunford, R., Grossi, S., Ho, A. et al.: Longitudinal study of predictive factors for periodontal disease and tooth loss. J Clin Periodontol 26, 374 (1999).
[56] Matthews, D. C.: The relationship between diabetes and periodontal disease. J Can Dent Assoc 68, 161 (2002).
[57] Mealey, B. L.: Diabetes and periodontal disease: two sides of a coin. Compend Contin Educ Dent 21, 943 (2000).
[58] Meisel, P., Siegemund, A., Grimm, R., Herrmann, F. H., John, U. et al.: The interleukin-1 polymorphism, smoking, and the risk of periodontal disease in the population-based SHIP study. J Dent Res 82, 189 (2003).
[59] Mengel, R., Schröder, T., Florés-de-Jacoby, L.: Osseointegrated implants in patients treated for generalized chronic periodontitis and generalized aggressive periodontitis: 3- and 5-year results of a prospective long-term study. J Periodontol 72, 977 (2001).
[60] Merin, R.: Supportive Periodontal Treatment. In: Newman, M., Carranza, F., Takei, H. (eds.): Clinical Periodontology, p. 974. 9th ed., W. B. Saunders, Philadelphia 2002.
[61] Mombelli, A., Marxer, M., Gaberthuel, T., Grunder, U., Lang, N. P.: The microbiota of osseointegrated implants in patients with a history of periodontal disease. J Clin Periodontol 22, 124 (1995).
[62] Mombelli, A., van Oosten, M. A., Schürch, E. Jr., Land, N. P.: The microbiota associated with successful or failing osseointegrated titanium implants. Oral Microbiol Immunol 2, 145 (1987).
[63] Morrison, E. C., Lang, N. P., Löe, H., Ramfjord, S. P.: Effects of repeated scaling and root planing and/or controlled oral hygiene on the periodontal attachment level and pocket-depth in beagle dogs. I. Clinical findings. J Periodontal Res 14, 428 (1979).
[64] Moss, M. E., Beck, J. D., Kaplan, B. H., Offenbacher, S., Weintraub, J. A. et al.: Exploratory case-control analysis of psychosocial factors and adult periodontitis. J Periodontol 67, 1060 (1996).
[65] Nevins, M., Langer, B.: The successful use of osseointegrated implants for the treatment of the recalcitrant periodontal patient. J Periodontol 66, 150 (1995).
[66] Nyman, S., Lindhe, J.: Persistent tooth hypermobility following completion of periodontal treatment. J Clin Periodontol 3, 81 (1976).

[67] Nyman, S., Lindhe, J., Rosling, B.: Periodontal surgery in plaque-infected dentitions. J Clin Periodontol 4, 240 (1977).
[68] Nyman, S., Westfelt, E., Sarhed, G., Karring, T.: Role of „diseased" root cementum in healing following treatment of periodontal disease. A clinical study. J Clin Periodontol 15, 464 (1988).
[69] Orbak, R., Tezel, A., Canakci, V., Demir, T.: The influence of smoking and non-insulin-dependent diabetes mellitus on periodontal disease. J Int Med Res 30, 116 (2002).
[70] Papapanou, P. N.: Periodontal diseases: epidemiology. Ann Periodontol 1, 1 (1996).
[71] Pihlström, B. L.: Periodontal risk assessment, diagnosis and treatment planning. Periodontol 2000 25, 37 (2001).
[72] Pihlström, B. L., McHugh, R. B., Oliphant, T. H., Ortiz-Campos, C.: Comparison of surgical and nonsurgical treatment of periodontal disease. A review of current studies and additional results after $6^1/_2$ years. J Clin Periodontol 10, 524 (1983).
[73] Poulsen, S., Agerbaek, N., Melsen, B., Korts, D. C., Glavind, L., Rölla, G.: The effect of professional toothcleansing on gingivitis and dental caries in children after 1 year. Community Dent Oral Epidemiol 4, 195 (1976).
[74] Ramfjord, S.: Recallsysteme und -intervall. Schweiz Monatsschr Zahnmed 99, 687 (1989).
[75] Ramfjord, S. P., Knowles, J. W., Nissle, R. R., Burgett, F. G., Shick, R. A.: Results following three modalities of periodontal therapy. J Periodontol 46, 522 (1975).
[76] Ramfjord, S. P., Nissle, R. R., Shick, R. A., Cooper, H. Jr.: Subgingival curettage versus surgical elimination of periodontal pockets. J Periodontol 39, 167 (1968).
[77] Rees, T. D.: Periodontal management of the patient with diabetes mellitus. Periodontol 2000 23, 63 (2000).
[78] Rosling, B., Nyman, S., Lindhe, J., Jern, B.: The healing potential of the periodontal tissues following different techniques of periodontal surgery in plaque-free dentitions. A 2-year clinical study. J Clin Periodontol 3, 233 (1976).
[79] Socransky, S. S., Haffajee, A. D., Smith, C., Duff, G. W.: Microbiological parameters associated with IL-1 gene polymorphisms in periodontitis patients. J Clin Periodontol 27, 810 (2000).
[80] Soskolne, W. A., Heasman, P. A., Stabholz, A., Smart, G. J., Palmer, M. et al.: Sustained local delivery of chlorhexidine in the treatment of periodontitis: a multi-center study. J Periodontol 68, 32 (1997).
[81] Stelzel, M., Florés-de-Jacoby, L.: Topical metronidazole application compared with subgingival scaling. A clinical and microbiological study on recall patients. J Clin Periodontol 23, 24 (1996).
[82] Stelzel, M., Florés-de-Jacoby, L.: Topical metronidazole application as an adjunct to scaling and root planing. J Clin Periodontol 27, 447 (2000).
[83] Tonetti, M. S.: Cigarette smoking and periodontal diseases: etiology and management of disease. Ann Periodontol 3, 88 (1998).
[84] Wimmer, G., Jakse, N., Haas, M.: Der Einfluss von Stress auf parodontale Erkrankungen. Stomatologie 99, 207 (2002).

12 Parodontologie und Implantologie

von Georg E. Romanos und Georg-Hubertus Nentwig

Inhaltsübersicht

12.1 Einleitung

Der periimplantären Mukosa kommt eine besondere Rolle für den Langzeiterfolg eines Implantats zu. Sie besitzt eine Barrierefunktion und verhindert die Penetration oraler Mikroorganismen in tiefere periimplantäre Bereiche. Sobald erste Entzündungszeichen vorliegen **(Ailing Implant)**, sollten therapeutische Maßnahmen durchgeführt werden, die das Fortschreiten der periimplantären Infektion und die Gefahr eines konsekutiven Knochenabbaus verhindern.

Wie bei natürlichen Zähnen droht auch bei Implantaten im Fall einer ausgedehnten Knochendestruktion ein Verlust. Während der parodontal geschädigte Zahn infolge des kontinuierlichen Attachmentverlustes eine zunehmende Lockerung aufweist, zeigt das Implantat dagegen selbst bei einem progredienten Knochenabbau **(Failing Implant)** keine klinische Mobilität. Erst eine Knochendestruktion bis zum Apex führt zur Implantatmobilität und damit zum Implantatverlust **(Failed Implant)**. Bis zu diesem Stadium stehen verschiedene therapeutische Maßnahmen zur Verfügung, die den Krankheitsverlauf stoppen bzw. zu einer Restitution des knöchernen Lagergewebes führen können.

Allerdings gibt es noch keine einheitlichen, systematischen Richtlinien zur Therapie periimplantärer Erkrankungen, da die vorliegenden therapeutischen Empfehlungen vielfach wissenschaftlich noch nicht ausgereift bzw. evidenzbasiert sind.

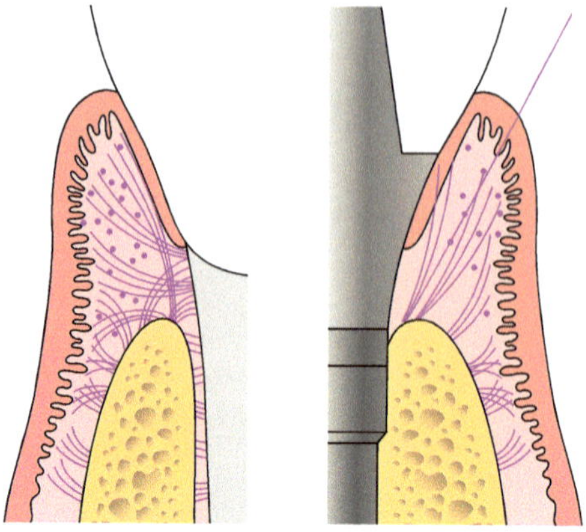

Abb. 1 Schematische Darstellung der strukturellen Charakteristika periimplantärer und parodontaler Weichgewebe.

12.2 Anatomischer Aufbau der Weichgewebemanschette am Implantat im Vergleich zum natürlichen Zahn

Die anatomische Struktur der periimplantären Weichgewebemanschette unterscheidet sich vom Aufbau der gesunden Gingiva am natürlichen Zahn (Abb. 1). Anhand verschiedener tierexperimenteller Studien konnten diese Unterschiede aufgeklärt werden. Am Implantat ist das implantatnahe supraalveoläre Bindegewebe **gefäßarm**, dagegen **reich an Kollagen** und relativ **zellarm** [61], was jedoch von keiner klinischen Bedeutung ist. Peripher stellt sich ein Gerüst von Kollagenfasern unterschiedlicher Anordnung dar. Speziell bei rau strukturierten Implantaten werden feine kollagene Fasern perpendikulär auf der Titanoberfläche ausgerichtet und bilden ein dichtes Fasergeflecht. Solche Bindegewebefasern sind für das keratinisierte Weichgewebe charakteristisch. Wenn die periimplantäre Mukosa nicht keratinisiert ist, werden diese Kollagenfasern parallel und zirkulär zur Implantatoberfläche dargestellt [18]. Histologisch und histomorphometrisch wurde von Berglundh et al. [12] nachgewiesen, dass die periimplantäre Mukosa mehr kollagene Fasern (85 %) im Vergleich zur Gingiva (60 %) enthält.

Die **epitheliale Anheftung** am Implantat entspricht der am natürlichen Zahn. Elektronenmikroskopisch finden sich eine Basalmembran und Hemidesmosomen [35, 63]. Der periimplantäre Sulkus wird auf der Weichgewebeseite mit einem nichtkeratinisierten Epithel ausgekleidet. Untersuchungen mit transgingival bzw. subgingival einheilenden Implantatsystemen ergaben, dass das periimplantäre Weichgewebe und die strukturellen Charakteristika der epithelialen Attachments um die Pfosten (nach Freilegung von subgingival eingeheilten Implantaten) unabhängig vom Einheilungsmodus (trans- oder subgingival) und von der Implantatform sind [1]. Diese epitheliale Verbindung ist gleich gut und damit unabhängig vom Material des Pfostens, soweit es sich um reines Titan oder Aluminiumoxidkeramik handelt. Sie ist dagegen schlechter bei Porzellan oder Goldlegierungen [3]. Bei einem häufigen (fünffachen) Wechsel des Abutments bei Implantatsystemen mit peripherem Fügespalt (Plattformverbindungen) finden eine Migration des Saumepithels nach apikal und eine zervikale Knochenresorption statt, wie tierexperimentell bestätigt wurde [2].

12.3 Einfluss der Implantat-Aufbau-Verbindung

Die Stabilität des periimplantären Gewebes wird auch durch die Aufbauverbindung mit dem enossalen Teil des Implantats beeinflusst. Aufbauverbindungen, die einen **peripheren Mikrospalt** aufweisen (externer oder interner Hex, Tube-in-Tube), weisen eine periimplantäre Mikroentzündung im Weichgewebe auf. Bei Hunden mit Brånemark-Implantaten konnte unmittelbar lateral des Mikrospalts zwischen Implantat und Pfosten ein entzündliches Infiltrat nachgewiesen werden. Dieses Infiltrat kann die Ursache für den ca. 1 mm starken Knochenabbau im ersten Jahr der funktionellen Belastung sein [30].

Sobald dieser Spalt subkrestal liegt, ist immer mit einem Knochenabbau bis unterhalb der Verbindungsfuge zu rechnen. Das bestätigen tierexperimentelle Studien von HERRMANN et al. [42] bei unbelasteten Implantaten, auch wenn der Mikrospalt klein ist (< 10 µm). Die Autoren erklärten diesen Knochenabbau u.a. durch die mögliche Beweglichkeit der Aufbaukomponente unter Belastung. Bei ihrem Protokoll wurden die Pfosten in unterschiedlichen zeitlichen Intervallen ausgeschraubt und wieder befestigt, was dem klinischen Vorgehen entspricht (Auswechseln von Heilungskäppchen, Durchführung einer Abformung).

ABRAHAMSSON et al. [2] untersuchten bei Hunden die Qualität der periimplantären Mukosa bei verschiedenen Abutments (Systeme Astra, Brånemark und ITI). Sie konnten sowohl histologisch als auch histomorphometrisch keine signifikanten Unterschiede im periimplantären Weichgewebe um Implantatsysteme mit unterschiedlichen Aufbauverbindungen feststellen. Diese Autoren hatten allerdings die Pfosten während der gesamten Untersuchungsdauer in situ belassen und nicht ausgewechselt. Andere Autoren weisen darauf hin, dass konstruktive Merkmale des Implantatverbindungssystems von Bedeutung sind (Abb. 2), um die Stabilität der periimplantären Weichgewebe aufrechtzuerhalten. Allein eine Konusverbindung kann spaltfrei, form- und kraftschlüssig und dadurch bakteriendicht sein [78].

Auch die **Art der Befestigung** der Suprastruktur kann einen Einfluss auf die Qualität des periimplantären Gewebes haben.

> Eine Zementierung statt einer Verschraubung ist deshalb zu empfehlen, da dadurch die Spalträume zwischen Krone und Abutment und damit die Bakterienreservoirs minimiert werden.

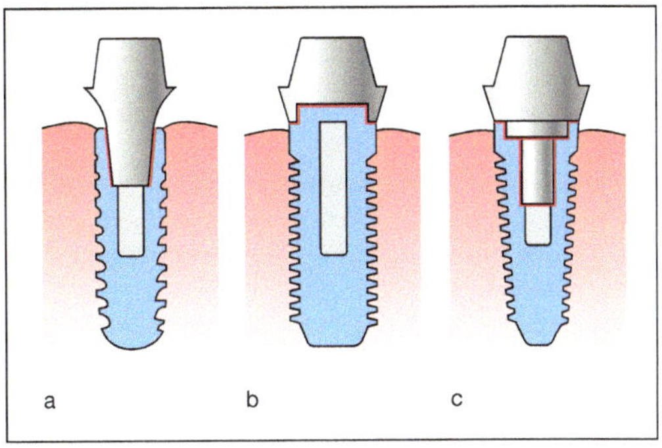

Abb. 2 Darstellung der verschiedenen Abutmentverbindungen.
a) Konus.
b) Externes Hexagon.
c) Interner Hex / Tube-in-Tube.

Einen weiteren wichtigen Faktor stellt die **Hygienefähigkeit** der Suprastruktur dar, sodass einerseits ein Selbstreinigungseffekt, andererseits eine aktive Reinigung durch den Patienten ermöglicht wird (Abb. 3).

12.4 Klassifikation der periimplantären Erkrankungen

Analog zur Klassifikation der Parodontalerkrankungen sind die periimplantären Infektionen nach ALBREKTSSON und ISIDOR [5] wie folgt eingeteilt:

- periimplantäre Mukositis (Abb. 4) und
- Periimplantitis (Abb. 5).

12.4.1 Periimplantäre Mukositis

Die periimplantäre Mukositis ist die der **Gingivitis** vergleichbare Erkrankung der periimplantären Weichgewebe. Bedingt durch die anatomischen Unterschie-

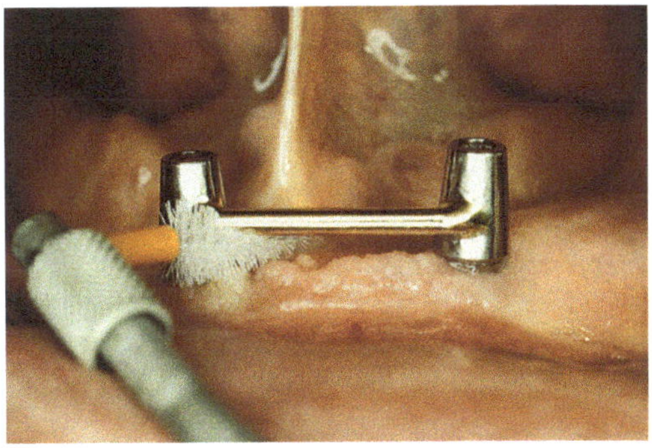

Abb. 3 Stegversorgung mit einwandfreier Hygienefähigkeit.

de zwischen marginaler Gingiva am Zahn und periimplantärer Mukosa am Implantat ist eine bakterielle Penetration der Weichgewebemanschette um das Implantat mit einer schnellen **Stützgewebedestruktion** verbunden.

Ob die Plaqueakkumulation an enossalen Implantaten im Vergleich zu natürlichen Zähnen größer, kleiner oder ähnlich ist, kann heute nicht genau definiert werden. Die Literatur zeigt hier unterschiedliche Ergebnisse [13, 44, 110]. Experimentell konnte bestätigt werden, dass – wie bei der Gingivitis – die Plaqueansammlung im periimplantären Bereich die Ursache einer Mukositis ist [29, 80]. Die Frequenz dieser Erkrankung ist laut verschiedener Literaturangaben sehr variabel und liegt laut aktuellen Literaturangaben zwischen 8 und 44 % [93].

Erhöhte Plaque- und Blutungsindizes sind mit erhöhten Sondierungstiefenmessungen verbunden [60].

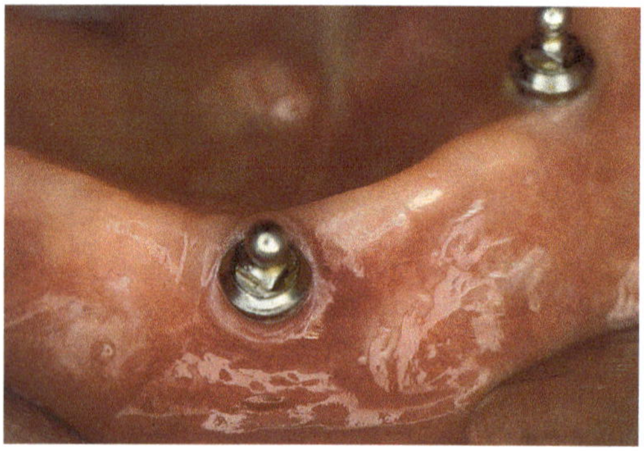

Abb. 4 Periimplantäre Mukositis bei Implantat Regio 43.

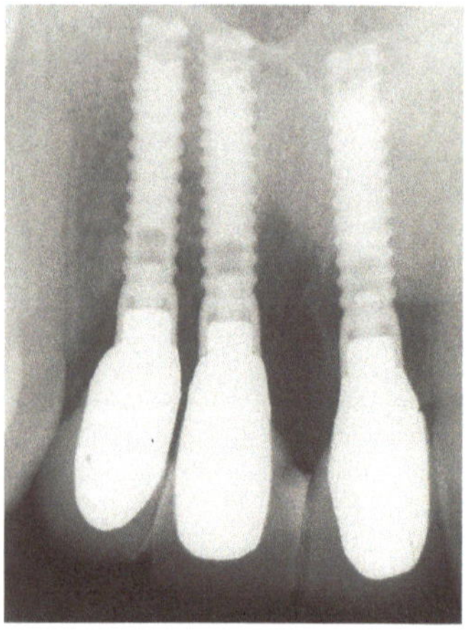

Abb. 5 Röntgenbefund einer bakteriell bedingten periimplantären Knochendestruktion (Periimplantitis).

Obwohl die **Sondierungsmessungen** am Implantat von der Messkraft abhängig sind [73] und die Suprastruktur deren Durchführung deutlich erschwert [94], haben Veränderungen solcher Messergebnisse im Lauf der Zeit eine hohe Aussagekraft für die Frühdiagnostik der Erkrankung und die Kontrolle ihres Fortschreitens. Für einige Autoren ist die Messung der Sondierungstiefe für die weitere Therapieart entscheidend [72]. Allerdings sind diese Messungen von der **Art der Implantat-Pfosten-Verbindung** abhängig. Speziell bei konischen Verbindungen wird die Sondierung aufgrund des hier vorliegenden „platform-switching" auf Verbindungsniveau gestoppt. Im Gegensatz dazu kann die Parodontalsonde bei Plattformkongruenz mit höherem Kraftaufwand bis zum Knochenniveau vordringen (Abb. 6). Von wissenschaftlichem Interesse ist die Messung der Erhöhung der Sulkusfluidfließrate infolge der Bildung eines lokalen entzündlichen Infiltrats im periimplantären Sulkus. Das konnte klinisch von Apse et al. [6] bestätigt werden.

Histopathologisch wird von Ericsson et al. [29] bei Beagle-Hunden nach einer plaqueinduzierenden Diät eine Veränderung der Orientierung der Kollagenfasern im Bindegewebe und eine apikale Migration des Taschenepithels beschrieben.

Biopsien von entzündeter periimplantärer Mukosa und entzündeter Gingiva wurden in einer Vergleichsstudie bei Hunden untersucht. Dabei war das periimplantäre entzündliche Infiltrat am Implantat deutlich größer als an Zähnen [62].

Eine **Sonderform** der periimplantären Mukositis ist, wie bei der Gingiva, die Bildung von **periimplantären Hyperplasien.** Periimplantäre Wucherungen findet man hauptsächlich bei Patienten mit abnehmbaren Implantatversorgungen in Form so genannter Steg- oder Vakatwucherungen [27, 47, 81]; sie können aber auch um Implantate mit festsitzenden Versorgungen

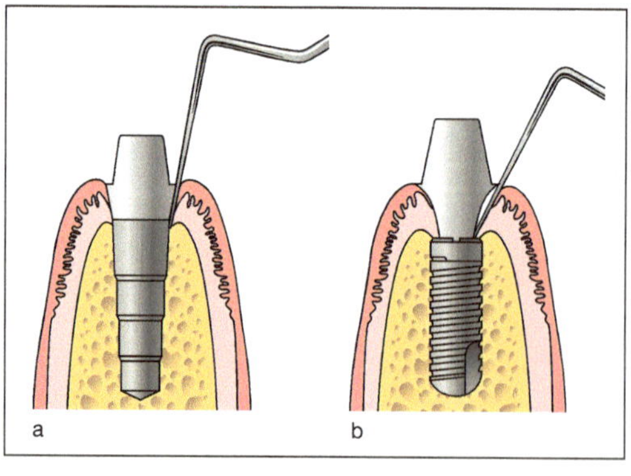

Abb. 6 Schematische Darstellung der periimplantären Sondierungstiefenmessung bei Implantaten mit Plattformverbindung. Die Parodontalsonde kann bis zum Knochenniveau vordringen.

auftreten [19, 83]. Die Frequenz liegt je nach Art der prothetischen Versorgung zwischen 1 und 3 % [14]. Sie haben eine positive Korrelation zu Implantaten, die nicht von keratinisierter Mukosa umgeben sind [16, 108]. Wird die Mundhygiene intensiviert, werden die Wucherungen geringer [50]. Andere Gründe, die zu einer periimplantären Hyperplasie führen können, sind tief subgingival lokalisierte Ränder der prothetischen Versorgung [108]. Außerdem wurde auch über periimplantäre Hyperplasien bei Patienten unter Hydantoinmedikation berichtet [22]. Therapeutische Maßnahmen bestehen in der herkömmlichen Gingivektomie mittels Gingivektomiemesser [19] oder der Exzision mittels verschiedener moderner Laserverfahren [88].

12.4.2 Periimplantitis

Das weitere Fortschreiten der Plaqueakkumulation und damit das Übergreifen der bakteriellen Entzündungsfront auf den periimplantären Knochen führt zur so genannten „Periimplantitis". Diese Erkrankung wird durch **periimplantäre Knochendestruktionen** gekennzeichnet.

Pathologische Sondierungstiefen, Taschensekretion und von zervikal ausgehende **periimplantäre Radioluzenzen** bestätigen die Verdachtsdiagnose. Anhand einer systematischen Analyse der verschiedenen Studien zur Periimplantitis wurde die Frequenz dieser Erkrankung mit 5 bis 8 % bei verschiedenen Implantatsystemen beziffert [14].

Von mehreren Autoren wurde eine experimentell ausgelöste periimplantäre Knochendestruktion sowohl bei Hunden als auch bei Affen untersucht [55, 59, 62, 96]. Einige immunhistochemische Untersuchungen aus humanen Biopsien weisen darauf hin, dass die strukturellen Charakteristika des entzündlichen Infiltrats um Zähne und Implantate ähnlich sind [52, 89, 104]. Weitere Studien bestätigen, dass das periimplantäre Weichgewebe bei einer Mukositis im Vergleich zu Periimplantitis unterschiedliche Zellpopulationen beinhaltet [37].

Für die unterschiedlich ausgeprägten Knochendefekte wurden unterschiedliche therapeutische Konzepte entwickelt, die weiter unten vorgestellt werden.

12.4.3 Weitere periimplantäre Komplikationen

Bereits während der Einheilung können bei transgingival inserierten Implantaten periimplantäre Infektionen aufgrund von Plaqueakkumulation auftreten. Bei submukös gesetzten Implantaten besteht dagegen die Möglichkeit, dass submuköse Irritationen durch scharfe Implantatgeometrien vorkommen. Nach Versorgung der Implantate führen Pfostenlockerungen oder Spaltbildung zwischen Pfosten und der Suprastruktur der Implantate in der Regel zu zervikalem Knochenabbau (technische Komplikationen).

Operative Fehler, wie z. B. eine Überhitzung des Implantatbetts während der Implantation, und auch die Implantatmobilität – bedingt durch Überbelastung von sofort oder früh belasteten Implantaten – können zu periimplantären Knochendestruktionen ohne mikrobiologische Ursache führen. Weiterhin kann der Abstand von Implantaten zueinander oder zum Nachbarzahn von Bedeutung sein für die Ausbildung und Stabilität der approximalen Weichgewebemanschette. Implantate mit kongruenter Plattformverbindung, deren Aufbau sich zudem konisch erweitert, sollen mindestens 3 mm voneinander oder vom Nachbarzahn entfernt sein, um genügend Raum für das approximale Weichgewebe bereitzustellen. Implantatsysteme mit durchmesserreduzierten Konusverbindungen weisen selbst bei enger Platzierung einen erweiterten Approximalraum auf (Abb. 7).

12.5 Diagnostische Parameter periimplantärer Erkrankungen

Eine große Anzahl diagnostischer Kriterien ermöglicht die genaue Eingrenzung des jeweiligen periimplantären Problems. Diese stellen die Basis für den therapeutischen Einsatz dar. Dazu gehören klinische, radiologische und mikrobiologische Parameter.

12.5.1 Klinische Parameter

Plaqueakkumulation und entzündliche Parameter

Die Bestimmung der Menge der Plaqueansammlung an einem Implantat ist von Interesse, um die Motivation des Patienten zur Mundhygiene zu verbessern. Diese Plaqueakkumulation sollte allerdings im Zusammenhang mit der Hygienefähigkeit der prothetischen Versorgung beurteilt werden.

Der Mundhygienestatus eines Patienten wird hauptsächlich durch den Plaqueindex nach Silness und Löe [98] definiert. Eine positive Korrelation der Plaqueakkumulation und der Ausprägung einer Mukositis/Periimplantitis wurde klinisch von Pontoriero et al. [80] festgestellt. Weiterhin konnten signifikante Relationen zwischen Plaqueindex und mikrobiologischen Daten der subgingivalen Plaque beobachtet werden [74]. Aus mikrobiologischer Sicht ist die Qualität der supra- [60] und der subgingivalen [6, 82] mikrobiellen Flora um Implantate ähnlich der parodontalen Flora bezahnter Patienten.

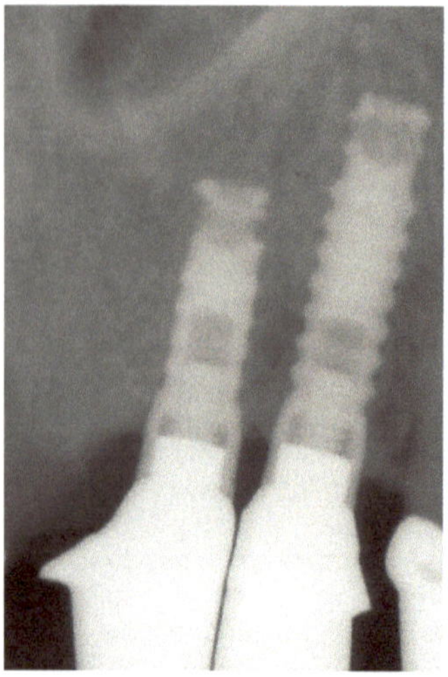
a

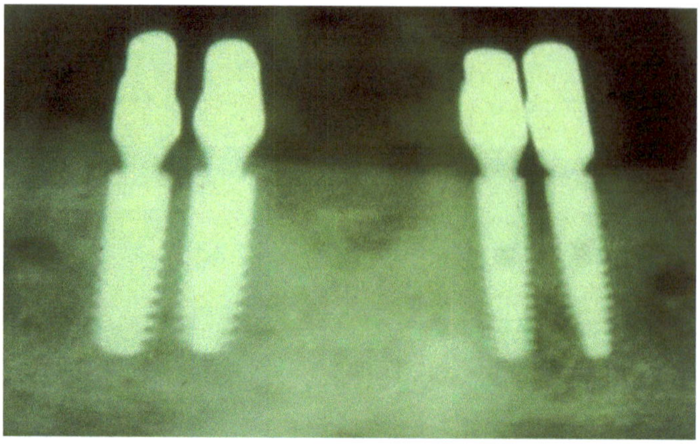
b

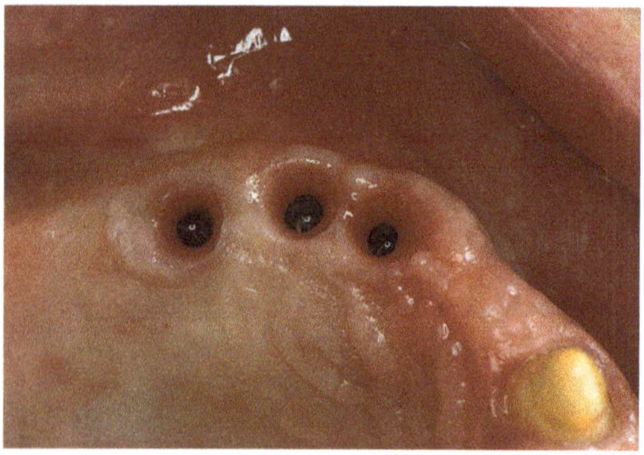
c

Abb. 7 Eng gesetzte Implantate mit kongruenter Plattformverbindung.
a) Gefahr der periimplantären Knochenresorption aufgrund einer insuffizienten approximalen Weichgewebesituation.
b) Eng platzierte Implantate mit Konusverbindung (Ankylos®): Erweiterter Raum für das approximale Weichgewebe.
c) Klinische Situation einer suffizienten approximalen Weichgewebesituation trotz enger Positionierung der Implantate (Konusverbindung).

Für die klinische Praxis wird die Messung der Plaqueakkumulation um Implantate anhand des modifizierten **Plaqueindex nach Mombelli** et al. empfohlen [70]:

- Grad 0 = keine Plaque
- Grad 1 = Ansammlung von Plaque, die nur durch das Sondieren im Sulkus mit einer Sonde, nicht aber mit dem Auge sichtbar wird
- Grad 2 = sichtbare Plaqueansammlung
- Grad 3 = massive Plaqueansammlung.

Ein weiterer Index, der den Entzündungsgrad der periimplantären Mukosa anhand von Entzündungszeichen wie Rötung und Blutung diagnostiziert, wurde durch den Gingivalindex von Löe und Silness [64] definiert.

Anatomische Variationen der periimplantären Mukosa, wie z. B. das Fehlen keratinisierter Schleimhaut um Implantate, können die Erhebung solcher Indizes erschweren, da die Farbe der periimplantären Mukosa von der Gewebekonsistenz und nicht nur von der Anwesenheit einer Entzündung abhängig ist. Aus diesem Grund wird als klinisch-diagnostischer Index für die Implantate vor allem der modifizierte **Sulkus-Blutungsindex nach Mombelli** et al. empfohlen [70].

- Grad 0 = keine Blutung auf Sondierung
- Grad 1 = isolierte sichtbare Blutung auf Sondierung
- Grad 2 = linienförmige sichtbare Blutung auf Sondierung im Sulkusbereich
- Grad 3 = starke Blutung auf Sondierung.

Die Blutung auf Sondierung um Implantate ist der einzige **valide** Parameter für die Diagnostik einer Mukositis und für die Durchführung weiterer therapeutischen Maßnahmen.

In weiteren Untersuchungen wurde versucht, die Rolle der keratinisierten Mukosa um Implantate zu klären. Strub et al. [102] konnten keine signifikanten Unterschiede bei der Dynamik des Attachmentverlustes von Implantaten mit oder ohne keratinisierte Mukosa bei Hunden feststellen. Warrer et al. [105] zeigten dagegen bei Affen eine größere plaquebedingte Knochendestruktion an Stellen ohne keratinisierte Mukosa. Im Gegensatz dazu wurde bei Menschen keine Veränderung der klinischen Indizes im Fall fehlender keratinisierter Mukosa nachgewiesen [107]. Diese unterschiedlichen Ergebnisse aus der Literatur zeigen, dass die keratinisierte Mukosa um Implantate kein entscheidender Faktor für ihre Langzeitprognose zu sein scheint. Allerdings wird die Plaquekontrolle bei ausreichender keratinisierter, befestigter Mukosa für den Patienten deutlich vereinfacht (Abb. 8).

Bei Implantaten mit mangelnder keratinisierter Mukosa sollte im Fall einer insuffizienten Mundhygiene eine Transplantation keratinisierter Schleimhaut vorgenommen werden.

Sondierungstiefe

Messungen der Sondierungstiefe erfolgen mit einer kalibrierten Sonde und Kraft von ca. 0,2 N wie an natürlichen Zähnen. Solche Messungen sind nur bei Implantaten mit fluchtenden Verbindungen von Bedeutung. Je nach Implantat-Aufbau-Verbindung und Messkraft liegt das Ende der Parodontalsonde im Bindegewebe oder auch innerhalb des Epithels. Lang et al. [56] haben das Problem der Durchführung von Sondierungstiefenmessungen bei Hunden mit ITI-Implantaten beschrieben. Die Sonde penetriert das Weichgewebe tiefer, wenn entzündliche Reaktionen vorhanden sind. Mombelli und Lang [70] präsentierten die wichtigsten klinischen Parameter einer periimplantären Erkrankung und stellten fest, dass die **Blutungsneigung**, das Vorhandensein einer **Hyperplasie** sowie auch die Anwesenheit eines **Exsudats** oder einer **Suppuration** (Pusaustritt) von klinischer Bedeutung sind.

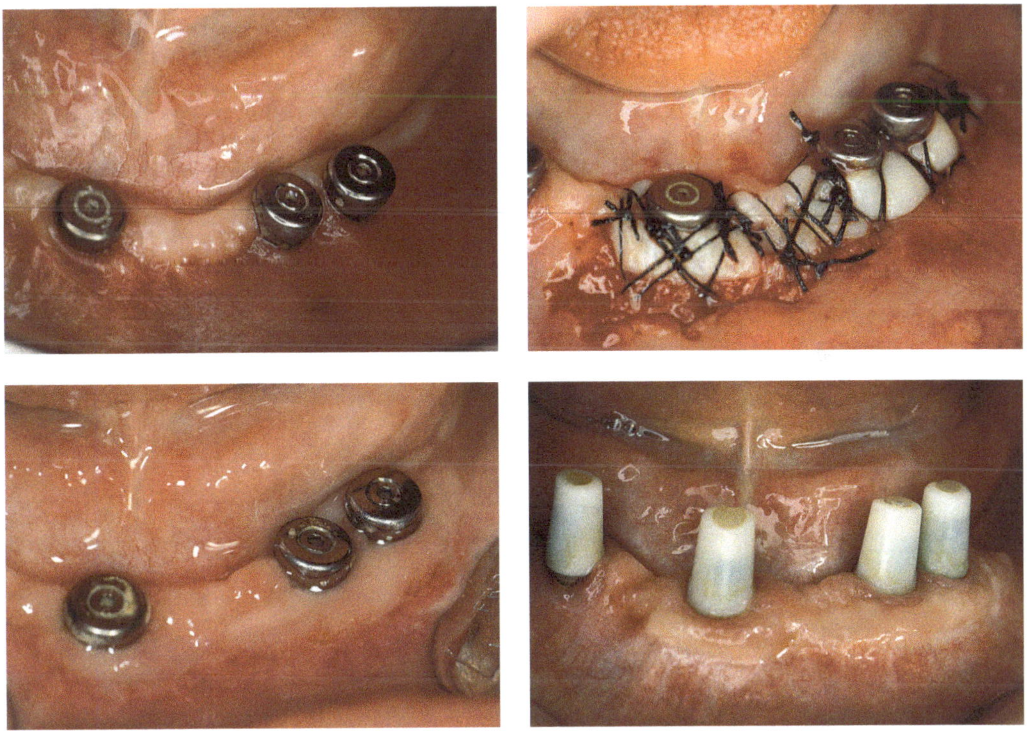

a b c d

Abb. 8
a) Fehlende keratinisierte Mukosa vestibulär um Implantate.
b) Transplantation von freier Schleimhaut aus dem harten Gaumen.
c) Reizlose Einheilung des Transplantats ein Monat postoperativ.
d) Prothetische Versorgung mit Teleskopkronen aus Keramik zwölf Monate postoperativ.

Suppuration

Die Sekretion (Suppuration) aus dem periimplantären Sulkusbereich bestätigt das **Vorliegen einer akuten Entzündung.** Allgemein ist bekannt, dass die Vermehrung von Leukozyten primär mit einer entzündlichen Reaktion der marginalen Mukosa assoziiert ist [84]. Da die periimplantären Gewebe bei ausgedehnten Knochendestruktionen im Fall einer Periimplantitis nicht nur mit Leukozyten, sondern auch mit Plasmazellen und Makrophagen infiltriert sind [28], ist die Taschensekretion (Suppuration) ein diagnostischer Index für eine erhöhte Aktivität des entzündlichen Prozesses und kann nicht als klinisches Zeichen einer Frühdiagnose von erkrankten Implantaten gelten [70, 71].

Sulkusfluidfließrate (SFFR)

Mithilfe des **Periotron®-Geräts** (Model 8000, Oraflow Co., Plainview, NY, USA) und von Filterpapierstreifen kann im Sulkusbereich das Volumen des Sulkusfluids quantitativ gemessen werden. Dadurch wird der Permeabilitätsgrad der Gefäße des Bindegewebes der periimplantären Mukosa erfasst, der mit dem Entzündungsgrad der Mukosa in Verbindung steht. Korrelationen zwischen der SFFR und anderen Entzündungsindizes sind bekannt [38, 99]. Außerdem konnte eine Beziehung zwischen SFFR und Knochenverlust um osseointegrierte Implantate gezeigt werden [10,11]. Da die SFFR keine deutliche Aussage über die periimplantäre Knochensituation ermöglicht und in der Praxis sehr zeitaufwändig ist, spielt diese Methode in der täglichen Routine keine Rolle bei der Früherkennung periimplantärer Erkrankungen [94].

Klinische Beurteilung der Implantatstabilität

Der Versuch, ein objektives Verfahren zur Überprüfung der Osseointegration eines Implantats nach seiner Einheilung zu etablieren, wurde schon früher mit dem **Periotest®-Gerät** (Fa. Gulden, Bensheim) unternommen [65].

Mithilfe eines pulsierenden Stößels werden mit dem Periotest®-Gerät Dämpfungsmessungen am Abutment des Implantats durchgeführt. Um später adäquate und objektive Messungen der Implantatstabilität durchführen zu können, sollte die Suprastruktur entfernt werden; dies ist besonders wichtig bei Implantaten, die mit benachbarten Zähnen oder anderen Implantaten verblockt sind. Das Verfahren hat klinisch einen gewissen Stellenwert in der jährlichen Verlaufskontrolle von Implantaten.

Heute steht mit der **Resonanzfrequenzanalyse** (Fa. Ostell, Sävedalen, Schweden) ein weiteres Verfahren zur Verfügung. Dazu wird ein so genannter Transducer mittels eines Aluminiumblocks direkt am enossalen Implantatkörper starr befestigt und zu Schwingungen angeregt. Durch die Analyse der Vibration werden die Eigenschwingungen des Implantats gemessen und in Form von ISQ-(Implant-Stability-Quotient-)Werten grafisch dargestellt. Verschiedene In-vitro- und In-vivo-Versuche trugen zur Einführung dieses Verfahrens in die Klinik bei [67, 68]. Allerdings ist die Anwendung dieses Verfahrens für die Praxis aufwändig. Eine Messung kann erst nach Abnahme der Suprakonstruktion und Montage des Transducers erfolgen. Das ist nicht möglich im Fall einer definitiven Zementierung. Außerdem sind die ISQ-Werte verschiedener Systeme nicht miteinander vergleichbar [4], und aus diesem Grund ist die Durchführung dieses Verfahrens für die Routinediagnostik irrelevant.

12.5.2 Radiologische Parameter

Die radiologische Analyse erfolgt normalerweise mittels **OPG-** oder **Einzelbildaufnahmen** und stellt den gebräuchlichsten Nachweis einer eventuellen Knochendestruktion dar. Allerdings sind vor allem zervikale Knochenverluste nicht notwendigerweise die Folge von Entzündungen, sondern möglicherweise bedingt durch das operative Trauma oder Belastungsphänomene und als solche stationär.

Bei konventioneller Röntgendiagnostik sind gewisse **Einschränkungen** zu beachten:

- Nur die mesialen und distalen Regionen können dargestellt werden (paraimplantäre Gebiete).
- Die Sensitivität der Methodik zur Darstellung kleiner paraimplantärer Knochenveränderungen ist relativ gering und kann nur mittels standardisierter Röntgentechniken (z.B. mit individuell angefertigten Schablonen) verbessert werden.
- Informationen über die Knochendichte im paraimplantären Bereich können nicht erhoben werden.

Aus diesem Grund wurden verschiedene Verfahren diskutiert, die speziell die Knochendichte der paraimplantären Knochenstrukturen vermessen. Dafür sind kostenaufwändige Computersysteme erforderlich, die die Quantität des Knochens (Knochenapposition bzw. Radioluzenz) untersuchen können [100, 101]. Weiterhin wurde die **digitale Subtraktionsradiographie** entwickelt, die sowohl qualitativ als auch quantitativ die paraimplantäre Knochendiagnostik anhand von konventionellen standardisierten Röntgenaufnahmen ermöglicht. Mit solchen Verfahren werden die Röntgenaufnahmen in einem Mikrocomputer quasi „überlappend" untersucht und Knochenveränderungen wie Knochenneubildungen bzw.

Knochendestruktionen dargestellt [46]. Diese Technik wurde bei Zähnen erst von WEBER et al. [106] und später von JEFFCOAT et al. [45] beschrieben, um den Erfolg in der Parodontalbehandlung radiologisch nachzuweisen.

Eine farbige Darstellung der Hartgewebeveränderungen im paraimplantären Bereich erfolgt mithilfe des **CADIA-(C**omputer-**a**ssisted-**D**ensitometric-**I**mage-**A**nalysis-)**Verfahrens** [32, 33]. Moderne Methoden, wie z. B. CT-Aufnahmen, die dreidimensional die periimplantäre Knochensituation darstellen können, sind heute ebenfalls im Einsatz. Für die Praxis kommen in der Regel nur konventionelle oder digitale Röntgenaufnahmen infrage, da alle anderen Techniken mit sehr hohen Kosten verbunden sind.

12.5.3 Mikrobiologische Parameter

Die mikrobiologische Analyse der periimplantären Flora wird empfohlen, um eine selektive antimikrobielle Therapie bei der Behandlung einer Periimplantitis einsetzen zu können.

Nach Trockenlegung der periimplantären Mukosa wird Plaque mittels einer Papierspitze oder Kürette aus dem Taschenboden entfernt. Auf der Basis von Kulturen und so genannten Gensonden (DNS- oder RNS-Sondentests) kommen heute verschiedene mikrobiologische Tests zum Einsatz (s. Kap. 6).

Bei der **Kulturmethode** werden bestimmte pathogene Erreger zur Identifizierung nach Abstrichentnahme und Lebendtransport in speziellen Laboratorien kultiviert. Der Nachteil dieser Methode besteht darin, dass damit nur die nach dem Transport ins Labor überlebenden Spezies nachweisbar sind.

Als Alternative werden heute **Nachweisverfahren auf molekularbiologischer Basis,** wie z. B. ELISA, Nukleinsäurenachweis (Polymerase-Kettenreaktion, PCR), DNA-Hybridisierung, Immunfluoreszenz-Mikroskopie usw. empfohlen, die auch die Identifikation von avitalen Mikroorganismen ermöglichen.

Eine exakte quantitative Bestimmung der Keimerreger des gesamten Tascheninhalts ist bis heute mit keiner Methode möglich. Die pathogenen Bakterien *Porphyromonas gingivalis, Actinobacillus actinomycetemcomitans* und *Bacteroides forsythus*, die als Haupterreger die Parodontitis verursachen, sind auch in der Periimplantitis präsent [75, 82].

Eine gezielte mikrobielle periimplantäre Diagnostik stellt keine Routineuntersuchung dar (hohe Kosten, zeitlicher Aufwand) und ist nur von Interesse, wenn eine lokale oder systemische antimikrobielle Therapie und keine chirurgische Intervention eingesetzt werden soll. Sie weist die spezifische Ursache der Erkrankung nach und kann hilfreich bei Auswahl und Dosierung des Antibiotikums sein.

12.5.4 Schlussfolgerungen für die Praxis

Die exakte Erhebung der klinischen Befunde und Indizien, z.B. Suppuration, Blutung auf Sondierung und/oder eine hyperplastische Reaktion um die Implantate, ermöglicht die frühzeitige Diagnostik einer periimplantären Entzündung. Eine zusätzliche periimplantäre Radioluzenz entspricht einer etablierten Periimplantitis. Eine im zeitlichen Verlauf zunehmende Radioluzenz im periimplantären Bereich deutet darüber hinaus auf eine fortschreitende periimplantäre Entzündung hin.

12.6 Therapeutische Maßnahmen bei periimplantären Erkrankungen

In Abhängigkeit vom Zeitpunkt der periimplantären Infektion und der exakten Diagnostik werden pathologische Prozesse um Implantate kontrolliert und behandelt.

12.6.1 Behandlungsmaßnahmen in der Frühphase

In der Phase der subgingivalen Einheilung kommt es im Fall eines lokalen periimplantären Prozesses meist zu Abszess- bzw. Fistelbildungen (Abb. 9). Da sich die Entzündung durch das Keimreservoir in Öffnungen oder Spaltbereichen der Verschluss-Schraube selbst unterhält, ist es sinnvoll, das Implantat **freizulegen** und über den Sulkusformer die **weitere Einheilung offen** (transgingival) vorzunehmen. In diesem Fall sollte der Behandler keine großen Lappenbildungen und keine invasiven Reinigungen der Implantatoberflächen durchführen. **Spülungen** mit 3 %iger H_2O_2-Lösung führen nach unserer Erfahrung zu guten Ergebnissen.

12.6.2 Behandlungsmaßnahmen in der Spätphase

Nach der Implantateinheilung soll das genaue Problem anhand der diagnostischen Kriterien definiert werden. Handelt es sich um eine periimplantäre Infektion, die einer **Mukositis** entspricht, sind eine systematische Plaquekontrolle, die Reinigung des freien Implantatanteils und zusätzliche Chlorhexidinspülungen indiziert. Die Reinigung des Implantats er-

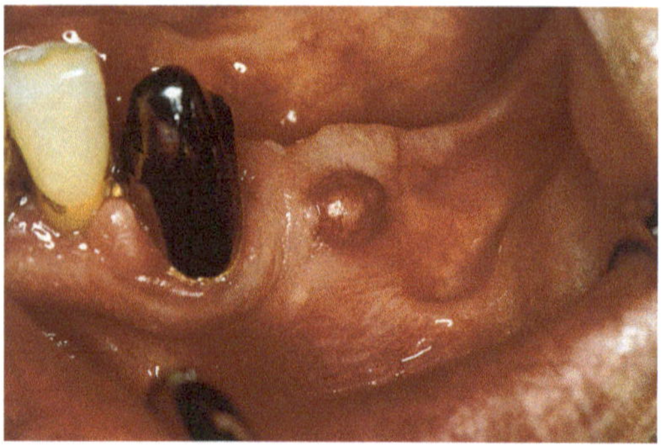
a

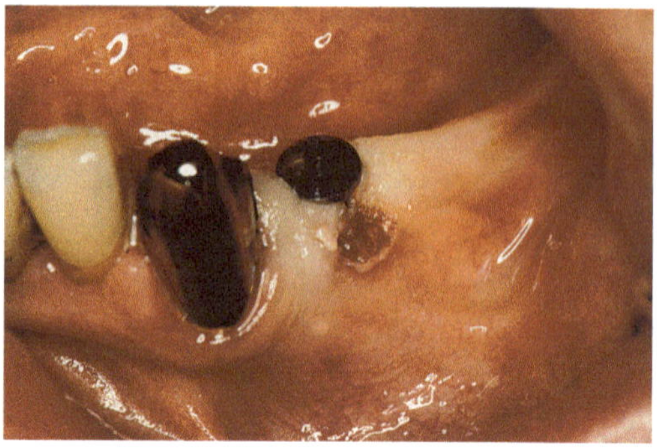
b

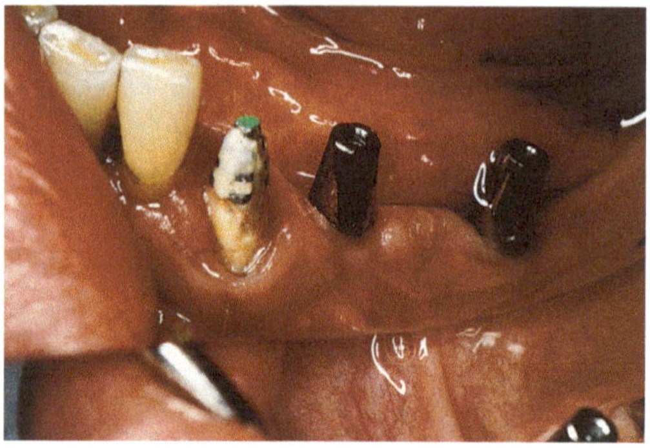
c

Abb. 9 Periimplantäre Fistelbildung.
a) Während der Implantateinheilung.
b) Exzision der Fistel bei gleichzeitiger minimal-invasiver Freilegung in Verbindung mit einem Sulkusformer.
c) Reizlose Weichgewebesituation nach der Pfosteninsertion.

folgt mittels Kunststoff- oder Titanküretten, die im Vergleich zu Ultraschallscalern oder herkömmlichen Handinstrumenten keine zusätzliche Beschädigung der Implantatoberfläche verursachen können [34, 85, 103].

Bei den **periimplantären Gingivahyperplasien** werden Exzisionen der hyperplastischen Mukosa im Sinn einer externen Gingivektomie nach Taschentiefenmessungen vor allem mittels CO_2 (10 600 nm) oder Diodenlaser (980 nm) empfohlen [87]. Diese speziellen Wellenlängen ermöglichen eine blutungsarme periimplantäre Gewebeentfernung (Abb. 10), ohne die Implantatoberfläche zu beschädigen [88, 90, 91].

Zur Therapie der **periimplantären Knochendestruktionen** (Periimplantitis) gibt es heute noch keine einheitlichen Konzepte. Es ist in jedem Fall erforderlich, im Rahmen einer Behandlung die periimplantären Weich- und Hartgewebe vom entzündlichen Granulationsgewebe zu befreien sowie die rauen infizierten Implantatoberflächen zu dekontaminieren. Zuerst sollte festgelegt werden, ob im individuellen Fall eine „resektive" oder „regenerative" Maßnahme zum angestrebten Ergebnis führt (s.u.). Dies setzt die Kenntnis über Größe und Architektur des knöchernen Defekts voraus. Das optimale Resultat wäre die Restitutio ad integrum mit vollständiger Reosseointegration des erkrankten Implantats. Zumindest muss aber als Behandlungsergebnis die Wiedergewinnung gesunder, stabiler Verhältnisse im Bereich der periimplantären Gewebe sowie eine einwandfreie Hygienefähigkeit angestrebt und erreicht werden.

Medikamentöse Verfahren

Im Fall einer **akut infizierten periimplantären Tasche mit Pusentleerung** wird zusätzlich zu den oben beschriebenen lokalen Maßnahmen eine **systemische Antibiose** mit Ornidazol (Tiberal®, 2 × 500 mg/Tag für 10 Tage) empfohlen [57]. Die Kombinationstherapie mit Metronidazol (Flagyl®, 2 × 500 mg/Tag für 10 Tage) und Amoxicillin (3 × 500 mg/Tag für 10 Tage) ist bei nachweisbarer *Actinobacillus-actinomycetemcomitans*-Besiedelung wirksam [111].

Chirurgische Verfahren

Zu den Therapiealternativen gehören heute chirurgische Verfahren im Sinn einer Resektion mit apikaler Verschiebung der Weichgewebe (sog. „Implantoplastik") sowie regenerative Maßnahmen (Abb. 11). Resektive Verfahren kommen z.B. bei Defekten geringer Ausdehnung mit horizontalem Knochenabbau

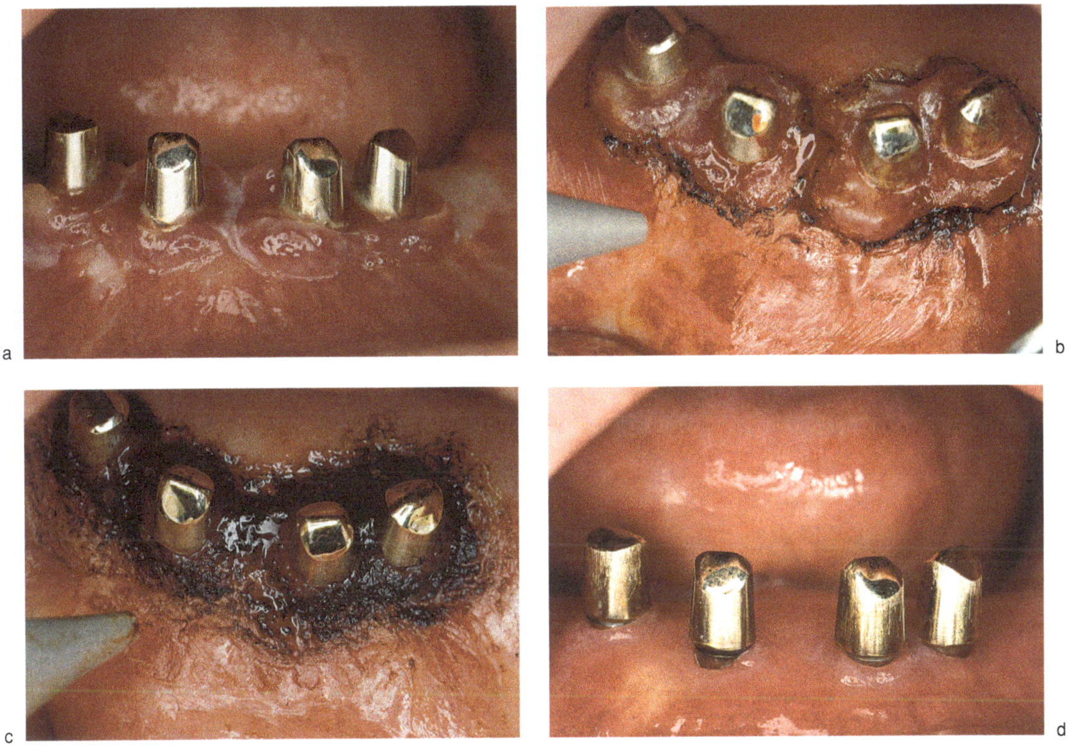

Abb. 10 Periimplantäre Gingivahyperplasien.
a) Ausgangssituation.
b) Exzision der periimplantären Hyperplasien mittels eines CO_2-Lasers.
c) Ablative Glättung und Koagulation mit dem CO_2-Laser (Leistung: 6 Watt, cw).
d) Klinisches Ergebnis der periimplantären Weichgewebesituation zwei Jahre später.

zur Verbesserung der späteren Plaquekontrolle [49] zur Anwendung. Klinisch valide Studien zu diesem Verfahren gibt es heute noch nicht.

Weitere experimentelle Studien [36, 43, 48, 97] sowie auch klinische Fallpräsentationen und Untersuchungen [7, 10, 11, 40] stellen Ergebnisse der chirurgischen Behandlung mithilfe von regenerativen Maßnahmen bei periimplantären Defekten vor. Die Ergebnisse waren aufgrund der Schwierigkeit der mikrobiellen Dekontamination der rau strukturierten Implantatoberflächen nicht optimal [24, 40, 58]. Die Autoren dieser Studien hatten die Implantatoberfläche mechanisch gesäubert. Bei diesen Untersuchungen wird ein radiologischer Knochengewinn festgestellt, auf histologischer Basis allerdings keine komplette Reosseointegration nachgewiesen [36, 48, 97]. Aus diesem Grund ist die Zuverlässigkeit und Reproduzierbarkeit dieser Methode zur Therapie von periimplantären Knochentaschen noch nicht bewiesen [57].

Dekontaminationsverfahren der Implantatoberflächen

In der Literatur werden zur Reinigung der Implantatoberflächen **Pulverstrahlgeräte** empfohlen. Solche Verfahren bedingen jedoch ein **Emphysemrisiko** und sollten aus diesem Grund bei tiefen infraalveolären Defekten nicht angewendet werden [17, 23, 69, 109]. Außerdem können sie bei HA-beschichteten Implantaten zusätzliche Oberflächenabplatzungen verursachen [8].

Weiterhin wurden als Dekontaminationsverfahren beschrieben: lokale antimikrobielle Therapie mittels Tetrazyklinfasern [95], Applikation von Chlorhexidingel für fünf Minuten [20], Reinigung durch Pulverstrahlung und Natriumbikarbonat sowie Detoxifikation in Kombination mit Zitronensäure für 30–60 Sekunden [49].

Neuere Verfahren mittels **Lasertechnologie** zeigen eine verbesserte Dekontamination der Implantatoberfläche und – bei richtiger Anwendung – eine zu-

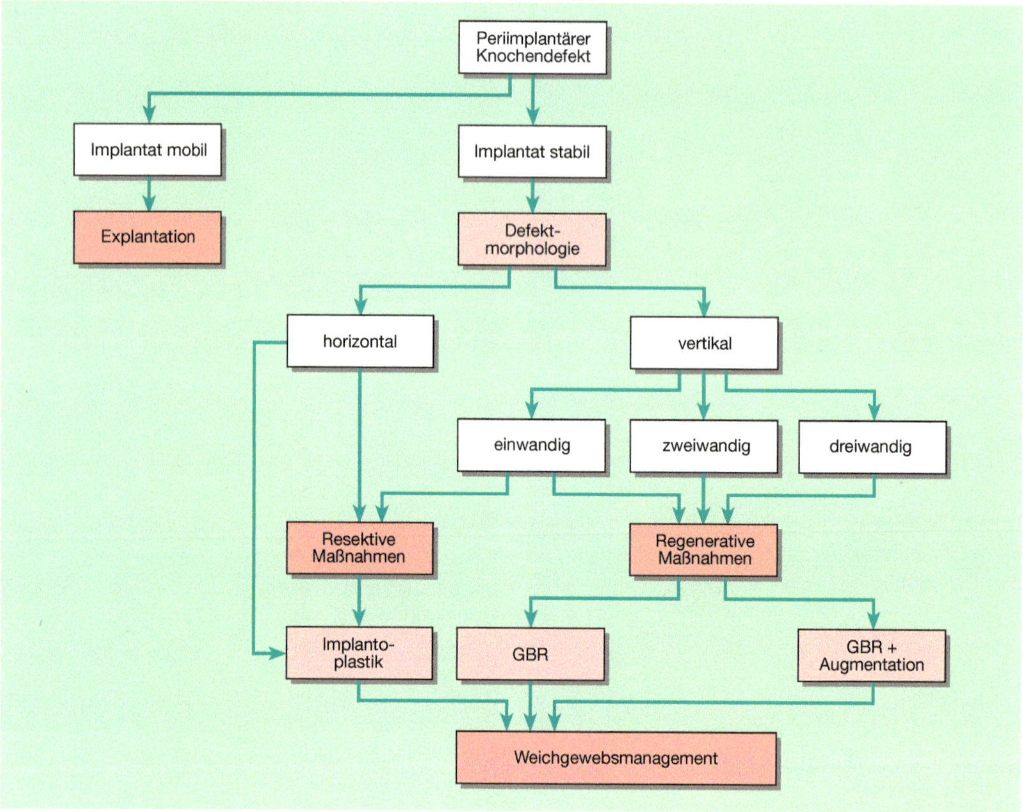

Abb. 11 Therapie periimplantärer Knochendefekte.

verlässige Befreiung von pathogenen Bakterien [39, 51, 54, 92]. Das chirurgische Protokoll umfasst die Bildung eines Mukoperiostlappens, die Reinigung des Defekts mit Hilfe von Handinstrumenten, die Dekontamination der rauen Implantatoberfläche durch Laserstrahlung, die Augmentation mit autologem Knochen oder Knochenersatzmaterial und die Membranabdeckung des gesamten augmentierten Areals mit anschließendem Lappenverschluss (Abb. 12). Dazu sind Wellenlängen wie der CO_2-Laser [25, 87, 88] oder die Diodenlaser mit Wellenlängen von 810 und 980 nm [9, 41, 88] geeignet.

Bei einer In-vivo-Untersuchung mit periimplantären Defekten bei Hunden konnte histologisch eine knöcherne Neubildung im Kontakt mit der dekontaminierten Implantatoberfläche festgestellt werden. Die Defekte waren nach CO_2-Laserbestrahlung lediglich mit einer Membran abgedeckt worden. Im Vergleich dazu wurde an nicht bestrahlten Defekten keine Knochenauffüllung gefunden [25]. In-vitro-Untersuchungen konnten nachweisen, dass die angewendeten Laserparameter keine deutliche Temperaturerhöhung der Implantatkörper verursachen [77, 79]. Weiterhin wurde keine Beschädigung der bestrahlten Oberflächen nach Anwendung des CO_2- (10 600 nm) und Diodenlasers (980 nm) im Vergleich zu den typischen Aufschmelzungen, Porositäten und Kraterbildungen (Abb. 13) nach der Nd:YAG-Laserbestrahlung festgestellt [15, 90, 91]. Für weitere Lasersysteme (z. B. Er:YAG, Alexandrit) gibt es widersprüchliche Aussagen, denen zufolge manchmal die Implantatoberfläche verändert wird [86], wohingegen andere Untersuchungen bestätigen, dass der Er:YAG-Laser unter bestimmten Parametern sowohl Konkremente als auch die bakterielle Plaque ohne Beschädigung der Titanoberfläche entfernen kann [66].

Augmentative Verfahren

Nach Entfernung von Granulationsgewebe, Konkrementen und Dekontamination der Implantatoberflä-

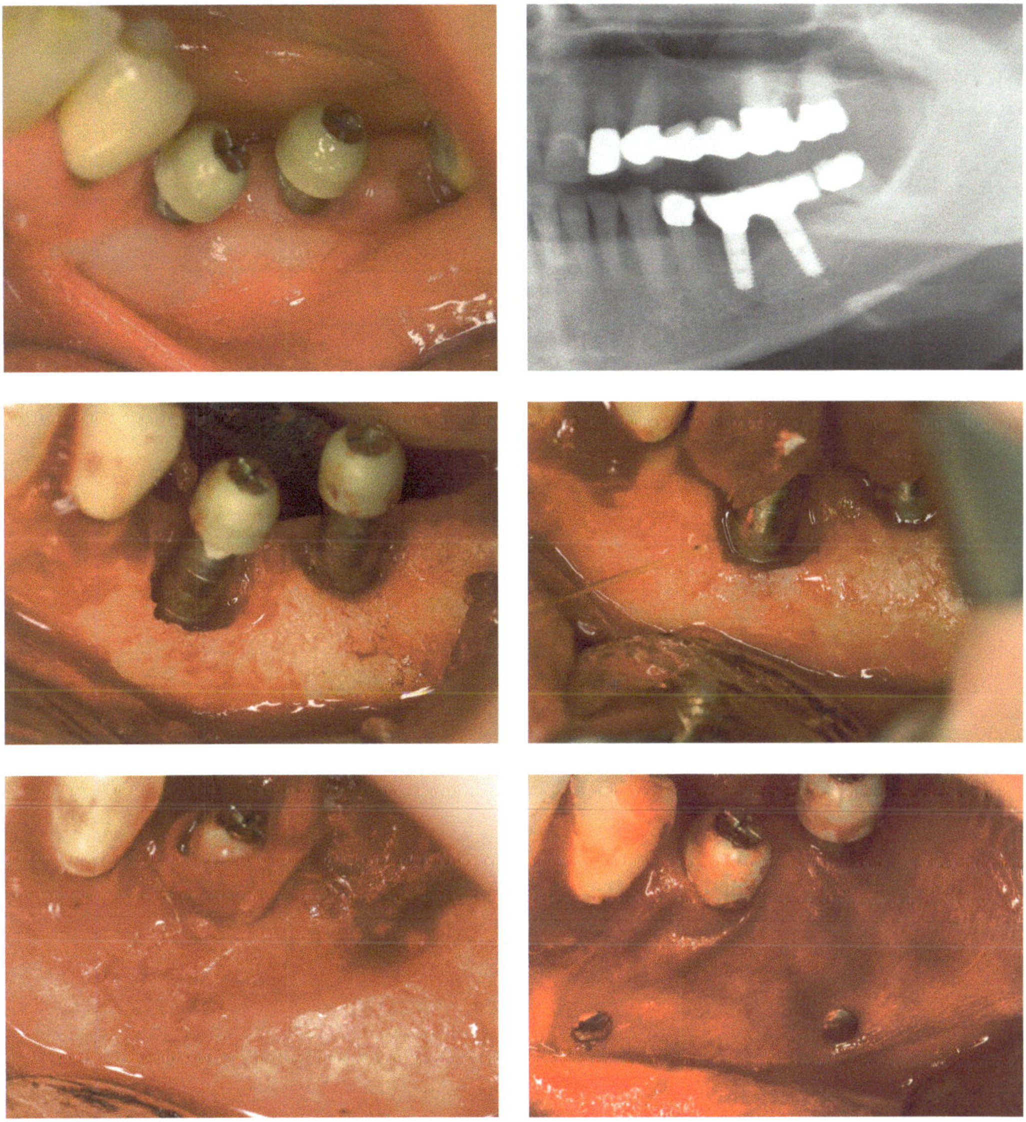

a b c d e f

Abb. 12 Dekontamination der Implantatoberfläche.
a) Ausgangssituation (klinischer Situs).
b) Radiologische Situation der periimplantären Knochendestruktion Regio 35, 36.
c) Defektdarstellung.
d) Dekontamination mit einem 980-nm-Diodenlaser (2 Watt, cw).
e) Augmentation mit autologen Knochenspänen aus dem Kieferwinkel.
f) Abdeckung des Augmentats mit einer Kollagenmembran (Biogide®, Fa. Geistlich, Wolhusen, Schweiz).

Fortsetzung siehe nächste Seite

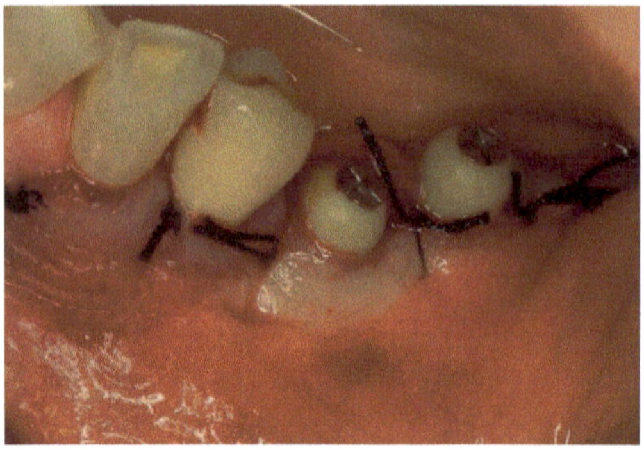
g

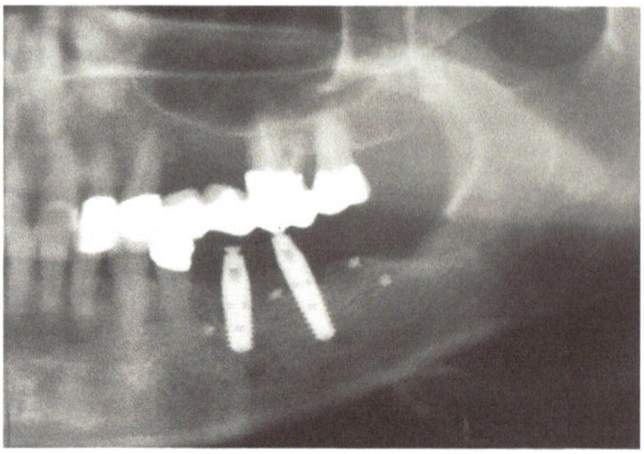
h

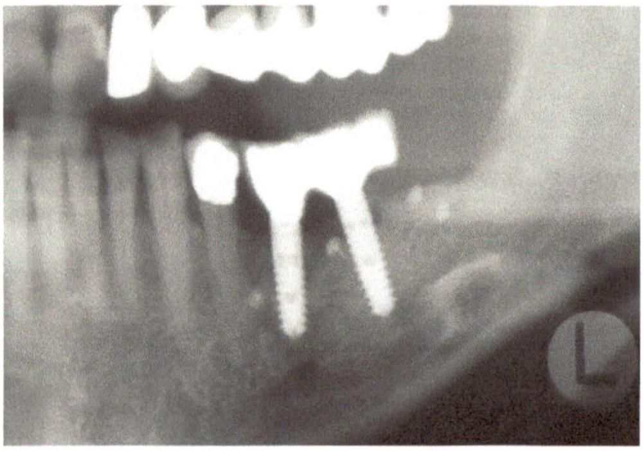
i

Abb. 12 Dekontamination der Implantatoberfläche.
g) Lappenverschluss.
h) Postoperatives Röntgenbild.
i) Radiologischer Situs ein Jahr postoperativ.

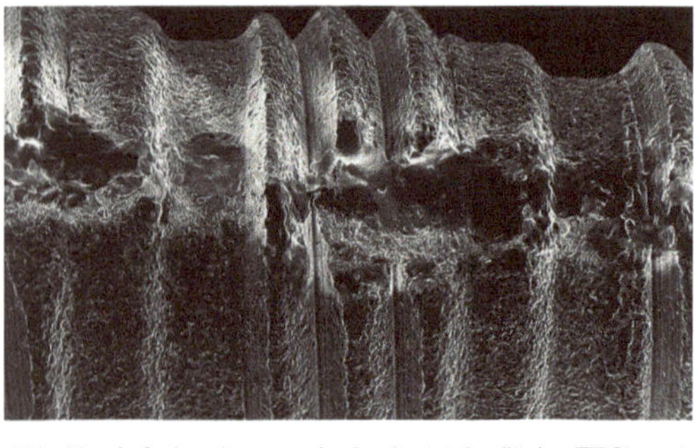

Abb. 13 Aufschmelzungen der Implantatoberfläche (TPS) nach Nd:YAG-Laserbestrahlung.

che wird der periimplantäre Defekt mithilfe von verschiedenen Augmentationsmaterialien aufgefüllt und mit einer resorbierbaren oder nicht resorbierbaren Membran abgedeckt. Wir bevorzugen die Anwendung von autologem Knochen oder einem Gemisch mit xenogenem Knochenersatzmaterial zur Augmentation und die Abdeckung mittels einer resorbierbaren Kollagenmembran. Die prothetische Versorgung und die Pfosten werden, wenn möglich, entfernt, sodass das Augmentat gedeckt einheilen kann. Drei bis vier Monate später wird die prothetische Versorgung erneut eingesetzt. Auch die Anwendung von synthetischen alloplastischen Materialien, z. B. β-TCP, wurde bei Einzelfällen oder in Fallserien in der klinischen Praxis beschrieben [31].

Im Rahmen einer klinisch-röntgenologischen Studie konnten wir bei 15 Patienten mit 19 periimplantären Defekten (intraoperative Sondierungstiefe: 6,95 ± 1,84 mm, variable Defektarchitektur), die eine maximale radiologische Ausdehnung bis zum apikalen Implantatdrittel aufwiesen, nach einer Dekontamination mit einem CO_2-Laser und Augmentation mit autologem Knochen, xenogenem Knochenersatzmaterial (BioOss®, Fa. Geistlich, Baden Baden) oder Kombination von beidem sowie Abdeckung mit einer Kollagenmembran (Biogide®, Fa. Geistlich) radiologisch in jedem Fall eine deutliche Rückgewinnung des periimplantären Hartgewebes erkennen (Abb. 14). Die mittlere Beobachtungsdauer dieser Untersuchung betrug 19,5 ± 18,38 Monate. Zu vergleichbaren klinischen Ergebnissen führte auch die Studie von Deppe et al. [26] mit ähnlichem Behandlungskonzept und einer mittleren Beobachtungsdauer von 17 Monaten. Vor dem Hintergrund der aktuellen Literatur und eigener bisheriger Erfahrungen lässt sich daher heute feststel-

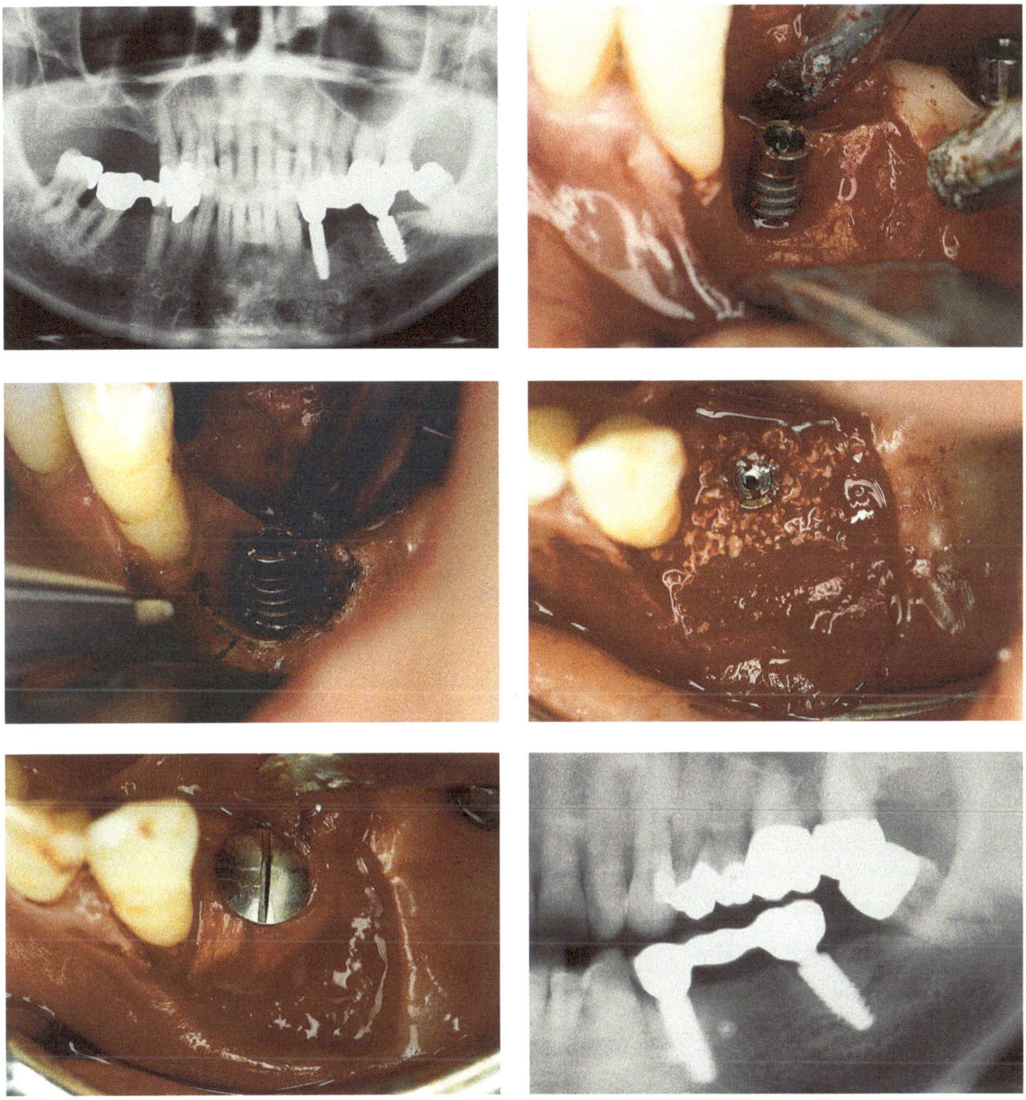

Abb. 14 Rückgewinnung periimplantären Hartgewebes.
a) Röntgenologisch ausgeprägte zirkumferenziale Knochendestruktion Regio 34.
b) Einwandiger Knochendefekt und Entfernung des Granulationsgewebes.
c) Dekontamination der Implantatoberfläche sowie des Nachbarknochens mit CO_2-Laser (Leistung: 4 Watt, cw).
d) Auffüllung des Knochendefekts mit Knochenersatzmaterial (BioOss®, Fa. Geistlich, Wolhusen, Schweiz).
e) Abdeckung mit resorbierbarer Membran (Biogide®, Fa. Geistlich).
f) Radiologische Situation nach 45 Monaten mit stabilem periimplantären Ergebnis.

len, dass bei regenerativer Periimplantitistherapie die Dekontamination der Implantatoberflächen mittels CO_2-Laser in Kombination mit augmentativen Verfahren im Hinblick auf die Defektregeneration zuverlässige Ergebnisse zu erbringen scheint.

Weitere regenerative Maßnahmen, wie z. B. die Anwendung von Emdogain® oder pharmakologischen Substanzen, die die Wundheilungsmechanismen beschleunigen, liegen heutzutage nur als Fallberichte und nicht als klinische Studien vor.

Da die klinische Fallanzahl von periimplantären Defekten relativ gering ist und dementsprechend auch nur wenige prospektive klinische Therapiestudien vorliegen, gibt es zurzeit noch kein evidenzbasiertes Verfahren für die Behandlung entzündungsbedingter periimplantärer Knochendefekte. Eine aktuelle Literaturanalyse von KLINGE et al. [53] kommt daher zu dem Schluss, dass weitere Untersuchungen erforderlich sind, um ein praxisrelevantes und wissenschaftlich gesichertes Konzept etablieren zu können.

12.7 Literatur

[1] Abrahamsson, I., Berglundh, T., Wennström, J. L., Lindhe, J.: The periimplant hard and soft tissues at different implant systems. A comparative study in the dog. Clin Oral Implants Res 7, 212 (1996).

[2] Abrahamsson, I., Berglundh, T., Lindhe, J.: The mucosal barrier following abutment dis/reconnection. An experimental study in dogs. J Clin Periodontol 24, 568 (1997).

[3] Abrahamsson, I., Berglundh, T., Glantz, P. O., Lindhe, J.: The mucosal attachment at different abutments. An experimental study in dogs. J Clin Periodontol 25, 721 (1998).

[4] Al Nawas, B., Brahm, R., Grötz, K. A.: Resonanzfrequenzanalyse zur non-invasiven Analyse der Primärstabilität enossaler Implantate in vivo. Z Zahnärztl Implantol 18, 143 (2002).

[5] Albrektsson, T., Isidor, F.: Consensus report of session IV. In: Lang, N. P., Karring, T. (eds.): Proceedings of the First European Workshop on Periodontology, pp. 365–369. Quintessence, London 1994.

[6] Apse, P., Ellen, R. P., Overall, C. M., Zarb, G. A.: Microbiota and crevicular fluid collagenase activity in the osseointegrated dental implant sulcus: a comparison of sites in edentulous and partially edentulous patients. J Periodont Res 24, 96 (1989).

[7] Augthun, M., Richter, E. J., Hauptmann, S., Yildirim, M.: Untersuchung und Behandlung von tiefen periimpantären Knochentaschen mit e-PTFE-Membranen. Z Zahnärztl Implantol 8, 246 (1992).

[8] Augthun, M., Tinschert, J., Huber, A: In vitro studies on the effect of cleaning methods on different implants surfaces. J Periodontol 69, 857 (1998).

[9] Bach, G., Neckel, C., Mall, C., Krekeler, G.: Conventional versus laser-assisted therapy of periimplantitis: a five-year comparative study. Implant Dent 9, 247 (2000).

[10] Behneke, A., Behneke, N., d'Hoedt, B.: Regenerative Behandlung knöcherner Defekte mit autologen Knochentransplantaten im Rahmen der Periimplantitistherapie: Erste klinische Ergebnisse. Z Zahnärztl Implantol 13, 5 (1997).

[11] Behneke, A., Behneke, N., d'Hoedt, B., Wagner, W.: Hard and soft tissue reactions to ITI screw implants: 3-year longitudinal results of a prospective study. Int J Oral Maxillofac Implants 12, 749 (1997).

[12] Berglundh, T., Lindhe, J., Ericsson, I., Marinello, C. P., Liljenberg, B., Thomsen, P.: The soft tissue barrier at implants and teeth. Clin Oral Implants Res 2, 81 (1991).

[13] Berglundh, T., Lindhe, J., Marinello, C. P., Ericsson, I., Liljenberg, B.: Soft tissue reaction to de novo plaque formation on implants and teeth. Clin Oral Implants Res 3, 1 (1992).

[14] Berglundh, T., Persson, L., Klinge, B.: A systematic review of the incidence of biological and technical complications in implant dentistry reported in prospective longitudinal studies of at least 5 years. J Clin Periodontol 29 (suppl. 3), 197 (2002).

[15] Block, C. M., Mayo, J. A., Evans, G. H.: Effects of the Nd:YAG dental laser on plasma-sprayed and hydroxyapatite-coated titanium dental implants: Surface alteration and attempted sterilization. Int J Oral Maxillofac Implants 7, 441 (1992).

[16] Bosker, H., Jordan, R. D., Sindet-Pedersen, S., Koole, R.: The transmandibular implant: a 13-year survey of its use. J Oral Maxillofac Surg 49, 482 (1991).

[17] Brown, F. H., Ogletree, R. C., Houston, G. D.: Pneumoparotitis associated with use of an air-powder prophylaxis unit. J Periodontol 63, 642 (1992).

[18] Buser, D., Stich, H., Krekeler, G., Schroeder, A.: Faserstrukturen der periimplantären Mukosa bei Titanimplantaten. Z Zahnärztl Implantol V, 15 (1989).

[19] Buser, D., Weber, H. P., Lang, N. P.: Tissue integration of non-submerged implants. 1-year results of a prospective study with 100 ITI hollow-cylinder and hollow-screw implants. Clin Oral Implants Res 1, 33 (1990).

[20] Buser, D., Maeglin, B.: Complications with ITI implants. In: Schroeder, A., Sutter, F., Buser, D., Krekeler, G. (eds.): Oral Implantology Basics, ITI hollow-cylinder system, pp. 445–476. Thieme, Stuttgart 1996.

[21] Buser, D., Weber, H. P., Brägger, U.: The treatment of partially edentulous patients with ITI hollow-screw implants: presurgical evaluation and surgical procedures. Int J Oral Maxillofac Implants 5, 165 (1990).

[22] Chee, W. W. L., Jansen, C. E.: Phenytoin hyperplasia occuring in relation to titanium implants: A clinical report. Int J Oral Maxillofac Implants 9, 107 (1994).

[23] Davies, J. M., Campbell, L. A.: Fatal air embolism during dental implant surgery: A report of three cases. Can J Anaesth 37, 112 (1990).

[24] Dennison, D. K., Hürzeler, M. B., Quinones, C., Caffesse, R. G.: Contaminated implant surfaces: an in vitro comparison of implant surface coating and treatment modalities for decontamination. J Periodontol 65, 942 (1994).

[25] Deppe, H., Horch, H.-H., Henke, J., Donath, K.: Peri-implant care of ailing implants with the CO_2 laser. Int J Oral Maxillofac Implants 16, 659 (2001).

[26] Deppe, H., Horch, H.-H., Wagenpfeil, S.: CO_2-Laser-assistierte versus konventionelle Implantatdekontamination. Eine klinische Dreijahresstudie. Z Zahnärztl Impl 19, 74 (2003).

[27] Engquist, B., Bergendal, T., Kallus, T., Linden, U.: A retrospective multicenter evaluation of osseointegrated implants supporting overdentures. Int J Oral Maxillofac Implants 3, 129 (1988).

[28] Esposito, M., Thomsen, P., Mölne, J., Gretzer, C., Ericson, L. E., Lekhom, U.: Immunohistochemistry of soft tissues surrounding late failures of Brånemark implants. Clin Oral Implants Res 8, 352 (1997).

[29] Ericsson, I., Berglundh, T., Marinello, C., Liljenberg, B., Lindhe, J.: Long-standing plaque and gingivitis at implants and teeth in dogs. Clin Oral Implants Res 3, 99 (1992).

[30] Ericsson, I., Persson, L. P., Berglundh, T., Marinello, C. P., Klinge, B.: Different types of inflammatory reactions in periimplant soft tissues. J Clin Periodontol 22, 255 (1995).

[31] Foitzik, C., Merten, H. A.: Restitutio ad integrum. Vom Knochenersatz zum Knochenaufbau. In: Heinenberg, B.-J. (Hrsg.): Innovationen für die Zahnheilkunde, Bd. 26. Spitta, Balingen 1999.

[32] Fourmousis, I., Brägger, U., Bürgin, W., Tonetti, M., Lang, N. P.: Digital image processing. I. Evaluation of grey level correction methods in vitro. Clin Oral Implants Res 5, 37 (1994).

[33] Fourmousis, I., Brägger, U., Bürgin, W., Tonetti, M., Lang, N. P.: Digital image pocessing. II. In vitro quantitative eva-

luation of soft and hard tissue changes. Clin Oral Implants Res 5, 105 (1994).
[34] Fox, S. C., Moriarty, J. D., Kusy, R. P.: The effects of scaling a titanium implant surface with metal and plastic instruments: An in vitro study. J Periodontol 61, 485 (1990).
[35] Gould, T. R. L., Brunette, D. M., Westbury, L.: The attachment mechanisms of epithelial cells to titanium in vitro. J Periodont Res 16, 611 (1981).
[36] Grunder, U., Hürzeler, M. B., Schüpbach, P., Strub, J. R.: Treatment of ligature-induced periimplantitis using guided tissue regeneration: A clinical and histologic study in the beagle dog. Int J Oral Maxillofac Implants 8, 282 (1993).
[37] Gualini, F., Berglundh, T.: Immunohistochemical characteristics of inflammatory lesions at implants. J Clin Periodontol 30, 14 (2003).
[38] Günay, H., Blunck, U., Neukam, F.: Periimplantäre Befunde bei Brånemark-Implantaten. Eine vergleichende Untersuchung zwischen Patienten mit und ohne Knochentransplantat. Z Zahnärztl Implantol VI, 120 (1990).
[39] Haas, R., Dörtbudak, O., Mensdorff-Pouilly, N., Mailath, G.: Elimination of bacteria on different implant surfaces through photosensitization and soft laser. An in vitro study. Clin Oral Implants Res 8, 249 (1997).
[40] Hämmerle, C. H. F., Fourmousis, I., Winkler, J. R., Weigle, C., Brägger, U., Lang, N. P.: Successful bone fill in late periimplant defects using guided bone regeneration. A short communication. J Periodontol 66, 303 (1995).
[41] Hartmann, H. J., Bach, G.: Diodenlaser-Oberflächendekontamination in der Periimplantitistherapie. Eine Drei-Jahres-Studie. ZWR 106, 524 (1997).
[42] Herrmann, J. S., Buser, D., Schenk, R. K., Schoolfield, J. D., Cochran, D. L.: Biologic width around one- and two-piece titanium implants. Clin Oral Implants Res 12, 559 (2001).
[43] Hürzeler, M. B., Quinones, C. R., Schüpbach, P., Morrison, E. C., Caffesse, R. G.: Treatment of periimplantitis using guided bone regeneration and bone grafts, alone or in combination, in beagle dogs. Part 2: Histologic findings. Int J Oral Maxillofac 12, 168 (1997).
[44] Imoberdorf, M. J., Fine, D. H., Mendieta, C., Furgang, D.: Attachment of pioneer bacteria to titanium vs. enamel surfaces. J Dental Res 68, special issue 377, abstr. 1567 (1989).
[45] Jeffcoat, M. K., Page, R., Reddy, M. S., Wannawisute, A., Waite, P., Palcanis, K., Cogen, R.: Use of digital radiography to demonstrate the potential of naproxen as an adjunct in the treatment of rapidly progressive periodontitis. J Periodont Res 26, 415 (1991).
[46] Jeffcoat, M. K., Reddy, M. S., van den Berg, R., Martens, E.: Quantitative digital subtraction radiography for the assessment of periimplant bone change. Clin Oral Implants Res 3, 22 (1992).
[47] Jemt, T., Book, K., Linden, B., Urde, G.: Failures and complications in 92 consecutively inserted overdentures supported by Brånemark implants in severely resorbed edentulous maxillae: A study from prosthetic treatment to first annual check-up. Int J Oral Maxillofac Implants 7, 162 (1992).
[48] Jovanovic, S. A., Kenney, B., Carranza, F. A., Donath, K.: The regenerative potential of plaque-induced periimplant bone defects treated by a submerged membrane technique: An experimental study. Int J Oral Maxillofac Surg 7, 233 (1992).
[49] Jovanovic, S. A.: The management of periimplant breakdown around functioning osseointegrated dental implant. J Periodontol 64, 1176 (1993).
[50] Kaaber, S., Isidor, F.: Erfaringer med IMZ-implantatet til stabilisering af helproteser. Tandlaegebladet 91, 744 (1987).
[51] Kato, T., Kusakari, H., Hoshino, E.: Bactericidal efficacy of carbon dioxide laser against bacteria-contaminated titanium implant and subsequent cellular adhesion to irradiated area. Lasers Surg Med 23, 299 (1998).
[52] Kleinfelder, J., Steveling, H., Blöcker, W., Lange, D.: Immunohistological investigations into periodontal and periimplant lesions. J Dental Res 72, special issue, 141, abstr. 299 (1993).
[53] Klinge, B., Gustafsson, A., Berglundh, T.: A systematic review of the effect of anti-infective therapy in the treatment of peri-implantitis. J Clin Periodontol 29, (suppl. 3) 213 (2002).
[54] Kreisler, M., Kohnen, W., Marinello, C., Jansen, B., d'Hoedt, B.: Er:YAG laser-assisted decontamination of implant surfaces. J Dent Res 81, 312, abstr. 2473 (2002).
[55] Lang, N. P., Brägger, U., Walther, D., Beamer, B., Kornman, K. S.: Ligature-induced periimplant infection in cynomolgus monkeys. I. Clinical and radiographic findings. Clin Oral Implants Res 4, 2 (1993).
[56] Lang, N. P., Wetzel, A. C., Stich, H., Caffesse, R. G.: Histologic probe penetration in healthy and inflamed periimplant tissues. Clin Oral Impl Res 5, 191 (1994).
[57] Lang, N. P., Mombelli, A., Tonetti, M., Brägger, U., Hämmerle, C. H. F.: Clinical trias on therapies for periimplant infections. Ann Periodontol 2, 343 (1997).
[58] Lehmann, B., Brägger, U., Hämmerle, C. H. F., Fourmousis, I., Lang, N. P.: Treatment of an early implant failure according to the principles of guided tissue regeneration (GTR). Clin Oral Implants Res 3, 42 (1992).
[59] Leonhardt, A., Berglundh, T., Ericsson, I., Dahlen, G.: Putative periodontal pathogens on titanium implants and teeth in experimental gingivitis and periodontitis in beagle dogs. Clin Oral Implants Res 3, 112 (1992).
[60] Lekholm, U., Adell, R., Linde, J., Brånemark, P. I., Eriksson, B., Rockler, B., Lindvall, A. M., Yoneyama, T.: Marginal issue reactions at osseointegrated titanium fixtures. A cross-sectional retrospective study. Int J Oral Maxillofac Implants 15, 53 (1986).
[61] Lindhe, J., Berglundh, T.: The interface between the mucosa and the implant. Periodontology 2000 17, 47 (1998).
[62] Lindhe, J., Berglundh, T., Ericsson, I., Liljenberg, B., Marinello, C.: Experimental breakdown of periimplant and periodontal tissues. A study in the beagle dog. Clin Oral Implants Res 3, 9 (1992).
[63] Listgarten, M. A., Lang, N. P., Schroeder, H. E., Schroeder, A.: Periodontal tissues and their counterparts around endosseous implants. Clin Oral Implants Res 2, 1 (1991).
[64] Löe, H., Silness, J.: Periodontal disease in pregnancy. I. Prevalence and severity. Acta Odontol Scand 21, 533 (1963).
[65] Lukas, D., Schulte, W., d'Hoedt, B., Urbanski, A.: Periotest-untersuchungen zur Einheilung Tübinger Implantate. Z Zahnärztl Implantol VII, 62 (1991).
[66] Matsuyama, T., Aoki, A., Oda, S., Yoneyama, T., Ishikawa, I.: Effects of the Er:YAG laser irradiation on titanium implant materials and contaminated implant abutment surfaces. J Clin Laser Med Surg 21, 7 (2003).
[67] Meredith, N., Alleyne, D., Cawley, P.: Quantitative determination of the stability of the implant-tissue interface using resonance frequency analysis. Clin Oral Implants Res 7, 261 (1996).
[68] Meredith, N., Shagaldi, F., Alleyne, D., Sennerby, L., Cawley, P.: The application of resonance frequency measurements to study the stability of titanium implants during healing in the rabbit tibia. Clin Oral Implants Res 8, 234 (1997).
[69] Messier, D. Y.: Coroner´s report: Circumstances of a death related to implant surgery procedures. Int J Oral Implantol 6, 50 (1989).
[70] Mombelli, A., Lang, N. P.: Clinical parameters for the evaluation of dental implants. Periodontology 2000 4, 81 (1994).
[71] Mombelli, A., Lang, N. P.: Microbial aspects of implant dentistry. Periodontology 2000 4, 74 (1994).
[72] Mombelli, A., Lang, N. P.: The diagnosis and treatment of periimplantitis. Periodontology 2000 8, 63 (1998).
[73] Mombelli, A., van Oosten, M. A. C., Schürch, E., Lang, N. P.:

The microbiota associated with successful or failing osseointegrated titanium implants. Oral Microbiol Immunol 2, 145 (1987).
[74] Mombelli, A., Mericske-Stern, R.: Microbiological features of stable osseointegrated implants used as abutments for overdentures. Clin Oral Implants Res 1, 1 (1990).
[75] Mombelli, A., Marxer, M., Gaberthuel, T., Grunder, U., Lang, N. P.: The microbiota of osseointegrated implants in patients with a history of periodontal disease. J Clin Periodontol 22, 124 (1995).
[76] Mombelli, A., Mühle, T., Brägger, U., Lang, N. P., Bürgin, W. B.: Comparison of periodontal and periimplant probing by depth-force pattern analysis. Clin Oral Implants Res 8, 448 (1997).
[77] Mouhyi, J., Sennerby, L., Nammour, S., Gillaume, P., van Reck, J.: Temperature increases during surface decontamination of titanium implants using CO_2 laser. Clin Oral Implants Res 10, 54 (1999).
[78] Nentwig, G. H., Romanos, G. E., Strate, J.: Die transmukosale Schranke bei zweiphasigen, subgingival einheilenden Implantatsystemen und ihr biologisches Potential. Parodontologie 9, 215 (1998).
[79] Oyster, D. K., Parker, W. B., Gher, M. E.: CO_2 lasers and temperature changes of titanium implants. J Periodontol 66, 1017 (1995).
[80] Pontoriero, R., Tonetti, M. P., Carnevale, G., Mombelli, A., Nyman, S. R., Lang, N. P.: Experimentally induced periimplant mucositis. A clinical study in humans. Clin Oral Implants Res 5, 254 (1994).
[81] Powers, M. P., Maxson, B. B., Scott, R. F., Fonseca, R. J.: The transmandibular implant: a 2-year prospective study. J Oral Maxillofac Surg 47, 679 (1989).
[82] Quirynen, M., Listgarten, M. A.: The distribution of bacterial morphotypes around natural teeth and titanium implants ad modum Brånemark. Clin Oral Impl Res 1, 8 (1990).
[83] Quirynen, M., Naert, I., van Steenberghe, D., Dekeyser, C., Callens, A.: Periodontal aspects of osseointegrated fixtures supporting a partial bridge. An up to 6-year retrospective study. J Clin Periodontol 19, 118 (1992).
[84] Rams, T. E., Roberts, T. W., Tatum, H. Jr., Keyes, P. H.: The subgingival microbial flora associated with human dental implants. J Prosthet Dent 51, 529 (1984).
[85] Rapley, J. W., Swan, R. H., Hallmon, W. W., Mills, M. P.: The surface characteristics produced by various oral hygiene instruments and materials on titanium implant abutments. Int J Oral Maxillofac Implants 5, 47 (1990).
[86] Rechmann, P., Sadegh, H. M., Goldin, D. S., Hennig, T.: Zur Oberflächenmorphologie von Implantaten nach Laserbestrahlung. Dtsch Zahnärztl Z 55, 371 (2000).
[87] Romanos, G. E.: Laseranwendung in der Implantologie. In: Romanos, G. E. (Hrsg.): Atlas der chirurgischen Laserzahnheilkunde, S. 161–180. Urban & Fischer, München 1999.
[88] Romanos, G. E.: Treatment of periimplant lesions using different laser systems. J Oral Laser Applications 2, 75 (2002).
[89] Romanos, G. E., Schröter-Kermani, C., Strub, J. R.: Inflamed human periodontal versus periimplant gingival tissues. An immunohistochemical differentiation of the extracellular matrix. Int J Oral Maxillofac Implants 11, 605 (1996).
[90] Romanos, G. E., Everts, H., Nentwig, G. H.: Effects of the diode (980 nm) and Nd:YAG (1064 nm) laser irradiation on titanium discs. A SEM-examination. J Periodontol 71, 810 (2000).
[91] Romanos, G. E., Everts, H., Nentwig, G. H.: Alterations of the implant surface after CO_2- or Nd:YAG-laser irradiation. A SEM-examination. J Oral Laser Applications 1, 29 (2001).
[92] Romanos, G. E., Purucker, P., Bernimoulin, J. P., Nentwig, G. H.: Bactericidal efficacy of CO_2-Laser against bacteria-contaminated sandblasted titanium implants. J Oral Laser Applications 2, 171 (2002).
[93] Roos-Jansåker, A. M., Renvert, S., Egelberg, J.: Treatment of periimplant infections: a literature review. J Clin Periodontol 30, 467 (2003).
[94] Rüdiger, S., Flemmig, T. F.: Periimplantäre Diagnostik. Implantologie 4, 301 (1995).
[95] Schenk, G., Flemmig, T. F., Betz, T., Reuther, J., Klaiber, B.: Controlled local delivery of tetracycline HCl in the treatment of periimplant mucosal hyperplasia and mucositis. A controlled case series. Clin Oral Implants Res 8, 427 (1997).
[96] Schou, S., Holmstrup, Stolze, K., Hjørting-Hansen, E., Kornman, K. S.: Ligature-induced marginal inflammation around osseointegrated implants and ankylosed teeth. Clinical and radiographic observations in cynomolgus monkeys. Clin Oral Implants Res 4, 12 (1993).
[97] Schüpbach, P., Hürzeler, M. B., Grunder, U.: Implant-tissue interfaces following treatment of periimplantitis using guided tissue regeneration: A light and electron microscopic study. Clin Oral Implants Res 5, 55 (1994).
[98] Silness, J., Löe, H.: Periodontal disease in pregnancy. II. Correlation between oral hygiene and periodontal condition. Acta Odontol Scand 22, 121 (1964).
[99] Spörlein, E., Tetsch, P.: Sulkusfluidmessungen bei Titanimplantaten im zahnlosen Unterkiefer. Z Zahnärztl Implantol II, 92 (1986).
[100] Strid, K. G.: Radiographic results. In: Brånemark, P. I., Zarb, G. A., Albrektsson, T. (eds.): Tissue integrated prosthesis. Osseointegration in clinical dentistry, p. 187. Quintessence Publishers, Chicago 1985.
[101] Strid, K. G.: Radiographic procedures. In: Brånemark, P. I., Zarb, G. A., Albrektsson, T. (eds.): Tissue integrated prosthesis. Osseointegration in clinical dentistry, p. 317. Quintessence Publishers, Chicago 1985.
[102] Strub, J. R., Gaberthuel, T. W., Grunder, U.: The role of attached gingiva in the health of periimplant tissue in dogs. Int J Periodont & Rest Dent 11, 317 (1991).
[103] Thomson-Neal, D., Evans, G. H., Meffert, R. M.: Effects of various prophylactic treatments on titanium, sapphire, and hydroxyapatite-coated implants: A SEM study. Int J Periodontics Restorative Dent 9, 301 (1989).
[104] Tonetti, M., Imboden, M., Gerber, L., Lang, N. P.: Compartmentalization of inflammatory cell phenotypes in normal gingiva and periimplant keratinized mucosa. J Clin Periodontol 22, 735 (1995).
[105] Warrer, K., Buser, D., Lang, N. P., Karring, T.: Plaque-induced periimplantitis in the presence or absence of keratinized mucosa. An experimental study in monkeys. Clin Oral Implants Res 6, 131 (1995).
[106] Weber, R. L., Ruttimann, U. E., Grondahl, H. G.: X-ray image subtraction as a basis for assessment of periodontal changes. J Perio Res 17, 509 (1982).
[107] Wennström, J. L., Bengazi, F., Lekholm, U.: The influence of the masticatory mucosa on the peri-implant soft tissue condition. Clin Oral Implants Res 5, 1 (1994).
[108] Worthington, P., Bolender, C. L., Taylor, T. D.: The Swedish system of osseointegrated implants: problems and complications encountered during a 4-year trial period. Int J Oral Maxillofac Implants 2, 77 (1987).
[109] Van de Velde, E., Thielens, P., Schautteet, H., Vanclooster, R.: Subcutaneous emphysema of the oral floor during cleaning of a bridge fixed on an IMZ implant. Case report. Rev Belge Med Dent 46, 64 (1991).
[110] Van Steenberghe, D.: Periodontal aspects of osseointegrated oral implants ad modum Brånemark. Dent Clin North Am 32, 355 (1988).
[111] Van Winkelhoff, A. J., Rodenburg, J. P., Goene, R. J., Abbas, F., Winkel, E. G., de Graaf, J.: Metronidazole plus amoxicillin in the treatment of Actinobacillus actimycetemcomitans-associated periodontitis. J Clin Periodontol 16, 128 (1989).

13 Parodontologie, Füllungstherapie und Endodontie

von Anton Sculean

Inhaltsübersicht

13.1 Füllungen und Parodont

13.1.1 Bedeutung der biologischen Breite (Biological Width) für die Erhaltung der parodontalen Gesundheit

Unter dem Begriff der „biologischen Breite" ist die Dimension von Weichgewebe zu verstehen, welche mit denjenigen Teilen des Zahnes in Verbindung steht, die sich koronal des Alveolarknochens befinden (Abb. 13-1). Dieser Begriff basiert auf der Arbeit von GARGIULO et al. (1961), die zum ersten Mal die Dimension und den Zusammenhang der dentogingivalen Verbindung am Menschen beschrieben haben [15]. Messungen von 287 Einzelzähnen der dentogingivalen Region aus 30 Leichen konnten zeigen, dass immer ein direkt proportionaler Zusammenhang zwischen dem Alveolarknochen, dem bindegewebigen Attachment und dem epithelialen Attachment besteht. GARGIULO et al. berichteten über folgende Mittelwerte der gemessenen Strukturen: eine Sulkustiefe von 0,69 mm, ein epitheliales Attachment von 0,97 mm und ein bindegewebiges Attachment von 1,07 mm [15]. Basierend auf dieser Arbeit wird für die Dimension der „biologischen Breite" ein Mittelwert von 2,04 mm angenommen, der sich aus der Summe der Dimensionen des epithelialen und bindegewebigen Attachments errechnet (s. Abb. 13-1). Es muss allerdings betont werden, dass signifikante Variationen in den gemessenen Mittelwerten, besonders beim epithelialen Attachment, die zwischen 1,0 und 9,0 mm variierten, beobachtet wurden. Andererseits war die Dimension des bindegewebigen Attachments relativ konstant. Die Ergebnisse von GARGIULO et al. wurden später von VACEK et al. (1994) bestätigt [50]. Diese Autoren untersuchten 171 Zahnflächen aus Autopsiematerial und fanden als Mittelwert für Sulkustiefe 1,34 mm, für epitheliales Attachment 1,14 mm und für das bindegewebige Attachment 0,77 mm (s. Abb. 13-1). Diese Arbeitsgruppe stellte außerdem fest, dass das bindegewebige Attachment die konsistentere Dimension darstellte.

> Es besteht heute Übereinstimmung darüber, dass die Platzierung einer Restaurationsgrenze (Füllung oder Kronenrand) im Bereich der „biologischen Breite" sehr häufig zu einer gingivalen Entzündung sowie zum Verlust von klinischem Attachment und Alveolarknochen führen kann.

Es wird angenommen, dass dies das Ergebnis einer Entzündungsantwort auf die **mikrobielle Plaque** ist, die sich auf den tief gelegten Restaurationsrändern anhaftet. Diese Änderungen manifestieren sich klinisch in der Entstehung einer parodontalen Tasche oder einer Rezession der marginalen Gingiva.

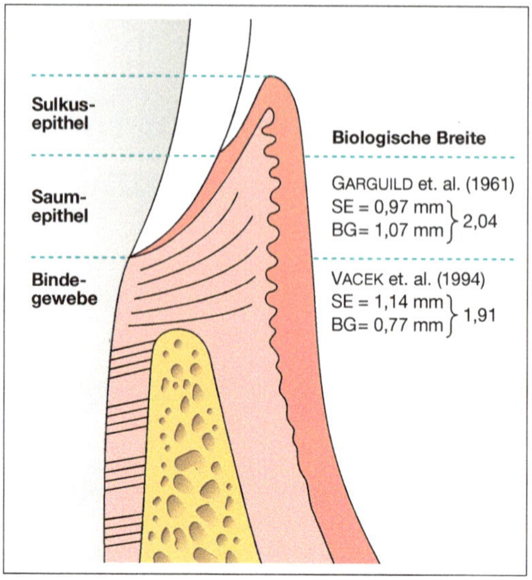

Abb. 13-1 Schematische Darstellung der biologischen Breite.

In mehreren Studien wurde das Hart- und Weichgewebe auf die Platzierung von Restaurationsrändern in der Zone der biologischen Breite histologisch und klinisch untersucht. NEWCOMB et al. untersuchten 66 Frontzahnkronen mit subgingival gelegten Präparationsgrenzen und verglichen diese mit den nicht überkronten kontralateralen Kontrollzähnen. Die Ergebnisse zeigten: Je näher sich der subgingivale Kronenrand am epithelialen Attachment befand (d.h. in der Nähe der biologischen Breite), desto größer war die Wahrscheinlichkeit der Entstehung einer schweren Gingivitis [38].

PARMA-BENFENATI et al. beobachteten ca. 5 mm Knochenresorption, wenn die Restaurationsränder auf den Alveolarknochen gelegt wurden. Die Resorption war allerdings minimal, wenn die Restaurationen 4 mm koronal des Alveolarknochenrandes gelegt wurden. Das Ausmaß der Knochenresorption war besonders ausgeprägt in Zonen mit einer dünnen Kortikalis und Interdentalsepta [40].

TAL et al. [49] konnten weiterhin belegen, dass die marginalen Ränder von Klasse-V-Füllungen innerhalb der biologischen Breite zu einem Verlust von bindegewebigem Attachment und Alveolarknochen führten. Klasse-V-Amalgamfüllungen wurden in den Eckzähnen von 43 Beaglehunden gelegt, sodass der marginale Rand der Füllung den Rand des Alveolarknochens berührte. Bei den Kontrollzähnen wurden die Füllungsränder an die Schmelz-Zement-Grenze gelegt. Ein Jahr nach Behandlung waren die Ausprägung der gingivalen Rezession und der Verlust von Alveolarknochen bei den Testzähnen signifikant höher als bei den Kontrollzähnen (3,16 und 1,17 mm versus 0,5 und 0,15 mm).

Diese Ergebnisse wurden vor kurzem in einer klinischen Studie von GÜNAY et al. (2000) bestätigt. Sie untersuchten in einer 2-Jahres-Studie 42 Patienten mit 116 mit Kronen versorgten Zähnen im Vergleich zu 82 nicht restaurierten gesunden Zähnen. Die Ergebnisse zeigten, dass sich der Papillen-Blutungsindex und die Sondierungstiefen an den Stellen, wo sich der Restaurationsrand weniger als 1 mm vom Alveolarknochen entfernt befand, signifikant erhöhten [18].

NEVINS und SKURROW empfahlen, dass im Fall von sugbgingivalen Restaurationsrändern (meist aus ästhetischen Gründen) das epitheliale und bindegewebige Attachment während der Präparation oder Abdrucknahme nicht beschädigt werden soll. Der subgingivale Rand der Präparation sollte nicht tiefer als 0,5–1,0 mm gelegt werden, da es für den behandelnden Arzt unmöglich ist zu erkennen, wo das Sulkusepithelium endet und das junktionale Epithel beginnt. Erstrebenswert ist eine Mindestdistanz von 3 mm zwischen Restaurationsrand und Alveolarknochen [37].

BLOCK betonte auch, dass eine präzise Beurteilung der biologischen Breite für den Kliniker schwierig sei, und empfahl als Referenzpunkt für die Präparationsgrenze den koronalen Rand der freien Gingiva [3]. Sollte der Restaurationsrand an oder neben dem Alveolarknochen liegen, so ist die Indikation für eine chirurgische Kronenverlängerung gegeben. Zusammenfassend kann man sagen, dass für den Erhalt der parodontalen Gesundheit eine Distanz zwischen Restaurationsrand und dem Alveolarknochen von mindestens 3 mm eingehalten werden sollte.

Einfluss überhängender Restaurationsränder auf das Parodont

Überhängende Restaurationsränder werden seit langer Zeit als ein Faktor gesehen, der die Entstehung einer **Gingivitis** und den **Verlust von bindegewebigem Attachment** begünstigt. Sie scheinen ein hohes Risiko für die Entstehung einer lokalisierten parodontalen Destruktion darzustellen. Die Prävalenz von überhängenden Restaurationsrändern wird auf 25–76 % aller restaurierten Zahnflächen geschätzt [4]. So konnten GILMORE und SHEIHAM in einer radiologischen Studie den Verlust von interproximalen Alveolarknochen an Molaren mit überhängenden Restaurationsrändern zeigen [16]. HIGHFIELD und POWELL belegten, dass die Entfernung von überhängenden Restaurationsrändern und professionelle Plaquekontrolle in einer Verbesserung des parodontalen Gesundheitszustands resultierten [21].

JEFFCOAT und HOWELL konnten einen direkten Zusammenhang zwischen der Ausdehnung des Überhangs und dem Schweregrad der parodontalen Destruktion nachweisen [25]. Basierend auf der radiologischen Evaluation von je 100 Zähnen mit und ohne überhängende Restaurationsränder konnten sie die höchsten Verluste von Alveolarknochen an Zähnen mit großen überhängenden Restaurationsrändern feststellen. Weiterhin war der Schweregrad des Knochenverlustes direkt proportional zur Größe des Überhangs. Überhänge wurden als „groß" bezeichnet, wenn sie > 51 % des Interdentalraums auffüllten. Kleine und mittlere Überhänge (< 20 % bzw. 20–50 %ige Auffüllung des Interdentalraums) waren nicht mit einem Verlust von Alveolarknochen assoziiert.

LANG et al. haben die besonderen Aspekte der lokalen Bakterienakkumulation in Verbindung mit überhängenden Restaurationen untersucht [31]. Fünf Gold-MOD-Onlays mit 1 mm breiten Überhängen wurden an Unterkiefermolaren von parodontal gesunden Zahnmedizinstudenten für eine Periode von neun bis 27 Wochen eingesetzt. Einem „Cross-over"-Design folgend, wurden die Restaurationen durch Onlays mit klinisch perfekten Rändern gewechselt. Das subgingivale Platzieren von Überhängen resultierte in einer Veränderung der subgingivalen Bakterienflora, die denen von Patienten mit Erwachsenenparodontitis stark ähnelte. Es wurden erhöhte Zahlen von gramnegativen anaeroben Stäbchen, besonders aus schwarz pigmentierten Bacteroidesspezies, beobachtet.

CHEN et al. untersuchten extrahierte menschliche Zähne mit überhängenden Restaurationsrändern und verglichen diese mit nicht restaurierten Zähnen. Die Autoren fanden größere Attachmentverluste an Zähnen mit Überhängen als an den nicht restaurierten [5].

PACK et al. haben die Prävalenz von Restaurationsüberhängen und die damit assoziierte Parodontalerkrankung bei 100 Patienten, die vor kurzem eine systematische Parodontaltherapie erhielten, untersucht [39]. Die Ergebnisse zeigten, dass 62 % aller approximalen Restaurationen überhängende Restaurationsränder aufwiesen. Weiterhin war die Ausprägung der parodontalen Destruktion stärker bei Zähnen mit überhängenden Restaurationsrändern. Diese Ergebnisse konnten außerdem belegen, dass das Vorhandensein von überhängenden Restaurationsrändern auch den parodontalen Zustand der Nachbarzähne negativ beeinflusste.

Zusammenfassend kann man festhalten, dass überhängende Restaurationsränder nicht nur die Plaquemenge, sondern auch die Anzahl der parodontalpathogenen Keime erhöhen. Die meisten überhängenden Restaurationen können auch ohne eine komplette Entfernung der Restauration korrigiert werden. Daher sollte eine Entfernung von überhängenden Restaurationsrändern einen Bestandteil der nichtchirurgischen Parodontaltherapie bilden. Eine große Vielfalt von Instrumenten wurde für die Entfernung von Überhängen empfohlen, meist auf klinischer Erfahrung basierend. In einer weiteren Studie konnte gezeigt werden, dass im Vergleich zu Sonic-Scalern und Küretten die überhängenden Restaurationsränder mittels einer motorgetriebenen Diamantenspitze schneller entfernt werden können und in einer glätteren Oberfläche resultieren [47].

Bedeutung des Kontaktpunktes für die parodontale Gesundheit

Klinische Beobachtungen haben den Eindruck vermittelt, dass offene Kontaktpunkte einen Einfluss auf die Ausbildung einer parodontalen Tasche haben. Die vorhandene Literatur offenbart jedoch unterschiedliche Meinungen zu dieser Thematik. So konnten KEPIC und O'LEARY [26] keine Unterschiede zwischen der Ausprägung einer parodontalen Destruktion an Stellen mit nicht adäquaten Kontaktpunkten und mit optimalen Kontaktpunkten bei regelmäßiger Plaquekontrolle feststellen [26]. LARATO hat 121 Schädel bei Erwachsenen untersucht, wobei nur 38 intraossäre Defekte von insgesamt 206 (= 18 %) mit Faktoren, die zu einer „food impaction" geführt haben, assoziiert werden konnten [32]. Während die Rolle eines inadäquaten Kontaktpunktes beim Zerstörungsprozess des Zahnhalteapparates wissenschaftlich noch nicht eindeutig geklärt ist, besteht jedoch eine Übereinstimmung, dass offene Kontaktpunkte, die zu einer „food impaction" führen, von den meisten Patienten als unangenehm empfunden werden. Es ist daher anzunehmen, dass anatomisch optimal gestaltete Kontaktpunkte einen wichtigen Faktor für die Aufrechterhaltung der parodontalen Gesundheit darstellen (Abb. 13-2). So haben HANCOCK et al. 40 Marinerekruten untersucht und den Zusammenhang zwischen Kontaktpunkt und parodontalem Status eruiert [20]. Die Ergebnisse konnten keinen signifikanten Zusammenhang zwischen Kontakttyp, Gingivalindex und Sondierungstiefen zeigen. Es wurden jedoch signifikante Zusammenhänge zwischen Kontakttyp (d. h. mehr „food impaction" an Stellen mit offenen oder schlechten Kontaktpunkten), „food impaction" und Sondierungstiefen gesehen. Die vorliegenden Ergebnisse unterstützen die Vermutung, dass „food impaction" die parodontale Erkrankung beeinflusst (s. Abb. 13-2).

Einfluss von restaurativen Materialien auf das Parodont

Zahnärztliche Füllungsmaterialien können je nach Materialgruppe und Zusammensetzung des verwendeten Werkstoffs bei unmittelbarem Kontakt zum marginalen Parodont inerte Reaktionsmuster, leichte Irritationen bis hin zu entzündlichen Reaktionen auslösen. Zahnärztliche Restaurationsmaterialien sind bezüglich Material, Adaptation und anatomischer Formgebung nur bedingt mit dem natürlichen Zahn vergleichbar. Im Fall einer unzureichenden Adaptation der Füllung am Zahn (d. h. Entstehung von Randdefekten, Spalten, Überhängen) oder einer rauen Oberfläche kann dies zu erhöhter Plaqueakkumulation führen. Dadurch kann das marginale Paro-

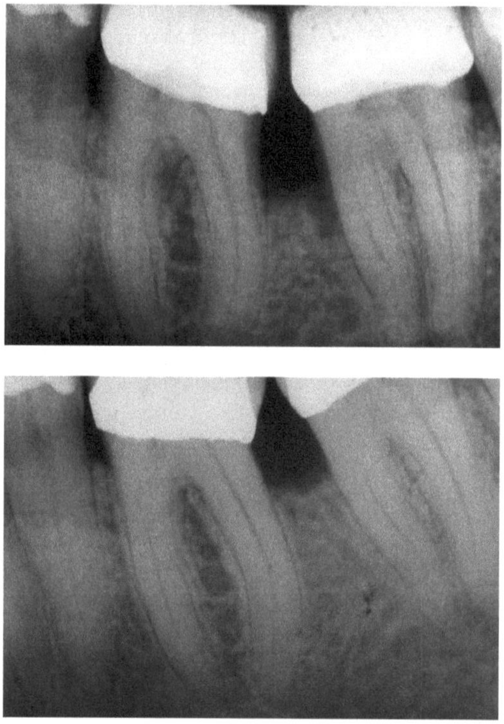

a

b

Abb. 13-2 Insuffizienter Kontaktpunkt.
a) Die „food impaction" führte zu einer Verstärkung der parodontalen Destruktion mit Ausbildung einer intraossären Knochentasche.
b) Nach durchgeführter Parodontaltherapie und Erneuerung der Kronen ist eine Regeneration der intraossären Knochentasche ersichtlich.

dont durch bakterielle Endotoxine und Metabolite zusätzlich geschädigt werden [7, 24].

In einer Studie von Köttgen et al. [30] wurde untersucht, inwieweit die heute gebräuchlichsten zahnmedizinischen Füllungsmaterialien (Goldeinlagefüllungen, Amalgamrestaurationen und Füllungen auf Kunststoffbasis) einen Einfluss auf das gingivale Gewebe ausüben können. Die Ergebnisse zeigten, dass Füllungen auf Kunststoffbasis zahlreiche Verarbeitungsfehler bzw. vermehrt Qualitätsmängel aufwiesen. Viele der Füllungen zeigten überstehende Ränder, negative Stufen, Randspalten oder Sekundärkaries sowie raue und damit Plaque begünstigende Flächen.

Weitere Studien konnten zeigen, dass die Verlustrate von **Kompositfüllungen** höher ist als beim Füllungsmaterial Amalgam. Als wichtigste Gründe werden Materialfrakturen und Sekundärkaries angegeben [6, 27].

Laborgefertigte Goldrestaurationen hingegen zeigen in den meisten Studien einen sehr exakten Randschluss ohne Stufe und Randspalten auf. Außerdem verfügen Goldrestaurationen über eine glatt polierte Oberfläche und haben ein chemisch inertes Verhalten [19, 30].

Die mit Goldrestaurationen in Kontakt stehende Gingiva zeigte deutlich geringere entzündliche Veränderungen als bei Komposit- oder Amalgamfüllungen [30].

Histologische Studien konnten belegen, dass gut adaptierte Ränder von Goldfüllungen, die im Sulkus zu liegen kommen, in der Regel keine oder nur geringfügige Gewebeveränderungen verursachen (Abb. 13-3). Obwohl in einigen Studien keine Auswirkungen von Restaurationen auf Kunststoffbasis auf das benachbarte Parodont beschrieben wurden, kamen die meisten Studien zu dem Ergebnis, dass laborgefertigte Goldgussarbeiten und Amalganfüllungen im Vergleich zu direkten plastischen Kunststofffüllungen mit deutlich günstigeren parodontalen Reaktionen einhergehen [19, 30].

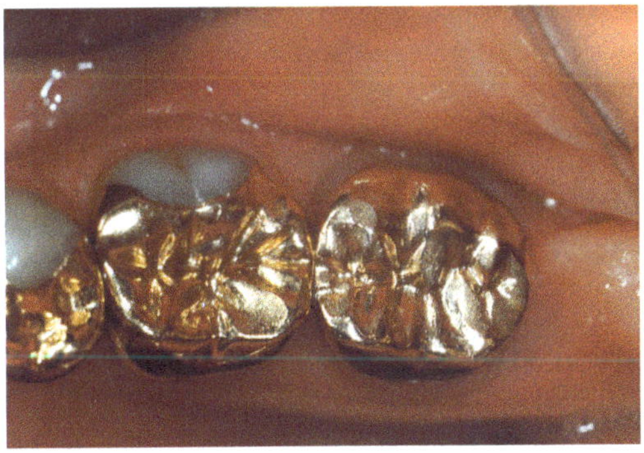

Abb. 13-3 Goldrestaurationen mit anatomisch korrekt geformten Kontaktpunkten. Es kann weder eine Entzündung der Gingiva noch eine Erhöhung der Sondierungstiefe beobachtet werden.

In einer aktuellen Studie von Köttgen et al. (2001) [30] konnte beobachtet werden, dass beim Vergleich der **durchschnittlichen Liegedauer** der untersuchten Restaurationen Kunststofffüllungen mit einer Liegedauer von 3,1 Jahren eine relativ kurze Verweildauer in der Mundhöhle aufweisen; Goldrestaurationen kamen auf etwa 4,7 Jahre. Die durchschnittliche Liegedauer von Amalgamfüllungen beträgt 6,6 Jahre und gibt somit Hinweise auf positive Werkstoffeigenschaften.

Bei der Betrachtung der **Qualität** und der **Verarbeitungseigenschaften** der gelegten Materialien, also u.a. Randschluss und Oberflächenbeschaffenheit, konnte vermerkt werden, dass Füllungen auf Kunststoffbasis in der Regel die meisten Verarbeitungsfehler zeigten. Diese können einen zusätzlichen Faktor für die Entstehung einer entzündlichen Gingivaveränderung darstellen. Beim Vergleich von Blutungsindizes der Parodontien von Zähnen mit verschiedenen Füllungsmaterialien mit den jeweiligen korrespondierenden Kontrollzähnen zeigten sich die häufigsten Blutungen bei Restaurationen mit Kunststoff, gefolgt von Amalgam. Die besten Ergebnisse bezüglich irritativer Veränderungen zeigten die gingivalen Bereiche von Goldrestaurationen.

Die durchschnittliche **Sondierungstiefe** betrug bei den mit Komposit restaurierten Zähnen 3,6 mm, bei Amalgamfüllungen 3,0 mm und bei Goldeinlagefüllungen 2,5 mm. Die Autoren konnten diese Ergebnisse sowohl auf die Qualität der Füllung als auch auf die Materialeigenschaften zurückführen. Weiterhin wurde deutlich, dass Kompositfüllungen das gingivale Gewebe häufiger irritieren als Amalgam- oder Goldfüllungen. Irritationen wurden besonders dann beobachtet, wenn die gelegte Füllung nicht präzise an die Zahnstruktur angepasst war. Gingivale Entzündung wurde am häufigsten bei überstehenden Füllungsrändern und rauen Oberflächen beobachtet.

Zusammenfassend kann man festhalten, dass werkstoffbedingte Verarbeitungsfehler und damit verbundene qualitativ nicht zufrieden stellende Füllungstherapie vermehrt bei Restaurationen auf Kunststoffbasis auftreten.

Insuffiziente zahnärztliche Restaurationen begünstigen durch eine erhöhte Plaqueakkumulation eine gingivale Entzündung. Es ist noch nicht völlig geklärt, inwieweit die chemische Zusammensetzung des Füllungsmaterials, ohne die mikrobielle Plaque, für die Entstehung einer gingivalen Entzündung verantwortlich ist. Es kann jedoch festgehalten werden, dass einige Qualitätsdefizite in der alltäglichen Kompositapplikation bestehen, die eine schädigende Wirkung auf das marginale Parodont ausüben.

13.1.2 Okklusales Trauma

Mit dem Begriff des „okklusalen Traumas" werden die pathologischen Veränderungen und adaptiven Anpassungen des Parodonts auf übermäßige Kräfte durch die Kaumuskulatur bezeichnet. Das okklusale Trauma wird als Schädigung des Attachmentapparates durch exzessive okklusale Kraft beschrieben. Traumatische Kräfte können an einzelnen Zähnen oder Zahngruppen mit Frühkontakten auftreten. Sie können zusammen mit Pressen und Knirschen, mit Verlust oder Wanderung von Prämolaren oder Molaren und mit Auffächerung der Frontzähne einhergehen. Es ist wichtig zu wissen, dass die Symptome eines okklusalen Traumas nur dann zur Geltung kommen, wenn die okklusale Kraft eine Grenzhöhe überschreitet und das Parodont des betroffenen Zahnes keinen Wiederstand mehr leisten kann. Im Falle einer fortgeschrittenen Parodontitis (d.h. wenn das Parodont eine stark reduzierte Höhe aufweist) können auch geringere okklusale Kräfte traumatische Veränderungen auslösen.

Gesundes Parodont mit reduzierter Höhe

Eine marginale Parodontitis ist durch eine Entzündung (Gingivitis) und den Verlust von bindegewebigem Attachment gekennzeichnet. Die Behandlung der Parodontitis besteht in der Entfernung von supra- und subgingivaler Plaque und Zahnstein sowie der Beseitigung der Taschen. Das Resultat einer erfolgreichen Parodontaltherapie ist meist ein gesundes Parodont, aber von reduzierter Höhe. Wissenschaftliche Studien konnten belegen, dass ein reduziertes gesundes Parodont innerhalb gewisser Grenzen in der Lage ist, sich an die veränderten funktionellen Anforderungen zu adaptieren. Das heißt, dass es im Fall eines okklusalen Traumas innerhalb gewisser Grenzen (d.h. wenn die okklusalen Kräfte eine gewisse Höhe und Dauer nicht überschreiten) ohne eine zusätzliche Plaqueinfektion zu keinem weiteren Verlust an bindegewebigem Attachment und Tiefenproliferation des Saumepithels kommt [10].

Okklusales Trauma und plaquebedingte Parodontitis

Experimente am Menschen und am Tier haben gezeigt, dass ein okklusales Trauma keine pathologischen Veränderungen im supraalveolären Bindegewebe auslösen kann.

> Ein okklusales Trauma löst keine entzündlichen Läsionen in normaler Gingiva aus, verstärkt keine plaqueassoziierten gingivalen Läsionen und induziert keinen Verlust an bindegewebigem Attachment.

In Tierversuchen wurde untersucht, ob abnormale okklusale Kräfte das Fortschreiten plaqueassoziierter Läsionen und die Gewebezerstörung bei der Parodontitis fördern. In diesen Experimenten (Affe, Hund) wurde zuerst eine progressive, destruktive Parodontitis durch Plaque- und Zahnsteinakkumulation induziert [11, 34, 36, 42]. In einem Experiment an Hunden wurden traumatisierende Jiggling-Kräfte auf Prämolaren übertragen [34]. Durch kombinierte Druck- und Zugzonen wurden bestimmte Gewebereaktionen induziert. So zeigte das Gewebe innerhalb weniger Tage nach Beginn des Experiments eine Vermehrung der Gefäße, eine erhöhte Gefäßpermeabilität und Exsudation, Thrombose und eine Retention von Neutrophilen und Makrophagen. An den benachbarten Knochenoberflächen zeigten sich zahlreiche Osteoklasten. Der Desmodontalspalt erweiterte sich schrittweise auf beiden Seiten und die Zähne wurden beweglich.

Röntgenologisch manifestierten sich anguläre (intraossäre) Knochendefekte. Es zeigte sich, dass die traumatisierenden Kräfte durch die Erweiterung des Desmodontalspalts kompensiert wurden. Waren die Kräfte von einer Stärke, an die sich das Parodont adaptieren konnte, stoppte die progressive Zunahme der Mobilität innerhalb einiger Wochen. So hörte die Knochenresorption auf, aber die angulären Knochendefekte und die erhöhte Zahnbeweglichkeit veränderten sich nicht.

Die **histologische** Untersuchung konnte zeigen, dass das Desmodont zwar eine größere Breite hatte, die Gewebezusammensetzung aber normal war. Weiterhin konnte gezeigt werden, dass das dentogingivale Epithel in beiden Gruppen gleich weit nach apikal gewandert war. Dies wurde wiederum so interpretiert, dass okklusale Kräfte, die eine adaptative Anpassung in den Druck- und Zugzonen des Desmodonts erlauben, die plaqueassoziierte Parodontitis nicht verstärken. Waren Größe und Richtung der Jiggling-Kräfte so, dass sich das Gewebe in den Druck- und Zugzonen nicht adaptieren konnte, dann etablierte sich eine dauerhafte Schädigung in der Zone der Kodestruktion. In solchen Fällen zeigte die Druck- und Zugzone Anzeichen von Entzündung, während die Osteoklasten in den Alveolarwänden weiterhin eine Knochenresorption bewirkten. Der Desmodontalspalt wies eine weitere, schrittweise Erweiterung in der Druck- und Zugzone auf. Die angulären Knochendefekte bestanden weiterhin, während die Zahnbeweglichkeit eine weitere, progressive Zunahme zeigte. Die plaqueassoziierte Läsion in der Zone der Irritation und die entzündliche Läsion in der Zone der Kodestruktion vereinigten sich, während das dentogingivale Epithel nach apikal proliferierte. Es konnte eine Verstärkung der Parodontitis beobachtet werden. Diese Ergebnisse wurden auch durch andere Untersuchungen bestätigt [11, 36, 42].

Experimente am Menschen und am Tier konnten beweisen, dass weder einseitige noch Jiggling-Kräfte an einem Zahn mit gesundem Parodont einen Verlust an bindegewebigem Attachment oder die Bildung von Taschen auslösen können.

Es fehlt der wissenschaftliche Beweis, dass okklusales Trauma in der Lage ist, parodontale Gewebezerstörung zu verursachen.

Okklusales Trauma kann eine Knochenresorption und eine erhöhte Zahnlockerung bewirken, diese Veränderungen können vorübergehend oder permanent sein. Diese Phänomene werden als physiologische Anpassung des Desmodonts und des Alveolarknochens an die traumatisierenden Kräfte, d. h. an die funktionell veränderten Anforderungen mit einer einhergehenden Taschenbildung, bezeichnet und führten zu der Annahme, dass okklusales Trauma keine pathologischen Veränderungen im supraalveolären Bindegewebe auslösen kann.

An Zähnen mit progressiver, plaqueassoziierter Parodontitis kann okklusales Trauma unter bestimmten Voraussetzungen die Progression der Erkrankung verstärken und somit als Kofaktor für den destruktiven Prozess fungieren (Abb. 13-4). Mit anderen Worten: Durch eine sorgfältige Behandlung der plaqueinduzierten Parodontitis kann die Progression der Erkrankung gestoppt werden, auch wenn das okklusale Trauma weiter anhält.

Die Behandlung des okklusalen Traumas allein (z. B. durch Einschleifen oder Schienen) kann die Beweglichkeit der traumatisierten Zähne reduzieren und eine Knochenregeneration bewirken, wird aber die weitere Zerstörung des Zahnhalteapparats nicht aufhalten [33].

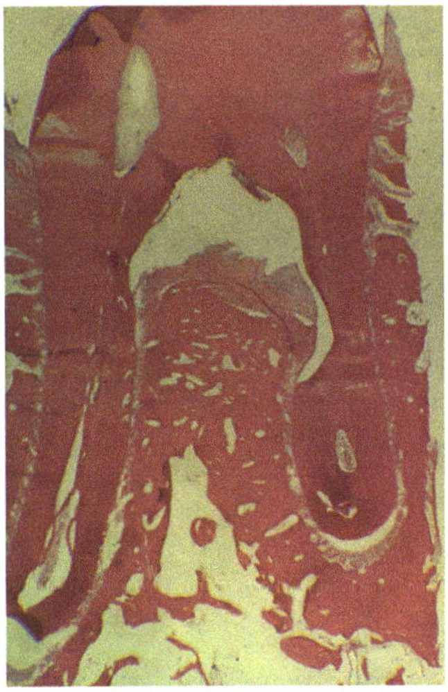

Abb. 13-4 Histologisches Bild eines Affenzahnes (Molaren) nach experimentell induzierter Parodontitis und okklusalem Trauma. Zusätzlich zum Knochenabbau entstand auch eine pathologische Tasche.

Therapie

Die wichtigste Maßnahme ist die Behandlung der Parodontitis (systematische Parodontaltherapie). Nur durch diese Behandlung kann das Fortschreiten der Parodontitis gestoppt werden; durch okklusales Einschleifen wird die Zahnbeweglichkeit reduziert (Abb. 13-5). Bei sehr stark erhöhter Beweglichkeit kann eine Schienung mittels Säureätztechnik und Komposit oder festen Brücken erfolgen, was den Kaukomfort des Patienten deutlich erhöht. Im Fall einer chirurgischen Therapie eines stark reduzierten Parodonts kann eine Schienung auch den postoperativ auftretenden Diskomfort stark reduzieren. Die Schienung wird entweder vor oder unmittelbar nach dem chirurgischen Eingriff vorgenommen.

13.1.3 Zusammenfassung und Empfehlungen für die Praxis

Ein okklusales Trauma bei einem Zahn mit einer Gingivitis führt nicht zum Verlust von bindegewebigem Attachment oder zur Bildung einer pathologischen Tasche. Diese erhöhte Beweglichkeit kann als physiologische Anpassung des parodontalen Gewebes an die funktionellen Veränderungen betrachtet werden. Eine Behandlung (z. B. durch Einschleifen) beseitigt die traumatisierenden Kräfte, d. h. es kommt in den Zonen der Knochenresorption wieder zu einer Knochenapposition, die Breite des Desmo-

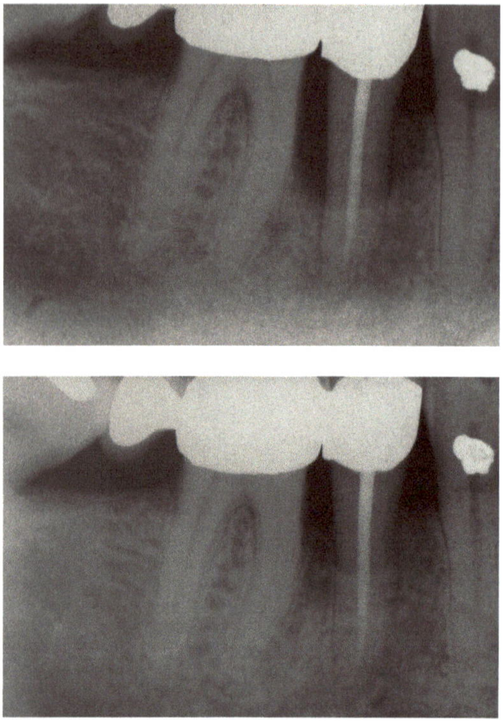

a

b

Abb. 13-5 a) Distal des Zahnes 45 ist ein intraossärer Knochendefekt ersichtlich.
b) Nach durchgeführter systematischer Parodontaltherapie und okklusalem Einschleifen ist eine Neubildung von Alveolarknochen zu beobachten.

dontalspalts verringert sich und die erhöhte Zahnbeweglichkeit nimmt ab. Eine Resorption aufgrund eines okklusalen Traumas ist reversibel.

Bei Vorliegen einer entzündlichen, plaqueinduzierten Läsion des Weichgewebes (im Fall einer Parodontitis) kommt es mittels alleiniger okklusaler Therapie meist zu keiner Knochenregeneration.

Durch okklusales Einschleifen kann eine erhöhte Zahnbeweglichkeit effektiv reduziert werden, wenn diese durch eine Verbreiterung des Parodontalspalts entstanden ist. Das Fortschreiten einer plaquebedingten marginalen Parodontitis kann durch die alleinige okklusale Therapie (z.B. okklusales Einschleifen) oder Schienung nicht gestoppt bzw. behandelt werden. Bei einer plaquebedingten Parodontitis sollte die okklusale Therapie immer im Rahmen einer systematischen Parodontaltherapie erfolgen. Eine erhöhte Zahnbeweglichkeit im Fall eines reduzierten, aber entzündungsfreien Parodonts kann klinisch akzeptiert werden. Eine Schienung sollte bei einer ständig zunehmenden Zahnbeweglichkeit – oder wenn der Patient diese nicht mehr akzeptiert – durchgeführt werden.

13.2 Parodont und Endodont

13.2.1 Einfluss pathologischer Prozesse der Pulpa auf das Parodont

Der negative Einfluss einer endodontischen Infektion auf das Parodont ist in der Literatur gut dokumentiert [13, 46, 48, 51]. Es wurde gezeigt, dass eine endodontale Entzündung nicht nur zu einer apikalen Parodontitis führen kann, sondern auch zu einer starken Zerstörung des Zahnhalteapparats. Experimentelle Studien haben gezeigt, dass eine endodontale Infektion die Bildung eines langen Saumepithels fördert und bei Vorhandensein von bakterieller Plaque sogar zur Ausbildung einer pathologischen Tasche führen kann [48]. Ergebnisse aus klinischen Studien konnten belegen, dass eine starke Korrelation zwischen periapikalen Läsionen, erhöhten Sondierungstiefen und Verlust an klinischem Attachment besteht [9, 23]. Weiterhin konnte gezeigt werden, dass bei einer Wurzelkanalinfektion eine Heilung nach nichtchirurgischer Parodontaltherapie signifikant schlechter war [8]. Entzündliche Läsionen im Parodont, die durch eine Infektion des Wurzelkanals entstehen, können sich nicht nur apikal, sondern auch lateral und interradikulär manifestieren [48]. Der entzündliche Prozess wird durch bakterielle Produkte induziert und aufrechterhalten. Besteht gleichzeitig eine parodontale Läsion, können die beiden pathologischen Prozesse miteinander verschmelzen und röntgenologisch wie eine Läsion erscheinen. Mit einer Ausbreitung der endodontischen Läsion kann es zum Verlust des parodontalen Stützapparats kommen, was sich klinisch durch stark erhöhte Sondierungstiefen, Pusentleerung, Schwellung, Fisteln, Perkussionsempfindlichkeit und erhöhte Zahnbeweglichkeit manifestiert. Radiologisch kommt es sehr häufig zu dramatischem Verlust von Alveolarknochen. Aus therapeutischen Gründen ist es von ausschlaggebender Bedeutung, die primäre Ursache (endodontisch oder parodontal) des pathologischen Prozesses zu lokalisieren (Tab. 13-1). Im Folgenden soll auf diese Problematik näher eingegangen werden.

13.2.2 Primär endodontische Läsion mit sekundärer parodontaler Beteiligung

Liegt eine nekrotische Pulpa vor, können die bakteriellen Toxine über das Foramen apikale oder über Seitenkanäle das Parodont erreichen und zur Entste-

Tabelle 13-1 Zusammenfassung der Charakteristika der Läsionen.

Läsion	Schmerzen	Schwellung	Taschenbildung	Röntgenologisch	Sensibilität
primär endodontisch mit sekundärer parodontaler Beteiligung	keine bis leichte	wahrscheinlich (falls keine Fistelbildung)	Vorhanden oder Fistelbildung	erhöhte Radioluzenz in der Apexnähe oder Furkation	negativ
primär parodontal mit sekundärer endodontischer Beteiligung	keine (Ausnahme: akute pulpale Infektion)	möglich	tief	Knochenverlust fast bis zum Apex oder im Bereich der Furkation	meist sensibel
kombiniert endodontisch-parodontal	leicht bis stark	wahrscheinlich	tief, bis zum Apex reichend	Knochenverlust bis zum Apex	negativ

hung von entzündlichen Läsionen führen. Solche Läsionen sind meist um den Apex oder die Seitenkanäle herum begrenzt. Als Folge des pathologischen Prozesses kommt es zu einem lokalisierten Knochen- und Attachmentverlust. Bei der Exazerbation dieses lokalisierten Prozesses mit nachfolgender Abszessbildung kann es innerhalb kürzester Zeit zu einer Zerstörung von großen Teilen des bindegewebigen Attachments und von Alveolarknochen kommen (Abb. 13-6 und 13-7). Diese Abszesse können sich in verschiedene Richtungen entleeren und eventuell Fistelgänge bilden. Die Entleerung kann entweder durch den Knochen, das Periost und das Bindegewebe in die Alveolarmukosa oder die keratinisierte Gingiva oder über das Desmodont in den Gingivalsulkus erfolgen. Im Fall einer bereits vorhandenen parodontalen Tasche kann es zu einer apikal-marginalen Verbindung der Läsionen kommen. Dieser Prozess kann mit oder ohne klinische Symptome verlaufen. Falls vorhanden, sind die Symptome identisch mit denen eines parodontalen Abszesses, wie Schwellung der marginalen Gingiva oder der Alveolarmukosa und erhöhte Zahnbeweglichkeit (s. Tab. 13-1). Wenn sich der eitrige Prozess durch den Desmodontalspalt entleert, kann es zu einer Fistelbildung kommen. Häufig kann eine solche Fistel nur durch eine sorgfältige Sondierung entdeckt werden. In solchen Fällen kann man an der entsprechenden Stelle bis zum Apex sondieren, wobei meistens um den Zahn herum keine erhöhten Sondierungstiefen gemessen werden können (s. Abb. 13-6). Bei mehrwurzeligen Zähnen kann es zu einer Drainage über die Furkationsstelle kommen. Eine solche Läsion kann sehr häufig zur Ausbildung eines Furkationsdefekts der Klasse III (durchgängige Furkation) führen (s. Abb. 13-7).

Diagnose

- Klinische Untersuchung: große Restaurationen oder tiefe kariöse Defekte, evtl. starke Verfärbungen der Zahnkronen
- In der Anamnese kann ein Trauma angegeben sein
- Sensibilität: stets negativ
- Lokalisierte, sehr hohe (bis zum Apex reichende) Sondierungstiefen. Rings um den Zahn sind die Sondierungstiefen nur mäßig erhöht
- Der Röntgenbefund zeigt große, meist U-förmige Läsionen. Bei mehrwurzeligen Zähnen kann es zu starken Knochendestruktionen im Furkationsbereich kommen.

Therapie

Die Therapie ist immer **primär endodontisch**. Eine primär endodontisch bedingte Läsion heilt nach einer lege artis durchgeführten endodontischen Therapie immer vollständig aus (s. Abb. 13-6c und d, 13-7b). Es besteht keine Notwendigkeit einer zusätzlichen parodontalen Therapie.

13.2.3 Primär parodontale Läsion mit sekundärer endodontischer Beteiligung

Im Fall einer parodontalen Infektion besteht die Möglichkeit einer Infektion der Pulpa über die Dentintubuli, die Seitenkanäle oder das Foramen apicale. Diese Zusammenhänge werden in der Literatur kontrovers diskutiert. Obwohl entzündliche, degenerative Veränderungen der Pulpa und sogar lokalisierte Pulpanekrosen bei fortgeschrittenen Formen von marginaler Parodontitis von mehreren Autoren beschrieben wurden, konnte eine direkte Korrelation zwischen einer progressiven Parodontitis und einer

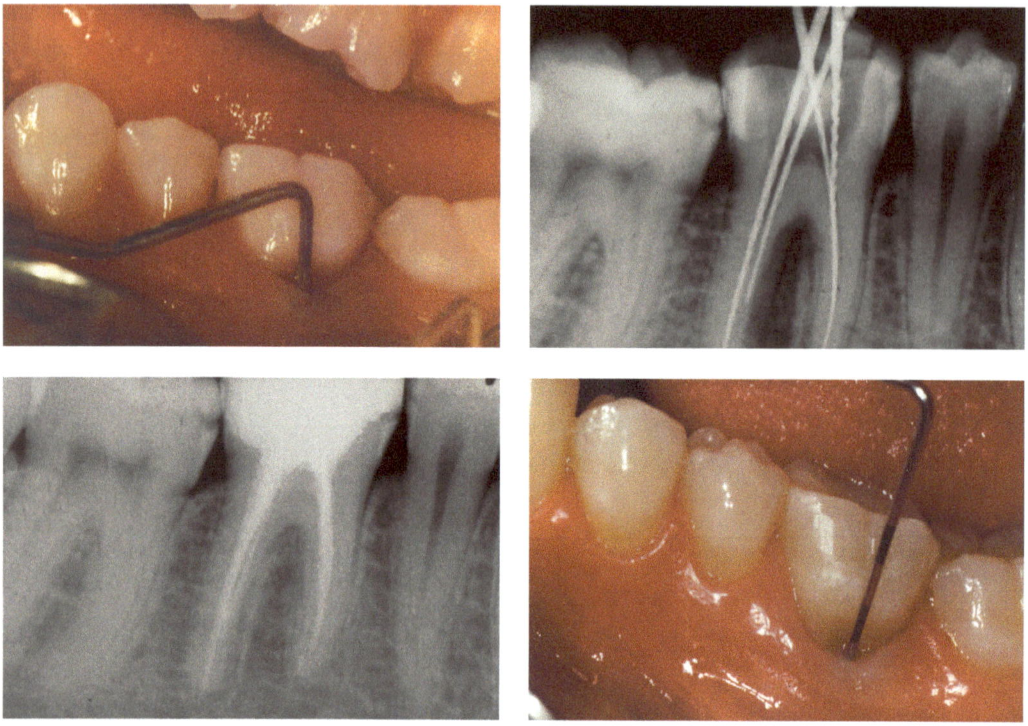

Abb. 13-6 Primär endodontisch bedingte Läsion mit sekundärer parodontaler Beteiligung.
a) Es wurde eine Sondierungstiefe von 14 mm gemessen. Der Zahn war nicht vital.
b) Das Röntgenbild zeigt einen starken Knochenabbau im Bereich der Furkation.
c) Sechs Monate nach alleiniger endodontischer Therapie ist eine vollständige Regeneration des Furkationsdefekts erkennbar.
d) Sechs Monate nach alleiniger endodontischer Therapie betrug die Sondierungstiefe 3 mm.

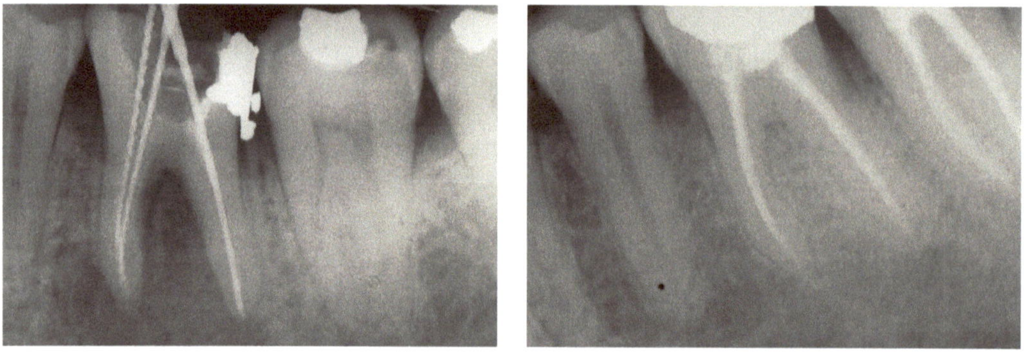

Abb. 13-7 Primär endodontisch bedingte Läsion mit sekundärer parodontaler Beteiligung.
a) Die Sondierungstiefe betrug 16 mm. Die klinische und radiologische Untersuchung zeigte die Präsenz eines Furkationsbefalls Grad III.
b) Ein Jahr nach endodontischer Therapie ist eine vollständige Ausheilung des Furkationsdefekts zu beobachten. Die Sondierungstiefe beträgt 3 mm.

Pulpitis in einer Reihe von klinischen Studien nicht bewiesen werden. Es wird angenommen, dass eine marginale Parodontitis die Vitalität der Pulpa eher selten gefährdet. Eine Schädigung der Pulpa (retrograde Pulpitis) kann erst eintreten, wenn der parodontale Prozess das Foramen apicale und die apikale Blutversorgung erreicht.

Diagnose

- Die klinische Untersuchung zeigt meist eine generalisierte marginale Parodontitis auf. Häufig werden erhöhte Sondierungstiefen in der gesamten Dentition sowie Plaque und Zahnstein gefunden (Abb. 13-8a).
- Eine primär parodontale Läsion kann auch bei isolierten Parodontaldefekten vorkommen (bei einer lokalisierten aggressiven Parodontitis).
- Die Sensibilität ist in den meisten Fällen positiv, sie kann aber bei weit fortgeschrittenen Taschen auch negativ sein.
- Der Röntgenbefund zeigt einen generalisierten horizontalen und vertikalen Knochenabbau (Abb. 13-8b).

Therapie

Die Therapie der ersten Wahl ist die **Parodontaltherapie**. Im Fall eines Sensibilitätsverlusts muss eine endodontische Therapie durchgeführt werden. Diese ist auch dort angezeigt, wo die Destruktion des Zahnhalteapparats den Apex erreicht hat und eine Parodontaltherapie die Vitalität der Pulpa gefährden könnte.

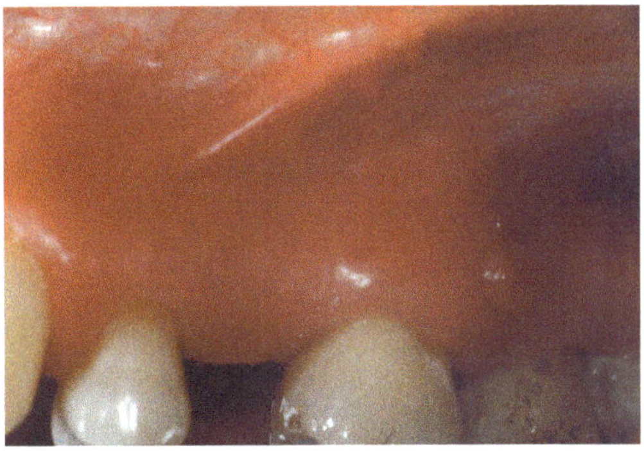

a

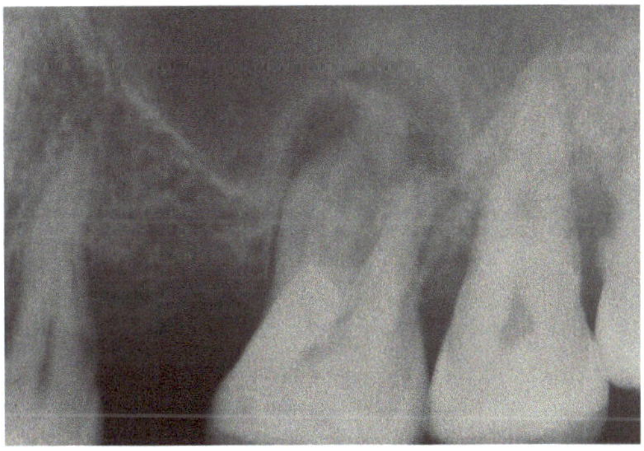

b

Abb. 13-8 Primär parodontal bedingte Läsion mit sekundärer endodontischer Beteiligung.
a) Die Patientin zeigte eine generalisierte, chronische Parodontitis und keine Restaurationen oder kariösen Läsionen, die zu einer Pulpabeteiligung hätten führen können. Palatinal konnte eine Sondierungtiefe von 14 mm gemessen werden. Bukkal ist ein Fistelausgang zu beobachten. Der Zahn war nicht vital.
b) Das Röntgenbild zeigt einen starken Knochenabbau im Bereich der Furkation.

13.2.4 Kombinierte endodontisch-parodontale Läsionen

Wenn unabhängig voneinander an demselben Zahn sowohl eine endodontische als auch eine parodontale Erkrankung vorliegt, besteht eine kombinierte endodontisch-parodontale Läsion.

Diagnose

Die klinischen Symptome und der röntgenologische Befund ähneln den beiden erstgenannten Läsionen. In der Praxis ist es allerdings schwer (häufig sogar unmöglich), bei solchen kombinierten Läsionen die primäre Ursache (endodontisch oder parodontal) festzustellen.

Therapie

Die Therapie muss sowohl endodontisch als auch parodontal durchgeführt werden. Der Therapiebeginn sollte immer **endodontisch** erfolgen, gleichzeitig sollte aber auch die Parodontaltherapie initiiert werden (in Form von Hygienephase, subgingivalem Scaling und Wurzelglättung). Der Anteil der Läsion, der durch die Infektion im Kanal verursacht wird, heilt meist nach einer lege artis durchgeführten Wurzelkanalbehandlung aus. Der durch bakterielle Plaque bedingte Anteil heilt nach der Parodontaltherapie aus. Es tritt keine oder nur eine geringfügige Regeneration des Zahnhalteapparats auf.

13.2.5 Vertikale und horizontale Wurzelfrakturen

Die klinischen Symptome, die bei einer endodontischen oder parodontalen Läsion typisch sind, können auch bei vertikalen und horizontalen Wurzelfrakturen auftreten (Abb. 13-9 und 13-10). Sehr häufig verläuft eine vertikale Wurzelfraktur in der Wurzellängsachse und kann daher klinisch oder auf dem

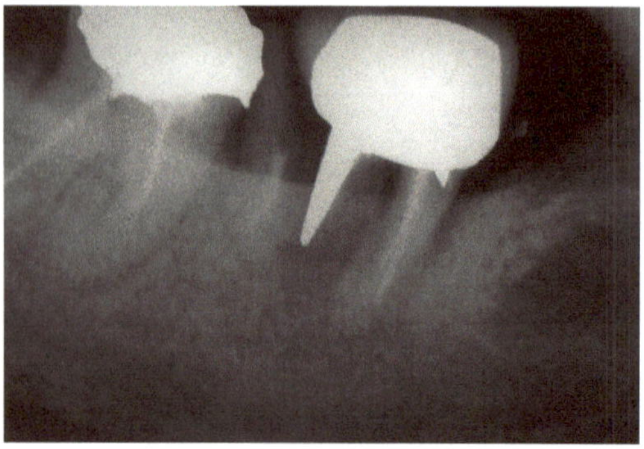

Abb. 13-9 Vertikale Wurzelfraktur an einem endodontisch behandelten und mit einem gegossenen Stift versorgten Zahn.

a

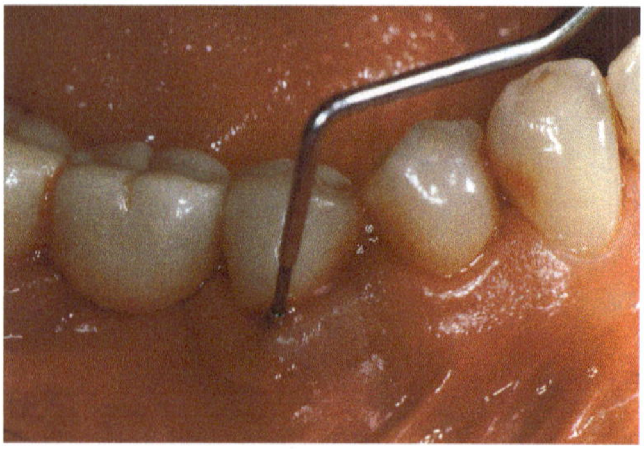

b

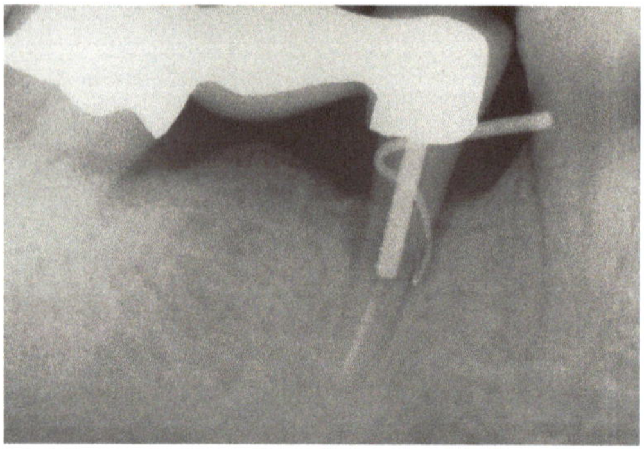

Abb. 13-10 Horizontale Fraktur an einem unteren, wurzelbehandelten Prämolaren. Der Zahn diente als Brückenpfeiler und war wahrscheinlich überbelastet.
a) Das klinische Bild zeigte eine Sondierungstiefe von 10 mm, eine Fistelbildung und eine stark erhöhte Mobilität (Grad 3).
b) Die in den Fistelausgang eingeführte Guttaperchaspitze zeigt in Richtung der Wurzelfraktur.

Röntgenbild nur schwer diagnostizierbar sein. Der röntgenologische Befund kann dem bei endodontischen und parodontalen Läsionen ähneln. Die Symptomatologie ist unterschiedlich und kann durch starke Schmerzen, Empfindlichkeit, rezidivierende Abszessbildungen, Aufbissempfindlichkeit, Fistelbildung, leichte Schmerzen oder dumpfe Missempfindungen charakterisiert sein. Ein Verdacht auf eine Wurzelfraktur ist auch bei unklaren endodontischen und parodontalen Befunden gegeben. Eine Schmerzauslösung nach Belastung einzelner Höcker kann auch ein Anzeichen für eine Fraktur sein. Wenn die Frakturlinie oral oder vestibulär verläuft, ist sie röntgenologisch nicht zu diagnostizieren. Häufig wird die vertikale Wurzelfraktur nur im Rahmen eines chirurgischen Eingriffs diagnostiziert. Klinische Studien konnten zeigen, dass Wurzelfrakturen häufiger bei wurzelkanalgefüllten Zähnen – vor allem, wenn sie mit Stiften versorgt waren – vorkommen als bei vitalen Zähnen.

Wegen der kontinuierlichen bakteriellen Invasion von der Mundhöhle durch den Frakturspalt haben Zähne mit einer Wurzelfraktur eine **hoffnungslose Prognose**. Sie müssen daher extrahiert werden. In besonderen Fällen können mehrwurzelige Zähne radektomiert werden.

13.2.6 Die palatinal-radikuläre Furche

Die palatinal-radikuläre Furche ist eine relativ seltene moderate Zahnfehlbildung und wird auch als distolinguale Furche, palatogingivale Furche, radikuläre Anomalie oder radikulär-linguale Furche bezeichnet. Sie beginnt in der Nähe des Zingulums des betroffenen Zahnes und verläuft in unterschiedlicher Tiefe in Richtung Schmelz-Zement-Grenze bis in den Wurzelbereich hinein.

Studien berichten über eine Häufigkeit von etwa 2,8 bis 8,5 % der untersuchten Fälle [29, 41]. In einer Untersuchung einer chinesischen Population wurde eine Häufigkeit von über 18 % nachgewiesen [22]. Diese Unterschiede sind vermutlich auf verschiedene Untersuchungskriterien und/oder rassenspezifische Differenzen sowie Unterschiede in der Größe der untersuchten Gruppen zurückführen. Die Mehrzahl der Furchen wurde in den mittleren und seitlichen Oberkieferinzisivi beschrieben, wobei der seitliche Inzisivus mit 94 % der am häufigsten betroffene Zahn war [1, 12]. An posterioren Zähnen findet sich diese Fehlbildung nur selten [2]. Ein bilaterales Auftreten der Anomalie ist ungewöhnlich. Es gibt keine Hinweise auf geschlechtsspezifische Differenzen oder Unterschiede zwischen kaukasischen und schwarzen Populationen [52]. Diese Fehlbildung findet sich überwiegend an der palatinalen Zahnseite, wobei vereinzelte Berichte über mittlere und seitliche Oberkieferschneidezähne vorliegen [1, 2, 12, 17, 22, 28, 52].

Die palatinal-radikuläre Furche erstreckt sich bis in unterschiedliche Tiefen der Wurzeloberfläche. Meistens stellt sich der Defekt als kleine Einziehung des koronalen Schmelzes dar, die an der Schmelz-Zement-Grenze endet oder sich bis wenige Millimeter unterhalb der Gingiva erstreckt. Er kann aber auch weiter apikalwärts reichen und sich als seichte oder fissurenförmige Einziehung darstellen. In sehr komplexen Fällen können die radikulären Furchen tiefe Einstülpungen über die gesamte Wurzellänge bilden oder sogar eine akzessorische Wurzel vom Hauptwurzelstamm abtrennen.

Die genaue **Ätiologie** dieser Fehlbildung ist nicht bekannt. Einige Untersucher betrachten sie als die mildeste Form des Dens invaginatus, die daher eine ähnliche Ätiologie aufweisen kann: eine Einstülpung des Schmelzorgans und der Hertwig-Epithelscheide während der Odontogenese [12]. Andere Autoren führen die Fehlbildung auf den Versuch des Organismus zurück, eine weitere Wurzel an dem betroffenen Zahn auszubilden [41]. Diese Hypothese wird auch durch histologische Befunde gestützt, wo in schweren Fällen einer Furchenbildung die Morphologie der Wurzel der einer rudimentären Wurzelbildung ähnlich ist [17]. Die Berichte über Zähne mit radikulären Furchen, die die Wurzel in einen Hauptwurzelstamm und eine kleinere akzessorische Wurzel teilen, unterstützen die letztere Theorie [41].

Die palatinal-radikuläre Furche stellt eine **Prädisposition für parodontale Erkrankungen** dar (Abb. 13-11). Sie bietet eine ideale Möglichkeit der Plaqueretention [22, 52]. Die laterale Position und die subgingivale Ausdehnung des Defekts machen eine optimale Mundhygiene an dieser Stelle unmöglich.

Diagnose

Die Diagnostik der palatinal-radikulären Furche ist relativ unproblematisch. Sie kann allerdings mit einem Parodontalabszess oder mit einer kombinierten endodontisch-parodontalen Erkrankung verwechselt werden (s. Abb. 13-11). Die klinische Untersuchung kann eine Gingivaentzündung an der Palatinalseite der Zähne aufweisen, die wahrscheinlich auf eine Plaqueakkumulation in der Furchung zurückzuführen ist. Die Gingiva kann ödematös und geschwollen sein, es ist aber auch das Vorliegen einer Rezession möglich. Das Vorkommen einer palatinalen parodontalen Tasche, die sich entlang der vertikalen Furche erstreckt und mehrere Millimeter subgingival reichen kann, stellt einen der wichtigsten Befunde dar.

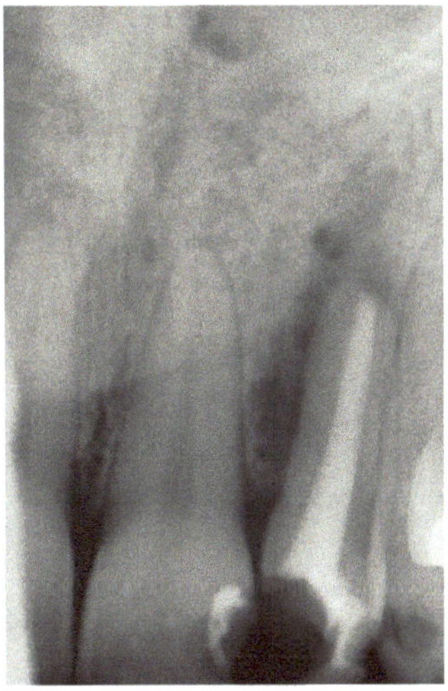
a

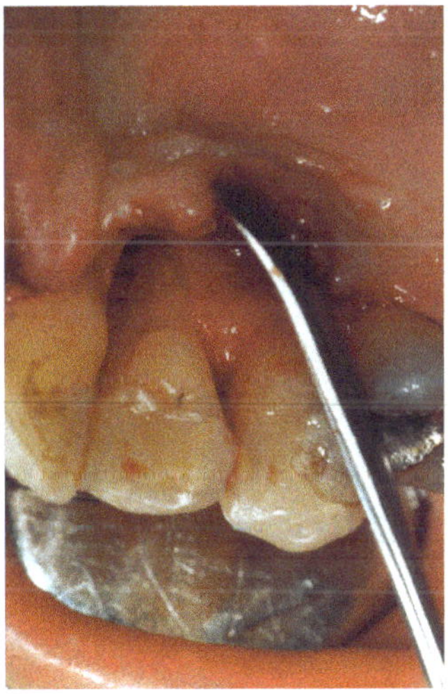
b

Abb. 13-11 a) Röntgenbild eines oberen seitlichen Schneidezahnes mit einer palatinal-radikulären Furche. Der Zahn zeigte auch nach einer endodontischen und regenerativ-chirurgischen Parodontaltherapie nur eine kurzfristige Besserung und musste extrahiert werden.
b) Die intraoperative Ansicht nach chirurgischer Darstellung der Palatinalseite der Wurzel zeigt eine tiefe, sich bis weit in den Wurzelbereich erstreckende palatinal-radikuläre Furche.

Im Fall einer Fistel kann deren Ursprung nach Einschieben eines Guttaperchastifts röntgenologisch dargestellt werden, wobei die Spitze des Stifts meistens auf das apikale Ende der Furchung zeigt. Differenzialdiagnostisch sollten auch Dentinal Cracks (Infrakturen) und vertikale Frakturen wegen der ähnlichen Symptomatik in Betracht gezogen werden. Dabei stellt die koronale Einkerbung mit assoziierter Taschenbildung das entscheidende differenzialdiagnostische Kriterium dar.

Therapie

Die Prognose von Zähnen mit palatinal-radikulärer Furche hängt in erster Linie vom Ausmaß des parodontalen Problems, der Zugänglichkeit des Defekts und dem Typ der Furchung (flach/tief, kurz/lang) ab. Der Erfolg der Therapie ist abhängig von dem effektiven Management aller beteiligten lokalen Faktoren. Bei akuten Beschwerden, z. B. bei akutem Parodontalabszess oder periapikalem Abszess, steht die Schmerzbehandlung im Vordergrund. Bei Symptomen einer reversiblen Pulpitis lassen in der Regel die Beschwerden allein durch die parodontale Behandlung nach, wobei in der Regel keine endodontische Therapie notwendig ist.

Folgende **Behandlungsalternativen** wurden zur Behandlung leichter und mittlerer Furchungen vorgeschlagen:

- chirurgische Entfernung des Granulationsgewebes und lokaler Reizfaktoren, Scaling und Wurzelglättung [12, 43]
- Nivellierung der Furche durch hochtouriges Beschleifen mit Diamantfinierern mit oder ohne Anwendung geweberegenerierender Techniken (z. B. Knochenersatzmaterialien, gesteuerte Geweberegeneration oder Schmelzmatrix-Proteine) [44]
- Verschluss der Furche mit einem adäquaten Material (z. B. Amalgam) [14, 45].

Bei starker Ausprägung der palatinalen Furche ist der Erfolg der Therapie zweifelhaft und endet häufig als Misserfolg. Dann ist oft die Extraktion die einzige Lösung.

13.2.7 Gefährdung und Zerstörung von Parodont durch Pulpadevitalisationsmittel

Zahlreiche Fallberichte und wissenschaftliche Studien konnten die Gefahr für Parodont und Zahnstrukturen bei Anwendung von Pulpadevitalisationsmitteln belegen [35]. In der Fachliteratur wurde vor einigen Jahrzehnten die Ansicht verbreitet, dass (para-)formaldehydhaltige Präparate (z. B. Toxavit®, Fa. lege artis, Dettenhausen) sich gegenüber Arsenpräparaten dadurch auszeichneten, dass im Fall unsachgemäßer Anwendung die parodontalen Schäden ausblieben. Fallberichte konnten jedoch zeigen, dass es bei unsachgemäßer Anwendung von Toxavit®-Einlagen zu Nekrosen der Interdentalpapillen, der angrenzenden Gingiva und des Alveolarknochens kommen kann [35]. Dabei wurden weit apikal reichende Sequesterbildungen und sogar Verluste der behandelten Zähne beschrieben [35]. Histologische Untersuchungen am Tierexperiment konnten schon nach eintägiger Einwirkung von Toxavit® parodontale Schäden im Bereich des bindegewebigen Attachments und der koronalen Teile des Desmodonts nachweisen. Nach einer Liegedauer von zehn Tagen kam es zu deutlichen Veränderungen der approximalen Bereiche mit einer totalen Auflösung der parodontalen Strukturen. Nach einer Liegedauer von zwei Monaten kam es zu einer Exfoliation der betroffenen Zähne. Angesichts einer möglichen Gefährdung des Parodonts soll auf eine chemische Pulpadevitalisation verzichtet werden.

13.2.8 Zusammenfassung und Empfehlungen für die Praxis

Bei der Behandlung einer endodontischen, parodontalen oder kombiniert endodontisch-parodontalen Läsion ist die Diagnostik von ausschlaggebender Bedeutung. Dabei spielen die sorgfältige Anamnese und die klinische sowie röntgenologische Untersuchung eine wichtige Rolle. Hier soll entschieden werden, in welchem Ausmaß die beiden Ursachen an der Läsion, die das Attachment schädigen können, beteiligt sind. Im Fall einer kombinierten endodontisch-parodontalen Läsion soll zuerst die endodontische Infektion durch Reinigung und Desinfektion des Wurzelkanalsystems behandelt werden. Bevor die Parodontaltherapie eingeleitet wird, muss eine Beobachtungsphase erfolgen, um den Erfolg der endodontischen Therapie bei der Abheilung von parodontalen Strukturen beurteilen zu können. Eine Reduktion von Sondierungstiefen kann bereits nach einigen Wochen beobachtet werden, die Knochenregeneration kann allerdings erst nach einigen Monaten beurteilt werden.

Zähne mit vertikalen oder horizontalen Wurzelfrakturen haben eine hoffnungslose Prognose und sollten in der Regel extrahiert werden.

Die Prognose von Zähnen mit einer palatinal-radikulären Furche hängt hauptsächlich von der Schwere der resultierenden Parodontalerkrankung, der Zugänglichkeit des Defekts und der Art der Furche (oberflächlich oder tief, kurz oder lang) ab.

13.3 Literatur

[1] Bacic, M., Karakas, Z., Kaic, Z., Sutalo, J.: The association between palatal grooves in upper incisors and periodontal complications. J Periodontol 61, 197 (1990).
[2] Benenati, F. W.: Maxillary second molar with two palatal canals and a palatogingival groove. J Endod 11, 308 (1985).
[3] Block, P. L.: Restorative margins and periodontal health. A new look at an old perspective. J Prosth Dent 45, 683 (1987).

[4] Brunsvold, M. A., Lane , J. J.: The prevalence of overhanging dental restorations and their relationship to periodontal disease. J Clin Periodontol 17, 67 (1990).
[5] Chen, J. T., Burch J. G., Beck, F. M., Horton, J. E.: Periodontal attachment loss associated with proximal tooth restorations. J Prosth Dent 57, 416 (1987).
[6] Collins, C. J., Bryant, R. W., Hodge, K. L.: A clinical evaluation of posterior composite resin restorations: 8 year findings. J Dent 26, 311 (1998).
[7] Deschner, J., Arnold, B., Kage, A., Zimmermann, B., Kanitz, V., Bernimoulin, J. P.: Suppression of interleukin-10 release from human periodontal ligament cells by interleukin-1 beta in vitro. Arch Oral Biol 45, 179 (2000).
[8] Ehnevid, H., Jansson, L. E., Lindskog, S. F., Blomlöf, L. B.: Periodontal healing in relation to radiographic attachment and endodontic infection. J Periodontol 64, 1199 (1993).
[9] Ehnevid, H., Jansson, L. E., Lindskog, S. F., Blomlöf, L. B.: Periodontal healing in teeth with periapical lesions. J Clin Periodontol 20, 254 (1993).
[10] Ericsson, I., Lindhe, J.: Lack of effect of trauma from occlusion on the recurrence of experimental periodontitis. J Clin Periodontol 4, 115 (1977).
[11] Ericsson, I., Lindhe, J.: The effect of long-standing jiggling on experimental marginal periodontitis in the beagle dog. J Clin Periodontol 9, 497 (1982).
[12] Everett, F. G., Kramer, G. M.: The disto-lingual groove in the maxillary lateral incisor: A periodontal hazard. J Periodontol 43, 352 (1972).
[13] Fabricius, L., Dahlén, G., Holm, S. E., Möller, Å. J. R.: Influence of combinations of oral bacteria on periapical tissues in monkeys. Scand J Dent Res 90, 200 (1982).
[14] Friedman, S., Goultschin, J.: The radicular palatal groove – a therapeutic modality. Endod Dent Traumatol 4, 281 (1988).
[15] Gargiulo, A. W., Wentz, F., Orban, B.: Dimensions and relations of the dentogingival junction in humans. J Periodontol 32, 261 (1961).
[16] Cilmore, N., Sheiham, A.: Overhanging dental restorations and periodontal disease 42, 8 (1971).
[17] Goon, W. W., Carpenter, W. M., Brace, N. M., Ahlfeld, R. J.: Complex facial radicular groove in a maxillary lateral incisor. J Endod 17, 244 (1991).
[18] Günay, H., Seeger, A., Tschernitschek, H., Geurtsen, W.: Placement of the preparation line and periodontal health – a prospective 2-year clinical study. Int J Periodont Restorative Dent 20, 171 (2000).
[19] Hammer, B., Hotz, P.: Nachkontrolle von 1–5jährigen Amalgam-, Komposite- und Goldgussfüllungen. Schweiz Monatsschr Zahnmed 89, 301 (1979).
[20] Hancock, E. B., Mayo, C. V., Schwab, R. R., Wirthlin, M. R.: Influence of interdental contacts on periodontal status. J Periodontol 51, 445 (1980).
[21] Highfield, J. E., Powell, R. N.: Effects of removal of posterior overhanging metallic margins of restorations upon the periodontal tissues. J Clin Periodontol 5, 169 (1978).
[22] Hou, G. L., Tsai, C. C.: Relationship between palatoradicular grooves and localized periodontitis. J Clin Periodontol 20, 678 (1993).
[23] Jansson, L., Ehnevid, H., Lindskog, S., Blomlöf, L.: Relationship between periapical and periodontal status. A clinical retrospective study. J Clin Periodontol 20, 117 (1993).
[24] Jansson, L., Blomster, S., Forsgradh, A., Bergman, E., Foss, L., Reinhardt, E., Sjoberg, B.: Interactory effect between marginal plaque and subgingival proximal restorations on periodontal pocket depth. Swedish Dent J 21, 77 (1997).
[25] Jeffcoat, M. K., Howell, T. H.: Alveolar bone destruction due to overhanging amalgam in periodontal disease. J Periodontol 51, 599 (1980).
[26] Kepic, T. J., O'Leary, T. J.: Role of marginal ridge relationships as an etiologic factor in periodontal disease. J Periodontol 49, 570 (1978).
[27] Kidd, E. A. M.: Polymerisation shrinkage and microleakage. In: Vanherle, G., Smitz, D. C. (eds.): International symposium on posterior composite resin dental restorative materials, p. 263. Peter Szulz, Utrecht 1992.
[28] Kogan, L. S.: The prevalence, location and conformation of palatoradicular grooves in maxillary incisors. J Periodontol 57, 231 (1986).
[29] Kovacs, I.: A systematic description of dental roots. In: Dahlberg, A. A. (ed.): Dental Morphology and Evolution, p. 223. University of Chicago Press, Chicago–London 1971.
[30] Köttgen, C., Ernst, C. P., Willershausen, B.: So wirken Zahnfüllungsmaterialien auf das Zahnfleisch. Zahnärztl Mitteil 91 (Nr. 7), 34 (2001).
[31] Lang, N. P., Kiel, R. A., Anderhalden, K.: Clinical and microbiological effects of subgingival restorations with overhanging or clinically perfect margins. J Clin Periodontol 10, 563 (1983).
[32] Larato, D.: Relationship of food impaction to interproximal intrabony lesions. J Periodontol 42, 237 (1971).
[33] Lindhe, J., Ericsson, I.: The effect of elimination of jiggling forces on periodontally exposed teeth in the dog. J Periodontol 53, 562 (1982).
[34] Lindhe, J., Svanberg, G.: Influences of trauma from occlusion on progression of experimental periodontitis in the Beagle dog. J Clin Periodontol 1, 3 (1974).
[35] Löst, C.: Gefährdung und Zerstörung von Parodont und Zahnstrukturen durch (para-)formaldehydhaltige Pulpadevitalisationsmittel. Endodontie 6, 7 (1998).
[36] Meitner, S. W.: Co-destructive Factors of Marginal Periodontitis and Repetitive Mechanical Injury. Thesis: Eastman Dental Center and The University of Rochester, Rochester/USA 1975.
[37] Nevins, M., Skurrow, H. M.: The intracrevicular restorative margin, the biological width, and the maintenance of the gingival margin. Int J Periodont Restorative Dent 3, 31 (1984).
[38] Newcomb, G. M.: The relationship between the location of subgingival crown margins and gingival inflammation. J Periodontol 45, 151 (1974).
[39] Pack, A. R., Coxhead, L. J., McDonald, B. W.: The prevalence of overhanging margins in posterior amalgam restorations and periodontal consequences. J Clin Periodontol 17, 145 (1990).
[40] Parma-Benfenati, S., Fugazzotto, P. A., Ferreira, P. M., Ruben, M. P., Kramer, G. M.: The effects of restorative margins on the postsurgical development and nature of the periodontium. Int J Periodont Restorative Dent 6, 65 (1986).
[41] Peikoff, M. D., Perry, J. B., Chapnick, L. A. Endodontic failure attributable to a complex radicular lingual groove. J Endod 11, 573 (1985).
[42] Polson, A., Zander, H.: Effect of periodontal trauma upon infrabony pockets. J Periodontol 54, 586 (1983).
[43] Ramirez, J. M.: Management of a periodontal lesion associated with a lingual groove. Periodontal Case Report Health 5 (2), 36 (1983).
[44] Rankow, H. J., Krasner, P. R.: Endodontic applications of guided tissue regeneration in endodontic surgery. J Endod 22, 34 (1996).
[45] Simon, J. H., Glick, D. H., Frank, A. L.: Predictable endodontic and periodontal failures as a result of radicular anomalies. Oral Surg Oral Med Oral Pathol 31, 823 (1971).
[46] Sinai, I., Soltanoff, W.: The transmission of pathologic changes between the pulp and the periodontal structures. Oral Surg 36, 558 (1973).
[47] Spinks, G. C., Carson, R. E., Hancock, E. B., Pelleu, G. B. Jr.: An SEM study of overhanging removal methods. J Periodontol 57, 632 (1986).

[48] Syed, S. A., Bergenholz, G., Cox, C. F., Loesche, W. J.: Microbiological and histopathological correlation of induced periapical lesions in monkeys. J Dent Res 61 (Abstr. Nr. 251) (1982).
[49] Tal, H., Soldinger, M., Dreinagel, A., Pitaru, S.: Periodontal response to long-term abuse of the gingival attachment by supracrestal amalgam restorations. J Clin Periodontol 16, 654 (1989).
[50] Vacek, J. S., Gehr, M. E., Asad, D. A., Richardson, A. C., Giambarresi, L. I.: The dimensions of the human dentogingival junction. Int J Periodont Restorative Dent 14, 154 (1994).
[51] Winter, G. B., Kramer, R. H.: Changes in periodontal membrane and bone following experimental pulpal injury in deciduous molar teeth in kittens. Arch Oral Biol 10, 279 (1965).
[52] Withers, J. A., Brunsvold, M. A., Killjoy, W. J., Rahe, A. J.: The relationship of palato-gingival grooves to localized periodontal disease. J Periodontol 52, 41 (1981).

14 Parodontologie und Prothetik

von Hans-Christoph Lauer, Peter Ottl und Paul Weigl

Inhaltsübersicht

14.1 Einleitung

Parodontologie und Prothetik sind Disziplinen, die im Rahmen eines synoptischen Behandlungskonzeptes (Diagnose, Planung, Vorbehandlung, Reevaluation, definitive Therapie, Nachsorge) eng zusammenarbeiten müssen, um ein optimales Therapieresultat zu erzielen. Dies basiert heute mehr denn je auf der Verflechtung biologischer, werkstoffkundlicher und klinischer Faktoren, wie Studien [18, 80, 119, 122] nachweisen konnten. Eine prothetische Restauration auf parodontal insuffizienten Zähnen wird zum Scheitern verurteilt sein, ebenso wie fehlerhaft geplanter und ausgeführter Zahnersatz eine Parodontopathie begünstigen kann. Eine exakte und konsequente Mundhygiene des zu behandelnden Patienten stellt ein Hauptkriterium für den Erfolg einer Parodontalbehandlung und darüber hinaus auch für die Prognose und den Langzeiterfolg einer prothetischen Therapie dar. Eine korrekt und sachgerecht durchgeführte Vorbehandlung ist somit eine Conditio sine qua non. Damit wird eine indizierte und sorgfältig vorgenommene prothetische Behandlung zu einer Therapie, die bei der Bewertung **aller** oralen Funktionen einen positiven Effekt hinterlässt, d. h., es überwiegen die Vorteile gegenüber den mit jeder Therapie verbundenen Nachteilen [36].

Die moderne restaurative Zahnheilkunde hat zum Ziel, das durch Schädigung und Verlust von Zahnhartsubstanz sowie durch Zahnverlust gestörte biostatische Gleichgewicht der Zahnreihen wiederherzustellen [73]. Die Rekonstruktion bzw. die Erhaltung der Strukturen und der Funktion basieren auf der Kenntnis von Eufunktion und Pathofunktion des kraniomandibulären Systems (Abb. 1).

14.2 Prothetische Planung im parodontal geschädigten Gebiss

Wird die Aufgabenstellung der Prothetik in Relation zu den technischen Umsetzungsmöglichkeiten gebracht, so kommt man schnell zu der Erkenntnis, dass jede prothetische Versorgung im Lückengebiss in biologischer und funktioneller Hinsicht immer nur einen Kompromiss darstellen kann [52]. Die Eingliederung von Zahnersatz muss das Risiko des Auftretens von Karies und Parodontopathien an den Restzähnen minimieren. Konstruktionselemente von festsitzendem und herausnehmbarem Zahnersatz sollten daher Plaqueretention vermeiden und dem Patienten optimale Voraussetzungen zur Mundhygiene ermöglichen.

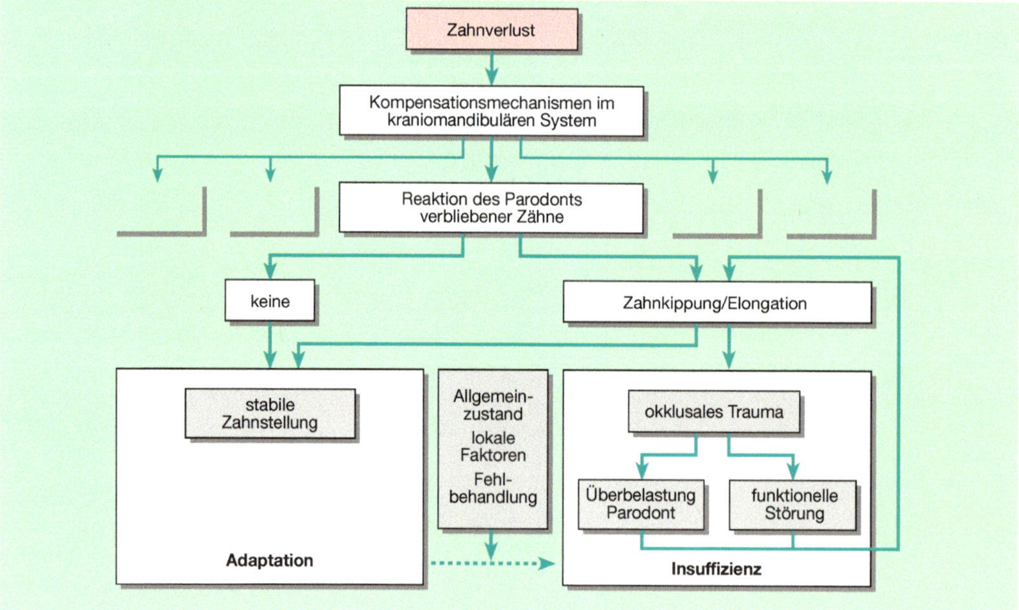

Abb. 1 Zahnverlust und seine Auswirkungen auf das kraniomandibuläre System.

Im parodontal geschwächten Gebiss wird die Differenzialindikation zwischen festsitzendem und herausnehmbarem Zahnersatz durch allgemeine und lokale Faktoren beeinflusst. Von der funktionellen Wertigkeit her gesehen ist festsitzender Zahnersatz allen Formen des herausnehmbaren Zahnersatzes überlegen.

Metaanalysen [29a, 111a] und Nachuntersuchungen [61] zufolge beträgt die Verlustquote von festsitzendem Zahnersatz nach fünf Jahren 5%, nach zehn Jahren 10–15% und nach 15 Jahren 26–33%. Bei partiellen Prothesen sind nach durchschnittlich zehn Jahren 40–50% [61, 127b] nicht mehr funktionsfähig, wobei doppelkronenverankerte Prothesen höhere Überlebensraten als gussklammerverankerte Prothesen aufweisen [33b, 54b, 135a]. In einer Studie von VALDERHAUG et al. [127] über festsitzenden Zahnersatz zeigen sich nach 15 Jahren in 12% Kariesläsionen. Bezüglich des Knochenabbaus können nach diesem Zeitraum keine Unterschiede zu nicht überkronten Zähnen festgestellt werden.

14.2.1 Allgemeine Faktoren

Wichtige Voraussetzungen für eine langfristig erfolgreiche prothetische Behandlung in einem parodontal vorgeschädigten, jedoch behandelten Gebiss sind eine **optimale Kooperation** des Patienten sowie seine **Erwartungen** hinsichtlich Ästhetik und Tragekomfort. Eine **gute Mundhygiene** ist für jede Form von Zahnersatz als unabdingbare Voraussetzung anzusehen. Gerade ein parodontal geschwächtes Gebiss ist für kariöse Läsionen und Parodontopathierezidive anfällig, wenn es zu unkontrollierter Neubildung von Plaque kommt. Bei eingeschränkter Mundhygiene wird aufgrund der Erweiterungsmöglichkeit häufig dem herausnehmbaren Zahnersatz der Vorzug gegeben.

Weitere allgemeine Faktoren sind der **Allgemeinzustand** des Patienten, das **Alter** sowie die grundsätzliche Einstellung zu den ihn betreffenden zahnärztlichen Maßnahmen. Bei Jugendlichen kann die Ausdehnung der Kronenpulpa eine Kontraindikation für das Beschleifen eines Pfeilerzahns darstellen. In diesem Fall kommen Klebebrücken oder implantatgetragener festsitzender Zahnersatz in Abhängigkeit vom Knochenwachstum als Alternative zur Teilprothese in Frage.

Die bei **alten Patienten** vielfach vorliegende Polypathie hat maßgeblichen Einfluss auf Art und Umfang einer geplanten prothetischen Therapie [51]. Im Alter ist die individuelle funktionelle Lernfähigkeit sehr unterschiedlich. Es muss generell mit einer verminderten Anpassungsfähigkeit an eine veränderte orale Funktion [67] gerechnet werden. Veränderungen im Zentralnervensystem führen zu einer Beeinträchtigung der räumlichen Wahrnehmung, der Bewegungsabläufe und der propriorezeptiven Steuerungsmechanismen innerhalb des kraniomandibulären Systems [75]. Die frühzeitige Eingliederung einer herausnehmbaren Prothese erleichtert den Übergang zu subtotalem bis hin zu totalem Zahnersatz. Auch vegetativ labile Patienten, psychisch Anfällige und psychisch Kranke müssen, was die Adaptationsbereitschaft betrifft, als **Risikogruppe** gelten. Diese Patientengruppe wird zudem durch die Präparation, Abformung und die weiteren Behandlungsmaßnahmen physisch und psychisch stärker belastet als bei der Anfertigung von Teilprothesen. Die Entscheidung muss also rechtzeitig zugunsten der herausnehmbaren Prothese fallen. Bei rüstigen älteren Menschen kann eine gegenläufige Entwicklung durch eine Pfeilervermehrung über Implantate bewirkt werden. Dabei sollte aufgrund der guten Verweildauerprognose von zehn und mehr Jahren diese Zeitspanne zum Lebensalter hinzugerechnet werden.

Beruf und gesellschaftliche Position des Patienten können Einfluss auf die Behandlung erlangen. Gerade die mit Klammern verankerte abnehmbare Teilprothese bringt eine erhebliche Beeinträchtigung der Ästhetik mit sich. Auch die ökonomische Situation des Patienten muss bei der Entscheidung über den Behandlungsplan berücksichtigt werden.

14.2.2 Lokale Faktoren

Lokale Faktoren, die die Indikationsstellung beeinflussen, sind:

- Zahl der Pfeilerzähne, potenzielle Pfeilervermehrung durch Implantate
- Topographie der Pfeilerzähne
- Achsneigung der Pfeilerzähne
- prothetische Wertigkeit der Pfeilerzähne
- Zustand der Restzähne
- Kieferrelation und Okklusion
- Zustand der zahnlosen Bereiche.

Die **Zahl der Pfeiler** muss bei festsitzendem Ersatz in einem bestimmten Verhältnis zur Zahl der zu ersetzenden Zähne stehen. Das **Ante-Gesetz** [5] besagt, dass die im Kiefer verankerten Wurzeloberflächen der Pfeilerzähne in ihrer Summe den ehemaligen Wurzeloberflächen der zu ersetzenden Zähne entsprechen müssen, um Überlastungen der Brückenpfeiler zu vermeiden. NYMAN und ERICSSON [95] stellten jedoch an mit Freiendbrücken versorgten Patienten fest, dass auch dann nicht mit Attachmentverlust zu rechnen ist, wenn die Desmodontalfläche der Brückenpfeiler weniger als 50 % derjenigen der ersetzten Zähne ausmacht. Aufgrund gewissenhafter Parodontalbehandlung, konsequenter Nachsorge, sehr guter Mundhygiene und korrekt adjustierter Okklusion konnte die Funktion des Zahnersatzes über Jahre erhalten werden.

Bei ausreichendem ortsständigem Knochenangebot bzw. der Möglichkeit zur Schaffung von Knochen- und Weichgewebe kann eine präimplantologisch-prothetische Planung mit dem Ziel einer **Pfeilervermehrung** durchgeführt werden. Somit wird nicht nur herausnehmbarer Zahnersatz vermieden, sondern ein prothetisch funktionelles und ästhetisches Gesamtergebnis für den Patienten erreicht [133].

Eine ungünstige **Topographie der Pfeilerzähne** kann zur Überlastung dieser Zähne durch eine festsitzende Brücke führen. Dies ist vor allem der Fall, wenn eine geradlinige Verbindung der Pfeiler nicht möglich ist. Ein bogenförmiger Verlauf der Brückenzwischenglieder oder eine zu große Distanz zwischen den Pfeilern führt zu einer extraaxialen unphysiologischen Belastung der Ankerzähne. Bei einer derart ungünstigen Pfeilerverteilung stehen zur Kompensation der extraaxialen Kräfte verschiedene Therapiealternativen zur Auswahl. Die zusätzliche Integration von Pfeilerzähnen, die neben der Überkronung von intakten Zähnen zu einer paradontalhygienisch ungünstigen Verblockung von Interdentalräumen führt, ist gegen eine künstliche Pfleilervemehrung mit Implantaten abzuwägen. Rein implantatgetragene Suprastrukturen schonen zudem die für eine konventionelle Brückenversorgung vorgesehenen Ankerzähne. Ansonsten sollte das Tegument der zahnlosen Areale als zusätzlich tragendes Element für herausnehmbaren Zahnersatz herangezogen werden.

Sind Pfeilerzähne in einem Winkel von mehr als 30° gegen die Kauebene [64] **geneigt,** so ist eine gemeinsame Einschubrichtung durch die Präparation nicht ohne Gefahr der Pulpaschädigung zu erzielen. Hier ist sowohl eine geteilte Brücke als auch eine herausnehmbare Prothese indiziert.

Die **prothetische Wertigkeit** eines Pfeilerzahnes gibt Aufschluss über seine Belastungsfähigkeit. Entscheidende Parameter sind Länge, Zahl, Form und Querschnitt der Wurzeln und ergeben resultierend die funktionell belastbare Wurzeloberfläche [58]. Die **Relation der klinischen Krone zur klinischen Wurzel** (ideal ein Verhältnis 1:2, klinisch häufig 2:3, das Verhältnis 1:1 sollte nicht unterschritten werden [113]) ist ebenso wie das Verhältnis von Kronenhöhe zu Kronendurchmesser (ideale Relation 1,5:1) [41] zu berücksichtigen. Auch der **Zustand des Parodonts,** die **Vitalität** und **Ausdehnung der Pulpa** sowie der **Grad der Zerstörung** des Zahnes sind von Bedeutung. Können strategisch wichtige Zähne aufgrund einer verminderten prothetischen Wertigkeit nicht als Pfeiler herangezogen werden, so wird die Indikation für festsitzenden Zahnersatz stark eingeschränkt.

Bei der Versorgung mit einer herausnehmbaren Teilprothese ist zu beachten, dass die unter Funktion und Parafunktion auf die Prothese einwirkenden Schub- und Kippkräfte auf die Ankerzähne und das Prothesenlager übertragen werden. Um die Kinetik einer parodontal-tegumental gelagerten Teilprothese zu vermindern, sind Ankerzähne mit geringer Mobilität auszuwählen. Eine geringe Resilienz und das Ausmaß der kraftaufnehmenden Fläche des Teguments wirken sich ebenfalls günstig aus. Um die Prothesenstabilität zu gewährleisten, müssen zudem die in Tabelle 1 dargestellten Planungsprinzipien berücksichtigt werden.

Können allerdings mehr als zwei klinisch gelockerte Zähne als Pfeiler in eine Teleskopprothese integriert werden, tritt eine klinische Festigung dieser Zähne ein [129a]. Ein identisches Phänomen ist bei klinisch gelockerten Zähnen zu beobachten, die eine Entlastung durch zusätzliche Implantatpfeiler erfahren [134c]. Dabei ist es unerheblich, ob der gelockerte Zahn in einer implantatgestützten Konusprothese integriert wird oder bei festsitzenden Suprastrukturen unverblockt bleibt. Eine Verblockung in Form einer Implantat-Zahn-gestützten Brücke hingegen ist aufgrund der Lockerung absolut kontraindiziert. Die Integration von gelockerten Zänen in eine prothetische Restauration erfordert somit eine vorausschauende Planung, die insbesondere in der Impantologie an Bedeutung zunimmt.

Tabelle 1 Wichtige Prinzipien für die Planung von Teilprothesen.

- Verwendung von Verbindungselementen mit gleichem Haftmechanismus
- gleiche Retentionskräfte in beiden Kieferhälften
- Verlegung der Auflagen in die bukkale Hälfte der approximalen Randleiste
- möglichst peripherer Verlauf der Stützlinien
- Widerstandshebel größer Angriffshebel
- Unterstützungspolygon:
  - möglichst ausgedehnt
  - möglichst symmetrisch
- Freiendsattel:
  - Aufstellung der 2. Molaren nur in Ausnahmefällen
  - maximale funktionelle Ausdehnung der Prothesenbasis
- parodontal- und kariesprophylaktische Gestaltung des Zahnersatzes

Für die **Differenzialindikation** wichtig sind auch der parodontale, endodontische und okklusale **Befund der restlichen Zähne.** Bei einer prognostisch ungünstigen Beurteilung ist ein herausnehmbarer Ersatz indiziert.

Im Kausystem lokalisierte Funktionsstörungen lassen es nicht zu, eine auf die Kiefergelenke bezogene und auf die muskuläre Schließbahn koordinierte Okklusion festzulegen. Die **Kieferrelationsbestimmung** wird in diesem Fall eine so genannte „Momentanzentrik" sein, die von der zentrischen Kondylenposition differiert. Eine Wertung der okklusalen Befunde ist nur tendenziell möglich und muss nach der Vorbehandlung erneut überprüft werden.

Das **okklusale Trauma** stellt eine Verletzung des Attachmentapparats dar und ist das Ergebnis einer fehlenden Adaptation an okklusale Kräfte [22]. Die Adaptation an Interferenzen der statischen und/oder dynamischen Okklusion wird durch Stress oder psychische Beanspruchungen beeinflusst. Werden die Kompensationsmechanismen überschritten, so entsteht Bruxismus. In Verbindung mit muskulärer Hyperaktivität wirken kontinuierliche oder intermittierende parafunktionelle Kräfte auf die Zähne und verursachen eine erhöhte Mobilität. Das okklusale Trauma kann nicht als Ursache für eine marginale Entzündung angesehen werden. Exzessive parafunktionelle Kräfte in Verbindung mit einer Parodontopathie können jedoch den Prozess des parodontalen Zusammenbruchs beschleunigen, wenn keine Adaptation erfolgt [22].

Nicht nur die funktionelle Überbelastung durch ein okklusales Trauma verursacht eine erhöhte Zahnbeweglichkeit, sondern auch eine zu geringe oder fehlende Belastung. NIEDERMEIER [94] konnte höhere Werte nachweisen als bei parafunktionell bedingter Mobilität.

Herausnehmbarer Zahnersatz ist zudem angezeigt bei umfangreichen **Defekten des Alveolarfortsatzes.** Hygienische Nachteile und eine oftmals unzureichende ästhetische Gestaltung sind in diesen Fällen Kontraindikationen für festsitzende Brücken.

Im Fall einer Augmentation mit autologem Knochen oder Knochenersatzmaterialien, welche den Alveolarkammdefekt beheben, ist allerdings festsitzender, meist implantatretinierter Zahnersatz indiziert.

Um einen sinnvollen und letztendlich auch erfolgreichen Behandlungsablauf festzulegen, müssen die im Rahmen von Anamnese und Befund erhobenen Daten zu einer Diagnose zusammengefasst werden. Ohne exakte Diagnose bzw. differenzialdiagnostische Überlegungen ist eine prognostische Beurteilung von Kompensation bzw. Dekompensation der einzelnen Strukturen des kraniomandibulären Systems und damit auch die Definition eines Behandlungsziels nicht möglich. MOFFET [88] formulierte dies folgendermaßen: „If all else fails ... try making a diagnosis." Aufgrund der Ergebnisse der im Folgenden beschriebenen Vorbehandlungsmaßnahmen und der Reevaluation sind Schlussfolgerungen über den definitiven prothetischen Therapieplan herauszuarbeiten.

14.3 Parodontologie im Rahmen präprothetischer Maßnahmen

Die Anfertigung von Zahnersatz erfordert allgemeine und spezielle parodontale Vorbehandlungen.

Die Aufklärung über die positiven Auswirkungen einer korrekt durchgeführten Mundhygiene und die konsequente Überwachung im Recallverfahren gelten heute als anzustrebender Standard vor der restaurativen Behandlung eines neu aufgenommenen Patienten [66].

Neben der Prävention müssen parodontal behandlungsbedürftige Zähne **vor** der Integration in festsitzenden oder herausnehmbaren Zahnersatz therapiert werden. Die allgemeinen Maßnahmen umfassen die Entfernung von überstehenden Füllungs- und Kronenrändern, die Entfernung von supra- und subgingivalem Zahnstein und Konkrementen sowie die Beseitigung okklusaler Interferenzen. Nach Ausheilung der entzündlichen parodontalen Läsionen können die Festigkeit, Prognose und prothetische Wertigkeit der Zähne in den meisten Fällen exakt evaluiert werden.

Bei folgenden ungünstigen parodontalen Befunden stehen die Extraktion als präprothetische Maßnahme [109] oder spezielle Therapiemöglichkeiten zum Erhalt solcher Zähne zur Verfügung.

14.3.1 Furkationsbefall

Zähne mit Furkationsbefall sind als Pfeilerzähne für Restaurationen nur bedingt geeignet, da die ungünstige Prognose den Langzeiterfolg von aufwändigem Zahnersatz gefährdet. Eine Elimination der für die Reinigung schwer zugänglichen Furkationsbereiche erhöht die Verweildauer des Pfeilers erheblich [92].

Die Hemisektion, die Prämolarisierung bzw. die Wurzelamputation eines Molaren schaffen parodontal gelagerte Stützzonen und sind einer Extraktion vorzuziehen.

Die Interpretation einer hemisezierten Wurzel als „desmodontal gelagertes, biologisches Implantat" verdeutlicht die Vorteile gegenüber einem „knöchern abgegrenzten, ankylotisch verankerten Fremdkörper" [116]. Longitudinale Studien zeigen eine gute Verweildauer von Kronen und Brücken auf hemisezierten Wurzeln [20]. Newell [93] führt in seiner Nachuntersuchung den Misserfolg von ca. einem Drittel der Fälle nach zehn Jahren auf nicht erkannte und unbehandelte subgingivale Hartsubstanzläsionen zurück. Eine **Tunnelierung der Furkation** bleibt weiterhin eine Prädilektionsstelle für Plaqueakkumulation und ist der Mundhygiene schwer zugänglich.

14.3.2 Gekippte Pfeilerzähne

Ein unversorgter Zahnverlust ermöglicht im Seitenzahnbereich eine Mesialkippung des distal angrenzenden Zahns [73]. Der mesiale Limbus alveolaris knickt nach apikal ab. Der spitze Winkel zwischen Zahn und Knochen verursacht eine Prädilektionsstelle für Plaque [132]. In Verbindung mit einer parodontalen Insuffizienz entstehen mesiale Knocheneinbrüche, die aufgrund einer extraaxialen Belastung des Zahns progredient verlaufen können [87]. Eine kieferorthopädische Aufrichtung (Abb. 2) [31] vermeidet nicht nur eine geteilte Brücke zum Ausgleich der Pfeilerdivergenz, sondern beseitigt vor allem die mesiale Schwachstelle bezüglich parodontaler Läsionen.

14.3.3 Schwer zugängliche Kronenränder

Bei parodontal gesunden Zähnen können Befunde wie subgingivale Wurzelkaries, Kronen-Wurzel-Fraktur (Abb. 3 a), iatrogene Wurzelperforation oder unzureichende Kronenhöhe vorliegen. In diesen Fällen erfordert eine Restauration einen Kronenrand in schwer zugänglichen subgingivalen Bereichen oder sogar apikal vom Limbus alveolaris. Diese Zähne können ohne präprothetische Therapie in den meisten Fällen nicht qualitativ hochwertig versorgt werden, weil eine präzise Präparation (Abb. 3 b und c), Abformung (Abb. 3 d) und eine exakte Kontrolle des Kronenrands erschwert oder unmöglich ist. Neben der kieferorthopädischen Extrusion [55] wird vor allem im Seitenzahnbereich die chirurgische Kronenverlängerung (s. Abb. 3 a) durchgeführt. Die Distanz zwischen Alveolarknochenkamm und geplanter Präparationsgrenze wird auf 2–3 mm vergrößert (sog. **biologische Breite** [56]), damit eine gute Passgenauigkeit am Restaurationsrand (Abb. 3 e) möglich ist und ausreichend Platz für den supraalveolären Faserapparat und das Saumepithel entsteht (Abb. 3 b) [38]. Der geschaffene Abstand zwischen Alveolarknochenkamm und Kronenrand bleibt klinisch stabil [15, 16, 50]. Die Verschiebung des Alveolarknochenkamms nach apikal sollte nicht nur im Bereich des Zahndefekts erfolgen, sondern es sollte eine in den umgebenden Alveolarfortsatz flach übergehende Knochenarchitektur geschaffen werden. Eine punktuelle Abtragung kann zu einer Überbrückung mit Weichgewebe und zu einer parodontalen Tasche führen. Somit ist es oft nicht zu vermeiden, auch Alveolarknochen an gesunden benachbarten Zähnen zu resezieren.

Im Zielkonflikt dazu steht eine mögliche Furkationsfreilegung, die unter allen Umständen vermieden werden muss. Wegen der Gingivarezession an Nachbarzähnen ist im Frontzahnbereich eine chirurgische Kronenverlängerung i. d. R. kontraindiziert. Eine kieferorthopädische Extrusion sollte hier bevorzugt werden.

Da sich implantatgestützter Zahnersatz zunehmend von der Spezial- zur Routinetherapie entwickelt und aufgrund verfeinerter chirugischer Techniken sowie innovativer Implantatsysteme eine hervorragende Verweildauerprognose erzielt wird, muss die Therapie einer chirurgischen Kronenverlängerung heute sehr kritisch gegenüber einer Implantatinsertion abgewogen werden. Die gesamte Fachdisziplin Implantologie fokussiert in Klinik und Forschung insbesondere den Erhalt des periimplantären krestalen Knochens, der bei der chirurgischen Kronenverlängerung reseziert wird. Nach einer Extraktion eines solchen Pfeilerzahns fehlt dieser Knochen für eine anschließende Implantatinsertion und muss gegebenenfalls mit aufwändigen Augmentationstechniken wieder aufgebaut werden. Unter diesem Hintergrund wird die chirurgische Kronenverlängerung bei **stark zerstörten Zähnen** sehr kritisch gesehen und an unserer Poliklinik seit einigen Jahren nicht mehr angewandt.

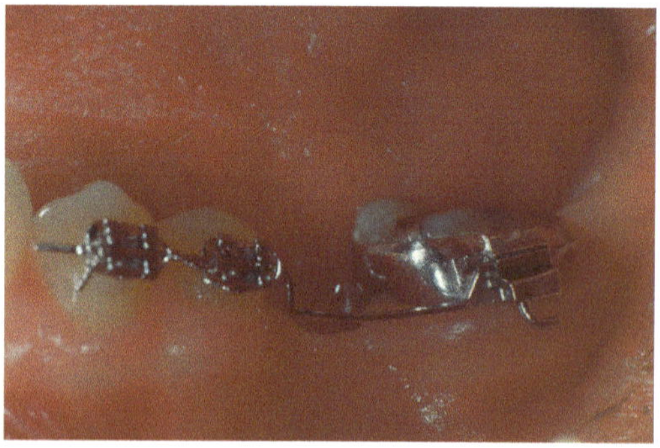

Abb. 2 Kieferorthopädische Aufrichtung eines gekippten Molaren als präprothetische Maßnahme vor Versorgung mit Brückenzahnersatz.

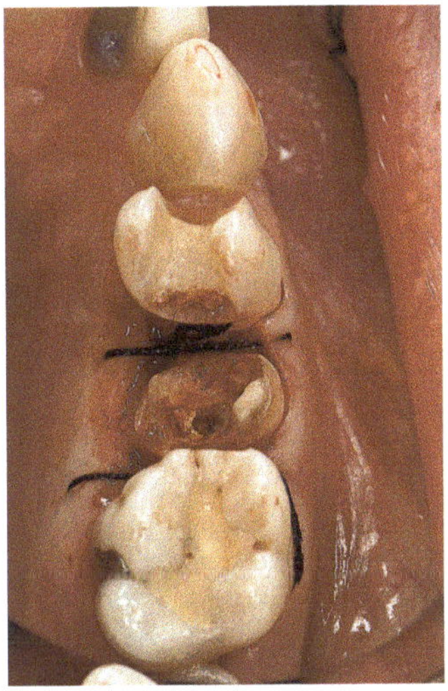

Abb. 3a Zustand nach Kronenfraktur an überkrontem Zahn 25. Chirurgische Kronenverlängerung mittels interner Gingivektomie oral und vestibulär sowie Entfernung der approximalen entzündlich veränderten Gingivaanteile. (Behandlung: Prof. Dr. D. HEIDEMANN, Frankfurt/M.).

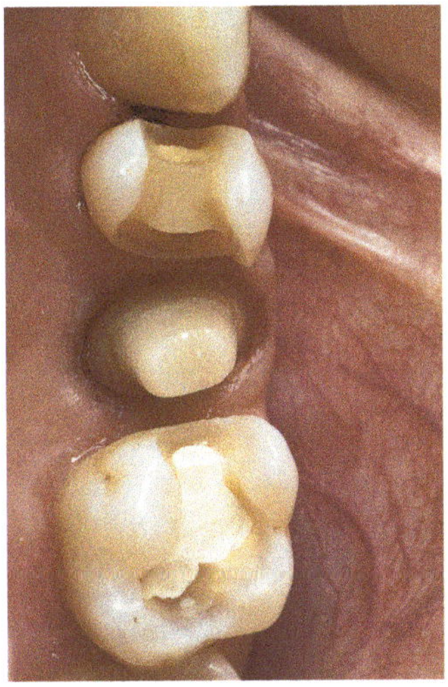

Abb. 3b Eingliederung eines keramisch verblendeten Stiftaufbaus und Hohlkehlpräparation zur Aufnahme einer Vollkeramikkrone (Retraktionsfaden gelegt). Die Zähne 24 und 26 zeigen Präparationen für Keramikinlays.

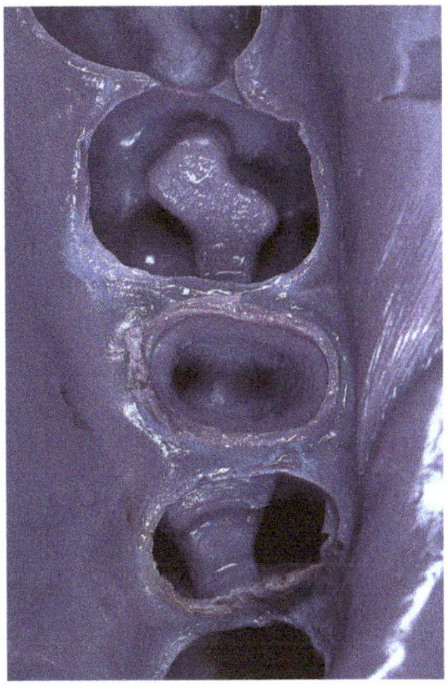

Abb. 3d Abformung mit Polyethermasse. Die Präparationsgrenze ist eindeutig dargestellt.

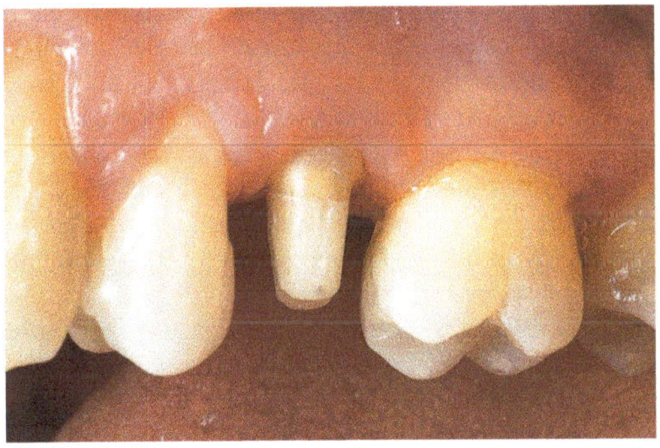

Abb. 3c Die vestibuläre Sicht zeigt den Gewinn an Zahnhartsubstanz durch die chirurgische Kronenverlängerung.

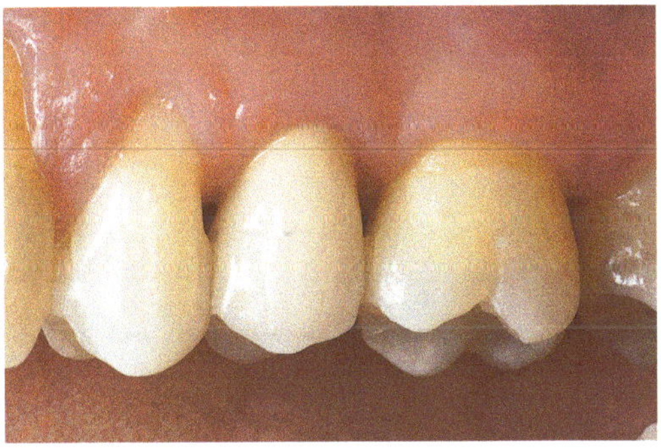

Abb. 3e Vollkeramikkrone (Procera® Aleceram) unmittelbar nach Eingliederung. Das marginale Parodont befindet sich nach Abheilung in einem entzündungsfreien Zustand.

14.3.4 Alveolarkammdefekte

Ein Zahnverlust kann morphologische Veränderungen des Alveolarkamms bewirken. In Abhängigkeit des Extraktionstraumas, des Heilungsverlaufs und der Zeitdauer nach der Extraktion entstehen unterschiedlich ausgeprägte Alveolarkammdefekte. Diese Defekte lassen sich meist gut durch herausnehmbaren Zahnersatz versorgen. Kommt bei zahnlosen Alveolarkammbereichen jedoch konventioneller festsitzender Zahnersatz oder eine Implantatinsertion in Betracht, beeinträchtigen Kammatrophien ohne präprothetische Vorbehandlung die Ästhetik erheblich.

Für die Augmentation von Alveolarkammdefekten stehen mehrere parodontalchirurgische Verfahren zur Verfügung [60]. Je nach Art und Ausdehnung des Defekts ist ein subepitheliales Bindegewebetransplantat, die Rolllappentechnik oder die Onlay-Technik indiziert.

Aus ästhetischen Gründen stellt das Bindegewebetransplantat die Methode der Wahl dar, da die Farbe und Struktur des lokalen Weichgewebes erhalten bleiben.

Findet sich keine ausreichend große Spenderregion, ist die Augmentation nicht in dieser Weise möglich.

Als weiteres Verfahren kann die gesteuerte Knochenregeneration angewendet werden. Die Operationstechnik muss neben der Membranbefestigung und der Defektfüllung mit autologem Knochen (Abb. 4a und b) oder geeigneten Knochenersatzmaterialien vor allem die Möglichkeit einer primären Wundheilung schaffen [37]. Unter dieser Voraussetzung gilt die gesteuerte Knochenregeneration inzwischen als ein sicheres und prognostisch zuverlässiges Verfahren [21, 71].

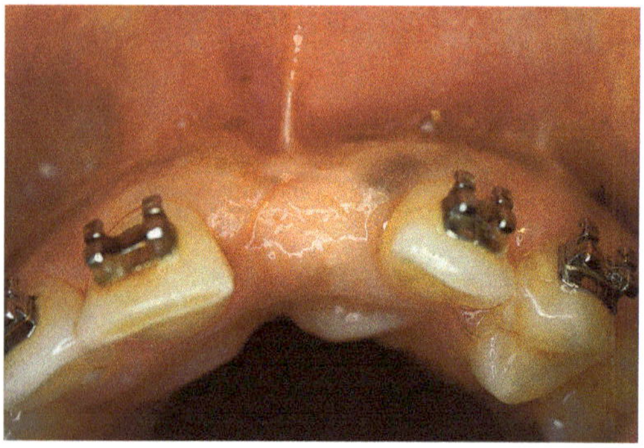

Abb. 4a Zustand nach kieferorthopädischer Lückenöffnung zwischen Zahn 11 und 22. Wegen eines fazialen und vertikalen Alveolarkammdefekts besteht ein ungenügendes Knochenangebot für eine Spätimplantation.

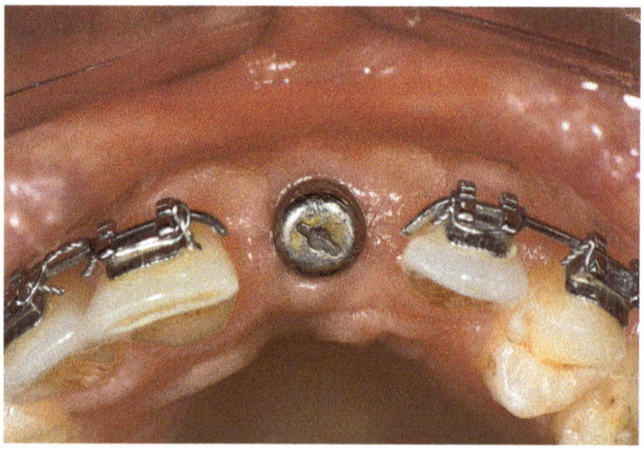

Abb. 4b Zustand nach autologer Knochentransplantation Regio 21 und erfolgreicher Einheilung eines Implantats.

14.4 Wechselwirkung zwischen prothetischen Werkstoffen und marginalem Parodont

Die Anforderungen, die an einen Werkstoff für die Verwendung in der Prothetik gestellt werden, beziehen sich neben ästhetischen Gesichtspunkten vor allem auf dessen physikalische Parameter (Bruch- und Biegefestigkeit, Härte, Abrasionsverhalten etc.) und die Biokompatibilität. Durch prothetische Versorgungen entstehen Kontakte zwischen den verwendeten zahnärztlichen Werkstoffen und dem marginalen Parodont. Für die Parodontologie im Speziellen ist das Verhalten des Werkstoffs im Kronenrandbereich und auf der Unterseite des Brückenzwischenglieds [147] von Bedeutung. Hier haben sich vor allem Edelmetalllegierungen [1a] und Dentalkeramiken [77] bewährt. Kunststoffe als Material für die Verblendung sollten bei festsitzendem Zahnersatz aus werkstoffkundlichen, perioprothetischen und ästhetischen Gründen nicht mehr eingesetzt werden [99]. Wesentlich ist vor allem die Frage der Plaqueakkumulation [1, 28], die von der Gestaltung, einer korrekten Verarbeitung, vom Werkstoff per se und von dessen Oberflächengüte abhängt. Daher muss im Kronenrandbereich und auf der Basalfläche des Zwischenglieds eine Hochglanzpolitur bzw. ein Glasurbrand vorliegen. Sollte eine Nachkonturierung durch rotierende Instrumente notwendig sein, muss die Oberfläche durch die genannten Maßnahmen wieder vergütet werden. Bei den Dentalkeramiken hat die Entwicklung der hydrothermalen Gläser [53] vor allem für die Verwendung als Schultermasse einen Fortschritt gebracht. Neben einem sehr guten Randschlussverhalten zeigt dieses Material in der rasterelektronenmikroskopischen Bewertung eine wesentlich glattere Oberflächenqualität als konventionelle Schultermassen (Abb. 5).

Bei korrekt verarbeiteten hochgoldhaltigen metallischen Gusswerkstoffen, galvanogeformtem Feingold und Reintitan sind keine klinisch relevanten Unterschiede zu keramischen Werkstoffen feststellbar. Lediglich die Farbe der Gingiva erscheint bei vollkeramischen Restaurationen (Abb. 6) natürlicher als bei metallischen Kronenrändern. Eine eventuell auftretende Gingivaretraktion kann somit unästhetisch wirkende Metallränder entblößen.

Bestandteile von Edelmetall- und Nichtedelmetall-Legierungen für Zahnersatz erzeugen bei Patienten und Zahnärzten zunehmend Skepsis bezüglich einer möglichen allergischen Potenz. Es liegen derzeit noch wenige klinische Daten und Ergebnisse vor [49]. Vielfach wird Bezug auf Einzelfälle genommen [140]. In einer Nachuntersuchung konnten TSCHERNITSCHEK et al. [125] jedoch feststellen, dass bei 90 % der Patienten kein ursächlicher Zusammenhang zwischen dem **subjektiven Beschwerdebild** und den verwendeten Materialien nachweisbar war. Die Autoren ordnen die überwiegende Mehrzahl der Krankheitsbilder wie Schleimhautbrennen und -jucken dem **Burning-Mouth-Syndrom** zu.

Ein weiterer wichtiger Aspekt für die **Biokompatibilität** ist das chemisch-physikalische Verhalten (Korrosionsverhalten) der Werkstoffe in der Mundhöhle [139]. Untersuchungen von Wirz [137, 138] konnten nachweisen, dass nicht korrosionsbeständige Metalle und Legierungen, vor allem bei der Verwendung als Wurzelkanalstifte, klinische Erscheinungen verschiedensten Ausmaßes auslösen. Garhammer et. al. [41b] konnten in Biopsien humaner Schleimhaut, die in Kontakt zu gegossenen Metalllegierungen stand, Spuren von Metallbestandteilen der jeweiligen Legierung nachweisen. Folgen von Korrosionserscheinungen sind Metallgeschmack, Verfärbungen von Zahnhartsubstanzen, Zahnersatz und Weichgeweben, Entzündungen der Gingiva, Parodontolysen, Auflösung von Zahnhartgewebe und Alveolarknochen [139]. Diese Nachteile treten bei vollkeramischen Restaurationssystemen nicht auf. Insbesondere bei Vorliegen von Metallallergien eines Patienten ist metallfreier Zahnersatz indiziert.

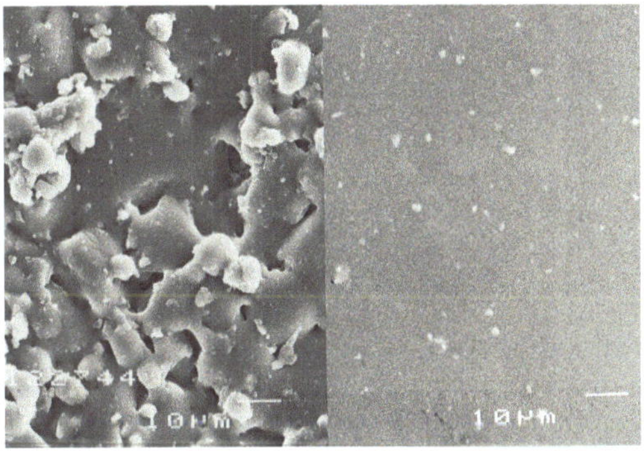

Abb. 5 Oberflächenstruktur verschiedener Kronenrandmassen nach dem Brand im Vergleich. Links: hochschmelzende Schultermasse; rechts: niedrigschmelzende leucitfreie Keramik. (REM-Aufnahmen Vergr. 1000:1).

Als Werkstoff für **enossale Implantate** haben sich Reintitan oder Titanlegierungen bewährt und durchgesetzt. Mehrteilige Implantatsysteme wechseln nur selten den Werkstoff für das Abutment. Das Risiko und die nachteiligen Folgen einer einsetzenden Korrosion zwischen Reintitan und einer Dentallegierung im Bereich der Fügestellen [42, 43, 108] setzen obiger Option enge Grenzen. Nur keramische Werkstoffe (Abb. 7) bieten gegenüber Titanabutments klinische Vorteile [28, 134], da Titan eine hohe Plaqueaffinität aufweist [107] und die graue Farbe ästhetische Einbußen in der Region des Weichgewebedurchtritts verursachen kann (Abb. 8a). Ein Implantatabutment aus Keramik (ZrO_2) ermöglicht hingegen eine natürliche Farbe der vestibulären Mukosa (Abb. 8b).

Für die Suprastrukturen eignen sich konventionelle Dentalwerkstoffe. Bei Patienten, die unterschiedliche Metalllegierungen in der Mundhöhle als gesundheitsgefährdend empfinden, bleiben dem Zahnarzt nur Reintitan [141] und Vollkeramik zur Auswahl [77].

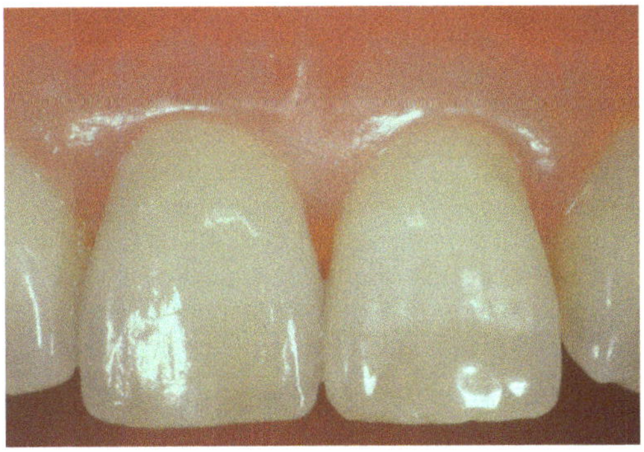

Abb. 6 Ausgezeichnete parodontale Verhältnisse nach Eingliederung einer Vollkeramikkrone an Zahn 11.

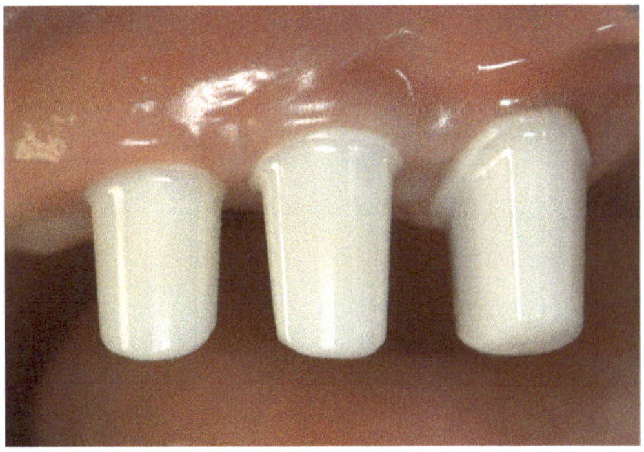

Abb. 7 Primärkronen aus Vollkeramik (ZrO_2) auf Implantat Regio 23, 24 und Zahn 25. Aufgrund der exzellenten Biokompatibilität und der geringen Plaqueanlagerung auf polierter, feinkörniger und dichtgesinteter Hochleistungskeramik ergeben sich hervorragende Weichgewebsverhältnisse.

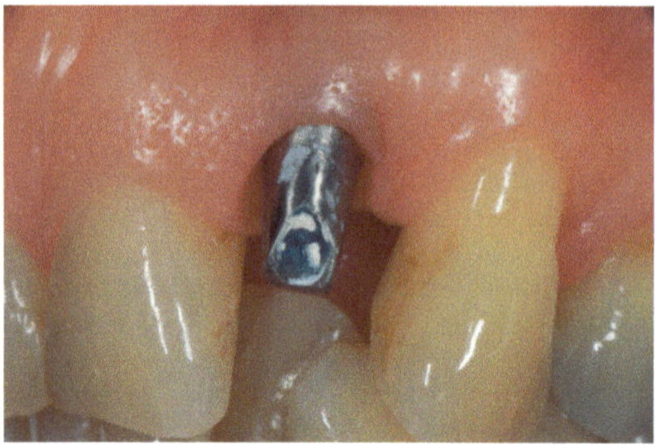

Abb. 8a Das Implantatabutment aus Titan färbt die vestibuläre Mukosa leicht bläulich.

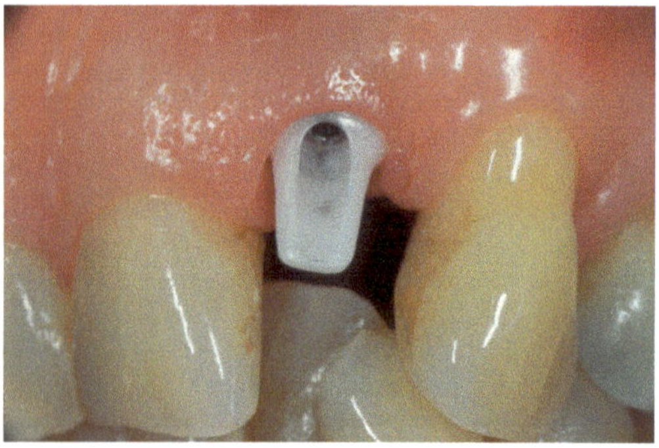

Abb. 8b Ein Implantatabutment aus Keramik (ZrO_2) ermöglicht eine natürliche Farbe der vestibulären Mukosa.

14.5 Anfertigung und Gestaltung von Zahnersatz unter parodontologischen Gesichtspunkten

14.5.1 Festsitzender Zahnersatz

Klinisches Vorgehen und Gestaltung von festsitzendem Zahnersatz müssen im Rahmen eines synoptischen Behandlungskonzepts in entscheidendem Maß perioprothetische Gesichtspunkte berücksichtigen.

Behandlungsmaßnahmen

Präparation. Hinsichtlich der **Präparationsgrenzgestaltung** lassen sich die Tangentialpräparation, die Hohlkehlpräparation, die Stufenpräparation mit abgerundetem Innenwinkel und die Stufenpräparation mit Abschrägung unterscheiden. Für die **Tangentialpräparation,** bei der ein Winkel von ca. 170° zwischen beschliffener und unbeschliffener Zahnoberfläche vorliegt, besteht keine Indikation. Die letztgenannte Präparationsart ermöglicht zwar eine substanzschonende Vorgehensweise, erzielt aber keine eindeutig definierte Präparationsgrenze. Dies erschwert sowohl die Kontrolle der Abformung als auch die labortechnischen Arbeitsgänge (Markieren der Präparationsgrenzen, Randgestaltung). Die Tangentialpräparation führt zwangsläufig zu Imperfektionen und insbesondere zu einer Überkonturierung des Rands der Restauration und damit in der Folge zu erhöhter Plaqueakkumulation und einer dauerhaften Irritation im Bereich des marginalen Parodontiums [76]. Verläuft der Kronenrand z.B. aufgrund der Lokalisation eines exkavierten kariösen Defekts stellenweise tief apikal und ist dort nur eine geringe Distanz zur Pulpa zu erwarten, wird lediglich eine **schwach ausgeprägte Hohlkehle** angelegt, um nicht die Vitalität des Pfeilerzahns zu gefährden.

Neben der Art der Präparation spielt die **Lage der Präparationsgrenze** zum Parodontium für die Langzeitprognose von festsitzendem Zahnersatz eine entscheidende Rolle. Der Kronenrand kann supra-, äqui- oder subgingival angelegt werden. Aus parodontal- und kariesprophylaktischen Gründen sollte prinzipiell der **supragingivalen Präparation** der Vorzug gegeben werden [126]. Diese ermöglicht bessere Ergebnisse im Hinblick auf Definition und Oberflächengüte der Präparationsgrenze beim Beschleifen der Pfeilerzähne, da der Zahnarzt sein „Arbeitsfeld" besser einsehen kann. Ebenso sind die Abformung und die Randkontrolle bei Einprobe und Nachuntersuchungen des Zahnersatzes erleichtert [29, 30]. Darüber hinaus werden für die Reinigungsmöglichkeit durch den Patienten ideale Voraussetzungen geschaffen. Reitemeier et al. [110a] bewerteten anhand einer prospektiven klinischen Studie den Zusammenhang zwischen der Lage des Kronenrands und der parodontalen Gesundheit im Seitenzahnbereich. Die Untersuchung zeigte auf, dass sich das Risiko einer gingivalen Blutungsneigung bei Vorliegen von subgingivalen Präparationsgrenzen im Vergleich zu einer supragingivalen Lage verdoppelt.

Vollkeramische Kronen, Brücken und insbesondere Veneers (Abb. 9, Abb. 10a und b) ermöglichen im Einzelfall sogar den Verzicht auf einen subgingival verlaufenden Restaurationsrand, da die hervorragenden optischen Eigenschaften der Keramik im Gegensatz zu metallischen Substrukturen keine Maskierung durch die Gingiva erfordern. An vollkeramischen Restaurationen kann dadurch ein physiologisches, völlig intaktes Parodont erzielt werden.

Da jede auch noch so geringe Zementfuge als habituell unsaubere Zone betrachtet werden muss, stellt die **Qualität des Randschlusses** [54, 62] einer Kronen-/Brückenversorgung ein wesentliches Kriterium

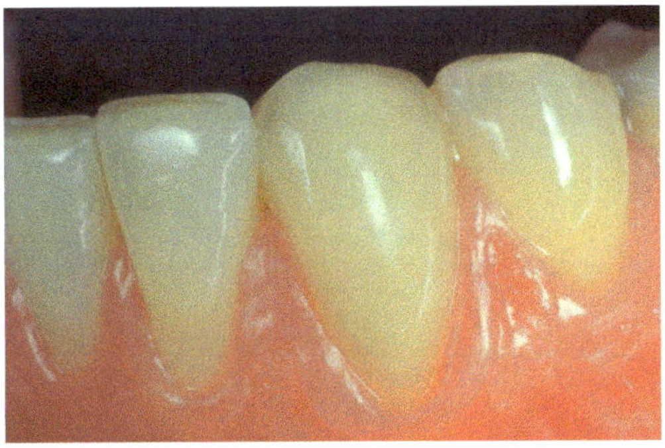

Abb. 9 Funktionelle (Aufbau einer Eckzahnführung) und ästhetische Restauration des Zahnes 33 mit einem Keramikveneer bei supragingivaler Präparation.

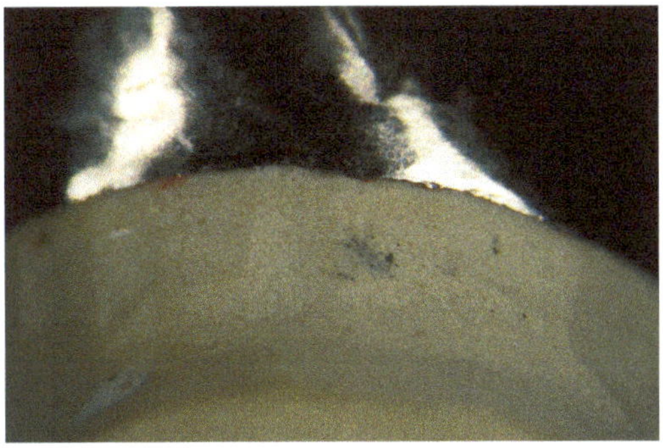

Abb. 11 Genauigkeit des Randschlusses bei einer Vollgusskrone (hochgoldhaltige Legierung; Vergr. 20:1).

a

b

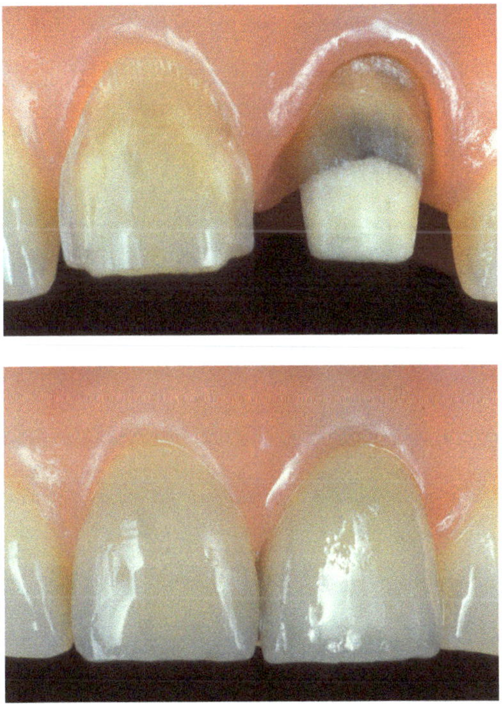

Abb. 10a Präparation der Zähne 11 und 21 zur b) Aufnahme eines konventionell gesinterten Keramikveneers und einer vollkeramischen Procera®-Krone.

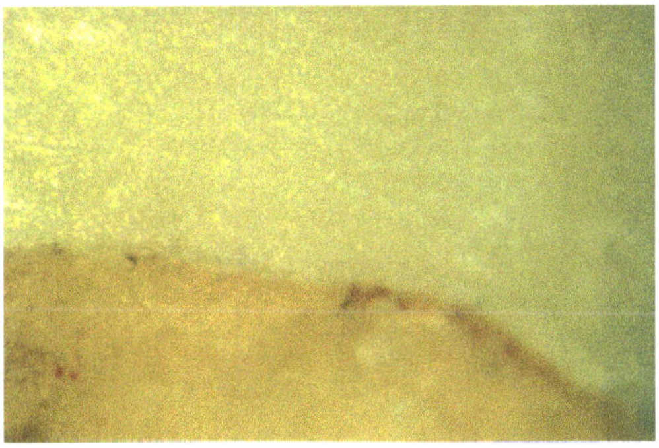

Abb. 12 Genauigkeit des Randschlusses bei einer Vollkeramikkrone (Al_2O_3-Kappe/Procera® Aleceram; Vergr. 25:1).

dar. Die Spaltbreite resultiert aus der Passgenauigkeit der Krone (Abb. 11 und 12) auf dem Pfeiler und der Partikelgröße des verwendeten Befestigungszementes. Von Dreyer-Jørgensen [33] wurde bereits 1958 eine Randschlussgüte von 50 µm gefordert. Im Idealfall lassen sich nach Zementierung Werte von 20 µm erzielen, Resultate von 50–100 µm sind unter klinischen Bedingungen noch als gut zu bewerten [116 a] und werden in dieser Größenordnung inzwischen auch von vollkeramischen Systemen erzielt [85, 123 a]. Der Befestigungswerkstoff, der einen sub- oder äquigingivalen Randspalt im Idealfall zunächst vollständig ausfüllt, stellt primär durch seine Rauigkeit eine Irritation für die Gingiva dar. Während der Tragedauer des Zahnersatzes kommt es je nach Löslichkeit des Werkstoffs für die definitive Befestigung zu einer „Auswaschung" der Zementfuge und Bildung von Hohlräumen, die eine vermehrte Plaqueablagerung fördern. Als Folge können Gingivitiden oder Parodontitiden entstehen, und zudem ist die Gefahr einer Sekundärkaries am Restaurationsrand gegeben. Untersuchungen von Lang [69] und Silness [115] haben nachgewiesen, dass die Entzündungsreaktionen des Parodontiums um so stärker ausfallen, je tiefer der Kronenrand in den Sulkus verlegt wurde.

Unter bestimmten Voraussetzungen kann eine **subgingivale Präparation** für Kronen- und Brückenersatz indiziert sein [136]. Dies ist vor allem im direkt sichtbaren Bereich der Zahnreihen (Frontzähne, Prämolaren) gegeben, wenn ästhetische Gesichtspunkte im Vordergrund stehen (Abb. 13). Das systematische Step-by-step-Vorgehen bei den Präparationsmaßnahmen ist am Beispiel einer Vollkronenpräparation im Frontzahnbereich in Abbildung 14 in Form eines Flussdiagramms dargestellt: Der Ablauf der Präparation gliedert sich in die Hauptschritte Anlegen der Orientierungsrillen inzisal bzw. labial, Separieren zum Nachbarzahn, Grobpräparation und Finieren [100]. Nach abgeschlossener parodontaler Vorbehandlung ist bei Vorliegen einer entzündungsfreien Gingiva eine 0,5–0,75 mm subgingival gelegte Präparation ausreichend [112]. Der Einsatz einer Lupenbrille erleichtert in diesem Zusammenhang eine atraumatische Durchführung der Präparation. Der Gingivalsaum sollte jedoch durch Einlegen eines Pionierfadens (Abb. 3b und Abb. 15) und/oder Verwendung eines Abhalteinstruments vor Verletzung durch die rotierenden Instrumente geschützt werden (Abb. 15) [110, 112]. Die sehr häufig daraus resultierende Retraktion der Gingiva [32] mit der Folge eines freiliegenden Kronenrands nach Eingliederung des Kronen- und Brückenzahnersatzes wird auf diese Weise vermieden [100].

Weitere Gründe für die Durchführung einer subgingivalen Präparation können das Vorliegen von subgingivaler Karies, sub- oder äquimarginal gelegenen Füllungen bzw. erneuerungsbedürftigen Restaurationen, Kronenfrakturen und kurzen klinischen Kronen, die wenig mechanischen Halt für die Verankerung von Kronen und Brücken bieten, sein. Daneben bedingen in Einzelfällen keilförmige Defekte (Klasse-V-Defekte) oder überempfindliche Zahnhälse einen subgingivalen Präparationsverlauf. Im Rahmen der präprothetischen Vorbehandlung sollten die Möglichkeiten einer chirurgischen Kronenverlängerung [15, 16, 38] oder einer kieferorthopädischen Extrusion

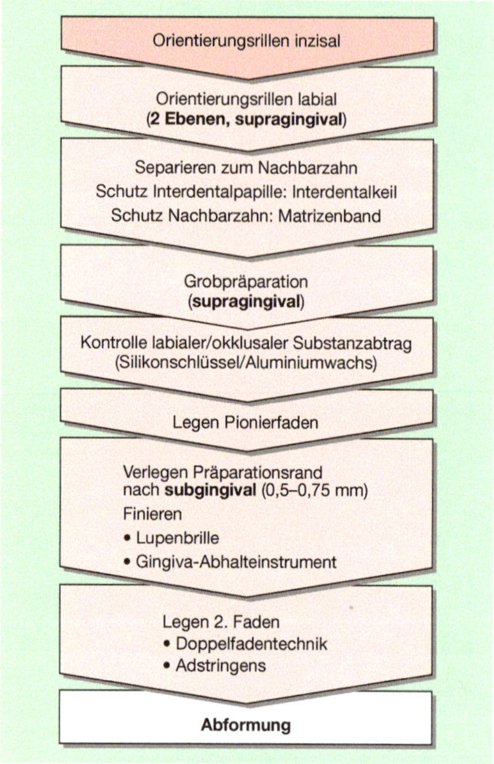

Abb. 14 Systematisches Vorgehen bei der Präparation (Vollkeramikkrone/Metallkeramikkrone im Frontzahnbereich) und der Abformung.

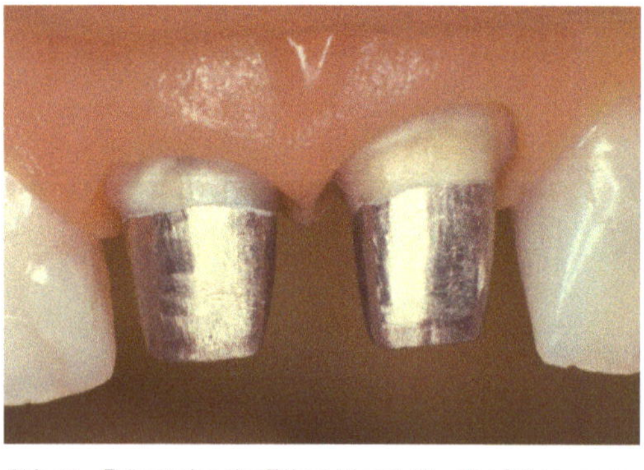

Abb. 13 Präparation der Zähne 11 und 21 unter Schonung der Gingiva zur Aufnahme von Metallkeramikkronen.

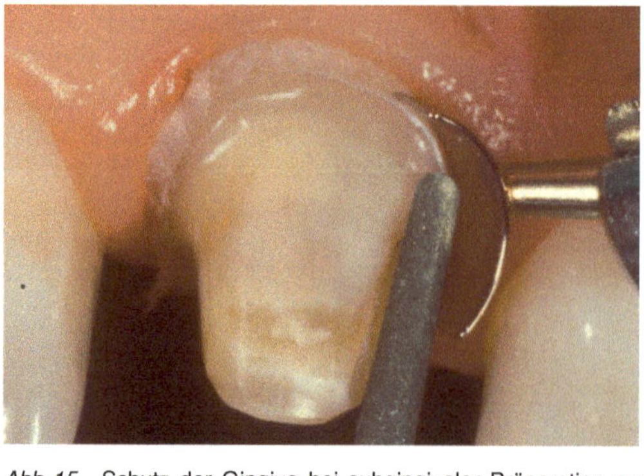

Abb. 15 Schutz der Gingiva bei subgingivaler Präparation an Zahn 11 durch einen Pionierfaden und ein Abhalteinstrument (Zekrya Gingivalschutz®; Maillefer, Ballaigues/Schweiz).

erwogen werden. Eine ungenügende Länge der klinischen Krone mindert Retention und Resistenz der Restauration. Anstelle einer subgingivalen Präparation ist zur Vergrößerung der Stumpfhöhe eine Aufbaufüllung in Abhängigkeit des Interokklusalabstandes zu legen. Zudem gewährleisten die Präparation von axialen Rillen bzw. okklusalen und approximalen Kästen (Abb. 16) und ein steiler Präparationswinkel (4–6°) (s. Abb. 13) die notwendigen mechanischen Parameter [114, 97].

Ein wichtiger perioprothetischer Aspekt bei der Anfertigung von festsitzendem Zahnersatz ist die Beachtung der sog. **biologischen Breite** [41 a, 46 a]. Die Präparation und damit auch der künftige Kronenrand sollten einen vertikalen Abstand von ca. 2 mm zum Limbus alveolaris einnehmen. Diese Empfehlung wird durch klinische Nachuntersuchungen wie z. B. von GÜNAY und Mitautoren [46b] unterstützt. Bei einer kürzeren Distanz kommt es zu einer Atrophie des Knochens [56].

Im parodontal vorgeschädigten Gebiss liegt bei mehrwurzeligen Zähnen häufig ein **Furkationsbefall** vor. Ist ein betroffener Zahn für eine Überkronung vorgesehen, sollte neben der supragingivalen Lage des Kronenrands angestrebt werden, die Präparationsgrenze nach Möglichkeit nicht in den Eingang zur Furkation oder weiter apikal zu legen, da dieser Bereich für die Mundhygienemaßnahmen schwer zugänglich ist. Gleichzeitig muss der Präparationsrand koronal der Furkation in annähernd konstanter Breite fortgeführt werden, um die künstliche Krone ohne Überkonturierung eingliedern zu können.

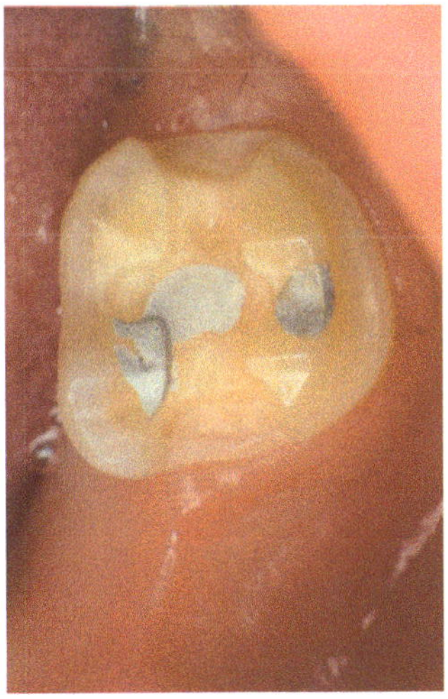

Abb. 16 Teilkronenpräparation an Zahn 37 mit supragingivalen Präparationsrändern (Teilkronenbrücke Zähne 35–37).

Wird bei Furkationsbefall des Grades II oder III eine Hemisektion, Prämolarisierung bzw. Wurzelamputation vorgenommen, reicht die Ausdehnung der intraoperativen Präparation bis auf die Höhe des bindegewebigen Attachments. Als Präparationsrand ist eine dezente Hohlkehle anzulegen, um die grazilen Wurzeln nicht durch unnötigen Substanzabtrag zu schwächen. Nach der Präparation sollte ein minimaler Abstand von 1,5–2 mm zwischen den einzelnen Pfeilerzahnwurzeln vorliegen [23, 24, 25, 26, 120].

Bei **Attachmentverlust** resultieren häufig deutlich verlängerte klinische Kronen. Würde der Verlauf einer Hohlkehl- oder Stufenpräparation nach apikal in den Wurzelbereich verlegt, ist neben der Einschränkung der Hygienefähigkeit vor allem bei Prämolaren und Frontzähnen die Pulpa gefährdet, da sich die Form dieser Zähne stark verjüngt. Als Alternativen zur Vollkrone bzw. zum konventionellen Brückenzahnersatz sind Veneers, Teilkronen und Adhäsivbrücken indiziert.

Provisorische Versorgung. Provisorien [130] dienen dem **Schutz des beschliffenen Pfeilerzahns** vor mechanischen, chemischen und thermischen Reizen und gewährleisten eine sagittale und vertikale **Stabilisierung** der Position des betreffenden Zahns. Sie sollen die Kau- und Sprachfunktion bzw. die Ästhetik erhalten oder wiederherstellen. Bei Patienten mit kraniomandibulären Dysfunktionen kann mit Provisorien nach der initialen Aufbissschienentherapie [98, 101] die Kieferrelation eingestellt oder korrigiert werden. Im Zusammenhang mit der Parodontalbehandlung und der prothetischen Vorbehandlung nimmt die temporäre Versorgung mit Langzeitprovisorien [104] eine wichtige Rolle ein. Häufig verhindern insuffiziente Kronen- und Brückenrestaurationen mit überstehenden Rändern eine erfolgreiche Parodontaltherapie und müssen daher abgenommen und durch Provisorien ersetzt werden. Diese sollten hinsichtlich Randschluss, Gestaltung und Ausarbeitung hohe Maßstäbe erfüllen und ermöglichen dem Patienten somit, die Hygieneinstruktionen bereits auf den temporären Zahnersatz anzuwenden. Es hat sich als wenig sinnvoll erwiesen, während oder unmittelbar nach der Abheilungsphase einer chirurgischen oder nichtchirurgischen Parodontalbehandlung die definitiven Restaurationen anzufertigen. Die Provisorien, die die vorpräparierten Pfeilerzähne versorgen, bieten stattdessen die Gelegenheit, ohne Risiko zu warten, bis sich Weichgewebe und Knochen rekonturiert und stabilisiert haben. Nach definitiver Zahnpräparation, die die späteren Kronenränder festlegt, können die vorliegenden provisorischen

Kronen und Brücken nach „Unterfütterung" bzw. Verlängerung im marginalen Bereich bei vertretbarem Aufwand weiter verwendet werden.

Provisorische Versorgungen können weiterhin dazu dienen, direkt nach der Extraktion eines Zahns das Weichgewebe im Bereich der Lücke nichtchirurgisch so zu formen (Immediat-Pontic-Technik), dass das Zwischenglied der definitiven Brücke wie ein natürlicher Pfeiler „aus der Gingiva" herausragt [60]. Diese formgebende Funktion für Weichgewebe wird auch in der Implantologie zunehmend genutzt (Abb. 17a). Die periimplantäre Mukosa wird von einem kreisrunden Kanal in den natürlichen horizontalen Querschnitt einer Krone überführt, um ein ästhetisches Emergenzprofil der Suprastruktur zu erzielen (Abb. 17b bis d, Abb. 18b, s. Abb. 43).

Bei den **Herstellungsverfahren** für Provisorien wird die **direkte** von der **indirekten** Methode, die ein Modell der beschliffenen Pfeiler voraussetzt, unterschieden.

Die Anfertigung der Provisorien kann mit einer präfabrizierten Kunststoffhülse, einer Abformung (Elastomer; kein Alginat) oder einer Tiefziehfolie als Formgebungshilfe erfolgen. Die Verwendung der Kunststoffhülsen, die für Einzelrestaurationen indiziert sind, erfordert meist eine umfangreiche Nachbearbeitung und Korrekturen des Rands, der Okklusion, der Approximalkontakte und der Form und

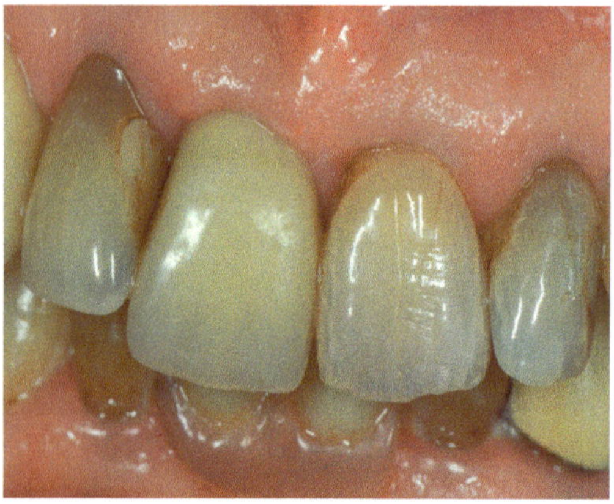

Abb. 17a Provisorische Krone auf Implantat Regio 11 formt das periimplantäre Weichgewebe aus.

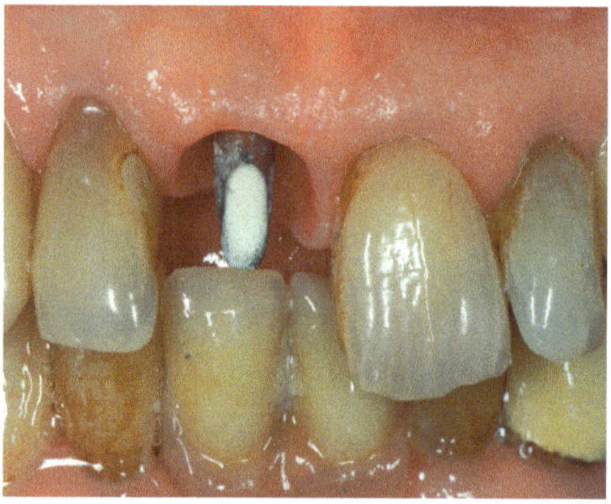

Abb. 17b Trotz geringem Implantatdurchmesser ermöglicht eine ausreichende Schichtstärke des ausgeformten Weichgewebes ...

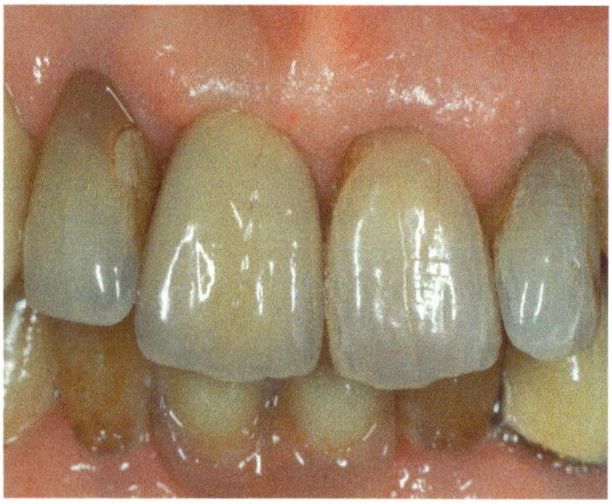

Abb. 17c ... ein physiologisches Emergenzprofil der defintiven, metallkeramischen Einzelkrone. Der Zustand der periimplantären Mukosa unmittelbar nach dem Zementieren der Krone ...

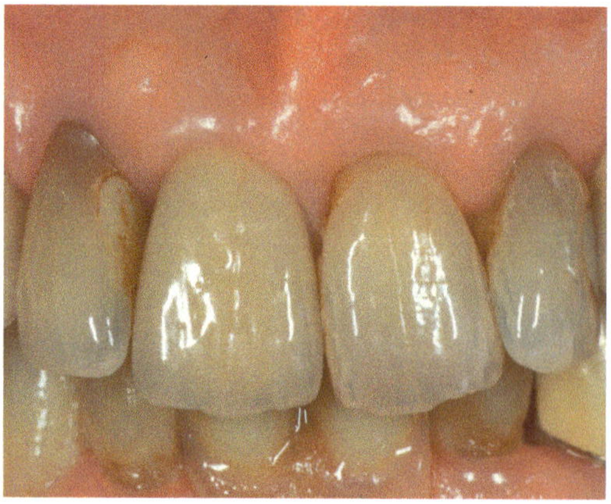

Abb. 17d ... verändert sich nach mehrjähriger Funktionsdauer nicht.

sollte daher auf Notfallmaßnahmen beschränkt bleiben. Die Überabformung wird von den noch unbeschliffenen Pfeilerzähnen genommen. Um die Genauigkeit des Provisoriums vor allem im Bereich des marginalen Parodonts zu optimieren, hat es sich bewährt, die Primärabformung (Knetsilikon) mit einem Fließsilikon zu korrigieren oder einzeitig/einphasig mit einem präzisen additionsvernetzenden Knetsilikon auszuführen.

Das Provisorium muss die supra-, äqui- und subgingivalen Präparationsgrenzen vollständig erfassen, um einer Entstehung von Karies bzw. einer Schädigung des Dentins während der Tragedauer der temporären Versorgung vorzubeugen. Im Rahmen der **direkten Methode,** bei der vorzugsweise Bis-GMA-Kunststoffe verwendet werden sollten, wird nach Konturierung und Politur mittels einer Versiegelung und Aushärtung der Oberfläche durch ein Bondingpräparat eine nahezu reizlose Situation für das marginale Parodont geschaffen (Abb. 19).

Die indirekte Methode, die vor allem für **Langzeitprovisorien** indiziert ist, bietet den Vorteil, eine präzisere Randgenauigkeit zu erzielen, da die i.d.R. verwendeten Kunststoffe unter Ausschluss von Speichel aushärten. Die Polymerisation unter Druck führt zudem zu einer höheren Endhärte und Oberflächengüte sowie bei sorgfältiger Politur zu geringerer Plaqueanlagerung (Abb. 20). Außerdem schließt die extraorale Herstellung eine Traumatisierung des Zahns und der Weichgewebe durch Temperaturentwicklung [72] und chemische Noxen (Restmonomer) aus.

Speziell bei umfangreicheren provisorischen Versorgungen und/oder bei Vorliegen eines sehr insuffizienten bisherigen Zahnersatzes bietet ein **Wax-up**

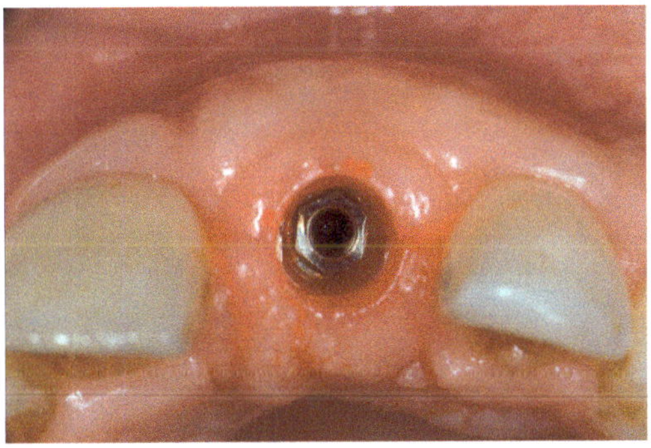

Abb. 18a Die Abutmentmontage bei stumpfen, radialbündigen Implantat-Abutment-Verbindungen birgt die Gefahr einer Interposition von Weichgewebe. Eingeklemmtes und anschließend resorbiertes Weichgewebe verursacht eine Lockerung des Abutments.

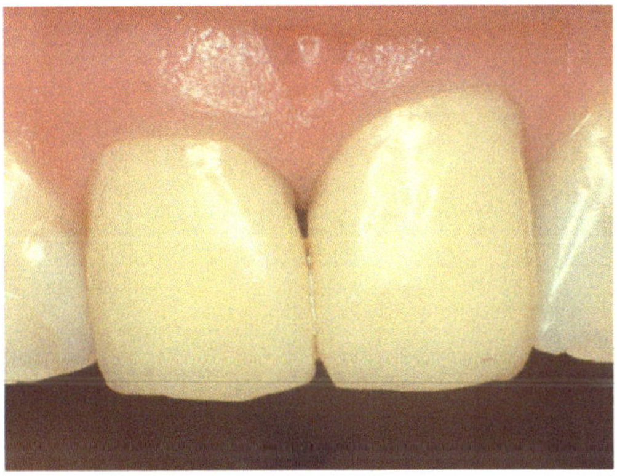

Abb. 19 Provisorische Kronen nach dem direkten Herstellungsverfahren (Bis-GMA-Kunststoff) an den Zähnen 11 und 21 bei subgingivalem Präparationsverlauf.

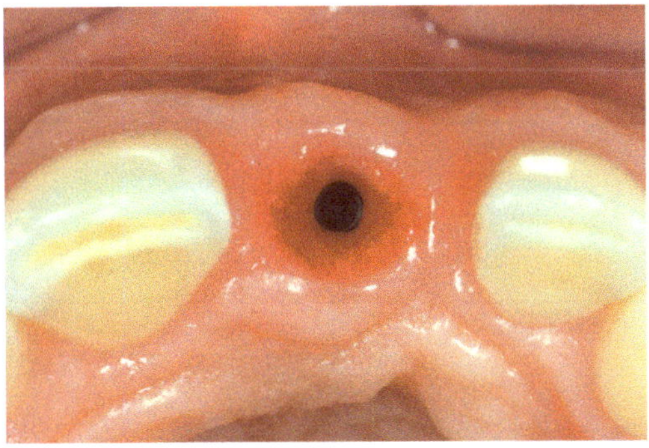

Abb. 18b Ist der basale Abutmentdurchmesser kleiner als die Implantatschulter – wie z.B. bei konusförmigen Implantat-Abutment-Verbindungen – interferiert das Weichgewebe nicht mit den Fügeflächen.

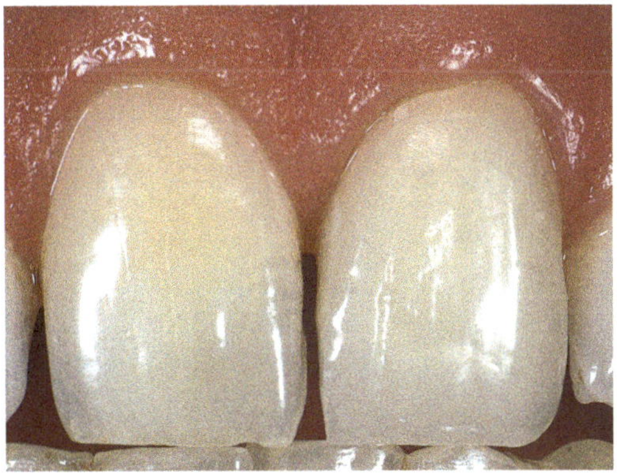

Abb. 20 Provisorische Krone an Zahn 21 nach der indirekten Methode (Bis-GMA-Kunststoff).

(Abb. 21) die Möglichkeit, sowohl die orovestibuläre und marginale Zahnkontur im Hinblick auf die Hygienefähigkeit als auch die okklusale Morphologie zu optimieren (Abb. 22).

Eine interessante Methode, Langzeitprovisorien anzufertigen, ist die Herstellung eines sog. **Eierschalenprovisoriums** [3]. Nach diagnostischer Präparation auf dem Situationsmodell wird im Labor eine dünne Kunststoffschale gefertigt, die eine interferenzfreie Unterfütterung am Patienten gestattet [104].

Neben dem Eierschalenprovisorium (Tragezeit wenige Monate bis zu einem halben Jahr) können **metallarmierte provisorische Brücken** mit Kunststoffverblendungen und Kunststoff- bzw. Metallrändern (Abb. 23) sowie **Adhäsivbrücken,** die unter Verzicht auf Präparationsmaßnahmen an den Pfeilern gefertigt werden, als Langzeitprovisorien (ein halbes Jahr und länger) fungieren [104].

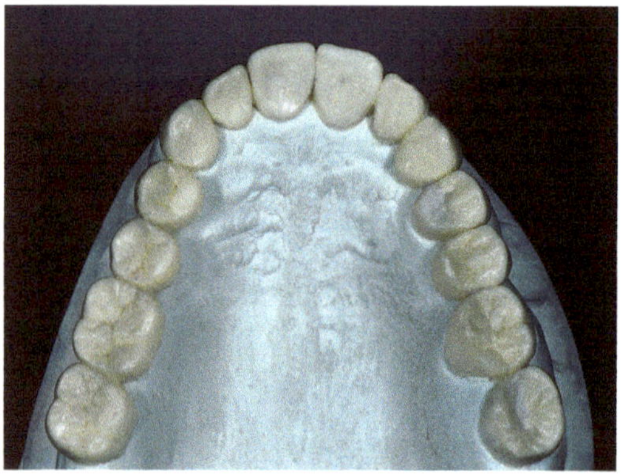

Abb. 21 Wax-up im Oberkiefer zur Implantatplanung und Herstellung eines laborgefertigten Provisoriums.

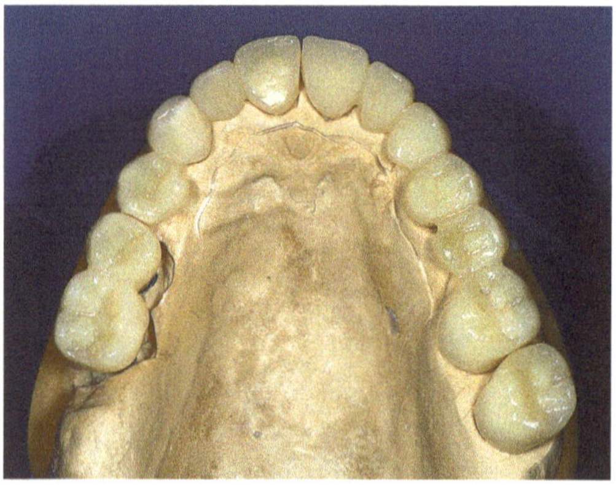

Abb. 22 Laborgefertigte Provisorien zur Versorgung der Zähne 13–27 und der Implantate Regio 15 und 16.

Abformung

Beim Vorliegen einer sub- oder äquigingivalen Präparation muss der Sulkus vor Abformung der Pfeilerzähne dargestellt werden, d. h., der Raum zwischen innerem Saumepithel und Präparationsgrenze wird erweitert. Dazu werden meist Retraktionsfäden (s. Abb. 3 b) und/oder elektrochirurgische Maßnahmen eingesetzt [32, 103, 110]. Die **Retraktionsfäden,** deren Stärke entsprechend der klinischen Situation zu wählen ist, werden mit leichtem Druck in den Sulkus gelegt, um eine irreversible Schädigung des gingivalen Attachments zu vermeiden. Die Fäden sind üblicherweise mit adstringierenden Substanzen (z. B. Aluminiumchlorid, Aluminiumchlorat, Aluminiumsulfat etc.) oder Vasokonstriktoren (Epinephrin) getränkt. Bei Aluminiumchlorid als Adstringens wurden Gingivairritationen nachgewiesen [4], während Aluminium-Kaliumsulfat günstiger bewertet wird. Ein imprägnierter Faden sollte nicht länger als zehn Minuten im Sulkus verbleiben und vor der Entfernung befeuchtet werden, um die Möglichkeit einer Epithelschädigung zu vermindern. Bewährt hat sich vor allem die Anwendung der so genannten **Doppelfadentechnik**, bei der der apikal liegende dünnere Pionierfaden auch während der Abformung im Sulkus unterhalb der Präparationsgrenze verbleibt, während der zweite dickere Faden vor dem Umspritzen der Pfeilerzähne mit Abformmaterial entfernt wird. Diese Methode sollte möglichst der **Elektrochirurgie** [103], die unmittelbar vor einer Abformung erfolgt, vorgezogen werden. Dabei „weitet" eine dünne nadelförmige Elektrode mit Hochfrequenzenergie den Sulkus. Die Haltung der Elektrode entspricht der Schnittführung bei der internen Gingivektomie. Schlingenförmige Elektroden oder die Anwendung der Elektrokoagulation führen zwangsläufig zu einem unnötig erhöhten Gewebeverlust.

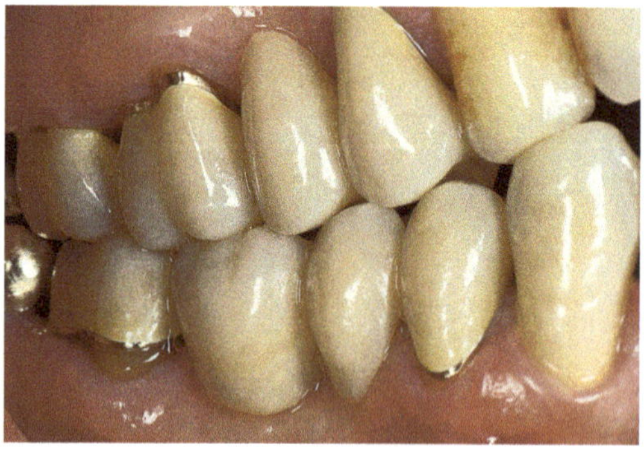

Abb. 23 Metallarmierte Langzeitprovisorien zur Versorgung der Zähne 14–18 und 43–48.

Untersuchungen von Maness et al. [81] weisen nach, dass ein elektrochirurgisches Gerät mit einem gefilterten und rektifizierten Strom und hoher Frequenz (4 MHz) die geringsten Gewebeveränderungen hervorruft.

Wissenschaftliche Untersuchungen [6, 45, 106] belegen einen verzögerten Heilungsprozess nach elektrochirurgischem Eingriff sowie eine größere Reduktion an alveolärer Höhe und stärkere Knochenirritationen [103].

Bei der Wahl des **Abformmaterials** für Kronen- und Brückenrestaurationen sind die Fließfähigkeit und Konsistenz, die Verarbeitungs- und Abbindezeit, die Dimensions- und Detailtreue und die Dimensionsstabilität, Reißfestigkeit und Elastizität nach dem Abbinden wichtige Entscheidungskriterien [78]. Im Fall eines parodontal vorgeschädigten Gebisses sollte aufgrund der Endhärte des Abformmaterials dem reversiblen Hydrokolloid, einem additionsvernetzenden Silikon oder einem Polyethermaterial der neuen Generation mit einer reduzierten Endhärte der Vorzug gegeben werden. Dadurch wird bei Entnahme der abgebundenen Abformung einer Schädigung des bereits reduzierten Zahnhalteapparats bis hin zur Zahnlockerung vorgebeugt. Zusätzlich müssen die in diesen Fällen vorliegenden offenen Interdentalräume z. B. mit einem weichen Wachs ausgeblockt werden. Bei der Abformung der Pfeilerzähne ist es anzustreben – außer einer vollständigen und unverfälschten Wiedergabe der Stumpfoberfläche und der Präparationsgrenze –, auch eine Zone der apikalwärts gelegenen unbeschliffenen Zahn- bzw. Wurzeloberfläche darzustellen (s. Abb. 3 d). Diese Information über die Zahnmorphologie bietet die Gewähr dafür, dass der Zahntechniker in der Nähe des marginalen Parodontiums eine physiologische und der Mundhygiene gut zugängliche Kontur der künstlichen Krone gestalten kann (**Emergence Profile**) [84].

Perioprothetische Gestaltung von festsitzendem Zahnersatz

Die **bukkoorale Gestaltung** von künstlichen Kronen muss durch eine korrekte Ausprägung der Supra- und Infrawölbung gewährleisten, dass Nahrungspartikel während des Kauvorgangs nicht auf das marginale Parodontium abgleiten. Eine Überkonturierung würde die natürliche Selbstreinigung durch Zunge und Wange behindern und zur Plaqueakkumulation führen. Speziell im Bereich des Kronenrands soll der Zahnersatz die Morphologie der unbeschliffenen Zahn- und Wurzeloberfläche physiologisch und harmonisch sowie ohne Ausprägung von positiven bzw. negativen Stufen fortführen (Emergence Profile) [84]. Dies gilt insbesondere für den Bereich koronal der Furkationen.

Bei der Gestaltung der **Approximalflächen** sollten parodontalprophylaktische Gesichtspunkte dominierend sein. Dies muss bereits im zahntechnischen Labor geprüft werden. Die Approximalkontakte werden im jugendlichen Gebiss bei allen Zähnen punktförmig im oberen Kronendrittel angelegt. Sind beim älteren Patienten die Papillen zurückgebildet, wird eher ein flächenhafter Kontaktbereich gestaltet [79]. Bei **Verblockungen** von Einzelkronen (Abb. 24 a und b) sind diese Kriterien neben dem Ziel einer ausreichenden mechanischen Stabilität zu berücksichtigen. Verblockungen sollten jedoch wegen der Einschränkung der physiologischen Beweglichkeit der Zähne nur bei strenger Indikation (z. B. bei Elon-

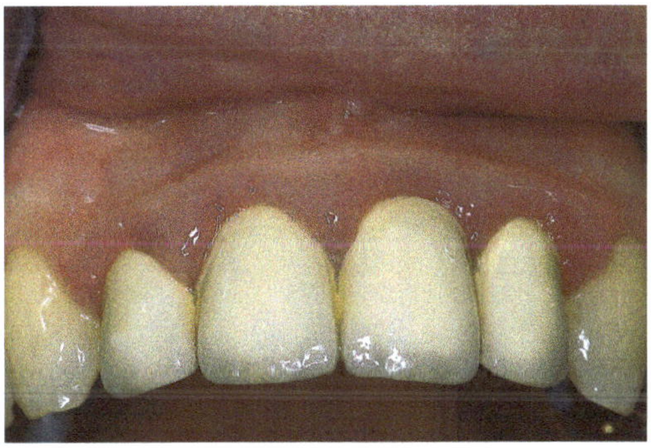

Abb. 24 a Verblockte Metallkeramikkronen mit insuffizienten, überkonturierten Rändern an den Zähnen 12–22. Die Gingiva erscheint bläulich livide und ist ödematös aufgetrieben; Blutung beim Sondieren. Die interdentale Reinigung war aufgrund der Kronengestaltung unmöglich.

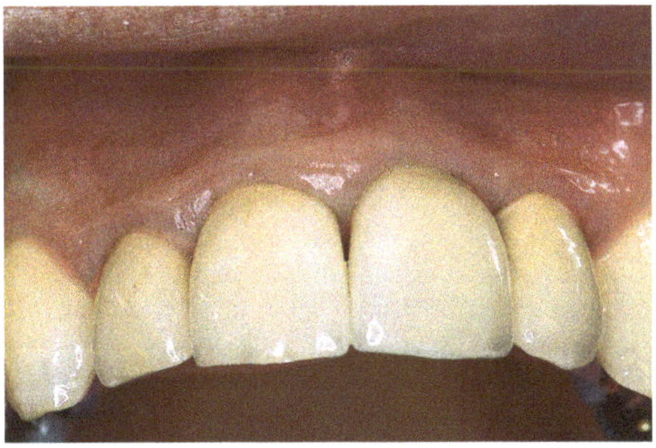

Abb. 24 b Neuversorgung der Zähne 12–22 durch Metallkeramikkronen. Die parodontale Vorbehandlung und die korrekte Gestaltung der Einzelkronen führten zu gesunden gingivalen Verhältnissen.

gationsgefahr antagonistenloser, zu überkronender Zähne) erfolgen und sich auf maximal zwei bis drei Pfeiler erstrecken. Von okklusal gesehen liegen die Approximalkontakte bukkal der mittleren Fossa. Ein fehlender oder zu schwach ausgeprägter Kontaktpunkt führt zum Einbeißen faseriger Nahrungsbestandteile (**Food Impaction**) und zur Unterbrechung der Wirkungslinie. Dadurch werden die Kaukräfte nicht mehr auf die ganze Zahnreihe übertragen.

Die **parodontalhygienische Gestaltung** von implantatgetragenen Suprastrukturen folgt den gleichen Kriterien wie bei konventionellen, zahngetragenen Restaurationen. Daher sind Übertragungs- bzw. Registriertechniken unter Verwendung von Abutmentanalogen bzw. -orginalen von großem Vorteil, da auf diese Weise ein Zurücktrimmen des Modells zur Freilegung einer individuell präparierten Schulter entfallen kann und die exakte Architektur der periimplantären Weichgewebsstrukturen zur Verfügung steht. Als Standard gilt mittlerweile bei der Modellherstellung die Verwendung von weichbleibenden, rosafarbenen Kunststoffen für die Weichteilmanschette, die zudem abnehmbar gestaltet wird. Der exakte Randschluss von festsitzenden Suprastrukturen, der für eine integre periimplantäre Weichgewebsmanschette essenziell ist, lässt sich so besonders gut auf dem Modell kontrollieren. Das periimplantäre Weichgewebe reagiert empfindlich auf mechanische Reizungen von überstehenden, scharfkantigen Kronenrändern, die aus ästhetischen Gründen submukös verlaufen.

Abstand wird inzwischen genommen von weit geöffneten Interdentalräumen, um mit Interdentalbürsten eine verbesserte Reinigungsfähigkeit zu erzielen. Die weit geöffneten Interdentalräume führen zu einer vermehrten Speiseimpaktion. Vor allem Patienten, die die Retention von Nahrungspartikeln bereits als sehr unangenehmen Nachteil an Brücken empfanden, sind in dieser Hinsicht von der implantatgetragenen Einzelkrone enttäuscht. Eine anatomische Gestaltung der Kronen- und Brückenprothetik wird dadurch erschwert, dass in den meisten Fällen ein kleiner Durchmesser der Implantatschulter im Vergleich zum prothetischen Äquator der klinischen Krone vorliegt. Hier sollte der Zahntechniker die Dimension des prothetischen Äquators bereits nach 1–3 mm vertikaler Kronenhöhe durch streng konvexe Ausgestaltung erzielen. Dadurch liegen die konvexen, meist keramischen Oberflächen der Krone auf dem periimplantären Weichgewebe auf. Die interdentalen Räume werden nahezu ausgefüllt. Die Reinigung der Approximalräume erfolgt an Stelle eines Interdentalbürstchens mit Zahnseide und beinhaltet damit keinen erhöhten Schwierigkeitsgrad. Zudem wird der Abstand zwischen dem Approximalkontakt und dem krestalen, vertikalen Knochenniveau verkürzt. Beträgt dieser Abstand weniger als 5 mm, bildet sich mit hoher Wahrscheinlichkeit eine raumfüllende Interdentalpapille aus [123b].

Die Gestaltung von **Kauflächen** basiert auf den Prinzipien einer harmonischen Okklusion. Das gemeinsame Merkmal der verschiedenen Aufwachstechniken (P. K. THOMAS, PAYNE/LUNDEEN, RAMFJORD/ASH, POLZ) besteht darin, in der statischen Okklusion eine axiale Belastung des Zahnes bei gleichzeitiger Vermeidung von horizontalen Kräften zu erzielen. In der dynamischen Okklusion wird die erforderliche Disklusion der Seitenzähne über eine Front-Eckzahn-Führung bzw. eine Gruppenführung, die normalerweise **beide** Prämolaren einer Oberkieferseite einbezieht, erreicht. Die Beachtung dieser Grundsätze und eine korrekte Durchführung gewährleisten eine physiologische Belastung der kollagenen Fasern des Desmodonts in ihrer Verlaufsrichtung. Ebenso wird eine zusätzliche Traumatisierung eines durch Entzündungsvorgänge und den daraus resultierenden Attachmentverlust vorgeschädigten Zahnhalteapparats vermieden.

Bei Brückenzahnersatz [99] werden hinsichtlich der **Zwischengliedform** [39] Spalt-, Schwebe-, Tangential- und Sattelbrücken unterschieden. Für die erstgenannte Form besteht wegen der schlechten Reinigungsmöglichkeit in Kombination mit einer erhöhten Speiseretention und Plaqueanlagerung keine Indikation. Die **Schwebebrücke** bietet die Möglichkeit für optimale Parodontalhygiene. Ihr Einsatzgebiet ist aber aus ästhetischen und phonetischen Gründen vor allem auf den Unterkiefermolarenbereich limitiert.

Die **Tangentialbrücke,** die durch ein auf der Unterseite konvex modelliertes Zwischenglied (Abb. 25) einen linien- bis kleinflächigen Kontakt zur Kieferkammschleimhaut herstellt, ist in den meisten Fällen das Behandlungsmittel der Wahl.

Die Hygienefähigkeit wird in Nachuntersuchungen als sehr gut bewertet [39]. In dieser Hinsicht gilt die **Sattelbrücke** mit großflächiger Auflage als problematisch [118]. Eine Sonderform ist das **eiförmige Zwischenglied** (Ovate Pontic) [60], das bei chirurgischer Vorbereitung des Weichgewebes (z. B. Elektrotom) im Kammbereich optimale ästhetische Resultate ermöglicht, da das Zwischenglied aus dem Kieferkamm „herauszuwachsen“ scheint [33 a].

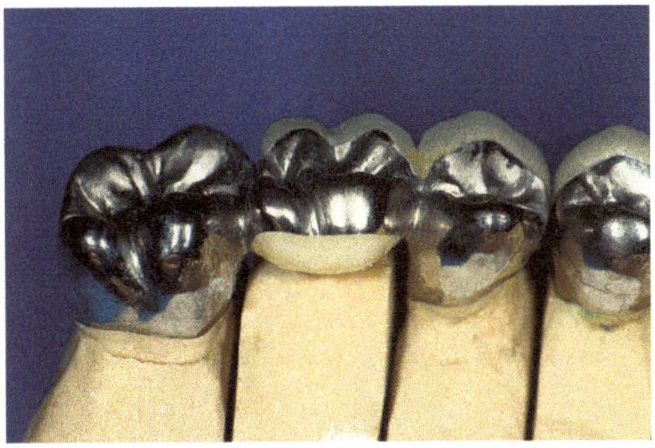

Abb. 25 Metallkeramikbrücke Zähne 15–17 mit tangentialem Zwischenglied. Die konvexe Form ermöglicht eine gute Reinigungsfähigkeit der Brücke.

14.5.2 Teilprothetik

Die partielle Prothetik besitzt trotz des durch die Implantologie erweiterten Indikationsbereichs von festsitzendem Zahnersatz weiterhin einen entsprechend hohen Stellenwert in der Behandlung des Lückengebisses. In den letzten Jahren zeichnet sich jedoch aufgrund klinischer Nachuntersuchungen [80, 122] eine Abkehr von rein funktionellen Gesichtspunkten in der Konzeption von Teilprothesen ab. Die Konstruktionselemente und das Prothesendesign werden insbesondere hinsichtlich parodontalhygienischer, kariesprophylaktischer und ästhetischer Anforderungen ausgewählt.

Verankerungselemente

Die Verankerungselemente dienen zur Befestigung einer herausnehmbaren Teilprothese an den ausgewählten Restzähnen.

Aufgrund der unterschiedlichen auf eine Prothese einwirkenden Kräfte müssen Verankerungselemente entsprechende Aufgaben erfüllen, nämlich Haltewirkung, Stützfunktion, Schubvermeidung, Kippmeidefunktion und Führungsfunktion.

Die Belastungen betragen bei Normofunktion im Mittel 30–50 N und bei Parafunktionen durchschnittlich 295 N [46]. Nicht jedes Verankerungselement weist gleichzeitig alle Eigenschaften auf, die Mehrzahl vereinigt jedoch mehrere Wirkprinzipien. Neben statischen und dynamischen Gesichtspunkten müssen bei der Auswahl von Verankerungselementen weitere in Tabelle 2 aufgeführte Anforderungen beachtet werden.

Tabelle 2 Anforderungen an Verankerungselemente hinsichtlich Funktion und Handhabung [40].

1. Einfache Gestaltung
2. Stabilität
3. Ausreichende und dauerhafte Funktion
4. Keine Reparaturanfälligkeit
5. Aktivierbarkeit (Halteelemente)
6. Parodontalprophylaktische Gestaltung
7. Einfache Reinigung
8. Leichte Handhabung

Handgebogene Klammern aus federhartem, mundbeständigem V_2A-Stahldraht besitzen lediglich eine geringe Stabilität und gewährleisten keine exakte körperliche Umfassung des Klammerzahns. Sie finden daher nur Verwendung in Verbindung mit Kunststoffplatten als temporärer Zahnersatz, der zur funktionellen Vorbehandlung (Einstellung der horizontalen/vertikalen Kieferrelation) bzw. begleitend zur Parodontaltherapie eingesetzt werden kann.

Vermessene und aus einer Chrom-Kobalt-Molybdän-Legierung **gegossene Klammern** zählen zu den am häufigsten verwendeten Halte- und Stützelementen. Durch die Konzeption Klammerstiel, Klammerschulter, Auflage, Retentionsarm (Klammeroberarm, Klammerunterarm) und Widerlager (Stabilisierungsarm) wird eine starre Lagerung realisiert. Neben der gerade im sichtbaren Bereich bestehenden ungünstigen ästhetischen Wirkung (E-Klammer) ist aus kariesprophylaktischer Sicht der große flächenhafte Bedeckungsgrad bei nicht überkronten Zähnen (Bonwill-Klammer, Ringklammer) als Nachteil zu nennen. Gingivanah verlaufende Klammerteile bei ungenügender Infrawölbung des Zahns sind nach Möglichkeit zu vermeiden, wobei ein Abstand von 2–3 mm zum Marginalsaum als Richtlinie gilt (Abb. 26).

Ein parodontüberquerender Retentionsarm bei geteilten Klammern (Roach-Klammer), die ohnehin einen unkontrollierten und nicht dauerhaften Retentionsgrad aufweisen, und Klammern, die den Interdentalraum verschließen, widersprechen parodontalprophylaktischen Forderungen (Abb. 27). Fortlaufende und zusammengesetzte Klammern bieten klinisch gesehen keinen höheren Nutzen und sind aufgrund des hohen Bedeckungsgrads natürlicher Zahnhartgewebe als problematisch anzusehen. Lediglich bei stark lingualwärts gekippten unteren Frontzähnen und Prämolaren sowie bei stark unter sich gehenden Knochenpartien der Unterkieferfront

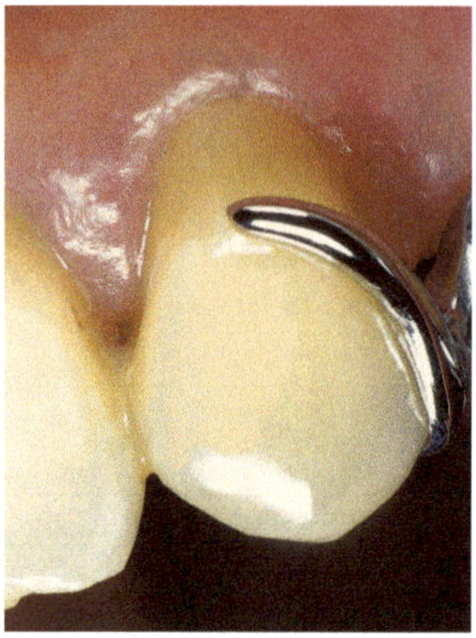

Abb. 26 E-Klammer an Zahn 23. Der Retentionsarm weist einen idealen Abstand zum marginalen Parodont auf.

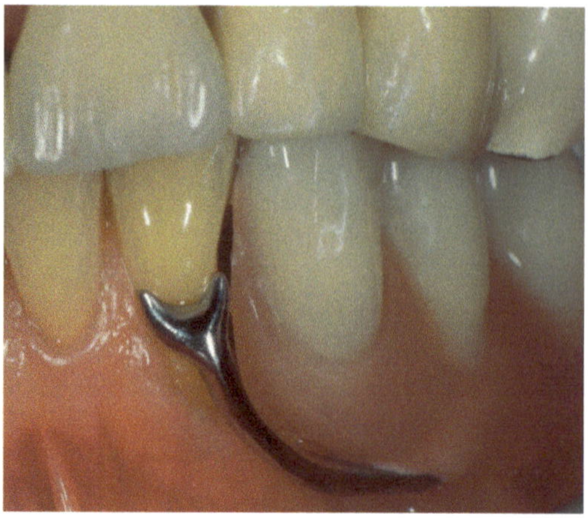

Abb. 27 Parodontüberquerender, perioprothetisch ungünstiger Verlauf des Retentionsarms einer geteilten Klammer an Zahn 33.

ist diese Konstruktionsform in Betracht zu ziehen [17].

Aufgrund der beschriebenen Problematik sollten nur Klammerformen angewendet werden, die gute retentive Eigenschaften besitzen (E-Klammer, Back-action-Klammer, Ringklammer, Bonwill-Klammer). Planung und Ausführung müssen darauf abzielen, die Anlagerung von Plaque nicht übermäßig zu begünstigen und eine optimale Mundhygiene zu fördern.

Die **Doppelkronen** werden in parallelwandige Teleskope mit und ohne Resilienz und Konuskronen unterteilt. Doppelkronensysteme zeichnen sich durch eine sichere körperliche Fassung der Ankerzähne aus, wobei alle Aufgaben eines Verankerungselements erfüllt werden [65]. Die sekundäre Verblockung ermöglicht zudem nach Abnahme der Außenkonstruktion eine einwandfreie Oralhygiene, da alle Innenkronen am marginalen Parodont gut zugänglich sind (Abb. 28).

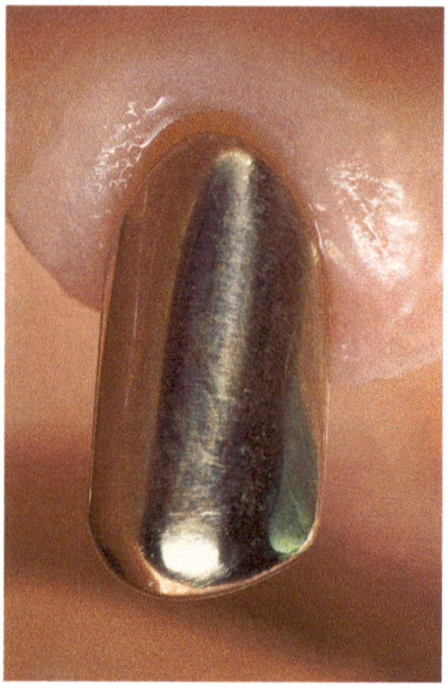

Abb. 28 Entzündungsfreies marginales Parodont an Zahn 13, der mit einem Resilienzteleskop versorgt wurde. Die Präparationsgrenze ist supragingival angelegt.

Ein Nachteil von Zylinderteleskopen liegt im äußerst kritischen Toleranzbereich der Passungsform [65], sodass die Friktion schwierig einzustellen ist. Neben einer höheren Materialabnutzung der frikativen Flächen kann es durch unkontrolliert hohe Kräfte bei der Entnahme der Prothese gerade im parodontal vorgeschädigten Gebiss zur Lockerung der Ankerzähne kommen.

Die **Konuspassung** hat in Bezug auf Passgenauigkeit eine größere Toleranz [65]. Primär- und Sekundärkonus weisen eine Haftreibung der Ruhe [65] auf, d. h., Reibungsphänomene treten niemals während des Ein- oder Ausgliederns der Kronen, sondern erst in der letzten Phase der Passung auf. Die Haftkraft ist abhängig vom Konuswinkel $\alpha/2$, der zwischen 5 und 7° beträgt. Sie wird an gesunden, parodontal resistenten Zähnen mit ausreichend langer Wurzel im Bereich zwischen 5 und 10 N, im parodontal behandelten Gebiss auf 5 N eingestellt [65]. Somit wird beim Lösen der Außenkrone eine schädigende Wirkung auf das Parodont [89] vermieden. Um die Gesamthaftkraft einer konusverankerten Teilprothese im

Bereich von ca. 20 N [65] einzustellen, werden Haftanker (Konuswinkel 5°) und Stützanker (Konuswinkel 6–7°) unterschieden. Bei der Planung ordnet der Zahnarzt in Abhängigkeit von der Anzahl, der prothetischen Wertigkeit und Topographie der Pfeilerzähne jeder Konuskrone den entsprechenden Konuswinkel und damit die Größe der Haftkraft zu. Ein innovatives Herstellungsverfahren basiert auf dem Prinzip teleskopierender Konuskronen, deren Matrizen aus galvanogeformtem Feingold bestehen [134a, 134b, 134c]. Die Patrize kann aus Metall oder Keramik (Zirkonoxid, Aluminiumoxid, Lithiumdisilikat) gefertigt werden, wobei sich die geringe Plaqueaffinität von polierten Keramiken [115a] als besonders vorteilhaft erweist. Um die hohe Präzision zwischen Matrize und Patrize (Spalt < 5 µm) klinisch realisieren zu können, müssen die Feingoldkappen intraoral mit dem Prothesengerüst verklebt werden. Der Haftkraftmechanismus beruht insbesondere bei vollkeramischen Primärkronen nicht auf der Verklemmung von Matrize und Patrize durch Oberflächenrauigkeiten und entsprechende Konuswinkelvorgaben, sondern auf dem tribologischen System „Keramikpatrize, Speichel, Feingoldmatrize". Für den Patienten ergeben sich durch diese hochpräzise Passung keine registrierbare Prothesenkinetik und weitgehend konstante Haft- und Abzugskräfte (s. Abb. 7) [134b, 134c]. Somit ist unter perioprothetischen Gesichtspunkten die Konuskrone in idealer Weise geeignet, biologische und klinische Anforderungen zu vereinigen (Abb. 29).

Wenn eine entsprechende Indikation vorliegt, reicht lediglich ein hochglanzpolierter Anteil des Innenkonus in den gingivalen Sulkus, während die Außenkrone immer äqui- bzw. supragingival (Abb. 30) an einer definierten Begrenzungslinie endet (s. Abb. 7). Bereits bei der **Präparation** mehrerer Zähne zur Aufnahme von Konuskronen mit unterschiedlichen Konuswinkeln sollte in Abhängigkeit zur Pulpaausdehnung und zu den biomechanischen Anforderungen an eine Präparation die Einschubrichtung der Prothese berücksichtigt werden. Eine größere Diskrepanz kann nur durch eine zervikale balkonartige Überkonturierung der Innenkronen ausgeglichen werden, wodurch parodontalhygienisch ungünstige Verhältnisse entstehen. Eine Kontrollabformung der vorpräparierten Zähne und eine Vermessung des Modells im Parallelometer ermöglichen eine zielgerichtete Korrektur und damit eine Minimierung der Überdimensionierung.

Wissenschaftliche Nachuntersuchungen [47, 48, 129] an über 800 Konuskronenkonstruktionen mit einer Liegedauer bis zu neun Jahren verdeutlichen mit einer sehr geringen Extraktions- und Frakturrate die klinische Bewährung des Konusprinzips. Eine weitere klinische Nachuntersuchung [63a] bestätigt eine im Vergleich zu gussklammerverankertem Zahnersatz [142a] überdurchschnittlich hohe Gesamtüberlebensrate (97,8 % nach 5 Jahren unter Risiko und 90,3 % nach 8 Jahren unter Risiko) bei erfolgreicher Integration parodontal vorgeschädigter Zähne in den Pfeilerverbund. Gleichzeitig ergab die Evaluation der subjektiven Patientendaten eine sehr hohe Patientenzufriedenheit bezüglich Kaufunktion und Tragekomfort für konuskronenverankerten herausnehmbaren Zahnersatz. Auch hinsichtlich der Kaufunktion ist die Konusprothese einer Modelleinstückgussprothese überlegen [74]. Bei zwölf Probanden wurde eine Änderung der Teilprothesenverankerung von Modellgussklammern zu Konuskronen

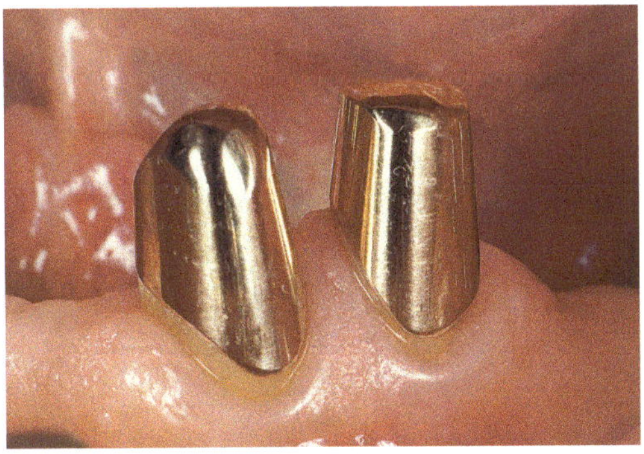

Abb. 29 Konuskronen an den Zähnen 33 und 34 mit supragingival verlaufendem Kronenrand. Die sekundäre Verblockung und die Einteilung in Haft- und Stützanker ermöglichen gesunde parodontale Verhältnisse.

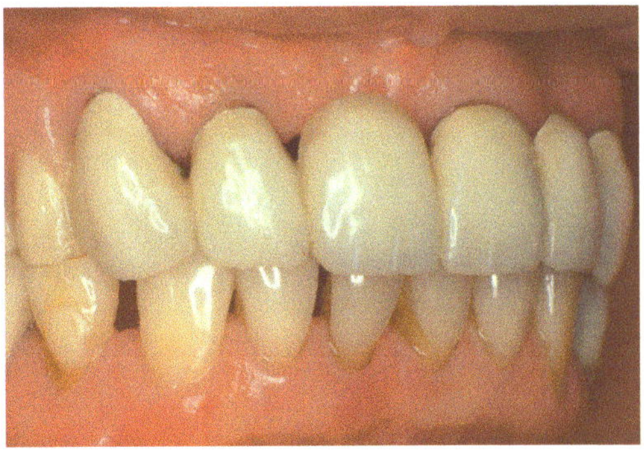

Abb. 30 Teilprothese im Oberkiefer mit Konuskronen an den Zähnen 13, 12, 21, 23, 24 und 25. Die Außenkronen enden supra- bzw. äquigingival an einer exakten Demarkationslinie der Innenkronen.

vorgenommen. Die maximalen Kaukräfte waren bei Konuskronenverankerung signifikant höher als bei Klammerverankerung.

Geschiebe sind starre frikative Verankerungselemente, die individuell hergestellt oder konfektioniert als Präzisionsteile angeboten werden. Entsprechend der Dimensionierung des Konstruktionselements und dem Umfang der Präparation im Bereich der Ankerzähne lassen sich eine intrakoronale, parakoronale, extrakoronale und interkoronale Anlageart unterscheiden. Wegen der idealen Belastung des Ankerzahns und einer besseren Parodontalhygiene sollte die intrakoronale Anbringung unter Beachtung der Pulpaausdehnung bevorzugt werden. Ein extrakoronales Geschiebe wird aus statischen Gründen i.d.R. an zwei miteinander verblockten Kronen angebracht und mit einem Schubverteilungsarm kombiniert. Kippende Kräfte können durch Überlastung zu einer erhöhten Mobilität sowie destruktiven Prozessen im Zahnhalteapparat führen [40]. Jede primäre Verblockung in der partiellen Prothetik stellt jedoch eine Verschlechterung der parodontalhygienischen Verhältnisse dar. Eine sekundäre Verblockung, z.B. über Rillen-Schulter-Stift-Geschiebe, verursacht hingegen vor allem bei vitalen Zähnen eine Überkonturierung der Zahnkrone (Abb. 31) und ist somit aus parodontologischer Sicht als fragwürdig einzustufen. STUDER et al. [122] und MÄDER et al. [80] beobachteten an geschiebeverankerten Teilprothesen innerhalb eines Zeitraumes von sechs Jahren eine Misserfolgsrate von 33 %.

Stege werden als Steggeschiebe oder Steggelenke an zwei oder mehreren Ankerzähnen angebracht und dienen der direkten Verblockung. Im Bereich der Anker ist zur Schonung der Papille eine der Reinigung gut zugängliche und atraumatische Anlagerung notwendig (Aquäduktform, Tunnelierung) [46]. Der Abstand zwischen Stegunterkante und Kieferkamm sollte 2–2,5 mm betragen (Abb. 32). Stege sind durch eine sehr gute Halte- und Stützwirkung sowie Schubvermeidung charakterisiert. Durch anatomische Gegebenheiten sind o. a. Kriterien nur selten einzuhalten. Dabei wird vor allem im Seitenzahnbereich die Mundhygiene erschwert, und es bilden sich sehr häufig Vakatwucherungen am Übergang Steg/Anker. Somit sind Stege in ihrem Indikationsbereich stark eingeschränkt.

Ankersysteme funktionieren nach dem Druckknopfprinzip. Sie bestehen aus einer Patrize und einer Matrize, wobei sich beim Zusammenfügen ein Teil elastisch verformt. Neben der Anlage auf Wurzelstiftkappen werden sie auch extrakoronal an verblockten Kronen in Verbindung mit einer zusätzlichen Abstützung bzw. einem intra-/interkoronalen Geschiebe eingesetzt. Eine Einstellung der Haftkraft ist weder initial noch durch Nachaktivierung definiert möglich. Aus parodontologischer Sicht ergeben sich die gleichen Probleme wie bei extrakoronalen Geschieben. An der Basis der extrakoronal angebrachten Hülse kommt es bei einem geringen Abstand zur Schleimhaut häufig zu Vakatwucherungen (Abb. 33).

Resilienz- und **Scharniergelenke** gestatten eine Rotation des Prothesenkörpers um eine transversale/vertikale Achse bzw. um eine transversale Achse. Gelenkige Verbindungen haben sich in der Prothetik nicht bewährt, weshalb heute einer starren Verankerung der Vorzug gegeben wird [46, 121]. Nachteilig wirken sich vor allem bei Resilienzgelenken die Schädigung des marginalen Parodonts und die ver-

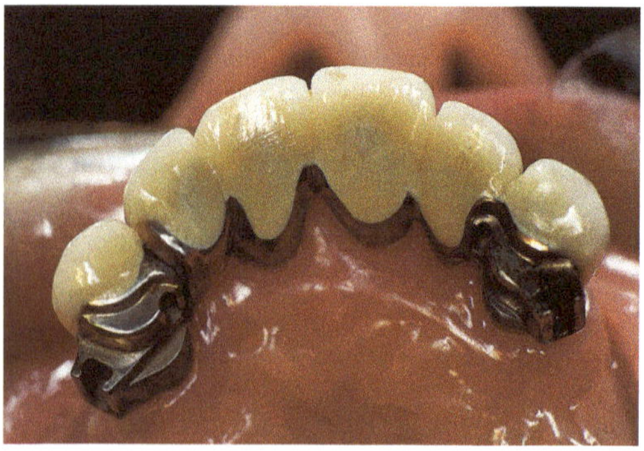

Abb. 31 Verblockte Metallkeramikkronen an den Zähnen 13–23 mit extrakoronalem Geschiebe, Schubverteilungsarm und Stiftgeschiebe an den Kronen 13 und 23. Die primäre Verblockung und die Überkonturierung durch die Verankerungselemente haben zu einer erheblichen parodontalen Destruktion geführt.

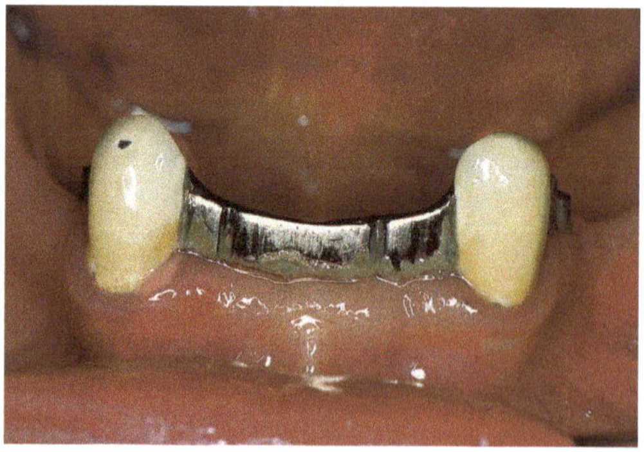

Abb. 32 Steggeschiebe zwischen den Metallkeramikkronen 33 und 43. Der Steg liegt der Schleimhaut direkt auf. Belagbildung und parodontale Entzündungszeichen verdeutlichen die Behinderung der Mundhygiene.

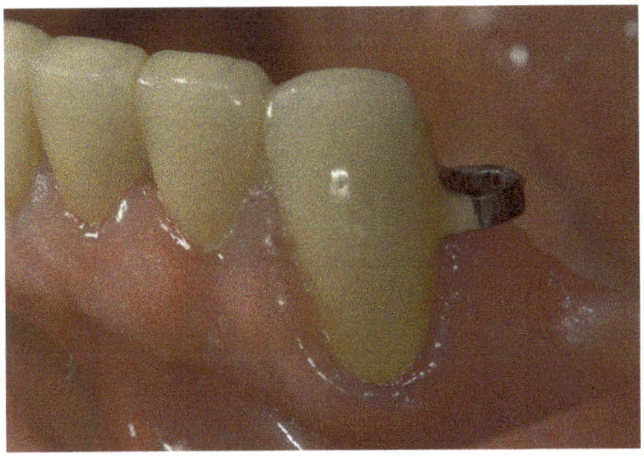

Abb. 33 Parodontalhygienisch ungünstige Verhältnisse und Vakatwucherung bei Verblockung der Unterkieferfrontzähne mit extrakoronal angebrachtem Verankerungselement

mehrte Plaqueanlagerung im Bereich der gelenkigen Verbindung aus. Bei inaktiven bilateral platzierten Gelenken stellen sich oft im Bereich des Lingualbügels Dekubitalgeschwüre der Schleimhaut ein [46].

Das **Riegelprinzip** beruht auf einer passiven Haltewirkung. Anwendung finden Riegel in Verbindung mit Stützelementen, wenn z. B. bei extrem kurzen klinischen Kronen oder in der Defektprothetik ein dauerhaft sicherer Prothesenhalt nicht gegeben ist. Die Dimensionierung der Riegelsysteme führt i. d. R. zu Überkonturierungen im Bereich des Anlagecortes. Neben der Behinderung der Mundhygiene treten gerade bei alten Menschen Probleme in der Handhabung auf.

Aufgrund der aus dem Einsatz von Klebebrücken gewonnenen Erfahrungen führten WONG et al. [142] die **Adhäsivtechnik** in die Teilprothetik ein. Der Haftmechanismus zwischen dem Metall des Halteelements und dem Pfeiler wird wie bei Adhäsivbrücken durch die Schmelzätztechnik in Kombination mit einem Befestigungskomposit vermittelt. Die Anwendung von adhäsiven Halteelementen erlaubt eine sehr schonende Präparation, die nur im Schmelzbereich der Pfeilerzähne erfolgt [11, 12, 82]. Bei füllungs- und kariesfreien Pfeilerzähnen, deren klinische Kronen zuwenig Retention für die Anlage einer Modellgussklammer aufweisen, wird durch die Verwendung eines Adhäsivattachments eine Überkronung umgangen. Auch im Hinblick auf die Parodontalhygiene erweisen sich die adhäsiven Halteelemente als vorteilhaft: Die Forderung nach einer supragingivalen Lage der Restaurationsränder ermöglicht eine gute Reinigungsfähigkeit. Zudem können bei divergierend stehenden Pfeilerzähnen parodontal ungünstige Klammerformen und -verläufe vermieden werden. Pfeilerzähne mit kurzen klinischen Kronen sind problematisch, da wegen des zu geringen Platzangebots eine parodontalhygienisch korrekte Integration der Adhäsivverankerung verhindert oder zuwenig Retention des Ankerelements am Zahn erzielt wird.

Für Adhäsivanker kommen prinzipiell extrakoronale Verbindungselemente infrage [11, 12]. Die Verwendung von Nichtedelmetallen anstelle von hochgoldhaltigen Legierungen ergibt sich durch deren bessere mechanische Eigenschaften. Dadurch wird eine grazile Gestaltung der adhäsiven Halteelemente (ca. 0,5 mm Dicke) ohne Überkonturierung im marginalen und okklusalen Bereich gestattet. Valide klinische Studien zur Bewährung von Adhäsionsverankerungen liegen nicht vor, um diese zum gegenwärtigen Zeitpunkt generell als Alternative zur konventionellen Teilprothese empfehlen zu können.

Verbindungselemente

Die **großen Verbindungselemente** fügen die Prothesensättel zusammen und dienen der Stabilisierung und Versteifung. Sie werden im Oberkiefer als Transversalband oder als Gaumenplatte und im Unterkiefer als Sublingualbügel gestaltet. Aus parodontalhygienischen Gründen sollte der Abstand des großen Verbinders vom Gingivalrand im Oberkiefer 4–6 mm und im Unterkiefer 3–5 mm betragen [17]. Bei hoch ansetzendem Mundboden kann durch eine mehr horizontale Anordnung des Bügels das o. a. Richtmaß realisiert werden. Die früher oft eingesetzte Kragenplatte ist aufgrund ihrer schädigenden Wirkung auf das marginale Parodont als obsolet einzustufen.

Kleine Verbindungselemente vereinigen die Verankerungselemente mit dem großen Verbinder bzw. dem Prothesensattel. Aus karies- und parodontalprophylaktischer Sicht ist die Anzahl auf das notwendige Minimum zu reduzieren. Kleine Verbinder sollten geradlinig zum Prothesenkörper führen [121], wobei der horizontale Abstand zwischen zwei Verbindern 5 mm nicht unterschreiten darf [17]. Im Bereich des marginalen Parodonts dürfen sie der Gingiva nicht direkt aufliegen, sondern müssen unterspülbar gestaltet werden. Die interdentale Anlage des Verbinders (Abb. 34) bei der Bonwill- und Backaction-Klammer (sattelferne Abstützung) erschwert die natürliche Selbstreinigung und fördert die Plaqueakkumulation.

Prothesenkörper

Bei der Gestaltung des Prothesenkörpers gilt die Forderung, den Grenzraum zwischen Ankerzahn und zahntragendem Sattelteil auf einer Breite von mindestens 3 mm offen zu halten [17]. Durch die Pontic-

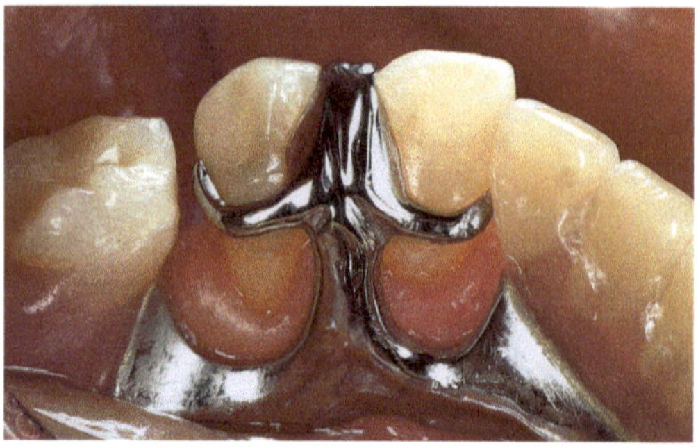

Abb. 34 Der kleine Verbinder einer Bonwill-Klammer an den Zähnen 33 und 34 kreuzt den Gingivalsaum und verschließt den Interdentalraum. Die natürliche Selbstreinigung ist eingeschränkt, und es kommt zu einer erhöhten Plaqueansammlung.

förmige Gestaltung (Abb. 35) des ersten künstlichen Zahns nach dem Ankerzahn [46] wird bei Schalt- und Freiendprothesen eine mechanische Schädigung der distalen/mesialen Papille vermieden und die Plaqueanlagerung minimiert. Auch bei kurzen klinischen Kronen lassen sich die parodontalen Verhältnisse über eine sattelnahe Abstützung und einen Pontic wesentlich verbessern.

Eine äquilibrierte statische und dynamische **Okklusion,** wie sie nur über die Remontage und das Einschleifen im teiljustierbaren Artikulator zu erzielen ist, verhindert eine verstärkte Knochenresorption im Bereich der zahnlosen Kieferabschnitte und parodontale Schädigungen der Ankerzähne.

Im Rahmen der Nachsorge ist neben der rechtzeitigen Korrektur der basalen Sattelanteile durch eine Unterfütterung auch stets die Okklusion zu überprüfen und gegebenenfalls eine Adjustierung vorzunehmen.

14.6 Parodontalschienen

Bei Parodontalschienen [7] können abnehmbare von festsitzenden unterschieden werden. Als **abnehmbare Schienen** können **Aufbissbehelfe** [98, 100 a, 100 b, 101] aus heiß-, auto- und lichtpolymerisierenden Kunststoffen, die in erster Linie im Rahmen von funktionstherapeutischen Maßnahmen Verwendung finden, eingesetzt werden. Als Relaxierungs-/Stabilisierungsschiene bedecken sie alle Zähne und sollen in statischer Okklusion gleichmäßige, gleichzeitige Kontakte zu den Antagonisten herstellen (Abb. 36). Im Hinblick auf die dynamische Okklusion weisen Aufbissschienen eine Front-Eckzahn-Führung auf. Die Kaukräfte werden bei Funktion und Parafunktionen (zentrischer und exzentrischer Bruxismus) des Kausystems auf alle Zähne verteilt. Damit können Überlastungen einzelner, häufig bereits vorgeschädigter Parodontien durch eine okklusale Traumatisierung vermieden werden. Krallen- und Kappenschienen aus einer Chrom-Kobalt-Molybdänlegierung sind aus parodontalhygienischen und ästhetischen Gründen kontraindiziert.

Die **festsitzende parodontale Schienung** kann mit Komposit oder mit Metallgerüsten auf den oralen Flächen der Zähne erfolgen. Bei der erstgenannten Methode wird die Schmelz-Ätz-Technik angewendet. Der Kunststoff, der auf Höhe der Approximalkontakte appliziert wird, lässt sich durch Einbringen von Kevlar- oder Polyesterfasern bzw. Retainerdrähten zur Verbesserung der Bruchfestigkeit verstärken. Das zweite Verfahren setzt eine Zahnpräparation voraus wie sie für Adhäsivbrücken oder Adhäsivattachments [11, 12, 82] bekannt ist. Das Gerüst wird im Labor gefertigt, silanisiert und unter Anwendung von Kofferdam adhäsiv befestigt.

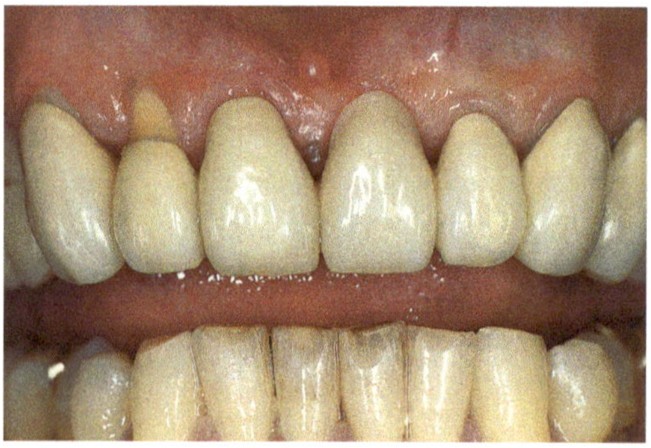

Abb. 35 Teilprothese im Oberkiefer mit Konuskronenverankerung. Die ponticartige Gestaltung des ersetzten Zahnes 21 bietet ästhetische und parodontalprophylaktische Vorteile.

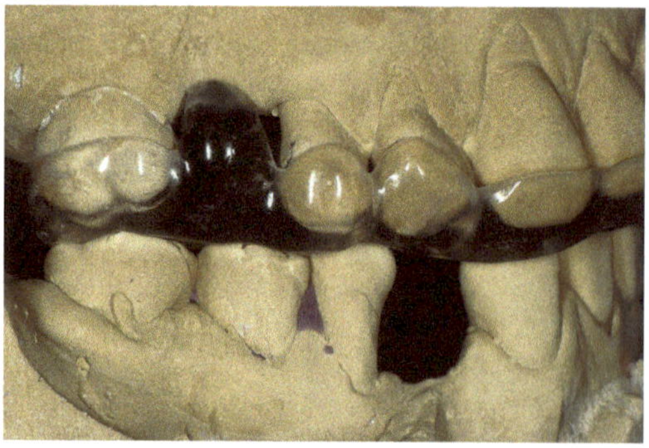

Abb. 36 Stabilisierungsschiene im Oberkiefer. Ponticartige Gestaltung des Kunststoffs in Regio 16.

Die genannten Maßnahmen sind aus heutiger Sicht nicht als **kausale Parodontaltherapie** zu betrachten. Sie wirken aber durch eine mechanische Stabilisierung den gerade im parodontal reduzierten Gebiss nachteilig veränderten Hebelverhältnissen (Kronen-Wurzel-Relation) entgegen. Sie verteilen die horizontal und vertikal einwirkenden Kräfte und verbessern den Kaukomfort [7]. Im Rahmen der **Funktionstherapie** haben sich die Aufbissschienen gut bewährt [38a]. Weiterhin können festsitzende Kompositschienen bei stark vorgeschädigten Zähnen mit schlechter Langzeitprognose als Interimsversorgung betrachtet werden, die den Übergang zum teilprothetischen Ersatz vorbereiten.

14.7 Parodontologische Aspekte in der Implantatprothetik

Die **Indikation** für eine künstliche Pfeilervermehrung durch enossale Implantate konnte dank verbesserter chirurgischer Techniken und optimierter Implantatsysteme stark ausgeweitet werden. Das ursprüngliche Hauptindikationsgebiet zahnloser Unterkiefer wurde von der uni- bzw. bilateralen Freiendsituation und der Einzelzahnlücke abgelöst [63].

Diese Entwicklung erfordert zusätzlich zum konventionellen parodontologischen und prothetischen Vorgehen die Berücksichtigung von spezifischen Wechselwirkungen zwischen dem Implantat bzw. der prothetischen Suprakonstruktion und dem periimplantären Weichgewebe.

Grundsätzlich ist festzustellen, dass für einen implantatgestützten Zahnersatz die gleichen parodontalprophylaktischen Konstruktionsprinzipien wie für den konventionellen Zahnersatz Berücksichtigung finden müssen.

Das **periimplantäre Weichgewebe** ist im Unterschied zum Parodontalgewebe ein minderwertiges, schlecht durchblutetes Narbengewebe, das sich an die Oberfläche des Implantats oder der Suprakonstruktion anlagert. In einer tierexperimentellen Studie zeigte sich nach einer sechsmonatigen Tragedauer ohne Plaqueentfernung zwischen polierten und rauen Abutments aus periimplantärem Weichgewebe histologisch kein Unterschied [145]. Die Ursachen und vor allem die Beherrschung der Entzündung dieses Gewebes – der sog. periimplantären Mukositis – sind Gegenstand aktueller Forschung [8a, 16a, 35, 49a, 83, 105, 145, 146]. Die Periimplantitis verursacht analog zur Parodontitis Geweberesorptionen, die zu kraterförmigen Knocheneinbrüchen um das Implantat führen. Die prothetische Suprakonstruktion übt einen erheblichen Einfluss auf die Integrität des empfindlichen periimplantären Weichgewebes aus.

Die einzelnen Implantatsysteme erleichtern oder erschweren die Umsetzung einer parodontalfreundlichen Suprastruktur, weil Unterschiede im Implantatdesign, Konstruktionsprinzip und Einheilmodus günstige oder ungünstige Voraussetzungen dafür bieten. Die komplexen Wechselwirkungen dieser Systemunterschiede auf das periimplantäre Weichgewebe stellen sich im Einzelnen wie folgt dar:

Ein dentales Implantat kann in drei Bereiche geteilt werden – den enossalen Implantatkörper, die Region des Weichgewebedurchtritts und den intraoralen Anteil zur Aufnahme der Suprastruktur (Abb. 37a–c).

Rotationssymmetrische **enossale Implantatkörper,** deren Durchmesser den Beginn des Weichgewebedurchtritts festlegen, finden heute die häufigste Verwendung.

Der **intraorale Anteil** des Implantats weist die höchste Variabilität in Form und Funktion auf. Je nach geplanter prothetischer Verwendung des Implantatpfeilers gleicht das Abutment entweder einem präparierten Zahn zur Aufnahme einer Vollkrone oder einem Halteelement auf einem avitalen Zahn (Knopfanker, Steg, Magnetattachment).

Die Einheilung des Implantats kann sub- oder transepithelial erfolgen (s. Abb. 37a–c). Klinische und tierexperimentelle Studien zeigen, dass keine Unterschiede zwischen den beiden Einheilungsarten auftreten [10, 26a, 34, 131, 148].

Die **subepitheliale Einheilung** (s. Abb. 18a) erfordert neben einem chirurgischen Zweiteingriff ein zweiteiliges Implantatsystem, dessen Fügespalt immer in der **Region des Weichgewebedurchtritts** liegt (s. Abb. 37a). Beim Aufbringen des Abutments muss peinlich darauf geachtet werden, dass die präzise Passung zwischen präfabriziertem Abutment und enossalem Implantatkörper sichergestellt ist. Das geforderte Drehmoment wird trotz eingeklemmtem Weichgewebe (s. Abb. 18a) erzielt und täuscht damit eine korrekt durchgeführte Abutmentmontage vor. Nach der Resorption des Weichgewebes besteht jedoch ein erheblicher Spalt. Die Implantat-Abutment-Verbindungsschraube hat ihre Vorspannung verloren, d.h. sowohl die Schraube als auch das Abutment sind locker. Anfällig für diese Problematik sind vor allem Implantat-Abutment-Verbindungen mit Radialbundfügung (s. Abb. 18a). Ist der Durchmesser an der Fügestelle kleiner als die Implantatschulter – wie z.B. bei konusförmigen Implantat-Abutment-Verbindungen – kann das Weichgewebe nicht mit den Fügeflächen interferieren (s. Abb. 18b).

Ein weiterer Nachteil eines submukösen Fügespalts von zweiteiligen Implantatsystemen belegen

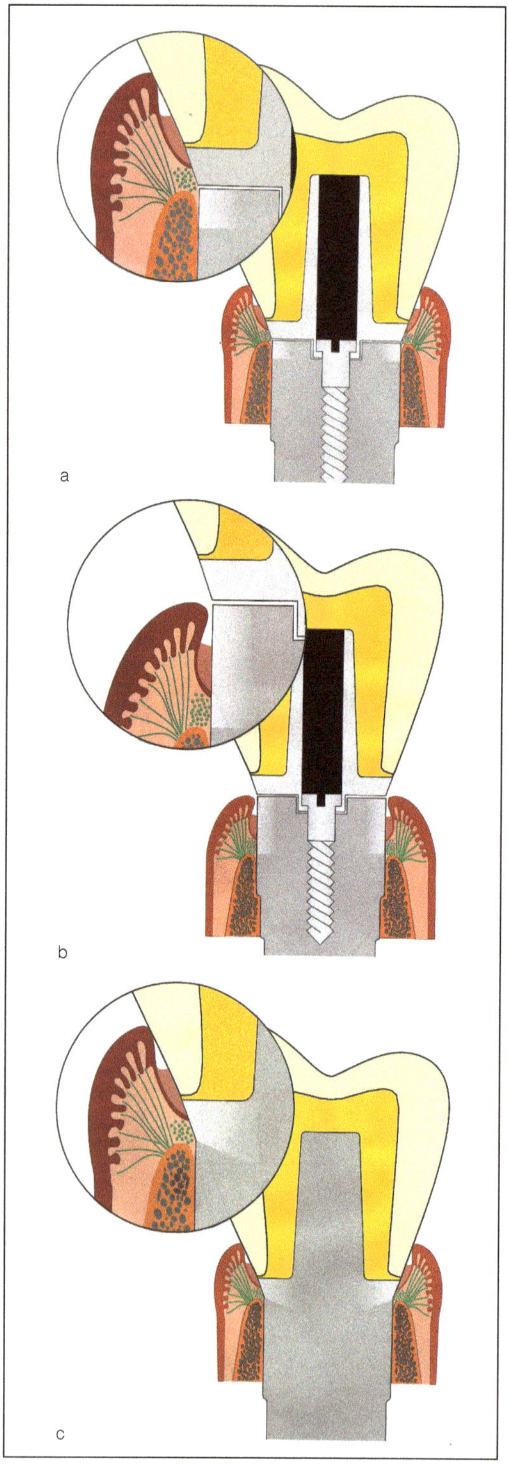

klinische und tierexperimentelle Studien [8a, 16a, 35, 49a, 145]. Diese Spalten üben einen negativen Einfluss auf den Zustand der Weichgewebsmanschette aus und induzieren eine lokal begrenzte, jedoch persistierende Gewebeentzündung [16a]. Auch bei präziser Fügung des Abutments sind keine absolut bakteriendichten Übergänge erzielbar [57]. Eigene In-vitro-Untersuchungen evaluieren hierzu in Frage kommende Ursachen: Implantatsysteme mit stumpfen Abutment-Implantat-Verbindungen verformen sich unter einer extraaxialen Last elastisch und verursachen an der Lastseite zwischen der basalen Abutmentfläche und der koronalen Implantatfläche einen Mikrospalt (Abb. 38a bis c). Da bereits an kleinsten Mikrospalten [49a] Knochenresorptionen auftreten, bietet bei nicht einsehbaren Bereichen ein **transepithelial einheilendes Implantat,** dessen Fügestelle zwischen enossalem Implantatkörper und Abutment koronal des periimplantären Weichgewebes platziert wird, Vorteile [26a, 34, 131, 148]. Der marginale Rand eines präfabrizierten Halteelements für herausnehmbaren Zahnersatz als auch der Rand einer individuell gefertigten Suprakonstruktion verlaufen supragingival (s. Abb. 37b).

Sind im Frontzahnbereich aus ästhetischen Gründen subgingivale Kronenränder erforderlich, erweisen sich subepithelial einheilende Implantate als sehr vorteilhaft.

Bei der transepithelialen Einheilung eines Implantats kann eine individuelle Präparation für eine subgingivale Verlegung des Kronenrands im sichtbaren Bereich erforderlich werden [46a]. Das intraorale Beschleifen des Implantats (s. Abb. 37c) und der Einsatz von Retraktionsfäden für die Abformung traumatisieren die periimplantäre Mukosa. Bei subepithelial einheilenden Implantaten werden diese Nachteile vermieden, weil das Abutment durch eine einfache Repositionsabformung auf das Meistermodell übertragen wird. Nach Fertigstellung der Suprastruktur wird das Abutment wieder auf das Implantat des Patienten transferiert. Dieses Vorgehen ermöglicht so-

◁ *Abb. 37a–c*

a) Schematische Darstellung eines zweiteiligen Implantatsystems, dessen Fügespalt (siehe Ausschnitt) zwischen enossalem Implantatkörper und Abutment **innerhalb** des periimplantären Weichgewebes liegt. Die Einheilung kann submukös erfolgen und der Kronenrand subgingival verlaufen.

b) Schematische Darstellung eines zweiteiligen Implantatsystems, dessen Fügespalt zwischen enossalem Implantatkörper und Abutment **außerhalb** des periimplantären Weichgewebes liegt. Die Einheilung erfolgt transgingival, der Kronenrand kann nicht weiter nach apikal verlegt werden.

c) Schematische Darstellung eines einteiligen Implantatsystems. Die Einheilung erfolgt transgingival, der Verlauf des Kronenrands kann individuell durch eine intraorale Präparation gestaltet werden.

Abb. 38a Mikroradiographische Aufnahme eines unbelasteten, zweiteiligen Implantats mit stumpfer, interner Implantat Abutment-Verbindung. (Röntgenstrahlrichtung senkrecht zur Implantatachse in der Region der Implantatschulter, Abutment oben.)

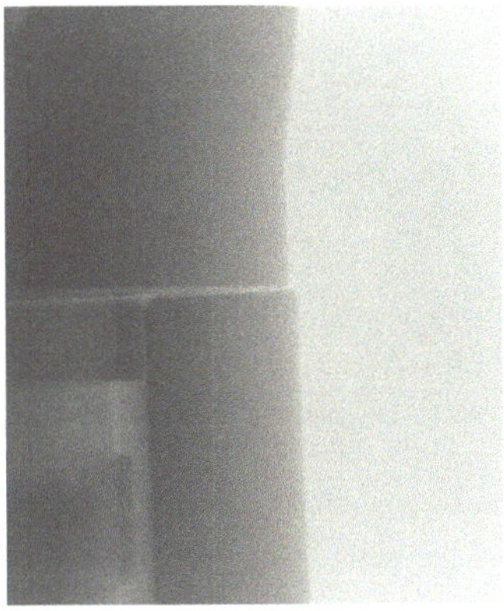

Abb. 38b Spalt zwischen Implantatschulter und Abutment unter einer Last von 100 N 30° zur Implantatachse.

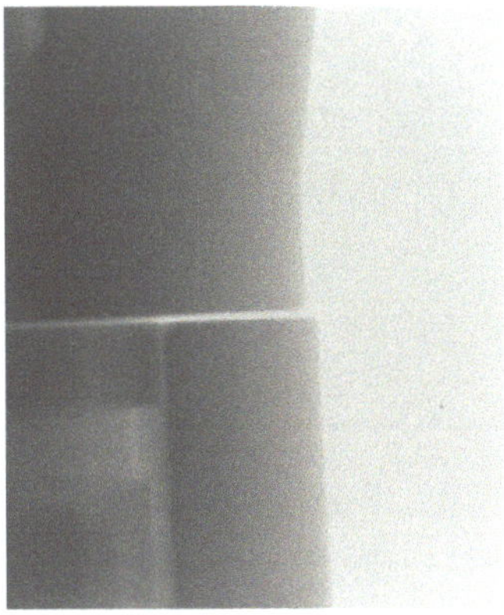

Abb. 38c Spalt zwischen Implantatschulter und Abutment unter einer Last von 200 N 30° zur Implantatachse.

mit die Verlagerung von klinischen Arbeitsschritten auf das Meistermodell. Die Auswahl der Abutments nach Form, Größe und Winkel oder Modifikationen der Abutments durch individuelles Beschleifen können unter optimalen Bedingungen extraoral durchgeführt werden.

Bei vielen Implantatsystemen sind heute zudem **präfabrizierte** angussfähige oder zur Verblendung vorbereitete Gerüste erhältlich. Diese Gerüste garantieren einen passgenauen Kronenrand zum Abutment [14]. Zudem kann am Meistermodell eine Abutmentform ausgewählt und einprobiert werden, die einen supragingivalen Kronenrand in nicht einsehbaren Bereichen realisiert. Auch **manuell** gefertigte Kronenränder können bereits an einem individuell beschliffenen Originalabutment extraoral perfekt kontrolliert werden.

Nach der Fertigstellung und dem Einsetzen der implantatgetragenen Suprastruktur beeinflussen Kronenform (Abb. 39) und Prothesendesign die Hygienefähigkeit – analog zur konventionellen Prothetik. Zusätzlich sind jedoch folgende Besonderheiten zu berücksichtigen:

Die **transversale Verschraubung** einer Krone schreibt in der Region des Schraubenkopfs Minimaldimensionen des umgebenden Metalls vor, die zu parodontal ungünstigen Überkonturierungen führen können (Abb. 40).

Bei **Zementierung der Suprastruktur** [127a] muss bedacht werden, ob Zementüberschüsse bei tief subgingivalem Kronenrand problemlos und vollständig entfernt werden können.

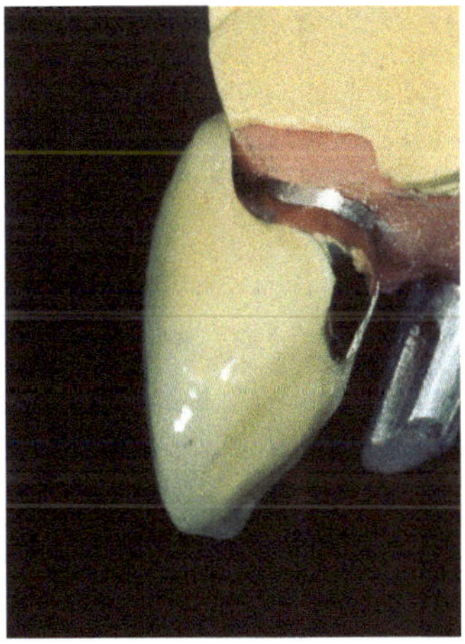

Abb. 39 Labiale Überextension einer implantatverankerten Einzelkrone („Ridge-lapping") aufgrund einer Alveolarkammresorption. Dieses Kronendesign erfordert vom Patienten schwierige und konsequente Hygienemaßnahmen.

Generell wird aus ästhetischen Erwägungen und den sehr guten Verweildauerwahrscheinlichkeiten [68] von Implantaten zunehmend die Zementierung von Einzelkronen (Abb. 41a und b) und kleinspannigen Brücken empfohlen.

Eine provisorische Zementierung ist jedoch gegenüber einer definitiven Befestigung zu bevorzugen, um die Befestigungsschrauben der Abutments noch

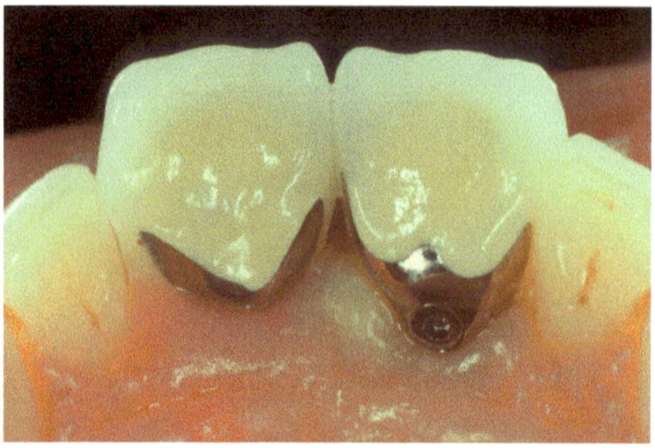

Abb. 40 Die transversale Verschraubung der implantatgestützten Krone 21 führt zu einer parodontal ungünstigen Überkonturierung und zu klinisch problematischen Mikrospalten (Korrosion, Foeter ex ore etc.).

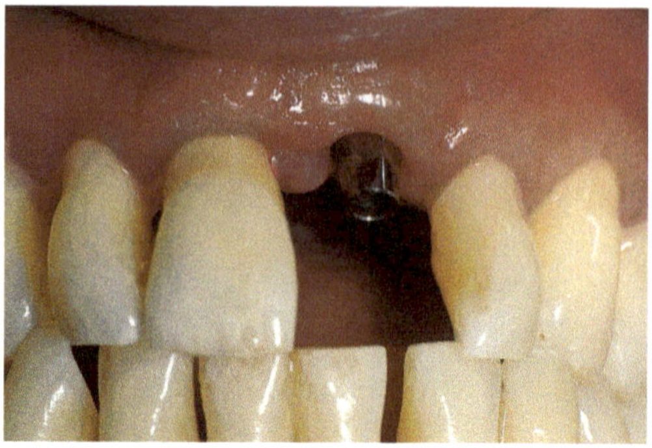

Abb. 41a Einzelzahnabutment Regio 21. Die dicke periimplantäre Weichgewebeschicht ermöglicht eine sehr gute ästhetische Gestaltung der Einzelkronen.

einmal prophylaktisch nachzuziehen [8, 68] und die Zugänglichkeit der Abutments zu erhalten. Sandgestrahlte korrespondierende Flächen von Krone und Abutment gewährleisten hierbei eine klinisch ausreichende, über Jahre dauerhafte Retention.

Beim zahnlosen Unter- oder Oberkiefer hat sich die **primäre Verblockung der Implantate über Stegkonstruktionen** bewährt [117, 144].

Durch verbesserte Hygieneaufklärung und -kontrolle sowie den hohen zahnärztlichen Versorgungsgrad wird die Indikation von enossalen Implantaten für den zahnlosen Kiefer zunehmend in ein hohes Lebensalter verschoben. Die damit einhergehenden **geriatrischen Probleme** müssen schon bei der Planung Berücksichtigung finden [59, 75]. Unverblockte Halteelemente wie Knopfanker, Magnetattachments oder Doppelkronen [13] kommen vor allem wegen der einfachen Hygiene geroprothetischen Aspekten besser entgegen als Stegkonstruktionen, obwohl longitudinale Studien über fünf [86] und drei Jahre [90] noch keine signifikanten Unterschiede zeigen.

Bei **Jugendlichen** mit nicht abgeschlossenem Schädelwachstum kann aufgrund der Ankylose ein Stillstand des dentoalveolären Wachstums in vertikaler Richtung eintreten [124]. Eine Infraokklusion und ein unnatürlicher marginaler Gingivaverlauf im sichtbaren Bereich müssen im Einzelfall gegenüber Nachteilen von konventionellen Alternativtherapien abgewogen werden [123].

Des Weiteren verursacht die ankylotische Osseointegration von Implantaten den Verlust der Taktilität und der desmodontalen Dämpfungseigenschaften eines gesunden Parodonts. Im teilbezahnten Kiefer wird die taktile Sensorik von den verbliebenen Parodontien adäquat übernommen.

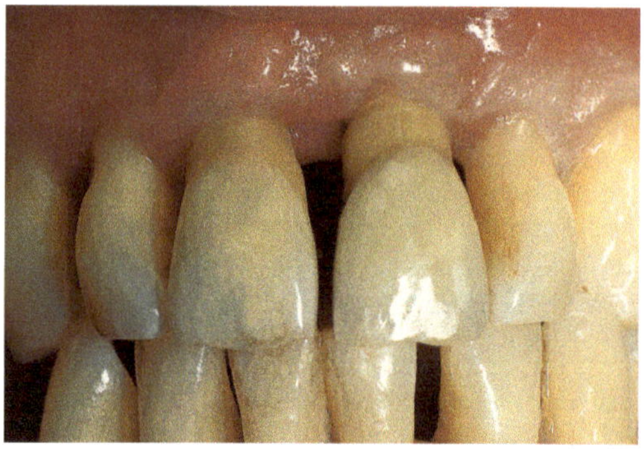

Abb. 41b Implantatgetragene Krone Regio 21. Farbe, Form und Weichgewebedurchtritt (Emergence Profile) der Krone sowie der Erhalt des Diastemas erzielen eine perfekte harmonische Integration in die natürliche Frontbezahnung.

Die **biomechanischen Auswirkungen** der fehlenden Dämpfungseigenschaften werden insbesondere bei einer primären Verblockung von Implantaten mit natürlichen Zähnen kontrovers diskutiert [111, 135]. Die Überlebensraten von rein implantatgetragenen Kronen bzw. Brücken und Verbundbrücken unterscheiden sich nicht [46c, 54a, 96]. Jedoch wird bei nicht starr verbundenen Brücken eine signifikant häufigere [90a] und/oder ausgeprägtere Intrusion [14a] von Pfeilerzähnen als bei starr verbundenen oder ungeteilten Brücken beobachtet.

Eine Infraokklusion von Einzelzahnimplantaten im Seitenzahnbereich aufgrund des unterschiedlichen Dämpfungsverhaltens zu fordern, ist nicht mehr vertretbar. Wichtig ist eine sorgfältig adjustierte und kontrollierte statische und dynamische Okklusionsgestaltung, z. B. nach dem biomechanischen Okklusionskonzept nach POLZ. Abgewinkelte Abutments verursachen jedoch trotz extraaxialer Krafteinleitung in den enossalen Implantatkörper keine klinisch [44] oder histologisch [27] erkennbaren Folgen.

Ästhetik in der Implantatprothetik ist untrennbar mit dem horizontalen Verlauf und dem Erscheinungsbild einer keratinisierten Weichgewebemanschette verbunden (Abb. 42a bis c). Bei Spätimplantationen wirken sich Knochenatrophien und dünne Weichgewebeschichten ähnlich ungünstig aus wie bei konventionellen festsitzenden Versorgungen im Bereich der zu ersetzenden Kaueinheiten. Aufbauende Methoden [37] bezüglich des Weichgewebes oder Augmentation von Defekten des Alveolarfortsatzes müssen zusätzlich in die präimplantologische Planung einbezogen werden, um das ideale Therapieziel eines ästhetisch anspruchsvollen Zahnersatzes im sichtbaren Bereich zu realisieren (s. Abb. 4a und b, Abb. 42) [2]. Insbesondere die Schaffung eines natürlichen Kronenprofils am Weichgewebedurchtritt basiert auf einer ausreichenden Weichgewebeschichtstärke, um den oft verhältnismäßig kleinen Implantatdurchmesser (3–4 mm) in den anatomischen Querschnitt eines natürlichen Zahns zu überführen (Emergence Profile) [91]. Fehlt diese Weichgewebevoraussetzung, müssen schwierig zu reinigende Überkonturierungen der Kronen für eine ästhetische Gestaltung in Kauf genommen werden [116] (s. Abb. 39).

14.8 Zusammenfassung

Parodontologie und Prothetik stellen heute Fachgebiete innerhalb der Zahnheilkunde dar, die durch spezielle diagnostische und therapeutische Maßnahmen ganz wesentlich dazu beitragen, funktionelle und ästhetische Anforderungen bei der Erhaltung und Rehabilitation des Kauorgans zu erfüllen. Die Berührungspunkte und gegenseitigen Abhängigkeiten der Disziplinen sind so vielfältig, dass nur eine synoptisch angelegte Vorgehensweise [70, 120, 121] zu langfristigen und optimalen Ergebnissen führt.

Die Planung und Konstruktion von festsitzenden und herausnehmbaren Restaurationen auf Zähnen und/oder Implantaten bietet aufgrund dentaltechnischer Möglichkeiten eine große Gestaltungsvielfalt. Die Verweildauerwahrscheinlichkeit der einzelnen Formen von Zahnersatz korreliert eng mit der Qualität der zahnärztlichen Behandlung, werkstoffkundlichen und biomechanischen Faktoren der verwendeten Materialien und Konstruktionen sowie mit der biologischen Adaptationsfähigkeit der Strukturen des kraniomandibulären Systems. Klinische Nach-

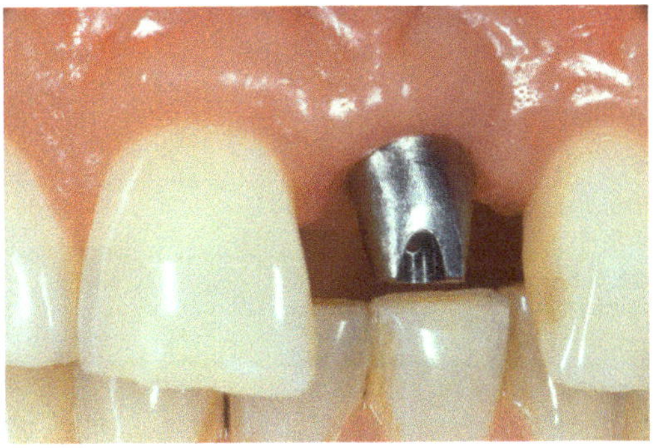

Abb. 42a Individualisiertes Originalabutment nach Montage auf einem Implantat Regio 21 (s. Abb. 18b).

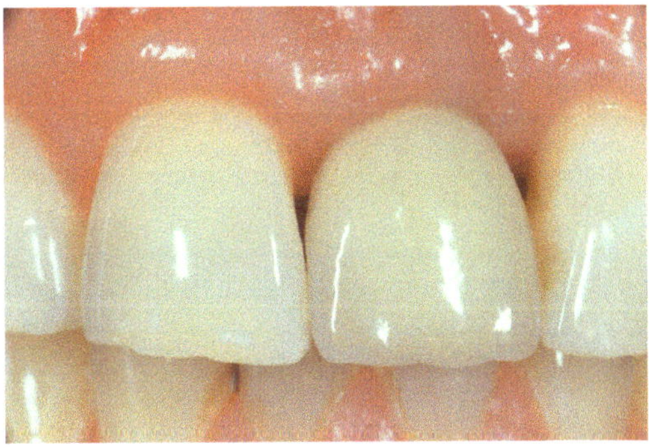

Abb. 42b Metallkeramikkrone unmittelbar nach dem Zementieren. Die fehlenden Papillen bilden sich nach einigen Monaten ohne therapeutische Intervention ...

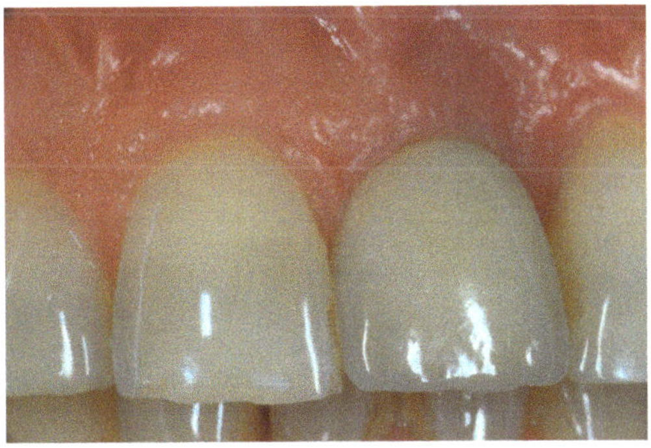

Abb. 42c ... von selbst aus, weil der Abstand zwischen dem Approximalkontakt und dem krestalen Knochen kleiner 5 mm ist [123b]. Die Abbildung zeigt die metallkeramische Krone mit entzündungsfreier Mukosa nach fünf Jahren klinischer Funktion.

untersuchungen [9, 19, 143] zeigen jedoch, dass der regelmäßigen Nachsorge und der konsequenten Remotivation der behandelten Patienten eine große Bedeutung zukommt.

Danksagung

Die in diesem Beitrag dargestellten zahntechnischen Arbeiten wurden von R. Arnold (Abb. 7, 22), L. Dorfmeyer (Abb. 40), E. Emig (Abb. 11, 31), E. A. Hegenbarth (Abb. 3b, 3e, 6, 9, 10, 12, 20, 42b), A. Kraft (Abb. 29, 30), C. Schmitz (Abb. 37), C. Stacewicz (Abb. 36, 43a–c), J.-H. Lee (Abb. 17a–d) ausgeführt. Zudem bedanken wir uns bei Dipl.-Ing. H. Zipprich für die Abb. 39a–c.

14.9 Literatur

[1] Adamczyk, E., Spiechowicz, E.: Plaque accumulation on crowns made of various materials. Int J Prosthodont 3, 33 (1990).

[1a] Al-Hiyasat, A. S., Bashabsheh, O. M., Darmani, H.: An investigation of the cytotoxic effects of dental casting alloys. Int J Prosthodont 16, 8 (2003).

[2] American Academy of Periodontology: Proceedings of the World Workshop in Clinical Periodontics 1989.

[3] Amsterdam, M., Fox, L.: Provisional splinting – principles and technics. Dent Clin North Am 4, 73 (1959).

[4] Anneroth, G., Göransson, P.: Exposing the gingival margin by taking impressions with elastic material – Some clinical and histopathological aspects. Odontol Revy 73, 394 (1965).

[5] Ante, I. H.: The fundamental principles of abutments. Mich State Dent Soc Bul 8, 14 (1926).

[6] Aremband, D., Wade, A. B.: A comparative wound healing study following gingivectomy by electrosurgery and knives. J Periodont Res 8, 42 (1973).

[7] Arnetzl, G., Weiland, F., Haas, M.: Adhäsiv befestigte Parodontalschiene. In: Kerschbaum, Th. (Hrsg.): Adhäsivprothetik: Brücken – Attachments – Schienen – Veneers, S. 165. Urban & Schwarzenberg, München 1995.

[8] Becker, W., Becker, B. E.: Replacement of maxillary and mandibular molars with single endosseous implant restorations: a retrospective study. J Prosthet Dent 74, 51 (1995).

[8a] Berglundh, T., Gislason, O., Lekholm, U., Sennerby, L., Lindhe, J.: Histopathological observations of human periimplantitis lesions. J Clin Periodontol 31, 341 (2004).

[9] Bergman, B., Hugoson, A., Olsson, C. O.: A 25 year longitudinal study of patients treated with removable partial dentures. J Oral Rehabil 22, 595 (1995).

[10] Bernard, J. P., Belser, U. C., Martinet, J. P., Borgis, S. A.: Osseointegration of Brånemark fixtures using a single-step operating technique. A preliminary prospective one-year study in the edentulous mandible. Clin Oral Implants Res 6, 122 (1995).

[11] Besimo, Ch., Mindszenty, E.: Klinische und konstruktive Aspekte der extrakoronalen Adhäsivverankerungen in der Modellgussprothetik. Zahnärztl Welt 97, 522 (1988).

[12] Besimo, Ch.: Extrakoronale Adhäsivverankerungen. Schweiz Monatsschr Zahnmed 99, 1292 (1989).

[13] Besimo, Ch., Jaquiery, C., Rohner H.-P.: Implantatgetragene perioprothetische Suprastrukturen. Geroprothetisch-implantatprothetisches Behandlungskonzept mit Konuskronen und Hülsen-Stift-Verankerungen auf Ha-Ti-Implantaten. Schweiz Monatsschr Zahnmed 103, 581 (1993).

[14] Besimo, Ch., Bodenschatz, V., Guggenheim, R., Duggelin, M., Mathys, D., Maurer, J., Jahn, M., Graber, G.: Marginale Passgenauigkeit präfabrizierter Kronen auf Ha-Ti-Implantaten. Ergebnisse einer rasterelektronenmikroskopischen Randspaltenanalyse in vitro. Z Zahnärztl Implantol 10, 191 (1994).

[14a] Block, M. S., Lirette, D., Gardiner, D., Li, L., Finger, I. M., Hochstedler, J., Evans, G., Kent, J. N., Misiek, D. J., Mendez, A. J., Guerra, L., Larsen, H., Wood, W., Worthington, P.: Prospective evaluation of implants connected to teeth. Int J Oral Maxillofac Implants 17, 473 (2002).

[15] Brägger, U., Lang, N. P.: Chirurgische Verlängerung der klinischen Krone. Schweiz Monatsschr Zahnmed 98, 644 (1988).

[16] Brägger, U., Lauchenauer, D., Lang, N. P.: Surgical lengthening of the clinical crown. J Clin Periodontol 19, 58 (1992).

[16a] Broggini, N., McManus, L. M., Hermann, J. S., Medina, R. U., Oates, T. W., Schenk, R. K., Buser, D., Mellonig, J. T., Cochran, D. L.: Persistent acute inflammation at the implant-abutment interface. J Dent Res 82, 232 (2003).

[17] Brunner, Th., Kundert, M.: Gerüstprothetik, 2. Aufl. Karger, Basel 1988.

[18] Budtz-Jørgensen, E., Isidor, F.: A 5-year longitudinal study of cantilevered fixed partial dentures compared with removable partial dentures in a geriatric population. J Prosthet Dent 64, 42 (1990).

[19] Budtz-Jørgensen, E.: Prognosis of overdenture abutments in elderly patients with controlled oral hygiene. A 5 year study. J Oral Rehabil 22, 3 (1995).

[20] Bühler, H.: Überlebensraten hemisezierter Zähne: Ein Versuch eines Vergleichs mit den Überlebensraten alloplastischer Implantate. Int J Parodontol Rest Zahnheilkd 14, 519 (1994).

[21] Buser, D., Dula, K., Hirt, H. P., Berthold, H.: Localized ridge augmentation using guided bone regeneration. In: Buser, D., Dahlin, Ch., Schenk, R. K. (Hrsg.): Guided bone regeneration in implant dentistry, S. 189. Quintessenz, Chicago 1994.

[22] Caffesse, R. G., Fieszar, Th. J.: Okklusales Trauma. In: Wilson, Th. G., Kornman, K. S., Newman, M. G. (Hrsg.): Fortschritte der Parodontologie, S. 205 Quintessenz, Berlin 1995.

[23] Carnevale, G., Di Febo, G., Trebbi, L.: A patient presentation: planning a difficult case. Int J Periodontics Restorative Dent 1 (6), 50 (1981).

[24] Carnevale, G., Sterrantino, S. F., Di Febo, G.: Die Heilung der Hart- und Weichgewebe nach Zahnpräparation bis auf den Alveolarknochen. Int J Parodontol Rest Zahnheilkd 3 (6), 36 (1983).

[25] Carnevale, G., Di Febo, G., Fuzzi, M.: A retrospective analysis of the perio-prosthetic aspect of teeth re-prepared during periodontal surgery. J Clin Periodontol 17, 313 (1990).

[26] Carnevale, G., Di Febo, G., Tonelli, M. P., Marin, C., Fuzzi, M.: Eine retrospektive Analyse der parodontal-prothetischen Behandlung von Molaren mit interradikulären Läsionen. Int J Parodontol Rest Zahnheilkd 11, 180 (1991).

[26a] Cecchinato, D., Olsson, C., Linde, J.: Submerged or non-submerged healing of endosseous implants to be used in the rehabilitation of partially dentate patients. J Clin Periodontol 31, 299 (2004).

[27] Celletti, R., Pameijer, C. H., Bracchetti, G., Donath, K., Persichetti, G., Visani, I.: Histologische Untersuchung osseointegrierter Implantate, die in nicht-axialer funktioneller Okklusion mit präangulierten Pfeilern restauriert wurden. Int J Parodontol Rest Zahnheilkd 15, 547 (1995).

[28] Chan, C., Weber, H.: Plaque retention on teeth restored with full-ceramic crowns: A comparative study. J Prosthet Dent 56, 666 (1986).

[29] Christensen, G. J.: Marginal fit of gold inlay castings. J Prosthet Dent 16, 297 (1966).

[29a] Creugers, N. H., Kayser, A. F., van t'Hoff, M. A.: A meta-analysis of durability data on conventional fixed bridges. Community Dent Oral Epidemiol 22, 448 (1994).

[30] Dedmon, H. W.: Disparity in expert opinions on size of acceptable margin openings. J Dent Res 60, 348 (Abstr. #150) (1981).
[31] Diedrich, P.: Die Aufrichtung gekippter Molaren als präprothetische und parodontitisprophylaktische Massnahme. Dtsch Zahnärztl Z 41, 159 (1986).
[32] Dragoo, M. R., Williams, G. B.: Reaktionen der Parodontalgewebe auf restaurative Behandlungsmassnahmen. Int J Parodontol Rest Zahnheilkd 1 (1), 8 (1981).
[33] Dreyer-Jørgensen, K.: Prüfungsergebnisse zahnärztlicher Gussverfahren. Dtsch Zahnärztl Z 13, 461 (1958).
[33a] Edelhoff, D., Spiekermann, H., Yildirim, M.: A review of esthetic pontic design options. Quintessence Int 33, 736 (2002).
[33b] Eisenburger, M., Tschernitschek, H.: Klinisch-technischer Vergleich zu Langzeitfolgen von klammerverankertem Zahnersatz und Teleskopprothesen. Dtsch Zahnärztl Z 53, 257 (1998).
[34] Ericsson, I., Randow, K., Glantz, P. O., Lindhe, J., Nilner, K.: Clinical and radiographical features of submerged and nonsubmerged titanium implants. Clin Oral Implants Res 5, 185 (1994).
[35] Ericsson, I., Persson L. G., Berglundh, T., Marinello C. P., Lindhe, J., Klinge, B.: Different types of inflammatory reactions in peri-implant soft tissues. J Clin Periodontol 22, 255 (1995).
[36] Erpenstein, H.: Die Berücksichtigung parodontologischer Gesichtspunkte in der zahnärztlichen Prothetik. In: Voss, R., Meiners, H. (Hrsg.): Fortschritte der Zahnärztlichen Prothetik und Werkstoffkunde, Bd. 3, S. 13. Hanser, München 1987.
[37] Erpenstein, H.: Ästhetik in der Parodontologie. Dtsch Zahnärztl Z 50, 181 (1995).
[38] Flemmig, T. F., Rumetsch, M.: Kronenverlängerung – eine präprothetische Massnahme. In: Heidemann, D. (Hrsg.): Deutscher Zahnärztekalender 1996, S. 101. Hanser, München 1996.
[38a] Forssell, H., Kalso, E., Koskela, P., Vehmanen, R., Puukka, P., Alanen, P.: Occlusal treatments in temporomandibular disorders: a qualitative systematic review of randomized controlled trials. Pain 83, 549 (1999).
[39] Freesmeyer, W. B., Kocher, Th.: Einfluss der Gestaltung von Schwebegliedern auf die Gingiva und das marginale Parodontium. Dtsch Zahnärztl Z 37, 821 (1982).
[40] Fuhr, K., Behneke, N., Reiber, Th.: Die Teilprothese. Hanser, München 1990.
[41] Fuhr, K., Reiber, Th.: Festsitzende Brücken. In: Hupfauf, L. (Hrsg.): Praxis der Zahnheilkunde, Bd. 5 (Festsitzender Zahnersatz), 3. Aufl., S. 255. Urban & Schwarzenberg, München 1993.
[41a] Gargiulo, A. W., Wentz, F. M., Orban, B.: Dimensions and relations of the dento-gingival junction in humans. J Periodontol 32, 261 (1961).
[41b] Garhammer, P., Schmalz, G., Hiller, K. A., Reitinger, T.: Metal content of biopsies adjacent to dental cast alloys. Clin Oral Invest 7, 92 (2003).
[42] Geis-Gerstorfer, J., Weber, H., Sauer, K. H.: In vitro substance loss due to galvanic corrosion in Ti Implant/Ni-Cr Supraconstruction Systems. Int J Oral Maxillofac Implants 4, 119 (1989).
[43] Geis-Gerstorfer, J., Weber, H.: Simulation von pH-Änderungen im Mund und deren Wirkung auf das Korrosionsverhalten von Dentallegierungen im Kontakt mit Titan-Implantaten. Z Zahnärztl Implantol 9, 57 (1993).
[44] Gelb, D. A., Lazzara, R. J.: Hierarchy of objectives in implant placement to maximize esthetics: Use of preangulated abutments. Int J Periodontics Restorative Dent 13, 277 (1993).
[45] Glickmann, I., Imber, L. R.: Comparison of gingival resection with electrosurgery and periodontal knives – a biometric and histologic study. J Periodontol 41, 142 (1970).
[46] Graber, G.: Partielle Prothetik. In: Rateitschak, K. H. (Hrsg.): Farbatlanten der Zahnmedizin, Bd. 3, 2. Aufl. Thieme, Stuttgart 1992.
[46a] Günay, H.: Zahnpräparation und „biologische Breite". In: Heidemann, D. (Hrsg.): Deutscher Zahnärztekalender 2003, S. 117. Deutscher Zahnärzte Verlag, Köln 2003.
[46b] Günay, H., Seeger, A., Tschernitschek, H., Geurtsen, W.: Placement of the preparation line and periodontal health – a prospective 2-year clinical study. Int J Periodontics Restorative Dent 20, 171 (2000).
[46c] Gunne, J., Astrand, P., Lindh, T., Borg, K., Olsson, M.: Tooth-implant and implant supported fixed partial dentures: a 10-year report. Int J Prosthodont 12, 216 (1999).
[46d] Hartman, G. A., Cochran, D. L.: Initial implant position determines the magnitude of crestal bone remodeling. J Periodontol 75, 572 (2004).
[47] Heners, M., Walther, W.: Klinische Bewährung der Konuskrone als perioprothetisches Konstruktionselement – eine Langzeitstudie. Dtsch Zahnärztl Z 43, 525 (1988).
[48] Heners, M., Walther, W.: Pfeilerverteilung und starre Verblockung – eine klinische Langzeitstudie. Dtsch Zahnärztl Z 43, 1122 (1988).
[49] Hensten-Pettersen, A.: Casting alloys: side-effects. Adv Dent Res 6, 38 (1992).
[49a] Hermann, J. S., Schoolfield, J. D., Schenk, R. K., Buser, D., Cochran, D. L.: Influence of the size of the microgap on crestal bone changes around titanium implants. A histometric evaluation of unloaded non-submerged implants in the canine mandible. J Periodontol 72, 1372 (2001).
[50] Herrero, F., Scott, J. B., Maropis, P. S., Yukna, R. A.: Clinical comparison of desired versus actual amount of surgical crown lengthening. J Periodontol 66, 568 (1995).
[51] Heyden, G.: Critical issues of ageing: the dentist as a supervisor of the general health of the elderly. Int Dent J 40, 63 (1990).
[52] Hofmann, M.: Parodontale Aspekte bei herausnehmbarem Zahnersatz. Dtsch Zahnärztl Z 41, 913 (1986).
[53] Hohmann, W.: Dentalkeramik auf der Basis hydrothermaler Gläser. Quintessenz, Berlin 1993.
[54] Holmes, J. R., Bayne, S. C., Holland, G. A., Sulik, W. D.: Considerations in measurement of marginal fit. J Prosthet Dent 62, 405 (1989).
[54a] Hosny, M., Duyck, J., van Steenberghe, D., Naert, I.: Within-subject comparison between connected and nonconnected tooth-to-implant fixed partial prostheses: up to 14-year follow-up study. Int J Prosthodont 13, 340 (2000).
[54b] Igarashi, Y., Goto, T.: Ten-year follow-up study of conical crown-retained dentures. Int J Prosthodont 10, 149 (1997).
[55] Ingber, J. S.: Forced eruption: part II. A method of treating nonrestorable teeth – periodontal and restorative considerations. J Periodontol 47, 203 (1976).
[56] Ingber, J. S., Rose, L. F., Coslet, J. G.: The "biologic width" – A concept in periodontics and restorative dentistry. Alpha omegan 10, 62 (1977).
[57] Jansen, V. K., Conrads, G., Richter, E. J.: Untersuchung zur Dichtigkeit der Implantat-Prothetikpfosten-Verbindung. Implantologie 3, 229 (1995).
[58] Jepsen, A.: Root surface measurement and a method for x-ray determination of root surface area. Acta Odontol Scand 21, 35 (1963).
[59] Kalk, W., de Baat, C., Meeuwissen, J. H.: Is there a need for gerodontology? Int Dent J 42, 209 (1992).
[60] Kern, M.: Ästhetik. In: Kerschbaum, Th. (Hrsg.): Adhäsivprothetik: Brücken – Attachments – Schienen – Veneers, S. 89. Urban & Schwarzenberg, München 1995.
[61] Kerschbaum, Th.: Herausnehmbarer Teilersatz. In: Voss, R., Meiners, H. (Hrsg.): Fortschritte der Zahnärztlichen Prothe-

tik und Werkstoffkunde, Bd. 3, S. 147. Hanser, München 1987.
[62] Kerschbaum, Th., Mentler-Koeser, M., Stender, E.: Qualitätskontrolle mit der zahnärztlichen Sonde? Zahnärztl Mitt 80, 2200 (1990).
[63] Kerschbaum, Th., Kratzenberg, C. M.: Longitudinale Analyse von Implantationen bei privatversicherten Patienten. Z Zahnärztl Implantol 10, 63 (1994).
[63a] Köhler, K.-C.: Klinische Nachuntersuchung zur Langzeitbewährung von konuskronenverankertem herausnehmbaren Zahnersatz. Med Diss, Frankfurt 2002.
[64] Körber, K: Zahnärztliche Prothetik, 3. Aufl. Thieme, Stuttgart 1985.
[65] Körber, K.: Konuskronen, 6. Aufl. Hüthig, Heidelberg 1988.
[66] Kundert, E., Palla, S.: Mundhygiene beim älteren Patienten. Psychologische und praktische Aspekte der oralen Hygiene in der Gerodontologie. Schweiz Monatsschr Zahnmed 98, 654 (1988).
[67] Landt, H.: Funktionelle, pathophysiologische und geriatrische Gesichtspunkte beim Einfügen von Prothesen. In: Hupfauf, L. (Hrsg.): Praxis der Zahnheilkunde, Bd. 6 (Teilprothesen), 2. Aufl., S. 231. Urban & Schwarzenberg, München 1988.
[68] Laney, W. R., Jemt, T., Harris, D., Henry, P. J., Krogh, P. H., Polizzi, G., Zarb, G. A., Herrmann, I.: Osseointegrated implants for single-tooth replacement: progress report from a multicenter prospective study after 3 years. Int J Oral Maxillofac Implants 9, 49 (1994).
[69] Lang, N. P.: Lokalisation der Präparationsgrenze im Hinblick auf die Prophylaxe von Karies und Parodontalerkrankungen (I) u. (II). Quintessenz 30, (3) 97 u. (4) 103 (1979).
[70] Lang, N. P., Siegrist-Guldener, B. E.: Kronen- und Brückenprothetik. In: Rateitschak, K. H., Wolf, H. F. (Hrsg.): Farbatlanten der Zahnmedizin, Bd. 4. Thieme, Stuttgart 1993.
[71] Lang, N. P., Hämmerle, C. H. F., Brägger, U., Lehmann, B., Nyman, S. R.: Guided tissue regeneration in jawbone defects prior to implant replacement. Clin Oral Implants Res 5, 92 (1994).
[72] Lauer, H.-Ch.: Experimentelle Untersuchungen zur Wärmeentwicklung im Pulpakavum durch Kunststoffprovisorien. Dtsch Zahnärztl Z 41, 468 (1986).
[73] Lauer, H.-Ch., Weigl, P.: Zahnverlust und seine Auswirkungen auf das stomatognathe System. Phillip J 7, 199 (1990).
[74] Lauer, H.-Ch., Ottl, P., Ficker, E., Weigl, P.: Kaukraftmessungen an unterschiedlich verankerten Teilprothesen. Dtsch Zahnärztl Z 47, 482 (1992).
[75] Lauer, H.-Ch.: Die Versorgung des zahnlosen Unterkiefers – Aspekte zur Therapieplanung. Dtsch Zahnärztl Z 49, 667 (1994).
[76] Lauer, H.-Ch., Ottl, P.: Therapie mit festsitzendem und implantatgetragenem Zahnersatz: Therapiemittel Kronenzahnersatz. In: Freesmeyer, W. B. (Hrsg.): Klinische Prothetik, Bd.1 (Festsitzender und implantatgetragener Zahnersatz), S. 163. Hüthig, Heidelberg 1995.
[77] Lauer, H.-Ch., Ottl, P., Weigl, P.: Kronen und Brücken aus Vollkeramik. In: Heidemann, D. (Hrsg.): Deutscher Zahnärztekalender 1996, S. 117. Hanser, München 1996.
[78] Lehmann, K. M.: Abformung und Modellherstellung. In: Hupfauf, L. (Hrsg.): Praxis der Zahnheilkunde, Bd. 5 (Festsitzender Zahnersatz), 3. Aufl., S. 131. Urban & Schwarzenberg, München 1993.
[79] Lucia, V. O.: Gnathologische Konzepte. Quintessenz, Berlin 1988.
[80] Mäder, C., Studer, S., Schärer, P.: Longevity of the combination fixed-removable protheses: 8 years results. J Dent Res 72, 377 (Abstr. #2188) (1993).
[81] Maness, W. L., Roeber, F. W., Clark, R. E., Cataldo, E., Riis, D., Haddad, A. W.: Histologic evaluation of electrosurgery with varying frequency and waveform. J Prosthet Dent 40, 304 (1978).
[82] Marinello, C. P.: Adhäsivattachments in der Teilprothetik. In: Kerschbaum, Th. (Hrsg.): Adhäsivprothetik: Brücken – Attachments – Schienen – Veneers, S. 151. Urban & Schwarzenberg, München 1995.
[83] Marinello, C. P., Berglundh, T., Ericsson, I., Klinge, B., Glantz, P. O., Lindhe, J.: Resolution of ligature-induced periimplantitis lesions in the dog. J Clin Periodontol 22, 475 (1995).
[84] Martignoni, M., Schönenberger, A.: Präzision und Kronenkontur in der restaurativen Zahnheilkunde. Quintessenz, Berlin 1990.
[85] May, K. B., Razzoog, M. E., Lang. B. R., Wang, R. F.: Marginal fit: The Procera™ AllCeram crown. J Dent Res 76, 311 (Abstr no 2379) (1997).
[86] Mericske-Stern, R., Steinlin-Schaffner, T., Marti, P., Geering, A. H.: Peri-implant mucosal aspects of ITI implants supporting overdentures. A five-year longitudinal study. Clin Oral Implants Res 5, 9 (1994).
[87] Mihram, W. L., Nemetz, H.: The tilted molar: a prosthetic and periodontal dilemma. Oral Health 81, 11 (1991).
[88] Moffet, B.: Zit. nach Koller, M. M.: Funktionsstörungen des Kausystems: Befunderhebung und Diagnose. Phillip J 6, 45 (1989).
[89] Mühlemann, H. R.: Die physiologische und pathologische Zahnbeweglichkeit. Schweiz Mschr Zahnheilk 61, 1 (1951).
[90] Naert, I., Quirynen, M., Hooghe, M., van Steenberghe, D.: A comparative prospective study of splinted and unsplinted Brånemark implants in mandibular overdenture therapy: a preliminary report. J Prosthet Dent 71, 486 (1994).
[90a] Naert, I. E., Duyck, J. A., Hosny, M. M., van Steenberghe, D.: Freestanding and tooth-implant connected prostheses in the treatment of partially edentulous patients. Part I: An up to 15-years clinical evaluation. Clin Oral Implants Res 12, 237 (2001).
[91] Neale, D., Chee, W. W. L.: Development of implant soft tissue emergence profile: a technique. J Prosthet Dent 71, 364 (1994).
[92] Nevins, M.: Periodontal considerations in prosthodontic treatment. Curr Opin Periodontol 1, 151 (1993).
[93] Newell, D. H.: The role of the prosthodontist in restoring root-resected molars: a study of 70 molar root resections. J Prosthet Dent 65, 7 (1991).
[94] Niedermeier, W.: Parameters of tooth mobility in cases of normal function and functional disorders of the masticatory system. J Oral Rehabil 20, 189 (1993).
[95] Nyman, St., Ericsson, I.: The capacity of reduced periodontal tissues to support fixed bridgework. J Clin Periodontol 9, 409 (1982).
[96] Olsson, M., Gunne, J., Astrand, P., Borg, K.: Bridges supported by free-standing implants versus bridges supported by tooth and implant. A five-year prospective study. Clin Oral Implants Res 6, 114 (1995).
[97] Ottl, P., Lauer, H.-Ch., Emig, E.: Brückenzahnersatz im Unterkiefer unter Verwendung von Teilkronen und Geschiebe. Dent Lab 39, 1619 (1991).
[98] Ottl, P., Lauer, H.-Ch.: Aufbissschienentherapie bei Funktionsstörungen. Zahnärztl Prax 42, 458 (1991).
[99] Ottl, P., Lauer, H.-Ch.: Therapie mit festsitzendem und implantatgetragenem Zahnersatz: Therapiemittel Brückenzahnersatz. In: Freesmeyer, W. B. (Hrsg.): Klinische Prothetik, Bd. 1 (Festsitzender und implantatgetragener Zahnersatz), S. 195. Hüthig, Heidelberg 1995.
[100] Ottl, P., Lauer, H.-Ch.: Präparationstechnik für metallkeramische und vollkeramische Restaurationen. Quintessenz 47, 623 (1996).
[100a] Ottl, P., Lauer, H.-Ch.: Okklusionsschienentherapie – In-

dikationen und Wertung aus heutiger Sicht. Hess Zahnärzte Magazin 2, 36 (2) (2002).
[100b] Ottl, P., Lauer, H.-Ch.: Die praktische Durchführung der Okklusionsschienentherapie. In: Heidemann, D. (Hrsg.): Deutscher Zahnärztekalender 2003, S. 59. Deutscher Zahnärzte Verlag, Köln 2003.
[101] Ottl, P.: Die Aufbissschienentherapie. In: Heidemann, D. (Hrsg.): Deutscher Zahnärztekalender 1997. S. 121, Hanser, München 1997.
[102] Palmqvist, S., Soderfeldt, B.: Multivariate analyses of factors influencing the longevity of fixed partial dentures, retainers, and abutments. J Prosthet Dent 71, 245 (1994).
[103] Pameijer, J. H. N.: Parodontale und okklusale Aspekte der Kronen- und Brückenprothetik. Akademische Druck- und Verlagsanstalt, Graz 1985.
[104] Pietrobon, N., Lehner, C. R., Schärer, P.: Langzeitprovisorien in der Kronen-Brücken-Prothetik. Schweiz Monatsschr Zahnmed 106, 236 (1996).
[105] Pontoriero, R., Tonelli, M. P., Carnevale, G., Mombelli, A., Nyman, S. R., Lang, N. P.: Experimentally induced periimplant mucositis. A clinical study in humans. Clin Oral Implants Res 5, 254 (1994).
[106] Pope, J. W., Gargiulo, A. W., Staffeleno, H., Levy, S.: Effects of electrosurgery on wound healing in dogs. Periodontics 6, 30 (1968).
[107] Quirynen, M., Bollen, C. M., Willems, G., van Steenberghe, D.: Comparison of surface characteristics of six commercially pure titanium abutments. Int J Oral Maxillofac Implants 9, 71 (1994).
[108] Ravnholt, G., Jensen, J.: Corrosion investigation of two materials for implant supraconstructions coupled to a titanium implant. Scand J Dent Res 99, 181 (1991).
[109] Reich, E., Hiller, K. A.: Reasons for tooth extraction in the western states of Germany. Community Dent Oral Epidemiol 21, 379 (1993).
[110] Reiman, M. B.: Exposure of subgingival margins by nonsurgical gingival displacement. J Prosthet Dent 36, 649 (1976).
[110a] Reitemeier, B., Hänsel, K., Walter, M. H., Kastner, C., Toutenburg, H.: Effect of posterior crown margin placement on gingival health. J Prosthet Dent 87, 167 (2002).
[111] Richter, E. J.: Die Verbundbrücke zwischen Zahn und Implantat: Ergebnisse experimenteller und klinischer Untersuchungen. Med. Habil., Aachen 1992.
[111a] Scurria, M. S., Bader, J. D., Shugars, D. A.: Meta-analysis of fixed partial denture survival: prostheses and abutments. J Prosthet Dent 79, 459 (1998).
[112] Shavell, H. M.: Mastering the art of tissue management during provisionalization and biologic final impressions. Int J Periodontics Restorative Dent 8 (3), 25 (1988).
[113] Shillingburg, H. T., Hobo, S., Whitsett, L. D.: Grundlagen der Kronen- und Brückenprothetik, 2. Aufl. Quintessenz, Berlin 1986.
[114] Shillingburg, H. T., Jacobi, R., Brackett, S. E.: Grundlagen der Zahnpräparation. Quintessenz, Berlin 1988.
[115] Silness, J.: Fixed prosthodontics and periodontal health. Dent Clin North Am 24, 317 (1980).
[115a] Simonis, A., Freesmeyer, W. B., Benzing, U., Setz, J.: Plaqueanlagerung an galvano-keramischen Kronen. Dtsch Zahnärztl Z 44, 793 (1989).
[116] Spiekermann, H.: Implantologie. In: Rateitschak, K. H., Wolf H. F. (Hrsg.): Farbatlanten der Zahnmedizin, Bd. 10. Thieme, Stuttgart 1994.
[116a] Spiekermann, H.: Zur marginalen Passform von Kronen und Brücken. Dtsch Zahnärztl Z 41, 1015 (1986).
[117] Spiekermann, H., Jansen, V. K., Richter, E. J.: A 10-year follow-up study of IMZ and TPS implants in the edentulous mandible using bar-retained overdentures. Int J Oral Maxillofac Implants 10, 231 (1995).
[118] Stein, R. S.: Pontic-residual ridge relationship: a research report. J Prosthet Dent 16, 251 (1966).
[119] Strub, J. R., Stiffler, S., Schärer, P.: Ursachen von Misserfolgen bei der oralen Rehabilitation: Biologische und technische Faktoren. Quintessenz 39, 1511 (1988).
[120] Strub, J. R., Türp, J. C., Witkowski, S., Hürzeler, M. B., Kern, M.: Curriculum Prothetik, Bd. II. Quintessenz, Berlin 1994.
[121] Strub, J. R., Türp, J. C., Witkowski, S., Hürzeler, M. B., Kern, M.: Curriculum Prothetik, Bd. III. Quintessenz, Berlin 1994.
[122] Studer, S., Mäder, C., Schärer, P.: Analysis of failed combination fixed – removable protheses: 8 years results. J Dent Res 72, 377 (Abstr. #2187) (1993).
[123] Studer, S., Pietrobon, N., Wohlwend, A.: Maxillary anterior single-tooth replacement: comparison of three treatment modalities. Pract Periodontics Aesthet Dent 6, 51 (1994).
[123a] Sulaiman, F., Chai, J., Jameson, L. M., Wozniak, W. T.: A comparison of the marginal fit of In-Ceram, IPS Empress, and Procera crowns. Int J Prosthodont 10, 478 (1997).
[123b] Tarnow, D., Elian, N., Fletcher, P., Froum, S., Magner, A., Cho, S. C., Salama, M., Salama, H., Garber, D. A.. Vertical distance from the crest of bone to the height of the interproximal papilla between adjacent implants. J Periodontol 74, 1785 (2003).
[124] Thilander, B., Odman, J., Grondahl, K., Friberg, B.: Osseointegrated implants in adolescents: an alternative in replacing teeth? Eur J Orthod 16, 84 (1994).
[125] Tschernitschek, H., Scheller, H., Freistedt, M.: Allergien und Dentallegierungen – Entwicklungen seit 1982. Dtsch Zahnärztl Z 50, 733 (1995).
[126] Valderhaug, J.: Die Bedeutung der Füllungen, Kronen und Brücken für das Parodontium. Zahnärztl Welt 87, 230 (1978).
[127] Valderhaug, J., Ellingsen, J. E., Jokstad, A.: Oral hygiene, periodontal conditions and carious lesions in patients treated with dental bridges. A 15-year clinical and radiographic follow-up study. J Clin Periodontol 20, 482 (1993).
[127a] Vigolo, P., Givani, A., Majzoub, Z., Cordioli, G.: Cemented versus screw-retained implant-supported single-tooth crowns: a 4-year prospective clinical study. Int J Oral Maxillofac Implants 19, 260 (2004).
[127b] Wagner, B., Kern, M.: Clinical evaluation of removable partial dentures 10 years after insertion: success rates, hygienic problems, and technical failures. Clin Oral Invest 4, 74 (2000).
[128] Wahl, G., Schaal, K. P.: Mikroben in subgingivalen Implantatspalträumen. Z Zahnärztl Implantol 5, 287 (1989).
[129] Walther, W., Heners, M.: Parodontaler Befund und Verlust von Pfeilerzähnen bei herausnehmbarem Zahnersatz. Dtsch Zahnärztl Z 47, 603 (1992).
[129a] Walther, W., Heners, M., Surkau, P.: Initialbefund und Tragedauer der transversalfreien, gewebeintegrierten Konus-Konstruktion. Dtsch Zahnärztl Z 55, 780 (2000).
[130] Weber, H.: Präparation und temporäre Versorgung. In: Hupfauf, L. (Hrsg.): Praxis der Zahnheilkunde, Bd. 5 (Festsitzender Zahnersatz), 3. Aufl., S. 85. Urban & Schwarzenberg, München 1993.
[131] Weber, H. P., Buser, D., Donath, K., Fiorellini, J. P., Doppalapudi, V., Paquette D. W., Williams, R. C.: Comparison of healed tissues adjacent to submerged and non-submerged unloaded titanium dental implants. A histometric study in beagle dogs. Clin Oral Implants Res 7, 11 (1996).
[132] Wehrbein, H.: Kieferorthopädische Vorbereitung für festsitzenden Zahnersatz. In: Heidemann, D. (Hrsg.): Deutscher Zahnärztekalender 1996, S. 144. Hanser, München 1996.
[133] Weigl, P., Schlegel, K. A., Lauer, H.-Ch.: Der Einsatz des Real-Time CT-Verfahrens in der präimplantologisch-prothetischen Planung. Z Zahnärztl Implantol 11, 50 (1995).

[134] Weigl, P., Hauptmann, J., Lauer, H.-Ch.: Vorteile und Wirkungsweise eines biokompatiblen neuen Halteelements: vollkeramische Primärkrone kombiniert mit metallischer Sekundärkrone. Quintessenz Zahntech 22, 507 (1996).
[134a] Weigl, P., Kleutges, D.: Ein innovatives und einfaches Therapiekonzept für herausnehmbare Suprastrukturen mit neuem Halteelement – konische Keramikpatrize vs. Feingoldmatrize. In: Weber, H.-P., Mönkmeyer, U. (Hrsg.): Implantatprothetische Therapiekonzepte. Die Versorgung des Oberkiefers. S. 117–158, Quintessenz, Berlin 1999.
[134b] Weigl, P., Hahn, L., Lauer, H.-Ch.: Advanced biomaterials used for a new telescopic retainer for removable dentures: ceramic vs. electroplated gold copings. Part I: In vitro tribology effects. J Biomed Mater Res 53, 320 (2000).
[134c] Weigl, P., Lauer, H.-Ch.: Advanced biomaterials used for a new telescopic retainer for removable dentures: ceramic vs. electroplated gold copings, Part II: Clinical effects, J Biomed Mater Res 53, 337 (2000).
[135] Weinberg, L. A., Kruger, B.: Biomechanical considerations when combining tooth-supported and implant-supported prostheses. Oral Surg Oral Med Oral Pathol 78, 22 (1994).
[135a] Wenz, H. J., Hertrampf, K., Lehmann, K. M.: Clinical longivity of removable partial dentures retained by telescopic crowns: outcome of the double crown with clearance fit. Int J Prosthodont 14, 207 (2001).
[136] Wilson, R. D., Maynard, G.: Intrasulculäre restaurative Zahnheilkunde. Int J Parodontol Rest Zahnheilkd 1 (4), 34 (1981).
[137] Wirz, J., Johner, M., Pohler, O.: Korrosionsverhalten verschiedener Schrauben und Stifte im Wurzelkanal. Schweiz Monatsschr Zahnmed 90, 217 (1980).
[138] Wirz, J., Christ, R.: Korrosionserscheinungen an Schrauben und Stiften bei Zahnaufbauten – eine In-vitro-Studie. Schweiz Monatsschr Zahnmed 92, 408 (1982).
[139] Wirz, J., Graber, G., Widmer, W.: Metallische Verankerungselemente in der restaurativen Zahnmedizin. Quintessenz, Berlin 1987.
[140] Wirz, J., Adler, A., Schmidli, F.: Metallunverträglichkeit. Schweiz Monatsschr Zahnmed 99, 73 (1989).
[141] Wirz, J.: Titan – ein Werkstoff der modernen Prothetik. Quintessenz 45, 731 (1994).
[142] Wong, R., Nicholls, J. I., Smith, D. E.: Evaluation of prefabricated lingual rest seats for removable partial dentures. J Prosthet Dent 48, 521 (1982).
[142a] Wöstmann, B.: Tragedauer von klammerverankerten Einstückgussprothesen im überwachten Gebrauch. Dtsch Zahnäztl Z 52, 100 (1997).
[143] Yi, S. W., Ericcson, I., Carlsson, G. E., Wennstrom, J. L.: Long-term follow-up of cross-arch fixed partial dentures in patients with advanced periodontal destruction. Evaluation of the supporting tissues. Acta Odontol Scand 53, 242 (1995).
[144] Zarb, G. A., Schmitt, A.: Osseointegration for elderly patients: The Toronto study. J Prosthet Dent 72, 559 (1994).
[145] Zitzmann, N. U., Abrahamsson, I., Berglundh, T., Lindhe, J.: Soft tissue reactions to plaque formation at implant abutments with different surface topography. An experimental study in dogs. J Clin Periodontol 29, 456 (2002).
[146] Zitzmann, N. U., Berglundh, T., Marinello, C. P., Lindhe, J.: Expression of endothelial adhesion molecules in the alveolar ridge mucosa, gingiva and periimplant mucosa. J Clin Periodontol 29, 490 (2002).
[147] Zitzmann, N. U., Marinello, C. P., Berglundh, T.: The ovate pontic design: a histologic observation in humans. J Prosthet Dent 88, 375 (2002).
[148] Zechner, W., Kneissel, M., Kim, S., Ulm, C., Watzek, G., Plenk, H. Jr.: Histomorphometrical and clinical comparison of submerged and nonsubmerged implants subjected to experimental peri-implantitis in dogs. Clin Oral Implants Res 15, 23 (2004).

15 Parodontologie und Kieferorthopädie

von PETER DIEDRICH und ULRIKE FRITZ

Inhaltsübersicht

15.1 Interdisziplinäre Wechselbeziehungen

Zwischen der Kieferorthopädie und der Parodontologie bestehen zahlreiche Berührungspunkte: Letztlich hat jede orthodontische Maßnahme eine parodontale Dimension, denn biologische Faktoren des Parodontiums, wie Länge und Form der Zahnwurzeln, Breite und Höhe des Alveolarknochens oder die Beschaffenheit der Gingiva, gehen grundsätzlich in die orthodontische Therapieplanung ein (Größe der Kraftapplikation, Verhältnis von Moment zu Kraft u. a.).

Darüber hinaus ist es bedeutsam, dass bei der kieferorthopädischen Behandlung Erwachsener häufig bereits parodontale Schäden vorliegen, die neben der Altersinvolution des Desmodonts in das kieferorthopädische Behandlungskonzept integriert werden müssen. Bei bestimmten Dysgnathiebefunden, z. B. traumatischem Einbiss, pathologischen Zahnwanderungen, infraalveolären Taschen, ektopischer Zahnposition, wird die orthodontische Therapie gezielt zur Unterstützung der Parodontalbehandlung eingesetzt. Hierdurch kann die Knochenmorphologie verbessert und ein partieller Attachmentgewinn erreicht werden [9, 21, 22, 34, 35, 44, 55]. Dies gilt nicht nur für die Erwachsenen-, sondern auch in Verbindung mit lokaler und systematischer Tetrazyklinmedikation für die juvenile Parodontitis [25, 30].

Andererseits können unterstützende parodontalchirurgische Eingriffe innerhalb einer kieferorthopädischen Behandlung indiziert sein, z. B. die Exzision hyperplastisch gestauchter Gingiva auf der Druckseite bewegter Zähne oder ein gingivaler Zirkumferenzschnitt zur Rezidivprophylaxe nach Rotation [4, 8, 20].

Die Langezeiteffekte kieferorthopädischer Maßnahmen auf die Gingiva, das Attachmentniveau und die Wurzelintegrität sind ebenfalls Gegenstand zahlreicher Untersuchungen gewesen [1, 7, 47, 48, 51, 64, 65]. Auch der Parodontalbefund nach orthodontischem Lückenschluss in Extraktionsfällen [31, 48] sowie die Disposition schmaler interradikulärer Septen zur parodontalen Destruktion [1] wurden analysiert.

Überwiegend zeigte sich kein signifikant nützlicher oder schädlicher Einfluss orthodontischer Therapie auf die parodontale Gesundheit. Daher ist ein prinzipieller parodontitisprophylaktischer Effekt einer orthodontischen Korrektur wissenschaftlich nicht belegt (Literaturübersicht bei [32]).

Aus diesem breit gefächerten Spektrum kieferorthopädisch-parodontaler Wechselbeziehungen sollen die orthodontischen Maßnahmen zur Unterstützung der Parodontaltherapie Erwachsener herausgegriffen werden.

Hierdurch ist eine **Verbesserung der parodontalen Prognose** durch folgende orthodontische Effekte möglich:

- Abflachen interdentaler Krater
- Verbesserung des Verlaufs und der Mineralisation des Limbus alveolaris
- Reduktion infraalveolärer Defekte
- Verbreiterung interradikulärer Septen bei Wurzelengstand
- Attachmentgewinn in Verbindung mit GTR-Verfahren.

Um diese kombinierten orthodontisch-parodontalen Behandlungsziele zu erreichen, muss die veränderte biologische und pathologische Ausgangssituation im Erwachsenengebiss berücksichtigt werden; deshalb erfordert die interdisziplinäre Behandlungsplanung profunde Kenntnisse der Knochenbiologie, der Parodontaldestruktion und der Biomechanik der Zahnbewegung [11].

15.2 Morphopathologische Besonderheiten

Ausgangspunkt für alle differenzialtherapeutischen Überlegungen ist der jeweilige Lokalbefund, da hierdurch die biologischen und biomechanischen Grenzen der Zahnbewegungen definiert sind. Im Einzelnen sind zu berücksichtigen:

- Altersinvolution des Parodontiums
- spezifische Parodontalbefunde
  - Topographie Zahn/Alveolarknochen/Gingiva
  - zahnlose Kieferabschnitte (Kieferkammatrophie, Recessus der Kieferhöhle)
  - Parodontitis (Attachmentverlust, Verlaufsform, Prognose).

15.2.1 Altersinvolution

Die Altersinvolution des Parodontiums (Abb. 15-1) bedingt eine veränderte Reaktionslage für die orthodontische Zahnbewegung: Initial sind die orthodontischen Kräfte zu reduzieren, um die appositionell/resorptiven Umbauvorgänge gewebeschonend in Gang zu setzen. Aber auch nach vier bis sechs Wochen, wenn ein desmodontales Proliferationsstadium erreicht wurde, werden die orthodontischen Kräfte im Vergleich zum jugendlichen Parodont geringer dosiert, da die zu resorbierende Knochenoberfläche kleiner ist.

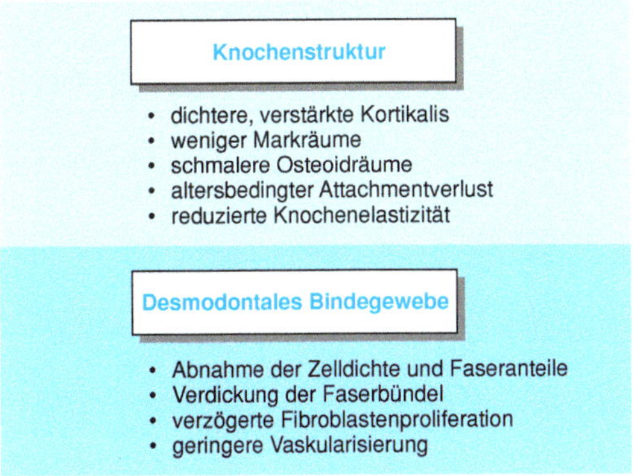

Abb. 15-1 Altersinvolution des Parodontiums.

15.2.2 Topographie Zahn/Alveolarknochen/Gingiva

Die Topographie Zahn/Alveolarknochen/Gingiva, insbesondere die Breite des Alveolarknochens und die Dicke des bedeckenden Weichgewebes, beeinflussen das Ausmaß faziolingualer Zahnbewegungen. Voraussetzung für eine kontinuierliche Knochenrelokation bei orovestibulären Zahnbewegungen ist ein Gleichgewicht von desmodontaler Resorption und periostaler Apposition (Abb. 15-2). Ist die kompensatorische periostale Knochenapposition verzögert oder unzureichend, können temporär oder dauerhaft Knochendehiszenzen entstehen, d.h. Desmodont und Periost verschmelzen. Dieser Befund prädisponiert zur Gingivarezession. Ursache für ein Ungleichgewicht der Knochenrelokation können eine zu ausgeprägte Osteoklastenaktivität in Verbindung mit einer dünnen bedeckenden Knochenlamelle oder ein unkontrolliertes Kräftesystem sein.

Andererseits können die osteoblastischen Reaktionen im Periost infolge Altersinvolution oder durch beeinträchtigte Blutversorgung (Spannungszustand der Fasersysteme in der Lamina propria) unzureichend sein.

Als pathogenetische Kofaktoren bei der Entstehung von Gingivarezessionen kommen plaquebedingte Infekte, Zahnputzläsionen und hoch ansetzende Frenula in Betracht.

Klinisch ist entscheidend, dass das Periost während der orthodontischen Zahnbewegung intakt bleibt, denn nur von hier aus kann eine Knochenapposition ausgehen, selbst wenn die Knochenlamelle über den Wurzeln temporär zusammengebrochen ist. Folgende kritische Lokalbefunde sind deshalb eine klare Indikation für ein präorthodontisches Schleimhaut-

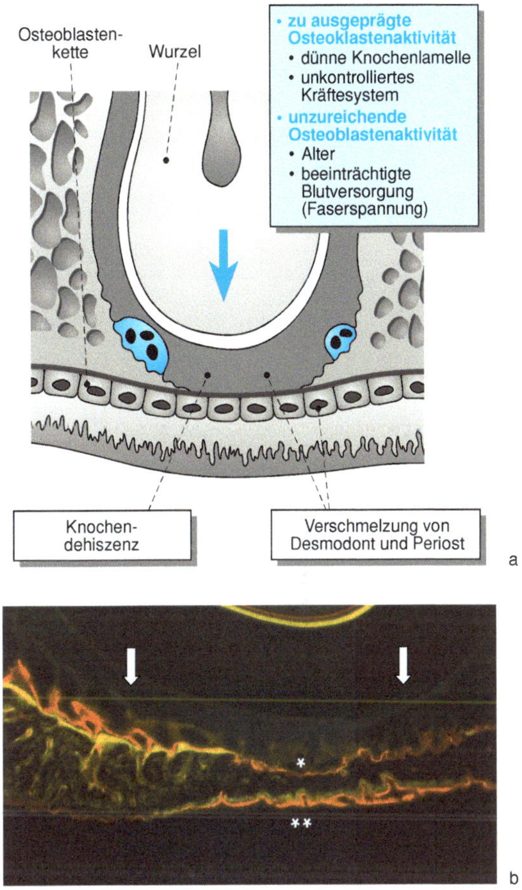

Abb. 15-2 a) Problematik der Knochenrelokation bei orovestibulären Zahnbewegungen (Ungleichgewicht von endostaler Resorption und periostaler Apposition führt zur Knochendehiszenz). b) Histologischer Querschnitt durch einen Zahn, der in orofaziale Richtung bewegt wird (Pfeile = Bewegungsrichtung); die polychrome Sequenzmarkierung verdeutlicht das koordinierte Zusammenspiel von desmodontaler Resorption (*) und kompensatorischer periostaler Knochenapposition an der fazialen Knochenlamelle (**).

transplantat zur Augmentation des Weichgewebevolumens (Abb. 15-3) [11, 28, 29, 57]:

- dünn-fragile Gingiva
- schmale orovestibuläre Knochenbreite
- bereits vorhandene Knochenfenestrationen oder -dehiszenzen.

Für diese umfassende parodontale Befunderhebung reicht die konventionelle Röntgendiagnostik (Zahnfilme, Fernröntgenseitenbild) zur Planung komplizierter orovestibulärer Zahnbewegungen nicht aus. Die Computertomographie erlaubt hingegen eine de-

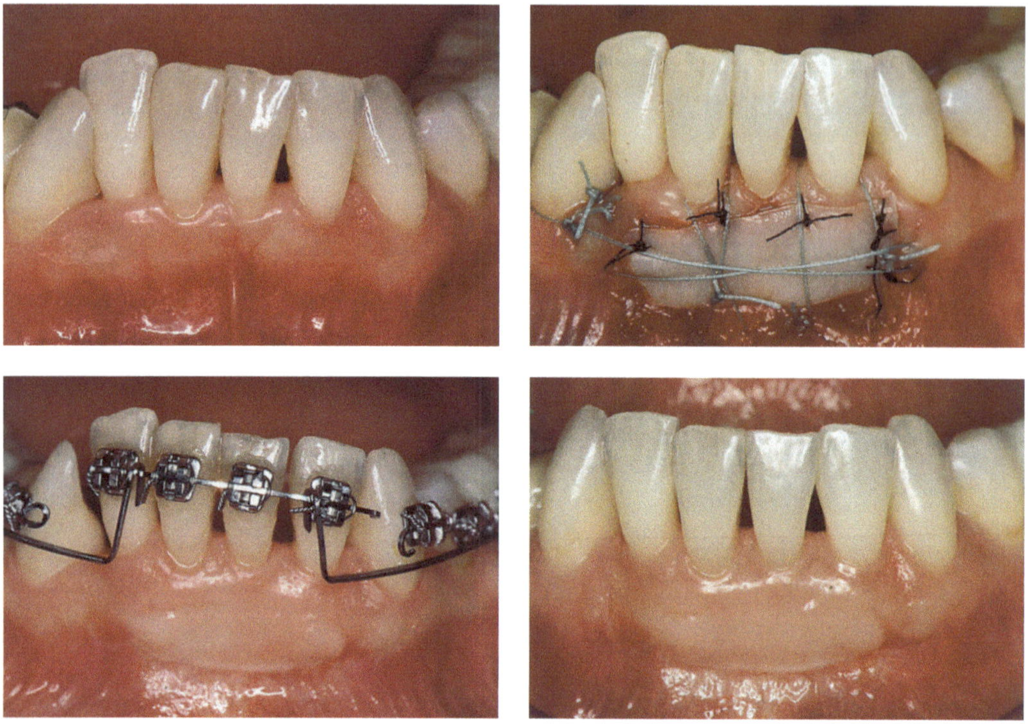

a b c d

Abb. 15-3 a) Im Rahmen einer umfangreichen Korrektur bei einer 43-jährigen Patientin sollen als Teilaspekt die unteren Frontzähne protrudiert und intrudiert werden: Wegen der dünnen Weichgewebebedeckung ist präorthodontisch eine Schleimhauttransplantation indiziert.
b) Intraoperativer Befund: ca. 1 mm dickes Schleimhauttransplantat, Entnahmestelle Gaumen.
c) Ein derber, breiter Gingiva-Periostmantel schützt die remodellierenden ossären Umbauvorgänge während der orthodontischen Korrektur.
d) Postorthodontischer Befund: gesunde parodontale Verhältnisse, Reduktion der Rezessionen an den mittleren Incisivi.

taillierte dreidimensionale Diagnostik der Qualität und Quantität des periradikulären Knochens [27].

Eine zusätzliche Indikation für eine präorthodontische Schleimhauttransplantation besteht bei der Entfernung eines breiten **Frenulums** vor Diastemaschluss. Hier hilft das Transplantat, um unter der orthodontischen Therapie eine physiologische interdentale Papille zu rekonstruieren (Abb. 15-4) [15].

15.2.3 Zahnlose Kieferabschnitte

Eine analoge Problematik besteht bei der Zahnbewegung in zahnlose Kieferabschnitte; hier können präorthodontisch eine vertikale bzw. horizontale Kieferkammatrophie oder ein tief reichender Recessus der Kieferhöhle vorliegen.

Bei einer Alveolarfortsatzatrophie muss der Knochen vor dem sich bewegenden Zahn durch periostale Apposition aufgebaut werden (Abb. 15-5).

Histologische Befunde [38, 59, 62] sowie klinische Studien [18, 31] zeigen, dass mit der Zahnbewegung eine Rekonstruktion des atrophierten Kieferkamms einhergeht, d.h. in Druckrichtung vor dem Zahn und faziolingual wird durch periostale Knochenapposition das Knochenvolumen vergrößert.

Bei schmalem zahnlosem Kieferkamm und geringer Breite angewachsener Mukosa sollte vorbereitend die Weichgewebebedeckung durch ein Transplantat augmentiert werden, damit während der Zahnbewegung ein intakter Periostschlauch erhalten bleibt [11].

Bei Anwesenheit eines tief reichenden **Recessus der Kieferhöhle** kann die dichte Knochenkortikalis eine geplante transantrale Zahnbewegung partiell oder vollständig behindern [61]. Gelingt eine sagittale Zahnbewegung in den Sinus, besteht bei ausbleibender Knochenmodellation das Risiko, knöchernes At-

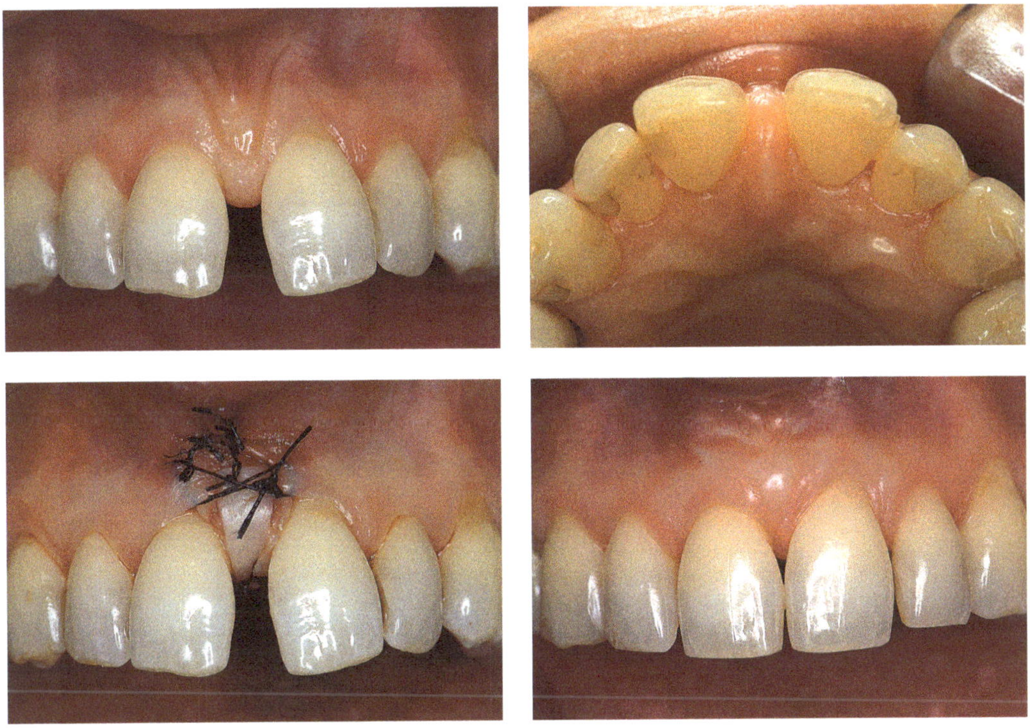
a
b
c
d

Abb. 15-4 a, b) Divergierendes, breites Diastema mediale mit durchziehendem Frenulum tectolabiale.
c) Nach Exzision des Bändchens wird der V-förmige Weichgewebedefekt mit einem individuell konturierten Schleimhauttransplantat (Inlay Graft) aufgefüllt.
d) Befund nach Diastemaschluss: Papillenerhalt – durch approximale Schmelzreduktion im Kontaktpunktbereich wäre das ästhetische Gesamtresultat noch zu verbessern. Die Patientin lehnte jedoch diese subtraktive Odontoplastik ab.

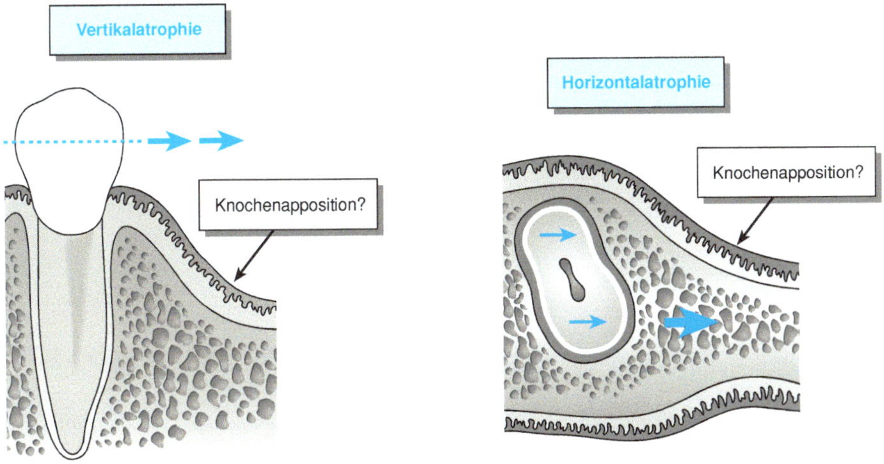

Abb. 15-5 Problematik der Zahnbewegung in atrophierte Kieferabschnitte: In Druckrichtung, vor dem Zahn, muss durch periostale Apposition der Knochen rekonstruiert werden.

tachment zu verlieren. Dies gilt besonders für betont vertikal vor dem Zahn extendierte Kieferhöhlenbuchten.

Von zusätzlicher Bedeutung für die orthodontische Therapie ist der **Charakter einer manifesten Parodontaldestruktion.** Als Konsequenz zahlreicher klinischer und experimenteller Studien [21, 24, 45, 52] ergibt sich, dass die Kontrolle der marginalen Entzündung vor und während der orthodontischen Zahnbewegung neben der adäquaten Biomechanik zum Schlüsselfaktor einer erfolgreichen Behandlung wird. Die Systematik einer kieferorthopädisch-parodontalen Kombinationstherapie gliedert sich deshalb in drei Abschnitte: präorthodontische, orthodontische und postorthodontische Phase (Abb. 15-6).

15.3 Behandlungssystematik

15.3.1 Präorthodontische Behandlungsphase

Im Mittelpunkt der präorthodontischen Behandlungsphase stehen die **Reduktion der marginalen Entzündung**, bei kritischen Mukogingivalbefunden die **Augmentation des Weichgewebevolumens** (Schleimhauttransplantate) und die **Verbesserung der Hygienefähigkeit** (Kariestherapie, Interimsversorgung [12]). Neben den üblichen parodontalen Maßnahmen, wie Plaquebeseitigung und Wurzelinstrumentierung,

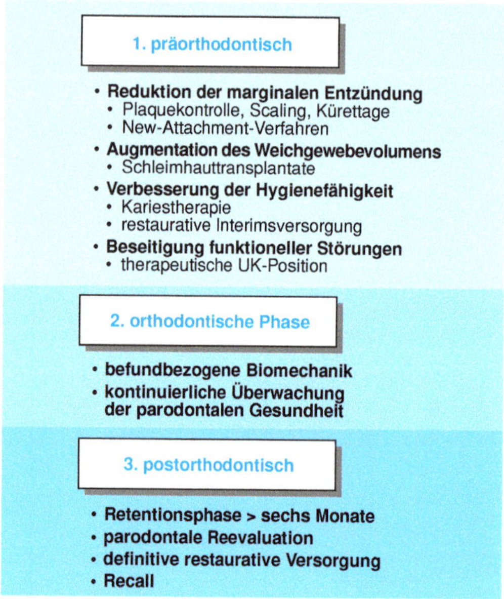

Abb. 15-6 Systematik einer kombinierten orthodontisch-parodontalen Behandlung.

sind – besonders bei infraalveolären Taschen und Furkationsbefall – vor der korrektiven Therapie **New-Attachment-Verfahren** indiziert. Wird nämlich durch die gesteuerte Geweberegeneration neues Attachment aufgebaut (neues Wurzelzement mit inserierenden Sharpey-Fasern), so werden auch für die Übertragung orthodontischer Kräfte neue desmodontale und suprakrestale Fasern gewonnen. Dieser Gesichtspunkt spielt bei der Intrusion elongierter parodontal geschädigter Zähne, bei der Translation von Zähnen mit infraalveolären Taschen und bei der Aufrichtung gekippter Molaren mit mesialen Knochentaschen eine Rolle (s. unten). Eine weitergehende resektive oder modellierende Knochenchirurgie unterbleibt, da durch die orthodontisch induzierten Umbauvorgänge eine Verbesserung der Knochentopographie möglich ist.

Aktivität und Prognose der Parodontitis beeinflussen ebenfalls die differenzialtherapeutischen Überlegungen. Es ist ratsam, umfangreiche orthodontische Maßnahmen auf die langsam fortschreitende Verlaufsform (CP) zu beschränken.

Zähne mit fraglicher Prognose (Attachmentverlust bis in das apikale Wurzeldrittel, Furkationsbeteiligung Grad III, aggressive Verlaufsformen (AP, früher LJP, RPP) sollten nur in Ausnahmefällen – unterstützt durch eine mikrobiologische Taschendiagnostik und antibiotische Begleittherapie – orthodontisch bewegt werden.

Vier bis sechs Wochen **nach Abschluss der chirurgischen Parodontaltherapie** kann die orthodontische Behandlungsphase beginnen. Dies hat den Vorteil, dass die Interaktion von progredienter parodontaler Regeneration und orthodontischem Gewebeumbau den Attachmentgewinn fördert [16, 17]. Bei **nichtchirurgischer Parodontaltherapie** kommen die reparativen Effekte des Scaling/Root Planing erst nach vier bis sechs Monaten voll zum Tragen; daher wird eine Heilungsphase von mindestens einem halben Jahr vor der orthodontischen Therapie empfohlen [68].

15.3.2 Orthodontische Phase

Die orthodontische Phase wird durch zwei Faktoren bestimmt:

- befundbezogene Biomechanik, d. h. Kalkulation der Kräfte und Momente
- kontinuierliche Überwachung der parodontalen Gesundheit.

Die orthodontische Mechanik hat vor allem die veränderte morphopathologische Ausgangssituation im parodontal vorgeschädigten Erwachsenengebiss zu berücksichtigen, d.h. die Qualität und Quantität der eingetretenen Parodontaldestruktion. Grundsätzlich hat ein Attachmentverlust drei **Effekte auf die orthodontische Biomechanik** [15]:

- Das reduzierte Verhältnis Wurzeloberfläche/umbaufähiger Alveolarknochen macht eine Adaptation der Kraftgröße notwendig.
- Die apikale Verlagerung des Widerstandszentrums erfordert ein verändertes Kräftesystem (Moment-Kraft-Quotient), um die gewünschte Zahnbewegung zu erzielen.
- Parodontal geschwächte Zähne haben eine verminderte Verankerungsqualität, sodass reaktive Nebeneffekte schwieriger abgefangen werden können. Der temporäre Einsatz von Miniimplantaten ist bei kritischen Verankerungssituationen (geringe Zahnzahl, fortgeschrittener Knochenabbau) indiziert.

Der **Erhalt der marginalen Entzündungsfreiheit** bedeutet sorgfältige häusliche sowie professionelle Plaquebeseitigung und Reduktion von Plaqueretentionsstellen. Dadurch ergeben sich spezifische Anforderungen an die Patienteninstruktion und -motivation, an die Auswahl und Gestaltung der orthodontischen Geräte und an die klinische Parodontaldiagnostik.

- Die Mundhygieneinstruktion umfasst die verschiedenen Verfahren der mechanischen und chemischen Plaquebeseitigung in allen hygienisch kritischen Bereichen (Bracketperipherie, Approximalraum, gingivale Zahnoberflächen). Ferner ist in regelmäßigen Abständen eine professionelle Reinigung der Zähne und Brackets sinnvoll; besonders geeignet sind hierfür Pulverstrahlgeräte. Während der Intrusion von parodontal geschädigten Zähnen sollten die gingivanahen Wurzeloberflächen bei jeder Kontrollsitzung plaquefrei gemacht werden (Scaling, Politur mit Gummikelch/Bimsstein).
- Apparativ sind wegen der geringeren Gingivairritationen Brackets grundsätzlich der Bebänderung vorzuziehen. Zur Plaquereduzierung wird empfohlen, anstelle von Elastics Stahlligaturen zu verwenden [26].
- Die individuelle parodontale Reevaluation orientiert sich an der Verlaufsform und dem Schweregrad der zugrunde liegenden Parodontopathie – die Regel sind sechs- bis zwölfmonatige Intervalle. Die klinische Untersuchung umfasst Sondierungstiefen, Blutungsneigung, Zahnbeweglichkeit, Furkationsbefall, Rezessionsstatus etc.

Sollte sich eine nicht beherrschbare Aggravierung der parodontalen Destruktion (refraktäre Parodontitis) einstellen oder ist die Plaquebeseitigung durch den Patienten unzureichend, ist die orthodontische Therapie im Sinn einer abwägenden Risiko-Nutzen-Relation zu beenden.

15.3.3 Postorthodontische Phase

Postorthodontisch schließt sich eine Stabilisierungsphase an, die in Abhängigkeit von Art und Ausmaß der Zahnbewegung sechs bis zwölf Monate dauern kann, um eine Konsolidierung und Reorganisation parodontalen Gewebes zu ermöglichen. Eine postretentive parodontale Reevaluation entscheidet darüber, ob weiterführende parodontal-regenerative Eingriffe erforderlich sind und welches definitive restaurative Konzept ggf. anzustreben ist.

Häufig ist nach Beendigung der orthodontischen Korrektur eine **permanente Retention** angezeigt, und zwar mit dem Ziel

- der orthodontischen Rezidivtendenz vorzubeugen
- das gestörte Gleichgewicht zwischen Weichteilfunktion und Desmodont zu kompensieren
- ein sekundäres okklusales Trauma auszuschalten
- bei parodontalbedingter, erhöhter Mobilität der Zähne den Kaukomfort der Patienten zu verbessern.

Für die permanente Stabilisierung orthodontisch bewegter Frontzähne eignen sich im Unterkiefer aufgeklebte **Lingualretainer** [66, 67] und im Oberkiefer ein **intrakoronaler Splint** (Abb. 15-7 und 15-12): Unmittelbar nach dem Debonding werden für den intrakoronalen Splint palatinale Kavitäten in Kontaktpunkthöhe präpariert und Titangewindestifte (Fa. Coltène Whaledent, Langenau) über die Säureätztechnik und lichthärtendes Kompositmaterial zur permanenten Retention integriert. Bei ausgeprägtem Bruxismus ist zusätzlich das nächtliche Tragen einer Tiefziehfolie zu empfehlen.

Die Behandlungssequenz in Abbildung 15-7 dokumentiert beispielhaft den systematischen Ablauf einer komplexen parodontalen, orthodontischen und prothetischen Therapie.

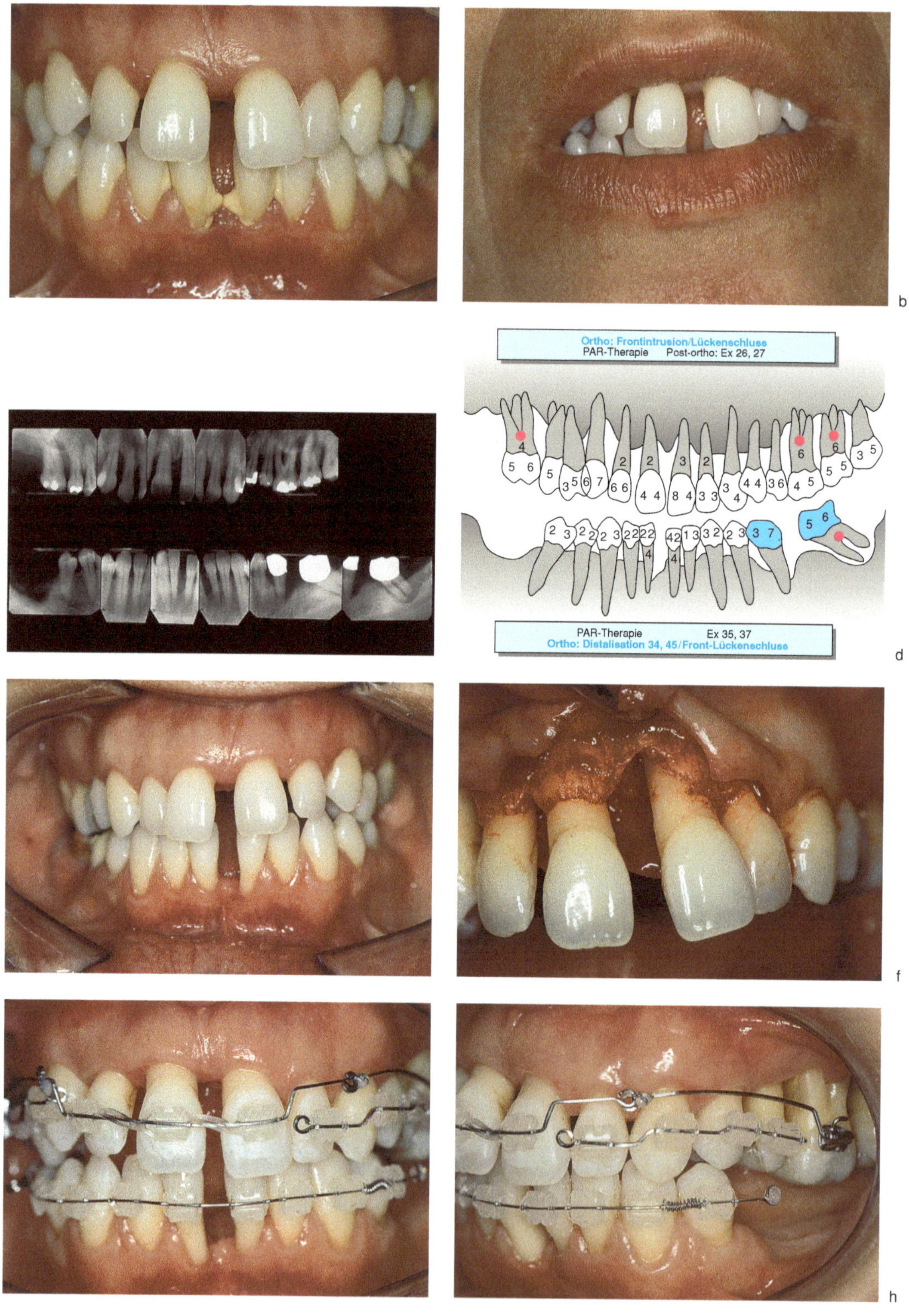
a
b
Ortho: Frontintrusion/Lückenschluss
PAR-Therapie Post-ortho: Ex 26, 27
PAR-Therapie Ex 35, 37
Ortho: Distalisation 34, 45/Front-Lückenschluss
c
d
e
f
g
h

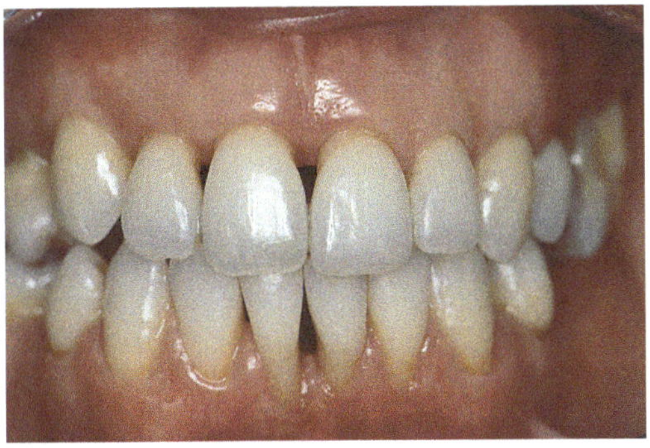
i

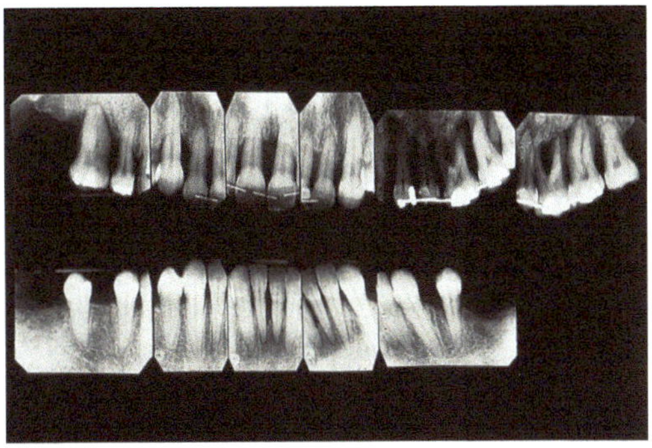
j

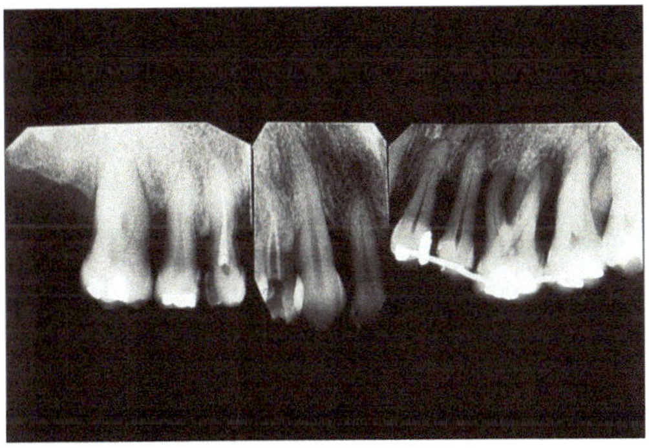
k

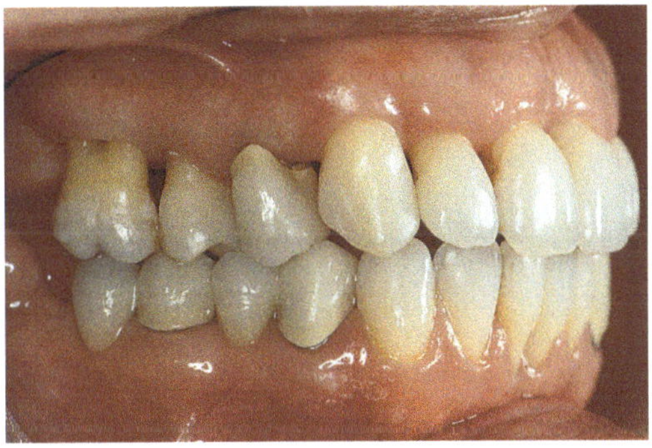
l

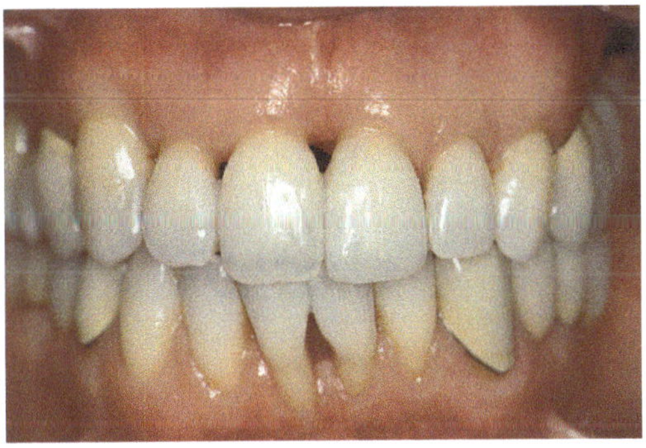
m

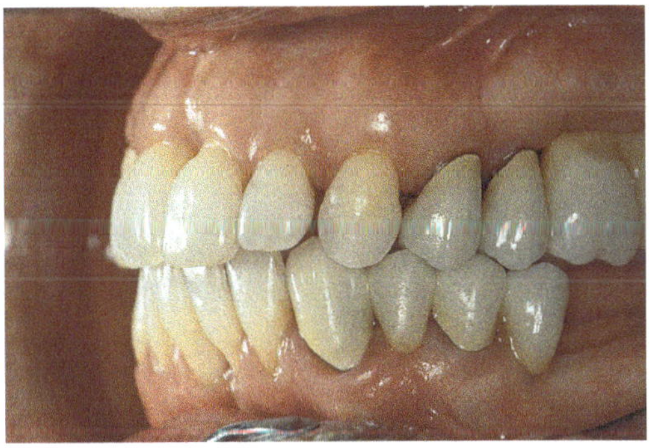
n

◁ *Abb. 15-7* a, b) 44-jährige Patientin mit progressiver Auffächerung der Frontzähne infolge einer fortgeschrittenen Parodontaldestruktion. Aufgrund der gestörten dentofazialen Ästhetik und Phonetik werden die sozialen Kontakte zunehmend eingeschränkt.
c) Röntgenbefund vor Behandlungsbeginn.
d) Mesiodistale Sondiertiefen vor der vorläufigen Behandlungsplanung: Zur temporären Verstärkung der Verankerung sollen die Zähne 26, 27 zunächst belassen werden.
e) Nach der initialen Hygienephase Reduktion der marginalen Entzündung.
f) Wurzelglättung und Taschenreduktion an allen Parodontien durch Lappenoperation: zusätzlich bei infraalveolären Defekten Einsatz von Vicryl®-Membranen; systematische Antibiotikamedikation (Metronidazol/Amoxicillin).
g, h) Beginn der orthodontischen Therapie drei Monate nach Abschluss der Parodontalbehandlung: Intrusion und Lückenschluss im Bereich der Oberkieferfront, Lückenschluss im Unterkiefer-Frontzahnbereich und präprothetische Distalisierung der endständigen Prämolaren.
i, j) Klinischer und röntgenologischer Befund am Ende der aktiven orthodontischen Therapie (Dauer 15 Monate). Die oberen Incisivi werden durch Titangewindestifte dauerhaft stabilisiert, im Unterkiefer-Frontzahnbereich ist ein lingualer Draht/Netzretainer zur semipermanenten Retention aufgeklebt.
k) Reevaluation nach sechsmonatiger orthodontischer Stabilisierung: deutliche Knochenkonsolidierung bei 16, die Zähne 26, 27 werden jetzt extrahiert.
l bis n) Recallbefund 10 Jahre nach definitiver prothetischer Rehabilitation mit festsitzenden Brücken.

Fortsetzung siehe nächste Seite

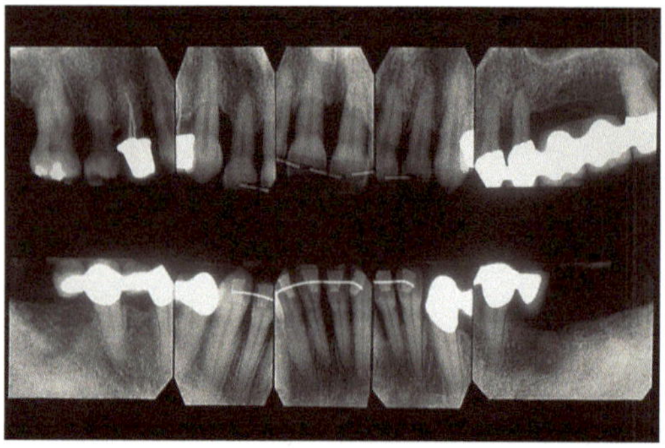
o

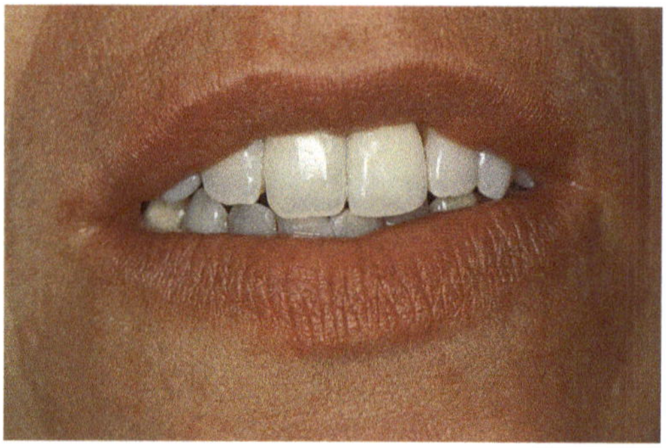
p

Abb. 15-7 Fortsetzung o bis p
o bis p) Recallbefund 10 Jahre nach definitiver prothetischer Rehabilitation mit festsitzenden Brücken.

15.4 Bedeutung orthodontischer Zahnbewegung innerhalb traditioneller Parodontaltherapie

Entscheidend für eine Verbesserung der parodontalen Prognose ist die Frage, inwieweit die Knochentopographie durch die orthodontische Zahnbewegung günstig beeinflusst werden kann. Die präorthodontische Ausgangssituation kann im Einzelfall durch folgende Befunde charakterisiert sein: Attachmentverlust, infraalveoläre Defekte, interdentale Krater, unregelmäßiger Verlauf des Limbus alveolaris und Hart- sowie Weichgewebedehiszenzen.

Es stellt sich die grundsätzliche Frage, welche **Effekte auf das epitheliale und bindegewebige Attachment** in folgenden Fällen induziert werden:

- körperliche oder kippende Zahnbewegung in Richtung auf einen intraossären Defekt. Wird die knöcherne Läsion reduziert oder beseitigt?
- Zahnbewegung weg von dem intraossären Defekt, z. B. Extrusion oder Aufrichtung von Zähnen mit ein- oder zweiwandigen Knochentaschen?
- Intrusion von gewanderten, elongierten Zähnen zurück in den reduzierten Alveolarknochen?

Die Beantwortung dieser Fragen ist eng **korreliert mit dem Typ des Attachments,** welches durch die präorthodontische Parodontaltherapie geschaffen wurde.

Die konventionelle, nicht regenerative Parodontaltherapie (Scaling, offene oder geschlossene Kürettage) führt lediglich zu einer **Reparation:** ein langes Saumepithel besiedelt aufgrund der höheren Proliferationsgeschwindigkeit die dekontaminierte Wurzeloberfläche, kollagene Fasern bilden ein gingivales Narbengewebe mit parallelem Verlauf zur Wurzeloberfläche, d. h. ohne funktionelle Orientierung, eine partielle Knochenregeneration ist möglich (Abb. 15-8).

15.4.1 Körperliche Zahnbewegung

Vor diesem Hintergrund müssen die Ergebnisse früherer experimenteller und klinischer Studien zur orthodontischen Zahnbewegung parodontal erkrankter Zähne gesehen werden. POLSON et al. [46] untersuchten die parodontalen Effekte bei körperlicher Zahnbewegung in Richtung auf infraalveoläre Defekte. Postorthodontisch zeigte sich radiologisch ein Verschwinden der vertikalen Knocheneinbrüche auf der Druckseite. Histologisch jedoch konnte eine dünne Epithelschicht zwischen Wurzeloberfläche und Alveolarknochen nachgewiesen werden, die Epithelproliferation reichte bis an die apikale Grenze der Wurzelbearbeitung. Auf der Zugseite lag der Limbus alveolaris unterhalb des Niveaus der Wurzelglättung. Daraus wurde gefolgert, dass die Zahnbewegung in einen infraalveolären Defekt hinein die Lage des bindegewebigen Attachments nicht verbessert. WENNSTRÖM et al. [58] konnten darüber hinaus histologisch nachweisen, dass die körperliche Bewegung von plaqueinfizierten Zähnen mit infraalveolären Taschen zu einer weiteren Destruktion des Attachmentapparats führt.

15.4.2 Extrusion

Die orthodontische Extrusion von Zähnen mit Knochentaschen erwies sich als unproblematisch und vorteilhaft: INGBER empfiehlt dieses Verfahren zur Eliminierung von ein- und zweiwandigen Knochentaschen [33]. Die extrusive Zahnbewegung führt zu einer koronalen Verlagerung intakter bindegewebiger Anheftung, der Knochendefekt wird herausgestülpt. Diese orthodontisch induzierte Verbesserung der limbalen Knochenstruktur wurde klinisch [9, 50, 56] und histologisch [54] bestätigt.

Die extrusive Komponente ist ebenfalls der Schlüsselfaktor bei der Aufrichtung gekippter Molaren mit

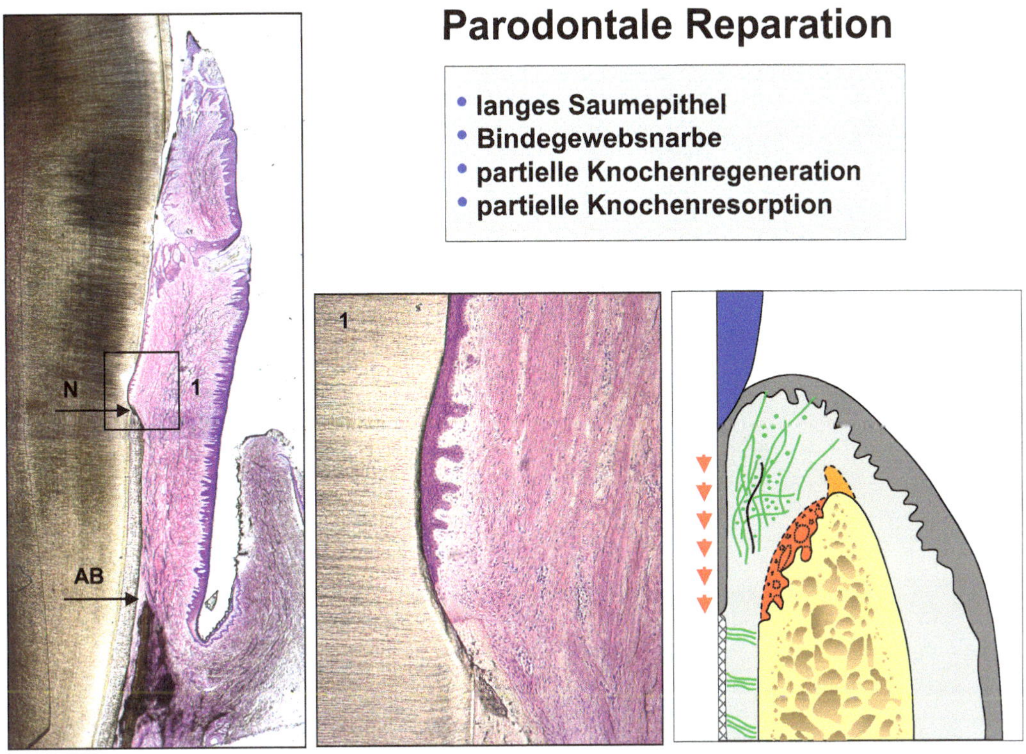

Abb. 15-8 Konventionelle Parodontaltherapie (Wurzelglättung) führt lediglich zu einer Reparation: Ein langes Saumepithel etabliert sich auf der gesamten instrumentierten Wurzeloberfläche (AB = obere Grenze des Alveolarknochens, N = Markierungskerbe, d.h. tiefste Stelle der Instrumentierung).

einem mesialen angulären Knochendefekt: Die Bewegung in disto-okklusaler Richtung, weg von der knöchernen Läsion, nivelliert den abgeknickten Verlauf des Limbus alveolaris [5, 10, 36, 39, 40, 49, 50, 60, 63]. Infolge der Spannung desmodontaler Fasern auf der Zugseite folgt der Alveolarknochen der Zahnbewegung, die Lage des bindegewebigen Attachments zum Zahn bleibt dabei unverändert. Weist der gekippte Molar präorthodontisch eine Furkationsbeteiligung auf, so kann die Aufrichtung den Furkationsdefekt vergrößern, besonders in Anwesenheit eines Marginalinfekts [6, 49].

15.4.3 Intrusion

Bei der Intrusion von Zähnen mit horizontalem oder vertikalem Knochenabbau stellt sich die Frage, ob ein orthodontischer Attachmentgewinn möglich ist. Während der parodontal günstige Effekt orthodontischer Extrusion sicher vorhersehbar ist, werden die Vorteile der intrusiven Zahnbewegung noch kontrovers diskutiert [17, 42, 43, 44, 45, 53].

Nachgewiesen ist, dass die Intrusion von plaqueinfizierten Zähnen zur Ausbildung von infraalveolären Taschen und zu verstärktem Attachmentverlust führt.

Ericsson et al. belegten in einer histologischen Studie, dass die Kippung plaqueinfizierter Zähne zu einer subgingivalen Verlagerung der mikrobiellen Plaque und zur Parodontaldestruktion führt [25, 26]. Aber selbst bei marginaler Entzündungsfreiheit bleibt unklar, ob bei der orthodontischen Intrusion parodontal reduzierter Zähne ein langes epitheliales Attachment unterhalb des Limbus alveolaris verlagert wird oder ob mit der Intrusionsbewegung eine kontinuierliche Resorption des Alveolarknochens einhergeht (Abb. 15-9).

Alle aufgeführten klinischen und histologischen Befunde zu den potenziellen Effekten einer orthodontisch-parodontalen Kombinationstherapie sind unter dem Gesichtspunkt zu

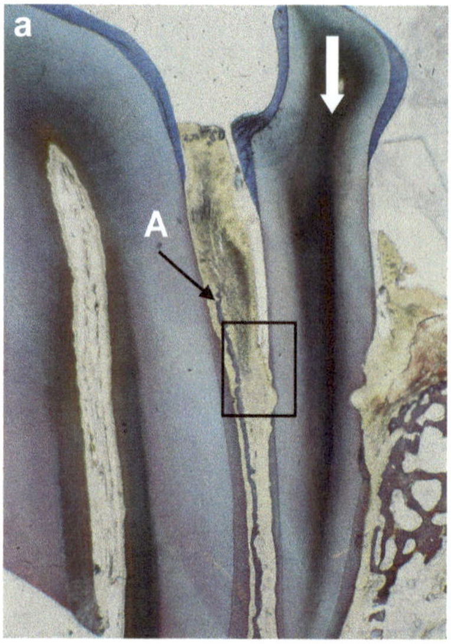

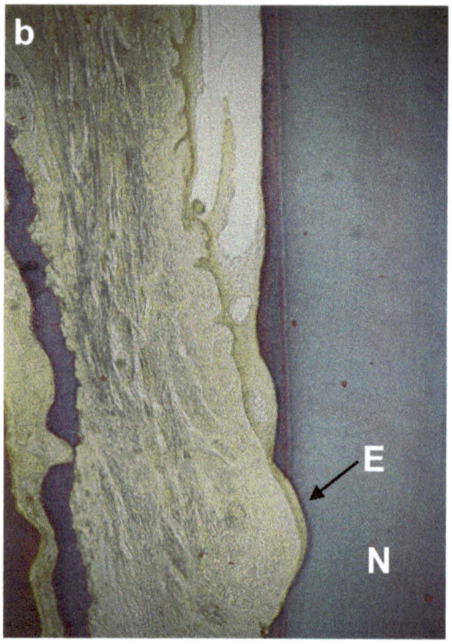

Abb. 15-9 a, b) Intrudierter Incisivus nach konventioneller Parodontaltherapie (tierexperimenteller Befund): Das nach parodontaler Wundheilung auf der geglätteten Wurzeloberfläche etablierte Saumepithel wurde nach apikal verlagert, unterhalb des Limbus alveolaris (N = Markierungskerbe, d. h. tiefste Stelle der Wurzelinstrumentierung; A = Limbus alveolaris, E = proliferiertes Saumepithel).

sehen, dass die traditionelle Parodontaltherapie keine Regeneration, sondern nur eine Reparation parodontalen Gewebes herbeiführt.

Durch die neuen Möglichkeiten regenerativer Parodontaltherapie müssen auch die orthodontischen Maßnahmen zur Unterstützung der Parodontaltherapie reevaluiert werden.

15.5 Gesteuerte Geweberegeneration/veränderte präorthodontische Ausgangslage

Eine parodontale Regeneration hat das Ziel, alle zerstörten funktionellen und strukturellen Komponenten möglichst vollständig wiederherzustellen. Voraussetzung für diese regenerative Wundheilung ist die Rekrutierung und Differenzierung von Zemento-, Fibro- und Osteoblasten aus paravaskulären Progenitorzellen, die im intakten Restdesmodont und in der Nähe des Alveolarknochens lokalisiert sind (Abb. 15-10).

Neue Möglichkeiten des **Bioengineerings** erlauben eine therapeutische Beeinflussung des Wundheilungsprozesses in Richtung auf das Idealziel einer vollständigen parodontalen Restitution:

- Osseoinduktion, -konduktion
  - Knochentransplantate, -ersatzmittel
- Gewebekompartimentierung
  - Membranverfahren
- Signalmoleküle
  - Wachstumsfaktoren (z. B. BMP-2, BMP-7)
  - Schmelzmatrix-Derivate (Emdogain®)
  - monoklonale Integrinantikörper
  - Adhäsionsproteine (z. B. Fibronektin, Osteopontin).

Bisher wurde durch zahlreiche klinische und histologische Studien insbesondere der Nutzen der Membranverfahren und der Schmelzmatrix-Derivate belegt.

Grundsätzlich haben diese regenerativen Verfahren nicht nur das therapeutische Spektrum in der Parodontologie bereichert, sondern auch die Voraussetzung für die orthodontische Bewegung parodontal erkrankter Zähne entscheidend verbessert: Auf der Zugseite werden neue suprakrestale und desmodontale Fasern gewonnen, um den orthodontischen Kraftstimulus auf den Alveolarknochen zu übertragen. Dies ist vorteilhaft für die Ex-/Intrusion von Zähnen mit infraalveolären Taschen oder Furkationsbefall und für die Aufrichtung gekippter Molaren mit mesialen Knochentaschen.

Ebenso sind die histologischen Befunde von Polson [46] mit Blick auf die GTR-Technik zu überdenken: Wenn es gelingt, präorthodontisch eine apikale Epithelproliferation zu verhindern, ist eine körperliche Zahnbewegung in Richtung auf oder durch einen intraossären Defekt Erfolg versprechend.

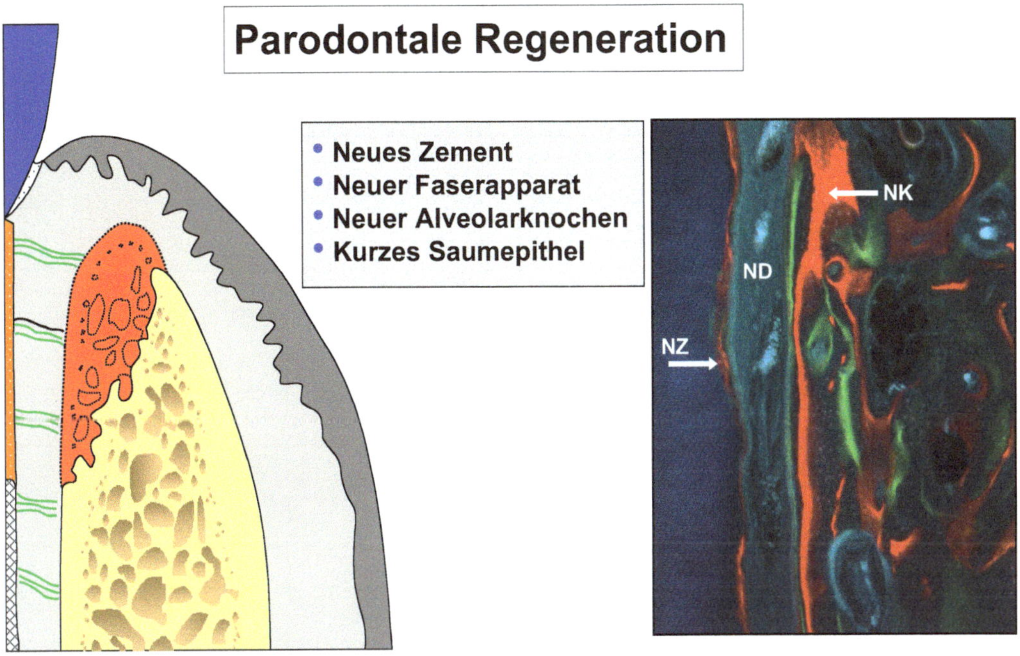

Abb. 15-10 Idealziel parodontaler Wundheilung: Regeneration aller verloren gegangenen strukturellen und funktionellen Komponenten; die polychrome Sequenzmarkierung verdeutlicht eine abgelaufene kontinuierliche desmodontale und ossäre Neuformation (NZ = neues Zement auf instrumentiertem Wurzeldentin, NB = neues Desmodont mit funktioneller Faserorientierung, NK = neue Alveolarknochen).

Erste mikromorphologische Befunde von Diedrich et al. [19] sprechen für die Umsetzbarkeit dieser Hypothesen. In einer tierexperimentellen Studie wurde die Interaktion parodontal regenerativer Maßnahmen und orthodontischer Zahnbewegungen (Intrusion, Translation) analysiert: Nach Erzeugung einer experimentellen Parodontitis mit dreiwandigen Knochendefekten erfolgte eine regenerative Parodontaltherapie: Scaling, Zitronensäurekonditionierung der Wurzeloberfläche, Kombination von Schmelzmatrixprotein (Emdogain®) und resorbierbarer Polyglactinmembran (Vicryl®). Anschließend wurden die behandelten Zähne sowohl intrudiert als auch translatorisch distalisiert, d.h. in den Defekt hinein (Druckseite) sowie vom Defekt weg (Zugseite). Die qualitativen und histomorphometrischen Befunde zeigten eine weitreichende parodontale Regeneration an den intrudierten Wurzelabschnitten und im Bereich der Zugseite. Die Zemento- und die Osteoneogenese erreichten durchschnittlich Werte von 70–80 %, die Epitheltiefenmigration war gering. Die knöcherne Regeneration auf der Druckseite war geringer, die Neuformation von Wurzelzement mit inserierenden Sharpey-Fasern lag jedoch auch hier bei nahezu 70 % (Abb. 15-11).

Auch durch klinische Fallbeispiele lässt sich die Relevanz moderner Parodontaltherapie für die nachfolgende orthodontische Korrektur belegen.

Dabei ist die **Reorientierung pathologischer Zahnwanderungen** ein häufiges Behandlungsmotiv, denn insbesondere lückig protrudierte Frontzähne mit entsprechenden negativen Effekten auf Profilverlauf und Lippenhaltung führen zu einer erheblichen Beeinträchtigung der dentofazialen Ästhetik.

Zahlreiche pathogenetische Faktoren werden als Auslöser der Frontzahnauffächerung diskutiert:

- gestörter propriozeptiver Regelkreis zwischen Weichgewebe (Lippe, Zunge) und reduziertem parodontalen Attachment
- Druck entzündlichen Granulationsgewebes in intraossären Taschen
- Zug gesunder, kontralateraler desmodontaler Fasern
- Habits
- Verlust der vertikalen Dimension durch Zahnverlust und -kippung im Seitenzahnbereich.

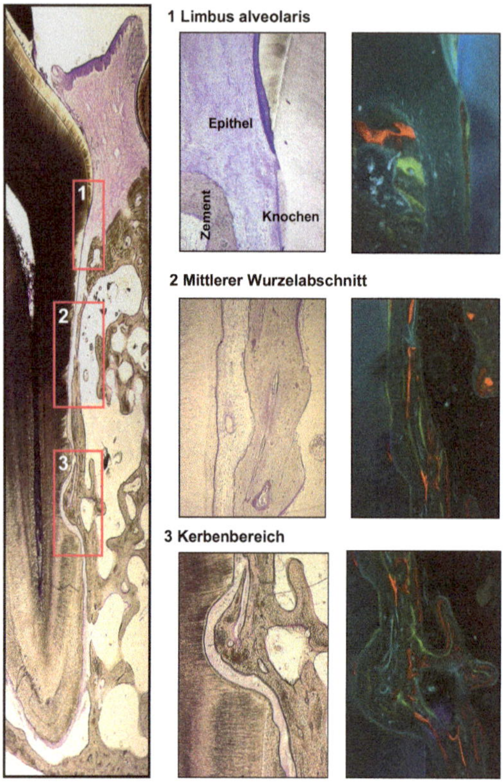

Abb. 15-11 Histologische Darstellung einer Wurzel, die nach regenerativer Parodontaltherapie intrudiert wurde: Übersicht und Detailvergrößerung mit den sequenzmarkierten Vergleichsbefunden von der Markierungskerbe sowie des mittleren und limbalen Wurzelbereichs; weitgehende parodontale Regeneration im Einklang mit orthodontisch induzierter Remodellation (Kerbe = apikalste Stelle der Wurzelinstrumentierung).

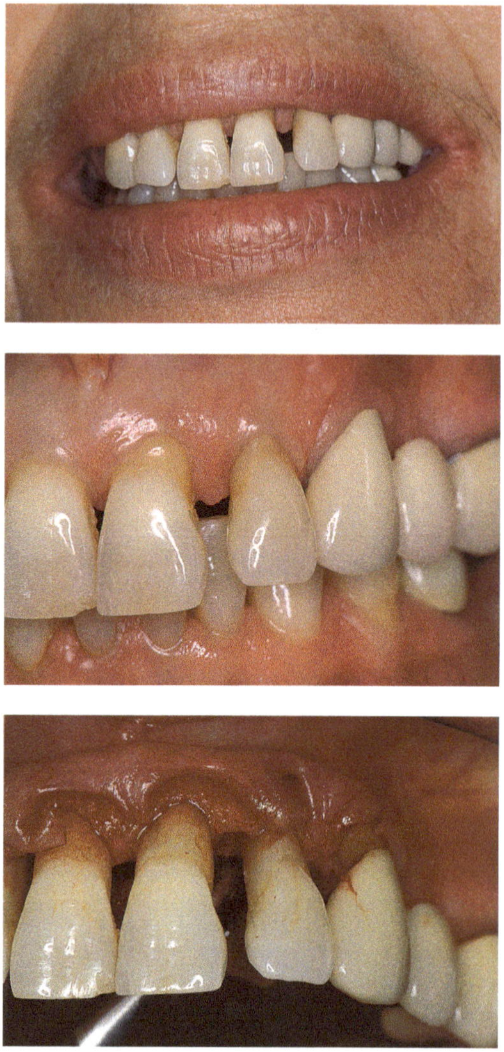
a
b
c

Abb. 15-12 a, b) Klinisches Beispiel für eine Kombinationstherapie: parodontale Regeneration plus orthodontische Korrektur. Ausgangsbefund mit gestörter dentofazialer Ästhetik infolge pathologischer Zahnwanderungen.

c) Papillenerhaltungslappen, d. h. bei den Zähnen 21, 22 wurde die gesamte interdentale Gingiva nach labial geklappt; zusätzlich zum mechanischen Wurzeldebridement erfolgt eine Dekontamination mit Zitronensäure.

Fortsetzung gegenüberliegende Seite

Orthodontisch erfordert die Reorientierung gewanderter Incisivi meist eine Kombinationsbewegung aus Intrusion und Retraktion. Aus den dargelegten Gründen sollte präorthodontisch möglichst viel neues Attachment regeneriert werden, um ein Höchstmaß an funktionell-ästhetischer Verbesserung zu erreichen (Abb. 15-12).

Auch durch die orthodontische **Aufrichtung gekippter Molaren** kann deren parodontale Prognose positiv beeinflusst werden. Neben einer funktionell-prothetischen Beeinträchtigung gekippter Molaren liegt die parodontale Problematik in der ungünstigen Gingiva- und Knochentopographie auf der Mesialseite: Der Knochenrand knickt nach kaudal ab und die entstehende spitzwinklige Zahn-Knochen-Kontur induziert eine Gingivastauchung, fördert die Plaqueakkumulation und die Entwicklung einer infraalveolären Tasche.

Parodontale Regeneration, gefolgt von orthodontischer Molarenaufrichtung, kann eine entscheidende Verbesserung der Pfeilerqualität bewirken (Abb. 15-13).

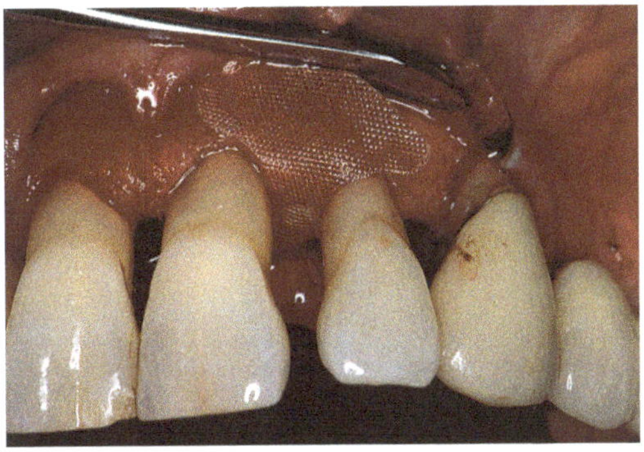
d

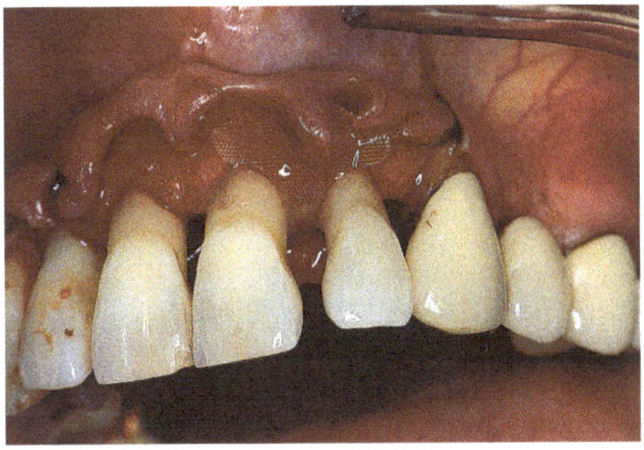
e

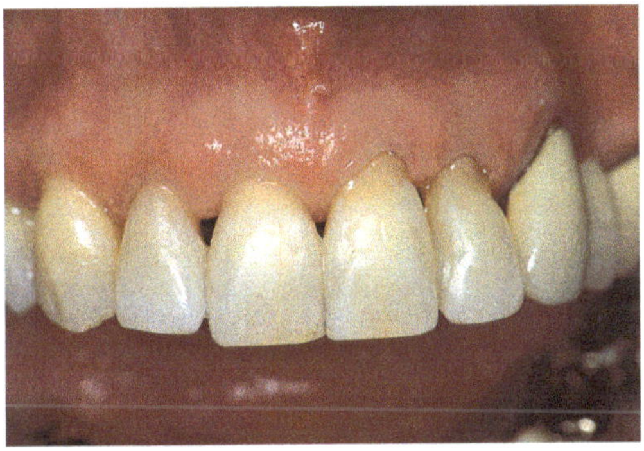
f

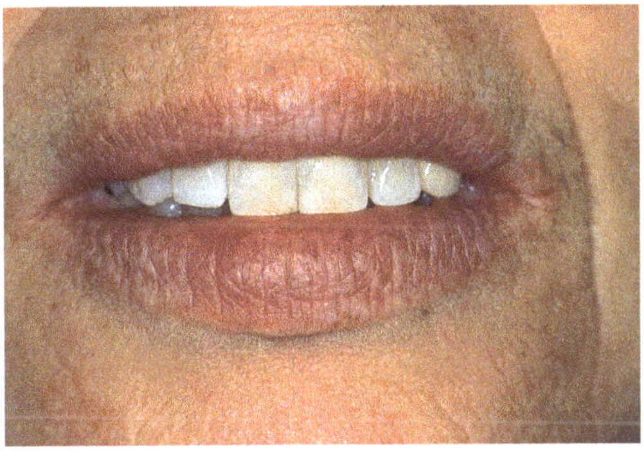
g

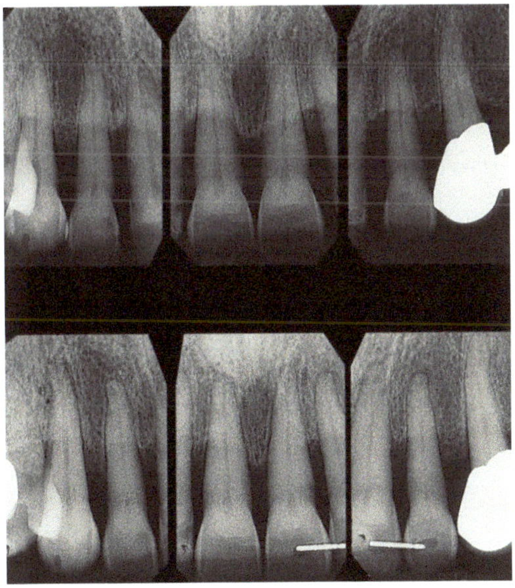
h

Abb. 15-12 Fortsetzung d bis h

d) Abdecken des intraossären Defekts mit einer resorbierbaren Vicryl®-Membran (Polyglactin 910).

e) Zusätzliche Applikation von Emdogain® (xenogenes Schmelzmatrixprotein).

f, g) Befund nach sechsmonatiger orthodontischer Korrektur; Behandlungsbeginn sechs Wochen post operationem, deutlich verbessertes Lippenbild.

h) Vergleich der Röntgenbefunde vor und nach parodontalchirurgisch/orthodontischer Intervention: keine Wurzelresorptionen, konsolidierter und partiell regenerierter Limbus alveolaris (besonders im Bereich der interdentalen Septen 11/21 und 22/23).

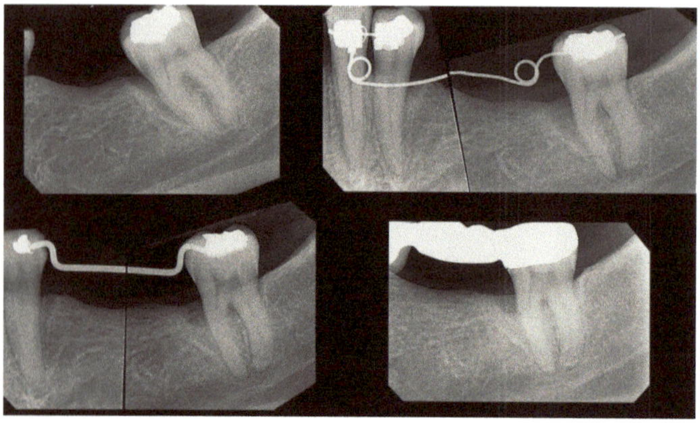

Abb. 15-13 Synoptische Darstellung einer M_2-Aufrichtungssequenz. Die mesiale Sondierungstiefe betrug initial 10 mm. Nach regenerativer Parodontaltherapie und orthodontischer Aufrichtung reduziert sich die Sondierungstiefe auf 3 mm – die Prognose des Brückenpfeilers wurde entscheidend verbessert.

15.6 Literatur

[1] Årtun, J., Kokich, V. G., Osterberg, S. K.: Long-term effect of root proximity on periodontal health after orthodontic treatment. Am J Orthod Dentofac Orthop 91, 125 (1987).

[2] Bowers, G. M., Chadroff, B., Carnevale, R. et al.: Histologic evaluation of new attachment apparatus formation in humans. Part I, II, III. J Periodontol 60, 664 (1989).

[3] Bowers, G., Felton, F., Middleton, C. et al.: Histologic comparison of regeneration in human infrabony defects when osteogenin is combined with demineralized freeze-dried bone allograft and with purified bovine collagen. J Periodontol 62, 690 (1991).

[4] Brain, W. E.: The effect of surgical transsection of free gingival fibers on the regression of orthodontically rotated teeth in dog. Am J Orthod 55, 50 (1969).

[5] Brown, I. S.: The effect of orthodontic therapy on certain types of periodontal defects. J Periodontol 44, 742 (1973).

[6] Burch, J. G., Bagci, B., Sabulski, D. et al.: Periodontal changes in furcations resulting from orthodontic uprighting of mandibular molars. Quintessence Int 23, 509 (1992).

[7] Coatoam, G. W., Behrents, R. G., Bissada, N. F.: The width of keratinized gingiva during orthodontic treatments: its significance and impact on periodontal status. J Periodontol 52, 307 (1981).

[8] Crum, E., Andreasen, F.: Die Auswirkungen des chirurgischen Eingriffs an den Zahnfleischfasern auf die Retention rotierter Zähne. Info Orthodont Kieferorthop 6, 233 (1974).

[9] Diedrich, P.: Die Unterstützung der Parodontalbehandlung durch kieferorthopädische Maßnahmen im Erwachsenengebiß. Dtsch Zahnärztl Z 39, 570 (1984).

[10] Diedrich, P.: Die Aufrichtung gekippter Molaren als präprothetische und parodontitisprophylaktische Maßnahme. Dtsch Zahnärztl Z 41, 159 (1986).

[11] Diedrich, P.: Grenzen der kieferorthopädischen Behandlung im parodontal geschädigten Gebiss. Dtsch Zahnärztl Z 45, 131 (1990).

[12] Diedrich, P.: Präprothetische Kieferorthopädie zur Verbesserung der Hygienefähigkeit bei restaurativen Maßnahmen. Dtsch Zahnärztl Z 47, 353 (1992).

[13] Diedrich, P.: Die Kieferorthopädie im Spannungsfeld von Ästhetik und Funktion. Dtsch Zahnärztl Z 50, 262 (1995).

[14] Diedrich, P.: Behandlung erwachsener Patienten. In: Miethke, R.-R., Drescher, D. (Hrsg.): Kleines Lehrbuch der Angle Cl II/1. Quintessenz, Berlin 1996.

[15] Diedrich, P.: Präprothetische Kieferorthopädie. J Orofac Orthop/Fortschr Kieferorthop 57, 102 (1996).

[16] Diedrich, P.: Parodontologie und Kieferorthopädie. In: Praxis der Zahnheilkunde, Bd. 4: Parodontologie. 3. Aufl., Urban & Schwarzenberg, München 1997, S. 343.

[17] Diedrich, P., Wehrbein, H., Schneider, B.: Zur Problematik der orthodontischen Intrusion parodontal erkrankter Zähne. Parodontologie 2, 87 (1992).

[18] Diedrich, P., Fuhrmann, R. A. W., Wehrbein, H. et al.: Distal movement of premolars to provide posterior abutments for missing molars. Am J Orthod Dentofac Orthop 169, 355 (1996).

[19] Diedrich, P., Fritz, U., Kinzinger, G. et al.: Movement of periodontally affected teeth after guided tissue regeneration (GTR) – an experimental pilot study in animals. J Orofac Orthop/Fortschr Kieferorthop 64 (2003).

[20] Edwards, J. G.: A surgical procedure to eliminate rotational relapse. Am J Orthod 57, 35 (1970).

[21] Eliasson, L., Hugoson, A., Kurol, J. et al.: The effects of orthodontic treatment on periodontal tissues in patients with reduced periodontal support. Eur J Orthod 4, 1 (1982).

[22] Engelking, G., Zachrisson, B. U.: Effects of incisor repositioning on the monkey periodontium after expansion through the cortical plate. Am J Orthod 82, 23 (1982).

[23] Ericsson, I., Thilander, B., Lindhe, J. et al.: The effect of orthodontic tilting movements on the periodontal tissues of infected and non-infected dentitions in dogs. J Clin Periodontol 4, 278 (1977).

[24] Ericsson, I.: The combined effects of plaque and physical stress on the periodontal tissues. J Clin Periodontol 13, 918 (1986).

[25] Folio, J., Rams, T. E., Keyes, P. H.: Orthodontic therapy in patients with juvenile periodontitis: clinical and microbiologic effects. Am J Orthod 87, 421 (1985).

[26] Forsberg, C. M., Brattström, V., Malmberg, E. et al.: Ligature wires and elastomeric rings: two methods of ligation and their association with microbial colonization of Streptococcus mutans and lactobacilli. Eur J Orthod 13, 416 (1991).

[27] Fuhrmann, R. A., Bücker, A., Diedrich, P. R.: Assessment of alveolar bone loss with high resolution computed tomography. J Periodontol Res 30, 258 (1995).

[28] Geiger, A. M.: Mucogingival problems and the movement of mandibular incisors. Am J Orthod 78, 511 (1980).

[29] Giovannoli, J. L., Heins, P. J.: Classification de l'aspect radiographique des lésions osseuses en rapport avec une procimité radiculaire. J Parodontol. 2, 31 (1983).

[30] Hoermann, K. C., Lang, R. L., Klapper, L. et al.: Local tetracycline therapy of the periodontium during orthodontic treatment. Quintessence Int 2, 161 (1985).

[31] Hom, B. M., Turley, P. K.: The effect of space closure of the mandibular first molar area in adults. Am J Orthod 85, 457 (1984).

[32] Hug, H. U.: Periodontal status and its relationship to variations in tooth position. An analysis of the findings reported in literature. SSO Schweiz Monatsschr Zahnheilkd 92, 1073 (1982).

[33] Ingber, J. S.: Forced eruption. Part I: A method of treating isolated one and two-wall intrabony osseous defect – rationale and case report. J Periodontol 45, 199 (1974).

[34] Kessler, M.: Interrelationships between orthodontics and periodontics. Am J Orthod 70, 154 (1976).

[35] Kramer, G. M.: Betrachtungen über den Wurzelengstand. Int J Paro Restau Z 6, 8 (1987).

[36] Lang, N. P.: Das präprothetische Aufrichten von gekippten unteren Molaren im Hinblick auf den parodontalen Zustand. Schweiz Monatsschr Zahnheilk 87, 560 (1977).

[37] Lang, H.: Parodontale Regeneration nach Implantation kultivierter Zellen. Dtsch Zahnärztl Z 50, 190 (1995).

[38] Lindskog-Stokland, B., Wennström, J. L., Nyman, S. et al.: Orthodontic tooth movement into edentulous areas with reduced bone height. An experimental study in the dog. Eur J Orthod 15, 89 (1993).

[39] Marks, M. H: Tooth movement in periodontal therapy. In: Goldman, H., Cohen, D. W. (eds.): Periodontal Therapy. 6th ed., Mosby, St. Louis 1980.

[40] Marks, M. H., Rosen, P. S.: Adult Orthodontics: periodontics and cosmetic enhancements. Compendium 12, 584 (1991).

[41] Melcher, A. H.: On the repair potential of periodontal tissues. J Periodontol 47, 256 (1976).

[42] Melsen, B.: Tissue reaction following application of extrusive and intrusive forces on teeth in adult monkeys. Am J Orthod 89, 469 (1986).

[43] Melsen, B.: Traitement orthodontique de patients présentant des lésions parodontales. J Parodontol 6, 285 (1987).

[44] Melsen, B., Agerbæk, N., Eriksen, J. et al.: New attachment through periodontal treatment and orthodontic intrusion. Am J Orthod 94, 104 (1988).

[45] Melsen, B., Agerbæk, N., Makenstam, G.: Intrusion of incisors in adult patients with marginal bone loss. Am J Orthod Dentofac Orthop 96, 232 (1989).

[46] Polson, A., Caton, J., Polson, A. P. et al.: Periodontal response after tooth movement into intrabony defects. J Periodontol 55, 197 (1984).

[47] Polson, A. M., Subtelny, J. D., Meitner, S. W. et al.: Long-term periodontal status after orthodontic treatment. Am J Orthod Dentofac Orthop 52, 51 (1988).

[48] Reed, B. E., Polson, A. M., Subtelny, J. D.: Long-term periodontal status of teeth moved into extraction sites. Am J Orthod 88, 203 (1985).

[49] Roberts, W. W. 3rd, Chacker, F. M., Burstone, C. J.: A segmental approach to mandibular molar uprighting. Am J Orthod 81, 177 (1982).

[50] Vanarsdall, R. L.: Uprighting the inclined mandibular molar in preparation for restorative treatment. Contin Dent Educ, Vol. 1, No. 2. University of Pennsylvania Press, Philadelphia 1977.

[51] Vanarsdall, R. L.: Management of the child and adolescent periodontium before and during orthodontic treatment. Symposium: Periodontal diseases. Nashville 1979.

[52] Vanarsdall, R. L.: Correction of periodontal problems through orthodontic treatment. In: Hösl, E., Baldauf, A., Diernberger, R., Grosse, P. (eds.): Orthodontics and periodontics. Quintessence, Chicago 1985.

[53] Vanarsdall, R. L.: La réaction de tissues parodontaux aux mouvements orthodontiques. Orthodont francaise 57, 421 (1986).

[54] Van Venrooy, J. R., Yukna, R.: Orthodontic extrusion of single-rooted teeth affected with advanced periodontal disease. Am J Orthod 87, 67 (1985).

[55] Wagenberg, B. D., Eskow, R. N., Langer, B.: Orthodontic procedures that improve the periodontal prognosis. J Am Dent Assoc 100, 370 (1980).

[56] Wagenberg, B. D., Eskow, R. N., Langer, B.: Orthodontics: a solution for the advanced periodontal or restorative problem. Int J Periodontics Restorative Dent 6, 36 (1986).

[57] Wennström, J. L.: The significance of the width and thickness of the gingiva in orthodontic treatment. Dtsch Zahnärztl Z 45, 136 (1990).

[58] Wennström, J. L., Lindskog-Stokland, B. L., Nyman, S. et al.: Periodontal tissue response to orthodontic movement of teeth with infrabony pockets. Am J Orthod Dentofac Orthop 103, 313 (1993).

[59] Wehrbein, H., Rieß, H., Mayer, R. et al.: Körperliche Zahnbewegung in atrophierte Kieferabschnitte. Dtsch Zahnärztl. Z 45, 168 (1990).

[60] Wehrbein, H., Diedrich, P.: Parodontalbefunde bei der Aufrichtung gekippter Molaren. Dtsch Zahnärztl Z 47, 326 (1992).

[61] Wehrbein, H., Wessing, G., Diedrich, P.: Zur fortschreitenden Pneumatisation der basalen Kieferhöhle nach Extraktion und Lückenschluß. Fortschr Kieferorthop 53, 77 (1992).

[62] Wehrbein, H., Fuhrmann, R. A. W., Diedrich, P. R.: Human histologic tissue response after long-term orthodontic tooth movement. Am J Orthod Dentofac Orthop 107, 360 (1995).

[63] Wise, R. J., Kramer, G. M.: Über die Bewertung und Einschätzung von Knochenveränderungen durch gezielte Sondierung nach Aufrichtung gekippter Molaren. Int J Parodont Rest Zahnheil 1, 69 (1983).

[64] Zachrisson, B. U., Alnaes, L.: Periodontal condition in orthodontically treated and untreated individuals. I. Loss of attachment, gingival pocket depth and clinical crown height. Angle Orthod 43, 402 (1973).

[65] Zachrisson, B. U., Alnaes, L.: Periodontal condition in orthodontically treated and untreated individuals. II. Alveolar bone loss: radiographic findings. Angle Orthod 44, 48 (1974).

[66] Zachrisson, B. U.: Bonding in Orthodontics. In: Graber, T. M., Vanarsdall, R. L. (eds.): Orthodontics: Current principles and techniques. 2nd ed., Mosby-Year Book, St. Louis 1994.

[67] Zachrisson, B. U.: Third-generation mandibular bonded lingual 3-3 retainer. J Clin Orthod 29, 39 (1995).

[68] Zachrisson, B. U.: Clinical implications of recent orthodontic-periodontic research findings. Semin Orthod 2, 4 (1996).

Register

A

B